Markus Müller

Labormedizin 2019

In Frage und Antwort
ISBN 978-3-748191476

Stand 6. Februar 2019
2177 Fragen
492 Seiten

IRM
books

für Helga, Moritz, Luka und meine Eltern

Labormedizin 2019

in Frage und Antwort

ISBN: 978-3-748191476

Markus Müller

IRM
books

6. Februar 2019

Empfohlen und unterstützt durch das

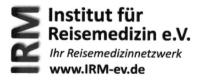

Institut für
Reisemedizin e.V.
Ihr Reisemedizinnetzwerk
www.IRM-ev.de

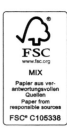

Autor:

Dr. med. Markus Müller
Institut für Reisemedizin e.V.
Rümelinstr. 19
72622 Nürtingen

IRM
books

Internet: www.irm-books.de

Facebook: #irm-books

E-Mail: labormedizin@irm-books.de

Auflage: 2019 (Stand: 6. Februar 2019)

Frühere Auflagen:
Labormedizin 2017, erschienen 10.01.2017

Abbildungen, Fotos und Cover:
Markus Müller, Nürtingen

HIV-Abbildungen (Seite 270, 284, 274, 278):
Dr. Thomas Splettstößer, Berlin
www.scistyle.com

Herstellung und Verlag:
BoD – Books on Demand, Norderstedt
ISBN: 978-3-748191476

Wichtiger Hinweis

Das Buch dient der Vorbereitung auf mündliche Facharztprüfungen. Es ist kein Lehrbuch und **kein Leitfaden zur Diagnostik oder Therapie *realer* Patienten.** Sämtliche genannten medizinischen Sachverhalte, Untersuchungen, Diagnosen, Therapien, Medikamente und Dosierungen entsprechen nicht zwingend dem aktuellen Stand der Wissenschaft und sind aus pädagogischen Gründen bewusst vereinfacht dargestellt. Sie können veraltet oder falsch sein. Alle Angaben dienen nur der Anschauung und dürfen nicht *ungeprüft* auf Patienten angewendet werden. Hierzu sind aktuelle Lehrbücher, Leitlinien (www.leitlinien.de), Dosierungsanweisungen und Fachinformationen zu beachten.

Haftung

Alle Angaben in diesem Buch erfolgen ohne Gewähr. Eine Haftung der Autoren oder des Verlags ist ausgeschlossen.

Markenzeichen

Wie allgemein üblich sind geschützte Warenzeichen (Markennamen) oder Präparatenamen nicht besonders gekennzeichnet. Aus einem fehlenden Hinweis kann daher nicht auf einen fehlenden Markenschutz geschlossen werden.

Bibliografische Information der Deutschen Nationalbibliothek: Die Deutsche Nationalbibliothek verzeichnet diese Publikation in der Deutschen Nationalbibliografie; detaillierte bibliografische Daten sind im Internet über http://dnb.dnb.de abrufbar.

1. Abkürzungsverzeichnis

AAK	Autoantikörper
ACAT	Acyl-CoA-Cholesterin-Acyltransferase
ACR	American Colleague of Rheumatology
ACS	akutes Koronarsyndrom
ACTH	Adrenocortikotropes Hormon
ADH	Alkohol-Dehydrogenase
AFP	α-Fetoprotein
Ag	Antigen
AGS	Adrenogenitales Syndrom
AI	Antikörperindex
AIDS	Acquired Immunodeficiency Syndrome
AK	Antikörper
AKS	Antikörpersuchtest
ALDH	Aldehyd-Dehydrogenase
ALS	Aminolävulinsäure
ALT	Alanin-Aminotransferase
AMA	Anti-Mitochondriale-Antikörper
AMG	Arzneimittelgesetz
AMH	Anti-Müller-Hormon
ANA	Antinukleäre Antikörper
ANCA	antineutrophile cytoplasmatische Antikörper
ANNA	Antinukleäre Neuronale Antikörper
ANP	Atriale Natriuretische Peptid
AP	Alkalische Phosphatase
APA	Akute-Phase-Antwort
APAS	Anti-Phospholipid-Antikörper-Syndrom
APC	Aktiviertes Protein C
API	Analytical Profile Index
APP	Akute-Phase-Proteine
APS	Anti-Phospholipid-Syndrom
ART	Anti-Retrovirale-Therapie
AS	Aminosäuren
ASL-Titer	Anti-Streptolysin-Titer
AST	Aspartat-Amino-Transferase
AT	Antithrombin
ATP	Adenosintriphosphat
AWMF	Arbeitsgemeinschaft der Wissenschaftlichen Medizinischen Fachgesellschaften e.V.
AZT	Azidothymidin
BAL	Bronchoalveoläre Lavage
BB	Blutbild
BCG	Bacillus Calmette-Guérin
BE	Bethesda-Einheiten
BEP	Behring ELISA Prozessor
BGA	Blutgasanalyse
BLS	Blut-Liquor-Schranke
BMI	Body-Mass-Index
BNP	Brain Natriuretic Peptide
BSG	Blutkörperchensenkungsgeschwindigkeit

BRCA-Gene	Breast-Cancer-Gene
C. jejuni	Campylobacter jejuni
CA	Carbohydrate-Antigen
cANCA	cytoplasmatische antineutrophile cytoplasmatische Antikörper
CDC	Centers for Disease Control and Prevention (USA)
CDT	Kohlenhydrat-defizientes-Transferrin
CEA	Carcinoembryonales Antigen
cffDNA	Cell-free fetal DNA
CHE	Cholinesterase
CIN-Agar	Cefsoludin-Irgasan-Novoniocin-Agar (= Yersinien-Selektiver-Agar)
CK	Creatinkinase
CKD-EPI	Chronic Kidney Disease Epidemiology Collaboration
CLED-Agar	Cystein-Lactose-Electrolyt-Defizienter Agar
CLIA	Chemilumineszenzimmunoassay
CMIA	Chemilumineszenz-Mikropartikel-Immunoassay
CML	chronische myeloische Leukämie
CMV	Cytomegalievirus
CNA-Agar	Columbia Naladixic Acid-Agar
COMT	Catechol-O-Methyltransferase
COPD	Chronic Obstructive Pulmonary Disease
CPE	zytopathische Effekt
CRH	Corticotropin-Releasing-Hormon
CRP	C-reaktives Protein
CSP	Cirumsporozoiten Protein
CYFRA	Zytokeratin-19-Fragmente
DakkS	Deutsche Akkreditierungsstelle
DAO	Diaminooxidase
DD	Differentialdiagnose
DE	Deutschland
DEET	Diethyltoluamid
DGPI	Deutsche Gesellschaft für Pädiatrische Infektiologie e.V.
DHEAS	Dehydroepiandrosteron-Sulfat
DIC	disseminierte intravasale Koagulopathie
DM	Diabetes mellitus
DNA	Desoxyribonukleinsäure
DOAK	Direkte orale Antikoagulantien
dsDNA	Doppelstrang-DNA
DQ	Design Qualification
E. coli	Escherichia coli
EA	Early Antigen
EBNA	Epstein Barr Nukleäres Antigen
EBV	Epstein Barr Virus
ECLIA	Elektrochemilumineszenz-Immunoassay
EHEC	Enterohämorrhagische Escherichia

	coli
EIA	Enzymimmunoassay
EIEC	Enteroinvasive Escherichia coli
EK	Elementarkörperchen
ELISA	Enzyme-linked Immunosorbent Assay
Elpho	Serumeiweißelektrophorese
EMA	Europäische Arzneimittel Agentur
EMB	Ethambutol
ENA	Extrahierbare nukleäre Antigene
env	Envelope
EPEC	Enteropathogene Escherichia coli
ESBL	Extended-Spectrum-Betalaktamasen
ESC	Europäische Gesellschaft für Kardiologie
ETEC	Enterotoxische Escherichia coli
E-Test	Epsilometertest
ETG	Ethylglucoronid
FFP	Fresh Frozen Plasma
F-AES	Flammen-Atomabsorptionsspektroskopie
FHA	Filamentöses Hämagglutinin
FPIA	Fluoreszenz-Polarisation-Immuno-Assay
FSC	Forward Scatter
FSH	Follikelstimulierendes Hormon
FSME	Frühsommer-Meningo-Enzephalitis
fT3	freies Trijodthyronin
fT4	freies Thyroxin
FTA-ABS-Test	Fluoreszenz-Treponema-Antikörper-Absorptionstest
FUO	Fever Of Unknown Origin
G6PDH	Glukose-6-Phosphat-Dehydrogenase
GAS	A-Streptokokken
gag	group specific antigen
G-BA	Gemeinsame Bundesausschuss
GBS	B-Streptokokken
GDM	Gestationsdiabetes mellitus
GFR	glomeruläre Filtrationsrate
γ-GT	Gamma-Glutamyltransferase
GLDH	Glutamatdehydrogenase
GMP	Good Manufacturing Practice
GOT	Glutamat-Oxalacetat-Transaminase
gp	Glykoprotein
GPT	Glutamat-Pyruvat-Transaminase
GRE	Glykopeptid-resistente Enterokokken
GTP	Guanosintriphosphat
H. influenzae	Haemophilus influenzae
H. parainfluenzae	Haemophilus parainfluenzae
H. pylori	Helicobacter pylori
HAH	Hämagglutinations-Hemmtest
HAV	Hepatitis-A-Virus
Hb	Hämoglobin
HBV	Hepatitis-B-Virus
HCC	hepatozelluläres Karzinom
hCG	humane Choriongonadotropin
HCV	Hepatitis-C-Virus
HDL	High Density Lipoprotein
HDV	Hepatitis-D-Virus

HELLP	Hemolysis-Elevated Liver enzymes-Low Platelet count
HEV	Hepatitis-E-Virus
HHT	Hämagglutinationshemmtest
HHV	Humane Herpesviren
Hib	Haemophilus influenzae Typ b
HIES	Hydroxyindolessigsäure
HIG	Hämolysis-in-Gel
HIT	Heparin-induzierte Thrombozytopenie
HIV	Human Immunodeficiency Virus
HK	Hämatokrit
HLA	Humane-Leukozyten-Antigene
HOMA	Homeostasis Model Assessment
HPLC	High Performance Liquid Chromatography
HPV	Humane Papillom Viren
hsCRP	high sensitivity CRP
HSV	Herpes-Simplex-Virus
HTLV	Humanes T-lymphotropes Virus
HUS	hämolytisch-urämische Syndrom
HU-Test	Helicobacter-Urease-Test
HVA	Homovanillinmandelsäure
HWI	Harnwegsinfektion
HWZ	Halbwertszeit
ICT	indirekter Coombs Test
IDL	Intermediate Density Lipoprotein
IEF	Isoelektrische Fokussierung
IEP	Isoelektrischer Punkt
IFCC	International Federation of Clinical Chemistry
IFE	Immunfixations-Elektrophorese
IFN-γ	Interferon-gamma
IfSG	Infektionsschutzgesetz
IFT	Immunfluoreszenztest
IGRA	Interferon-Gamma-Release-Assay
IIFT	Indirekter-Immunfluoreszenztest
IL	Interleukin
INH	Isoniazid
INI	Integrase-Inhibitoren
INR	International Normalized Ratio
IQ	Installation Qualification
IQWiG	Institut für Qualität und Wirtschaftlichkeit im Gesundheitswesen
ISAGA	Immunosorbent-Agglutination-Assay
ISE	ionenselektive Elektrode
ISI	Internationale Sensitivitätsindex
IU	International Units
JCV	JC-Virus
KbE	Koloniebildende Einheit
KBR	Komplementbindungsreaktion
KG	Körpergewicht
KHK	koronare Herzkrankheit
KNS	Koagulase-negative-Staphylokokken
LAE	Lungenarterienembolie
LAP	Leuzin-Aminopeptidase
LCAT	Lecithin-Cholesterin-Acyltransferase

LCMS	Liquid-Chromatographie-Massenspektometrie
LCMV	lymphozytäres Choriomeningitis-Virus
LCR	Ligase-Kettenreaktion
LDH	Lactatdehydrogenase
LDL	Low Density Lipoprotein
LG	Laborgemeinschaft
LH	Luteinisierendes Hormon
LKM-AK	Liver-Kidney-Microsomes-Antikörper
LPL	Lipoproteinlipase
LPS	Lipopolysaccharid
LpX	Lipoprotein-X
LSR	Lues-Suchreaktion
M. africanum	Mycobacterium africanum
M. avium	Mycobacterium avium
M. bovis	Mycobacterium bovis
M. kansasii	Mycobacterium kansasii
M. microti	Mycobacterium microti
M. tuberculosis	Mycobacterium tuberculosis
MAK	Mycobacterium-avium-Komplex
MALDI-TOF	Matrix-Assistierte Laser-Desorption-Ionisierung Time-of-flight
MALT	Mukosa-assoziiertes lymphatisches Gewebe
MAO	Monoaminooxidase
MBK	minimalen bakteriziden Konzentration
MCH	mittleren korpuskulären Hämoglobingehalt
MCHC	mittlere korpuskuläre Hämoglobinkonzentration
MCV	mittleres korpuskuläres Volumen
MDR	multidrug-resistant
MDRD	Modification of Diet in Renal Disease
MEIA	Mikropartikelimmunoassay
MGUS	Monoklonale Gammopathie unklarer Signifikanz
MHK	Minimale Hemmkonzentration
MHN	Morbus hämolyticus neonatorum
Mio.	Millionen
MM	Multiples Myelom
MMR	Mumps-Masern-Röteln
MoM	Multiple Of the Median
MOTT	Mycobacteria Other than Tuberculosis
MRGN	Multiresistente gram-negative
MRSA	Methicillin-resistenter Staphylococcus aureus (syn. Multiresistenter Staph. aureus)
MS	Multiple Sklerose
MSM	Männer die Sex mit Männer haben
MSSA	Methicillin-sensibler Staphylococcus aureus
MVZ	Medizinisches Versorgungszentrum
N. gonorrhoeae	Neisseria gonorrhoeae
N. meningitidis	Neisseria meningitidis
NAC	N-Acetylcystein
NAD	Nicotinamid-Adenin-Dinukleotid
NADH	reduzierte Form von NAD

NaF	Natrium-Fluorid
NASBA	Nucleic Acid Sequence Based Amplification
NAT	Nukleinsäure amplifizierende Technik
NIPT	nicht-invasive pränatale Tests
NMH	Niedermolekulare Heparine
NNR	Nebennierenrinde
NNRTI	Nicht-nukleosidische Reverse-Transkriptase-Inhibitoren
NOAK	neue orale Antikoagulantien
NPW	Negativer Prädiktiver Wert
NRBC	Nuclear Red Blood Cells
NRTI	Nukleosidanaloge Reverse-Transkriptase-Inhibitoren
NRZ	Nationales Referenzzentrum
NSE	Neuronenspezifische Enolase
NT	Neutralisationstest
NTM	Nichtuberkulöse Mykobakterien
NtRTI	Nukleotidanaloge Reverse-Transkriptase-Inhibitoren
NW	Nebenwirkungen
OD	optische Dichte
oGTT	oraler Glukosetoleranztest
OPV	Orale Polio Vakzine
OQ	Operational Qualifikation
P. aeruginosa	Pseudomonas aeruginosa
PAMPS	Pathogen associated molecular patterns
pANCA	perinukleäre antineutrophile cytoplasmatische Antikörper
PAP	Prostataphosphatase
PAPP-A	Pregnancy-Associated-Plasma-Protein A
PBC	primär biliäre Zirrhose
PCA	Purkinje-Zell-Antikörper
PCI	Perkutaner Koronarer Intervention
PCOS	Polyzystisches Ovarialsyndrom
PCR	Polymerase-Kettenreaktion
PCT	Procalcitonin
PEG-Interferon	Pegyliertes Interferon
PEI	Paul Ehrlich Institut
PEP	Postexpositionsprophylaxe
PFA	Plättchenfunktionanalyzer
PI	Proteaseinhibitoren
PLAP	Plazentare Alkalische Phosphatase
PlGF	Placental Growth Factor
PLT	Platelet (engl. Blutplättchen = Thrombozyten)
PMN-Elastase	Polymorphonuklear-Elastase
POCT	Point-of-care-Testing
pol	Polymerase
PPI	Protonenpumpenhemmer
PPSB	Prothrombinkomplexkonzentrat
PPW	Positiver Prädiktiver Wert
PQ	Performance Qualification
Prionen	Proteinaceous Infectious Particles
PROCAM	Prospective Cardiovascular Münster
PrPc	Prion Protein cellular
PrPSc	Prion Protein Scrapie
PSA	prostataspezifische Antigen

PSC	primär sklerosierende Cholangitis	**T. pallidum**	Treponema pallidum
PTT	Partielle Thromboplastinzeit	TAK	Theroglobulin-Antikörper
PVL	Panton-Valentine-Leukozidin	TBC	Tuberkulose
PZA	Pyrazinamid	TBVT	tiefe Beinvenenthrombose
QC	Qualitätskontrolle	TCBS-Agar	Thiosulfate-citrate-bile-salts-sucrose-Agar
QM	Qualitätsmanagement		
QMH	Qualitätsmanagementhandbuch	TMA	Transcription Mediated Amplification
QS	Qualitätssicherung		
QUAMM	quadratische Mittelwert der Messabweichung	TNF	Tumor-Nekrose-Faktor
		TPA	Tissue Polypetid Antigen
RBC	Red Blood Cell engl. für Eythrozyten	t-PA	tissue type plasminogen activator
RDW	Erythrozytenverteilungsbreite	TPHA	Treponema-pallidum-Hämagglutinations-Assay
RF	Rheumafaktor		
RHS	Retikulohistiozytären System	TPO-AK	Thyreoperoxidase-Antikörper
RIA	Radioimmunoassay	TPPA	Treponema-pallidum-Partikel-Agglutination
RK	Retikularkörperchen		
RKI	Robert Koch-Institut	TPZ	Thromboplastinzeit
RMP	Rifampicin	TRAK	TSH-Rezeptor-Antikörper
RNA	Ribonukleinsäure	TRBA	Technische Regel für Biologische Arbeitsstoffe
RPI	Retikulozytenproduktionsindex		
RPR-Test	Rapid-Plasma-Reagin-Test	TRH	Thyreotropin Releasing Hormon
RR	Relatives Risiko	TSH	Thyreoidea-stimulierendes Hormon
RSV	Respiratory Syncytial Virus	TTP	Thrombotisch-thrombozytopenische Purpura
S. aureus	Staphylococcus aureus		
S. Enteritidis	Salmonella Enteritidis	UFH	Unfraktionierte Heparine
S. epidermidis	Staphylococcus epidermidis	VCA	Virus Kapsid Antigen
S. Paratyphi	Salmonella Paratyphi	VDRL	Veneral-Disease-Research-Laboratory
S. Typhi	Salmonella Typhi		
SAA	Serum Amyloid A	VHF	Vorhofflimmern
SAB	Subarachnoidalblutung	VK	Variationskoeffizient
SCC	Squamous Cell Carcinoma Antigen	VLDL	Very low density lipoprotein
SCLC	kleinzelliges Bronchialkarzinom	VMA	Vanillinmandelsäure
SDA	Strand Displacement Amplification	VRE	Vancomycin-resistenten Enterokokken
SDD	selektive Darmdekontamination		
SDS	Sodiumdodecylsulfat	VRSA	Vancomycin-resistente Staphylococcus aureus
sFlt-1	soluble FMS-like tyrosine kinase 1		
SHBG	Sexualhormon-bindendes Globulin	vWF	von-Willebrand-Faktor
SLA-AK	Soluble-Liver-Antigen-Antikörper	vWS	von-Willebrand-Jürgens-Syndrom
SLE	Systemischer Lupus Erythematodes	VZV	Varizella-Zoster-Virus
SLS	Sodium-Lauryl-Sulfat	WB	Westernblot
SM	Streptomycin	WBC	White Blood Cells engl. für Leukozyten
SMA	Smooth Muscle Antibodies		
SMAC-Agar	Sorbitol-MacConkey-Agar	WHO	Weltgesundheitsorganisation
SNP	Single Nucleotide Polymorphism	XDR	extensive-drug-resistant
SOD	selektiven oropharyngealen Dekontamination	XLD-Agar	Xylose-Lysine-Desoxycholate-Agar
		ZNS	Zentrale Nervensystem
SOP	Standard Operating Procedure (dt. Standardvorgehensweise)		
spp.	Species		
SS-Agar	Salmonella Shigella Agar		
SSC	Side Scatter		
SSPE	Subakute Sklerosierende Panenzephalitis		
SSW	Schwangerschaftswoche		
STD	Sexuell übertragbare Erkrankungen (engl Sexually Transmitted Diseases)		
STH	Somatotropin		
STIKO	Ständige Impfkommission am RKI		
SVR	Sustained Virological Response engl. für anhaltendes virologisches Ansprechen		

Inhaltsverzeichnis

Exkurse

2. Vorwort

2.1. Auflage 2019

Nach dem großartigen Erfolg der ersten Auflage gibt es nun die Auflage 2019 im neuen größeren Format (170 mm x 220 mm) mit breiteren und besser lesbaren Spalten. Die Fragen und Antworten wurden überarbeitet, besser strukturiert, stringenter thematisch sortiert und auf **2177 Fragen** stark erweitert. Neu hinzugekommen ist das ausführliche Kapitel *Diagnostik nach Leitsymptomen* und eine Muster-Facharzt-Prüfung ohne Antworten und Kommentare als Generalprobe vor der Prüfung. Weggefallen sind alte und doppelte Fragen.

2.2. Danksagung

Herrn **Dr. Thomas Splettstößer** aus Berlin (www.scistyle.com) danke ich für die Erlaubnis, seine herausragenden Abbildungen zu HIV in diesem Buch zu verwenden.
Vielen Dank an alle für die Rückmeldung von Fehlern, Verbesserungsvorschläge und Prüfungsprotokolle. Danke an alle Leser, die dieses Projekt mit Ihrem Kauf unterstützt haben!

2.3. Feedback erwünscht!

Gerne erweitere und aktualisiere ich das Buch regelmäßig! Hierfür brauche ich Prüfungsprotokolle, konstruktive Verbesserungsvorschläge und Rückmeldungen zu Fehlern. Prüfungsprotokolle sollten die Prüfungsfragen und Antworten möglichst wortgetreu enthalten. Persönliche Daten bleiben natürlich vertraulich, es werden nur die Fragen und Antworten mit in die Fragensammlung aufgenommen. Dennoch wäre es interessant, den Grund der Prüfung (Facharztprüfung, Staatsexamen etc.), Ort und Datum, die Prüfer und die ungefähre Prüfungsdauer zu erfahren. Bitte angeben, ob es praktische Prüfungsinhalte gab oder Anschauungsmaterialien (z. B. Agarplatten, mikroskopische Präparate,

Blutbilder, Serumeiweißelektrophoresen) mitgebracht wurden. Wer selber einen interessanten Fall, selbst formulierte Fragen oder einen guten Merkspruch hat, soll das gerne in einer druckreifen Fassung als Textdatei (txt, rtf, doc) einsenden. Bitte immer eine kurze Erklärung beifügen, dass das Geschriebene im Buch veröffentlicht werden darf und ob eine namentliche Nennung (z. B. in der Danksagung) erwünscht ist. Bei jedem eingereichten Beitrag gehen die Rechte zur Veröffentlichung und Weiterverbreitung an den Buchautor über (leider ohne Honorar).

www.irm-books.de oder #irm-books (Facebook)
E-Mail: labormedizin@irm-books.de

2.4. Bitte Rezension schreiben!

Wenn Sie das Buch gekauft und gelesen haben, würde ich mich über eine **Amazon-Rezension** sehr freuen! Schreiben Sie, was Ihnen gefallen hat oder auch Ihre konstruktive Kritik. Bewertungen anderer Käufer sind die beste Werbung für das Buch und helfen das Projekt voranzutreiben.

2.5. Vorwort der letzten Auflage (2017)

Spätestens nach der Anmeldung zur Facharztprüfung wird es ernst und ein realistischer Lernplan wird notwendig. Bei mir schränkten berufliche wie familiäre Pflichten die verfügbare Vorbereitungszeit erheblich ein. Damit war es nicht möglich, mit Hilfe umfassender Standardwerke wie dem *Thomas* zu lernen. Leider fehlt auch spezielle Prüfungsliteratur, so dass nur Kurzlehrbücher bleiben. Diese richten sich im Regelfall aber eher an Medizinstudenten und lassen dadurch die notwendigen Praxisbezüge vermissen. Das führt am Ende dazu, dass eine Vielzahl an Büchern (u. a. Mikrobiologie, Klinische Chemie, Hämatologie, Gerinnung, Immunhämatologie, Liquordiagnostik, Serologie und Infektiologie) benötigt werden. Zusätzlich macht noch Unbehagen, dass relativ unklar bleibt, welche Ansprüche an einen Laboratoriumsmediziner gestellt werden. Muss der Laboratoriumsmediziner die Bakteriologie in der Praxis beherrschen oder ist das Aufgabe des Mikrobiologen? Nach dem Durchlesen einiger Bücher wurde recht schnell klar, dass das nichts bringt! Das Lernen neben Beruf und Familie erfordert eine spezifische und realistische Vorbereitung auf die Facharztprüfung!

> Dieses Buch entstand, da es **keine** geeignete Literatur gab.

Aus allen verfügbaren Quellen habe ich Prüfungsfragen aus der Labormedizin gesammelt. Bei redaktionellen Änderungen und Korrekturen war stets das Ziel, die Fragen (gekennzeichnet mit Prüfer) und die Antworten der Prüflinge (gekennzeichnet mit Antwort) möglichst originalgetreu wiederzugeben. Bei falschen, fehlenden oder zu knappen Antworten wurde die Frage mit einem Kommentar ergänzt (gekennzeichnet mit Kommentar). Wichtige Aspekte des Laboralltags, für die keine Originalfragen existieren, sind als Frage formuliert mit in die Sammlung aufgenommen (gekennzeichnet mit Frage).

Den sehr hohen Arbeitsaufwand von Hunderten Arbeitsstunden habe ich unterschätzt und dabei ist die Labormedizin sicher (noch) nicht komplett abgedeckt. Alleine das Sichten und Sortieren der Fragen war ein Kraftakt. Als das Skript am Ende fast fertig und die Facharztprüfung erfolgreich bestanden war, wäre es viel zu schade gewesen, das alles zu verwerfen. So entstand die Idee, die **erste Fragensammlung in der Labormedizin** als Buch zu veröffentlichen und hoffentlich Kollegen, Medizinstudenten und MTAs einen etwas leichteren Einstieg in die Labormedizin zu ermöglichen.

2.6. Kurzgebrauchsanleitung

Einige Dinge wurden bewusst unüblich geschrieben, um es leichter merkbar zu machen, z. B. Begriffe wie **gram-positiv** oder **Oxidase-positiv**. Meist werden umgangssprachliche, einfache Formulierungen zum leichten Auswendiglernen verwendet! Eine listenartige Darstellung hilft dabei.

Häufig gestellte Fragen sind in der Randspalte mit einem **+**,

+

sehr häufig gestellte Fragen mit einem **++**,

++

Prüfungsfragen , die eindeutig aus Mikrobiologie-Prüfungen stammen, sind in der Randspalte mit **MB** gekennzeichnet,

MB

Originalfragen sind mit **Prüfer**, Ergänzungsfragen mit **Frage**, Originalantworten der Prüflinge mit **Antwort** und vom Autor hinzugefügte Antworten mit **Kommentar** überschrieben.

3. Laboratoriumsmedizin

Inhalt

Randspalte: (+) = häufige Frage, (++) = sehr häufige Frage, (MB) = Frage aus einer Mikrobiologie-Prüfung.

> ### Definition der Laboratoriumsmedizin
>
> Das Gebiet der Laboratoriumsmedizin umfasst die Beratung und Unterstützung der in der Vorsorge und Krankenbehandlung Tätigen bei der Vorbeugung, Erkennung und Risikoabschätzung von Krankheiten und ihren Ursachen, bei der Überwachung des Krankheitsverlaufes sowie bei der Prognoseabschätzung und Bewertung therapeutischer Maßnahmen durch die Anwendung morphologischer, chemischer, physikalischer, immunologischer, biochemischer, immunchemischer, molekularbiologischer und mikrobiologischer Untersuchungsverfahren von Körpersäften, ihrer morphologischen Bestandteile sowie Ausscheidungs- und Sekretionsprodukten, einschließlich der dazu erforderlichen Funktionsprüfungen sowie der Erstellung des daraus resultierenden ärztlichen Befundes[a].
>
> [a]Quelle: Weiterbildungsordnung Baden-Württemberg (www.aerztekammer-bw.de/10aerzte/30weiterbildung/09/wbo.pdf)

3.1. Facharztprüfung

Wie eine Facharztprüfung genau abläuft, ist im Vorfeld eine sehr schwierige Frage, da es hierzu im Gegensatz zu Ländern wie Österreich[1] keinen standardisierten Prüfungsablauf gibt! Verschiedene Laborärzte sagten mir, es sei für sie die schlimmste Prüfung ihres Lebens gewesen. Andererseits sollte eine Facharztprüfung in einem Fachgebiet, in dem man seit mindestens fünf Jahren gearbeitet hat, keine großen Überraschungen bieten. Die Ärztekammer spricht daher auch von einem **kollegialen Gespräch**. Geprüft wird im Regelfall durch einen niedergelassenen Laboratoriumsmediziner und einen Chefarzt sowie einen meist fachfremden Vorsitzenden (z. B. einen Internisten).

3.1.1. Der Facharzt für Labormedizin

Etwas klarer geregelt als die Facharztprüfung ist die Weiterbildung zum Facharzt für Laboratoriumsmedizin, da diese Inhalte in der Weiterbildungsordnung festgelegt sind. Rechtsverbindlich ist immer die Weiterbildungsordnung der zuständigen Landesärztekammer, die sich an der Muster-Weiterbildungsordnung der Bundesärztekammer orientiert. Im Detail kann es aber durchaus zu Unterschieden zwischen den einzelnen Bundesländern kommen.

> **Was** – dafür muss man **Arzt** sein?
> Was **machst** DU eigentlich im Labor?

Als Labormediziner wird man häufig von Kollegen und Laien belächelt. Kurz vor der Facharztprüfung hätte ich mich sehr gefreut, wenn es so einfach wäre. Obwohl die Laboratoriumsmedizin nicht die gleiche Beachtung bekommt wie die *großen* Fächer, darf man nicht die Berührungspunkte zu fast jedem anderen Fachgebiet übersehen. Dadurch ist eine scharfe Abgrenzung zu den klinischen Fächern (Innere, Pädiatrie, Gynäkologie, Neurologie, Infektiologie) und zu typischen

[1]www.oeglmkc.at/fa/fa.htm

Grundlagenfächern (Biochemie, Pathophysiologie, Pharmakologie und Genetik) häufig gar nicht möglich. In der täglichen Praxis zeigt sich oft, dass das Labor eben nicht nur die Laborergebnisse generiert, sondern der Laborarzt diese auch für den Kliniker interpretieren und häufig genug auch erklären muss. Insbesondere die Gebiete Infektiologie, Immunologie, Gerinnung, Hormondiagnostik und Blut-Liquor-Diagnostik kommen in vielen anderen Facharztweiterbildungen offensichtlich zu kurz.

3.1.2. Meine Facharztprüfung

Während der Prüfungsvorbereitung stellt sich zwangsläufig die Frage nach dem Ablauf und dem Inhalt der Prüfung. Ist es eine mündliche, rein theoretische Prüfung oder werden anhand von Präparaten (Blutbildern, Bakterienkulturen etc.) auch praktische Fähigkeiten geprüft? Da die Mikrobiologie schließlich ein Teil der Labormedizin ist, habe ich noch versucht, mir möglichst viele verschiedene Bakterienkulturen anzuschauen und einzuprägen (Proteus schwärmt, Klebsiellen sind schleimig usw.). Davon kann ich retrospektiv bei geringen Vorkenntnissen nur abraten, da die Mikrobiologie viel zu umfangreich ist und dieses Vorgehen nur die Unsicherheit verstärkt.

Meine Facharztprüfung verlief ähnlich wie ein mündliches Staatsexamen. Als angenehm habe ich empfunden, dass man alleine geprüft wird und nicht in einer größeren Gruppe wie im Studium. Anhand von Fallbeispielen wurde Wissen abgefragt und durch Nachfragen vertieft. Laut den von mir ausgewerteten Prüfungsprotokollen verlaufen wohl die meisten Prüfungen so. Mikrobiologische Präparate und Kulturen kommen sicher nur sehr selten zum Einsatz. Selbst in der Mikrobiologie-Facharztprüfung kommen sie nicht immer vor. Selten werden Bilder von Blutausstrichen, z. B. einem Malariaparasit, gezeigt. Da in den Prüfungsräumen normalerweise technische Hilfsmittel fehlen, wird sicher auch nur selten verlangt, dass man selbst mikroskopiert. Offensichtlich bringen Prüfer gerne und häufig Bilder einer Serumeiweißelektrophorese mit. Das sind dann aber häufige und eindrucksvolle Befunde wie ein Extragradient oder die Bisalbuminämie. Im Regelfall sollte man das auch

während der Facharztweiterbildung mehrfach gesehen haben.

In meiner Facharztprüfung wurde häufig ein Teil meiner Antwort als Aufhänger für die nächste Frage genommen. Wenn ich beispielsweise beiläufig das Gendiagnostikgesetz erwähnt habe, musste ich in der nächsten Frage genau dieses Gesetz genauer erklären. Die Erwähnung des Quick-Werts führte dazu, dass ich die Methode und die Berechnung des INR-Werts erklären musste. Um diesen Mechanismus zu verstehen, ist es wichtig, mit Fragen und Antworten zu lernen. Wenn einem klar ist, aus welchen Antworten sich welche Fragen ergeben (können), dann kann man mit ein wenig Übung die Prüfung so steuern, dass sich wirklich ein **kollegiales Gespräch** ergibt, bei dem man sich souverän präsentieren kann.

> Zwei Fehler sollte man unbedingt
> vermeiden …

Antworten sollten niemals als bloße Stichworte gegeben werden **und** man sollte dem Prüfer keine Stichworte präsentieren, bei denen man nur die Überschrift parat hat. Macht man das trotzdem – um wenigstens irgendetwas sagen zu können – besteht die Gefahr, dass man spätestens bei der nächsten Frage gar nichts mehr zu dem Thema sagen kann. Hier hilft dann nur noch, auf einen Themenwechsel zu hoffen oder geschickt durch ein *falsches* Stichwort auf ein anderes Thema auszuweichen bzw. den Prüfer sanft zu einem anderen Thema, das man sicher beherrscht, hinzuführen.

3.1.3. Was wirklich wichtig ist

Ein wichtiger Tipp ist es, bei der Ärztekammer frühestmöglich die Prüfer zu erfragen, um dann herauszufinden, welchen Schwerpunkt die Kollegen haben. Leitet der Prüfer eine Gerinnungsambulanz für Schwangere? Betreut er die forensische Analytik? Oder macht er ganz *normale* Labormedizin? Das ist mit relativ geringem Aufwand verbunden und es lohnt sich fast immer, die Steckenpferde der Prüfer zu vertiefen.

Für die Prüfung sind die Grundlagen der klinischen Chemie (Quick, PTT, unklare Leberwerterhöhungen), der Infektionsserologie (Hepatitis-

und HIV-Serologie, auch EBV und CMV), der Immunhämatologie (Blutgruppe, Rhesusfaktor, AKS) und der Molekularbiologie (NAT, TMA, PCR und Real-Time-PCR) wichtig. Zunehmend wichtig wird die Rili-BÄK, das Qualitätsmanagement (interne und externe Qualitätskontrolle) und das Thema Akkreditierung.

> Es ist schon gut, wenn ein Laborarzt
> die Agar-Platte **richtig herum** hält.

Für die Mikrobiologie muss realistischerweise ein robustes Basiswissen auf Staatsexamen-Niveau ausreichen (gram-Färbung, wichtige Erreger und Krankheiten, biochemische Differenzierung, Kultur und Antibiogramm, Antibiotika). Ein fundiertes mikrobiologisches Wissen wäre schön, das ist aber in der vorgesehenen 6-monatigen Weiterbildungszeit realistisch nicht zu erreichen.

3.2. Labore in Deutschland

Es gibt wenig zuverlässige Informationen über den deutschen Labormarkt. Laut der Zeitschrift Trillium Diagnostik (Heft 3/2015[2]) teilten sich 2015 etwa die Hälfte des Marktes fünf *Laborunternehmen*: **Sonic** mit 13 % (2012 11 %), die **Limbach-Gruppe** mit 12 % (2012 14 %), **Synlab** mit 9 % (2012 9 %), **amedes** mit 8 % (2012 9 %) und **LADR** mit 6 % (2012 5 %). Inzwischen sind nach einigen Zukäufen die Anteile der großen Laborgruppen weiter gestiegen. So betreibt nach eigenen Angaben die Limbach SE mehr als 30 Labore in Deutschland mit mehr als 5.000 Mitarbeitern und mehr als 300 Fachärzten (Stand 2016). In der obigen Auflistung fehlt u. a. die Arbeitsgemeinschaft unabhängiger Laborärzte (a.u.la.) mit Laboren in 31 Städten. Wirklich eigenständige kleine Labore gibt es leider nur noch wenige.

Noch soll es in Europa etwa 25.000 medizinische Laboratorien geben. Doch ein Großteil der Laboruntersuchungen wird von einigen wenigen industriellen Großlaboren erbracht. So hat die Synlab-Gruppe nach eigenen Angaben 13.000 Mitarbeiter in 30 Niederlassungen auf 4 Kontinenten und generiert damit jährlich 450 Mio. Testergebnisse.

In Deutschland sind wir schon *weiter*. Laut der Aktiva GmbH (Der Labormarkt in Deutschland – Quo vadis?)[3] gibt es in Deutschland nur noch 483 medizinische Laboratorien und 940 Fachärzte für Laboratoriumsmedizin. Davon sind wohl 451, also 48 %, bei den 6 größten Laborbetreibern (Amedes, Dr. Staber & Kollegen, LADR, Limbach Gruppe, Sonic Healthcare, Synlab) beschäftigt.

3.2.1. Konzentrationsprozesse

Das **Labor Schottdorf** wurde als eines der größten Labore mit 1.500 Mitarbeitern 2007/2008 an den australischen Sonic Healthcare Konzern für angeblich 280 Millionen Euro verkauft. Zur Sonic-Gruppe gehören neben Schottdorf auch Bioscientia, Labor28 und die GLP Medical Group.

Die **amedes-Gruppe** mit 35 Laboren wurde 2015 für 800 Millionen Euro an den Infrastrukturfond Antin verkauft. Der Jahresumsatz bei amedes lag laut Handelsblatt bei 400 Mio. und der Gewinn bei 80 Mio. Euro.

Im Sommer 2015 kam es zur Fusion von **Synlab** mit der französischen **Labco SA**. Hierbei wurde je nach Quelle ein Betrag zwischen 1,8 und 3 Milliarden Euro erzielt.

Im weltweiten Umsatz-Ranking führen die US-amerikanischen Labore Quest mit einem Jahresumsatz von 6 bzw. LabCorp mit fast 5 Mrd. Euro. Auf Platz drei folgt der australische Sonic-Konzern mit 3 Mrd. Euro Umsatz und auf Platz vier mit einem Jahresumsatz von etwa 1,5 Mrd. Euro der **größte europäische Laborkonzern** die **SYNLAB-Gruppe** (Synlab/Labco). Die Limbach-Gruppe liegt auf Platz sieben mit etwa 0,7 Mrd. Euro Umsatz gefolgt von Amedes (Platz 11) und LADR (Platz 13, 206 Mio. Euro Umsatz 2014).

Das US-Unternehmen **Perkin Ellmer** hat im Juni 2017 das 1987 gegründete Lübecker Labordiagnostikunternehmen **Euroimmun** von dem Hauptanteilseigner und Gründer Dr. Winfried Stöcker für etwa 1,2 Mrd. Euro gekauft. Der Jahresumsatz von Euroimmun ist von 2012 bis 2017 um durchschnittlich 19 % auf zuletzt 310 Mio. Euro gewachsen. Beschäftigt waren 2017 2.400

---

[2]www.trillium.de

[3]www.aktiva-gesundheitswesen.de/wp-content/uploads/2017/08/170816_labormarkt-quo-vadis-ein-update.pdf

Mitarbeiter weltweit und in Deutschland etwa 1.600. Perkin Ellmer hat mit etwa 9.000 Mitarbeitern einen Jahresumsatz von 2,1 Mrd. Euro erwirtschaftet. Etwas Besonderes war 1983 die Erfindung der Biochips, bei der sehr dünne Folien aus Glas mit Zellen oder Gewebeschnitten beschichtet werden und dann z. B. als Biochip-Mosaik mehrere Antikörper nachweisen können. Das als *Referenzlaboratorium* angeschlossene und stark mit Euroimmun verflochtene **Labor Stöcker** bleibt weiterhin in Besitz von Dr. Stöcker. Das Labor Stöcker bietet Autoimmundiagnostik, Infektionsserologie, serologische Allergiediagnostik und die Molekulargenetik an. Es wird spannend, wie es hier weitergeht.

Im August 2017 wurde bekannt gegeben, dass die italienische Firma **DiaSorin die ELISA-Diagnostik**, einschließlich der Kundenverträge und der installierten Geräte, für einen mittleren zweistelligen Millionenbetrag von **Siemens Healthineers** übernimmt. Dazu gehört wohl auch ein Liefervertrag, der vorsieht, dass Siemens Healthineers für drei Jahre weiter die Reagenzien liefert. Vertrieb, Service und Wartung wird von DiaSorin übernommen. Da DiaSorin die eigene ELISA-Diagnostik zugunsten der CLIA-Plattformen (Liaison und Liaison XL) bereits deutlich zurückgefahren hat, bleibt fraglich, wie lange es diese *Behring* ELISA-Diagnostik noch geben wird. Strategisches Ziel dieser Übernahme kann nur sein, die bisherigen *Behring* Kunden für die Liaison Plattform zu gewinnen. Leider gehen dadurch gute und bewährte serologische Testverfahren verloren. Beispielsweise gehört der Enzygnost CMV-ELISA von Behring zu den besten Tests (hohe Spezifität) auf dem deutschen Markt. Spätestens 2020 würde dann auch der bewährte Behring ELISA Prozessor (BEP) zur automatisierten Abarbeitung von ELISAs verschwinden.

Wirtschaftliche Stagnation bei der Diagnostika-Industrie

Laut einer Umfrage des Verbandes der Diagnostika-Industrie (VDGH) erwarten 2018 nur 50 % ihrer Mitgliedsunternehmen einen steigenden Umsatz (2017 waren es 63 %). Nur ein Drittel der Unternehmen geht davon aus, dass sich die eigene wirtschaftliche Situation im Vergleich zum Vorjahr verbessert. Damit verhindern die budgetierten und damit seit Jahren begrenzten Ausgaben trotz einer steigenden Anzahl von Analysen auch die Innovationskraft der Diagnostika-Industrie. Da es häufig Mischkonzerne sind, besteht zunehmend die Gefahr, dass sich die Firmen aus dem wenig lukrativen Diagnostik-Geschäft zurückziehen und stattdessen auf Therapeutika setzen oder andere Bereiche in der Medizintechnik (Bildgebende Verfahren) priorisieren.

3.2.2. Ausblick ...

Immer wieder wird (von Laborärzten) darauf hingewiesen, dass zwei Drittel (manchmal liest man auch drei Viertel) aller Diagnosen auf Laboruntersuchungen basieren, die Labormedizin in der gesetzlichen Krankenkasse jedoch nur 3–4 % der Kosten verursacht. 2013 wurden im Gesundheitssystem etwa 7,9 Mrd. Euro für ärztliche Laborleistungen ausgegeben – davon 5,4 Mrd. Euro zu Lasten der gesetzlichen Krankenversicherung. Dennoch *schielen* viele *Kliniker* auf das Budget der Labormedizin und sehen hier vor allem Einsparpotentiale. Auch im Rahmen der schon lange geplanten GOÄ-Reform soll die *sprechende Medizin* auf Kosten der Gerätemedizin aufgewertet werden. Vielleicht ein Grund, warum dies bisher noch nicht geschehen ist, ist die Tatsache, dass insbesondere Hausärzte und Internisten einen Teil ihres Praxisumsatzes über die Abrechnung von Leistungen der Laborgemeinschaft generieren. D.h. die zuweisenden Ärzte sind Teil einer Laborgemeinschaft, diese führt die Untersuchung für den Arzt zu einem günstigen Preis durch und überlässt die Abrechnung gegenüber dem Patienten dem zuweisenden Arzt. Da es sich hierbei nur um MII-Leistungen handelt, würden die Ärzte in der Laborgemeinschaft stärker unter einer Absenkung der Vergütung leiden als die Labore, die eben auch noch die *teureren* MIII- und MIV-Leistungen abrechnen können.

In der Vergangenheit haben **Laborreformen** im Bereich des EBMs vor allem die Vergütung der Laborleistungen abgesenkt oder budgetiert. Dadurch wurden Labore zunehmend von Privatleistungen abhängig und kompensierten den immensen Kosten- und Automatisierungsdruck durch immer größer werdende Labore und Laborverbünde. Dieser Trend weg von der Labormedizin hin zur industriellen Labordiagnostik wird zweifelsfrei zunehmen. Da die Analysen dadurch immer günstiger erbracht werden, werden die Kostenträger eine weitere Absenkung der Laborvergütungen anstreben. Das zeichnet sich auch in der seit Jahren angekündigten GOÄ-Reform ab. Bisher ist die Labordiagnostik eine ärztliche Leistung und kann auch nur von *Laborärzten* erbracht und abgerechnet werden. Im Worst Case fällt dieser Arztvorbehalt. Dann wäre für Naturwissenschaftler der Weg frei, eigene Labore zu betreiben.

Die bereits für Ende 2017 angekündigte **EBM-Laborreform** kam erst im April 2018. Problematisch ist, dass laut KBV die von den Krankenkassen bereitgestellte Gesamtvergütung weniger stark steigt als die Anzahl der Laboruntersuchungen. Das führte zu einer weiteren Abwertung der Laborleistungen von 91,58 % auf 89 %. Die *hohe Dynamik im Labor* soll laut KBV mal wieder auf Kosten der Laborärzte begrenzt werden. Da die Ausnahmekennziffern zwar erweitert und ergänzt wurden, aber gleichzeitig nur noch definierte Abrechnungsziffern befreit sind, kann die Anzahl der angeforderten Untersuchungen, vor allem durch Einsender, die sehr großen Wert auf den Wirtschaftlichkeitsbonus Labor legen, deutlich zurückgehen (s. a. S. 27).

Am Ende dieser Prozesse sind die kleinen eigenständigen Labore wahrscheinlich nicht mehr lebensfähig. Einzellabore mit einem Labormediziner sind heute schon Raritäten. Diese Konsolidierung wird dazu führen, dass wenige internationale Laborkonzerne nicht nur den deutschen, sondern auch den europäischen und weltweiten Markt unter sich aufteilen. Diese industrielle Labordiagnostik hat nicht mehr viel mit der heutigen, von den Ärzten und Patienten gewünschten, Labormedizin zu tun. Das kann man nicht genug betonen, da es gerade die Einsender und die Patienten sind, die mit einem übertriebenen Anspruchsverhalten und einer geforderten **Same-Day-Delivery-Mentalität**, selbst bei banalen Befunden, kleine Labore überfordern und größere Serienlängen unmöglich machen. Am Ende wird vielleicht der persönliche Draht zu einem kompetenten Laborarzt fehlen.

3.3. Laborärzte in Deutschland

Laut Bundesärztekammer[4] gab es am 31.12.2017 insgesamt **1.125 berufstätige Fachärzte für Laboratoriumsmedizin** in Deutschland. Davon waren **746 im ambulanten Bereich** (vertragsärztliche Versorgung) tätig und 291 in einem Kliniklabor. Über alle Fachrichtungen waren zur gleichen Zeit **385.149 Ärzte** tätig. Fachärzte für Laboratoriumsmedizin sind mit 0,3 % also eine sehr kleine Gruppe. Dazu kommen noch etwa 797 berufstätige Fachärzte für Mikrobiologie (2015: 768), Virologie und Infektionsepidemiologie. Fasst man diese beiden Fachrichtungen unter dem Begriff **Laborärzte** zusammen, dann sind es etwa **0,5 %** der Ärzte.

Die jungen Ärzte fehlen ...

Mit etwa 42 % sind die 50 bis 59-Jährigen die größte Altersgruppe, die *Jungen* bis 39 Jahre stellen lediglich 7 % der Laboratoriumsmediziner (s. Abb. 3.2 auf S. 24).

... und werden weiter fehlen!

Nur **44 mal** wurde 2017 die Facharztbezeichnung Laboratoriumsmedizin verliehen (2015: 42 mal). Bei insgesamt 12.947 verliehenen Facharztanerkennungen sind das lediglich 0,34 %!

Der **Nachwuchsmangel** rührt sicher auch daher, dass es durch die Laborstrukturen (s.u.) und die politischen Rahmenbedingungen nicht mehr möglich ist, sich selbst niederzulassen und ein Labor zu gründen. Damit steigt die Abhängigkeit von den etablierten MVZ und Laborverbünden und führt in der Oligopol-Struktur zu ähnlichen, aber relativ niedrigen Facharztgehältern, die nicht mit anderen Facharztgruppen konkurrieren können. Beispielsweise verdienen selbst *Allgemeinmediziner*, die sich bei den Fachärzten sicher an der unteren Einkommensskala befinden, deutlich mehr als angestellte Fachärzte für Laboratoriumsmedizin. Die in den Statistiken sehr hohen durchschnittlichen Einkommen der **Laborärzte** kommen durch die älteren und sehr vermögenden niedergelassenen selbstständigen Laborärzte zustande. Doch für die *jungen* Ärzte ist dieser Weg nach oben (für immer) versperrt,

---

[4] www.bundesaerztekammer.de/ueber-uns/aerztestatistik/aerztestatistik-2017/

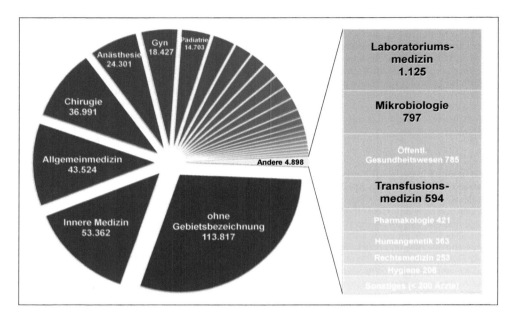

Abb. 3.1.: Am 31.12.2017 waren 385.149 Ärzte in Deutschland berufstätig (2015: 371.302 Ärzte). Die Laboratoriumsmediziner haben leicht von 1.090 (2015) auf 1.125 zugenommen.

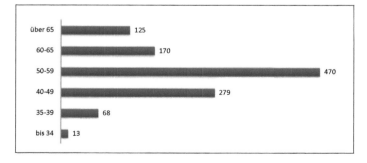

Abb. 3.2.: Altersverteilung der Fachärzte für Laboratoriumsmedizin (Stand 31.12.2017). ⅔ der Laboratoriumsmediziner sind über 50 Jahre!

da sie nur angestellt und nicht mehr an den Laboren und dem Gewinn beteiligt werden.

Da Krankenhauslabore zunehmend an private Labore verkauft werden, ist auch dieser alternative Karriereweg versperrt. 2015 hatten laut dem statistischen Bundesamt[5] nur noch 360 von insgesamt 1956 Kliniken, also 18,4 %, eine eigene Fachabteilung für Laboratoriumsmedizin. Das zeigt sich auch an den wenigen Fachärzten für Labormedizin, die es in den Kliniken gibt. 2015 waren von insgesamt 174.391 Klinikärzten nur 319 Fachärzte für Labormedizin (0,18 %) bzw. 217 für Mikrobiologie (0,12 %).

Die Konzentrationsprozesse im Laborbereich wirken sich stark auf uns Laborärzte aus. Durch die Industrialisierung der Labormedizin und Bildung sehr großer MVZs sind immer mehr Ärzte angestellt. Laut einer Studie von 2017[6] sind bereits **81 % der Ärzte** in der Labormedizin **angestellt**, bei klinischen Fachrichtungen wie der Urologie oder der Allgemeinmedizin nur 13 bzw. 14 %! Die Zeiten, in denen Laborärzte kollegial ein Labor (als Gemeinschaftspraxis) geleitet haben, sind damit weitestgehend vorbei. Es hat sich in den vergangenen Jahren ein System mit Chefs und angestellten Ärzten gebildet. Die angestellten Ärzte sind dabei im Regelfall, aus Abrechnungsgründen, mit einem KV-Sitz niedergelassen, dieser KV-Sitz gehört aber dem Medizinischen Versorgungszentrum (MVZ) und verbleibt beim Ausscheiden des *angestellten* Arztes im MVZ.

3.4. Labormedizin in den Medien

Am 20.04.2017 erschien die Sendung **Die Macht der Labormedizin** im öffentlich rechtlichen Fernsehen und ist Stand 06.09.2017 auch in der Mediathek[7] zu finden. Dargestellt wurde die Labormedizin vor allem als Gelddruckmaschine repräsentiert durch einzelne schillernde Laborärzte. Ein vielbeachtetes Zitat eines Laborarztes war, er sei *nicht reich*, sondern *sehr reich* mit

der Labormedizin geworden. Neben den früheren, durchaus bereits fragwürdigen Konstrukten wie Kick-back, z. B. durch eine Laborgemeinschaft (LG) oder eine Teilgemeinschaftspraxis wurden auch direkte Geldzuweisungen an die Einsender angesprochen. Leider geht dabei allzu oft unter, dass diese Dinge nicht selten von den Einsendern (Ärzten) offen verlangt werden. So werden auch heute noch von Einsendern Leistungen aus der Privat-LG (Basislaborleistungen) völlig selbstverständlich abgerechnet, obwohl die Leistung vom Labor erbracht wird. Die Einnahmen aus der *LG* werden oft als fester und rechtmäßiger Bestandteil des Praxisumsatzes angesehen. Wegen der rechtlichen Problematik gibt es aber langsam Bewegung. Beim Facharztlabor wurde bereits in Gerichtsverfahren klargestellt, dass Fremdleistungen nur durch den Leistungserbringer abgerechnet werden dürfen.

Ansonsten wird die Labormedizin in der Öffentlichkeit weiter zu wenig wahrgenommen und gewürdigt. Dies gilt insbesondere für uns Labormediziner. Wir können nur für uns selbst werben und zeigen, welchen Wert wir für die Patienten und unsere Einsender haben.

3.5. Berufspolitik und Freiberuflichkeit

Wir registrieren mit großer Sorge, dass bei Augenärzten, Nephrologen, Pathologen, Radiologen, aber auch bei Zahnärzten und Tierärzten große Unternehmen Praxissitze aufkaufen und in Medizinische Versorgungszentren umwandeln, sagte **Henke** und nannte als Beispiel einen Kaffeeröster aus Norddeutschland, der über eine Schweizer Stiftung inzwischen mehr als 600 Arztsitze aufgekauft hat[8].

Als die **Labormedizin** und die **Radiologie** größtenteils übernommen wurde, gab es leider keinen Aufschrei der Kollegen und der Politik! Bei den ambulant tätigen Labormedizinern sind bereits > 80 % angestellt! Nun wo auch die Nephrologen und Kardiologen übernommen werden, formiert sich langsam Widerstand. Hoffentlich wird spätestens jetzt klar, dass wir alle im gleichen

---

[5]Statistisches Bundesamt, Fachserie 12 Reihe 6.1.1, 2015

[6]Hahn, U. et al. (2017). Angestellte Ärzte in der ambulanten Versorgung – Trends, Status Quo und Auswirkungen. Gesundheitsökonomie & Qualitätsmanagement. 22. 93-103

[7]www.zdf.de/dokumentation/3sat-dokus/die-macht-der-labormediziner-100.html

[8]www.aerzteblatt.de/nachrichten/97816/Henke-und-Laumann-warnen-vor-Monopolen-im-Gesundheitswesen

Boot sitzen! Um die Freiberuflichkeit zu erhalten, müssen wir uns jetzt aktiv in den Gremien engagieren. Ich habe deshalb, leider erfolglos, bei der Ärztekammerwahl 2018 kandidiert. Zu meinem Bedauern wollte unser Berufsverband mich nicht unterstützen, weil ich beim Hartmannbund aktiv bin. Der Hintergrund ist, dass der Hartmannbund Bundesvorsitzende auch den Vorsitz in der GOÄ-Kommission der Bundesärztekammer führt und dort wohl Positionen vertritt, mit denen der Berufsverband nicht einverstanden ist.

Deshalb die Unterstützung zu verweigern ist kurzsichtig. Gerade da Laborärzte **keine Lobby** in der Ärzteschaft oder in der **Bevölkerung** haben, ist es – zwar schwierig –, aber unbedingt notwendig, dort hinzugehen (Ärztekammer, KV, Hartmannbund, Marburger Bund usw.), wo die Entscheidungsträger sind! Dort müssen wir dann um Unterstützung für uns werben. Wir Ärzte können nur gemeinsam etwas erreichen!

Ich möchte bei der kommenden **Ärztekammerwahl 2022** mit einer eigenen Liste antreten. Für mich wäre das Nordwürttemberg (Dienstort geht vor Wohnort!). Wenn sich genügend Kandidaten finden, wäre es aber gut, in allen 4 Bezirken in Baden-Württemberg anzutreten. Bitte bei Interesse oder Fragen eine E-Mail schreiben!

wahlen@irm-ev.de

Alle Fachrichtungen, Assistenzärzte und Fachärzte, Niedergelassene und Krankenhausärzte sind willkommen.

wahl.irm-ev.de

#Kammerwahl2022

(Facebook)

Neue Liste **Freiberuflichkeit erhalten** für
- eine **Stärkung der Selbstverwaltung**!
- eine **sinnvolle GOÄ-Reform**, bei der eine Aufwertung der *sprechenden Medizin* nicht zu Lasten der diagnostischen Fächer geht!
- eine Kammerarbeit, die alle Ärzte in einem *Parlament* vereint. Wir müssen gegensätzliche **Interessen** austarieren und gegenüber Politik und Gesellschaft **gemeinsam vertreten**!

- eine **zukunftsorientierte flexible Weiterbildung** für Ärztinnen und Ärzte (z.B. durch mehr Flexibilität mit online Weiterbildungsabschnitten oder Blockweiterbildungen)
- eine **Weiterbildung auch für Niedergelassene**: Auch in der Niederlassung muss es möglich sein, einen weiteren Facharzt zu erwerben, z. B. als FA für Laboratoriumsmedizin den FA für Mikrobiologe – analog zu den Klinikärzten!
- **qualifizierten ärztlichen Nachwuchs** (Fachsprachenprüfung und Kenntnisprüfung bei der Kammer stärken)
- eine **Bewahrung der Freiberuflichkeit** des Arztberufes – ja zu Einzel- und Gemeinschaftspraxen, BAGs und ärztlich geführten MVZs. NEIN zu nicht-ärztlich geführten überregionalen MVZs, die durch Aufkauf von Kassensitzen eine Marktdominanz anstreben!

4. Aktuelles in der Labormedizin

Inhalt

Randspalte: (+) = häufige Frage, (++) = sehr häufige Frage, (MB) = Frage aus einer Mikrobiologie-Prüfung.

4.1. Aktuelles (2018)

1 **Frage:**

Welche großen **Veränderungen** haben sich für **Labore 2018** ergeben?

Kommentar:

Zum 1.4.2018 trat eine umfassende **Laborreform** in Kraft. Neben der Vergütung von Laborleistungen wurden auch die Regelungen zur Berechnung und Vergütung des Labor-Wirtschaftlichkeitsbonus komplett geändert. Alle Akteure im Gesundheitswesen sind auch von der am 25.05.2018 in Kraft getretenen Europäischen Datenschutz-Grundverordnung betroffen.

4.1.1. Laborreform 1.4.2018

2 **Frage:**

Was wissen Sie über die **Laborreform 2018**?

Kommentar:

· Die Vergütung regeln zukünftig die regionalen KVen, getrennt in hausärztliche und fachärztliche Versorgungsbereiche

· Anstatt **Laborbudgets** hat zukünftig jede Fachgruppe einen unteren und einen oberen Euro-Fallwert für alle Laborleistungen (Eigenlabor, Laborgemeinschaft und überwiesene Laboruntersuchungen). Beispielsweise beträgt bei Allgemeinärzten der untere Fallwert 1,60 Euro und der obere Fallwert 3,80 Euro

· Die **Ausnahmekennziffern** wurden überarbeitet und ergänzt. **Neu** ist, dass bei jeder Ausnahmekennziffer nur bestimmte Laboruntersuchungen bei der Berechnung des Fallwerts der Praxis unberücksichtigt bleiben

· Der **Wirtschaftlichkeitsbonus** wird voll ausgezahlt, wenn der Praxisfallwert den unteren Fallwert nicht überschreitet, anteilig, wenn der Praxisfallwert zwischen dem unteren und oberen Fallwert liegt, und gar nicht ausgezahlt, wenn der Praxisfallwert über dem oberen Fallwert liegt. Für Allgemeinärzte liegt der Wirtschaftlichkeitsbonus z. B. bei 19 Punkten

· Der **Wirtschaftlichkeitsbonus** ist jetzt Bestandteil des Grundbetrags *Labor*, dessen Vergütungshöhe die regionalen KVen bestimmen. Die KBV gibt eine Mindestquote von 89 % vor, im hausärztlichen und im fachärztlichen Versorgungsbereich sind aber quotierte und unterschiedliche Punktwerte möglich

!

Frage: 3

Wie ändert sich durch die **Laborreform 2018** die **Vergütung** für die Labore?

Kommentar:

Es kommt zu einer weiteren Absenkung der **Quotierung** von bisher 91,58 % auf 89 %. Leider führt der **Wirtschaftlichkeitsbonus** dazu, dass das Unterlassen von Leistungen (also möglichst wenige Laboruntersuchungen anzufordern) belohnt wird. Dass bei der Angabe einer **Ausnahmekennziffer** nicht mehr alle Untersuchungen automatisch *extra budgetär* sind, wird zu einem weiteren Rückgang der Anforderungen führen.

4. Aktuelles

V.a. bei Schwangeren waren bisher alle Untersuchungen *Budget*-neutral.

4 Frage:
Was ändert sich genau bei den **Ausnahmekennziffern**?

Kommentar:
· Bisher blieben bei Angabe einer **Ausnahmekennziffer** (32005–32023) alle Laborkosten in diesem Behandlungsfall bei der Berechnung der relevanten Laborkosten unberücksichtigt – auch wenn die Untersuchung nichts mit der Ausnahmekennziffer zu tun hatte, z. B. Anforderung der Hepatitis-Serologie bei Ausnahmekennziffer Schwangerschaft
· Mit der **Laborreform** wurden die **Ausnahmekennziffern** überarbeitet und ergänzt. *Aber:* Bei jeder Ausnahmekennziffer bleiben jetzt nur noch bestimmte definierte Laboruntersuchungen bei der Berechnung des Praxisfallwerts für Laboruntersuchungen unberücksichtigt
· Beispielsweise werden bei der **Ausnahmekennziffer 32005** (Antivirale Therapie der chronischen Hepatitis B oder C) nur die Ziffern 32058 (Bilirubin), 32066 (Creatinin), 32070 (GPT), 32071 (γ-GT), 32781 (HBsAg), 32823 (HBV-DNA oder HCV-RNA) und 32827 (HCV-Genotypisierung) ausgenommen
· Nicht berücksichtigt wird die **präoperative Labordiagnostik** nach Nummer 32125 und **Labordiagnostik bei der Gesundheitsuntersuchung** nach 32880 bis 32882

5 Frage:
Wie werden die Fälle für den **Wirtschaftlichkeitsbonus** gezählt?

Kommentar:
· Für den **Wirtschaftlichkeitsbonus** zählen alle Behandlungsfälle mit Abrechnung einer Versicherten- bzw. Grundpauschale – auch wenn eine Ausnahmekennziffer angesetzt war. Diese waren früher genauso ausgenommen wie Überweisungsfälle mit Auftragsleistungen!
· Liegt der **Praxisfallwert** unter dem unteren Fallwert, dann wird der Wirtschaftlichkeitsbonus in voller Höhe gewährt. Bei Überschreitung des oberen Fallwerts entfällt der Wirtschaftlichkeitsbonus. Wenn der Praxisfallwert zwischen dem

unteren und oberen Fallwert liegt, wird der Wirtschaftlichkeitsbonus anteilig gewährt

4.1.2. EU-Datenschutzgrundverordnung

Frage: 6
Was wissen Sie über die **Datenschutzgrundverordnung**?

Kommentar:
· Bisher gab es kein einheitliches europäisches Datenschutzrecht, sondern nur eine **Datenschutz-Richtlinie**. Diese Richtlinie war in Deutschland Teil des Bundesdatenschutzgesetzes und des Telemediengesetzes. Die seit dem **25.05.2018** geltende **Datenschutzgrundverordnung** soll nun ein einheitliches europäisches Datenschutzrecht ermöglichen

· **Neu** ist auch, dass Verstöße gegen den Datenschutz mit bis zu 20 Mio. Euro (oder 4 % des weltweiten Jahresumsatzes eines Unternehmens) gegenüber 50 bzw. 300.000 € deutlich höher sanktioniert werden als bisher !

Frage: 7
Wie ist die **Datenschutzgrundverordnung** aufgebaut und inwiefern sind **Gesundheitsdaten** betroffen?

Kommentar:
Mit der neuen **Datenschutzgrundverordnung** ist, wie bereits beim Bundesdatenschutzgesetz, die Verarbeitung personenbezogener Daten grundsätzlich verboten (Verbotsgesetz) und nur ausnahmsweise erlaubt, wenn der Betroffene eingewilligt hat. Die Verarbeitung von Gesundheitsdaten ist nur erlaubt, wenn ein definierter Erlaubnistatbestand vorliegt, wie z. B. die Einwilligung des Patienten oder die gesetzlich zulässige Datenverarbeitung zur Gesundheitsvorsorge

Frage: 8
Heißt das, dass **jeder Patient** in die **Datenverarbeitung** einwilligen muss, bevor sein Blut ins Labor geschickt wird?

Kommentar:

Nein. In der **Datenschutzgrundverordnung** gibt es hierfür einen gesetzlichen Erlaubnistatbestand, um Patienten optimal und schnell zu versorgen. Wenn alle Personen, die bei diesem Vorgang beteiligt sind, der ärztlichen Schweigepflicht unterliegen, benötigt der Arzt keine Einwilligung des Patienten, um Blut ins Labor zu schicken.

9   **Frage:**

Wie gehen Sie vor, wenn ein Patient telefonisch sein Befunde abfragen möchte, weil die einsendende Praxis 3 Wochen geschlossen ist?

Kommentar:

· Das Problem bei der **telefonischen Befundabfrage** fehlt die zweifelsfreie Identifizierung des Patienten. Es reicht nicht, wenn der Anrufer Name und Geburtstag nennt. Der Patient mag in der Praxis persönlich bekannt sein bzw. weist sich dort mit seiner Versichertenkarte aus, im Labor ist er unbekannt.

· Die **Befundmitteilung** an eine unbekannte Person verstößt gegen den Datenschutz und gegen die ärztliche Schweigepflicht. Neben hohen Bußgeldern sind daher auch strafrechtliche Konsequenzen möglich. Evtl. kann bei einem rechtfertigenden (lebensbedrohlichen) Notfall im Sinne einer **Rechtsgüterabwegung** gegen die Schweigepflicht verstoßen werden (?)

· **Befunde** können nur dann an den Patienten mitgeteilt werden, wenn der Patient sich zweifelsfrei identifizieren kann. Er kann sich persönlich im Labor vorstellen (und ausweisen) oder als *Notlösung* kann der anfordernde Arzt auf dem Laborauftragsschein eine Befundmitteilung an den Patienten unter einer definierten Telefonnummer erbitten. Alternativ kann er mit dem Patienten einen Abfragecode vereinbaren und diesen auf der Anforderung angeben. Im Labor kann dann dieser Code zur Anruferidentifizierung abgefragt werden

10   **Frage:**

Welches Vorgehen raten Sie einer Arztpraxis vor einem mehr wöchentlichen **Praxisurlaub**?

Kommentar:

· Vor einem Praxisurlaub muss eine **Vertretungspraxis** bekannt sein. Daher sollten bei allen Laboranforderungen kurz vor dem Urlaub diese Vertretungspraxis als zweiter Befundempfänger mitgeteilt werden. Dann können eilige Befunde an diese Praxis übermittelt werden und der Patient hat einen Ansprechpartner zur Befundabfrage!

· **Beratungen von Patienten** bezüglich der Laborbefunde sind auch im Sinn der Kollegialität schwierig, da sich der Laborarzt nicht in die Beziehung des behandelnden Arztes mit dem Patienten einmischen sollte. Sonst verstößt er u.U. gegen das Berufsrecht und verärgert manchen Einsender! Außerdem dürfen **kritische Laborbefunde** niemals einem unbekannten Patienten am Telefon mitgeteilt werden, da nicht klar sein kann, wie er reagiert!

4.2. Aktuelles (2017)

4.2.1. Kongo

Frage: 11

An welcher Krankheit erkrankten 2017 im Kongo fast 50.000 Menschen und kostete fast 1.000 Menschen das Leben?

Kommentar:

Eine Choleraepidemie breitete sich seit Anfang 2017 rasend schnell in 22 der 26 Provinzen aus. Die Übertragung geschieht hauptsächlich durch verseuchtes Wasser. Da durch eine Dürre, viele Brunnen ausgetrocknet waren stand nicht genügend sauberes Wasser zur Verfügung. Viele infizierten sich durch Trinken von kontaminiertem Oberflächenwasser (Flüsse, Seen).

Frage: 12

Wie lange ist die **Inkubationszeit** und wie heißt der **Erreger der Cholera**?

Kommentar:

Die Inkubationszeit liegt zwischen 2 und 5 Tagen. Erreger ist das gram-negative Bakterium **Vibrio cholerae** (Serogruppe O1 und O139). *Anm.: Siehe zu Cholera auch Seite 343.*

4.2.2. Infektionsschutzgesetz

13 **Frage:**
Was hat sich bei der **Meldepflicht** für die **Hepatitis** geändert?

Kommentar:
Im Juli 2017 wurde das **Infektionsschutzgesetz** geändert[1]: Die Meldepflicht für Nachweise von Hepatitis-B-Virus, Hepatitis-C-Virus und Hepatitis-D-Virus wurde auf alle Nachweise unabhängig vom klinischen Bild (symptomatisch oder asymptomatisch) und Stadium (akut oder chronisch) ausgedehnt. Es müssen also alle Nachweise von Hepatitis B (HBsAg, HBV-DNA), Hepatitis C (HCV-AK und HCV-Immunoblot) und Hepatitis D (Delta-AK, HDV-RNA) gemeldet werden.

14 **Frage:**
Wie war die bisherige Regel für **Hepatitis-B- und Hepatitis-C-Meldungen?**

Kommentar:
Bisher wurden **nur akute Hepatitis-B-Infektionen** gemeldet: HBsAg positiv, Anti-HBc-IgM-AK positiv, Transaminasen erhöht, hohe Virämie. Ein Hepatitis-C-Nachweis wurde nur gemeldet, wenn bisher keine Infektion bekannt gewesen ist.

15 **Frage:**
Wie bewerten Sie die **Änderungen in der Meldepflicht?**

Kommentar:
Für die Labore wird das Melden zwar einfacher, da Rückfragen beim Einsender wegfallen, die Anzahl der Meldungen erhöht sich dadurch aber drastisch! Außerdem müssen die Gesundheitsämter dann selbst klären, ob die Infektion bereits bekannt ist (Hepatitis C) bzw. ob es akute oder chronische (Hepatitis B) Infektionen sind.

---

[1] RKI, Epidemiologisches Bulletin Nr. 31, 3.8.2017

4.2.3. Erkrankungen durch Immigration

Fallbeispiel

Ein junger, somalischer Flüchtling wird mit einem hochfieberhaften Infekt und Multiorganversagen aufgenommen[2]. Laborchemisch besteht eine deutliche Infektkonstellation, ein akutes Nierenversagen und eine disseminierte intravasale Koagulopathie.

Anm.: Typisch ist ein Zyklus mit mehrtägigen Fieberschüben und mehrtägigen fieberfreien Intervallen.

Frage: 16
Welche **Erkrankungen** sind denkbar, welche **Diagnostik** veranlassen Sie?

Kommentar:
Bei einem **hochfieberhaften Infekt** und Aufenthalt in Somalia muss zwingend eine **Malaria** ausgeschlossen werden. Ein hohes Risiko besteht v.a. in der Südhälfte für Pl. malariae. Diagnostik: Dicker Tropfen und Blutausstrich!

Frage: 17
Anstatt Plasmodien finden sich in der Pappenheim-Färbung **spiralförmige Bakterien.** Was ist das?

Kommentar:
Die sichtbaren spiralförmigen Bakterien sind **Spirochäten.** Am ehesten kommt **Borrelia recurrentis** als Verursacher des **Läuserückfallfiebers** in Frage. Endemisch ist das Läuserückfallfieber in Südamerika, in Nord- und Äquatorialafrika und vor allem in Somalia. Unter schlechten hygienischen Bedingungen besteht ein erhöhtes Infektionsrisiko, also z. B. auch in Massenquartieren wie Flüchtlingslagern durch die Kleiderläuse! Das Multiorganversagen könnte auf eine spontane Jarisch-Herxheimer-Reaktion zurückzuführen sein.

Frage: 18
Wie sichern Sie Ihre Verdachtsdiagnose **Läuserückfallfieber?**

---

[2] Schmid M, Dodt C: Multiple organ failure in a young asylum-seeker. Dtsch Arztebl Int 2017; 114: 625

Kommentar:

Neben dem mikroskopischen Nachweis der Spirochäten kann eine spezifische **Borrelia recurentis-PCR** durchgeführt werden. Ein **Erregernachweis ist meldepflichtig**!

19 **Frage:**

Welche **Therapie** empfehlen Sie? Was ist zu beachten?

Kommentar:

Standardtherapie erfolgt mit **Doxycyclin**. Gefahr besteht durch eine evtl. lebensgefährliche **Jarisch-Herxheimer-Reaktion** (allergischer Schock durch Erregerzerfall).

4.2.4. iFOBT und EBM

20 **Frage:**

Was versteht man unter **iFOBT**?

Kommentar:

Unter **iFOBT** versteht man einen quantitativen immunologischen Test zum Nachweis von okkultem Blut im Stuhl im Rahmen des Darmkrebs-Screenings. Ab April 2017 löst der neue iFOBT den alten Guajak-basierten **Hämoccult-Test** (gFOBT) ab.

21 **Frage:**

Für wen ist das **Darmkrebs-Screening** vorgesehen?

Kommentar:

Das **Darmkrebs-Screening** ist jährlich bei Frauen und Männern zwischen 50–55 Jahren und alle zwei Jahre ab 55 Jahren vorgesehen.

22 **Frage:**

Was ist bei dem **iFOBT präanalytisch** zu beachten?

Kommentar:

Standardmäßig wird als Kassenleistung nur ein Röhrchen untersucht. Früher waren es drei gFOBT Testbriefchen. Die Probe ist in dem Röhrchen bis zu 5 Tage stabil – nach Abnahme sollte sie umgehend in die Arztpraxis und von dort zeitnah ins Labor gebracht werden.

Frage: 23

Was antworten Sie dem Einsender auf die Frage der **Abrechnung des iFOBT**?

Kommentar:

· Abrechnung für das Labor im EBM: kurativ mit 6,21 € einmal im Behandlungsfall (GOP 32457) oder präventiv mit 7,90 € einmal im Krankheitsfall und im Behandlungsfall (GOP 01738)

· Für die Einsender, also Hausärzte, Chirurgen, Gynäkologen, Internisten, Hautärzte und Urologen abrechenbar als **Präventivleistung** mit 6,00 € (GOP 01737)

Frage: 24

Was hat sich im **EBM 2017** beim **HLA-B27** geändert?

Kommentar:

· Seit Juni 2017 ist die **HLA-B27-Bestimmung** nur noch als PCR abrechenbar. Davor konnte für die durchflusszytometrische (phänotypische) Bestimmung auch die EBM Ziffer der PCR verwendet werden!

· immunologische **Blut-im-Stuhl**-Bestimmung seit April 2017 als Kassenleistung abrechenbar

4.3. Aktuelles (2015 / 2016)

4.3.1. Zika-Virus

Frage: 25

Haben Sie von dem *neuen* **Flavivirus** gehört?

Kommentar:

Ja, das **Zika-Virus**, aber eigentlich ist es schon seit 70 Jahren bekannt. Wie andere Flaviviren auch wird es durch **Aedes-Mücken**, vor allem durch **Aedes aegypti** (Gelbfiebermücke) und **Aedes albopictus** (Tigermücke) übertragen.

Frage: 26

In welchen Ländern kommt das **Zika-Virus** vor?

Kommentar:

· Das Zika-Virus wurde 1947 in den *Zika-Wäldern* in Uganda entdeckt. 1952 wurde die erste **Zika-Infektion** beim Mensch berichtet. Bis 2007 gab es nur 14 dokumentierte Zika-Virusinfektionen!

· Die ersten Infektionen traten in Afrika und Südostasien auf. Medial bekannt wurde das Virus **ab 2013** durch einen großen Ausbruch mit 30.000 Erkrankten auf Polynesien und dann **ab 2015** in **Brasilien** und Südamerika

· Aktuell ist vor allem Mittel- und Südamerika betroffen. Es gibt aber auch bereits Fälle in Nordamerika. Stand Oktober 2016 gibt es 139 autochthone Fälle in Florida![3]

27 Frage:
Welche Symptome treten auf? Warum ist das **Zika-Virus** wichtig?

Kommentar:

In Brasilien trat ab Oktober 2015 in wenigen Monaten auffällig oft eine **Mikrozephalie** bei Kindern (> 4.000, sonst wohl weniger als 200 pro Jahr) auf. Als Ursache wird eine Zika-Virusinfektion der Mutter vermutet – allerdings ist nur bei Einzelfällen eine Zika-Infektion gesichert!

28 Frage:
Welche **Zika-Diagnostik** schlagen Sie vor?

Kommentar:

· Bei akut erkrankten Schwangeren (Fieber, Gelenkschmerzen) und Aufenthalt in einem Endemiegebiet wird ein **Virusdirektnachweis** (PCR) aus **Blut** in der ersten Krankheitswoche und aus **Urin** in der zweiten Woche angestrebt. Danach vor allem bei sonographischen Auffälligkeiten beim Kind (Mikrozephalie) Virusdirektnachweis aus Fruchtwasser oder Serologie (Enzyme-linked Immunosorbent Assay (ELISA), Immunfluoreszenztest (IFT) und Neutralisationstest (NT)) aus Blut

· Daten aus dem Tierversuch sprechen dafür, dass Schwangere im Vergleich zu nicht schwangeren Frauen mit etwa 50 Tagen eine **deutlich verlängerte Virämie** haben. Dies könnte an der physiologischen Schwächung der zellulären Immunität und der daraus resultierenden verzögerten

[3] Allg. Informationen zum Zika-Virus unter www.cdc.gov/zika

Viruselimination liegen. → Bei Schwangeren ist ein Virusnachweis (PCR) daher länger sinnvoll!

Frage: 29
Was empfehlen Sie einem **Paar mit Kinderwunsch**, das aus einem **Zika-Virus-Endemiegebiet** zurückkehrt?

Kommentar:

· Mit einem Antikörpertest lässt sich 3–4 Wochen nach Rückkehr aus einem Zika-Virus-Risikogebiet eine Infektion mit großer Sicherheit ausschließen

· Sind bei einem Mann Zika-Antikörper nachweisbar, sollten sicherheitshalber mindestens 6 Monate Kondome beim Geschlechtsverkehr verwendet werden – eventuell sogar länger!

· Hat die Frau **Zika-Virus-IgG-Antikörper (AK)** und keine IgM-AK, spricht nichts gegen eine Schwangerschaft, sollte eine akut / kürzliche Infektion vorliegen (IgG- und IgM-AK positiv), ist aktuell noch unklar, was zu tun ist! Evtl. auch 6 Monate Kinderwunsch aufschieben analog zu CMV oder länger!? → laut Centers for Disease Control and Prevention (CDC) sollen Zikapositive Frauen mindestens 8 Wochen nach Symptombeginn keinen ungeschützten Geschlechtsverkehr haben!

Frage: 30
Gibt es **Probleme** bei der **Zika-Serologie**?

Kommentar:

Möglich sind Kreuzreaktionen mit anderen **Flaviviren**, also bei uns vor allem durch die Impfung gegen Frühsommer-Meningo-Enzephalitis (FSME), Gelbfieber oder Japanische Enzephalitis. Bei früheren Tropenreisen ggf. auch AK von durchgemachten Infektionen mit Dengue oder West-Nile-Virus.

Frage: 31
Über was müssen Sie einen Mann mit Kinderwunsch aufklären, der eine positive **Zika-Virus-Serologie** hat?

Kommentar:

Das **Zika-Virus** kann auch in der Prostata persistieren. Hierdurch kann es zu einer Übertragung durch Sperma kommen. Häufig wird eine

Karenzzeit (Geschlechtsverkehr nur mit Kondomen) von 6 Monaten nach Infektion angegeben. Es lässt sich nicht abschließend sagen, ob das ausreichend ist. Bei **Ebola** z. B. kam es noch nach 7 oder 8 Monaten zur Ansteckung.

32 **Frage:**
Gibt es noch andere **Übertragungswege von Zika-Virus**?

Kommentar:
· Erste Fallberichte deuten darauf hin, dass das **Zika-Virus** auch bereits von einer infizierten Frau auf einen Mann übertragen wurde. Ebenfalls berichtet wurde von einem infizierten älteren Patienten, bei dem es zu einer Übertragung auf das Pflegepersonal gekommen ist. Die Übertragungswege sind noch unklar!
· Nachgewiesen ist auch eine **Virus-Ausscheidung im Urin**. Das ist nicht ungewöhnlich, da auch bei CMV oder Röteln eine Virurie vorliegt!

4.3.2. Ebola

33 **Frage:**
Kann **Ebola** durch **Geschlechtsverkehr** übertragen werden?

Kommentar:
· **Ja**, das **Ebola-Virusgenom** war mittels Nukleinsäure amplifizierender Technik (NAT) in einer Studie bei jedem Vierten noch 7–9 Monate nach der Erkrankung im Ejakulat nachgewiesen worden. In einem Fall kam es noch 155 Tage nach einer negativen Blutuntersuchung zu einer sexuellen Übertragung
· In seltenen Fällen kommt es zu einer Viruspersistenz in der Prostata
· 2016 ist das internationale Interesse an **Ebola** zurückgegangen, es kommt aber immer noch zu Übertragungen, u. a. weil die von der Weltgesundheitsorganisation (WHO) empfohlenen Karenzzeiten nicht eingehalten werden

4.3.3. Medizinnobelpreis 2015

34 **Frage:**
Wer hat **2015 den Medizinnobelpreis** erhalten und für was?

Kommentar:
· Der Nobelpreis für **Physiologie / Medizin** ging **2015** zur Hälfte an William C. Campbell (aus Irland) und Satoshi Omura (aus Japan) für die Entdeckung von **Avermectin**
· Die zweite Hälfte des Preisgeldes ging an die chinesische Forscherin Youyou Tu für die Entdeckung von **Artemisinin**

Frage: 35
Was ist das besondere an **Avermectin bzw. Artemisinin**?

Kommentar:
· **Artemisinin** hat sich in den letzten Jahren zum **Standardmedikament der Malariatherapie** entwickelt. Weltweit infizieren sich jährlich fast 200.000 Menschen. Angeblich hat die Artemisinin-Therapie die Malaria-Sterblichkeit um 20 % gesenkt und dadurch in Afrika bereits 100.000 Menschen gerettet! Häufiges Medikament ist **Coartem** = Kombination aus Artemether und Lumefantrin
· **Avermectin** hat die Behandlung der tropischen Flussblindheit (**Onchozerkose**) und **Elephantiasis** (lymphatische Filariasis) durch **Wuchereria bancrofti**, **Brugia malayi** und **B. timori** nach Ansicht des Nobelpreiskomitees radikal verändert. Relevant, da weltweit über 100 Millionen Menschen betroffen sind!

4.3.4. Influenza

Frage: 36
Welche **Zusammensetzung** hat der **Influenza-Impfstoff** für die Saison 2015 / 2016?[4]

Kommentar:
· A/California/07/2009 (H1N1) pdm 09
· A/Switzerland/9715293/2013 (H3N2)
· B/Phuket/3073/2013 (Yamagata-Linie)

Frage: 37
Wie unterscheidet sich der **quadrivalente Impfstoff**?

---

[4] www.pei.de/influenza-impfstoffe

Kommentar:

! Im quadrivalenten Impfstoff ist zusätzlich ein B-Stamm der B/Brisbane/60/2008 (Victoria-Linie) enthalten. Gleicher Stamm wie in der Vorsaison 2014 / 15! **Seit November 2017** empfiehlt die STIKO eine **quadrivalente Influenzaimpfung** nach WHO-Empfehlung (A/Michigan/45/2015 (H1N1) pdm09, A/Hong Kong/4801/2014 (H3N2), B/Brisbane/60/2008 (B/Victoria-Linie), B/Phuket/3073/2013 (B/Yamagata-Linie))

38 Frage:

Wie war die **Zusammensetzung des Influenza-Impfstoffs 2014 / 2015**?

Kommentar:

· A/California/07/2009 (H1N1) pdm 09
· A/Texas/50/2012 (H3N2)
· B/Massachusetts/2/2012
· Zusätzlich beim quadrivalenten Impfstoff noch: B/Brisbane/60/2008

5. Generalprobe Facharztprüfung Laboratoriumsmedizin 2018

Anm.: Antworten und Kommentare ab S. 39.

Prüfer 1:
Was fällt Ihnen zu dem Stichwort **kardiale Ischämie** ein?

Antwort:

Prüfer 1:
Wann, außer beim akuten Myokardinfarkt, kann **Troponin** noch erhöht sein?

Antwort:

Prüfer 1:
Was ist eine sinnvolle **Urin-Stufendiagnostik**?

Antwort:

Prüfer 1:
Was zeigt der **Nitrit-Nachweis** auf dem Streifentest an?

Antwort:

Prüfer 1:
Welche **Erreger** machen das **Nitrit-Feld positiv**? Beispiel?

Antwort:

Prüfer 1:
Mit welcher Methode erfolgt der **Proteinnachweis** auf dem Urinteststreifen?

Antwort:

Prüfer 1:

Wie ist die **Nachweisgrenze für Proteine** beim Streifentest?

Antwort:

Prüfer 1:

Warum ist das wichtig zu wissen?

Antwort:

Prüfer 1:

Können Sie die **Differenzierung der Urinproteine** genauer erklären?

Antwort:

Prüfer 2:

Welche (serologischen) Untersuchungen empfehlen Sie bei **Nadelstichverletzungen**?

Antwort:

Prüfer 2:

Wie oft erfolgen die Untersuchungen und in **welchem Abstand**?

Antwort:

Prüfer 2:

Wie sind die ungefähren **Nachweisgrenzen der Nukleinsäure amplifizierende Technik (NAT)** bei den genannten Erregern?

Antwort:

Prüfer 2:
Was messen Sie, bei der Anforderung **Thyreoglobulin**?

Antwort:

Prüfer 2:
Bitte erklären Sie das Prinzip der **Thyreoglobulin-Wiederfindung**. Warum macht man das? Warum ist das wichtig?

Antwort:

Prüfer 3:
Anm.: Prüfer legte Lipid-Beispielbefund vor. Was ist **präanalytisch** bei **Lipiden** zu beachten?

Antwort:

Prüfer 3:
Wie bestimmen Sie das **LDL-Cholesterin**?

Antwort:

Prüfer 3:
Bitte nennen Sie Ursachen für eine **sekundäre Hypercholesterinämie**.

Antwort:

Prüfer 3:
Welches Gen wird bei der **Hämochromatose** untersucht?

Antwort:

_____

_____

_____

Prüfer 3:
Was brauchen Sie alles für die Untersuchung?

Antwort:

_____

_____

_____

_____

_____

Prüfer 3:
Wie können Sie *ohne* genetische Untersuchung
eine **Hämochromatose** feststellen?

Antwort:

_____

_____

_____

_____

_____

6. Musterprüfung: Facharztprüfung Laboratoriumsmedizin 2018

Anm. Prüfling: Dauer ca. 45 min. Gefragt wurde in 2 Runden, Orientierung alltags- / praxisrelevant. An manchen Stellen tiefer gehende Nadelstiche gesetzt, die man alleine durch Lernen nicht unbedingt wissen konnte – aber Prüfer jederzeit fair.

39 Prüfer 1:

Was fällt Ihnen zu dem Stichwort **kardiale Ischämie** ein?

Antwort:

Alles zum Troponin, u.a. Vergleich TropI / TropT, Sensitivität / Spezifität Troponin, diagnostischer Algorithmus bei akutem Myokardinfarkt, Rule in / Rule out, organspezifisch ja, krankheitsspezifisch eher weniger.

Kommentar:

· Die Europäische Gesellschaft für Kardiologie (ESC) empfiehlt in ihren Leitlinien den **1-Stunden-Algorithmus** mit einem hochsensitiven Troponin-Assay zum Ausschluss eines Nicht-ST-Hebungs-Myokardinfarkts (NSTEMI)

· In den prospektiven Studien APACE und BACC[1] wurde bei nicht selektierten Patienten mit Symptomen eines Herzinfarkts sofort und nach einer Stunde ein hochsensitiver Troponin-Test (**hs-cTnT Elecsys** und **hs-cTnI Architect**) durchgeführt. Ein NSTEMI hat sich dadurch bei 17 % der Patienten bestätigt

· Der **negative prädiktive Wert** nach einer Stunde und damit die Qualität der Ausschlussdiagnose, war mit über 99 % bei beiden Tests sehr gut! Die **Sensitivität** lag bei 99,3 % und 98,8 %. Die **positiven prädiktiven Werte** waren 74,7 % (hs-cTnT) bzw. 64,2 % (hs-cTnI) bei einer **Spezifität** von 94,5 % bzw. 90,4 %. Dadurch ergab sich eine gute Effektivität der Rule-in- oder Rule-out-Entscheidungen

40 Prüfer 1:

Wann, außer beim akuten Myokardinfarkt, kann **Troponin** noch erhöht sein?

[1] Twerenbold R.: Validation of the European Society of Cardiology 0/1-hour algorithm for rule-out and rule-in of acute myocardial infarction, Jahrestagung ESC 2017

Kommentar:

· Bedarfs-Ischämie, z. B. Sepsis, Vorhofflimmern (VHF), supraventrikuläre Tachykardien, linksventrikuläre Hypertrophie

· Nicht-arteriosklerotische Myokardischämien (z. B. Vasospasmen, Sympathomimetika)

· Direkter Myokardschaden (z. B. Trauma, Myokarditis)

· Myokardiale Mehrbelastung (z. B. große Anstrengung, Lungenarterienembolie (LAE))

· Chronische Niereninsuffizienz

Prüfer 1: **41**

Was ist eine sinnvolle **Urin-Stufendiagnostik**?

Antwort:

Prüfer wollte hören: Wenn Urinstatus negativ, dann Urinsediment unnötig

Kommentar:

Um Kosten zu sparen, ist meist eine **Stufendiagnostik** mit einem **Urinteststreifen** als Basisdiagnostik ausreichend. Bei positivem Hämoglobin, Nitrit oder positiven Leukozyten erfolgt die mikroskopische Beurteilung des **Urinsediment** und ggf. die **Urin-Kultur**. Ein positiver Proteinnachweis im Teststreifen wird durch eine **Proteindifferenzierung** abgeklärt. Bei einem negativen Teststreifen ist das Urinsediment nicht notwendig.

Prüfer 1: **42**

Was zeigt der **Nitrit-Nachweis** auf dem Streifentest an?

Kommentar:

· Ein positiver **Nitrit-Nachweis** zeigt eine Bakteriurie an, da Nitrate im Harn durch Bakterien zu Nitrite reduziert werden. Bei Eintauchen des Teststreifens in Urin verfärbt sich der Streifen durch Kontakt mit Nitrit rosa bis pink. Die Reaktion ist unabhängig vom Urin-pH. Ein positiver Befund im Nitrittest als Hinweis auf eine Harnwegsinfektion wird durch eine bakterielle Kultur mit Resistenztestung bestätigt

- **Messreaktion:** Im Testfeld reagiert das Urin-Nitrit im sauren Milieu mit Sulfanilamid zu einer Diazonium-Zwischenstufe und über eine Kupplungsreaktion mit Tetrahydrobenzochinolin-3-ol weiter zu einem **roten Diazo-Farbstoff**, der das weiße Testfeld rosa färbt. Jede Rosafärbung gilt als positiv (qualitativer Nachweis)
- **Falsch-negative Nitrit-Tests** kommen bei Hungerzuständen, Fastenperioden, parenteraler oder Gemüse-freier Ernährung vor, da Nitrat nur mit der Nahrung aufgenommen wird
- **Falsch-positive Nitrit-Tests** können unter einer Behandlung mit Phenazopyridin (ein Harnwegsanalgetikum) auftreten

43 Prüfer 1:
Welche **Erreger** machen das **Nitrit-Feld positiv**? Beispiel?

Kommentar:
Die **meisten Bakterien**, die Harnwegsinfekte verursachen, können Nitrat zu Nitrit reduzieren. Dazu gehören neben E. coli auch **Proteus.** Ein negativer Nitritnachweis schließt einen bakteriellen Infekt aber nicht aus, da Staphylokokken, Enterokokken, Pseudomonaden und Gonokokken kein oder nur wenig Nitrit bilden. Unter Antibiose kann die Keimzahl bereits so stark reduziert sein, dass der Nitritnachweis negativ ausfällt.

44 Prüfer 1:
Mit welcher Methode erfolgt der **Proteinnachweis** auf dem Urinteststreifen?

Kommentar:
Bei den Urinteststreifen wird zum **Proteinnachweis** der sogenannte **Eiweißfehler** von pH-Indikatoren genutzt. D.h. in einem bestimmten pH-Bereich können die freien Aminogruppen des Proteins direkt mit dem Indikator Tetrabromphenolblau reagieren und ihm Protonen entziehen. Die dabei auftretende Farbänderung von Grün nach Gelb wird zur semi-quantitativen Bestimmung der Proteinkonzentration genutzt.

45 Prüfer 1:
Wie ist die **Nachweisgrenze für Proteine** beim Streifentest?

Kommentar:
- Die Nachweisgrenze für **Albumin** liegt bei **150 bis 300 mg/l** bzw. 225 bis 450 mg/Tag
- Der Urinteststreifen reagiert besonders empfindlich auf Albumin, das bei Nephropathien ausgeschieden wird. Die Reaktionsstärke (Farbvergleichsskala) korreliert gut mit der Albuminkonzentration im Urin und weniger gut mit anderen Eiweißen wie Immunglobulinen oder Bence-Jones-Protein → Urinteststreifen eignen sich daher **nicht** zum Screening auf Multiple Myelome! !

46 Prüfer 1:
Warum ist das wichtig zu wissen?

Antwort:
Stichwort Mikroalbuminurie und Früherkennung reversible Nephropathie

Kommentar:
- Bei einer **Mikroalbuminurie**, als mildeste Form einer Proteinurie, kommt es zu einer Albumin-Ausscheidung im Urin von 20 bis 200 mg/l (30–300 mg/Tag) → bei einer Test-Nachweisgrenze von 150–300 mg/l werden Mikroalbuminurien nicht sicher erkannt! **Risikopatienten** müssen daher auch bei negativem Teststreifen gezielt auf eine Mikroalbuminurie getestet werden. Hierzu eignen sich Streifentests, die Albumin immunchromatographisch bestimmen können (sogenannter **Micral-Test**) mit einer unteren Nachweisgrenze von nur 20 mg/l !
- Eine pathologische Proteinausscheidung von **> 150 mg/Tag Protein** nennt man **Proteinurie**. Man unterscheidet zwischen einer transienten Proteinurie (eher gutartig, bei Fieber, starker Anstrengung, nach Operationen, langem Stehen) und persistierender Proteinurie (Ausschluss glomerulärer bzw. tubulärer Nierendysfunktion, extrarenale Erkrankung)

47 Prüfer 1:
Können Sie die **Differenzierung der Urinproteine** genauer erklären?

Antwort:
Orte der Schädigung mit allen Markerproteinen!

· Das **Proteinmuster** im Urin erlaubt Rückschlüsse auf den Ort der Schädigung: Bei einem Glomerulumschaden (selektiv und unselektiv) kommt es zu vermehrter Albuminausscheidung. Bei tubulärer Schädigung finden sich im Endurin vermehrt kleine Proteine wie α-1- und β-2-Mikroglobulin

· **selektive glomeruläre Störung:** vermehrt Albumin und Transferrin im Urin

· **unselektive glomeruläre Störung:** zusätzlich auch IgG (150 kD) und andere große Proteine

· **tubuläre Proteinurie:** 1. inkomplette Störung mit α-1-Mikroglobulin im Urin und 2. komplette Störung mit α-1- und β-2-Mikroglobulin

· Proteine mit einem Molekulargewicht < 40 kDa passieren frei die Basalmembran der Glomeruli

· Proteine zwischen 40 und 67 kDa werden ladungsabhängig glomerulär filtriert und tubulär rückresorbiert

· Bei Schädigung der glomerulären Basalmembran werden auch größere Proteine ausgeschieden

· Typisch für eine **postrenale Proteinurie** ist die Ausscheidung von α-2-Makroglobulin (720 kDa), das aufgrund seiner Größe (auch bei glomerulären Schäden) nie filtriert werden kann

48 Prüfer 2:
Welche (serologischen) Untersuchungen empfehlen Sie bei **Nadelstichverletzungen**?

Antwort:
Hep. B, Hep. C, HIV → serologische Stufendiagnostik kurz erklären bei allen drei (Suchtest, Blot, NAT).

Kommentar:
· **Immunitätslage** für Hepatitis B (Impfdokumente, Anamnese, Anti-HBs-Antikörper) und **Infektionsstatus** für Hepatitis C und HIV des Verletzten beurteilen. Die Bestimmung des Infektionsstatus ist auch bei der **Indexperson** sinnvoll, aber nur nach deren Einwilligung! Wenn notwendig, sollte möglichst früh eine **Postexpositionsprophylaxe** (PEEP) zur Vermeidung einer HIV-Infektion und ggf. eine HBV-PEEP (immer mit dokumentierter Begründung) erfolgen!

· Allgemein gilt bei Hepatitis-C-Virus (HCV) und Human Immunodeficiency Virus (HIV), dass reaktive *Suchtests* mit einem Immunoblot bestätigt werden müssen. Bei Bestätigung ist eine *Viruslast* (NAT) sinnvoll. Bei hohem Risiko (Indexperson mit bekannter Hepatitis C und hoher Viruslast) wird beim Verletzten frühzeitig eine HCV-NAT durchgeführt

49 Prüfer 2:
Wie oft erfolgen die Untersuchungen und in **welchem Abstand**?

Kommentar:
Nachuntersuchungen erfolgen beim Betriebsarzt zum sicheren Ausschluss einer HBV-, HCV- und HIV-Infektion unter Berücksichtigung der maximalen Inkubationszeit von 6 Monaten. Standarduntersuchungen beim Verletzten sind Anti-HCV-AK, HIV-Suchtest, je nach Immunität ggf. Anti-HBs-AK, HBsAg und Anti-HBc-AK jeweils bei Kontakt, nach 6 Wochen, 12 Wochen und nach 6 Monaten

50 Prüfer 2:
Wie sind die ungefähren **Nachweisgrenze der NATs** bei den genannten Erregern?

Kommentar:
· Bei **HIV** wird in klinischen Studien oft eine Grenze von 50 Kopien/ml angenommen. Ältere PCRs liegen häufig in diesem Bereich. Hochsensitive Verfahren, wie z. B. der **Aptima HIV-1 Quant Dx Test** (Transcription Mediated Amplification (TMA)), haben eine Detektionsgrenze von **12 Kopien HIV-1-RNA/ml** (linearer Messbereich ab 30 Kopien/ml)

· **Hochsensitive Assays** zum Nachweis der **HCV-RNA** bzw. der **HBV-DNA**, z. B. Aptima HCV Quant Dx (TMA), haben eine Nachweisgrenze von **4 IU/ml**, bzw. bei HBV (Aptima HBV Quant Assay) von **5 IU/ml**

51 Prüfer 2:
Was messen Sie, bei der Anforderung **Thyreoglobulin**?

Antwort:
Nicht nur den Analyten, sondern auch Tg-Wiederfindung.

52 Prüfer 2:

Bitte erklären Sie das Prinzip der **Thyreoglobulin-Wiederfindung**. Warum macht man das? Warum ist das wichtig?

Antwort:

(weil Tg= Tumormarker und sonst Werte falsch niedrig bei anti-Tg). Alternativ kann man auch anti-Tg direkt bestimmen, um Störungen der Messung zu erkennen, so wird es angeblich in anderen Ländern gemacht.

Kommentar:

· Die **Wiederfindung** wird bei der Thyreoglobulinmessung regelmäßig eingesetzt. Antikörper gegen **Thyreoglobulin** kommen bei Autoimmunerkrankungen wie der **Hashimoto-Thyreoiditis** oder dem **Morbus Basedow** vor. Diese **Thyreoglobulin-AK** stören die Bestimmung von Thyreoglobulin und verursachen falsch niedrige Werte! Ist das Thyreoglobulin gar nicht messbar, liegt evtl. eine Athyreose (Schilddrüse fehlt!) vor

· **Durchführung:** Nach der Thyreoglobulinmessung wird eine definierte Menge Thyreoglobulin zu der Probe gegeben und die Messung wiederholt. Entspricht die Messung der ersten Messung plus der dazugegebenen Menge Thyreoglobulin, dann ist die **Wiederfindung** = 100 %

· Die **Wiederfindung** liegt üblicherweise zwischen 70 und 130 % (100 ± 30 %). Bei einer **Wiederfindung** < 70 % sollten die **Theroglobulin-Antikörper** bestimmt werden. Wiederfindungswerte > 130 % sind erstmal unplausibel, da hier ja plötzlich mehr Thyreoglobulin vorhanden wäre als zugegeben wurde. Da vermutlich ein Messfehler vorliegt, sollte die Messung wiederholt und ggf. auch verdünnt wiederholt werden, um einen High-Dose-Hook-Effekt auszuschließen

53 Prüfer 3:

Anm.: Lipide Beispielbefund. Was ist **präanalytisch** bei **Lipiden** zu beachten?

Kommentar:

· Bis 2016 wurden üblicherweise nüchtern-Blutentnahmen nach 8 Stunden Nahrungskarenz gefordert. Nach einem Konsensuspapier[2] ist das aber

[2] www.kardiologie.org/lipidmessung-muss-nicht-mehr-nuechtern-erfolgen/10060488

nur noch in speziellen Fällen, wie z. B. bei auffällig hohen Plasmatriglycerid-Konzentrationen von > 5 mmol/l (440 mg/dl) nötig

· **Neu:** Die (nicht-nüchtern) Grenzwerte sollen sich an aktuellen Leitlinien orientieren. **Abnormale Werte** sind:
  - Triglyceride ≥ 2 mmol/l (175 mg/dl)
  - Gesamtcholesterin ≥ 5 mmol/l (190 mg/dl)
  - LDL-Cholesterin ≥ 3 mmol/l (115 mg/dl)
  - HDL-Cholesterin ≤ 1 mmol/l (40 mg/dl)
  - Lp(a) ≥ 50 mg/dl

· Die Patienten sollten am Tag der Lipidbestimmung stark fettige Mahlzeiten meiden und unmittelbar vor der Messung nichts trinken

Prüfer 3:   54

Wie bestimmen Sie das **LDL-Cholesterin**?

Antwort:

Friedewald-Formel

Kommentar:

Die **Friedewald-Formel** ist nur gültig für Triglyceridwerte < 400 mg/dl *und* wenn keine Chylomikronen vorliegen: **LDL = Gesamtcholesterin – HDL – (Triglyceridwert / 5)**. Bei der **modifizierten Friedewald-Formel** wird der Triglyceridwert durch 6,5 geteilt und liefert dadurch zuverlässigere LDL-Cholesterinwerte.

Prüfer 3:   55

Bitte nennen Sie Ursachen für eine **sekundäre Hypercholesterinämie**?

Antwort:

Schilddrüsenerkrankungen zum Beispiel . . .

Kommentar:

· Bei der **primären Hypercholesterinämie** führt ein autosomal-dominanter Gendefekt dazu, dass die Zellen zu wenige funktionsfähige LDL-Rezeptoren haben. **LDL** wird dadurch weniger in die Zellen aufgenommen und führt im Blut früh zu einer Atherosklerose

· Häufiger sind mit etwa 70 % die **sekundären Hypercholesterinämien**, bei denen die Hypercholesterinämie durch andere Erkrankungen oder Risikofaktoren wie Überernährung und Adipositas, Diabetes mellitus, chronische Niereninsuffizienz oder **Hypothyreose** verursacht wird

Prüfer 3:

Welches Gen wird bei der **Hämochromatose** untersucht?

Kommentar:

Bei der **Hämochromatose** (mögliche Typen 1, 2a, 2b, 3, 4) ist vor allem Typ 1 mit einer Mutation im **HFE-Gen** relevant. 90 % der Hämochromatose-Patienten haben eine homozygote **C282Y-Mutation im HFE-Gen**. Die Penetranz beträgt etwa 25 %, d.h. jeder Vierte entwickelt eine Hämochromatose. 5 % der Patienten sind compound-heterozygot für die C282Y- und die H63D-Mutation (selten auch S65C). Isolierte hetero- oder homozygote **H63D-Mutationen** führen nicht zur Hämochromatose!

57 Prüfer 3:

Was brauchen Sie alles für die Untersuchung?

Antwort:

Aufklärung, Einverständnis, Verdachtsdiagnose. *Anm. Prüfling: Habe kurz das Gendiagnostikgesetz angesprochen und Unterschied zwischen prädiktiver / diagnostischer Untersuchung erklärt. Kam beim Prüfer gut an.*

58 Prüfer 3:

Wie können Sie *ohne* genetische Untersuchung eine **Hämochromatose** feststellen?

Antwort:

Ferritin, Transferrinsättigung

Kommentar:

Ein **Ferritinwert > 300 µg/l** und eine **Transferrinsättigung** (= Serum-Eisen / Serum-Transferrin) **> 45 %** bei Frauen bzw. **> 50 %** bei Männern sprechen für eine **Hämochromatose**. Ggf. ergänzende Bestimmung der Leberwerte (Glutamat-Pyruvat-Transaminase (GPT), Glutamat-Oxalacetat-Transaminase (GOT), Gamma-Glutamyltransferase (γ-GT))

Anm. Prüfling: Am Ende wurde ich hinaus gebeten und nach 2 Minuten wieder in den Prüfungsraum geholt. Mir wurde gratuliert und die Facharzturkunde übergeben.

7. Musterprüfung: Facharztprüfung Laboratoriumsmedizin 2015 im Wortlaut

> **Fallbeispiel**
>
> Eine junge Patientin mit Kinderwunsch kommt zu Ihnen in die Sprechstunde. Sie macht sich Sorgen, da in Ihrer Familie (wohl bei Tante und Schwester) Thrombosen aufgetreten sind.

59 **Prüfer 1:**
Was machen Sie?

Antwort:
Fragen stellen! Hatte die Patientin bereits ein thrombotisches Ereignis? Wurde schon einmal eine Gerinnungsdiagnostik durchgeführt?

60 **Prüfer 1:**
Nein, bisher unauffällige, gesunde, junge Frau

Antwort:
· **Anamnese:** Rauchen? Orale Kontrazeptiva – ok, aktuell vermutlich nicht, da Kinderwunsch besteht
· Thrombosen in der Familie deuten auf ein genetisches Risiko hin!
· Durchführen einer **Thrombophiliediagnostik** mit Bestimmung von Antithrombin (AT), Protein S und Protein C
· Ausschluss genetischer Faktoren mit Bestimmung der Prothrombin-Mutation und der Aktivierten Protein C (APC)-Resistenz zum Ausschluss eines Faktor-V-Leidens. Bei auffälliger APC-Resistenz erfolgt dann ein genetischer Nachweis der Faktor-V-Leiden-Mutation mittels PCR, für diese beiden Untersuchungen ist eine Aufklärung nach dem Gendiagnostikgesetz erforderlich. Auch Bestimmung der Thrombozytenfunktion mittels Plättchenfunktionanalyzer (PFA)-100. Da hierfür das Citratblut maximal 2–4 Stunden alt sein darf, ist die Blutentnahme im Labor sinnvoll!

61 **Prüfer 1:**
Welches **Antithrombin**?

Antwort:
Früher wurde es auch als **Antithrombin (AT) III** bezeichnet.

62 **Prüfer 1:**
Okay *(nickt)*.

63 **Prüfer 2:**
Sie haben das **Gendiagnostikgesetz** erwähnt. Was ist danach zu beachten?

Antwort:
· Das **Gendiagnostikgesetz** unterscheidet zwischen prädiktiven und diagnostischen Untersuchungen. Wichtig wegen der Patientenaufklärung!
· Bei **prädiktiven Untersuchungen** dürfen nur Fachärzte für Humangenetik oder andere Fachärzte mit entsprechender Zusatzbezeichnung aufklären
· Bei den Gerinnungsuntersuchungen handelt es sich um **diagnostische Untersuchungen**, bei denen jeder Arzt, auch ich als Laborarzt, aufklären darf

64 **Prüfer 2:**
Über was klären Sie den Patienten auf?

Antwort:
· Prinzipiell, dass es sich überhaupt um eine genetische Untersuchung handelt
· Klären, wer den Befund bekommen soll, da nur der genannte Arzt den Befund bekommt und nachträglich auch kein anderer
· Soll das Laborergebnis länger als 10 Jahre aufbewahrt werden?

65 **Prüfer 2:**
Und was ist noch wichtig?

Antwort:
Klären, ob die Probe nach der Untersuchung vernichtet werden soll.

66 Prüfer 2:
Sie haben vorhin über die Gerinnung gesprochen. Was misst man mit dem **Quick-Wert**?

Antwort:
Das extrinsische System, also das **exogene Gerinnungssystem**. **Faktor VII** und die gemeinsame Endstrecke mit den **Faktoren X, V, II und I**

67 Prüfer 2:
Wie erklären Sie einem Kollegen, was einem **Quick-Wert von 30 %** bedeutet?

Antwort:
· Beim **Quick-Wert** wird die **exogene Gerinnung** gemessen. Nach der Gerinnungsaktivierung wird die Zeit gestoppt bis zur Gerinnung, früher z. B. mit einer Stahlkugel, die sich im Röhrchen bewegt, bis sich Fibrinfäden ausbilden
· Diese **Patienten-Prothrombinzeit** (in s) wird auf die Prothrombinzeit eines Normal-Plasma-Pools bezogen. Hierzu werden Verdünnungsreihen des Pool-Plasmas durchgeführt und eine Standardkurve erstellt. Aus dieser lässt sich ablesen, wie stark das Pool-Plasma verdünnt werden muss, um die gleiche Gerinnungszeit wie beim Patienten zu erreichen. Das entspricht dem Quick-Wert. Also beispielsweise wäre der Quick-Wert 50 % bei einer 1:1 Verdünnung

68 Prüfer 2:
Warum wird die **INR** bestimmt und wie wird das gemacht?

Antwort:
· Mit der **International Normalized Ratio (INR)** soll die Prothrombinzeit international bzw. zwischen verschiedenen Laboren vergleichbar sein. Der **Quick-Wert** hängt stark von dem verwendeten Reagenz ab. Bei der INR gibt es festgelegte Zielbereiche je nach Erkrankung. Damit kann der Marcumarpatient überall die INR vergleichbar messen lassen
· Aus der gemessenen Prothrombinzeit und der Prothrombinzeit eines Standardnormalplasmas wird der Prothrombinquotient berechnet. Dieser Quotient hoch einem Index, der von dem Gerätehersteller mitgeteilt wird, ich glaube, er heißt **Internationaler Sensivitätsindex (ISI)**, ergibt die INR

69 Prüfer 2:
Wird immer die **INR** bestimmt?

Antwort:
Nein, die **INR** wird nur bestimmt, wenn eine orale Antikoagulation mit einem Vitamin-KAntagonisten vorliegt. Zum Ausschluss einer Gerinnungsstörung wird der Quick-Wert bestimmt

70 Prüfer 1:
Ein Patient muss eine **Alkoholabstinenz** nachweisen. Was für Untersuchungen führen Sie durch?

Antwort:
· **Blutalkoholspiegel** zur Akutdiagnostik
· **Ethylglucoronid (ETG)** zum Nachweis nach ein paar Stunden bis zu drei Tagen
· **Kohlenhydrat-defizientes-Transferrin (CDT)** zum Nachweis eines langfristigen Alkoholabusus

71 Prüfer 1:
Wo weisen Sie das **ETG** nach?

Antwort:
ETG ist durch Glucuronidierung wasserlöslich, also im Blut!

72 Prüfer 1:
Wo kann **ETG** noch nachgewiesen werden?

Antwort:
?

73 Prüfer 1:
Was wird in der Forensik gerne als Material genommen?

Antwort:
Also wenn Sie so fragen . . . in den Haaren?

74 Prüfer 1:
Wie lange kann das **ETG in den Haaren** nachgewiesen werden?

Antwort:
(Mmhh ...) Haare wachsen so etwa 1 cm pro Monat *Anm. Prüfling: Prüfer 1 nickt*, also hängt es von der Haarlänge ab!

Anm. Prüfling: Prüfer 1 erklärt, dass man sich inzwischen auf Höchstgrenzen von 6 Monaten geeinigt hat, da es irgendwelche Veränderungen im Lauf der Zeit gibt. Früher waren es in der Haaranalyse wohl mal 12 Monate.

Kommentar:
· Zur Prüfung der **Alkoholabstinenz** werden maximal 3 cm Haare (ab der Kopfhaut) entsprechend 3 Monate untersucht, bei der **Drogenabstinenz** 6 cm, also 6 Monate
· Für die Analyse werden zwei bleistiftdicke Haarbündel bevorzugt am Hinterkopf direkt über der Kopfhaut abgeschnitten
· Zur Prüfung der **Alkoholabstinenz** (Untersuchung von ETG) dürfen die Haare nicht gebleicht oder gefärbt sein → wenn ja, bleiben Urinkontrollen
· Bei der **Drogenabstinenz** ist die 1. Haaranalyse mit gefärbten oder getönten Haaren erlaubt, danach folgen 6 Monate Urinkontrollen → oder bei Verzicht aufs Färben eine zweite Haaranalyse aus den neuen, ungefärbten 6 cm langen, Haaren

75 Prüfer 1:
Wie entsteht das **CDT**?

Antwort:
... Alkohol führt zu Veränderungen an den Kohlenhydratseitenketten ...

76 Prüfer 1:
Wo wird denn das **Transferrin** gebildet?

Antwort:
In der Leber.

77 Prüfer 1:
ETG ist ja nur ein kleines Nebenprodukt ... wie wird Alkohol abgebaut?

Antwort:
? durch die Alkoholdehydrogenase

78 Prüfer 1:
zu **Aldehyd**! Erklärt, wie es zum CDT kommt
Anm. Prüfling: [... habe ich nicht verstanden]

Kommentar:
· Alkohol (Ethanol) wird mit der Alkohol-Dehydrogenase (ADH) zu Acetaldehyd abgebaut. Das Acetaldehyd wird mittels Aldehyd-Dehydrogenase (ALDH) zu Acetat verstoffwechselt. Acetat wird durch Acetyl-CoA aktiviert und im Tricarbonsäure-Zyklus zu CO_2 und Wasser oxidiert oder zur Synthesen im Cholesterinstoffwechsel verwendet (Alkohol macht dick)
· Bei chronischem Alkoholabusus fällt vermehrt **Acetaldehyd** an. Dieser hemmt die Anlagerung der Kohlenhydratketten an das Transferrinmolekül (Glykosylierung). Dadurch bilden sich außer den normalen Transferrin-Isoformen vermehrt Transferrinmoleküle mit unvollständigen Kohlenhydratstrukturen → **Kohlenhydratdefizientes-Transferrin (CDT)**

79 Prüfer 1:
Zu welchen Veränderungen kommt es noch bei **Alkoholabusus**?

Antwort:
Das mittlere korpuskuläre Volumen (MCV) ist erhöht (... grübel)

80 Prüfer 1:
Sie haben doch vorhin die Leber erwähnt

Antwort:
Ah ja, natürlich, die γ-**GT** ist erhöht!

Anm.: γ-GT = Gamma-Glutamyltransferase.

81 Prüfer 2:
Noch einmal zu dem mittleren korpuskulären Volumen **MCV**. Bei einer südländischen Frau fällt ein isoliert erniedrigtes MCV auf. Keine Anämie. Was kann das sein?

Antwort:
... mikrozytär. Keine Anämie? *Anm. Prüfling: Prüfer bestätigt ...* **Thalassämie**?

82 Prüfer 2:
Welche Thalassämie?

Antwort:
β-Thalassämie

83 Prüfer 2:
Wie weisen Sie die β-**Thalassämie** nach?

Antwort:
Mittels Hämoglobin (Hb)-Elektrophorese.

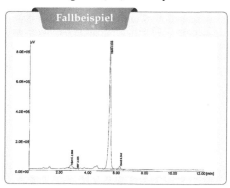

Fallbeispiel

Kommentar:
HbA2 ist der kleine Peak ganz rechts. Mit etwa 2,1 % ist das ein **Normalbefund einer Hb-Elektrophorese.** Der höchste Peak ist das *normale* HbA0. Davor läuft u. a. das HbF und das HbA1c (wichtig bei Diabetes mellitus) mit einem Anteil von 3,6 %.

84 Prüfer 2:
Wie geht es noch einfacher?

Antwort:
? Anm. Prüfling: Prüfer ergänzt HbA2 – wobei wir das HbA2 ebenfalls per Hb-Serumeiweißelektrophorese (Elpho) messen!? Ich habe das aber nicht weiter vertieft

Kommentar:
HbA2 kann durch eine elektrophoretische Auftrennung im alkalischen Milieu, eine HPLC oder durch eine Mikrosäule mit anschließender Elution und Quantifizierung bestimmt werden.

Fallbeispiel

Ein Kinderarzt ruft Sie an, weil er ein **Kind mit gehäuften Infekten** hat und das abklären lassen möchte.

85 Prüfer 2:
Welche Untersuchungen empfehlen Sie?

Antwort:
· Das ist zwar eine häufige Fragestellung, in der Praxis kommt bei banalen Infekten aber meistens nichts dabei heraus
· Am ehesten ist noch ein **IgA-Mangel** wahrscheinlich. Daher Bestimmung der Gesamt-IgA-, aber auch IgM- und IgG-Antikörper
· Wenn weiterer Klärungsbedarf besteht, ggf. auch einen **zellulären Immunstatus** mit CD4+, CD8+ und CD19+/CD20+ (für die B-Zellen) Zellen bestimmen lassen. Bringt meist noch weniger
· Ggf. auch IgG-Subklassen. Sinnvoll ist auch die Bestimmung von **Impfantikörpern**, beispielsweise Tetanus-AK. Wenn die da sind, kann man einen schwerwiegenden Immundefekt bzw. Subklassendefekt ausschließen

Prüfer 2: 86
Sehr gut! Die **Impfantikörper** sind der beste Test, da es ein **funktioneller Test** ist. Welcher Immunglobulinmangel war noch mal am häufigsten?

Antwort:
Der **absolute IgA-Mangel!** Er geht mit vermehrten (respiratorischen) Infekten einher!

Prüfer 2: 87
Jetzt haben Sie die zelluläre Immunität und die Antikörper untersucht. Welche dritte Säule bleibt dann noch zu testen?

Antwort:
Anm. Prüfling: kurzes Zögern ... Das **Komplementsystem**

Prüfer 2: 88
Richtig! Was untersuchen Sie hierzu?

Antwort:
Orientierend die gesamthämolytische Aktivität CH-50 oder CH-100

Anm. Prüfling: Prüfer nicken und schauen zur Uhr. Es ist geschafft!

8. Präanalytik

Inhalt

Randspalte: (+) = häufige Frage, (++) = sehr häufige Frage, (MB) = Frage aus einer Mikrobiologie-Prüfung.

8.1. Blutröhrchen und Röhrchenfüllung

89 Frage:
Welche **Blutröhrchen** kennen Sie? Wofür werden Sie verwendet?

Kommentar:
· Blut ohne Antikoagulans aber mit Gerinnungsaktivator (Silikatpartikel): **Serum-Röhrchen** mit oder ohne Trenngel: Klinische Chemie (Elektrolyte, C-reaktives Protein (CRP), Creatinin) und Serologie (Proteine, Antikörper)
· Antikoaguliertes Blut
  - K2-**EDTA-Blut:** Hämatologie (Blutbild), Blutgruppe, Durchflusszytometrie
  - **Citrat-Blut (1:10):** Gerinnungsanalytik (Quick, Partielle Thromboplastinzeit (PTT), Fibrinogen, ...) evtl. Thrombozyten
  - **Citrat-Blut (1:5):** Blutkörperchensenkungsgeschwindigkeit (BSG) nach Westergren
  - **Lithium-Heparin-Blut:** Säuren-Basen-Haushalt, T-Zelltests (T-Spot) ggf. Klinische Chemie, Serologie
  - **GlucoEXACT:** Glucosebestimmung (48 Stunden stabil bei Raumtemperatur)
  - **Natrium-Fluorid-Blut:** Glucosebestimmung (24 Stunden stabil, aber etwa 10 % zu niedrig gemessen), sowie Lactatbestimmung

· Spezialröhrchen
  - Für zellfreie fetale DNA (nicht-invasive pränatale Tests)
  - **ThromboExact:** Zum Ausschluss einer EDTA-induzierten Thrombopenie

Frage: **90**
Wie müssen die **Blutröhrchen** gefüllt sein?

Antwort:
Die Röhrchen sollen bis zur Markierung gefüllt sein

Frage: **91**
Wieso ist das wichtig?

Antwort:
Bei der Gerinnung (9 Teile Blut + 1 Teil Citrat), BSG (4 Blut + 1 Citrat) und GlucoEXACT (7 Blut + 1 Citrat / Natrium-Fluorid (NaF)) muss die Verdünnung exakt eingehalten werden. D.h. werden Röhrchen nicht bist zur Markierung gefüllt, ist das Mischungsverhältnis (Blut zu Antikoagulans) und der Messwert falsch!

Frage: **92**
Bei welchen **Blutröhrchen** ist die vollständige Füllung nicht so wichtig und warum?

Kommentar:
Bei **EDTA- bzw. NaF-Röhrchen** ist nur wenig EDTA (< 1 %) bzw. EDTA und NaF vorgelegt, dadurch ist sogar ein nur halbgefülltes Röhrchen meist unproblematisch.

Frage: **93**
Was kann bei **sehr geringen Blutmengen** im **EDTA-Röhrchen** passieren?

Kommentar:
· Blut kann bei der Abnahme im Röhrchen gerinnen, wenn es gar nicht oder nicht schnell genug mit dem Antikoagulans in Kontakt kommt
· Bei sehr wenig Blut und damit sehr hoher EDTA-Konzentration kann es zu Morphologieänderungen der Blutzellen kommen!

94 Frage:

Was ist wichtig nach der **Blutentnahme**?

Kommentar:

Röhrchen **sofort schwenken** zur Durchmischung! **Niemals schütteln**, das führt zu Hämolyse! Bei langsamer Blutentnahme (Tropfen) kann es zur Gerinnung kommen, bevor das Blut das Antikoagulans erreicht.

8.1.1. Reihenfolge der Blutentnahme

95 Frage:

In welcher **Reihenfolge** sollten die verschiedenen **Blutröhrchen** gefüllt werden?

Anm.: Verschiedene Reihenfolgen sind denkbar. In der Prüfung ist es wichtig, dass die gewählte Reihenfolge begründet werden kann. Im Zweifelsfall erklärt dann der Prüfer, warum er es anders machen würde.

Kommentar:

· Reihenfolge: **Blutkultur** → Serum → Citrat → EDTA, NaF und Spezialröhrchen

· **Begründung:**
   - **Blutkulturen** wegen der Sterilität immer zuerst füllen! (Monovetten sind nicht steril!)
   - Danach die **Serum-Röhrchen**, damit sie nicht durch EDTA oder Citrat kontaminiert werden
   - **Citrat-Röhrchen** nicht als erstes abnehmen, da sonst Luft aus dem Abnahmesystem (Butterfly-Schlauch!) eine vollständige Füllung verhindert (Problem: Mischungsverhältnis Blut ↔ Antikoagulans) und die punktionsbedingten gerinnungsaktivierenden Substanzen wie Gewebsthromboplastin im Röhrchen landen
   - Anschließend: EDTA-, Natrium-Florid-, GlucoEXACT-Monovette bzw. andere Spezialröhrchen

8.2. Blutzuckermessung

96 Frage:

Was machen Sie, wenn **Vollblut zur Blutzuckermessung** geschickt wurde?

Kommentar:

Nicht messen, da Glukose durch die Erythrozyten rasch abgebaut wird → **Abnahme der Glukosekonzentration etwa 8–10 % pro Stunde!**

Frage: **97**

Was ist zur **Blutzuckermessung** besser geeignet als Vollblut?

Kommentar:

Blutzellen müssen abgetrennt werden (Serum) oder die Glykolyse gehemmt. Zweiteres meist mit NaF-Röhrchen (gelber Deckel) oder Spezialröhrchen wie GlucoEXACT (Fa. Sarstedt).

Frage: **98**

Was sind die **Nachteile von Natriumfluorid bei der Blutzuckermessung?** Lösung?

Kommentar:

· Es dauert etwa 1–1,5 Stunden, bis das **Natriumfluorid** im Röhrchen die Glykolyse hemmt! Bis dahin sinkt bereits der Glukosespiegel → daher ist der Wert um etwa 10 % falsch erniedrigt!

· Besser ist ein Gemisch aus Natriumfluorid und Citrat, z. B. das **GlucoEXACT**-Röhrchen

Frage: **99**

Wie funktionieren **GlucoEXACT-Röhrchen?**

Kommentar:

Die **Enzyme der Glykolyse** sind pH-abhängig und werden durch Ansäuerung mit Citrat gehemmt (Hexokinase, Phosphofructokinase). Fluorid wirkt als lang anhaltender Glykolyseinhibitor (Enolase).

Frage: **100**

Wie lange ist eine Testung möglich und mit welcher Methode?

Kommentar:

Maximal 48 Stunden, mit der Hexokinase-Methode und der GOD-PAP-Methode.

Frage: **101**

Bei welchen **Laborparametern** empfehlen Sie eine **Nahrungskarenz**?

Kommentar:
- Nahrungskarenz von (im Regelfall) 12 Stunden
  - **sehr wichtig bei: Glukose, Triglyceride, Cholesterin**
  - wichtig bei: Insulin, GPT, Alkalische Phosphatase (AP), Bilirubin, Calcium, Corticotropin-Stimulationstest, Cortisol, Dopamin, Eisen, Harnsäure, Kalium, Phosphat, Protein

8.3. Serum oder Plasma

102 Prüfer:

Was sind die **Vor- und Nachteile** bei Bestimmungen aus **Plasma** bzw. aus **Serum**?

Kommentar:
- Bei Versand von Vollblut kommt es durch Transport, hohe oder zu niedrige Temperaturen zur **Hämolyse**, die die Analyse stört oder Messwerte verfälscht
- Versand von Serum und Plasma problemlos, bei instabilen Parametern ggf. gefrorenes Material
- **Vorteil Plasma:** man muss bei instabilen Parametern nicht erst die vollständige Gerinnung abwarten, EDTA-Blut kann direkt nach der Entnahme zentrifugiert und das Plasma eingefroren werden
- **Vorteil Serum:** Röhrchen muss nicht komplett gefüllt sein und nach Abnahme nicht geschwenkt werden → bei Serum-Gel ist kein Abkippen notwendig

103 Prüfer:

Was kann nicht im **EDTA-Plasma** bestimmt werden?

Kommentar:
- Kalium und Calcium aus K_2-EDTA-Plasma, da viel Kalium enthalten ist und Calcium sofort an $EDTA^{2-}$ gebunden wird
- Positiv geladene Kationen wie Eisen, Magnesium, Natrium binden an $EDTA^{2-}$
- Negativ geladene Anionen wie Chlorid, Folat, Lactat
- Calciumabhängige Enzyme
- Bei Plasma ist in der Eiweißelektrophorese Fibrinogen als störender Peak vorhanden (bei Serum ist es verbraucht)

Frage: 104

Was sind **Calciumabhängige Enzyme**?

Kommentar:

Alkalische Phosphatase (AP) und alle **Gerinnungsfaktoren** bis auf Faktor V und VIII (diese sind Calciumabhängig, aber keine Enzyme).

Frage: 105

Warum sind bei manchen Testsystemen z. B. **Thyreoglobulin-Antikörper** aus **EDTA-Plasma** nicht messbar?

Kommentar:

Es kann sein, dass ein Bestandteil der Testreagenzien durch das stark geladene **EDTA** gebunden und damit inaktiviert wird. Das EDTA stört also den Test und nicht den Analyten.

Frage: 106

Ihr Analysegerät meldet einen Ansaugfehler. Sie betrachten das zentrifugierte Serum-Gel-Röhrchen genauer und sehen unten einen Blutkuchen, dann das Trenngel und oben ein optisch normal aussehendes Serum. Dieses ist aber gelartig zäh. Wie erklären Sie sich dieses Phänomen?

Kommentar:

Offensichtlich wurde das Serum-Gel-Röhrchen auswärts vor dem Transport zentrifugiert. Vor der Zentrifugation sollte aber eine **Gerinnungszeit von 30 Minuten** eingehalten werden. Wenn früher zentrifugiert wird, kann es zur Nachgerinnung des *Serums* kommen. Das wird auch als **Gelierung** bezeichnet und könnte das gelartige Serum erklären. Eine Ansaugung durch das Gerät ist so nicht möglich.

Frage: 107

Was machen Sie bei der **Gelierung**?

Kommentar:

Bei vollständiger **Gelierung** ist eine Untersuchung nicht möglich. Neues Material anfordern und Einsender informieren, dass Serum erst 30 Minuten nach Abnahme zentrifugiert werden darf.

+ ## 8.4. Kaliumbestimmung

108 **Prüfer:**
Welche Ursachen kennen Sie für ein **erhöhtes Kalium**?

Antwort:
Abnahmefehler (Hämolyse, Abnahme aus K-Infusionsschlauch), Bestimmung aus K_2-EDTA-Plasma!

Kommentar:
- **Präanalytisch** kann zu langes Stauen, *Pumpen* und der Versand von Vollblut zur Hämolyse und zum Freisetzen von intrazellulärem Kalium führen!
- **Klinische Ursachen** sind u. a. Medikamente wie K-sparende Diuretika (Thiazide, Spironolacton), eine verminderte Ausscheidung oder eine vermehrte Zufuhr (Bananen) und eine Azidose

109 **Frage:**
Wie ist die **Definition und Häufigkeit** der **Hypo- bzw. Hyperkaliämie**?

Kommentar:
- **Hypokaliämie** = Serumkalium < 3,5 mmol/l bei etwa 20 % der hospitalisierten Patienten!
- **Hyperkaliämie** = Serumkalium > 5,0 mmol/l bei etwa 8 % der hospitalisierten Patienten

110 **Frage:**
Was sind die Ursachen für eine **Hypokaliämie**?

Antwort:
Klinische Ursachen: verminderte Aufnahme bzw. renaler Verlust (entzündlich, Medikamente – Schleifendiuretika), GI-Verluste (Erbrechen, Magensonde), Diarrhö, Laxantien, Kaliumaufnahme in Zelle (Alkalose, Insulingabe).

111 **Frage:**
Was sind die Ursachen für eine **Hyperkaliämie**?

Kommentar:
- **Klinische Ursachen** einer Hyperkaliämie: verminderte Ausscheidung (Oligurie / Niereninsuffizienz, Hypoaldosteronismus), vermehrte Zufuhr, vermehrte Freisetzung aus Zellen (Hämolyse, Rhabdomyolyse, Tumorlyse), Azidose, Hypoinsulinämie
- **Präanalytische Ursachen:** Abnahmefehler (aus ZVK mit Kaliuminfusion), Hämolyse durch langes Stauen oder Pumpen, Mechanische Hämolyse bei Versand von Vollblut (Kälte, Hitze, Schütteln)

112 **Prüfer:**
Welche Störfaktoren gibt es?

Antwort:
Hämolyse, zu langes Stehen

113 **Prüfer:**
Welche **Indikationen** bestehen aus klinischer Sicht für die **Kalium-Bestimmung**?

Antwort:
Digitalis, Insulin, Hypertonus, Niereninsuffizienz, Rhythmusstörungen, Hypokaliämie bei Azidose, . . .

8.5. Präanalytik und Gerinnung

114 **Frage:**
Was sind die **präanalytischen Probleme** bei Gerinnungsuntersuchungen?

Kommentar:
- **Citrat-Vollblut darf maximal 4 Stunden alt sein**, Citratplasma gefroren ist länger stabil
- Röhrchen zu alt (abgelaufen), Citrat ist *verdunstet*
- Blut bei Abnahme nicht ausreichend durchmischt → Blut teilweise geronnen!
- Citrat-Röhrchen nie als erstes abnehmen, zuerst ein Serum-Röhrchen, damit gerinnungsaktivierende Substanzen nicht ins Citrat-Röhrchen kommen
- Nicht pumpen! Nur kurz stauen, stechen und vor der Blutentnahme Stauung wieder lösen

115 **Frage:**
Was passiert bei der **Stauung**?

Kommentar:
D-Dimere und Kalium falsch hoch! Hämolyse!

116 **Frage:**
Wie viel **Zeit** darf **zwischen Blutentnahme und Untersuchung des Citrat-Bluts** vergehen?

Kommentar:
· Bestimmung der **Gerinnungsparameter** innerhalb von 4 Stunden nach Abnahme: Das gilt insbesondere für Einzelfaktoren, aber auch für Quick und PTT. Bei längeren Transportzeiten muss gefrorenes Citrat-Plasma eingeschickt werden!

· Messung der **Thrombozytenfunktion** mittels PFA-100/200 nur innerhalb von 2 Stunden nach Blutentnahme! Am besten die Blutentnahme im Labor durchführen

117 **Frage:**
Was passiert bei längeren Transportzeiten, z. B. bei **Citrat-Vollblut im Postversand?**

Kommentar:
· **Gerinnungsfaktoren gehen kaputt** → Quick und Einzelfaktoren werden falsch niedrig, die PTT falsch hoch gemessen (→ fälschlicherweise mehr pathologische Befunde)

· Die Probe kann im Zweifelsfall gemessen werden. Ergibt sich ein normaler Gerinnungsstatus (Quick und PTT), dann wären die Werte auch bei kürzerem Transport normal gewesen. Pathologische Werte können transportbedingt sein, Messungen müssen zwingend wiederholt werden

· **Cave:** Selten gibt es auch das Phänomen, dass bei Proben mit eigentlich erniedrigtem Quick-Wert der Quick-Wert falsch-hoch und damit noch *normal* gemessen wird (→ fälschlicherweise ergeben sich dann mehr *normale* Befunde)!

8.6. Einflussgröße und Störfaktor

118 **Frage:**
Bitte erklären Sie die Begriffe **Einflussgröße** bzw. **Störfaktor** und nennen Sie Beispiele hierfür.

Kommentar:
· **Einflussgröße:**
- **Hb:** in vivo (selten bei Marsch-Hämoglobinurie), als Einflussgröße im Serum bei CK, Eisen, Gesamtprotein, Kalium, Lactatdehydrogenase (LDH), Eiweißelektrophorese
- **Veränderliche:**
  - Ernährung / Fasten
  - Körpergewicht / Muskelmasse
  - Körperliche Aktivität (CK ↑↑, Pyruvatkinase ↑↑)
  - Körperlage: Liegen zu Stehen (Renin ↑↑, Epinephrine ↑↑, Hämatokrit (HK) ↑, Erythrozyten ↑)
  - Venenstauung (Creatinin ↑, Kalium ↑, Glukose ↑, Bilirubin ↓, Cholesterin ↓)
  - Schwangerschaft
  - Tagesrhythmus
  - Klima / Höhenlage
  - Medikamente
  - Alkohol (γ-GT ↑↑, GOT ↑, Adrenalin ↑, Folsäure ↓, B6 ↓)
  - **Rauchen** (erhöht: Leukozyten, Carcinoembryonales Antigen (CEA), Granulozyten)
- **Nicht veränderliche:**
  - Geschlecht, Rasse, Erbfaktoren, Alter
· **Störfaktor:**
- In vitro Veränderung / Beeinflussung des zu bestimmenden Analyten
- Hämolyse → Hb: stört bei photometrischen Verfahren
- Lipide, Paraproteine Trübung bei Photometrie
- Bilirubin: stört Indikatorreaktionen
- Humane Anti-Maus-AK (stören Immunoassays)
- Antikoagulanzien, z. B. EDTA (Serum-Elektrophorese, Kalium, Eisen)
- Infusionslösungen: Verdünnung
- Pharmaka: z. B. Benzylpenicilline bei Proteinbestimmung

Prüfer: 119
Bei welchen Laborwerten gibt es **geschlechtsspezifische Unterschiede** von mehr als 10 %?

Kommentar:
· Deutliche geschlechtsspezifische Unterschiede finden sich z. B. beim **Blutbild.** Männer haben mehr Erythrozyten, mehr Hämoglobin und

einen höheren Hämatokritwert. Das Eisen ist im Serum ebenfalls erhöht, genauso wie das Creatinin!

· (Geschlechts)Hormone?

120 **Prüfer:**
Was ist bei der Blutentnahme für die **Ammoniak-Bestimmung** zu beachten?

Kommentar:
· Problematischerweise nimmt die Ammoniak-Konzentration im EDTA-Blut nach der Blutentnahme schnell zu
· **Störfaktoren** sind: Hämolyse, starke Muskelarbeit, längere Venenstauung, lange Transportzeit
· Die Blutentnahme sollte daher möglichst ohne Stauung erfolgen und das EDTA-Blut sofort abzentrifugiert, eingefroren und gefroren ins Labor transportiert werden. Alternativ erfolgt die Blutentnahme direkt im Labor mit anschließender Zentrifugation und Messung

8.7. Probentransport

121 **Frage:**
Welche gesetzlichen Regelungen gelten beim **Probentransport**?

Kommentar:
Der Versand und Transport von diagnostischen Proben ist in den *Regelungen für die Beförderung von gefährlichen Stoffen und Gegenständen* geregelt. Die diagnostischen Proben fallen im Regelfall unter die **Gefahrgutklasse 6.2** und die **Kategorie B**.

122 **Frage:**
Wie müssen **Patientenproben** verpackt sein?

Kommentar:
· Die Verpackung muss aus mindestens drei Bestandteilen bestehen: einem **Primärgefäß** (Blut-Monovette), einer **Sekundärverpackung** (Umverpackung mit Saugvlies) und einer Außenverpackung
· Die Sekundärverpackung oder die Außenverpackung muss starr sein

· Primärgefäß und Sekundärverpackung müssen flüssigkeitsdicht sein! Das Saugvlies in Sekundärverpackung muss die Flüssigkeit des Primärröhrchens vollständig aufnehmen können

123 **Frage:**
Müssen die **Versandtaschen** gekennzeichnet sein?

Kommentar:
· Die Versandtaschen werden außen mit der **UN-Nummer 3373** (rautenförmiges Symbol mindestens 50 x 50 mm), *Biologischer Stoff* und *Kategorie B* gekennzeichnet.
· Enthalten ist auch der Name, Anschrift und Telefonnummer einer verantwortlichen Person

124 **Frage:**
Was fällt unter die **Kategorie A**?

Kommentar:
· (Hoch) ansteckende Erreger, die bei gesunden Menschen bei Exposition zu einer dauerhaften Behinderung oder lebensbedrohlichen / tödlichen Krankheit führen
· **Bakterienkulturen:** Coxiella burnetii, Bacillus anthracis, Chlamydia psittaci, Rickettsia rickettsii / prowazekii, Yersinia pestis, Clostridium botulinum
· **Viruskulturen:** Gelbfieber, West-Nil, Dengue
· **Viren:** Hantaan-, Hanta- (hämorrhagisches Fieber mit Nierensyndrom), Ebola-, Pocken-, Marburg-Virus

8.8. Hyponatriämie

Fallbeispiel

Ein 65-Jähriger kommt in Ihre Sprechstunde mit auffälligen Laborwerten.

Laborergebnisse

Serum:
Natrium 120 mmol/l (136–145)
SW-Natrium 140 mmol/l (132–155)
Kalium 3,3 mmol/l (3,5–4,8)
SW-Kalium 3,9 mmol/l (3,6–5,4)

Creatinin 1,1 mg/dl (0,6–1,2)
Harnsäure 4,2 mg/dl (3,5–7,4)
Glukose 117 mg/dl (60–100)
Cholesterin 225 mg/dl (140–240)
Triglyceride 600 mg/dl (50–250)
GOT 15 U/l (≤ 17)
γ-GT 20 U/l (< 29)
Cholinesterase (CHE) 5.000 (3.600–8.000)

125 Prüfer:
Warum unterscheiden sich die Na-/K-Werte im **Plasma** und im **Serum-Wasser (SW)**?

Antwort:
· Die Triglyceride sind im Blut stark erhöht und in den *Blutfetten* ist kein Natrium gelöst. Wenn nun das gemessene Natrium auf das Gesamtvolumen bezogen wird, ergibt sich eine falsch niedrige Natrium-Konzentration → **Pseudohyponatriämie**!
· Wichtig ist daher, dass der Anteil der Blutfette bei der Bestimmung der Natriumkonzentration berücksichtigt wird!

126 Prüfer:
Wie beurteilen Sie die übrigen Laborbefunde?

Antwort:
· Durch die Triglyeridämie wird auch die Kaliumkonzentration falsch niedrig angegeben → **Pseudohypokaliämie**
· **Erhöhte Glukosekonzentration** wahrscheinlich durch ungünstigen Zeitpunkt der Blutentnahme (Nachmittag!) → Blutentnahme nüchtern wiederholen!

Elektrolytmessungen, ISE und Serum-Wasser

Etwa 93 % des Serums besteht aus Wasser (**Serum-Wasser**) und den darin gelösten Substanzen wie z. B. den Elektrolyten. Den Rest (etwa 7 %) des Serums sind Proteine und Lipide. Bei einer stark ausgeprägten Hyperlipidämie kann der Anteil des Serum-Wassers am Serum um bis zu 20 % abnehmen. Da Elektrolyte nur im Serum-Wasser vorkommen ändert sich hierbei die gemessene Konzentration im Serum.

Elektrolyte werden meist mittels **ionenselektive Elektrode (ISE)** gemessen. Die ISE ist gut automatisierbar und kann für Vollblut, Plasma oder Serum bei verdünnten und unverdünnten Proben verwendet werden.

Messprinzip der ISE: Durch eine spezifische ionenselektive Membran wird die Messlösung von der Probenlösung getrennt. Je nach Elektrolytkonzentration diffundieren die Ionen (z. B. K^+, Na^+) in die Messlösung und führen dort zu einer Änderung des Elektrodenpotentials. Dabei wird nicht die Ionen-Konzentration sondern die Ionen-Aktivität gemessen. Im Unterschied zur **Flammenphotometrie** wird die Ionenkonzentration nicht aus dem gesamten Serum gemessen (also Serum-Wasser und Makromoleküle wie Proteine und Lipide) sondern nur aus dem Serum-Wasser. Dadurch sind die Werte der ISE prinzipiell höher und müssen ggf. durch eine Kalibration des Messsystems korrigiert werden. Dies gleicht aber nur durchschnittliche Protein- / Lipidwerte aus.

Bei der **indirekten ISE** (im Laborautomat) oder bei der **Flammenphotometrie** wird die Ionen-Messung auf das Gesamtserum bezogen → Achtung: Falsch niedrige Bestimmung bei erniedrigtem Wassergehalt der Probe!

Bei der **direkten ISE** (im Blutgasgerät) wird die Ionen-Messung auf das Serum-Wasser bezogen. Daher werden die Ionen auch bei erniedrigtem Wassergehalt der Probe korrekt bestimmt

9. Klinische Chemie

Inhalt

Randspalte: (+) = häufige Frage, (++) = sehr häufige Frage,
(MB) = Frage aus einer Mikrobiologie-Prüfung.

9.1. Grundlagen der Chemie und der Biochemie

9.1.1. Citratzyklus

Prüfer:
Was ist der **Citratzyklus**?

Antwort:

· **Citratzyklus** = Krebszyklus, Zitronensäure-
zyklus, Tricarbonsäurezyklus, Kohlenhydrat-,
Eiweiß- und Fettstoffwechsel münden in Form
der aktiven Essigsäure ein: Acetyl-CoA + Oxala-
cetat → Zitronensäure + CoA. Die einzelnen Coenzyme Nicotinamid-Adenin-Dinukleo-
tid (NAD)+ und FAD+ (aus Zitronensäurezy-
klus) werden reduziert (H^+-Aufnahme) und anschließend in die Atmungskette eingeschleust

· 1 Mol Glukose ergibt so 38 Mol Adenosintriphos-
phat (ATP)

Kommentar:
Der **Citratzyklus** hat eine wichtige Rolle im
Stoffwechsel. Mittels oxidativem Abbau orga-
nischer Stoffe dient er der Energiegewinnung
und der Biosynthese. Beim Abbau von Fetten
(β-Oxidation), Kohlenhydraten (Glykolyse) und
Aminosäuren (AS) / Proteinen (Proteinkatabolis-
mus) entsteht **Acetly-CoA**. Das wird zu CO_2 und
Wasser abgebaut und wichtige Zwischenproduk-
te für den Körper sowie ATP werden freigesetzt.
Bei Eukaryonten passiert das in den Mitochondrien bei Prokaryonten im Zytoplasma.

9.1.2. isotone Kochsalzlösung

Prüfer:
Wie stellt man eine **isotone Kochsalzlösung** her
und wie überprüft man sie?

Antwort:

9 g NaCl werden in 1 l destilliertem Wasser
gelöst

Kommentar:
Falsch: 9 g NaCl müssen mit Wasser auf 1 l
aufgefüllt werden! Genau genommen ist die
Dichte einer isotonen Kochsalzlösung größer
1 (genau 1,0046). Deswegen müsste man von
1.004,6 g 0,9 % NaCl also 9,04 g NaCl → (Fehler

127
+

128

etwa 0,46 %) mit 995,56 ml destilliertem Wasser auffüllen.

Antwort:

Prüfen mit ISE, Flamme, spezifisches Gewicht

Kommentar:

Am gängigsten (und einfachsten) ist wohl die Messung der Leitfähigkeit.

9.1.3. Michaelis-Menten-Konstante

129 **Prüfer:**

Was ist die **Michaelis-Menten-Konstante**?

Kommentar:

· Die **Michaelis-Menten-Konstante** gibt die anfängliche Reaktionsgeschwindigkeit in Abhängigkeit von der Substratkonzentration wieder

· Sie beschreibt die Kinetik von Enzymen und ist gültig für alle katalysierten Reaktionen: Freies Enzym bindet reversibel an sein Substrat (Substrat-Enzym-Komplex). Das Substrat wird umgewandelt, der Komplex zerfällt in das freie Enzym und das Reaktionsprodukt

130 **Frage:**

Was passiert bei **sehr hoher Substratkonzentration**?

Kommentar:

Bei **sehr hoher Substratkonzentration** kann die Umsatzgeschwindigkeit nicht weiter gesteigert werden, da das gesamte Enzym in Verwendung ist. Die Umsatzgeschwindigkeit nähert sich v_{max} an. Es liegt eine **Sättigung** vor!

9.1.4. Proteine

131 **Frage:**

Wie viele **Aminosäuren (AS)** benötigt der Mensch und welche sind essentiell?

Kommentar:

· Insgesamt werden **20 AS** benötigt
· **8 AS** davon sind **essentiell**, d.h. sie können nicht selbst synthetisiert werden und müssen durch die Nahrung aufgenommen werden: Valin, Leucin, Isoleucin, Phenylalanin, Tryptophan, Methionin, Threonin und Lysin
· Bei **Säuglingen** sind auch Arginin und Histidin essenziell

132 **Frage:**

Worin unterscheiden sich **Peptide** und **Proteine**?

Kommentar:

· Zwei AS bilden unter Abspaltung von H_2O (Wasser = Kondensation) ein Dipeptid:
$^+H_3N-CHR-COO^-$ + $^+H_3N-CHR-COO$-
$\longrightarrow$ $^+H_3N-CHR-C=O-NH-CHR-COO^-$ + H_2O
(AS haben immer eine positiv und eine negativ geladene Seite)
· Bis zu 10 AS bilden ein **Oligopeptid** (Dipeptid, Tripeptid usw.), mehr als 10 Aminosäuren dann ein Polypeptid. Wenn mehr als 100 AS durch eine Peptidbindung verknüpft sind, entsteht ein **Protein** (= Eiweiß)

133 **Frage:**

Welche Struktur haben **Proteine**?

Kommentar:

Man unterscheidet die **Primärstruktur** (Reihenfolge der Aminosäuren), **Sekundärstruktur** (räumliche Anordnung des Aminosäurenstrangs: helikale oder faltblattartige Abschnitte), **Tertiärstruktur** (Gesamtfaltung des Proteins) und **Quartärstruktur** (**Beispiel Hämoglobin**: definierte Anordnung von mehreren Proteinen mit deren jeweiliger Tertiärstruktur verbunden über Wasserstoffbrücken oder ähnliches).

134 **Frage:**

Was ist eine **Denaturierung**?

Kommentar:

· Bei der **Denaturierung** entfalten sich die dreidimensionalen Strukturen, d.h. hydrophobe Bindungen werden gelöst (kovalente Bindungen bleiben erhalten), Peptidkette liegt gestreckt vor → Sekundär- und Tertiärstruktur des Proteins

gehen verloren und damit ggf. auch die Quartärstruktur!

· Die Reihenfolge der AS also die Primärstruktur
bleibt erhalten!

· Die biologische bzw. enzymatische Aktivität
geht durch Denaturierung verloren!

· Typisch ist die **Hitzedenaturierung** (> 40 °C),
Denaturierung durch Säuren oder Basen, mechanisch (Ultraschall, Schütteln), Strahlung, organische Lösemittel (Alkohol, Sodiumdodecylsul-
fat (SDS)). Beispiel: Eier (Eiweiß) gerinnen durch
Kochen!

9.2. Methoden und Verfahren

9.2.1. Unterschied ISE und Flammenphotometrie (Atomabsorption, Photometrie)

135 **Prüfer:**
Was versteht man unter **ISE**?

Kommentar:
ISE steht für **ionenselektive Elektrode**. Für die
Messung wird die ionenselektive Elektrode und
eine zweite Bezugselektrode in die Messlösung
getaucht. Aus der gemessenen Spannung zwischen den Elektroden (Messgröße) kann die
gesuchte Konzentration errechnet werden. Die
Spannung hängt nach der **Nernst-Gleichung** logarithmisch von der Aktivität des betroffenen
Ions ab.

136 **Frage:**
Was kann man mit der **Ionenselektiven Elektrode** bestimmen und welche Ionenselektive Elektrode ist die bekannteste?

Kommentar:

· Am bekanntesten ist sicher die **pH-Elektrode**,
die H^+, also Protonen oder H_3O^+, also Hydroni-
umionen nachweist

· Mit der **ionenselektiven Elektrode** können
mehr als 50 Ionen nachgewiesen werden

· Typische **Anionen** wie F^-, Cl^-, Br^-, I^-, CN^- (Cya-
nid) oder **Kationen** wie H^+, Na^+, K^+, Ag^+,
NH_4^+ (Ammonium), Cu^{2+}, Pb^{2+}, Ca^{2+}, Cd^{2+}
(Cadmium), Ba^{2+} (Barium)

137 **Prüfer:**
Bitte erläutern Sie die **Flammenphotometrie**?

Kommentar:

· Genauer Name: **Flammen-Atomabsorptions-
spektroskopie (F-AES)**. Die zu bestimmende
Substanz wird in eine Flamme gebracht und
verdampft. Durch die Wärmeenergie werden
die äußeren Valenzelektronen angeregt und auf
ein energetisch höheres Niveau gehoben. Wenn
die Elektronen in den Grundzustand zurück-
fallen, geben sie Energie in Form von Licht ab.
Die Atome *emittieren* dabei ihr elementspezifi-
sches Spektrum. Das Flammenemissionsspek-
trum wird mit einem Flammenphotometer oder
einem Flammen-Absorptionsspektrometer gemessen

· **Anwendung:** Bestimmung von Alkalimetallen
(Lithium, Natrium, Kalium) und Erdalkalien
(Calcium, Magnesium)

138 **Frage:**
Was versteht man unter **Photometrie**?

Kommentar:
Bei der Photometrie wird die Extinktion als Maß
für die Konzentration gemessen. Es gilt das
Lambert-Beersche Gesetz: $E = e \cdot c \cdot d$ (Extinktion
= molarer Extinktionskoeffizient · Konzentration
· Schichtdicke der Küvette). Bei Temperierung
der Messküvette sind d und e konstant, damit
gilt E ~ c!

139 **Frage:**
Was ist eine **bichromatische Messung**?

Kommentar:
Eine **bichromatische Messung** erfolgt bei zwei
Wellenlängen. Die Hauptwellenlänge sollte beim
Extinktionspeak der gesuchten Substanz liegen,
die Nebenwellenlänge optimalerweise am Fuß
des Hauptwellenlängenpeaks. Die Differenz der
Extinktion bei der Hauptwellenlänge und der
Nebenwellenlänge ergibt das Signal.

140 **Frage:**
Was sind die Vorteile der **bichromatischen Messung**?

Kommentar:

Störende Einflüsse durch das Probenmaterial (Lipämie, Hämolyse und Ikterie) oder Partikel und Luftbläschen im Wasserbad werden eliminiert. Da nur die Extinktionsdifferenz ($E_{Hauptwellenlänge} - E_{Nebenwellenlänge}$) das Messsignal ergibt und Störungen wie Luftbläschen oder Partikel im Strahlengang das gesamte Spektrum beeinflussen, bleibt die Extinktionsdifferenz und damit die Konzentrationsmessung unverfälscht!

9.2.2. Präzipitation

141   Prüfer:

Was versteht man unter der **Präzipitation**?

Kommentar:

· Die **Präzipitation** ist eine immunologische Reaktion, bei der es durch Bildung von Antigen-Antikörper-Komplexen zur Ausfällung aus einer Lösung kommt = sichtbare Trübung
· Bei bekannten Antikörpern kann so ein Antigen bzw. bei bekannten Antigenen können so Antikörper nachgewiesen werden

142   Frage:

Bitte erklären Sie die **Heidelberger Kurve**?

Kommentar:

· Voraussetzung für die **Präzipitation** ist, dass Antikörper mit mehreren Bindungsstellen (zwei bei IgG-AK, zehn bei IgM-AK) Antigene binden und diese Antigene ebenfalls mehrere Bindungsstellen für Antikörper haben. Nur so kann es zur Vernetzung (Agglutination) vieler **Antikörper-Antigen-Komplexe** und ab einer bestimmten Größe zur Ausfällung und messbaren Trübung kommen
· Diese **Agglutination** funktioniert besonders gut, wenn die gleiche Anzahl an Antigenen (Epitope) und Antikörpern (Bindungsstellen) vorhanden ist = Äquivalenzzone der Heidelberger Kurve. Normalerweise erhöht sich das Messsignal kontinuierlich bei steigender Antigenkonzentration, das gilt, solange die Antikörper im Überschuss vorhanden sind. Wichtig für die Größe und Menge der Antigen-Antikörper-Komplexe ist das Verhältnis Antikörper zu Antigen. Bei einem deutlichen Antigenüberschuss bindet jeweils nur

ein Antikörper an ein Antigen. Dadurch bilden sich keine größeren Komplexe oder die Komplexe zerfallen schnell wieder und die messbare Ausfällung ist gering. D.h. sehr hohe Antigenkonzentrationen ergeben eine ähnliche Trübung (Lichtstreuung) wie niedrige Antigenkonzentrationen → die Ergebnisse sind falsch niedrig = **High-Dose-Hook-Effekt**!
· Werden Proben mit einem Antigenüberschuss verdünnt, dann liegen wieder weniger Antigene vor und die Antikörper müssen wieder an mehrere Antigene gleichzeitig binden. Das führt zu größeren AK-AG-Komplexen und damit zu einer größeren messbaren Ausfällung = höherer Messwert!

Frage: 143

Wo tritt der **High-Dose-Hook-Effekt** häufig auf?

Kommentar:

Beispielsweise bei der **nephelometrischen Messung** der Immunglobulinkonzentrationen bei der Blut-Liquor-Schranke (BLS). Hier muss man bei (sehr) niedrigen Werten an den **High-Dose-Hook-Effekt** denken. Eine Verdünnung der Probe z. B. 1:10 führt dann zu dem richtigen, höheren Messwert und beweist den Effekt!

9.2.3. TRACE-Technologie

Frage: 144

Sagt Ihnen **TRACE-Technologie** etwas?

Kommentar:

Professor Jean-Marie Lehn hat dafür **1987** den **Chemie-Nobelpreis** bekommen, patentiert für die Kryptor-Geräte (Fa. Brahms).

Frage: 145

Wie funktioniert die **TRACE-Technologie**?

Kommentar:

· Die **TRACE-Technologie** basiert auf einem nicht radioaktiven Energietransfer zwischen zwei Fluoreszenzmarkern, dem **Donator** Europium-Kryptat und dem **Akzeptor** XL 665. Beide Marker sind an je einen antigenspezifischen Antikörper gebunden. Das Europium-Kryptat-Molekül emittiert nach Anregung ein langdauerndes

Fluoreszenzsignal bei 620 nm, XL 665 ein kurzlebiges bei 665 nm. Das kurzlebige Signal des XL 665 kann durch einen Energietransfer vom Europium-Kryptat verlängert und verstärkt werden. Dafür ist eine räumliche Nähe zwischen Donator und Akzeptor sowie eine gute Übereinstimmung vom Emissionsspektrum des Donators und dem Absorptionsspektrum des Akzeptors notwendig

· Das zu messende Antigen bindet an die beiden fluoreszenzmarkierten Antikörper (Immunkomplex), wodurch diese in einen für den Energietransfer notwendigen engen räumlichen Kontakt kommen. Durch diese Antigen-Antikörper-Komplexe und der damit verbundenen Energieübertragung wird das Fluoreszenzsignal von XL 665 verlängert und verstärkt. Die Intensität des Signals ist proportional zu der Antigenkonzentration in der Probe

146 Frage:
Welche **Analyte** können mit der **TRACE-Technologie** gemessen werden?

Kommentar:
Beispielsweise Tumormarker (α-Fetoprotein (AFP)), neuronenspezifische Enolase (NSE), Prostataspezifisches Antigen (PSA), Pränatalscreening (Pregnancy-Associated-Plasma-Protein A (PAPP-A), Placental Growth Factor (PlGF), soluble FMS-like tyrosine kinase 1 (sFlt-1)), Entzündungsparameter (CRP, Procalcitonin (PCT) sensitiv).

9.2.4. Biuret-Methode

147 Frage:
Was versteht man unter der **Biuret-Methode**?

Kommentar:
· Bestimmung des Gesamtproteins (Gesamteiweiß) im Blut, Urin, Liquor
· **Testprinzip:** Proteine (mit mindestens zwei Peptidbindungen = mindestens Tripeptid) und Kupfer-II-Ionen bilden in alkalischer Lösung blau-violette Farbkomplexe
· Bei der **Biuret-Reaktion** bilden sich an den Stickstoffatomen der Aminosäurenketten mit Kupferionen farbige Salzkomplexe. Die Farbintensität ist proportional zur Anzahl der Peptidbindungen und zur Proteinkonzentration

148 Frage:
Was machen Sie, wenn in einem Probenmaterial die **Eiweißkonzentration** zu gering ist?

Kommentar:
Ein einfaches **Anreicherungsverfahren** ist das Ausfällen der Proteine mit Trichloressigsäure. Nach Abzentrifugieren lassen sich die Komplexe in wenig Lösung resuspendieren und liegen dann in einer höheren Konzentration vor. Sinnvoll u.U. bei Liquor oder Urin.

9.2.5. Proteinbestimmung

149 Frage:
Welche immunologischen **Protein-Nachweisverfahren** kennen Sie?

Kommentar:
Klassische Verfahren sind die Nephelometrie und Turbidimetrie.

150 Frage:
Worin unterscheiden sich die Verfahren? Wie funktionieren sie?

Kommentar:
· Bei der **Nephelometrie** wird die seitliche Lichtstreuung gemessen, die durch Antigen-Antikörper-Präzipitate entsteht. Das seitliche Streulicht ist proportional zur Anzahl der Präzipitate
· Bei der **Turbidimetrie** misst man die Abnahme des axialen Lichts. Die entstehenden Präzipitate erhöhen die optische Dichte (OD) und lassen weniger Strahlen durch!

9.2.6. ECLIA

151 Frage:
Was ist **ECLIA**?

Kommentar:
· Bei der **Elektrochemilumineszenz (ECL)** oder dem **Elektrochemilumineszenz-Immunoassay (ECLIA)** werden aus stabilen Ausgangsstoffen durch Anlegen einer Spannung hochreaktive Stoffe erzeugt! Diese hochreaktiven Stoffe durchlaufen einen Reaktionskreislauf, bei dem Licht emittiert wird (= Chemilumineszenz-Reaktion)

· **ECL-Verfahren** (Roche Elecsys Technologie):
  - Beim *Elecsys 2010* sind zwei Stoffe, ein Rutheniumkomplex und Tripropylamin an diesen lichterzeugenden Reaktionen beteiligt. Die erzeugte Lichtemission wird mit einem Photomultiplier gemessen und in die entsprechende Konzentration umgerechnet
  - Zum Nachweis bestimmter Antigene werden spezifische rutheniummarkierte Antikörper eingesetzt. Diese binden während der Inkubation an das Antigen. Streptavidinbeschichtete paramagnetische Mikropartikel werden in das Reaktionsgefäß gegeben, an die sich während der nächsten Inkubationsphase die biotinylierten Antikörper anlagern

Weitere **serologische Testverfahren** wie ELISA, CLIA und CMIA finden sich auf S. 203.

9.3. Enzymdiagnostik

9.3.1. Enzyme

152   Frage:
Was sind **Enzyme**?

Kommentar:
Chemisch gesehen sind **Enzyme** Proteine, die chemische Prozesse katalysieren bzw. beschleunigen.

153   Frage:
Wie lassen sich **Enzyme** einteilen?

Kommentar:
· Plasmaspezifische Enzyme: CHE
· Exkretionsenzyme (= sezernierte Enzyme): Lipase, α-Amylase (Speicheldrüsen-Amylase und Pankreas-Amylase)
· Zelluläre Enzyme (gelangen bei Zellschäden ins Blut): GOT, GPT, LDH, γ-GT

154   Prüfer:
Gib es ein Organmuster? Welche **Enzyme** sind typisch für Leber, Pankreas und Herz?

Kommentar:
· **Leber:** GOT, GPT, γ-GT
· **Pankreas:** Lipase, Amylase
· **Herz:** CK-MB, LDH

Frage: 155
Welche wichtigen **Enzyme** kennen Sie und was zeigt eine Erhöhung an?

Kommentar:
· **Transaminasen:**
  - Alanin-Aminotransferase (ALT) = ALAT früher GPT: Schädigungen der Leber
  - Aspartat-Amino-Transferase (AST) = ASAT früher GOT: Schädigungen der Leber und der Muskulatur

· γ-GT: Krankheiten der Leber und der Gallenwege

· AP auch ALP: Krankheiten der Leber, der Gallenwege und des Knochens

· Lipase: Schädigungen der Bauchspeicheldrüse, z. B. Pankreatitis

· CK: Muskelschäden

· Creatinphosphokinase MB-Typ (CK-MB) Myokardschäden (z. B. Infarkt)

Frage: 156
Kennen Sie ein Beispiel, bei dem man sich die **pH-Abhängigkeit von Enzymen** zunutze macht?

Kommentar:
Beim Versand von Blut zur Glukosebestimmung verwendet man ein Gemisch aus **NaF** und **Citrat** (Citratpuffer). Bei reinem Natriumfluorid-Blut besteht das Problem, dass die Wirkung des Glykolysehemmers Natriumfluorid erst verzögert eintritt. Daher sinkt in den ersten ein bis zwei Stunden die Glukosekonzentration um bis zu 10 % im NaF-Blut ab! Die Zugabe eines Citratpuffers senkt und stabilisiert den pH-Wert auf 5,3–5,9, dadurch werden die Schlüsselenzyme **Hexokinase** und besonders **Phosphofructokinase**, deren pH-Optimum bei 8,0 liegt, umgehend inaktiviert.

9.3.2. Isoenzyme

Prüfer: 157
Was sind **Isoenzyme**?

Kommentar:

· **Isoenzyme** katalysieren die gleiche biochemische Reaktion, setzen die gleichen Substrate um (gleiche Substratspezifität und Enzymaktivität) und haben einen einheitlichen Namen
· Sie unterscheiden sich in der Proteinstruktur (unterschiedliche Primärstruktur), den physikalisch-chemischen Eigenschaften und werden von verschiedenen Genen kodiert

158 Frage:

Bitte nennen Sie **typische Isoenzyme**!

Kommentar:

· CK (CK-BB, CK-MB, ...)
· LDH (1, 2, 3, 4, 5): HHHH, HHHM, HHMM, HMMM, MMMM (H = Herztyp, M = Muskeltyp)
· Glukokinase (Leber, Pankreas), Hexokinase (ubiquitär)

159 Prüfer:

Erklären Sie **Isoenzyme** am Beispiel der **Amylase**!

Kommentar:

· Im Serum kommen **Isoenzyme** der α-Amylase aus der Mundspeicheldrüse und dem Pankreas vor
· Vor der isolierten Messung der **Pankreas-α-Amylase** wird die **Speichel-α-Amylase** mit zwei monoklonalen Antikörpern gehemmt
· Enzymatischer Nachweis durch Messung des entstehenden p-Nitrophenol (gelb) wird bei 405 nm gemessen

160 Prüfer:

Was ist mit **Makroenzymen** bei der **Amylase**?

Kommentar:

· **Makroamylasen** sind selten und können bei beiden Isoenzymen (Speichel-Amylase und Pankreas-Amylase) vorkommen
· Typisch für eine **Makroamylase** ist eine symptomlose hohe Plasmaamylase bei niedriger / normaler Urinamylase (verminderte renale Ausscheidung durch Komplexbildung von Plasmaproteinen und Amylase)

161 Prüfer:

Welche **Isoenzyme von der LDH** gibt es? Wo kommen sie hauptsächlich vor?

Antwort:

LDH 1–5, H(erz), M(uskel) – Untereinheiten

Kommentar:

· LDH 1 und LDH 2: Herzmuskel, Erythrozyten, Niere
· LDH 3: Milz, Lunge, Lymphknoten, Thrombozyten, endokrine Drüsen
· LDH 4 und LDH 5: Leber, Skelettmuskel

Prüfer: **162**

Wie sind die **Halbwertszeiten** bei den **LDH-Isoenzymen**?

Kommentar:

Halbwertszeit (HWZ) LDH 1 etwa 4–5 Tage, LDH 5 etwa 10 Stunden → LDH-Gesamt-HWZ von 110 Stunden ist daher vor allem durch das Isoenzym LDH 1 bedingt!

Prüfer: **163**

Welche **Isoenzyme der AP** kennen Sie?

Antwort:

Dünndarm, Plazenta, Keimzell (Testiculi, Thymus, Lunge) → 3 verschiedene Gene für gewebespezifische AP

Kommentar:

· **Darm-AP:** erhöht bei entzündlichen Darmerkrankungen, bei Cholestase und nach fettreichen Speisen
· **Plazentare Alkalische Phosphatase (PLAP):** Tumormarker bei Hodentumor, Ovarialtumor, PLAP-produzierendem Tumor. Leicht erhöht bei Rauchern und Schwangeren ab der 12. Schwangerschaftswoche (SSW)
· **Knochen-AP:** erhöht im Wachstum bei Kindern und bei Aktivierung der Osteoblasten (Osteomyelitis, Hyperparathyreoidismus, Osteomalazie, Rachitis, Fraktur, Knochenmetastasen)
· **Leber-AP:** erhöht bei hepatozellulärer Schädigung
· Bestimmung der Isoenzyme mittels Elektrophorese und Berechnung der Fraktionen anhand der Gesamt-AP oder direkter immunologischer Nachweis, z. B. Enzymimmunoassay (EIA) bei hPLAP als Tumormarker

+ ### 9.3.3. Enzymdiagnostik

164 Frage:

Was kann mit **Enzymatischen Tests** bestimmt werden?

Kommentar:
- **kinetische Messung** der **Enzymaktivität** durch Zugabe des Substrats im Überschuss ODER
- **enzymatische Substratbestimmung** durch Zugabe des Enzyms im Überschuss, dadurch wird die Menge des entstehenden Produkts nur durch das vorhandene Substrat bestimmt

165 Frage:

Welche Möglichkeiten gibt es **Enzyme zu messen**?

Kommentar:
- Direkte Bestimmung der **Enzymmasse** durch spezifische Antikörper, die gegen das Enzym gerichtet sind, mit anschließender Turbidimetrischer Messung
- Bestimmung der **Enzymaktivität** (nicht der Masse!) durch Substratumsatz und photometrische Messung des Substrats oder Produkts:

$$\text{Substrat} \xrightarrow{\text{Enzym}} \text{Produkt}$$

166 Prüfer:

Wie kann die **Enzymaktivität** gemessen werden?

Kommentar:
- Die Enzymaktivität kann durch einen Farbtest (kinetische Messung) oder einen optisch-enzymatischen (kinetischen) UV-Test gemessen werden
- **Beispiel Farbtest:** L-γ-Glutamyl-3-carboxy-4-nitroanilid + Glycylglycin $\xrightarrow{\text{GGT}}$ L-γ-Glutamyl-Glycylglycin + 5-Amin-2-nitrobenzoat (farbig)
- **Beispiel optisch-enzymatischer UV-Test:**

$$\text{L$-$Lactat} + \text{NAD}^+ \xrightarrow{\text{LDH}} \text{Pyruvat} + \text{NADH} + \text{H}^+$$

(Messung der Extinktionsabnahme bei 340 nm von NADH)

167 Frage:

Wie wird die **Enzymaktivität** angegeben?

Kommentar:
- Angabe der **Enzymaktivität in IU** (= International Unit oder IE für Internationale Einheit)
- 1 IU ist die Enzymaktivität, die 1 µmol Substrat in einer Minute unter **Standardbedingungen** (optimale Bedingungen: pH-Wert, Temperatur, Puffer, Substratüberschuss etc.) katalysiert

168 Prüfer:

Was ist eine **Voraussetzung für enzymatische Tests**?

Kommentar:

Voraussetzung ist die Zugabe eines geeigneten Substrats im Überschuss für das Enzym. Das Substrat oder das entstehende Reaktionsprodukt muss außerdem gemessen (photometrisch) werden können. Falls das nicht direkt geht, muss eine Indikatorreaktion eingebaut werden.

169 Prüfer:

Welche **Bedingungen** müssen für **enzymatische Tests** vorliegen?

Kommentar:
- Die Messung der Enzymaktivität hängt stark von den Messbedingungen ab
- **Temperatur:** Die Standardtemperatur von Analysegeräten ist 37 °C, eine Temperaturerhöhung um 10 °C bewirkt eine Verdopplung der Reaktionsgeschwindigkeit!
- **pH-Wert:** für jedes Enzym gibt es einen pH-Wert, bei dem die enzymkatalysierte Reaktion *optimal* verläuft, extreme pH-Werte können Enzyme (= Proteine) denaturieren
- **Substratkonzentration:** Das Substrat muss im Überschuss vorliegen, damit der gemessene Substratumsatz (also das Produkt) nur durch die Enzymaktivität und nicht durch das Substrat limitiert ist
- **Substrathemmung:** Sehr hohe Substratkonzentrationen können das Enzym hemmen → Substratmoleküle hindern sich gegenseitig daran, an das aktive Zentrum des Enzyms zu binden
- **Coenzyme:** Enzyme binden an Coenzyme und werden dadurch aktiv. Coenzyme sind essentiell für die katalytische Funktion der Enzyme und leiten sich häufig von Vitaminvorstufen ab. Beispiel: Coenzym Pyridoxalphosphat und Vitamin B6

· **Pufferkonzentration und Zusammensetzung:** Enzymaktivität kann trotz gleichem pH-Wert in unterschiedlichen Puffern verschieden sein

· **Enzym-Aktivatoren oder –Inhibitoren:** Fluorid hemmt die Enzyme der Glykolyse

170 Prüfer:

Was versteht man unter der **Standardisierung von enzymatischen Tests?**

Kommentar:

Zur Vergleichbarkeit von Enzymaktivitätsbestimmungen müssen alle Einflussgrößen durch genaue Definition der Durchführungsbedingungen ausgeschaltet werden → sog. **optimierte Standardmethoden** sind Tests, die standardisierte Bedingungen, z. B. Temperatur, pH-Wert, Substratkonzentration, die von der International Federation of Clinical Chemistry (IFCC) vorgegeben sind, einhalten.

171 Prüfer:

Welchen Stellenwert hat die **Enzymdiagnostik** in der Labormedizin und welche Einflussgrößen bzw. Störfaktoren gibt es ganz allgemein bei der Enzymmessung?

Kommentar:

· Die **Enzymdiagnostik** ist ein wichtiges, relativ einfaches und kostengünstiges Verfahren

· Messergebnisse sind stark abhängig von Temperatur, pH-Wert, Puffer, Substratkonzentration, Coenzymen und Aktivatoren / Inhibitoren → **optimierte Standardmethoden** sind für vergleichbare Ergebnisse notwendig, z. B. IFCC bzw. *Internationale Union für Biochemie:*
  - Optimaler pH-Wert
  - Definierte Temperatur 37 °C
  - Optimale Substratkonzentration
  - Optimale Coenzymkonzentration
  - Optimale Konzentration an Aktivatoren

9.3.4. Beispiele Enzymbestimmungen

172 Frage:

Nennen Sie ein Beispiel für eine einfache **enzymatische Messreaktion!**

Kommentar:

· Bestimmung der LDH ist direkt möglich:

$$\text{Pyruvat} + \text{NADH} + \text{H}^+ \xrightarrow{\text{LDH}} \text{Lactat} + \text{NAD}^+$$

· Es zeigt sich eine Extinktionsabnahme, da NADH bei 340 nm eine Absorption zeigt und NAD^+ nicht!

173 Frage:

Was ist eine **Indikatorreaktion?**

Kommentar:

· Häufig ergibt sich bei der eigentlichen Messreaktion kein Produkt, das sich direkt photometrisch erfassen lässt. Es wird daher eine **Indikatorreaktion** nachgeschaltet – ggf. auch noch eine Hilfsreaktion dazwischen! Beispiel CK-Bestimmung:

· **Messreaktion** mit CK: $\text{Creatinin} + \text{ATP} \xrightarrow{\text{CK}}$ Creatininphosphat + ADP

· **Hilfsreaktion** mit Pyruvatkinase: $\text{ADP} + \text{Phosphoenolpyruvat} \xrightarrow{\text{PK}}$ Pyruvat + ATP

· **Indikatorreaktion** mit LDH: $\text{Pyruvat} + \text{NADH} + \text{H}^+ \xrightarrow{\text{LDH}}$ Lactat + NAD^+

· Photometrisch wird eine Extinktionsabnahme gemessen (NADH hat seine Absorption bei 340 nm)

174 Frage:

Bitte nennen Sie Beispiele für **Enzymbestimmungen!**

Kommentar:

· **CK** als optischer Test mit Mess-, Hilfs- und Indikatorreaktion:
  - **Messreaktion** (Enzym CK): $\text{Creatinphosphat} + \text{ADP} \xrightarrow{\text{CK}} \text{Creatin} + \text{ATP}$
  - **Hilfsreaktion** (Enzym Hexokinase): $\text{ATP} + \text{D}-\text{Glukose} \xrightarrow{\text{Hexokinase}} \text{ADP} + \text{D-Glukose-6-Phosphat}$
  - **Indikatorreaktion** (Enzym Glukose-6-Phosphat-Dehydrogenase (G6PDH)): $\text{G-6-P} + \text{NADP+} \xrightarrow{\text{G6PDH}} \text{6-Phosphogluconat} + \text{NADPH} + \text{H}^+$
  - **Messprinzip:** Messung der Extinktionszunahme bei 334 nm (Reduktion des NADP+ zu NADPH)

· **LDH-Aktivität** (IFCC-Methode) als kinetisch-optischer Test:
  - **Messreaktion** (Enzym LDH):

    Lactat + NAD^+ $\xleftarrow{LDH}$ Pyruvat + $NADH + H^+$
  - **Messprinzip:** Messung der Extinktionszunahme durch Bildung des Coenzyms reduzierte Form von NAD (NADH) im Spektralphotometer bei 339 nm
  - Im Prinzip kann man die Reaktion in die entgegengesetzte Richtung steuern. Hierzu muss Pyruvat im Überschuss vorliegen und ein anderer pH-Wert eingestellt werden

· **GOT = AST-Aktivität** als zusammengesetzter optischer Test mit Indikatorreaktion:
  - **Messreaktion** (Enzym GOT):

    L−Aspartat + α−Oxoglutarat $\xrightarrow{GOT}$ L−Glutamat + Oxalacetat
  - **Indikatorreaktion** (Enzym Malat-Dehydrogenase):

    Oxalacetat + NADH + H^+ $\xrightarrow[\text{Malat-Dehydrogenase}]{}$ Malat–NAD^+
  - **Messprinzip:** Abnahme der Extinktion bei 334 nm (Oxidation des NADH)

· **AP** durch eine kontinuierliche (kinetische) Messung im Bereich des sichtbaren Lichts:
  - **Messreaktion (Enzym AP):**

    p−Nitrophenylphosphat(farblos) $\xrightarrow{AP}$ p-Nitrophenol (gelb) + PO_4
  - **Messprinzip:** AP katalysiert die Hydrolyse von pNPP bei pH 9,8 unter Zunahme der Farbe (Extinktion) bei 405 nm
  - Als Cofaktoren werden Mg^{2+} und Ca^{2+} benötigt, daher ist EDTA- oder Citrat-Plasma (binden Ca^{2+}-Ionen!) nicht als Probenmaterial geeignet → AP ist ein Calcium-abhängiges Enzym

· **γ-GT:**
  - **Messreaktion:** γ-Glutamyl-p-Nitroanilid (farblos) + Glycylglycin $\xrightarrow{GGT}$ γ-Glutamyl-Glycylglycid + p-Nitroanilin
  - p-Nitroanilin ist gelb, photometrisch bestimmbar bei 405 nm

Creatinkinase (CK)

175 **Prüfer:**
CK-NAC – Abkürzung steht für?

Kommentar:
CK-NAC = Bestimmung der CK-Aktivität unter N-Acetylcystein (NAC) Zugabe. Der Zusatz von NAC zum Reaktionsgemisch reaktiviert die CK und schützt sie vor Oxidationsvorgängen. Dazu wird eine gewisse Zeit benötigt (Lag-phase). Das Reaktionsgemisch enthält auch AMP und Diadenosinpentaphosphat, wodurch die Interferenz durch Adenylatkinase (aus Erythrozyten, Thrombozyten, Muskel- und Leberzellen) unterdrückt wird.

Prüfer: 176
Wie wird die **Creatinkinase** bestimmt?

Kommentar:
· Die Bestimmung erfolgt mittels **Photometrie:** Die **CK** katalysiert die reversible Übertragung der Phosphatgruppe von Kreatinphosphat auf Mg-ADP. Das entstehende Mg-ATP wird im kombinierten optischen Test mit **Hexokinase als Hilfsenzym** und **G6PDH als Indikatorenzym** bestimmt. Messgröße ist die Zunahme von $NADPH_2$, die der CK-Aktivität proportional ist
· Kreatinphosphat + Mg−ADP $\xrightarrow{CK}$ Creatin + Mg−ATP
· Glukose + ATP $\xrightarrow{Hexokinase}$ Glukose-6-Phosphat + ADP
· Glukose-6-Phosphat + NADP $\xrightarrow{G6PDH}$ Gluconat-6-Phosphat + $NADPH_2$

9.3.5. Enzymatische Substratbestimmung

Frage: 177
Nennen Sie zwei Methoden für die **enzymatische Substratbestimmung**!

Kommentar:
· **Endpunktmethode:** Nach Extinktionsmessung Zugabe des Enzyms und erneute Extinktionsmessung nach Erreichen des Endwerts
· **Kinetische Methode:** mehrfache Extinktionsmessung nach Enzymzugabe. Die Methode basiert darauf, dass die Substratabnahme (Extinktionsänderung) proportional zur Ausgangskonzentration ist

Frage: 178
Welche Vorteile hat die **Endpunktmethode**?

Kommentar:

· Da hier nicht die Geschwindigkeit gemessen wird, müssen die Reaktionsbedingungen (Enzymmenge, pH-Wert, Temperatur) und das Zeitintervall zwischen Ausgangswert-Messung und Endwert-Messung nicht so exakt sein. Wichtig ist nur, dass man bei der 2. Messung sicher am Endpunkt ist. D.h., das zu messende Substrat muss komplett umgesetzt sein!

· Nachteilig ist, dass es bei viel Substrat lange dauern kann, bis der Endwert erreicht ist → um die Zeit zu verkürzen, benötigt man viel Enzym

179 Frage:

Was sind die Vorteile der **kinetischen Methode**?

Kommentar:

· **Mehrfache Extinktionsmessungen** in definierten Zeitabständen und Berechnung der Ausgangskonzentration anhand des Substratumsatzes (**Extinktionsänderung**)

· **Vorteil:** schnelle Messung (Endpunkt muss nicht abgewartet werden) und geringer Enzymbedarf

· **Nachteil:** die Reaktionsbedingungen (IFCC: optimale Bedingungen) müssen konstant gehalten werden, sonst u.U. starke Abweichung vom realen Wert

180 Frage:

Erklären Sie die **enzymatische Substratbestimmung** am Beispiel der **Harnsäure**

Kommentar:

· **Harnsäure** wird durch das Enzym Uricase abgebaut:
Harnsäure $+ 2\,H_2O \xrightarrow{\text{Uricase}}$ Allantoin $+ CO_2 + H_2O_2$

· Harnsäure hat bei 293 nm sein Absorptionsmaximum, Allantoin zeigt hier keine Absorption → dadurch ist die Extinktionsabnahme bei 293 nm proportional zu der Harnsäurekonzentration

181 Frage:

Was ist der Nachteil dieser Reaktion?

Kommentar:

Wellenlängen < 380 nm liegen im UV-Bereich: Dadurch müssen teure Quarzküvetten verwendet werden und es kommt zu hoher Absorption durch Serumproteine.

182 Frage:

Wie lässt sich das umgehen?

Kommentar:

· Möglich ist das Nachschalten einer weiteren Reaktion, bei der ein Produkt entsteht, das im sichtbaren Bereich messbar ist:
H_2O_2 + TBHB (= 2,4,6-Tribrom-3-Hydroxybenzoesäure) + 4-Aminophenazon $\xrightarrow{\text{Peroxidase}}$ Farbstoff $+ 2\,H_2O$

· Der Farbstoff wird photometrisch bei 512 oder 546 nm gemessen und ist proportional zum eingesetzten H_2O_2 bzw. der Harnsäure

9.4. Herz

9.4.1. Herzenzyme

183 Prüfer:

Welche Marker sind geeignet für die **Frühdiagnostik eines Herzinfarktes** (2–6 Stunden nach dem Ereignis)?

Kommentar:

· **hsTroponin:** Bereits 1–3 Stunden nach Ereignis nachweisbar (s. 1-Stunden-Algorithmus S. 39)

· **Myoglobin:** Maximum nach 2–6 Stunden, erhöht für 1 Tag

· **CK-MB:** Maximum nach 3–12 Stunden, erhöht für 2–3 Tage

184 Prüfer:

Welche Marker eignen sich für die **Spätdiagnostik eines Herzinfarktes** (7 Tage nach Ereignis)?

Kommentar:

· **Troponin:** Maximum nach 3–8 Stunden, erhöht für 7–10 Tage (Troponin T sogar 7–14 Tage)

· **LDH:** Maximum nach 4–5 Tagen, sehr lange erhöht nachweisbar > 10 Tage

185 Prüfer:

Welche Marker sind geeignet für die **Verlaufskontrolle** bzw. bei V. a. einen **Reinfarkt**?

Kommentar:

Zur **Reinfarktdiagnostik** ist die Bestimmung von Myoglobin und CK-MB sinnvoll, da diese schnell ansteigen, schnell ihr Maximum erreichen und auch schnell wieder abfallen → nach Reinfarkt sieht man einen neuen Anstieg, während z. B. Troponin noch erhöht ist!

> **Merke: Retrosternaler Brustschmerz**
>
> Häufigstes Symptom in der Krankenhaus-Notaufnahme ist der retrosternale Brustschmerz!

186 Prüfer:

Wie können Sie im Labor einen **Herzinfarkt nachweisen oder ausschließen**?

Antwort:

Bestimmung geeigneter Marker CK, CK-MB, Troponin I und Wiederholung nach geeignetem Zeitintervall.

Kommentar:

Die wichtigsten Marker sind das sehr schnell ansteigende Myoglobin, die CK-MB und das Troponin (I oder T). Myoglobin und CK-MB steigen schneller an und erreichen schneller das Maximum als Troponin. Troponin ist jedoch spezifischer. Angeblich ist Troponin I noch spezifischer als Troponin T. Nach 3–6 Stunden erfolgt eine Kontrolluntersuchung – früher bei unempfindlicheren Tests auch erst nach 6–12 Stunden.

187 Prüfer:

Wie lauten die **WHO-Kriterien für einen Herzinfarkt**?

Kommentar:

· Nach aktuellen Leitlinien erfolgt die Diagnose eines spontanen akuten Myokardinfarktes, wenn beide Hauptkriterien und eines der Nebenkriterien vorhanden sind (bei plötzlichem Herztod oder Perkutaner Koronarer Intervention (PCI) gelten andere Kriterien).

· **Hauptkriterien:**
  - Troponin-Grenzwertkriterium (Troponin-Konzentration bei Aufnahme oder nach 3–6 Stunden > 99. Perzentile)
  - Troponin-Deltakriterium (relevanter Anstieg oder Abfall der Troponin-Konzentration innerhalb von 3—6 Stunden)

· **Nebenkriterien:**
  - Klinisches Kriterium (Symptome der Ischämie)
  - EKG-Kriterium (neue ST-T-Veränderungen, neuer Linksschenkelblock oder Entstehung pathologischer Q-Zacken)
  - Bildgebendes Kriterium (neuer Verlust von vitalem Myokard, Wandbewegungsstörungen oder intrakoronarer Thrombus)

188 Prüfer:

Welche anderen Anwendungen für **Troponin I** kennen Sie?

Antwort:

Zur Risikostratifizierung bei instabiler Angina pectoris

Kommentar:

Troponin I ist zur Risikoabschätzung bei Myokardinfarkten und Angina pectoris besonders geeignet, da Troponin transmurale Myokardinfarkte und myokardiale Mikronegrosen bei instabiler Angina pectoris nachweist. Patienten mit instabiler Angina pectoris oder Non-Q-wave-Myokardinfarkten und positiven Troponin-Werten haben eine signifikant erhöhte 30-Tage-Mortalität! Bei Troponin I–positiven Patienten kann eine frühzeitige interventionelle Therapie die Mortalität senken!

Troponin

189 Prüfer:

Was sind die **Vorteile von Troponin I und Troponin T**?

Antwort:

Bedside Test möglich, spezifisch, schnell

Kommentar:

· **Troponine** haben eine höhere Sensitivität und Spezifität als traditionelle Herzenzyme (CK bzw. das Isoenzym CK-MB)

· Hohe Aussagekraft zum Ausschluss (Negativer Prädiktiver Wert (NPW)) und zur korrekten Diagnose eines akuten Koronarsyndroms (ACS) (Positiver Prädiktiver Wert (PPW))

· Kein relevanter Unterschied zwischen Troponin T- oder -I-Bestimmung
· Durch **hochsensitive Troponintests** kann ein Myokardinfarkt bei Patienten mit akutem Thoraxschmerz häufiger und früher nachgewiesen werden. Das ermöglicht ein schnelles Ausschlussprotokoll (s. 1-Stunden-Algorithmus S. 39)!
· Bei chronischen und akuten Troponinerhöhungen mit grenzwertig erhöhten Werten werden die Veränderungen auf den Ausgangswert bezogen beurteilt

190 Frage:
In welchen Fällen ist **Troponin** auch **ohne Myokardinfarkt erhöht?**

Kommentar:
· Bedarfs-Ischämie, z. B. Sepsis, VHF, supraventrikuläre Tachykardien, linksventrikuläre Hypertrophie
· Nicht-arteriosklerotische Myokardischämien (z. B. Vasospasmen, Sympathomimetika)
· Direkter Myokardschaden (z. B. Trauma, Myokarditis)
· Myokardiale Mehrbelastung (z. B. große Anstrengung, LAE)
· Chronische Niereninsuffizienz

191 Prüfer:
Wie würden Sie nach den Leitlinien bei Verdacht auf ein **akutes Koronarsyndrom (ACS)** vorgehen?[2]

Kommentar:
· Bei V. a. **akutes Koronarsyndrom** erfolgt ein EKG. Vor allem bei unauffälligem EKG, spielen kardiale Troponine eine zentrale Rolle für die Diagnosestellung und Risikoabschätzung. Sie haben eine hohe Aussagekraft zum Ausschluss eines akuten Koronarsyndroms = hoher NPW!
· bei **pathologischem EKG** (ST-Strecken-Senkung) invasive Diagnostik!
· bei **normalen EKG** (keine ST-Strecken-Senkung), weiteres Vorgehen nach hsTroponin ...
> 99. Perzentile
   - bei sehr hohem Troponinwert sofortige invasive Diagnostik!

---

[2] Pocket-Leitlinie Akutes Koronarsyndrom ohne ST-Hebung: http://leitlinien.dgk.org/files/2012_Pocket-Leitlinie_Akutes_Koronarsyndrom_NSTE-ACS.pdf

   - **sonst** erneute hsTroponin-Messung nach 3 Stunden und bei Veränderung > 20 % invasive Diagnostik
< 99. Perzentile
   > 6 Stunden nach Schmerzbeginn: wenn Grace-Score < 140, dann Entlassung / ambulante Abklärung
   < 6 Stunden nach Schmerzbeginn: hsTroponin nach 3 Stunden → **Veränderung?**

     - Entlassung / ambulante Abklärung bei Veränderung **< 50 %** + schmerzfrei + Grace-Score < 140
     - invasive Diagnostik bei Veränderung **> 50 %**

CK-MB

Frage: 192
Wie kann die **CK-MB** aus Skelett-Muskeln und dem Herz-Muskel unterschieden werden?

Kommentar:
· Da **CK-MB** auch im Skelettmuskel vorkommt, führen u. a. Muskelschäden, Verletzungen und i. m. Injektionen zu einem Anstieg!
· Zur Unterscheidung hilft die **6 % Regel** → der Anteil der CK-MB an der Gesamt-CK muss mehr als 6 % (CK-MB/CK) betragen. Da im Muskel viel CK, aber nur wenig CK-MB enthalten ist, wird beim Untergang von Muskelzellen hauptsächlich CK freigesetzt (Anteil CK-MB < 6 %). Beim Untergang von Myokardzellen wird viel CK-MB freigesetzt. Der Anteil an der Gesamt-CK wird größer 6 %, da im Myokard, besonders bei Gewebe, dass bereits längere Zeit vorgeschädigt ist, viel CK-MB enthalten ist
· Als Unterscheidungsgrenze hat sich ein Anteil der CK-MB von mehr als 6 % der Gesamt-CK bewährt, so lange die Gesamt-CK > 170 U/l ist

Frage: 193
Gibt es **Ausnahmen der 6 % Regel?**

Kommentar:
Die **6 % CK-MB-Grenze** kann bei Patienten mit chronischem Muskelschaden oder Marathonläufern überschritten werden, ohne dass ein Myokardschaden vorliegt.

194 Frage:
Was besagt die **25 %-Regel bei der CK?**

Kommentar:
· Normalerweise ist der Anteil der CK-MB < 6 % an der Gesamt-CK. Bei Gesamt-CK-Werten > 170 U/ml und einem Anteil der $^{CK-MB}/CK$ > 6 % besteht der Verdacht einer Myokardschädigung → Bei Myokardinfarkt meist sogar $^{CK-MB}/CK$ zwischen 10 und 20 %
· Bei $^{CK-MB}/CK$ > 25 % liegt entweder CK-BB (z. B. maligne oder neurologische Erkrankungen) oder **Makro-CK** vor!

195 Prüfer:
Wie kann die **CK-MB** bestimmt werden?

Kommentar:
· **CK-MB** ist eines der vier Isoenzyme der CK: CK-MM (Skelettmuskel), CK-MB (Myokard), CK-BB (Gehirn und glatte Muskulatur) und CK-MiMi (Mitochondrien)
· Die **CK-MB** kann enzymatisch mittels **Immuninhibitionstest** (genannt *CK-MB-Aktivität*) bestimmt werden. Hier werden die CK-M-Untereinheiten mit spezifischen Antikörpern blockiert und dann die CK-B-Aktivität gemessen → Der Messwert x 2 ergibt die CK-MB–Aktivität → Problem: Wenn eine **Makro-CK** oder CK-BB vorliegt, wird fälschlicherweise die CK-MB zu hoch errechnet, da nicht die CK-B-Aktivität, sondern eigentlich die *non-CK-M-Aktivität* gemessen wird
· Genauer (und aufwändiger) ist die Bestimmung der **CK-MB-Masse** mittels eines immunologischen Tests = genauer und bessere Sensitivität bei Myokardinfarkt als die CK-MB-Aktivität

Makro-CK

196 Frage:
Was versteht man unter einer **Makro-CK**?

Kommentar:
· Es gibt drei CK-Isoenzyme: CK-MM (Muskulatur), CK-MB (Myokard) und die CK-BB (bei Erwachsenen nur im Gehirn)

· Bei der **CK-MB-Messung** mittels Immuninhibition werden die **M-Untereinheiten** mit spezifischem Antikörper gehemmt. Dann wird die **CK-B-Aktivität** gemessen → CK-MB-Aktivität = CK-B-Aktivität · 2
· Wenn eine Makro-CK mit der Spezifität CK-BB oder CK-MiMi (Mitochondrientyp) vorhanden ist, ergibt sich ein falsch-hoher CK-MB-Wert!

197 Prüfer:
Wann ist an die **Makro-CK** zu denken?

Kommentar:
· Für eine **Makro-CK** spricht eine erhöhte CK und ein CK-MB-Anteil von > 25 %!
· Allgemein unklare CK-Erhöhungen

198 Prüfer:
+
Welche **Makro-CK-Formen** gibt es? Wie werden Sie bestimmt?

Kommentar:
· Vorkommen als Typ 1 (ohne Krankheitswert, meist bei Frauen > 70 Jahre) mit IgA- bzw. IgG-Immunkomplexen sowie mit CK-BB und Typ 2 (bei Leberzirrhose oder Lyell-Syndrom, paraneoplastisch) Oligomere aus CK-MiMi (Mitochondrien Typ)
· **Häufig! Typ 1** hat die Spezifität BB (reagiert wie CK-BB). Es ist ein hochmolekularer Komplex aus Alkalischer Phosphatase, CK und Immunglobulinen. Typ 1 ist harmlos, hat keine klinische Bedeutung und kommt häufig bei älteren Menschen (besonders bei Frauen) vor
· **Selten! Typ 2** (mitochondriale CK-MiMi) ist viel seltener und findet sich nur bei Patienten mit fortgeschrittenen Tumor- oder schweren Lebererkrankungen sowie bei Mitochondriopathien. Sehr selten kann eine bei malignen Tumoren, Schrankenstörung oder Beteiligung glatter Muskulatur (Uterus) nachweisbare erhöhte CK-BB eine pathologische CK-MB im immunologischen Test vortäuschen
· Bestimmung durch Elektrophorese oder Ausschlusschromatographie

199 Frage:
Welche Möglichkeiten gibt es noch die **CK-Erhöhung** weiter abzuklären?

Kommentar:
Unplausibel **erhöhte CK-MB-Werte** können mit einer **CK-Isoenzym-Elektrophorese** abgeklärt werden.

9.4.2. Weitere kardiale Diagnostik

200 Frage:
Welcher neue Marker kann zukünftig wichtig werden zum schnellen Ausschluss eines **Herzinfakts**?

Kommentar:
· Neben den hoch sensitiven Troponinassays gibt es Studien zu **Copeptin** (C-terminaler Teil des Prohormons von Vasopressin). Bei akuten Erkrankungen ist es erhöht messbar, u. a. beim akuten Myokardinfarkt durch kardialen Stress
· Patienten mit niedrigem / mittlerem Risiko für ein akutes Koronarsyndrom, klinische Einschätzung mit GRACE-Score → Bestimmung von Troponin und Copeptin
  - Troponin negativ und Copeptin < 10 pmol/l → bei stabiler klinischer Einschätzung Entlassung oder Normalstation
  - Troponin positiv und / oder Copeptin > 10 pmol/l → intensivmedizinische Versorgung

201 Frage:
Warum wird nicht das **Vasopressin** gemessen?

Kommentar:
· **Schwierige Präanalytik** bei Vasopressin! Es muss innerhalb 30 Minuten nach Abnahme zentrifugiert und das EDTA-Plasma gekühlt (Transportdienst) oder gefroren ins Labor geschickt werden
· **Copeptin** = CT-proAVP ist in Serum und Plasma für 7 Tage stabil und gilt als sensitiver Surrogatmarker für die Vasopressinfreisetzung

202 Frage:
Welche **Marker** sind neben den klassischen Herzenzymen wichtig bei einem **(akuten) kardialen Patienten**?

Kommentar:
· **Bei Dyspnoe** die natriuretischen Peptide wie Brain Natriuretic Peptide (BNP) oder NT-proBNP zum Ausschluss einer Herzinsuffizienz
· **Ausschluss einer LAE** mittels D-Dimeren. Negative **D-Dimere** haben einen hohen negativen prädiktiven Wert, aber ein positives Ergebnis hat geringe Spezifität!
· **Anämie:** Hämoglobin, Blutbild
· **Entzündung:** Leukozytose, high sensitivity CRP (hsCRP) bei Myokardinfarkt ist umstritten
· **Nierenfunktion:** Creatinin, Harnstoff, . . .

203 Frage:
Was sind **natriuretische Peptide**?

Kommentar:
· Das **Atriale Natriuiretische Peptid (ANP)** und das **Brain Natriuretic Peptide (BNP)**, BNP wurde zuerst im Gehirn (= engl. Brain) entdeckt
· Natriuretische Peptide werden aus Herzmuskelzellen (BNP aus Muskelzellen der Herzkammern, ANP aus Muskelzellen der Vorhöfe) bei einer erhöhten Wandspannung (= erhöhtes Blutvolumen) ausgeschüttet. ANP und BNP wirken dadurch einer Überwässerung entgegen, sie mindern das Blutplasmavolumen, und somit den Blutdruck!
· Eine erhöhte ANP- / BNP-Konzentration kann bei bekannter Herzinsuffizienz zu prognostischen Zwecken bzw. zur Stadieneinteilung (NYHA) eingesetzt werden
· Eine linksventrikuläre Dysfunktion kann bei Werten unterhalb des Cut-offs (< 125 ng/l) sicher ausgeschlossen werden (z. B. bei unklarer Dyspnoe)

204 Frage:
Welches **natriuretische Peptid** wird häufig in der *Praxis* gemessen?

Kommentar:
Meist Bestimmung des **NT-proBNP** (= N-terminales Propeptid BNP). NT-proBNP ist genau wie das aktive BNP eines der beiden Spaltprodukte aus den Vorstufen des BNPs und diagnostisch gleichwertig dem BNP. Es kann automatisiert z. B. mittels ECLIA gemessen werden.

9.5. Niere u. Nierenfunktion

9.5.1. Fallbeispiele Niere

> **Fallbeispiel**
>
> Eine 36-Jährige leidet seit einiger Zeit häufig unter krampfartigen Schmerzen in der Lendengegend, die zur Blase hin ausstrahlen. Meist gehen sie mit Schweißausbrüchen, Brechreiz oder sogar Erbrechen einher. Ihr Hausarzt weist sie zur weiteren diagnostischen Abklärung in die Klinik ein.

205 **Frage:**
Welche Laboruntersuchungen sind notwendig?

Kommentar:
Bei **V. a. einer Nierenerkrankung** bzw. der ableitenden Harnwege sollte **Blut** (Elektrolyte und Nierenwerte) sowie **Urin** (U-Status, Urinsediment ggf. 24-Stunden-Sammelurin) untersucht werden.

> **Laborergebnisse**
>
> Serum:
> Natrium 140 mmol/l (136–145)
> Kalium 4,0 mmol/l (3,5–4,8)
> Calcium 14 mg/dl (8,8–10,6)
> Phosphat 1,3 mg/dl (2,1–4,1)
> Chlorid 102 mmol/l (97–108)
> Creatinin 1,3 mg/dl (0,6–1,2)
> Harnstoff 20,1 mg/dl (8–21)
> Glucose 81 mg/dl (60–100)
> Cholesterin 193 mg/dl (140–240)
> AP 820 U/l (60–180)
>
> Urin:
> pH-Wert 5 (5–7)
> Kalium 33 mmol/d (25–125)
> Natrium 30 mmol/d (40–220)
> Chlorid 109 mmol/d (110–250)
> Calcium 30,8 mmol/d (≤ 6,2)
> Phosphat-Clearance 30 ml/min (5,4–16,2)
> Protein +
> Hämoglobin ++
> Granulozytenesterase +
> Glucose und Ketonkörper negativ

> Urin-Sediment:
> Leukozyten 4–10 /μl (<10)
> Erythrozyten 11–20 /μl (<5)
> Plattenepithel 5–10
> Nierenepithel 1–4

Prüfer: 206
Beurteilen Sie die Laborbefunde, welche Hinweise geben sie Ihnen?

Antwort:
· Das erhöhte **Creatinin** spricht für eine beeinträchtigte Nierenfunktion
· **Epithelien** und **Erythrozyten** im Urin zeigen eine Verletzung des Nierenepithels an

Kommentar:
· Zur **Abschätzung der Nierenfunktion** eignet sich die errechnete GFR besser als das *nackte* Creatinin
· Beispiel: Die gebräuchliche **Modification of Diet in Renal Disease (MDRD)-Formel** ergibt für eine 36-jährige, europäische Frau bei einem Creatininspiegel von 1,3 mg/dl eine **pathologische GFR mit 46 ml/min** (Stadium G3a, milde bis moderate Einschränkung). Bei einer 66-Jährigen wäre die GFR mit nur 41 ml/min bereits ein Stadium G3b (moderate bis schwere Einschränkung)

Prüfer: 207
Können die Laboruntersuchungen eine Erklärung für die subjektiven Beschwerden liefern?

Antwort:
Nierensteine

Prüfer: 208
Welche Bestimmungen würden Sie zusätzlich für sinnvoll erachten?

Antwort:
· Ultraschall
· Parathormon-Bestimmung (Calcium im Urin hoch)
· möglicherweise auch Hyperparathyreoidismus (Calcium hoch und Phosphat niedrig)

Fallbeispiel

Wegen plötzlich aufgetretenen heftigen Ober-bauchschmerzen mit Ausstrahlung in den Rücken, Übelkeit und Erbrechen wird ein 34-Jähriger bei schlechtem AZ stationär auf-genommen. Einige Tage später bekommt er einen tetanischen Krampfanfall.

Urin-Sediment:
Leukozyten 5–10 /µl (< 10)
Erythrozyten 1–4 /µl (< 5)
Plattenepithel 1–4
Nierenepithel 5–10
Zylinder negativ
Pankreas-Amylase im Urin 1,050

209 **Frage:**
Welche Laboruntersuchungen veranlassen Sie?

Prüfer: 210
Liefert das Aufnahmelabor einen **Hinweis auf die Krankheitsursache?**

Antwort:
Möglich ist eine akute Pankreatitis . . .

Kommentar:
Differentialdiagnostisch kommt eine Hepatitis, eine Pankreatitis oder eine Pyelonephritis in Be-tracht. Üblicherweise würden im Blut die Nieren- und Leberwerte, die Elektrolyte und die Lipase bestimmt werden. Bei V. a. Pyelonephritis wird auch Urin (U-Status, Urinsediment ggf. 24-Stun-den-Sammelurin) untersucht.

Kommentar:
· Für eine (akute) **Pankreatitis** spricht die erhöhte **Pankreas-Amylase** (10-fach) und **-Lipase**

· **Lipase**
  - **typischerweise erhöht** bei akuter Pankreati-tis, Verschluss des Ductus pancreaticus (auch nach ERCP), akuten Abdomen (Ileus) oder bei Cholezystitis bzw. Cholelithiasis
  - **gering erhöht** bei Niereninsuffizienz, diabe-tischer Ketoazidose, Hepatitis, bakteriellen Darminfekten, Parotitis, selten bei Makro-amylase
  - **falsch positive Werte** bei einer Paraprotein-ämie (Plasmozytom), einer Hypertriglyceri-dämie oder einer Heparin-Therapie

Laborergebnisse

Serum:
Natrium 136 mmol/l (136–145)
Kalium 6,0 mmol/l (3,5–4,8)
Calcium 10 mg/dl (8,8–10,6)
Phosphat 4,1 mg/dl (2,1–4,1)
Chlorid 101 mmol/l (97–108)
Creatinin 1,7 mg/dl (0,6–1,2)
Harnstoff 20 mg/dl (8–21)
Glukose 77 mg/dl (60–100)
Gesamteiweiß 6,8 g/dl (6,6–8,3)
AST 35 U/l (≤ 17)
ALT 56 U/l (≤ 22)
CHE 4.010 (3.600–8.000)
GLDH 6 U/l (≤ 4)
AP 220 U/l (60–180)
CRP 40 mg/dl (≤ 8)
Lipase 370 U/l (≤ 190)
Pankreas-Amylase 520 U/l (< 53)

Urin:
pH-Wert 5 (5–7)
Protein +
Bilirubin ++
Granulozytenesterase +
Glukose, Ketonkörper, Hämoglobin negativ

· **Pankreas-Amylase** erhöht bei
  - akuter Pankreatitis oder im Schub einer chro-nischen Pankreatitis
  - akutem Abdomen mit Pankreasbeteiligung
  - akuter Alkoholintoxikation
  - Z. n. nach ERCP für 2–3 Tage
  - einem paraneoplastischen Geschehen

Prüfer: 211
Macht es Sinn, die **Lipase im Urin** zu bestim-men?

Kommentar:
NEIN! Die **Lipase** kann nicht im Urin be-stimmt werden, da sie komplett tubulär resor-biert wird.

Laborergebnisse

(Kontrolluntersuchung nach 4 Tagen)

Serum:
Natrium 136 mmol/l (136–145)
Kalium 4,8 mmol/l (3,5–4,8)
Calcium 7,5 mg/dl (8,8–10,6)
Chlorid 103 mmol/l (97–108)
Creatinin 1,3 mg/dl (0,6–1,2)
Harnstoff 30 mg/dl (8—21)
Glukose 120 mg/dl (60–100)
Lipase 250 U/l (≤ 190)
Pankreas-Amylase 130 U/l (< 53)

212 **Prüfer:**
Könnte dieser Laborbefund eine Erklärung für den **Krampfanfall** geben?

Antwort:
Ja. Es liegt eine **Hypokalziämie** und eine grenzwertige **Hyperkaliämie** vor!

Fallbeispiel

Eine 37-Jährige entwickelt eine Woche nach einem Polytrauma ein dialysepflichtiges akutes Nierenversagen. Nach einem oligurischen Stadium kommt es beim Wiedereinsetzen der Urinsekretion zur Polyurie. Danach verringerte sich die Urinmenge wieder, die Patientin wirkt unruhig bei einer Körpertemperatur von 38,1°C.

213 **Prüfer:**
Erklären Sie die Laborbefunde!

Laborergebnisse

Serum:
Natrium 162 mmol/l (136-145)
Kalium 4,1 mmol/l (3,5–4,8)
Calcium 9,6 mg/dl (8,8-10,6)
Phosphat 3,2 mg/dl (2,1–4,1)
Chlorid 112 mmol/l (97–108)
Gesamteiweiß 8,0 g/dl (6,6–8,3)
Osmolalität 352 mosm/kg (275–300)

Urin:
24-Stunden-Sammelurin 520 ml
Natrium 218 mmol/d (40–220)

Antwort:
· Die erhöhte Natrium- und Chlorid-Konzentrationen erklärt sich durch Exsikkose aufgrund der nicht adäquat ausgeglichenen Polyurie → hypertone Dehydratation!
· Durch den Wassermangel kann die Patientin immer weniger Schwitzen, das könnte den Temperaturanstieg erklären

Prüfer:
Warum ist die Patientin so unruhig?

214

Antwort:
Auch die Zellen des Zentrale Nervensystem (ZNS) sind von dem Flüssigkeitsverlust betroffen

Fallbeispiel

Ein 40-Jähriger hat Beschwerden beim Wasserlassen (Brennen, sehr häufig), plötzlich einsetzendes hohes Fieber und kolikartige Rückenschmerzen. Das rechte Nierenlager ist klopfempfindlich, die BSG stark beschleunigt.

Laborergebnisse

Serum:
Natrium 137 mmol/l (136–145)
Kalium 4,6 mmol/l (3,5–4,8)
Calcium 10 mg/dl (8,8–10,6)
Phosphat 4 mg/dl (2,1–4,1)
Chlorid 102 mmol/l (97–108)
Creatinin 1,3 mg/dl (0,6–1,2)
Harnstoff 20,1 mg/dl (8—21)
Glukose 86 mg/dl (60–100)
Gesamteiweiß 6,7 g/dl (6,6–8,3)
Cholesterin 181 mg/dl (140–240)
Bilirubin ges. 0,5 mg/dl (≤ 1,2)

Urin:
pH-Wert 5 (5–7)
Protein +++
Glukose und Ketonkörper negativ
Hämoglobin +
Granulozytenesterase +
Bakterien (Nitrit) +
24-Stunden-Sammelurin 1.200 ml
Urin-Protein 1,58 g/l (≤ 0,12)

Urin-Sediment:
Leukozyten > 20 /µl (< 10)
Erythrozyten 5–10 /µl (< 5)
Plattenepithel 1–4
Nierenepithel 1–4
Leukozytenzylinder 5–20

Fallbeispiel

Ein 38-Jähriger hat eine Woche nach einer Angina tonsillaris plötzlich Schmerzen in der Nierengegend, heftige Kopfschmerzen, Übelkeit und Erbrechen. Er bemerkt eine leichte rötlich-braune Verfärbung des Urins sowie geschwollene Augenlider. Sein Blutdruck beträgt 150 / 100 mmHg.

215 Prüfer:
Erklären und begründen Sie die Befundergebnisse des **U-Status** und des **U-Sediments**!

Antwort:
· Leukozyten, Erythrozyten, Nieren- und Plattenepithelien sowie Leukozytenzylinder im Urin weisen auf eine Entzündung mit Endothelverletzung hin
· Proteinurie
· Nachweis von Bakterien → Harnwegs- bzw. Niereninfekt

216 Prüfer:
Wie beurteilen Sie den **klinisch-chemischen** Befund?

Antwort:
Möglicherweise V. a. Pyelonephritis!

217 Prüfer:
Machen Sie Vorschläge, welche Laboruntersuchung für die Diagnose von Bedeutung sein könnte!

Antwort:
Bakteriendifferenzierung → Antibiotikatherapie

Kommentar:
· Bei V. a. Harnwegsinfektion (HWI) mit einer **Pyelonephritis** (Leitsymptom *Klopfschmerz im Nierenlager*) wird unverzüglich eine Urinkultur mit einem Antibiogramm angelegt
· Es fehlen die Entzündungswerte: Leukozyten (Leukozytose?), CRP? ggf. auch BSG
· Bei ausgeprägter Klinik sofortige kalkulierte Antibiose mit Fluorchinolonen (z. B. Ciprofloxacin 500 mg 1-0-1) und im Verlauf Antibiogramm gerechte Anpassung

Laborergebnisse

Serum:
Natrium 140 mmol/l (136–145)
Kalium 4,1 mmol/l (3,5–4,8)
Calcium 8,8 mg/dl (8,8–10,6)
Phosphat 3,7 mg/dl (2,1–4,1)
Chlorid 98 mmol/l (97–108)
Creatinin 1,4 mg/dl (0,6–1,2)
Harnstoff 20 mg/dl (8—21)
Glukose 81 mg/dl (60–100)
Gesamteiweiß 6,0 g/dl (6,6–8,3)
Cholesterin 239 mg/dl (140–240)
Bilirubin ges. 0,9 mg/dl (≤ 1,2)
Albumin 2,5 g/dl (3,5-5,5)

Urin:
pH-Wert 5 (5–7)
Protein +++
Hämoglobin ++
Granulozytenesterase +
Glukose, Ketonkörper negativ
24-Stunden-Sammelurin 1.000 ml

Urin-Sediment:
Leukozyten 5–10 /µl (< 10)
Erythrozyten > 20 /µl (< 5)
Plattenepithel 1–4
Nierenepithel 10
Granulozytenzylinder 5–10
Hylinezylinder 1–4
Bakterien (Nitrit) +
Urin-Protein 3,0 g/d (≤ 0,06)

Prüfer: **218**
Beurteilen Sie den vorliegenden Laborbefund, den U-Status und das U-Sediment!

Antwort:
· Creatinin-Clearance beeinträchtigt
· Proteinurie

· Granulozytenesterase im Urin
· Erythrozyten im Urin, Epithelien sowie hyaline und granulierte Zylinder

Anm.: Creatinin mit 1,4 mg/dl erhöht. Bei 70 kg KG ergibt sich eine GFR nach MDRD von 71 ml/min.

219 Prüfer:
Welche diagnostischen Hinweise erhalten Sie?

Antwort:
· Creatinin-Clearance beeinträchtigt → Nierenschädigung
· Proteinurie durch verminderte Rückresorptionsfähigkeit der Niere
· Granulozytenesterase im Urin spricht für eine entzündliche Reaktion
· Erythrozyten im Urin, Epithelien sowie hyaline und granulierte Zylinder deuten auf Glomerulonephritis

220 Prüfer:
Mit welcher weiteren Untersuchung könnten Sie Ihre Verdachtsdiagnose absichern?

Antwort:
· Biopsie
· Elektrophorese der Proteine

221 Prüfer:
Wie sehen die **Erythrozyten im Urinsediment** des Patienten aus?

Antwort:
dysmorph

Kommentar:
Bei den dysmorphen Erythrozyten sind besonders die **Akanthozyten** typisch für einen glomerulären Schaden.

222 Prüfer:
Können Sie eine Erklärung für die geschwollenen Augenlider geben?

Kommentar:
Der **Albuminmangel** reduziert deutlich den onkotischen Druck, damit kann viel Wasser in das Gewebe übergehen. Es bilden sich **Ödeme**, besonders gut sichtbar an den Augenlidern!

Fallbeispiel

Eine 63-Jährige leidet seit Wochen an einer Thrombose im rechten Bein. Wegen zusätzlicher (generalisierter) Gliederschmerzen geht sie in die Klinik.

Laborergebnisse

Serum:
Natrium 136 mmol/l (136–145)
Kalium 2,9 mmol/l (3,5–4,8)
Calcium 7,8 mg/dl (8,8–10,6)
Phosphat 2,4 mg/dl (2,1–4,1)
Chlorid 92 mmol/l (97–108)
Creatinin 1,8 mg/dl (0,6–1,2)
Harnstoff 48 mg/dl (8—21)
Harnsäure 8,5 mg/dl (3,5–7,4)
Glukose 178 mg/dl (60–100)
Gesamteiweiß 5,9 g/dl (6,6–8,3)
Cholesterin 789 mg/dl (140–240)
γ-GT 35 U/l (< 19)
AT III 35 % (80–130)
Albumin 2,4 g/dl (3,5–5,5)
Thrombozyten 437.000/μl (150.000–350.000)
Leukozyten 14.600/μl (4.000–11.000)

Urin:
Urin-Protein 3,5 g/d (≤ 0,06)

Prüfer: 223
Welche Laborbefunde geben wichtige Hinweise zur Diagnosestellung?

Antwort:
· Creatinin erhöht → Nierenfunktion beeinträchtigt
· erhöhte Cholesterol- und Triglycerid-Werte
· erhöhte γ-GT
· Thrombozytose, Leukozytose
· Proteinurie
· Hypoalbuminämie
· AT III vermindert
· Nephrotisches Syndrom

Prüfer: 224
Wie können Sie die erhöhten **Cholesterol-** und **Triglycerid-Werte** erklären?

Antwort:
Hinweis auf möglichen toxischen Leberschaden.

Kommentar:
Eine **Hyperlipidämie** ist eine typische Begleiterscheinung beim **nephrotischen Syndrom**. Der Albuminmangel verhindert den ausreichenden Abtransport zur Leber und führt zu einer Kumulation im Blut.

225 **Prüfer:**
Welche Folgen hat die **Hypalbuminämie**?

Kommentar:
· **Albumin** hat einen Anteil von 50–60 % an den Plasmaproteinen und verursacht etwa 80 % des onkotischen Drucks! → Hypalbuminämie (insbesondere bei < 2,5 g/dl) führt zu Ödemen!
· Viele Substanzen liegen im Blut größtenteils *Albumingebunden* vor. Bei einer **Hypoalbuminämie** ist die Konzentration der freien Stoffe daher höher. Betroffen sind z. B. Bilirubin, Fettsäuren, Hormone und Arzneimittel

226 **Frage:**
Was sind die **Ursachen** für eine **Hypalbuminämie**?

Kommentar:
· Ursache für eine **Hypalbuminämie** ist entweder eine verminderte Bildung von Albumin (durch chronische Leberschäden oder Mangelernährung) oder ein Albuminverlust durch akute Entzündungen, Verbrennungen, Nierenschäden oder Enteropathien
· Vor allem im dritten Trimester tritt in der Schwangerschaft eine physiologische Hypalbuminämie (Proteinurie mit überwiegender Albuminurie) auf, die für die Schwangerschaftsödeme verantwortlich ist. Ursachen sind das erhöhte Plasmavolumen (Verdünnung) bei gleichzeitig erhöhter glomerulärer Durchlässigkeit mit vermehrter renaler Ausscheidung von Albumin

227 **Prüfer:**
Wie erklären Sie sich die **Thromboseneigung der Patientin**?

Antwort:
Thrombozytose, vermindertes AT III

Kommentar:
Durch die Hypalbuminämie bzw. **Proteinurie** kommt es auch zu einem Flüssigkeitsverlust und zu einem **Verlust an Antithrombin (AT)**. Da die hemmende Wirkung des AT auf die Blutgerinnung wegfällt, kommt es zu Thrombosen, insbesondere in den Nierengefäßen mit zunehmender Niereninsuffizienz

Prüfer: 228
Halten Sie eine **Serum- bzw. Urin-Elektrophorese** für sinnvoll und welches Ergebnis erwarten Sie?

Kommentar:
Im Grunde sind **Elektrophoresen** hier nicht sinnvoll, da es es zwar günstige, aber nur orientierende Untersuchungen sind. Besser sind die quantitativen Einzelmessungen im Blut von Albumin und Antithrombin (evtl. noch Gesamteiweiß) und im Urin der Leitproteine (Myoglobin, Bence-Jones-Proteine, α-1-Mikroglobulin, β-2-Mikroglobulin, Albumin, IgG und α-2-Makroglobulin s. auch S. 81)
  - In der **Serumeiweißelektrophorese** wird sich ein deutlich erniedrigter Albuminpeak (Peak 1, Abb.9.1, Seite 141) zeigen. Das verminderte AT führt zu einem niedrigeren α-2-Peak (Peak 3, Abb.9.1, Seite 141)
  - Mit der **Urin-Elektrophorese** ist eine Protein-Differenzierung und damit auch eine Unterscheidung der Proteinurie (prärenal, glomerulär, tubulär und postrenal) möglich

9.5.2. Nephrotisches Syndrom

Prüfer: 229
Wie zeigt sich ein **nephrotisches Syndrom** in +
der Elpho?

Antwort:
· Proteinurie > 3 g/d, Hypoproteinämie, Albumin < 2,5 g/dl
· In der Elpho: Albumin und γ-Globulin niedrig, relative Zunahme von α-2- und β-Globulin
· AT (III) niedrig, dadurch erhöhtes Thromboserisiko

230 Prüfer:

Was sind die Ursachen für ein **nephrotisches Syndrom?**

Kommentar:

· Schädigung der Glomeruli und damit deutliche **Proteinurie** (Eiweißverlust im Urin)

· Häufigste Ursache beim Kind ist die **Minimal-Change-Glomerulonephritis** (> 90 %)

· Beim Erwachsenen ist es die membranöse Glomerulonephritis (30 %), die Minimal-Change-Glomerulonephritis (20 %) und die Fokal segmentale Glomerulonephritis (15 %)

9.5.3. Nierendiagnostik

231 Prüfer:

Creatinin-Clearance-Formel?

Kommentar:

$$\text{Creatinin-Clearance} = \frac{\text{Crea}_{Urin} \cdot \text{Volumen}_{Urin}}{t[min] \cdot \text{Crea}_{Serum} \cdot \text{Körperoberfläche}[m^2]}$$

232 Frage:

Welche Einschränkungen gibt es für die **Creatinin-Clearance?**

Kommentar:

! · **Wichtig** ist das exakte Sammeln des Urins über 24 Stunden: Nach vollständiger Entleerung wird der komplette Harn für 24 Stunden gesammelt!

· Bei normaler oder gering eingeschränkter Nierenfunktion ist der Anteil des tubulär sezernierten Creatinins gegenüber der glomerulär filtrierten Menge gering. Bei schwerer Nierenfunktionseinschränkung kann der tubulär sezernierte Anteil über 50 % der ausgeschiedenen Creatinin-Menge betragen, die **GFR** wird dadurch unter Umständen erheblich überschätzt. Liegt die GFR unter 30 ml/min, sollte daher zusätzlich die **Harnstoff-Clearance** bestimmt werden. Harnstoff wird im Gegensatz zu Creatinin tubulär rückresorbiert, die Harnstoff-Clearance unterschätzt daher die GFR. Durch den Mittelwert zwischen Creatinin- und Harnstoff-Clearance kompensieren sich die Fehler beider Messungen teilweise

Prüfer: 233

Erklären Sie die **enzymatische Creatinin-Bestimmung** im Vergleich zur **Jaffe-Methode.** Was sind die Unterschiede? Gibt es **Störfaktoren?**

Kommentar:

· Die **Jaffe-Methode** ist ein kinetischer Farbtest:
   - **Reaktion:** Creatinin + Pikrinsäure (im alkalischen Milieu) $\longrightarrow$ Creatinin-Pikrat-Komplex (orangerote Verbindung)
   - **Messprinzip:** Photometrische kinetische Messung der Farbkomplexe. Es werden auch Nichtcreatininchromogene gebildet. Da diese unspezifischen Reaktionen langsamer ablaufen (erst nach 10 Minuten), erfolgt die Extinktionsmessung nach 2 Minuten bei 492 nm

· **Enzymatische Methoden** bieten eine höhere Spezifität da es nicht zu einer Reaktion mit Pseudocreatininen kommt. Beispiel-Messreaktion:
   - **Creatinin** + H_2O $\xrightarrow{\text{Creatinase}}$ in **Creatin**
   - **Creatin** + H_2O $\xrightarrow{\text{Creatinase}}$ **Sarcosin** + Harnstoff
   - **Sarcosin** + H_2O $\xrightarrow{\text{Sarcosinoxidase}}$ Formaldehyd + Glycin + H_2O_2
   - H_2O_2 + 4-Aminophenazon + HTIB $\xrightarrow{\text{Peroxidase}}$ **Farbstoff** + H_2O
   - Der Farbstoff entspricht der Menge an Creatinin und wird photometrisch bei 510 bzw. 546 nm gemessen

9.5.4. Proteindiagnostik

Prüfer: 234

Wie ist der Grenzwert der **Mikroalbuminurie?**

Kommentar:

Bei der **Mikroalbuminurie** kommt es zur Ausscheidung einer geringen Menge an Albumin: **20–200 mg/l** (30–300 mg/Tag). Häufigkeit in der Normalbevölkerung nur etwa 5–7 %, bei Diabetes mellitus oder Bluthochdruck jedoch bei 10–40 %.

Frage: 235

Warum ist die **Albuminurie** wichtig?

Kommentar:

· Die Höhe der **Albuminausscheidung** ist ein unabhängiger Risikofaktor für Nierenerkrankungen, Herz-Kreislauf-Erkrankungen (Herzinfarkt, Schlaganfall) und die Mortalität

· Eine therapeutische Verringerung der Albuminausscheidung führt zur Risikoreduktion der Folgeerkrankungen. Die **Mikroalbuminurie** ist noch reversibel und therapeutisch beeinflussbar. Die **Makroalbuminurie** weist auf ein prognostisch ungünstiges Spätstadium der Nephropathie hin

236 Prüfer:

Lässt sich die **Mikroalbuminurie** mit einem Teststreifen nachweisen?

Antwort:

Teststreifen nur > 150–300 mg/l Albumin; normal < 150 mg/Tag

Kommentar:

Ein **Urinteststreifen** kann nur eine **Makroalbuminurie** (> 300 mg/Tag) sicher erkennen. Bei einer Mikroalbuminurie bleibt der Teststreifen meist negativ.

237 Prüfer:

Was ist α-**1-Mikroglobulin**?

Kommentar:

· α-**1-Mikroglobulin** wird in der Leber gebildet. Es bindet und baut den Häm-Anteil des Hbs ab. Bei einer tubulären Schädigung wird α-1-Mikroglobulin vermehrt in den Urin ausgeschieden und ist dann dort nachweisbar! Bei intakten Tubuli wird α-1-Mikroglobulin tubulär rückresorbiert

· Bei glomerulären Schäden mit verminderter glomerulären Filtration und dadurch erhöhter Serumkonzentration kann es bei Überschreitung der Resorptionsfähigkeit der Tubuli vermehrt ausgeschieden werden = **Überlaufproteinurie**

238 Prüfer:

Welche Bedeutung hat das **Transferrin**?

Kommentar:

· Der **Transferrinanteil** im Blut beträgt etwa 4 %. Es ist daher das **vierthäufigste Protein** im Plasma. Die Hauptaufgabe ist der Eisentransport. In der Elpho läuft Transferrin in der Beta-Fraktion

· Normalerweise liegt die Eisen-Transferrinsättigung bei 25–30 % (Transferrinspiegel 200–400 mg/l). Erniedrigte Transferrinspiegel finden sich bei Eisenmangel (< 16 %) und Schwangerschaft. Erhöhte Spiegel (> 55 %) bei chronischen Entzündungen, Eisenüberladungen und Tumorerkrankungen

· **Transferrinsättigung** = (Serum-Eisen in mg/dl / Transferrin in mg/dl) · 70,9

239 Frage:

Für was ist die Bestimmung des **löslichen Transferrinrezeptors** interessant?

Kommentar:

· Der **lösliche Transferrinrezeptor (sTfR)** spiegelt die Anzahl der Rezeptoren auf den Zellmembranen – davon 80–95 % auf Erythropoesezellen – wider und ist dadurch ein gutes Maß für den Eisenbedarf

· Bei Eisenmangel steigt die sTfR-Konzentration (Erythropoesezellen exprimieren mehr Rezeptoren), bei hämolytischen Anämien erhöht sich die Anzahl der Erythropoesezellen und Konzentration an sTfR steigt

240 Prüfer:

Was versteht man unter **SDS-Page**?

Kommentar:

· Bei der **SDS-Polyacrylamidgel-Elektrophorese** werden Proteine durch die Molekülgröße aufgetrennt. Verwendung zur Differenzierung zwischen tubulären und glomerulären Nierenschädigungen

· Zur Auftrennung werden denaturierte Proben auf ein Gel aus Polyacrylamid geladen, das in einem Elektrolyten (SDS-haltiges TRIS-Glycin-Puffersystem) eingelegt ist. Durch eine elektrische Spannung wandern die negativ geladenen Proben durch das Gel. Das Gel wirkt dabei wie ein Sieb, kleine Proteine wandern relativ leicht durch die Maschen des Gels, während große Proteine eher zurückgehalten werden und dadurch langsamer wandern

· Am Ende sind alle Proteine nach ihrer Größe sortiert und können durch weitere Verfahren (Färbungen, wie z. B. Coomassiefärbung oder Silberfärbung, immunologische Nachweise, wie z. B. beim Western Blot) sichtbar gemacht werden. Zusätzlich zu den Proben wird meistens ein Größenmarker auf das Gel geladen. Dieser besteht aus Proteinen von bekannter Größe und ermöglicht dadurch die Abschätzung der Proteingröße der eigentlichen Proben

9.5.5. Proteindifferenzierung

241 Frage:
Was ist eine **Mikroalbuminurie**?

Kommentar:
Eine **Mikroalbuminurie** liegt bei einer Albumin-Ausscheidung im Urin von mehr als 30 mg/Tag und weniger als 300 mg/Tag bzw. im 2. Morgenurin bei Werten über 20 mg/g Creatinin vor.

242 Frage:
Was machen Sie bei einem **erhöhten Gesamteiweiß im Urin**?

Kommentar:
Eine pathologische Protein-Ausscheidung (> 150 mg/Tag) im Urin nennt man **Proteinurie**. Man unterscheidet zwischen einer transienten Proteinurie (eher gutartig, bei Fieber, starker Anstrengung, nach Operationen, langem Stehen) und persistierender Proteinurie (Ausschluss glomerulärer bzw. tubulärer Nierendysfunktion, extrarenale Erkrankung).

243 Frage:
Wie funktioniert eine **Proteindifferenzierung**?

Kommentar:
· Das **Proteinmuster** im Urin erlaubt Rückschlüsse auf den Schaden: Bei einem Glomerulumschaden (selektiv und unselektiv) kommt es zu vermehrter Albuminausscheidung. Bei tubulärer Schädigung findet sich im Endurin vermehrt kleine Proteine wie α-1- und β-2-Mikroglobulin
· Bei **selektiven glomerulären Störungen** findet sich Albumin und Transferrin im Urin

· Bei **unselektiven glomerulären Störungen** zusätzlich auch IgG (150 kD) und andere große Proteine
· Bei der **tubulären Proteinurie** kann eine inkomplette Störung mit α-1-Mikroglobulin im Urin und eine komplette Störung mit α-1-Mikroglobulin und β-2-Mikroglobulin unterschieden werden
· Proteine mit einer Molekulargewicht < 40 kDa passieren frei die Basalmembran der Glomeruli
· Proteine zwischen 40 und 67 kDa werden ladungsabhängig glomerulär filtriert und tubulär rückresorbiert
· Bei Schädigung der **glomerulären Basalmembran** werden auch größere Proteine ausgeschieden
· Typisch für eine **postrenale Proteinurie** ist die Ausscheidung von α-2-Makroglobulin (720 kDa), das aufgrund seiner Größe (auch bei glomerulären Schäden) nie filtriert werden kann

Frage: 244
Was sind die **Leitproteine** der **Proteinuriediagnostik**?

Kommentar:
· Hb, Myoglobin, Bence-Jones-Proteine sprechen für eine prärenale Proteinurie
· **α-1-Mikroglobulin** mit 33 kD: kleines Protein, wird normalerweise frei filtriert und tubulär rückresorbiert → Anstieg spricht für tubuläre Schädigung (nur α-1-Mikroglobulin = inkomplette tubuläre Schädigung, β-2-Mikroglobulin = komplette tubuläre Schädigung)
· **Albumin** mit 67 kD und **Transferrin** mit 76 kD: Anstieg spricht für selektive glomeruläre Proteinurie
· **IgG** mit 150 kD: großes Protein, das normalerweise nicht glomerulär filtriert wird! → Anstieg spricht für eine unselektive glomeruläre Proteinurie
· **α-2-Makroglobulin** mit 725 kD: sehr großes Protein, das auch bei geschädigten Glomeruli nicht filtriert werden kann → α-2-Makroglobulin im Urin spricht für eine postrenale Proteinurie (z. B. durch eine Blutung)

Frage: 245
Welche Ursachen gibt es für eine **Proteinurie**?

Kommentar:

- **Prärenale Proteinurie** (Störung liegt vor der Niere): Monoklonale Gammopathie, Herzinsuffizienz, Nierenvenenthrombose, orthostatische Proteinurie, Entzündungen, myeloische Leukämie, Hämolyse, Muskelschaden
- **Renale Proteinurie:**
  - Schädigung der Glomerula: Glomerulopathien, entzündliche und abakterielle Glomerulonephritiden, diabetische- / IgA-Glomerulonephritis
  - Erkrankungen des tubulären Systems und des Interstitium = Rückresorption kleinmolekularer Proteine in den Nierentubuli ist vermindert: Tubulusnekrose, angeborene Tubulusdefekte, toxische Schäden (Blei, Quecksilber), Nephritis
  - Erkrankungen der Blutgefäße können zu glomerulären und tubulären Schäden führen: vaskuläre Nierenerkrankungen (Nierenarterienstenose, Nierenvenenthrombose, hämolytisch-urämisches Syndrom (HUS))

9.5.6. glomeruläre Filtrationsrate (GFR)

246 Frage:

Was ist die **GFR**?

Kommentar:

Die **glomeruläre Filtrationsrate (GFR)** ist das Gesamtvolumen an Primärharn, das von beiden Nieren (Glomeruli) pro Minute oder pro Tag filtriert wird.

247 Frage:

Wie viel **Primärharn pro Tag** ist das?

Kommentar:

Bei einem Nierengesunden sind es etwa **120 ml/min = 170 l/Tag.** Die GFR sinkt im Alter und bei Nierenerkrankungen.

248 Frage:

Bestimmung der GFR über die **Creatinin-Clearance**?

Kommentar:

- Aus einer Patientenblutprobe und einem 24-Stunden-Sammelurin wird die Creatininkonzentration bestimmt (Angabe des gesammelten Volumens notwendig)

- **Creatinin-Clearance**

$$= \frac{Crea_{Urin} \cdot Volumen_{Urin}}{t[min] \cdot Crea_{Serum} \cdot Körperoberfläche[m^2]}$$

249 Frage:

Nachteile der **Creatinin-Clearance**?

Kommentar:

- Der **24-Stunden-Sammelurin** ist lästig für die Patienten (und die Praxis), Fehler beim Sammeln sind nicht selten (24 Stunden exakt einhalten, Blase vor Sammelbeginn entleeren!)
- Bei schwerer Nierenfunktionsstörung steigt der Anteil des tubulär sezernierten Creatinins auf über 50 % an, daher wird die GFR falsch hoch geschätzt und bei Werten < 30 ml/min nicht zuverlässig gemessen. Sinnvoll kann hier evtl. die ergänzende Messung der Harnstoff-Clearance sein

250 Frage:

Gibt es Alternativen zur **Creatinin-Clearance**?

Kommentar:

Ja, anhand großer Studien wurden Näherungsformeln zur Abschätzung der GFR aus dem Serumkreatinin erstellt.

251 Frage:

Welche **Näherungsformeln für die GFR** sind Ihnen bekannt?

Kommentar:

- **Chronic Kidney Disease Epidemiology Collaboration (CKD-EPI)-Formel**
  - Die **CKD-EPI-Formel** ist relativ neu und wurde erst 2009 veröffentlicht
  - Die Formel berücksichtigt Alter, Hautfarbe, Geschlecht und Creatininbereiche
- **Modification of Diet in Renal Disease (MDRD)-Formel**
  - **MDRD-Formel** gibt es seit 1989. Üblich ist die Formel mit vier Variablen: Alter, Geschlecht, Hautfarbe und Serumkreatinin
  - Die Körperoberfläche (-gewicht) wird nicht berücksichtigt, stattdessen wird mit 1,73 m^2 Körperoberfläche gerechnet

252 Frage:

Welche Vorteile hat die **CKD-EPI-Formel** gegenüber der **MDRD-Formel**?

Kommentar:

· MDRD- und CKD-EPI-Formel nutzen die gleichen Parameter, dabei *schätzt* die CKD-EPI-Formel die GFR in höheren Bereichen aber besser, da unterschiedliche Creatininbereiche berücksichtigt werden

· Die **CKD-EPI-Formel** bringt nur einen relevanten Vorteil für den GFR-Bereich > 45 ml/min, der GFR-Bereich < 45 ml/min (entsprechend den CKD-Stadien 3b bis 5) unterscheidet sich nicht wesentlich von der MDRD-Formel!

· Der Einsatz der **CKD-EPI-Formel** reduziert die Prävalenz der Diagnose **Chronische Nierenerkrankung** um 1,6 % (von 13,1 auf 11,5 %)

253   Frage:

Wie können Sie die **GFR bei Kindern** näherungsweise bestimmen?

Kommentar:

· Berechnung der GFR z. B. mit der **Counahan-Barratt-Formel**:

   GFR [ml/min/1,73 m^2] = 0,43 · Körperlänge [cm] · Creatinin$_{Serum}$ [mg/dl]

· GFR Berechnung mit **Cystatin C** (gültig für Kinder ab 1 Jahr und Erwachsene bis 70 Jahre[3]):

   eGFR = 130 · Cystatin C$^{-1.069}$ · Alter$^{-0.117}$ - 7

254   Frage:

Was sind die **Grenzen der Näherungsverfahren**?

Kommentar:

· Bisher gibt es keine **optimale GFR-Schätzung** für Patienten mit akuter Nierenfunktionsverschlechterung, diabetischer Nephropathie, schwerer Adipositas, stark reduzierter Muskelmasse (Amputation, Kachexie), bei massiver Zufuhr von Proteinen (z. B. Bodybuilder) oder niedriger alimentärer Creatininzufuhr (z. B. Vegetarier)[4]

· Die GFR wird immer auf 1,73 m^2 Körperoberfläche bezogen, d.h. die Einheit ist eigentlich ml/min/1,73 m^2!

---

[3]A. Grubb, et al. Generation of a New Cystatin C–Based Estimating Equation for Glomerular Filtration Rate by Use of 7 Assays Standardized to the International Calibrator Clin Chem. 2014 Jul;60(7):974-86

[4]Quelle: Deutsche Gesellschaft für Nephrologie, www.dgfn.eu

· **Cystatin C** hat viele Vorteile: Es ist für Kinder ab 1 Jahr geeignet, unabhängig von Geschlecht, Muskelmasse und Proteinaufnahme. Die Bestimmung von Cystatin C ist aber deutlich teurer als die von Creatinin!

Cystatin C

Prüfer: 255

Was sind die Vorteile und Nachteile von **Cystatin C**?

Kommentar:

· **Cystatin C** wird im Gegensatz zu Creatinin nicht durch die Muskelmasse oder Ernährung beeinflusst. Cystatin C wird in allen kernhaltigen Zellen gebildet und steigt bereits bei kleinen Einschränkungen der glomerulären Filtrationsleistung (< 80 ml/min) an. Vorteile gegenüber der Creatinin-Clearance ist das Vermeiden von Sammelurin

· **Hauptnachteil** gegenüber Creatinin ist der etwa 10-fach höhere Preis für eine Bestimmung (Cystatin C GOÄ 26,23 €, Creatinin GOÄ 2,33 €!) → dies verhindert (noch) einen flächendeckenden Einsatz

Fallbeispiel: Vancomycin

> **Fallbeispiel**
>
> Ein 60-Jähriger benötigt eine Vancomycin-Therapie bei deutlich eingeschränkter Nierenfunktion (Serum-Creatinin: 2,0 mg/dl).

Frage: 256

Wie müssen Sie die **Medikamentendosierung** anpassen?

Kommentar:

· Wichtig für die Vancomycindosierung ist die GFR. Bei einem Creatinin von 2,0 und einem 60-jährigen Mann ergibt sich nach der MDRD-Formel eine GFR von 34 ml/min/1,73 m^2 (nach der CKD-EPI-Formel eine GFR von 35), also eine **moderate bis schwere Einschränkung der Nierenfunktion**

· Die Startdosis bleibt bei 1.000 mg, das Dosierungsintervall für die weiteren 1.000 mg wird aber von 12 auf 24 oder 48 Stunden erhöht. Außerdem werden Spiegelbestimmungen am 3. Tag vor der Gabe (**Talspiegel**) durchgeführt

9.6. Urindiagnostik

9.6.1. Präanalytik

257 **Prüfer:**

Die **Präanalytik** ist in der **Urinanalytik** von großer Relevanz. An welchen präanalytischen Fehler denken Sie sofort, wenn Sie im **Urinsediment** zahlreiche Plattenepithelien finden?

Kommentar:

· **Epithelzellen** finden sich häufig im Urin. Sie weisen primär auf eine unzureichende Urinsammeltechnik hin und stammen aus der distalen Urethra (also kein Mittelstrahlurin) oder bei Frauen als Kontamination aus der Vagina

· **Renale Tubuluszellen** sind von diagnostischer Bedeutung. Sie sind, wenn sie nicht in Zylindern gefunden werden, schwer von Übergangsepithelien zu unterscheiden. Einige wenige renale Tubuluszylinder kommen im normalen Urin vor, eine größere Zahl spricht jedoch für einen tubulären Schaden, z. B. akute tubuläre Nekrose, tubulointerstitielle Nephropathie, Nephrotoxine, nephrotisches Syndrom

9.6.2. Glukose im Urin

258 **Frage:**

Welche Ursachen gibt es für einen positiven **Glukosetest** im Urin?

Kommentar:

· Eine unphysiologisch hohe Glukoseausscheidung im Urin (> 65 mg/Tag) bezeichnet man als **Glukosurie**. Die Glukosurie tritt beim Überschreiten der **Nierenschwelle** auf. Gründe können hierfür sein:
  - Hoher Blutglukose-Spiegel bei Diabetes mellitus (DM) oder unmittelbar nach einer kohlenhydratreichen Mahlzeit (Blutzuckerspiegel > 160 mg/dl)

  - Viel Glukose im Primärfiltrat (Primärharn) bei durchlässiger Glomerulummembran oder weil viel Primärharn abgepresst wird (Schwangerschaft, Hyperthyreose, Phäochromozytom)
  - (Zu) geringe Glukose-Reabsorption aus dem Tubulus-System (Tubulopathie, deutlich fortgeschrittene Nierenschädigung oder angeborene Störung der Glukosetransporter in den Tubuli)

Frage: 259

Was bedeutet das in der Praxis?

Kommentar:

· Ein Glukose-Nachweis im Urin ist günstig und einfach durchführbar (in der Praxis auch ohne Fachkenntnisse), aber **weder besonders sensitiv noch spezifisch**! Probleme sind:
  - Ältere Menschen können auch ohne Glukose im Urin einen DM haben!
  - Nicht jede Schwangere mit Glukose im Urin hat einen Gestationsdiabetes mellitus (GDM)! Nur etwa 7–27 % der Schwangeren[5] mit einem GDM haben auch eine **Glukosurie**
  - Der PPW betrug 7–13 % (Spezifität 84–98 %) → Diabetes-Screening über den Urin ist billig, aber nicht gut!
  - Diabetiker mit (schwerer) glomerulärer Schädigung, aber funktionierender tubulärer Glukose-Rückresorption können trotz hoher Blutzuckerwerte (noch) einen negativen Teststreifenbefund haben → durch die geschädigten Glomeruli wird nur so wenig Glukose filtriert, dass das tubuläre System keine Probleme mit der vollständigen Rückresorption hat!

9.6.3. Urindiagnostik

Frage: 260

Was gehört zur **Urin-Basisdiagnostik**?

Kommentar:

· **Urinteststreifen** als semiquantitativer Schnelltest: Erythrozyten / Hb, Glukose, Ketonkörper, Ascorbinsäure, Protein, Leukozyten, Nitrit, Dichte, pH-Wert, Bilirubin, Urobilinogen

---

[5]www.deutsche-diabetes-gesellschaft.de/fileadmin/ Redakteur/Leitlinien/Evidenzbasierte_Leitlinien/ Gestationsdiabetes_EbLL_Endfassung_2011_08_11_.pdf

· **Urinsediment** zur Abklärung bei auffälligem Teststreifen: Erythrozyten < 2, Leukozyten < 5, keine bis wenige hyaline Zylinder, vereinzelt Plattenepithelien, keine Nierenepithelien, Kristalle, Zylinder

261 **Frage:**

Welche Substanz stört den **Urinstix**?

Kommentar:

Ascorbinsäure kann in den Testfeldern für Blut (Hb), Glukose, Bilirubin und Nitrit durch seine reduzierenden Eigenschaften zu falsch niedrigen oder falsch negativen Ergebnissen führen!

262 **Frage:**

Wie klären Sie eine **Proteinurie** weiter ab?

Kommentar:

· Eine **Proteinurie** muss immer abgeklärt werden. Anhand der Untersuchung von Markerproteinen kann der Ort der Schädigung festgestellt werden

· **Albumin** als Marker für einen selektiven glomerulären Schaden, IgG für einen unselektiven glomerulären Schaden und **α-1-Mikroglobulin** als Marker für tubulären Schaden

263 **Frage:**

Wie können Sie bei einer **Hämaturie** die Blutungsquelle lokalisieren?

Kommentar:

· **Dreigläserprobe:** Während einer Miktion werden drei Gläser nacheinander gefüllt. Bei einer Blutung in der Urethra ist nur das erste Glas blutig, bei einer Blutung in der Blase die ersten beiden Gläser und bei einer Blutung im Nierenbecken sind alle drei Gläser blutig

· **Mikroskopische Untersuchung im Urinsediment:** Bei glomerulär bedingten Blutungen finden sich meist dysmorphe Erythrozyten (**Anulozyten**, **Akanthozyten**)

264 **Prüfer:**

Bei der **Beurteilung der Einzelproteine** im Urin ist der Bezug **mg-Protein/g-Creatinin** bevorzugt. Wo liegen die Vorteile gegenüber der üblichen Einheit mg-Protein/l?

Kommentar:

· Für den **Bezug der Proteine auf das Volumen** (Protein pro Liter) benötigt man zwingend 24-Stunden-Sammelurin mit Angabe der gesammelten Menge! Der 24-Stunden-Sammelurin ist aber eher unbeliebt bei den Patienten und schwierig mit der Einsenderpraxis umzusetzen

· Bezieht man die Proteine anstatt auf das Urinvolumen auf den Creatininwert im Urin, kann der viel einfacher zu gewinnende Spontanurin verwendet werden

9.7. Leber

Leberwerte

GOT = AST: w < 35 U/l, m < 59 U/l
GPT = ALT: w < 35 U/l, m < 50 U/l
γ-GT : w < 40 U/l, m < 60 U/l
AP: w 35–105 U/l, m 40–130 U/l
Gesamtbilirubin: bis 1,1 mg/dl
Direktes Bilirubin: < 0,3 mg/dl

9.7.1. Labordiagnostik Leber

Frage: 265

Was bestimmen Sie bei der **Anforderung Leberwerte**?

Kommentar:

AP, **Transaminasen** (GPT, GOT), γ-GT, Bilirubin

Frage: 266

Was bestimmen Sie bei der **Anforderung Cholestase-Werte**?

Kommentar:

· Erhöht sind AP, γ-GT, GOT und GPT

· Direktes Bilirubin steigt im Blut an

· Gallensäure kann auch ansteigen

Frage: 267

Welche Analyte sind zur Diagnostik von **Lebererkrankungen** wichtig?

Kommentar:

Die Basisdiagnostik besteht aus der **Bestimmung der Transaminasen** (GOT, GPT), der γ-GT und der Glutamatdehydrogenase (GLDH). Weitere Leberparameter wie Quick-Wert, AP, CHE ergänzen die Diagnostik je nach Klinik.

268 Frage:

Was bedeuten die **Leberwerte**?

Kommentar:

· Die **GPT** ist nur im Zytoplasma vorhanden. Die γ-GT ist membrangebunden. Bei leichtem Leberschaden steigt daher zuerst die γ-GT (Störungen der Leber und des Gallengangsystems) an
· Die **GOT** ist zu 70 % in den Mitochondrien und nur zu 30 % im Zytoplasma → erst schwere Leberschädigungen führen zu GOT-Anstieg (geringer Anstieg durch die 30 % aus dem Zytoplasma)
· Auswertung als **De-Ritis-Quotient** = GOT/GPT < 1 (GPT höher) spricht für einen leichten Leberschaden, > 1 spricht für einen schweren Leberzellschaden!
· Die **γ-GT** findet sich in der Leber überwiegend in den kanalikulären Segmenten der Hepatozytenmembran und in den Epithelien der intrahepatischen Gallenwege → γ-GT ist ein Leberzellnekrose- und Cholestaseparameter
· **GLDH** ist ein ausschließlich mitochondriales Enzym

269 Frage:

Wie lassen sich **Leberwerte** nach funktionellen Gesichtspunkten einteilen (z. B. in Syntheseleistung, Infektionsparameter)?

Kommentar:

· **Syntheseleistung der Leber:** CHE, Albumin, Quick-Wert (Gerinnungsfaktoren VII, X, V, II, I), Protein S, Protein C
· **Entgiftungsleistung der Leberzellen:** Bilirubin, Ammoniak
· **Gallenstatus:** γ-GT, AP, Leuzin-Aminopeptidase (LAP)
· **Integrität der Leberzellen:** GOT (= AST), GPT (= ALT), γ-GT, GLDH, LDH
· **Tumormarker:** AFP, CEA
· **Infektiöse Hepatitis:**
  - Hepatitis-A, -B, -C,- D, -E-Virus

- Humane Herpesviren: Herpes-Simplex-Virus (HSV), EBV, CMV, Varizella-Zoster-Virus (VZV), ...
- Andere Viren wie Mumps, Röteln, Enterovirus
- Bakterien: Brucellen, Leptospiren, ...
- Protozoen: Toxoplasmose
- Helminthen: Ascaris, Bilharziose
· **Autoimmunhepatitis:**
  - Autoantikörper (AAK): Antinukleäre Antikörper (ANA), Smooth Muscle Antibodies (SMA), Soluble-Liver-Antigen-Antikörper (SLA-AK), Liver-Kidney-Microsomes-Antikörper (LKM-AK), perinukleäre antineutrophile cytoplasmatische Antikörper (pANCA), Anti-Mitochondriale-Antikörper (AMA)
· **Toxische Hepatitis:**
  - Medikamente: α-Methyldopa, Diclofenac, Salicylate, Phenytoin
  - Alkoholbedingte Schädigung: CDT und MCV erhöht
  - **Hämochromatose:** Ferritin, Transferrinsättigung ggf. Genanalyse
  - Morbus Wilson = Kupferspeicherkrankheit: Kupfer im 24-Stunden-Sammelurin, Coeruloplasmin im Serum
· **α-1-Antitrypsin-Mangel:** α-1-Antitrypsin < 0,9 g/l, Genotypisierung

9.7.2. Leberenzyme und Quotienten

> **Merke:**
>
> GOT(T) sitzt auf einem Ast (AST). Damit bleibt GPT = ALT!

Prüfer: **270**

Wie differenzieren Sie eine **obstruktive Hepatitis** von einer **akuten viralen Hepatitis**?

Kommentar:

· Bei der **obstruktiven Hepatitis = Cholestase** findet sich im Blut eine Erhöhung der alkalischen Phosphatase, γ-GT, LAP, Gallensäuren, Cholesterin, Phospholipide. Bilirubin im Blut und Urin. GGT/GPT > 6, **De-Ritis-Quotient** = GOT/GPT > 1
· Bei der **akuten Virushepatitis** ist der Quotient GGT/GPT < 6 und der **De-Ritis-Quotient** = GOT/GPT > 1

271 Prüfer:
Was ist der **Schmidtsche-Quotient**?

Antwort:
- γ-GT/GPT < 2 alle Formen der Hepatitiden
- γ-GT/GPT > 2 Verschluss-Ikterus, alkoholische und biliäre Zirrhose, Alkoholabusus, Lebertumore

Kommentar:
- Der **Schmidtsche-Quotient** wird üblicherweise anders berechnet: Schmidtscher-Quotient = (GOT + GPT)/GLDH → auch **Transaminasen-GLDH-Quotient** genannt
  - < 20 Verschlussikterus, biliäre Zirrhose, Metastasenleber, akute hypoxische Schädigung
  - 20–50 akute Schübe bei chronischer Hepatitis, cholestatische Hepatitiden
  - > 50 akute Virushepatitis (cholestatische Verlaufsform) oder alkoholtoxische Hepatitis, Vergiftungen (z. B. Pilze oder Zytostatika)
- Quotient γ-GT/GPT:
  - < 1 akute Virushepatitis ohne Cholestase oder chronische Hepatitis
  - 1–6 chronische Hepatitis, intrahepatische Cholestase, Zirrhose, Fettleber, primär biliäre Zirrhose (PBC)
  - > 6 extrahepatischer Verschlussikterus, Metastasenleber, akute Alkoholhepatitis, Zirrhose

272 Prüfer:
Wie lässt sich eine **cholestatische Hepatitis** unterscheiden?

Antwort:
- Schmidt Quotient (γ-GT/GPT) > 2 = Cholestase, < 2 = alle Hepatitiden
- Lipoprotein-X (LpX) = abnormes Lipoprotein wandert in der Lipidelpho in der β-Fraktion. LpX spricht für das Vorliegen einer Cholestase

Kommentar:
Lipoprotein-X ist ein Gallenlipid-Apolipoprotein-Komplex und bindet das Enzym γ-GT. Es ist ein sicherer Cholestaseparameter, wird wenige Tage nach Beginn des Gallenstaus nachweisbar und bleibt bis 7 Tage nach Normalisierung des Gallenflusses positiv. Nach Fällung mit Heparin / Magnesiumchlorid kann man LpX in der Lipid-Elektrophorese nachweisen.

Transaminasenerhöhung

Frage: 273
Welche Diagnostik veranlassen Sie bei unklarer **Transaminasenerhöhung**?

Kommentar:
GOT, GPT ergänzend γ-GT und AP.

Frage: 274
Wann sind **Transaminasen** relevant erhöht?

Kommentar:
- Von pathologisch erhöhten Leberwerten spricht man ab dem **2-fachen der Norm**, klinisch relevant z. B. unter einer Medikamentengabe ist häufig das **5-fache der Norm**
- Etwa 2,5 % der Bevölkerung haben erhöhte Transaminasen
- Die Normwerte wurden aus dem Mittelwert $\pm$ 2 Standardabweichungen ermittelt

Frage: 275
Welche Differenzialdiagnosen sind bei **erhöhten Leberwerten** am häufigsten?

Kommentar:
- Bei stark erhöhten Leberwerten **> 10-fache** des Normwerts:
  - Virushepatitis: **HCV (0,6 %)**, Hepatitis-B-Virus (HBV) (0,4 %)
  - Vaskulär?
  - Morbus Wilson (0,03 %)
  - Autoimmunhepatitis: PBC (0,03 %), Autoimmunhepatitis (0,017 %), primär sklerosierende Cholangitis (PSC) (0,005 %)
  - Medikamente, Gifte (0,01 %)
- Bei Werten > 5-fache des Normwerts:
  - **Nicht-alkoholische Steatohepatitis = NASH (20 %)**
  - Alkohol bedingte Hepatitis (1,3 %)
  - Hämochromatose (0,3 %)

Prüfer: 276
Welche Aussage liefert der **De-Ritis-Quotient** und wann ist die Berechnung sinnvoll?

Kommentar:
· Die Berechnung ist nur bei erhöhten Transaminasen sinnvoll!
· **De-Ritis-Quotient = GOT/GPT**
  < 1 akute extrahepatische Cholestase
  = 1 Leberzirrhose, hepatozelluläres Karzinom (HCC)
  > 1 fulminante Verlaufsformen Virushepatitis, chronische Virushepatitis
  > 2 Alkoholhepatitis, Herzinfarkt, Trauma

277 Frage:
Kann der De-Ritis-Quotient als Prognosemarker eingesetzt werden?

Kommentar:
Möglich bei Virushepatitiden: Ein Quotient < 0,7 spricht meist für einen unkomplizierten Verlauf. Ein Quotient > 0,7 für einen schweren Verlauf und > 2 für einen nekrotisierenden Verlauf!

9.7.3. Leber Pathobiochemie

278 Prüfer:
Welche pathobiochemischen Reaktionen der Leber gibt es und was fordern Sie im Labor an?

Kommentar:
· **Zellnekrose:** meist nutritiv-toxisch (Alkohol) oder immunologisch (Infektionen HBV, HCV)
  - GOT, GPT, GLDH → Beurteilung des **De-Ritis-Quotient = GOT/GPT** (> 1 schwere Schädigung)
· **Metabolische Insuffizienz** (Leberzirrhose, Aszites, Ödeme)
  - CHE, Albumin, Quick-Wert für Gerinnungsfaktoren
· **Cholestase:**
  - AP, γ-GT → Quotient γ-GT/GPT > 1
  - direktes Bilirubin wird im Blut retiniert
  - Bilirubin im Urin

9.7.4. Cholestase

279 Frage:
Was ist eine Cholestase?

Kommentar:
Cholestase heißt Stillstand der Galle: die Gallenflüssigkeit fließt nicht und staut sich in den Gallengängen. Es kommt zu einem Ikterus und Symptomen durch den Gallenmangel im Darm.

280 Frage:
Welche Formen der Cholestase lassen sich unterscheiden?

Kommentar:
· **Extrahepatische Cholestase** mit meist mechanischer Abflussbehinderung (Steine, Tumore, narbige Einziehungen)
· **Intrahepatische Cholestase** bei Virushepatitiden, Hämangiomen, Medikamenten und einer Schwangerschaft

281 Frage:
Welche Symptome treten bei der Cholestase auf?

Kommentar:
· **Ikterus** (= Gelbsucht), praktisch nur bei extrahepatischer Cholestase, entfärbter Stuhl (weißer Stuhl durch Fehlen von Stercobilinogen, typisches Zeichen für eine obstruktive Cholestase) und dunkel gefärbter Urin
· Juckreiz, Übelkeit, Müdigkeit, Appetitlosigkeit
· Kolikartige Schmerzen bei verklemmtem Gallenstein

282 Frage:
Welche Labordiagnostik führen Sie bei der Cholestase durch?

Kommentar:
· Empfindlichster Marker für eine **Cholestase** ist die AP und die γ-GT
· Zusätzliche Bestimmung des direkten und des indirekten Bilirubins

9.7.5. Bilirubin

283 Frage:
Was versteht man unter dem direkten bzw. indirekten Bilirubin?

Kommentar:

- Das **direkte Bilirubin** entspricht dem **konjugierten Bilirubin**, es wird in der Leber an Glucuronsäure gebunden um es wasserlöslich zu machen!
- Das **indirekte Bilirubin ist unkonjungiertes Bilirubin** und nicht wasserlöslich

284 **Prüfer:**

Was sind Ursachen einer **Bilirubinerhöhung**?

Antwort:

Hunger, Morbus Gilbert-Meulengracht, nach Fasten und Stress steigt das Bili

Kommentar:

- **Indirekte Hyperbilirubinämie** (> 80 % des Gesamtbilirubins als indirektes Hyperbilirubin): Hämolyse, Rhabdomyolyse, Verbrennungen, Neugeborenenikterus (CAVE: Spezielle Normwerte) oder als Familiäre Hyperbilirubinämie bei **Morbus Meulengracht** oder **Crigler-Najjar-Syndrom**
- **Direkte Hyperbilirubinämie** bei einem Verschlussikterus (Cholelithiasis, Pankreaskarzinom, Gallengangskarzinom, Gallengangsatresie) oder sehr selten Dubin-Johnson-Syndrom, Rotor-Syndrom
- Hunger, Anstrengung, Operation, Sepsis, Arzneimittel (Pille, Östrogene). Schwangerschaft führt zur Zunahme der Hyperbilirubinämie durch unkonjungiertes (= indirektes) Bilirubin. Andere Arzneimittel (Kortison, Sulfonamide, Cholestyramin), UV-Licht und Austauschtransfusionen führen zur Abnahme des unkonjungierten Bilirubins!

285 **Frage:**

Wie manifestiert sich eine **Hyperbilirubinämie**? Klinische Einteilung?

Kommentar:

- Als Folge einer **Hyperbilirubinämie** (Bilirubin > 2 mg/dl im Blut) entsteht ein **Ikterus** (= Gelbfärbung der Haut, Schleimhäute und der inneren Organe)
- Klinisch wird der Ikterus in einen prähepatischen (hoher Bilirubinanfall durch vermehrten Hämoglobinabbau bei unzureichender Glucoronidierung), intrahepatischen (gestörte Bilirubinsynthese oder intrahepatische Cholestase) und

posthepatischen (extrahepatische Cholestase) Ikterus unterteilt

Frage: 286

Wie lässt sich ein **prähepatischer Ikterus von einem intra- oder posthepatischen Ikterus** unterscheiden?

Kommentar:

- Bei dem intrahepatischen / posthepatischen Ikterus liegt meist > 50 % des Bilirubins als direktes Bilirubin vor
- Beim prähepatischen Ikterus liegt der **Anteil des direkten Bilirubins meist < 20 %**
- Ikterus Einteilung anhand des Urins:
    - **Prähepatisch:** Urobilinogen erhöht, Bilirubin normal
    - **Intrahepatisch:** Urobilinogen erhöht, Bilirubin erhöht
    - **Posthepatisch:** Urobilinogen erniedrigt, Bilirubin normal

9.7.6. AFP

> **MoM-Wert**
>
> Die Abkürzung **MoM** leitet sich von **Multiple Of the Median** ab und bedeutet Vielfaches des Medians oder Zentralwerts. MoM-Werte werden häufig in der Pränataldiagnostik, z. B. bei der AFP-Bestimmung eingesetzt. Hierbei wird für jede Schwangerschaftswoche ein eigener MoM-Wert berechnet. D.h. ein identischer AFP-Wert kann je nach Schwangerschaftswoche einen pathologischen oder normalen MoM-Wert ergeben. **Beispiel Serum-AFP:** Ein MoM-Wert von 1,0 entspricht in der 15. SSW 22 IU/ml, in der 16. SSW 28 IU/ml und in der 20. SSW etwa 48 IU/ml. Normal sind MoM-Werte zwischen 0,5–2,0 MoM.

Prüfer: 287

Wann wird der **AFP-Wert** bestimmt?

Antwort:

Tumormarker, Schwangerschaft (Albumin ähnliche Funktion beim Föten während der Schwangerschaft)

288 Prüfer:

Welche Bedeutung hat der **AFP-Wert in der Schwangerschaft**?

Kommentar:

α-**Fetoprotein (AFP)** dient in der Schwangerschaft der Erkennung von **Neuralrohrdefekten** (Spina bifida oder Anencephalus). Die Blutentnahme erfolgt zwischen SSW 15+0 bis 19+0, Angabe in relativen Einheiten als **MoM-Wert**:
- **AFP > 2,0 MoM** als Hinweis auf einen Neuralrohrdefekt
- **AFP < 0,5 MoM** als Hinweis auf eine Trisomie 21

Fallbeispiel

34-Jährige mit auffälligem α-Fetoprotein (AFP).

Laborergebnisse

HBV DNA 270 IU/ml
HBsAg quantitativ 28 IU/ml (< 0,05)
GOT, GPT, γ-GT unauffällig
AFP 286 kU/l (< 7,5)

289 Frage:

Wie interpretieren Sie den **AFP-Wert**?

Kommentar:
- Das α-**Fetoprotein (AFP)** ist deutlich erhöht!
- Eventuell hat die Patientin eine (chronische) Hepatitis B und das AFP wurde als Tumormarker für ein **HCC** bestimmt
- AFP ist typischerweise **erhöht** bei:
  - Leberzellkarzinom
  - Leberzirrhose, Virushepatitis
  - gastrointestinale Tumore, Bronchialkarzinome und Keimzelltumore

290 Frage:

An was müssen Sie bei einem **hohen AFP** noch denken bei einer **Frau im gebärfähigen Alter**?

Kommentar:
- Ist die Patientin schwanger? → wichtig, da das **AFP** in der Schwangerschaft **physiologisch erhöht** ist. Noch höher ist das AFP bei Mehrlingsschwangerschaften!

- Bei der **Spina bifida** oder der **Anenzephalie** ist das AFP deutlich erhöht und kann zum Screening eingesetzt werden

291 Frage:

Auf Nachfrage erfahren Sie vom Einsender, dass die Patientin **Schwanger in der 29. SSW** ist (Normbereich 88–350 kU/l). Wie interpretieren Sie nun den Befund?

Kommentar:

AFP-Werte nach der 20. SSW (und vor der 15. SSW) sind wegen der großen Schwankungsbreite schwer zu interpretieren. Deshalb werden die **Normbereiche** meist groß gewählt → jetzt ist der AFP-Wert *normal*. Der Hepatologe wird informiert, dass der Wert während der Schwangerschaft nicht verwertbar ist und eine **Kontrolle nach der Schwangerschaft** sinnvoll ist.

9.7.7. α-1-Antitrypsin-Mangel

292 Prüfer:

Was ist α-1-**Antitrypsin**?

Kommentar:

α-1-**Antitrypsin** ist ein **Proteaseinhibitor** im Blutplasma (90 % werden in der Leber synthetisiert) und spielt eine zentrale Rolle bei der Hemmung verschiedener Enzyme, die bei Entzündungsprozessen freigesetzt werden: u. a. Elastase, Trypsin, Chymotrypsin, Plasmin und Thrombin.

293 Frage:

Wozu führt ein α-1-**Antitrypsin-Mangel**?

Kommentar:

Ein Mangel an α-1-**Antitrypsin** führt zu einer unkontrollierten Aktivität der ansonsten gehemmten Enzyme → klinische Relevanz hat vor allem die fehlende Hemmung der **Elastase**. Durch die Elastase wird das Elastin der Lungenalveolen enzymatisch zersetzt. Nach langjährigem Krankheitsverlauf kommt es zu einer Zerstörung der Alveolarsepten und dadurch klinisch zu einem Lungenemphysem.

294 Frage:

Welche Symptome liegen bei einem α-1-**Antitrypsin-Mangel** vor?

Kommentar:

- Typische pulmonale Symptome sind: Husten, progrediente Dyspnoe, Atemwegsobstruktion, Lungenemphysem

- 10–20 % der Patienten mit α-1-Antitrypsin-Mangel haben auch eine Leberbeteiligung. Die abnorm synthetisierten α-1-Antitrypsin-Moleküle der Phänotypen PI*ZZ bilden durch Polymerisation riesige Molekülverbände, das führt zum intrahepatischen Zelluntergang, Inflammation und Zirrhose. Typische Symptome sind: **cholestatischer Ikterus, erhöhte Leberenzyme, Hepatomegalie**

- Häufigste vererbte Lebererkrankung bei Neugeborenen und Kindern

- Erkrankte Erwachsene haben ein höheres Risiko für eine Leberzirrhose oder einen Lebertumor. Nur ein kleiner Teil der Patienten (1–2 %) verstirbt bereits in der Kindheit an den Folgen der Leberzirrhose

295 Frage:
Wie kommt es zum **α-1-Antitrypsin-Mangel**?

Kommentar:

- Vererbung autosomal-rezessiv, Häufigkeit 20–50/100.000

- Verschiedene Phänotypen existieren: PI*MM (PI = Proteaseinhibitor, M = normal), defizienter Phänotyp PI*SS, PI*SZ oder PI*ZZ (schwere Form)

296 Frage:
Welche Labordiagnostik führen Sie bei α-1-Antitrypsin-Mangel durch?

Kommentar:

- Bestimmung des α-1-Antitrypsin aus dem **Serum**. Sinnvoll ist die zeitgleiche Messung des CRPs, da α-1-Antitrypsin ein Akute-Phase-Proteine (APP) ist, wird es bei Entzündungen falsch hoch gemessen! Abschätzung aus der Serumeiweißelektrophorese (α-**1-Zacke**) ist zu unsicher!

- Bei einer verminderten α-1-Antitrypsin-Konzentration kann zur weiteren Diagnostik eine Phänotypisierung des α-1-Antitrypsin erfolgen

9.8. Pankreas

9.8.1. Pankreasfunktion

Frage: **297**
Welche Aufgaben hat das **Pankreas**?

Kommentar:
Die Bauchspeicheldrüse (**Pankreas**) hat mit der Insulinproduktion **endokrine Funktionen** und mit der Sekretion von täglich 1,5 l alkalischem Pankreassekret (Wasser, Bikarbonat, Chlorid und Verdauungsenzymen) auch **exokrine Funktionen**. Proteolytische Enzyme werden als Vorstufen (= Zymogene die im Darm aktiviert werden) ausgeschieden: Trypsin, Chymotrypsin, Elastase und Carboxypeptidase. Amylase und Lipase werden in aktiver Form ausgeschieden.

Frage: **298**
Wie sind die Symptome einer **Pankreasinsuffizienz**?

Kommentar:

- **Exokrine Insuffizienz:** Steatorrhoe, Diarrhö oder Obstipation, Meteorismus und Flatulenz, Übelkeit, Oberbauchschmerz, Nahrungsintoleranz

- **Endokrine Insuffizienz** (Mitbeteiligung bei exogener Insuffizienz möglich): Diabetes mellitus (DM)

Frage: **299**
Wie kann die **exokrine Pankreasfunktion** überprüft werden?

Kommentar:
Die Bestimmung der **Pankreas-Elastase** im Stuhl ist besser als die Bestimmung von Chymotrypsin. Bei der Mukoviszidose finden sich ebenfalls erniedrigte Werte!

Prüfer: **300**
Elastase – Welche Erkrankung?

Kommentar:

- Es gibt zwei verschiedene Formen der **Elastase**: **Pankreas-Elastase** (Elastase 1), **Granulozyten-Elastase** (Elastase 2) aus neutrophilen Granulozyten

- Ein **Elastasemangel** im Stuhl spricht für eine exokrine Pankreasfunktionsstörung mit Störung der Eiweißverdauung. Ein Mangel tritt auf bei der chronischen Pankreatitis, Pankreasinsuffizienz und der zystischen Fibrose

301 Prüfer:

Was ist die **Pankreas-Elastase**?

Kommentar:

Die **Pankreas-Elastase** wird in der Bauchspeicheldrüse als inaktives Proenzym gebildet und exokrin ausgeschieden. Im Dünndarm wird es durch Trypsin gespalten und in die (Pankreas-)Elastase umgewandelt. Die Pankreas-Elastase ist wichtig für die Eiweißverdauung!

9.8.2. Diagnostik bei Pankreatitis

302 Prüfer:

An was denken Sie bei **gürtelförmigen Oberbauchschmerzen**?

Antwort:

Pankreatitis

Kommentar:

Gürtelförmige Oberbauchschmerzen sind typisch für eine **akute Pankreatitis**, auch eine Ausstrahlung in den Rücken oder in die Brust ist möglich.

303 Prüfer:

Welche **Marker** bestimmen Sie bei V. a. **Pankreatitis**?

Antwort:

α-Amylase, Lipase

304 Prüfer:

Was bedeutet eine **hohe Amylase im Serum** bei **niedriger Amylase im Urin**?

Antwort:

Makroamylase

Kommentar:

3 % der Bevölkerung bilden eine **Makroamylase**, aufgrund der Größe wird die Makroamylase nicht über die Nieren ausgeschieden und führt daher zur isolierten Erhöhung der Amylase im Serum! Eine Makroamylase hat primär keinen Krankheitswert.

Prüfer: 305

Welche **Amylase** befindet sich im **Pleurapunktat**?

Antwort:

α-Amylase

Kommentar:

Die α-**Amylase** ist ein Hinweis auf einen Pleuraerguss durch eine Pankreatitis, Ösophagusperforation oder Neoplasie.

Prüfer: 306

Welche **Amylase** bei **Lungen-Karzinom**?

Antwort:

Eventuell Speichel-Amylase

Prüfer: 307

Wie unterscheiden sich eine **akute und eine chronische Pankreatitis**?

Kommentar:

- **Akute Pankreatitis:** akute Schmerzen im Oberbauch, typischerweise gürtelförmige Ausstrahlung zu den Seiten und in den Rücken, gelegentlich auch in die Brust (ähnelt einem Herzinfarkt). Häufig Übelkeit und Erbrechen, Ileus und Fieber

- **Chronische Pankreatitis:** Folge einer länger andauernden Schädigung der Bauchspeicheldrüse. Dauerhafte oder immer wiederkehrende Schmerzen im Oberbauch mit zunehmendem Funktionsverlust und Verdauungsstörungen, Durchfällen, Fettstühlen und Gewichtsabnahme. Zystenbildung durch rezidivierende akute Entzündungen und Organumbau. Insulinmangeldiabetes bei etwa einem Drittel der Patienten durch Verlust der endokrinen Funktion

Frage: 308

Welche Rolle spielt das **CRP**?

Kommentar:

Bei persistierenden oder erneut ansteigenden Werten von CRP und LDH muss an eine **nekrotisierende Pankreatitis** gedacht werden.

309 Frage:

Welche Rolle spielt der **Alkoholkonsum**?

Kommentar:

· **80 %** der **chronischen Pankreatitiden** sind alkoholbedingt!

· **35 %** der **akuten Pankreatitiden** sind durch Alkoholabusus bedingt (zweithäufigste Ursache!), mit 50 % ist die häufigste Ursache einer akuten Pankreatitis eine Gallenwegserkrankung (vor allem Gallensteine). Seltene Ursachen sind Hyperkalzämie, Hypertriglyceridämie, Infektionen (Mumps, Hepatitis, HIV), Medikamente, Mukoviszidose

310 Frage:

Welche Laboruntersuchungen führen Sie bei V.a. **Pankreatitis** durch?

Kommentar:

· Amylase und Lipase

· **Cholestaseparameter:** γ-GT, AP

· CRP und Leukozyten

· Bei der akuten Pankreatitis kommt es zum Anstieg der Pankreaslipase und α-Amylase um mindestens das Dreifache der Norm. Bei biliärer Genese sind die entsprechenden Cholestase-Parameter erhöht (γ-GT, AP, direktes Bilirubin)

311 Frage:

Was ist bei der **Amylase** zu beachten?

Kommentar:

· Die α-**Amylase** ist nicht pankreasspezifisch und stammt zu 40 % vom Pankreas und zu 60 % von der Mundspeicheldrüse

· Messung der spezifischen **Pankreas-Amylase** nach Blockierung der Speichel-Amylase mit zwei Antikörpern und danach Messung der α-Amylase-Aktivität

· 99 % werden in den Intestinaltrakt abgegeben, bei Entzündungen / Abflussstörungen steigt die Konzentration im Blut

Prüfer: 312

DD **Pankreatitis** – neuester Stand der Serodiagnostik?

Kommentar:

· Bestimmung der pankreasspezifischen Lipase und Elastase

· Amylasebestimmung ist nicht pankreasspezifisch, da etwa 60 % Speicheldrüsen-Amylase sind (problematisch ist eine vorhandene Makroamylase)

· Bei Anstieg der γ-GT, AP, LAP und des direkten Bilirubins besteht die V. a. eine Choledochusobstruktion

· Prognosefaktoren für eine **nekrotisierende Pankreatitis** sind:
  - Im Verlauf ansteigendes CRP (> 15 mg/dl) und LDH (> 350 U/l)
  - Leukozytose > 16.000/µl
  - Hypokalziämie < 2 mmol/l
  - Hämatokrit > 50 %
  - Hyperglykämie
  - Hypoxämie
  - Creatininanstieg
  - Alter > 55 Jahre
  - Body-Mass-Index (BMI) > 30

9.9. Kohlenhydratstoffwechsel

9.9.1. Blutzuckermessung

Prüfer: 313

Mit welchem Enzym wird die **Blutglukose** im WHO-Referenzverfahren gemessen?

Kommentar:

· Die Referenzmethode für die Glukosemessung ist die **Hexokinase-Methode**

· **Messreaktion:** Glukose + ATP $\xrightarrow{\text{Hexokinase}}$ Glucose-6-Phosphat + ADP

· Glucose-6-Phosphat + NAD$^+$ $\xrightarrow{\text{G6PDH}}$ Gluconat-6-Phosphat + NADH +H$^+$

· NADH$^+$ ist proportional zur Glukosekonzentration und wird photometrisch bei 340 nm gemessen

Prüfer: 314

In welchem Material erfolgt die **Blutzuckermessung**?

Kommentar:
Optimalerweise sofortige, patientennahe Gluko-
semessung aus venösem Vollblut mit einer nach
Rili-BÄK qualitätsgesicherten Messmethode und
Umrechnung des Vollblut-Glukosewertes in das
Plasma-äquivalent (gemäß IFCC-Empfehlung
mit Faktor 1,11).

315 Prüfer:
Wie unterscheiden sich die **Glukosemessung in
Vollblut, Serum und Plasma?**

Kommentar:
· Durch den unterschiedlichen Wassergehalt von
Vollblut und Plasma liegt die Glukosekonzen-
tration im Plasma im Durchschnitt bei einem
HK von 43 % etwa 11 % höher (Werte aus dem
Vollblut werden mit Faktor 1,11 multipliziert)
· Bei der Glukosemessung aus Plasma gibt es
auch einen **Proteinfehler**, bei Vollblut einen **Hä-
matokritfehler** → falsch niedrige Werte im Voll-
blut bei Polyglobulie oder Neugeborenen bei
HK > 55 %
· Seit 2005 empfiehlt die IFCC, Glukoseergebnisse
nur noch als Plasmawerte anzugeben, unabhängig von Probentyp und Messmethode

316 Prüfer:
Mit welchem Enzym wird bei den **Blutglukose-
sticks** gemessen?

Kommentar:
· Erster Schritt ist die **Glukoseoxidase-Methode**.
Zweiter Schritt ist die reflexionsphotometrische
Messung der Farbentwicklung eines Chromo-
gens oder die Messung mittels Glukoseelektrode
(amperometrischer Enzymsensor)
· **Glukoseoxidase-Methode:**
  - α-D-Glukose [spontan] $\longrightarrow$ β-D-Glukose
  - $\beta-D-$Glukose + H_2O + $\frac{1}{2}$ O_2
    $\xrightarrow{\text{Glukoseoxidase}}$ Gluconolacton + H_2O_2
· **Reflexionsphotometrische Messung der Farb-
entwicklung eines Chromogens:**
  - reduz. Chromogen + H_2O_2 $\xrightarrow{\text{Peroxidase}}$
    oxidiertes Chromogen + 2 H_2O
  - Die messbare Farbintensität ist proportional
    zu der Glukosekonzentration
· **Amperometrische Bestimmung (Glukoseelek-
trode):**

- Oxidation von Wasserstoffperoxid an einer
  Platinelektrode (700 mV): H_2O_2 $\longrightarrow$ O_2 +
  2 H^+ + 2 e^-
- Der gemessene Strom ist proportional zur
  Wasserstoffperoxid-Konzentration und da-
  mit zur Glukose-Konzentration

Prüfer: **317**
Wie wird die **Glukose im Urinstix** gemessen?
Was stört die Reaktion?

Kommentar:
· **Glukoseoxidase- / Peroxidase-Methode**. Die
Glukoseoxidase-Reaktion ist Glukose spezifisch!
Die Peroxidase-Reaktion ist weniger spezifisch,
daher Einsatz für semiquantitative Bestimmun-
gen der Glukose im Urin:
  - $\beta-D-$Glukose + H_2O + $\frac{1}{2}$ O_2
    $\xrightarrow{\text{Glukoseoxidase}}$ Gluconolacton + H_2O_2
  - reduz. Chromogen + H_2O_2 $\xrightarrow{\text{Peroxidase}}$
    oxidiertes Chromogen + 2 H_2O
  - Die messbare Farbintensität ist proportional
    zu der Glukosekonzentration
· Die **Peroxidase-Reaktion** ist empfindlich gegen-
über Wasserstoffperoxid (H_2O_2) reduzierenden
Substanzen – z. B. Ascorbinsäure (= Vitamin C),
Hb oder zerstörenden Substanzen wie die Kata-
lase. Diese führen zu falsch niedrigen Werten

Frage: **318**
Was sind **wichtige präanalytische Fehler** bei der
Blutzuckermessung?

Kommentar:
· **Falsche Entnahmeröhrchen**: Röhrchen (z. B. Serum) ohne Zusatz eines Glykolyse-Hemmers
oder eines Gerinnungshemmers (Gerinnselbil-
dung benötigt Energie → Glukoseverbrauch),
ungekühlte Probenaufbewahrung
· **Zeitverzögertes Zentrifugieren** der Probe
(> 15 Minuten nach Abnahme)
· **verzögerte Probenmessung** trotz Glykolyse-
Hemmstoff (NaF) sinkt die Blutglukosekonzen-
tration bereits in der ersten Stunde nach Entnahme um 6 % (→ falsch-niedrige Ergebnisse!)
· **Zeitverzögert einsetzende Glykolysehemmung** erst nach etwa 2 Stunden durch NaF
allein (volle NaF-Wirkung erst nach etwa 4
Stunden). NaF in Kombination mit Na-Oxalat

führt zu etwa 7 % niedrigeren Blutglukose-konzentrationen 24 Stunden nach Entnahme (Postversand)

319 Frage:
Wie können **präanalytische Fehler** bei der **Blutzuckermessung** vermieden werden?

Kommentar:
· Unmittelbare **patientennahe Glukosemessung** (kein Patienten-Blutzuckermessgerät verwenden, nur Rili-BÄK qualitätsgesicherte Messmethoden!) aus venösen Vollblutproben mit einer Umrechnung des Vollblut-Glukosewerts in das Plasma-äquivalent gemäß IFCC-Empfehlung (Faktor 1,11)
· Blutentnahme und -versand ins Labor innerhalb von 24 Stunden mit Zusatz eines sofort (Citratpuffer oder D-Mannose) und verzögert wirkenden Glykolysehemmers (NaF) sowie eines Gerinnungshemmers (EDTA / Heparin)
· Fertig erhältlich ist ein Gemisch aus NaF und Citrat / Citratpuffer, das dms Blut ansäuert (die pH-Senkung auf 5,3–5,9 führt zur sofortigen Inaktivierung der Enzyme Hexokinase und Phosphofructokinase) und verzögerte permanente Glykolysehemmung durch NaF. Glukoseabfall daher nur etwa 0,3 % in 2 Stunden und 1,2 % in 24 Stunden
· Alternativ Glykolysehemmung durch ein Gemisch aus NaF und D-Mannose

320 Frage:
Welche **praktischen Empfehlungen** können Sie Leitlinienkonform der einsendenden Praxis **für die Blutzuckermessung** geben?

Kommentar:
· Optimal wäre die patientennahe, sofortige Messung der Glukose aus venösen Vollblutproben und Umrechnung in **Plasma-äquivalente** (mit dem Faktor 1,11, also + 11 %) oder die Verwendung eines plasmakalibrierten Geräts (Röhrchen sind nur mit Gerinnungshemmern versetzt ohne Glykolysehemmer!)
· Zum Versand venöser Vollblutproben ohne signifikante Glykolyse ist nach bisher publizierten Ergebnissen das System *VenoSafe Glycemia/Terumo* oder *Sarstedt S-Monovette GlucoEXACT* geeignet – die Glukosemessung erfolgt dann im Labor innerhalb von 24 Stunden nach Blutentnahme

· Optimalerweise Versand von venösem Plasma statt Vollblut (zellfreier, nicht hämolysierter Überstand, der innerhalb von 15 Minuten nach der Blutentnahme in einer Kühlzentrifuge abgetrennt wurde). Glykolysebedingte Messfehler werden so weitestgehend vermieden

HbA1c

Frage: **321**
Was ist **HbA1c** und wie wird es bestimmt?

Kommentar:
· **HbA1c** ist ein *glykiertes* Hämoglobinderivat. Es bildet sich durch eine Reaktion der β-Kette (genauer dem N-terminalen Valin) des Hbs mit der Glukose im Blut
· Die Glykierung ist **irreversibel**. Damit verschwindet das glykierte Hb (HbA1c) erst nach Abbau der Erythrozyten. Bei einer **Erythrozytenlebensdauer** von 120 Tagen ist das HbA1c ein Maß für den Blutzuckerspiegel in den letzten 4–6 Wochen!
· Verlaufskontrollen sind frühestens nach 2 Wochen sinnvoll
· **HbA1c Bestimmung aus EDTA-Blut:** die erhöhte Hämoglobinfraktion HbA1c kann mit elektrophoretischen, chromatographischen (High Performance Liquid Chromatography (HPLC)) und immunchemischen Verfahren (Immunoassay zur Erkennung der Glukose an der β-Kette) quantifiziert werden

9.9.2. Diabetes mellitus

Frage: **322**
Wie ist die Definition eines **Diabetes mellitus**?

Kommentar:

Ein **Diabetes mellitus** ist ein Zustand chronischer Hyperglykämie durch einen absoluten oder relativen Insulinmangel oder eine Insulinresistenz (ungenügende Insulinwirkung an der Zielzelle).

Frage: **323**
Wie wird der **Diabetes mellitus** eingeteilt?

Kommentar:
- **Typ-1:** β-Zellzerstörung (absoluter Insulinmangel), meist immunologisch, aber auch idiopathisch, LADA (late autoimmune diabetes in adults)
- **Typ-2:** Insulinresistenz mit relativem Insulinmangel
- Andere spezifische Diabetes mellitus-Typen:
  - exogene Pankreaserkrankung (Pankreatitis)
  - Endokrinopathien (Cushing-Syndrom, Akromegalie, Phäochromozytom)
  - Medikamentös-toxischer DM (Glukokortikoide, Neuroleptika)
  - Genetischer Defekte der β-Zellfunktion (MODY-Formen) oder der Insulinwirkung
  - DM durch Infektionen oder autoimmunvermittelter DM
  - Gestationsdiabetes!

324 Frage:
Was sind die Diagnosekriterien und Laboruntersuchungen bei **Diabetes mellitus**?

Kommentar:
! · **Neu** ist die Verwendung von HbA1c zur Diagnosestellung! HbA1c ≥ 6,5 % (≥ 48 mmol/mol) spricht für einen DM, bei einem HbA1c < 5,7 % kann ein DM ausgeschlossen werden!
- **Gelegenheits-Plasmaglukosewert** als Glukosemessung unabhängig von vorangegangenen Mahlzeiten ≥ **200 mg/dl** (≥ 11,1 mmol/l)
- Nüchtern-Plasmaglukose von ≥ 126 mg/dl (≥ 7,0 mmol/l)
- oraler Glukosetoleranztest (oGTT) mit 75 g Glukose: ist der 2-Stunden-Wert im venösen Plasma ≥ 200 mg/dl (≥ 11,1 mmol/l), liegt ein DM vor!

325 Frage:
Was versteht man unter einer **abnormen Nüchternglukose** bzw. **gestörten Glukosetoleranz**?

Kommentar:
Nach Leitlinie ist die **abnorme Nüchternglukose** ein intermediärer Blutzuckerwert zwischen 100 und 125 mg/dl und von einer **gestörten Glukosetoleranz** spricht man bei einer Plasmaglukose zwischen 140 und 199 mg/dl als 2 Stundenwert im oraler Glukosetoleranztest (oGTT) (bei Nüchternblutzuckerwerten < 126 mg/dl).

Frage: **326**
Wie wird ein **Gestationsdiabetes** festgestellt?

Kommentar:
- Bei Kassepatientinnen muss primär ein 50 g oGTT durchgeführt werden. Bei auffälligem Befund (Blutzuckerwert ≥ 135 mg/dl ist pathologisch!) folgt ein 75 g oGTT
- Bei dem **75 g oraler Glukosetoleranztest (oGTT)** werden 75 g Glukose in 250–300 ml Wasser aufgelöst und innerhalb von 5 Minuten getrunken. Wichtig ist, dass der Patient davor mindestens 8 Stunden nüchtern gewesen ist! Blutzuckermessungen erfolgen vor der Glukosegabe (nüchtern), nach einer und nach zwei Stunden! Die Auswertung erfolgt nach der HAPO-Studie (DM) → ein DM liegt bereits vor, wenn EIN Wert erhöht ist. Die Grenzen sind bei dem Nüchternblutzucker ≤ 92 mg/dl, für den 1-Stundenwert ≥ 180 mg/dl und den 2-Stundenwert ≥ 153 mg/dl
- **CAVE:** Ein oGTT ist bei einem erhöhtem Nüchternblutzucker oder bei bereits gesichertem DM kontraindiziert!

9.9.3. Fallbeispiel Diabetes mellitus

Fallbeispiel

Eine 55-jährige undisziplinierte Diabetikerin wird nach einem festlichen Geburtstagskaffee bewusstlos in die Klinik eingeliefert.

Laborergebnisse

Serum:
Natrium 165 mmol/l (136–145)
Kalium 6,8 mmol/l (3,5–4,8)
Chlorid 115 mmol/l (97–108)
Creatinin 1,0 mg/dl (0,6–1,2)
Harnstoff 28 mg/dl (8–21)
Glucose 1.000 mg/dl (60–100)
Hämoglobin 13,2 g/dl (11,5–16)
Osmolalität 390 mosm/kg (275–300)

Urin:
pH-Wert 5 (5–7)
Protein +
Glukose +++
Ketonkörper, Hämoglobin negativ

Arterielle Blutgasanalyse
pH-Wert 7,36 (7,35–7,45)
pCO_2 41 mmHg (36–42)
HCO_3 23 mmol/l (20–27)
Basenüberschuss -2 mmol/l (-2–+2)
pO_2 99 mmHg (65–105)
O_2-Sättigung 97 % (94–98)

327   Prüfer:
Welche Hinweise zur Diagnose erhalten Sie aus den Laborbefunden?

Antwort:
· Hyperglykämie!
· Hypernatriämie und Hyperkaliämie
· Glucosurie
· hyperosmolares diabetisches Koma

328   Prüfer:
Wie ist die **Blutgasanalyse** zu interpretieren?

Antwort:
· noch keine metabolische Azidose
· bei Diabetes Typ II häufig keine Ketoazidose, sondern hyperosmolares Koma durch osmotische Diurese (Ketoazidose häufig bei Diabetes Typ I)

Fallbeispiel

Eine 12-Jährige (160 cm, 68 kg, ohne Vorgeschichte oder Symptome) hat 2 Stunden nach der Mahlzeit (2 Scheiben Weißbrot, 1 Ei, 120 g (Käse 45 % Fett), 250 ml Cola, 1 Stück Kuchen) einen Blutzucker von 220 mg/dl.

329   Prüfer:
Ist ein **Blutzucker von 220 mg/dl** normal?

Kommentar:
Blutzuckerwerte *nicht-nüchtern* gemessen bzw. **Gelegenheits-Plasmaglukosewerte** (ohne Rücksicht darauf, wann gegessen wurde) sind ab 200 mg/dl auffällig und müssen durch einen Nüchternblutzuckerwert überprüft werden.

330   Prüfer:
An welche **Diagnose** denken Sie?

Kommentar:
· Diabetes mellitus bei stark übergewichtigem Kind (BMI-Kind 26,6; Normal: 15,7 – 21,4)
· **Metabolisches Syndrom**, wenn mindestens drei Kriterien erfüllt sind: **Übergewicht, gestörte Nüchternglukose**, erhöhte Triglyceride, niedrige HDL-Werte

Prüfer: **331**
Wie gehen Sie **labordiagnostisch** weiter vor?

Kommentar:
Messung der **Nüchternglukose** oder Durchführung eines oralen Glukosetoleranztests (oGTT). In diesem Fall nur Messung der Nüchternglukose, da ein hochgradiger Verdacht auf einen DM besteht! Bei einem Wert > 126 mg/dl liegt ein DM vor. Eine abnorme Nüchternglukose zwischen 100–125 mg/l sollte mit einem oGTT abgeklärt werden.

9.9.4. Metabolisches Syndrom

Merke: Metabolisches Syndrom

Patienten mit einem **Metabolischen Syndrom** (Syndrom X: HDL-C erniedrigt, Hypertonie, Übergewicht, DM) haben ein erhöhtes Risiko für die koronare Herzkrankheit (KHK) und eine erhöhte Morbidität und Mortalität.

Frage: **332**
Wie ist die **Definition eines metabolischen Syndroms**?

Kommentar:
· Mindestens **drei Kriterien** müssen zutreffen:
· Adipositas: Taillenumfang > 80 cm (Frau) bzw. > 94 cm (Mann)
· HDL-Cholesterin < 50 mg/dl (Frau) bzw. < 40 mg/dl (Mann)
· Triglyceride > 150 mg/dl
· Nüchternblutzucker > 100 mg/dl

Prüfer: **333**
Welche **Labormarker** würden Sie regelmäßig kontrollieren?

Kommentar:
· Zur Diagnosestellung HDL-Cholesterin, Triglyceride, Nüchternblutzucker, ggf. HOMA-Index (Homeostasis Model Assessment) bei V. a. Insulinresistenz, bei Frauen Ausschluss eines Polyzystisches Ovarialsyndrom (PCOS) sinnvoll!
· Abhängig von der Klinik ...
  - bei DM unter Insulintherapie: HbA1c
  - bei Fettstoffwechselstörungen: HDL- / LDL-Cholesterin, Triglyceride
  - ggf. Harnsäure
  - ggf. hsCRP

9.9.5. Ketonkörper

334 **Frage:**
Wann sind **Ketonkörper im Urin** vermehrt?

Kommentar:
Bei einem **gestörten Kohlenhydratstoffwechsel** kommt es zur Steigerung des Fettstoffwechsels, um den Energieverbrauch zu decken. Dabei fallen als Stoffwechselendprodukt aus den freien Fettsäuren **Ketonkörper** und Aceton im Urin an.

335 **Prüfer:**
Was sagt ein **positiver Ketonkörpertest** im Urin bei Gesunden aus?

Kommentar:
· Bei gesunden Menschen sprechen positive **Ketonkörper** für einen **katabolen Stoffwechsel** wie nach großer körperlicher Anstrengung, längerem Hungern (Fasten), Fieber, größere Verletzungen, Operationen und länger andauerndem Erbrechen
· Bei **Neugeborenen** muss an eine **Stoffwechselkrankheit** gedacht werden

336 **Prüfer:**
Was bedeutet ein **positiver Ketonkörpertest** im Urin bei **Typ-2-Diabetikern**?

Kommentar:
· Beim **Diabetiker** sind **Ketonkörper** im Urin ein Warnzeichen für einen zu hohen Ketonkörper-Spiegel im Blut und sprechen für eine nicht ausreichende Therapie!

· Problem ist die u.U. ausgeprägte Ketoazidose durch das massive Anreichern der Ketonkörper (= Säuren) im Blut → **ketoazidotisches Koma** (Aceton Geruch in der Atemluft)
· Besonders gefährdet sind Typ-I-Diabetiker, da bei Typ-II-Diabetikern meist noch eine geringe Eigenproduktion Insulin vorhanden ist

9.9.6. Blutzucker und Urin

337 **Prüfer:**
Wie wahrscheinlich findet sich **Glukose im Urin** bei einem **Nüchternblutzucker von 150 mg/dl**?

Kommentar:
Normalerweise findet sich Glukose im Urin erst, wenn die **Nierenschwelle** (160–180 mg/dl Glukose) im Blut überschritten wird. Bei geringeren Blutglukosespiegeln wird die gesamte Glukose rückresorbiert. Ältere Typ-II-Diabetiker haben häufig eine **höhere** Nierenschwelle (schlechtere Nierenfunktion führt zu weniger Primärharn und dadurch reicht die tubuläre Glukose-Rücksorptionskapazität aus), Schwangere haben häufig eine **niedrigere** Nierenschwelle (verstärkte Nierenfunktion = mehr Primärharn → Rücksorptionskapazität reicht nicht mehr aus).

> **Fallbeispiel**
>
> Eine Schwangere (35. SSW) hat 16 kg seit der Konzeption zugenommen. Die Plasmaglukose war 120 mg/dl (ohne Vorgeschichte), der orale Glukosetoleranztest in der 22. SSW war nicht eindeutig pathologisch. Auf dem Uringteststreifen ist die Glukose positiv (+).

338 **Prüfer:**
Ist das ein Hinweis für **Gestationsdiabetes**?

Kommentar:
· Normalerweise findet sich Glukose im Urin erst, wenn die **Nierenschwelle** (160–180 mg/dl Glukose) im Blut überschritten wird (s. oben)
· In der (fortgeschrittenen) **Schwangerschaft** ist die Nierenschwelle häufig erniedrigt, dadurch können auch Blutzuckerspiegel < 160 mg/dl zu einer Glukoseausscheidung im Urin führen, *ohne* dass dies unbedingt ein Hinweis auf einen

Gestationsdiabetes ist. Trotzdem muss bei jedem Glukose-positiven-Urin ein **Gestationsdiabetes** ausgeschlossen werden!

· Hier spricht auch die ausgeprägte Gewichtszunahme der Mutter für einen Gestationsdiabetes. Wichtig ist darüber hinaus der Ultraschallbefund sowie Gewicht und Größe des Kindes!

339 Prüfer:

Wie klären Sie **Glukose im Urin** weiter ab?

Kommentar:

· Zuerst wird der **Nüchternblutzuckerwert** bestimmt. Bei einem pathologischen Ergebnis (und eingehaltener 12-stündiger Nahrungskarenz!) ist der Gestationsdiabetes bestätigt und sollte diabetologisch (Insulin) versorgt werden

· Bei einem unauffälligen Nüchternblutzuckerwert wird zur weiteren Abklärung ein **Glukosetoleranztest** (oGTT 75) durchgeführt

9.9.7. oraler Glukosetoleranztest (oGTT)

340 Frage:

Was ist ein **oraler Glukosetoleranztest**?

Kommentar:

Beim **oraler Glukosetoleranztest (oGTT)** wird eine definierte Menge Glukoselösung getrunken und anschließend nach ein und ggf. zwei Stunden der Blutzuckerspiegel bestimmt. Beim 75 g oGTT wird auch der Nüchternblutzuckerwert (vor Glukosegabe) gemessen, beim 50 g oGTT wird nur einmalig der Blutzucker nach einer Stunde gemessen.

341 Frage:

Erklären Sie den **oGTT 50**. Wann wird er eingesetzt?

Kommentar:

· Obwohl die Fachgesellschaften in ihren Leitlinien klar den oGTT 75 empfehlen, ist in der GKV zum Schwangerschaftsscreening eine Stufendiagnostik vorgesehen mit einem oGTT 50. Nur bei einem auffälligen oGTT 50 wird ein oGTT 75 als Kassenleistung bezahlt

· Ablauf beim **oGTT 50**: Patientin trinkt eine 50 g Glukoselösung und nach einer Stunde erfolgt die Blutentnahme. Vorteil für die Praxis ist, dass die Patientin nicht nüchtern sein muss.

· **Bewertung:**
< 135 mg/dl = normal
135–200 mg/dl = weiterführende Diagnostik erforderlich (oGTT 75)
> 200 mg/l = V. a. auf manifesten Diabetes mellitus

342 Frage:

Wie wird der **oGTT 75** durchgeführt?

Kommentar:

Bei dem **oGTT 75** folgen nach der Nüchternblutzuckermessung (mindestens 8 Stunden Nahrungskarenz einhalten) und dem Trinken der 75 g Glukoselösung nach ein und zwei Stunden weitere Blutentnahmen.

343 Frage:

Wie wird der **oGTT 75** interpretiert?

Kommentar:

· Für den Nüchternblutzucker gilt die Grenze von < 92 mg/dl, nach einer Stunde < 180 mg/dl und nach zwei Stunden < 153 mg/dl

· Bereits *ein* erhöhter Wert beweist einen **Gestationsdiabetes**

· Ein **Nüchternblutzucker ≥ 126 mg/dl** spricht bereits für einen manifesten DM → Der Test sollte abgebrochen werden und keine Glukoselösung gegeben werden!

9.10. Hypertonie

344 Prüfer:

Welche Diagnostik führen Sie bei **anfallsweiser Hypertonie und Tachykardie** durch?

Antwort:

Ausschluss Phäochromozytom: Adrenalin, Noradrenalin, Vanillinmandelsäure

Kommentar:
- Früher bestand die Diagnostik des **Phäochromozytoms** aus dem Nachweis der Katecholamine (Adrenalin, Noradrenalin) im Urin oder Plasma und den Abbauprodukten (Vanillinmandelsäure (VMA)) im Urin. Nachteil sind die relativ geringen Sensitivitäten (max. 79 % bei Katecholaminen im Urin bzw. 69 % im Plasma)
- Besser ist die Bestimmung der **freien Metanephrine** im Plasma. Hier wird eine Sensitivität und Spezifität von 97 % erreicht! Metanephrine im Urin haben eine ähnlich gute Sensitivität bei einer etwas geringeren Spezifität. **Präanalytik:** 2,5 ml gefrorenes EDTA-Plasma, Blutentnahme erst nach 20 Minuten liegen des Patienten (12 Stunden vor Blutentnahme keinen Kaffee oder Schwarztee trinken)

Antwort:
Karzinoid: 5-HIES, Präanalytik! (Nahrungsverbot)

Kommentar:
- Bestimmung der 5-Hydroxyindolessigsäure (HIES) im angesäuerten 24-Stunden-Sammelurin
- **Falsch positive Resultate durch serotoninreiche Nahrungsmittel!** → 3 Tage vor der Untersuchung Verzicht auf: Bananen, Walnüsse, Ananas, Kiwis, Pflaumen, Johannisbeeren, Zwetschgen, Stachelbeeren, Mirabellen, Melonen, Avocados, Auberginen und Tomaten
- **Falsch niedrige Werte** können durch Nierenerkrankungen oder vermehrten Alkoholkonsum verursacht werden

Antwort:
Neuroblastom: Homovanillinmandelsäure (HVA)

Kommentar:
Üblicherweise werden **Katecholamin-Metaboliten** (HVA, VMA) in Serum und Urin (sensitiver) und die Neuronenspezifische Enolase (NSE) als Tumormarker zur Diagnosestellung und im Verlauf eingesetzt. Eine relativ neue und sehr sensitive Möglichkeit ist der Nachweis der freien Metanephrine im Plasma / Urin

345 Prüfer:
+ Wie sind die **Abbauwege der Katecholamine** (COMT, MAO)?

Antwort:
Tyrosin → DOPA → Dopamin → NA → A (Abbau über MAO und COMT)

Kommentar:
- **Adrenalin** und **Noradrenalin** werden durch die **Catechol-O-Methyltransferase (COMT)** methyliert zu Metanephrin bzw. Normetanephrin!
- Dann wird durch die **Monoaminooxidase (MAO)** die Aminogruppe zur Aldehydgruppe oxidiert, als Produkt erhält man VMA
- In sympathischen Nervenfasern wird ein großer Teil des Noradrenalins wieder in das Axon aufgenommen (Reuptake)

346 Prüfer:
+ Wie erfolgt die **Messung**?

Antwort:
HPLC und elektrochemische Detektion

Kommentar:
Die **HPLC** ist ein Flüssigchromatographie-Verfahren zur Trennung bzw. Identifizierung und Quantifizierung von Proben.

347 Prüfer:
Welches **Probenmaterial** wird benötigt?

Antwort:
24-Stunden-Sammelurin

Kommentar:
Freie Metanephrine werden in gefrorenem EDTA-Plasma bestimmt. Adrenalin, Noradrenalin, Dopamin und VMA in angesäuertem 24-Stunden-Sammelurin (Zugabe von HCl in Sammelgefäß, pH-Wert muss zwischen 1–4 liegen).

348 Prüfer:
Wie ist die **chemische Struktur der Katecholamine**?

Antwort:
Phenolcarbonsäuren

349 Prüfer:
Wie ist die **Labordiagnostik bei Hypertonus**?

Antwort:
· **Urin:** Eiweiß, Blut, Glukose
· **Blut:** Elektrolyte, Blutbild, Creatinin, Harnsäure, Cholesterin, Triglyceride, Glukose
· **Spezielle Diagnostik:**
    - Karzinoid: 5-HIES im 24-Stunden-Sammelurin
    - Phäochromozytom: Adrenalin, Noradrenalin, Metanephrin, Normetanephrin, VMA im 24-Stunden-Sammelurin im Ggs. zum Serum

Kommentar:
· Vorgehen gemäß Pocket-Leitlinie arterielle Hypertonie 2014[6]:
    - **Basisuntersuchungen:**
        - im Blut: Hämoglobin, Nüchternglukose, Gesamtcholesterin, LDL- und HDL-Cholesterin, Nüchterntriglyceride, K, Na, Harnsäure, Serumkreatinin mit GFR
        - im Urin: Sediment, Gesamteiweiß (Teststreifen), Mikroalbuminurie
    - Bei Auffälligkeiten (Basislabor, Anamnese, Klinik) zusätzlich:
        - HbA1c
        - Bei positivem Urin-Teststreifen: quantitative Proteinbestimmung im Urin, Kalium und Natrium im Urin
    - Ggf. differenzierte Diagnostik bei V. a. sekundäre Hypertonie, bei pathologischer Basisdiagnostik, bei schwerer oder maligner Hypertonie, therapieresistentem Hypertonus, dauerhaftem Blutdruckanstieg, ungewöhnlichem Alter > 60 oder < 30 Jahre:
    - Endokrine Hypertonien:
        - **Hyperaldosteronismus (Conn-Syndrom):** Aldosteron, Renin, Aldosteron-/Renin-Quotient (aus gefrorenen Serum oder EDTA-Plasma!)
        - **Hypercortisolismus (Morbus Cushing),** Mitternachts-Cortisol (Speichel-Salivette), Cortisol im 24-Stunden-Sammelurin, Dexamethason-Hemmtest
        - **Phäochromozytom,** Paragangliom: Metanephrine (Methode der Wahl) aus gefrorenem EDTA-Plasma, Katecholamine aus angesäuertem 24-Stunden-Sammelurin

[6] Leitlinie *Management der arteriellen Hypertonie* http://leitlinien.dgk.org/files/2014_Pocket-Leitlinien_Arterielle_Hypertonie.pdf

Prüfer:
Nennen Sie **endokrine Ursachen** für einen **Bluthochdruck.**

Antwort:
Phäochromozytom (Noradrenalin, Adrenalin, **VMS!**, Metanephrine im Urin)

Kommentar:
Phäochromozytome sind hormonell aktive Tumore des Nebennierenmarks oder der sympathischen Paraganglien. Zur Diagnosestellung werden die **freien Metanephrine** im gefrorenen EDTA-Plasma als Metaboliten (Stoffwechselprodukte) von Adrenalin (Epinephrin) und Noradrenalin (Norepinephrin) bestimmt.

Antwort:
Morbus Cushing (Cortisol Tagesprofil, Adrenocortikotropes Hormon (ACTH), Dexamethason-Hemmtest, 17-OH-Cortikosteroide)

Kommentar:
· Ursachen des **Morbus Cushing:**
    - **Exogen** (Langzeittherapie mit Glukokortikoiden und sekundärer Nebennierenrinde (NNR)-atrophie und –insuffizienz)
    - **Endogen** mit 85 % am häufigsten **ACTH-abhängig,** zentrales Cushing = **Morbus Cushing** mit erhöhter Produktion von ACTH im Hypophysenvorderlappen oder ektopem bzw. paraneoplastisches Cushing-Syndrom durch ACTH- / Corticotropin-Releasing-Hormon (CRH)-Bildung in ektopem Gewebe (z. B. Bronchialkarzinom). **ACTH-unabhängig:** adrenales Cushing-Syndrom mit einer gesteigerten Synthese in der NNR durch Neoplasien oder Hyperplasie (mit ACTH-Hemmung!) oder Cushing-Syndrom mit Störung der hypothalamisch-hypophysären Regulation
· Diagnostik des **Morbus Cushing:**
    - **Dexamethason-Hemmtest** mit Gabe von 1 mg Dexamethason um 23 Uhr mit Bestimmung des Serum-Cortisols um 8 Uhr
    - **Cortisol-Ausscheidung** im 24-Stunden-Sammelurin (erhöht!) bzw. Cortisol-Tagesprofil (Blutentnahmen um 8, 20 und 24 Uhr). Bei einem Cushing-Syndrom fehlt der normale Cortisolabfall in der ersten Nachthälfte
    - Ggf. **ACTH-Test,** hier fehlt der Anstieg des Serum-Cortisols!

- **CRH-Test** zur Differenzierung hypophysär-adrenal und ektop! Normalerweise führt die CRH-Gabe zum Cortisolanstieg

Antwort:

Morbus Conn (Kalium-, Aldosteron+, Salzbelastungstest)

Kommentar:

· Bis zu 14 % der Patienten mit einer arteriellen Hypertonie bzw. bis zu 31 % der Patienten mit einer therapieresistenten Hypertonie haben einen **primären Hyperaldosteronismus**
· **Diagnostik:** Aldosteronerhöhung bei gleichzeitiger Reninsuppression im Plasma. Der **Aldosteron-Renin-Quotient** ist deshalb ein sehr empfindlicher Screening-Parameter und weniger durch die Präanalytik (Blutentnahme stehend / liegend) und die Kochsalzzufuhr abhängig. Gefrorenes EDTA-Plasma oder Serum

Antwort:

AGS (17-OH-Steroide, 17-Keto-Steroide, DHEAS)

Kommentar:

· Beim **Adrenogenitalen Syndrom (AGS)** durch 21-Hydroxylase-Mangel (95 % der Fälle) kommt es zur vermehrten Testosteronproduktion, nicht zur arteriellen Hypertonie
· Bei **11-Hydroxylase-Mangel** oder **17-Hydroxylase-Mangel** treten vermehrt mineralkortikoid wirksame Vorstufen auf → Entwicklung einer hypokaliämischen Hypertonie!
· **Im Labor zeigt sich eine** Hypokaliämie, eine Natriumretention, ein erhöhtes ACTH und ein supprimiertes Plasmarenin

Antwort:

Akromegalie (Somatotropin (STH), Somatomedin)

Kommentar:

Diagnostik mittels **Serum-STH**, IGF-1, STH-Suppressionstest (Serum-STH nach Glukosebelastung).

Antwort:

Nierenarterienstenose (Renin)

Kommentar:

· Problem bei der Einzelbestimmung von **Renin** sind Schwankungen im Blut (morgens höher, abends niedriger) und die Lageabhängigkeit (Liegen → Stehen = Anstieg)

· Besser ist daher der **Captopril-Funktionstest:** Vor sowie 30, 60 und 90 Minuten (am wichtigsten 60 Minutenwert) nach oraler Gabe von 25 mg Captopril werden Blutproben zur Renin-Bestimmung entnommen. → Bei einer Nierenarterienstenose liegt der 60-Minutenwert etwa 300 % über dem Ausgangsreninwert, bei einer essentiellen Hypertonie findet sich keine relevante Änderung

Prüfer:
Was beinhaltet die **Neuroblastom-Diagnostik?**

Antwort:

· Bei Kindern meist kein Hypertonus!

· Dopamin, HVA, Noradrenalin, Normetanephrin, VMA im 24-Stunden-Sammelurin

Kommentar:

· **Neuroblastome** treten vor allem bei Säuglingen und Kleinkindern auf. Bei Erwachsenen sind sie sehr selten! Zu 80 % sind Kinder in den ersten zweieinhalb Lebensjahren betroffen

· **Neuroblastome** kommen im Nebennierenmark oder in den Grenzstrang-Ganglien des Sympathikus vor. Symptome sind ein zunehmender Bauchumfang, Atemnot oder Husten (mechanisch durch das Tumorwachstum), Eine Hypertonie ist nicht zwingend vorhanden!

· **Diagnostik:** Nachweis der **HVA** (Abbauprodukt von Dopamin) und **VMA** (Abbauprodukt von Adrenalin / Noradrenalin) im 24-Stunden-Sammelurin sowie der **NSE** im Blut. Alternativ Nachweis der Metanephrine im gefrorenen EDTA-Plasma

9.11. Hämatologie

9.11.1. Blutausstrich

Erythrozyten-morphologie

Anisozytose: unterschiedlich große Erythrozyten (Durchmesser doppelt oder halb so groß) → Hinweis auf Probleme im roten Blutbild
Polychromasie: Färbungsunterschiede durch diffus verteilte RNA → Hinweis auf gesteigerte Erythropoese (Retikulozyten)
Poikilozytose: Unterschiedliche Formen (Tränen, Birnen, Fragmente) → gesteigerte Erythrozytendestruktion, Hämolyse → Targetzellen (= Schießscheiben) → Thalassämie
Erythrozyten-Agglutinate: Paraproteinämie (IgM) → Kälteagglutininerkrankung
Cabot-Ringe: Reste des Spindelapparates → Thalassämie
Zigarrenform: → bei Eisenmangel
Sphärozyten: → Sphärozytose, Hämolysen

---

352 **Frage:**
Welche Färbung führen Sie bei einem **Blutausstrich** durch? Wie wird das gemacht?

Kommentar:
Der **Blutausstrich** auf dem Objektträger wird für 30 Minuten getrocknet, dann mit Methanol fixiert und nach **Pappenheim** gefärbt. Zuerst etwa 7 Minuten mit einer **May-Grünwald-Färbung**, dann für 20 Minuten mit einer **Giemsa-Färbung**.

353 **Frage:**
Was wird bei dem **dicken Tropfen** zur Malariadiagnostik anders gemacht?

Kommentar:
Der **dicke Tropfen** wird nach 30 Minuten lufttrocknen direkt gefärbt mit einer Giemsa-Lösung (1:20). Durch die fehlende Fixierung kommt es zur Lyse der Erythrozyten!

354 **Frage:**
Was sind **Symptome der Bleivergiftung**?

Kommentar:
· Eine **akute Bleivergiftung** führt zu abdominellen Beschwerden, Abgeschlagenheit sowie Kopf- und Gliederschmerzen
· Die **chronische Bleivergiftung** führt zur Bleianämie mit **basophiler Tüpfelung** der Erythrozyten (Zeichen einer gestörten Erythropoese), Bleisaum am Zahnfleisch, Polyneuropathie, Enzephalopathie und Nierenschäden
· Gefährlich ist z. B. das Abstrahlen von alter bleihaltiger Rostschutzfarbe (→ Partikel werden in die Lunge aufgenommen) oder trinken aus alten bleihaltigen Leitungsrohren

---

Erythrozytäre-Einschlüsse

Basophile Tüpfelung:
Ribonukleinsäure (RNA) (granulär verteilt) Hinweis auf gestörte Reifung → Musterbeispiel für basophile Tüpfelung ist die Bleiintoxikation
Jolly-Körperchen = Kernreste: Desoxyribonukleinsäure (DNA) → bei Splenektomie, Asplenie
Heinz'sche Innenkörper = Denaturiertes Hb, bis zu 3 µm große runde dunkelblaue Einschlüsse → Enzym-Defekte in Erythrozyten, instabiles Hb
Substantia reticulo-granulo filamentosa: Ribosomen-Reste (Spezialfärbung) Nachweis für Retikulozyten

---

9.11.2. Maschinelle Blutbildmessung

Frage: 355
Welches Gerät setzen Sie bei der **Blutbildmessung** ein?

Kommentar:
Beispiel XE-2100 der Firma Sysmex

Frage: 356
Wie viel Blut benötigt die **Blutbildmessung**?

Kommentar:
200 µl im Samplermodus, 130 µl bei manueller Zuführung, 40 µl im Kapillarblutmodus.

357 Frage:
Bitte erklären Sie grob das **Funktionsprinzip des Sysmex-Blutbild-Automaten**

Kommentar:
· Eine definierte Probenmenge wird angesaugt und mit einer definierten Menge an Lyse- oder Färbemittel in die Messkammer gegeben
· In der Red Blood Cell (RBC)-Messkammer wird mittels Impedanzmessung die Größe und Anzahl der Erythrozyten (RBC) und Thrombozyten (Platelet (PLT)) bestimmt
· In der Durchflussküvette wird das Hb in Sodium-Lauryl-Sulfat (SLS)-Hb umgewandelt und die Hb-Konzentration photometrisch gemessen
· Im optischen Detektorblock wird die Leukozytenzahl und der Anteil der Basophilen ermittelt
· In der Diff-Messkammer werden die Erythrozyten lysiert und die Leukozyten gefärbt. Im optischen Detektorblock werden das Streulicht und die Fluoreszenzeigenschaften gemessen
· Im IMI-Detektor werden Erythrozyten hämolysiert, Leukozyten und kernhaltige Erythrozyten gefärbt. Im optischen Detektorblock werden die Gruppen von kernhaltigen Erythrozyten klassifiziert und analysiert
· In der Reaktionskammer der Retikulozyten wird die verdünnte Probe gefärbt und im optischen Detektorblock die Retikulozyten und Thrombozyten klassifiziert und analysiert

358 Frage:
Wie funktioniert die **Impedanzmessung?**

Kommentar:
· Erythrozyten und Thrombozyten unterscheiden sich deutlich anhand ihrer Größe und können daher gleichzeitig untersucht werden
· Zur **Impedanzmessung** werden 4 µl Blut 1:500 verdünnt. Die Zellen werden anschließend einzeln, durch die sogenannte hydrodynamische Fokussierung (= Mantelstrom umhüllt die Zelle durch spezielles Reagenz), durch eine Kapillaröffnung in die Messkammer gesaugt. Außerhalb und innerhalb der Messkammer ist eine Elektrode und beim Eintritt in die Messkammer erzeugen die Zellen eine Widerstandsänderung die proportional zur Zellgröße ist. Die Zellzahl ergibt sich aus der Anzahl der Impulse (= Widerstandsänderungen). Aus der Summe der Impulse ergibt sich der Hämatokrit

359 Frage:
Wann kann es zu Problemen kommen bei der **Impedanzmessung?**

Kommentar:
Sehr **große Thrombozyten** oder auch **Thrombozytenaggregate** (Pseudothrombozytopenie) können fälschlicherweise als Erythrozyten oder Leukozyten gezählt werden!

360 Frage:
Wie wird der **Hb-Wert** gemessen?

Kommentar:
· Beim Sysmex erfolgt die Messung des Hb-Werts mittels **SLS-Hämoglobin-Methode.** Das Blut wird 1:500 mit einem SDS-Reagenz verdünnt um damit die Lipoproteine der Zellmembranen aufzulösen und Hb freizusetzen. SLS ist ein Tensid mit einem hydrophoben und einem hydrophilen Anteil. Der hydrophobe Teil bindet an das Globin und bewirkt durch eine Konformitätsänderung des Hbs eine Oxidation zu Methämoglobin. **Methämoglobin** bildet mit den hydrophilen Anteilen von SLS stabile Farbkomplexe. Dieses **SLS-Hb** kann photometrisch bei 555 nm gemessen werden
· **Vorteile:** Cyanidfreie Methode, Trübungen durch Fette werden durch die seifenartigen Reagenzien entfernt

361 Frage:
Damit haben Sie die Erythrozytenzahl, die Thrombozytenzahl, den Hämatokrit und den Hb-Wert. Wie bestimmen Sie die **Leukozytenzahl?**

Kommentar:
· Für die weitere Differenzierung gibt es den **White Blood Cells (WBC) / BASO- und DIFF-Kanal,** hier wird die **Durchflusszytometrie** genutzt: Nach Färbung wird die Zelle mit einem Laser (monochromatisches Licht, 633 nm) bestrahlt. Drei Detektoren werten das Forward Scatter (FSC) (= Maß für die Zellgröße), das Side Scatter (SSC) (= innere Zellstruktur, Komplexität) und das Seitwärts-Fluoreszenzlicht (RNA-DNA-Gehalt der Zelle) aus
· **WBC / Baso-Kanal:** Mit einem sauren Reagenz (Stromatolyser-FB, Verdünnung Blut 1:50) werden die Erythrozyten lysiert. Die basophilen

Granulozyten bleiben unverändert, andere Leukozyten schrumpfen bis auf den Kern. Es entsteht ein deutlicher Größenunterschied (sichtbar im FSC) und Unterschied bei der Zellstruktur (sichtbar im SSC = Seitwärtsstreulicht)

362 Frage:

Wie werden die restlichen **Leukozyten differenziert?**

Kommentar:

Es gibt einen sogenannten **DIFF-Kanal** zur Unterscheidung von **Neutrophilen, Eosinophilen, Lymphozyten** und **Monozyten.** Das Blut wird hierzu 1:51 mit einem Lysereagenz und Fluoreszenzfarbstoffen verdünnt. Erythrozyten werden lysiert und die Zellmembran der Leukozyten perforiert. Fluoreszenzfarbstoffe färben Nukleinsäuren im Kern und Zytoplasma (Rückschlüsse auf Reifegrad und Aktivität möglich). Nach Inkubation wird die Fluoreszenzintensität (proportional zum RNA- / DNA-Gehalt) und das Seitwärtsstreulicht (Größe und Lobularität des Kerns) gemessen und in ein DIFF-Scattergramm eingetragen. Eosinophile reagieren stark mit dem Fluoreszenzreagenz. Mittels Software können auch Immature Granulocytes (IG = unreife Granulozyten), also Promyelozyten, Myelozyten und Metamyelozyten erkannt werden.

363 Frage:

Wie werden **kernhaltige erythrozytäre Vorstufen** erkannt?

Kommentar:

Im **Nuclear Red Blood Cells (NRBC)-Kanal** wird die Probe mit Diluent und Farbstoff 1:51 verdünnt. Erythrozyten und Zellmembran der NRBC werden lysiert. Die Leukozyten bleiben intakt, der Fluoreszenzfarbstoff gelangt aber in die Leukozyten und färbt RNA- / DNA-Bestandteile der Zellen an. Leukozyten haben die höchste Fluoreszenzaktivität, da RNA im Zytoplasma und DNA im Kern angefärbt wird. NRBC haben eine geringere Fluoreszenz, da nur der Kern gefärbt ist. Durch diese Unterscheidung können die NRBC genau bestimmt und die Leukozyten- und Lymphozytenzahlen automatisch korrigiert werden. Die korrigierten Messwerte werden gekennzeichnet.

Frage: **364**

Was ist mit den **Retikulozyten?**

Kommentar:

· **Unreife Zellen** (Vorstufen der Granulozyten) werden mit dem **IMI-Kanal** (= Immature Myeloid Information) identifiziert. Der IMI-Kanal wird als zweite Methode zum DIFF-Kanal automatisch beim großen Blutbild durchgeführt. Das Reagenz Stromatolyser-IM lysiert alle reifen Leukozyten aufgrund ihres hohen Lipidanteils im Zytoplasma. Unreife Leukozyten enthalten mehr Aminosäuren als Lipide und werden weniger beeinflusst. Die Probe wird danach komplett durch einen Messwandler gesaugt und ausgezählt. Anhand der DC- (Direct current = Gleichstrom) und der RF- (Radio frequency = Hochfrequenz) Messung werden das Volumen (über DC) und Kern-Plasma-Verhältnis (über RF) gemessen. So lassen sich stabkernige Granulozyten, unreife Granulozyten (Promyelozyten, Myelozyten, Metamyelozyten) und Blasten separieren

· Die Bestimmung der **Retikulozyten** erfolgt über den **RET-Kanal:** Das Blut wird hierzu mit einem Lyse- und Farbstoff-Reagenz (RET-Search) inkubiert. Dadurch werden die Zellmembranen perforiert und die Nukleinsäuren in Zellkern und Zytoplasma gefärbt. Die kernhaltigen Zellen (Erythroblasten und Leukozyten) enthalten mehr Nukleinsäure und werden dadurch stärker angefärbt als die Retikulozyten. Durch den abnehmenden RNA-Gehalt der Retikulozyten lassen sich 3 Altersstufen = reife Retikulozyten (LFR = Low Fluorescence Reticulocyte), halbreife Retikulozyten (MFR = Medium Fluorescence Reticulocyte), unreife Retikulozyten (HFR = High Fluorescence Retikulcyte) von den nicht gefärbten Erythrozyten (fast keine Nukleinsäure) unterscheiden. Mit einer speziellen Software (RET-Master) lässt sich auch zusätzlich das RET-Hb, also der Hb Gehalt der Retikulozyten bestimmen

Frage: **365**

Was stört die **Leukozytenzählung** (WBC)?

Kommentar:

Die **Leukozytenzählung** kann falsch hohe Werte ergeben bei lyseresistenten Erythrozyten, Kälteagglutininen, Thrombozytenaggregaten, kernhaltigen Erythrozyten und Kryoglobulinen.

366 Frage:
Was stört die **Erythrozytenzählung** (RBC)?

Kommentar:
- Die **Erythrozytenzählung** kann falsch hohe Werte ergeben bei einer Leukozytose > 100.000/µl oder Thrombozytenagglutinate (s. Thrombozytenzählung S. 106)
- falsch niedrige Werte bei Kälteagglutininen, Mikrozyten oder fragmentierten Erythrozyten

367 Frage:
Was stört die **Hämoglobin-Messung**?

Kommentar:
Das Hämoglobin kann falsch hoch sein bei einer Leukozytose > 100.000/µl, Lipämien oder bei abnormen Proteinen.

368 Frage:
Was stört die **Hämatokrit-Messung**?

Kommentar:
Der Messwert für den **Hämatokrit** ist falsch hoch bei einer Leukozytose > 100.000/µl oder falsch niedrig bei Kälteagglutininen, fragmentierten Erythrozyten oder einer Sphärozytose.

369 Frage:
Was stört die **Thrombozytenzählung**?

Kommentar:
Die **Thrombozytenzählung** kann z. B. bei einer starken Hämolyse falsch hohe Werte ergeben, da hier u.U. Zelltrümmer als Thrombozyten gezählt werden. Bei der **Pseudothrombozytopenie** entstehen in vitro durch den Kontakt mit EDTA-Thrombozytenagglutinate. Die Thrombozytenzahl wird dadurch falsch niedrig angegeben, die Erythrozyten- bzw. die Leukozytenzahl evtl. etwas zu hoch! Abhilfe schafft die Thrombozytenzählung in Citrat-Blut, da hier normalerweise keine Pseudothrombozytopenie auftritt. *Cave:* Selten gibt es auch eine Citrat-induzierte-Pseudothrombozytopenie → hier hilft ein Spezialmedium (ThromboExact) oder die manuelle Thrombozytenzählung im Blutausstrich.

370 Frage:
Was sagt der **RDW-Wert** aus?

Kommentar:
- RDW steht für **Red Blood Cell Distribution Width** (= Erythrozytenverteilungsbreite) und wird aus den Werten des Blutbilds bestimmt
- Die Erythrozytenverteilungsbreite (RDW) ist die Standardabweichung des mittleren korpuskulären Volumens (MCV)
- Normale Erythrozyten haben einen Durchmesser von 6 bis 9 µm und eine normal verteilte Glockenkurve (Price-Jones-Kurve). Das Maximum liegt bei 7,5 µm
- Stark **erhöhte RDW-Werte** weisen auf eine hämolytische Anämie, eine Eisenmangelanämie, eine perniziöse Anämie oder eine Kugelzellanämie hin

371 Frage:
Welche zusätzlichen Informationen bietet der **RDW-Wert**?

Kommentar:
- Bei einer **mikrozytären Anämie** (niedriges MCV) spricht ein hoher RDW-Wert (breitbasige Kurve) für eine Eisenmangelanämie. Bei einer Thalassämie ist der RDW-Wert normal hoch
- Bei **makrozytären Anämien** (erhöhtes MCV) hat die aplastische Anämie einen normalen, die perniziöse Anämie einen hohen RDW-Wert
- Eine **normozytäre Anämie** (normales MCV) und normaler RDW-Wert kommt bei einer Osteomyelofibrose vor

372 Frage:
Was versteht man unter der **Dreierregel**?

Kommentar:
- Mit der **Dreierregel** gelingt eine schnelle **Plausibilitätskontrolle**
- Die **Dreierregel** besagt, dass die Erythrozytenzahl (in nl) mal Drei gleich dem Hämoglobin (in g/dl) mal Drei und gleich dem Hämatokrit (in %) ist. Wenn die **Dreierregel** nicht zutrifft, sind die Messergebnisse auf den ersten Blick unplausibel und müssen überprüft werden

9.11.3. Thrombopenie

373 **Frage:**

An was denken Sie bei einem **gesundem Patienten** mit einer **isolierten Thrombopenie** bei ansonsten unauffälligem Laborbefund?

Kommentar:

Notwendig ist der Ausschluss einer **Pseudothrombozytopenie**. D.h. es müssen (in vitro) EDTA-induzierte Thrombozyten-Agglutinate, welche von den Blutbildautomaten nicht als Thrombozyten gezählt werden, ausgeschlossen werden. Möglich ist die Thrombozytenzählung aus Citrat-Vollblut oder Spezialröhrchen (Thromboexakt). Besser ist es, einen Blutausstrich zu begutachten, ob Agglutinate vorliegen und die Thrombozyten manuell zu zählen.

374 **Frage:**
Welche Ursachen können bei einer bestätigten **Thrombozytopenie** vorliegen?

Kommentar:

· **Angeborene Bildungsstörungen:** Fanconi-Anämie (Panzytopenie durch vollständige Knochenmarksuppression, autosomal-rezessiv vererbt), Wiskott-Aldrich-Syndrom (Erbkrankheit, Symptomtrias Ekzem, Thrombozytopenie und rezidivierende opportunistische Infektionen)

· **Erworbene Bildungsstörungen:** Hämatologische Erkrankungen (Leukämien), Knochenmarkschädigung (Medikamente, Bestrahlung, Bleiintoxikation), Substratmangel (Folsäuremangel, Vitamin-B12-Mangel)

· **Verkürzte Thrombozytenlebensdauer:**
  - **AAK:** Thrombotisch-thrombozytopenische Purpura (TTP) (Synonym Moschcowitz-Syndrom, Antikörper gegen ADAMTS13, als thrombotische Mikroangiopathie → Symptome einer hämolytischen Anämie, Hautzeichen / Petechien, Fieber, ischämiebedingte Organbeteiligung), idiopathische Thrombozytopenie (Morbus Werlhof)
  - **Alloantikörper:** Transfusionszwischenfall, Morbus hämolyticus neonatorum (MHN), fetale oder neonatale Alloimmun-Thrombozytopenie (Neonatale oder Fetale Alloimmun-Thrombozytopenie)

  - **Gerinnungsaktivierung:** Antiphospholipid-Syndrom, Verbrauchsthrombozytopenie bei intravasaler Gerinnung oder Blutung
  - **Vermehrter Abbau:** Künstliche Herzklappen, vermehrter Abbau in der Milz (Hypersplenismus)

· **Infektionskrankheiten:** Malaria (tropica), vor allem Virusinfekte (Parvovirus B19, EBV, ...) und Helicobacter pylori (H. pylori)

· Bei einer **schwangerschaftsassoziierten Thrombozytopenie** ist eine Abgrenzung von dem Hemolysis-Elevated Liver enzymes-Low Platelet count (HELLP)-Syndrom und der Präeklampsie notwendig

· Heparintherapie (**Heparin-induzierte Thrombozytopenie (HIT)**)

9.11.4. Hämoglobin

Frage: 375
Wie ist das **Hämoglobin** aufgebaut?

Kommentar:

Das **Hämoglobin** besteht aus zwei α- und zwei β-Untereinheiten (Globine). Jedes Globin hat eine bestimmte Faltung und Tasche, in der ein Eisen-II-Komplex (= Häm) gebunden ist. An das Häm wird Sauerstoff gebunden. Farbänderung durch O_2-Bindung von dunkelrot zu hellrot!

Frage: 376
Welche unterschiedlichen **Hämoglobin-Typen** gibt es?

Kommentar:

· **Fetales Hämoglobin (HbF):** ab der 9. Woche post conceptionem bis einige Wochen / Monate nach Geburt wird HbF in der Leber und Milz gebildet. HbF hat eine deutlich höhere Sauerstoffaffinität als adultes HbA und nimmt daher effizienter Sauerstoff aus dem mütterlichen Blut auf! HbF besteht aus zwei α- und zwei γ-Untereinheiten!

· **Adultes Hämoglobin:** 98 % sind HbA1 (zwei α- und zwei β-Untereinheiten) und 2 % sind HbA2 (zwei α- und zwei δ-Untereinheiten). Die Bildung erfolgt im Knochenmark. HbF ist nur in Spuren nachweisbar.

377 Frage:
Wie wird **Hämoglobin abgebaut**?

Kommentar:
Erythrozyten werden in den mononukleären Phagozyten der Milz abgebaut. Hb wird im **Retikulohistiozytären System (RHS)** abgebaut. Der Globin-Anteil wird zu Aminosäuren degradiert und das Häm (= Blut-Farbstoff) über die Hämoxygenase (= Cytochrom-P450-abhängige Oxygenase) zu Biliverdin, Eisen und CO_2 gespalten. Durch die Biliverdin-Reduktase entsteht das **Bilirubin**. Dieses gelangt anschließend albumingebunden in die Leber und wird dort mit Glucuronsäure konjungiert (= **konjungiertes Bilirubin**). Dadurch ist es löslich und kann über die Galle in den Darm ausgeschieden werden. Durch Aufspaltung der Glucuronsäure im Darm durch Bakterien wird ein Teil des orangefarbenen konjungierten Bilirubins in das farblose Urobilinogen und das braune Sterkobilinogen und Sterkobilin (= Stuhlfarbstoffe) reduziert. Ein geringer Teil wird über den Darm wieder aufgenommen und renal ausgeschieden. Dies führt zur Gelbfärbung des Urins.

378 Frage:
Wodurch wird die Intoxikationsgefahr bei der **schweren neonatalen Hyperbilirubinämie** vergrößert?

Kommentar:
Wichtig ist die **Albuminbindung** des Bilirubins. Daher steigt die Intoxikationsgefahr bei Albuminmangel, Azidose oder durch Medikamente und Substanzen, die um die Albuminbindung konkurrieren.

9.11.5. Hämolyse

379 Prüfer:
Ab wann ist eine **Hämolyse** sichtbar?

Antwort:
Ab 300 mg/l

Kommentar:
Ab **150–300 mg/l** freies Hämoglobin ist eine zunehmenden Rotfärbung des Serums / Plasmas sichtbar.

380 Prüfer:
Was sind die **Ursachen für eine Hämolyse**?

Antwort:
In vivo – in vitro (Stauung, dünne Nadel)

Kommentar:
· **Gründe für eine in vitro-Hämolyse:** zu lange Venenstauung, Punktionskanülen zu dünn, Probe zu stark zentrifugiert in nicht austarierten Zentrifugen, Blutprobe nicht unmittelbar nach Entnahme zentrifugiert, zu starke Erhitzung oder Abkühlung (Vollblut nicht einfrieren!) oder schlechte Transportbedingungen!
· **Gründe für eine in vivo Hämolyse:** mechanische Erythrozytenzerstörung (mechanische Herzklappen), Rhesus-Inkompatibilität (MHN), toxische Zerstörung durch Schlangengift, Parasiten wie Malaria, bakterielle Enzyme (Streptokokken), osmotische Schädigungen, physiologische Hämolyse (Lebensdauer Erythrozyten = 120 Tage)

381 Prüfer:
Nennen Sie **typische Befunde bei Hämolyse**?

Antwort:
· Haptoglobin erniedrigt, LDH und Kalium erhöht
· Abfall von AP (?)

Kommentar:
· Sensitivster Parameter für die Hämolyse ist das **erniedrigte Haptoglobin!**
· Durch Hämolyse werden die Erythrozyten zerstört und Hb sowie andere Zellbestandteile (vor allem GOT, Kalium, LDH) freigesetzt. Hb wird an Haptoglobin gebunden, das freie **Haptoglobin ist deutlich erniedrigt!** Ebenfalls erhöht sind die GPT, Bilirubin gesamt, Retikulozyten, Eisen, freies Hb und Hämopexin
· AP und γ-GT sind vermindert bei starker Hämolyse (Hemmung durch Hb)!

9.11.6. Haptoglobin

382 Prüfer:
Was ist **Haptoglobin** und welche Aufgaben hat es?

Antwort:
· Transportprotein von Hämoglobin
· Erythrozyten 120 Tage Lebenszeit → RES → Abbau

Kommentar:
· **Haptoglobin** wird in der Leber gebildet und hat eine HWZ von 3–4 Tagen. Es besteht aus zwei Polypeptidketten, der schweren β-Kette und der leichten α-Kette (α-1- und α-2) Es gibt drei Phänotypen: Haptoglobin 1-1 ist ein Dimer aus zwei α-1-β-Ketten (86 kDa), Haptoglobin 2-1 besteht aus einer α-1-β-Kette und einer oder mehreren α-2-β-Ketten (90–300 kDa), Haptoglobin 2-2 besteht aus mehreren α-2-β-Ketten (170–900 kDa)
· **Aufgabe von Haptoglobin:** Es bindet freies toxisches Hb (schädigt Glomeruli der Nieren). Der Hämoglobin-Haptoglobin-Komplex wird im RHS (früher auch RES = retikuloendotheliales System genannt) der Milz / Leber abgebaut
· Haptoglobin-Messung durch Nephelometrie oder Immunturbidimetrie

383 Prüfer:
Was bedeutet ein **erniedrigtes Haptoglobin**?

Antwort:
DD Hämolyse

Kommentar:
Das freie **Haptoglobin** ist der empfindlichste Marker für eine Hämolyse! Daher ist es ein guter Marker zur Erkennung des Notfalls **HELLP-Syndrom** bei Schwangeren! Bei einer Hämolyse sinkt früh das freie Haptoglobin ab (normal etwa 0,5–2,5 g/l), da der Großteil als **Hämoglobin-Haptoglobin-Komplex** vorliegt. Bereits die Hämolyse von 1–2 % der Erythrozyten verbraucht das gesamte Haptoglobin!

9.11.7. Eisenmangel

384 Frage:
Was ist die **häufigste Mangelerkrankung** beim Menschen?

Kommentar:
Der **Eisenmangel**, mit 80 % ist es auch der häufigste Grund für eine Anämie → Eisenmangelanämie = mikrozytäre hypochrome Anämie.

Frage: 385
Wie viele Menschen sind weltweit von einem **Eisenmangel** betroffen und welche Gruppe ist es am häufigsten?

Kommentar:
· Laut WHO haben weltweit etwa 600 Millionen Menschen einem **Eisenmangel**. Die Prävalenz beträgt in Europa etwa **5–10 %**
· Die Prävalenz bei **Frauen im gebärfähigen Alter** liegt sogar bei etwa **20 %** (Blutverlust durch Menstruation, Geburt)
· Hohe Prävalenz bei chronischen Krankheiten (Nierenerkrankungen, Darmerkrankungen, Infektionen, Tumorerkrankungen)

Frage: 386
Wie hoch ist die **tägliche Eisenaufnahme** bzw. der tägliche Bedarf?

Kommentar:
· Täglicher **Eisenbedarf 1–2 mg**. Tägliche Eisenaufnahme über die Nahrung etwa 15–20 mg
· Die Resorptionsfähigkeit liegt bei Aufnahme von 10 mg Eisen bei etwa 6 mg (60 %). Bei der Zuführung von 100 mg Eisen pro Tag werden nur 15 mg (also 15 %) aufgenommen
· 3-wertiges Eisen aus tierischen Lebensmitteln wird besser resorbiert als pflanzliches 2-wertiges Eisen. Vitamin C verbessert die Resorption
· Das an **Ferritin** gebundene Speichereisen beträgt im retikuloendothelialen System bei Frauen etwa 500 mg, bei Männern 1.000 mg

Frage: 387
Wie hoch ist der **Eisenverlust** bei der Menstruation oder Blutspende?

Kommentar:
· Bei der Menstruation kommt es zu einem Blutverlust von etwa 50–60 ml, das entspricht einem Eisenverlust von 25–30 mg (**2 ml Blut = 1 mg Eisen**)
· Eine Blutspende von 500 ml Blut führt zu einem Eisenverlust von etwa 250 mg

Frage: 388
Warum führt eine (chronische) Entzündung zu einem **Eisenmangel**?

Kommentar:

Das in der Leber gebildete **Hepcidin** reguliert die Eisenresorption aus dem Darm. Bei einem erhöhten Eisenbedarf wird der Hepcidin-Spiegel herunterreguliert. Chronische Entzündungen führen durch **Anstieg von IL-6** zu einem **Anstieg von Hepcidin** und dadurch zu einer Hemmung der Eisenfreisetzung aus den Makrophagen. Das führt zur entzündungsbedingten Eisenmangelanämie.

389 Frage:

Wie ist die **Basisdiagnostik bei unkompliziertem Eisenmangel**?

Kommentar:

Zum Feststellen der Anämie: Blutbild mit MCV, MCH und Hb. Zur Abklärung eines Eisenmangels: Serum-Ferritin, Transferrinsättigung und das CRP.

390 Frage:

Was müssen Sie dabei beachten? Warum bestimmen Sie das **CRP**?

Kommentar:

Ferritin ist ein APP und daher unspezifisch erhöht (oder falsch normal bei Eisenmangel) bei Einnahme von Kontrazeptiva, bei Infekten und chronisch-entzündlichen Erkrankungen. Das CRP muss negativ (< 5 mg/l) sein, sonst kann der Ferritinwert nicht verwertet werden!

391 Frage:

Was können Sie bei einer Entzündung (CRP > 5 mg/l) zur Diagnose einer **Eisenmangelanämie** bestimmen?

Kommentar:

Sehr frühe Parameter sind das sogenannte **CHr** = Retikuläre Hb und das **%HYPO** = Prozent hypochrome Erythrozyten. Diese Parameter können bei einem Eisenmangel bereits pathologisch werden, wenn das MCV, MCH oder der Hb-Wert noch normal hoch sind.

9.11.8. Anämie

392 Frage:

Wie wird laut WHO eine **Anämie** definiert?

Kommentar:

Hb-Wert **< 13 g/dl** bei Männern bzw. **< 12 g/dl** bei Frauen.

Prüfer: **393**

Welche **Anämieformen** gibt es?

Antwort:

Mikrozytäre Anämie, Makrozytäre Anämie

Kommentar:

Die klassische Anämie-Einteilung erfolgt nach dem **MCV** in mikrozytär, normozytär und makrozytär. Anhand des **mittleren korpuskulären Hämoglobingehalts (MCV)** ist zusätzlich eine Unterteilung in hypochrom, normochrom und hyperchrom möglich.

Prüfer: **394**

Welche **Anämie** ist häufiger? Was sind die Ursachen?

Kommentar:

Am häufigsten ist die **hypochrome mikrozytäre Anämie** durch Eisenmangel. Der **Eisenmangel ist weltweit das häufigste Mangelsyndrom**. Die Prävalenz des Eisenmangels liegt in Deutschland (DE) bei etwa 5 % (Frauen und Kinder) bzw. 1 % (Männer). Am zweithäufigsten ist eine Anämie im Rahmen einer Neoplasie (auch MDS) mit etwa 3 %.

Prüfer: **395**

Welche **Diagnostik** führen Sie bei V. a. **Eisenmangelanämie** durch?

Kommentar:

· **Basisdiagnostik Anämie:** Blutbild mit Hb, MCV, MCH und MCHC. Bei V. a. Eisenmangelanämie auch Ferritin und CRP

· Ein **erniedrigter Ferritin-Wert** spricht für eine Eisenmangelanämie, bei normalem oder hohem Ferritin (CRP im Normbereich) ist ein Eisenmangel ausgeschlossen

· Normale oder erhöhte Ferritinwerte sind bei erhöhten CRP-Werten (Entzündung!) nicht verwertbar, da Ferritin als APP bei Entzündungen auch ohne Eisenmangel erhöht sein kann

396 Prüfer:

Bei welchem Parasiten wird ebenfalls ein starker **Vitamin-B$_{12}$-Mangel** beobachtet?

Antwort:

Fischbandwurm

Kommentar:

Der **Fischbandwurm** ist sicher eine sehr seltene, aber denkbare Ursache! Bei etwa 2 % der Fischbandwurm-Infektionen kommt es durch die große Vitamin-B$_{12}$-Aufnahme des Fischbandwurms im Darm (wird bis zu 25 Jahre alt und 20 m lang!) zu einer makrozytären Anämie.

Fallbeispiel

Zu dem nachfolgenden Laborbefund haben Sie die klinischen Angaben **V. a. abgelaufene Hepatitis, jugendlicher Flüchtling, V. a. Anämie.**

Laborergebnisse

Leukozyten 1.720/µl (4.200–10.800)
Erythrozyten 5,5 Mio./µl (3.9–5.2)
Retikulozyten 9,7/1.000 Erys (6–12)
Retikulozyten abs. 53.400/µl (30.000–100.000)
RPI 0,7 (< 1,5)
Hämoglobin 12,8 g/dl (12–15,4)
Hämatokrit 40,6 % (35,5–45)
MCV 73,8 fl (79–96)
RDW 14,9 % (< 14.5)
MCH 23,3 pg (26,5–33)
MCHC 31,5 g/dl (31,5–36)
Thrombozyten 102.000/µl (160.000–385.000)

397 Frage:

Wie interpretieren Sie die Laborbefunde?

Kommentar:

· Deutliche Leukopenie und Thrombozytopenie sowie hypochrome (MCH erniedrigt), mikrozytäre (niedriges MCV) Erythrozyten

· keine Anämie bei normwertigem Hb und leicht erhöhter Erythrozytenzahl

· Kein Anhaltspunkt für gesteigerte Erythropoese, bei normaler Retikulozytenzahl und normalem Retikulozytenproduktionsindex (RPI)

398 Frage:

Welche Untersuchung können Sie ergänzend durchführen bei den Stichworten **Anämie** und Flüchtling aus dem **Süden?**

Kommentar:

Denkbar wäre bei einer **Anämie** eines **Südländers** eine **Sichelzellanämie.** Da hier weder eine Anämie noch eine vermehrte Erythropoese vorliegt, wäre am ehesten eine **heterozygote Hämoglobin-S-Anlage** denkbar! Häufig kommt dies bei Menschen aus Griechenland, Süditalien, Afrika, dem mittleren Osten, der Türkei und Asien vor. Dies lässt sich mit einer **Hb-Elektrophorese** leicht abklären.

399 Frage:

Können Sie die **Hb-Elektrophorese** erklären?

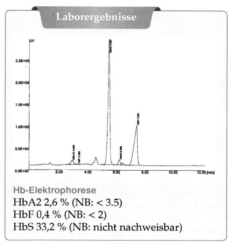

Laborergebnisse

Hb-Elektrophorese
HbA2 2,6 % (NB: < 3.5)
HbF 0,4 % (NB: < 2)
HbS 33,2 % (NB: nicht nachweisbar)

Kommentar:

· Zu sehen ist ganz rechts ein **hoher HbS-Peak** als Nachweis des anomalen Hämoglobins S, aber normaler HbA2- und HbF-Wert

· Mikrozytose und Hypochromasie, es besteht keine Anämie

· Der Patient hat eine **heterozygote HbS-Trägerschaft ohne Krankheitswert** – in DE gibt es etwa 200.000 Menschen mit dieser Anlage. Bei den Betroffenen findet man häufiger bedeutungslose Konzentrationsdefekte der Nieren, schmerzlose Hämaturien und bei Frauen Bakteriurien

400 Frage:

Wann kann die **heterozygote Hämoglobin-S-Anlage** wichtig sein?

Kommentar:

Der **Partner einer Schwangeren** mit einer heterozygoten Hämoglobin-S-Anlage sollte selbst auf die **Hämoglobin-S-Anlage** untersucht werden. Wenn er diese Anlage auch hat, wird eine **Pränataldiagnostik** (Untersuchung des Kindes) angeboten.

9.11.9. Differentialdiagnostik hämolytischer Anämien

401 Prüfer:

Wie ist eine **Hämolyse** definiert?

Antwort:

Hämolyse bedeutet Verkürzung der normalen (120 Tage) Erythrozytenlebensdauer! Wenn die Erythropoese den erhöhten Verbrauch ausgleichen kann (normaler Hb), liegt eine kompensierte Hämolyse vor.

402 Prüfer:

Wie werden **hämolytische Anämien** eingeteilt?

Kommentar:

· Einteilung anhand der Ursache: **korpuskuläre** (Defekt eines Erythrozytenbestandteils) und **extrakorpuskuläre** (Ursache außerhalb des Erythrozyten) hämolytische Anämien

· Einteilung nach Ort der Hämolyse: intravasale (Erythrozytenzerstörung in den Blutgefäßen) oder extravasale Hämolyse (überwiegend durch immunhämolytische Anämien oder Medikamente)

· Einteilung in angeborene und erworbene Hämolysen

403 Frage:

Welche Ursachen haben **hämolytische Anämien**?

Kommentar:

· **Korpuskuläre hämolytische Anämien:**
   - Angeborene Membrandefekte: Kugelzellanämie (Sphärozytose)
   - Angeborene Störungen der Hämoglobinsynthese: Thalassämie, Sichelzellanämie
   - Erworbene Membrandefekte: Paroxysmale nächtliche Hämoglobinurie
   - G6PDH-Mangel (Favismus)

· **Extrakorpuskuläre hämolytische Anämien:**
   - **Autoimmunhämatologische Anämien:**
     - 70 % mit Wärmeantikörpern (IgG): idiopathisch, Systemischer Lupus Erythematodes (SLE), rheumatoide Arthritis, CLL
     - 20 % mit Kälteantikörpern (IgM): Mononukleose, maligne Lymphome
     - 10 % mit gemischten bzw. bithermischen Antikörpern: Virusinfektion, Syphilis
   - **Transfusionsreaktion**
   - **Rhesus-Inkompatibilität**
   - **Hämolyse durch Infektionen:** Malaria (intraerythrozytärer Parasit)
   - **Hämolyse durch chemische / physikalische Schäden:** mechanische Hämolyse (künstliche Herzklappen), thermische Schädigung (Verbrennungen), chemische (Schlangengift, Arsen, Blei, Kupfer)
   - **Mikroangiopathische Anämie:** HUS (= Gasser-Syndrom), TTP (Moschcowitz-Syndrom), Medikamenten induziert

9.11.10. Hämochromatose   +

404 Prüfer:

Ab welchem Ferritinwert besteht der Verdacht auf eine **Hämochromatose**?

Kommentar:

V.a. eine **Hämochromatose** bei einem **Ferritinwert > 300 µg/l** und einer **Transferrinsättigung** (Serum-Eisen / Serum-Transferrin) > 45 % Frauen bzw. > 50 % Männer

405 Frage:

Welche weitere Diagnostik führen Sie für die **Hämochromatose** durch?

Kommentar:

· Die **Hämochromatose** kann in 5 verschiedene Typen (1, 2a, 2b, 3, 4) mit verschiedenen Genen unterschieden werden. Relevant ist vor allem Typ 1 mit einer Mutation im **HFE-Gen**

· 90 % der Hämochromatose-Patienten haben eine homozygote **C282Y-Mutation im HFE-Gen**. Die Penetranz beträgt etwa 25 %, d.h. jeder Vierte entwickelt eine Hämochromatose. 5 % der Hämochromatose-Patienten sind **compound-heterozygot** für die C282Y- und die H63D-Mutation (selten auch S65C). Isolierte hetero- oder homozygote **H63D-Mutationen** führen nicht zur Hämochromatose!

406 Prüfer:

Welche **Folgeerkrankungen** können bei der Hämochromatose auftreten?

Kommentar:

Folgeerkrankungen kommen durch die toxische Wirkung des Eisens zustande, das in das Gewebe eingelagert wird → Lebervergrößerung (90 % der Betroffenen!), Leberzirrhose (75 %), später HCC, Milzvergrößerung, dunkle Hautpigmentierungen axillär (**75 %**), Diabetes mellitus (70 %, Bronzediabetes) und eine Kardiomyopathie.

407 Frage:

Welche Therapie wird durchgeführt und was ist das Therapieziel bei der **Hämochromatose**?

Kommentar:

· Ziel ist das **Ferritin unter 50 µg/l** zu senken!

· **Therapie** durch eisenarme Diät, Aderlasstherapie oder Erythrozytapherese und Eisenchelatoren zur Reduktion der Eisenaufnahme (Deferoxamin, Deferasirox)

9.11.11. Präeklampsie

Fallbeispiel

Frau mit Schwangerschaftshypertonie und jetzt festgestellter Anämie und Thrombozytopenie!

Prüfer: 408 ++

Wie hängt die **Schwangerschaftshypertonie**, die **Anämie** und die **Thrombozytopenie** zusammen?

Kommentar:

Die Hypertonie kann Symptom einer **Präeklampsie (= Hypertonie plus Proteinurie)** sein. Bei einem Teil der Fälle kommt es zu Gerinnungsstörungen und zur Leberbeteiligung. Anämie und Thrombozytopenie sind typische Symptome des HELLP-Syndroms (**Labortrias: Hämolyse, erhöhte Transaminasen und Thrombozytopenie**). Wie sind hier die GOT, GPT, LDH und das Bilirubin? Klinisches Leitsymptom des HELLP-Syndroms ist der Oberbauchschmerz → hier vorhanden?

Prüfer: 409

Was ist das weitere, zwingend eilige, **labordiagnostische Vorgehen bei V. a. Präeklampsie**?

Kommentar:

· Hämolyse-Parameter: **freies Haptoglobin**, Bilirubin, LDH

· Gerinnungsfaktoren: Quick, PTT, ...

· Leberwerte: GOT, GPT, LDH, Bilirubin

· Niere: Creatinin und Gesamteiweiß im Urin

Prüfer: 410 ++

Welche Vorschläge machen Sie der behandelnden Klinik? Begründung?

*Anm.: Hier muss klar werden, dass der Prüfling diese Konstellation als **Notfall** erkennt und sofort handelt! Ein Prüfling hat dies nicht erkannt und deshalb die Facharztprüfung **nicht bestanden**!* !

Kommentar:

· **Labormedizinischer Notfall**, daher **sofortige telefonische Befundübermittlung**. Intensivmedizinische Überwachung, Akuttherapie mit Antihypertensiva und Antikonvulsiva

· **Schwere Komplikationen:** Leberzellschädigung mit Hämatomen bis Leberruptur, akutes Nierenversagen, plötzliche Plazentalösung

· **Kausale Therapie** nur durch Kaiserschnitt möglich (Beenden der Schwangerschaft ab SSW 34)

Frage: 411

Was ist eine **Präeklampsie**?

Kommentar:

Eine **Präeklampsie** ist die Vorstufe der **Eklampsie** (tonisch-klonische Krämpfe bis Koma, hämorrhagische Infarkte, Plazentainsuffizienz), typisch für die Präeklampsie sind die Hypertonie (> 140/90 mm Hg) und die Proteinurie (> 0,3 g/24 Stunden)!

412 Frage:

Wie kann laborchemisch eine **akute oder drohende Präeklampsie** nachgewiesen werden?

Kommentar:

· Ab SSW 18+0 bis zum Ende der Schwangerschaft kann der sFlt-1/PlGF-Quotient bestimmt werden. Ein Quotient > 85 (ab SSW 34 > 110) weist mit hoher Spezifität und einer Sensitivität von 82 % eine Präeklampsie nach

· **Begriffserklärung:** Placental Growth Factor (PlGF) ist ein Wachstumsfaktor, soluble FMS-like tyrosine kinase 1 (sFlt-1) hemmt das Gefäßwachstum der Plazenta

413 Frage:

Gibt es ein **Präeklampsie-Screening**?

Kommentar:

· Verschiedene Faktoren begünstigen das Entstehen einer **Präeklampsie**: eine Präeklampsie in früherer Schwangerschaft (Relatives Risiko (RR) 7), BMI ≥ 35 (RR 4), positive Familienanamnese – wenn die Mutter eine Präeklampsie hatte (RR 3), erste Schwangerschaft (RR 2,5) oder spätgebärend (älter als 40 Jahre (RR 2))

· **Screening nach Prof. Nicolaides in SSW 11–14:** Ateriae unterinae-Doppler, Blutdruck der Patientin, PAPP-A und PlGF → Erkennung von 80–90 % der Schwangerschaften, die eine frühe Präeklampsie (vor der 34. SSW) entwickeln und 35 % der späten Präeklampsien. Wie bei dem Ersttrimesterscreening werden dabei 5 % Falschpositive akzeptiert!

414 Frage:

Was empfehlen Sie bei einem **erhöhten Präeklampsie-Risiko**?

Kommentar:

Durch eine frühe **prophylaktische Gabe von ASS 100 mg** (vor der 16. SSW) können 50 % der Präeklampsien vermieden werden.

9.11.12. Porphyrie

Prüfer: 415

Wie ist die **Definition** der **Porphyrie**?

Antwort:

Häm-Synthese-Störung

Kommentar:

Eine **Porphyrie** ist eine Stoffwechselerkrankung mit gestörter Hämsynthese.

Frage: 416

Was sind **typische Symptome** der **Porphyrie**?

Kommentar:

· Schubweise akute Bauchschmerzen, neurologische Ausfälle und **rötlicher Urin** (= neuroviszerale Form)

· Ablagerung von Zwischenprodukten in der Haut führen zu erhöhter Lichtempfindlichkeit, Bläschen und Narbenbildung (= kutane Form)

· Akute phototoxische Reaktionen unmittelbar (Minuten) nach Sonnenexposition mit Schmerzen, Brennen, Juckreiz, Rötung, Schwellung, Blasenbildung (= erythropoetische Protoporphyrie)

Prüfer: 417

Wie ist der **Abbauweg des Häm?**

Antwort:

· Erythrozytenabbau im retikuloendothelialen System (Monozyten / Makrophagen aus Milz, Leber, Knochenmark). Der Globinteil wird abgespalten und in Aminosäuren zerlegt

· Der Häm-Anteil wird durch die Hämoxygenase zu Biliverdin (blau-grün) gespalten. Die Biliverdin-Reduktase baut es dann zu **Bilirubin** (orange-rot) ab

Prüfer: 418

Welche Arten der **Porphyrie** gibt es?

Antwort:

Sekundär, primär, erythropoetisch – hepatisch

Kommentar:

· **Erythropoetische Porphyrien:** kongenitale erythropoetische Porphyrie, erythropoetische Protoporphyrie

· **Hepatische Porphyrien:** akute hepatische Porphyrie, akute intermittierende Porphyrie, Porphyria cutanea tarda, Porphyria variegata, hereditäre Koproporphyrie

· **Sekundäre Porphyrien:** Leberschädigung (Alkohol, Vergiftung, Medikamente), Bleivergiftung, Hämochromatose, Hämolytische Anämie, Leukämie, Bilirubintransportstörung

· Einteilung in akute / nicht akute Porphyrien:
  - **Akute Porphyrien:** Akute intermittierende Porphyrie, Porphyria variegata, hereditäre Koproporphyrie, Aminolävulinsäure (ALS)-Defizienz-Porphyrie
  - **Nicht akute Porphyrie:** Porphyria cutanea tarda, Erythropoetische Protoporphyrie, Kongenitale erythropoetische Porphyrie

419 Prüfer:
Welche Bedeutung hat die **Porphyrie in der Arbeitsmedizin**?

Antwort:
Bleivergiftung

Kommentar:
Eine **Bleivergiftung** ist eine Sonderform der exogen toxischen hepatischen Porphyrie!

420 Prüfer:
Welche **Diagnostik** führen Sie durch?

Antwort:
D-ALS, basophile Tüpfelung der Erythrozyten

Kommentar:

· Bestimmung der Porphyrinvorläufer ALS und Porphobilinogen und der Gesamtporphyrine im Urin → wichtig: Licht geschützte Verpackung! Typisch ist der nachdunkelnde rötliche Urin (30 Minuten warten)

· **Laborbefunde bei Bleivergiftung: Basophile Tüpfelung der Erythrozyten** (Zeichen einer gestörten Erythropoese) und erhöhte Ausscheidung von Delta-ALS durch Hemmung des Abbaus

Prüfer: 421
Gibt es ein **Porphyrie-Screening**?

Antwort:
Gesamtporphyrine im 24-Stunden-Sammelurin erfasst alle Porphyrien außer der Protoporphyria erythropoetica!

Kommentar:

· Die **typische Rotfärbung** des **Urins** tritt nur bei etwa 50 % der Patienten auf. Zur Diagnostik werden Metaboliten im Urin, Stuhl und Blut nachgewiesen

· Am häufigsten ist die **Akute intermittierende Porphyrie** mit einem Defekt der **Porphobilinogen--Desaminase**

· Bei der **erythropoetischen Protoporphyrie** finden sich hohe Protoporphyrinkonzentrationen im Plasma und in den Erythrozyten. Diagnosesicherung erfolgt molekulargenetisch durch Nachweis einer **Ferrochelatase-Gen-Mutation**

Prüfer: 422
Wie ist der **Porphyrinring aufgebaut**?

Kommentar:

· **Porphyrine** sind organische Farbstoffe und bestehen aus vier Pyrrol-Ringen (Tetrapyrrol). Diese sind über 4 Methingruppen (Kohlenstoffatom mit einem Wasserstoffatom) verbunden. Porphyrine sind wichtige Strukturbestandteile im Körper, z. B. Häm, Vitamin B_{12}, Gallenfarbstoffe (Bilirubin, Urobilin)

· **Häm** ist eine Komplexverbindung mit Protoporphyrin IX und Fe_2^+ als Zentralatom

Prüfer: 423
Welche **Porphyrien** gibt es?

Kommentar:

· **Porphyrien** lassen sich in sekundäre, primäre, erythropoetische und hepatische oder in akute und nicht akute Porphyrien einteilen

· Sonderform ist die Bleiintoxikation als exogen toxische hepatische Porphyrie

Prüfer: 424
Wie ist der Weg des **Bilirubins** im Körper?

Kommentar:

Hämoglobin wird im RHS abgebaut, der Globin-Anteil zu Aminosäuren degradiert und das Häm zu Biliverdin (über Hämoxygenase = Cytochrom-P450-abhängige Oxygenase). Durch die Biliverdin-Reduktase entsteht das Bilirubin. **Bilirubin** gelangt albumingebunden in die Leber und wird dort mit Glucuronsäure konjugiert (= **konjugiertes Bilirubin**). Dadurch ist es löslich und kann über die Galle in den Darm ausgeschieden werden. Durch bakterielle Spaltung der Glucuronsäure im Darm wird ein Teil des orangefarbenen konjungierten-Bilirubin in das farblose Urobilinogen und das braune **Stercobilinogen** und **Stercobilin** (= Stuhlfarbstoffe) reduziert. Ein geringer Teil wird über den Darm wieder aufgenommen und renal ausgeschieden (Gelbfärbung des Urins).

9.12. Lipidstoffwechsel

9.12.1. Lipoproteinklassen

425 **Frage:**

Wie werden die **Lipoproteine** eingeteilt?

Kommentar:

· Einteilung der **Lipoproteine** nach ihrer Dichte:
  - **Chylomikronen** (Dichte < 0,95 g/ml)
  - **Very low density lipoprotein (VLDL)** (< 1,006 g/ml)
  - LDL (1,006–1,063 g/ml)
  - HDL (1,063–1,210 g/ml)

· Die **Lipoproteine** haben ein kugelige Struktur und enthalten hydrophobe Bestandteile, Triglyceride und Cholesterinester. Hydrophile Substanzen wie Proteine (Apolipoproteine), Phospholipide und freies Cholesterin befinden sich an der Oberfläche

426 **Frage:**

Wie werden **Lipoproteine** aufgetrennt?

Kommentar:

· Auftrennung der **Lipoproteine** durch Ultrazentrifugation oder Lipid-Elektrophorese (Agarose-Gel-Elektrophorese)

· **Lipid-Elektrophorese:** genauer **Lipoprotein-Elektrophorese** zur elektrophoretische Auftrennung und qualitative Bewertung der Lipoproteine

Frage: **427**

Was ist die besondere Bedeutung von **Lp(a)**?

Kommentar:

· Lipoproteine werden in der Leber synthetisiert und ähneln stark dem LDL. **Lipoprotein a = Lp(a)** kommt normalerweise nur in sehr geringen Konzentrationen (10 mg/dl) vor, ab 30 mg/dl kommt es zur Steigerung des LDL-bedingten Risikos

· Der Plasmaspiegel ist hauptsächlich genetisch festgelegt und von außen kaum zu beeinflussen. Problematisch sind gleichzeitige Erhöhungen von LDL und Lp(a) → Notwendig ist dann eine Therapie, um das LDL zu senken und ggf. mittels Plasmapherese aus der Zirkulation zu entfernen

9.12.2. Lipoproteinstoffwechsel

Frage: **428**

Aus welchen Schritten besteht der **Lipoproteinstoffwechsel**?

Kommentar:

Es ist eine Unterteilung in einen exogenen und einen endogenen **Lipoproteinstoffwechsel** möglich.

Frage: **429**

Welche Aufgaben haben die **Chylomikronen**, das **VLDL**, das **LDL-Cholesterin** und das **HDL-Cholesterin**?

Kommentar:

· **VLDL** und **Chylomikronen** versorgen das periphere Gewebe mit Fettsäuren

· **LDL** liefert dem peripheren Gewebe das Cholesterin und die Cholesterinester

· Die Leberzellen nehmen das Cholesterin teilweise mit den Remnants und einen kleineren Teil über LDL auf. Die Cholesterin-Aufnahme erfolgt durch Endozytose ganzer Lipoproteinpartikel durch Apolipoprotein-B- und -E-spezifische Rezeptoren auf der Zelloberfläche

· **HDL** bereitet durch den Austausch von Apolipoproteinen und Lipiden die Chylomikronen und VLDL auf den Abbau vor. HDL nimmt freies membranassoziiertes Cholesterin auf und überführt es in Cholesterinester

430 Frage:

Welche Störungen im **Lipoproteinstoffwechsel** gibt es?

Kommentar:

· Die häufigste Störung ist die **Hyperlipidämie** mit Erhöhung der Trägerproteine, den Lipoproteinen

· Einteilung in **primäre** (= angeborene, also genetisch bedingte) und **sekundäre** (= erworbene) **Störungen**

· Die Klassifikation nach **Fredrickson** erfolgt durch den vermehrt vorkommenden Lipoproteintyp

431 Prüfer:

Beschreiben Sie den endogenen und exogenen **Lipoproteinstoffwechsel**.

Kommentar:

· Der **exogene Stoffwechsel** ist der exogene Transportweg der intestinal resorbierten Lipide (Chylomikronen): Nahrungsfette werden durch die Pankreaslipase gespalten. Enterozyten aus der Darmwand nehmen Lipide, Glycerine und Fettsäuren auf. Kurz- und mittelkettige Fettsäuren gelangen über die Pfortader direkt in die Leber. Langkettige Fettsäuren und Glycerin werden als Triglyceride zusammen mit Cholesterin in Chylomikronen überführt. Die Chylomikronen gelangen über die Lymphe oder das venöse Blut in die Leber. Durch die Lipoproteinlipase (LPL) im Gefäßendothel des Fettgewebes und der Muskulatur ist der lipolytische Abbau der Triglyceride (Freisetzung von Fettsäuren) zur Energiegewinnung und –speicherung möglich. Übrig bleiben die cholesterinreichen **Chylomikronen-Remnants**, die in die Leber aufgenommen und verstoffwechselt werden

· Der **endogene Stoffwechsel** ist der endogene Transportweg der hepatischen Lipide (VLDL, LDL): körpereigene Lipoproteine aus der Leber werden um- und abgebaut. Das von der Leber stammende VLDL (enthält Triglyceride, Phospholipide, Cholesterin) wird im Blut mittels LPL zu VLDL-Remnants bzw. Intermediate Density Lipoproteins (IDLs) abgebaut. IDLs sind triglyceridarm (25 %) und cholesterinreich (35 %). Sie werden entweder von der Leber resorbiert oder in den Gefäßen in LDL umgewandelt (50 % Cholesterin! 5 % Triglyceride). LDL versorgt das periphere Gewebe mit Cholesterin, überschüssiges LDL wird in der Leber abgebaut. Beides geschieht über den LDL-Rezeptor. Bei einem Überangebot von Cholesterin wird die LDL-Rezeptorenzahl der Zellen herunterreguliert

· Als dritten Bereich gibt es noch den **reversen Cholesterintransport** von nicht hepatischen Zellen zur Leber (HDL): LDL versorgt die Zellen mit Cholesterin und HDL stimuliert die Zellen zur Cholesterinabgabe! Durch Lipidaufnahme werden aus den scheibenförmigen HDL-Partikeln kugelförmige Strukturen (HDL2, HDL3). Das mit HDL-transportierte Cholesterin gelangt zurück zur Leber. Dort Speicherung oder Ausscheidung mit der Galle als Cholesterin oder als Gallensäuren im Stuhl

Prüfer: 432

Bitte erklären Sie die Funktionen der **LPL** und des **Apolipoprotein C-II**.

Kommentar:

Lipoproteinlipase (LPL) wird in der Leber synthetisiert und katalysiert die Aufspaltung der Triglyceride aus Lipoproteinen (Chylomikronen und VLDL) zu freien Fettsäuren. Stimuliert wird die LPL durch Insulin und den Cofaktor **Apolipoprotein C-II** (Apo C-II). Apo C-II ist Teil der Chylomikronen und der VLDL.

9.12.3. Apolipoproteine

Prüfer: 433

Was sind **Lipoproteine** bzw. **Apolipoproteine**?

Kommentar:

· **Lipoproteine** sind nichtkovalente Aggregate, daher eigentlich Plasma-Lipoprotein-Partikel mit einem unpolaren hydrophoben Kern aus Triglyceriden und Cholesterinester sowie einer hydrophilen Hülle aus Proteinen, Phospholipiden und unverestertem Cholesterin

· **Apolipoproteine** sind der Proteinanteil der Lipoproteine und bilden zusammen mit den Phospholipiden die Oberfläche (= Hülle) der Lipoproteine. Apolipoproteine werden vor allem in Leber und Dünndarm produziert
· Apolipoproteine können von einem Lipoprotein zu einem anderen wechseln – das funktioniert nicht bei ApoB-100 und ApoB-48

434 Prüfer:
Welche **Apolipoproteine** sind am wichtigsten bzw. welche Funktion haben sie?

Kommentar:
· **Apolipoprotein A-I:** Aktivator der Lecithin-Cholesterin-Acyltransferase (LCAT) und Strukturprotein von HDL, kommt vor in HDL, Chylomikronen
· **Apolipoprotein B-48:** Strukturprotein von Chylomikronen
· **Apolipoprotein B-100:** Strukturprotein von VLDL, LDL und Ligand für die Aufnahme von Triacylglycerinen in Endothelzellen
· **Apolipoprotein C-II:** Aktivator der LPL und Ligand für den Cholesterinstoffwechsel, kommt vor in: Chylomikronen, VLDL, HDL
· **Apolipoprotein (a):** Risikofaktor für KHK, Vorkommen in Lipoprotein (a)
· **Apolipoprotein D:** Aktivator der LCAT, kommt vor in HDL
· **Apolipoprotein E:** Ligand für zelluläre Aufnahme (Endozytose) in der Leber, Strukturprotein bei Chylomikronen, VLDL, IDL, HDL

435 Prüfer:
Apolipoprotein A, Apolipoprotein B?

Kommentar:
· **Apolipoprotein A-1** ist der Hauptbestandteil des HDLs, damit ist es wichtig für den Transport von überschüssigem zellulären Cholesterin in die Leber. Es aktiviert das Enzym Lecithin-Cholesterin-Acyltransferase, das die Veresterung von Cholesterin (wichtig für den Transport) katalysiert
· **Apolipoprotein B** ist der Hauptbestandteil des LDLs, etwa ein Drittel des benötigten LDLs stellt Cholesterin für die Zellen bereit, Zweidrittel werden in der Leber abgebaut. LDL wird über Apolipoprotein B an den LDL-Rezeptor gebunden

→ hoher Apolipoprotein B-Spiegel als Risiko für die **Arteriosklerose**
· Die kombinierte Bestimmung von Apolipoprotein A-1 und B bietet eine gute Früherfassung für das koronare Risiko und dient der Therapiekontrolle bei lipidregulierenden Medikamenten. Ein deutlich erhöhtes Risiko besteht bei einem Apolipoprotein A-1/B-Quotienten > 0,7 bzw. ein stark erhöhtes Risiko bei einem Quotienten > 1,0

Merke:

Apolipoprotein B = LDL → B wie *böses* Apolipoprotein
Apolipoprotein A = HDL → Note A, also gut!

9.12.4. Methoden der Lipoproteinanalytik

Prüfer: **436**
Wie funktioniert die **Ultrazentrifugation?**

Kommentar:
Bei der **Ultrazentrifugation** werden die Lipoproteinpartikel durch Flotationsanalyse im Dichtegradienten getrennt. Chylomikronen haben die geringste Dichte und schwimmen daher oben. Durch Zugabe von Kaliumbromid wird die Plasmadichte schrittweise erhöht, so dass nacheinander alle Lipoproteine nach oben gelangen und getrennt abpipettiert werden können.

Prüfer: **437**
Homogener Test für LDL- und HDL-Cholesterin?

Kommentar:
· **Homogene Tests** benötigen weder geräteexterne Vorbehandlungsschritte noch Zentrifugationsschritte
· Standard ist heute die direkte Bestimmung von LDL- bzw. HDL-Cholesterin, obsolet ist die Bestimmung durch Fällung oder Immunseparation der Lipoproteine
· Direkte enzymatische **LDL-Cholesterinbestimmung** mittels Turbidimetrie: Die LDL-ähnlichen VLDL-Partikel werden mit einem zwitterionischen Detergens maskiert. Dann reagiert LDL in Anwesenheit von Magnesiumionen über die

Apo-B-Proteinkomponente mit einem polyanionischen Reagenz. Die Komplexe, die sich bilden, führen zu einer turbidimetrisch messbaren Trübung, diese repräsentiert die LDL-Konzentration

· Direkt enzymatische **HDL-Cholesterinbestimmung:** Andere Lipoproteinpartikel (außer HDL) werden mittels Hilfsreagenz komplexiert, danach wird selektiv das HDL-Cholesterin durch modifizierte Enzyme (mit höchster Substratspezifität für HDL) bestimmt. Durch Inkubation mit einem Komplexbildner werden LDL, VLDL und Chylomikronen in schwach alkalischer Magnesiumchloridhaltiger Lösung komplexiert. Die Cholesterinbestimmung erfolgt durch modifizierte, d.h. an Polyethylenglykol (PEG) gebundene Enzyme

- HDL-Cholesterinester (PEG-Cholesterinesterase) → Cholesterin + Fettsäuren
- Cholesterin (PEG-Cholesterinoxidase) → Cholestenon + H_2O_2
- **Indikatorreaktion:** 2 H_2O_2 + 4-Aminophenazon + EMSE (Peroxidase) → Chinoniminfarbstoff (bei 600 nm gemessen)

438 **Prüfer:**
Wie funktioniert die **Lipid-Elektrophorese?**

Kommentar:
Bei Auftrennung in der **Lipid-Elektrophorese** mittels einem albuminhaltigen Agarose-Gel bleiben die Chylomikronen an der Auftragsstelle liegen. VLDL und IDL wandern in der prä-β-Bande, LDL in der β-Bande und HDL in der α-Bande. Analog zur Elpho kann eine densitometrische Auswertung erfolgen.

9.12.5. Cholesterin

439 **Frage:**
Welche Aufgabe hat **Cholesterin?**

Kommentar:
· **Cholesterin** ist ein integrativer Bestandteil der Zellmembranen. Es ist wichtig für die Beweglichkeit der Zellmembran. Die Synthese erfolgt im Endoplasmatischen Retikulum. Nicht benötigtes Cholesterin wird in der Zelle durch die Acyl-CoA-Cholesterin-Acyltransferase (ACAT) verestert und im Zytoplasma gespeichert

· **Cholesterin** ist der Ausgangsstoff für Gallensäuren. Die Synthese der Gallensäuren aus Cholesterin erfolgt in den Leberzellen
· **Cholesterin** ist notwendig zur Synthese von Steroidhormonen in den Gonaden und der NNR

440 **Prüfer:**
Warum muss pathobiochemisch freies Cholesterin aus dem **Cholesterinrücktransport** durch das Enzym LCAT verestert werden?

Kommentar:
· **Cholesterin** hat große lipophile und hydrophile (-OH Gruppen) Anteile und kann daher weder als Mizelle noch als Fetttröpfchen gespeichert werden. Durch reversible Veresterung der Hydroxylgruppe entsteht ein lipophiler Cholesterinester, der gut gespeichert und transportiert werden kann
· Das Enzym **Lecithin-Cholesterin-Acyltransferase (LCAT)** bindet an die Oberfläche der HDL-Partikel und bewirkt die Bildung von Cholesterinester aus dem freien Cholesterin. Dadurch können die lipophilen Cholesterinester in **HDL-Partikeln** transportiert werden

441 **Frage:**
Was passiert mit dem nicht benötigten **Cholesterin** in einer Zelle?

Kommentar:
Im **Endoplasmatischen Retikulum** erhöht sich mit steigender Cholesterinkonzentration die Enzymaktivität der **Acyl-CoA-Cholesterin-Acyltransferase (ACAT)**. Die ACAT ist für die intrazelluläre Veresterung zuständig

LDL

442 **Frage:**
Welche Aufgaben hat **LDL?**

Kommentar:
· **LDL** hat mit etwa 50 % von allen Lipoproteinen den höchsten Cholesterinanteil. Das Cholesterin und die Cholesterinester aus der Leber werden in das extrahepatische Gewebe transportiert und dienen dort als integraler Bestandteil der Zellmembranen

· **LDL** reguliert die **Cholesterinbiosynthese**. LDL-Rezeptoren kommen in der Leber und Peripherie vor. Wichtiger Ligand ist das in LDL vorkommende **Apolipoprotein B100** (Apo B100). Durch Bindung von Apo B100 an den Rezeptor wird der gesamte Rezeptor-Lipoprotein-Komplex durch Endozytose von der Zielzelle aufgenommen und in Lysosomen abgebaut. Das freie Cholesterin wirkt hemmend auf die HMG-CoA-Reduktase, dadurch kommt es zur Downregulation der Cholesterinbiosynthese und zur vermehrten Cholesterinspeicherung in der Zelle durch Aktivierung der ACAT und Veresterung des Cholesterins mit freien Fettsäuren. Die LDL-Rezeptoren gelangen wieder an die Membranoberfläche. Bei Cholesterinüberschuss wird die LDL-Rezeptor-Synthese gehemmt und dadurch die Cholesterinaufnahme aus dem Blut verringert!

443 Frage:

Welche Rolle spielt **LDL** bei der Entstehung der Arteriosklerose?

Kommentar:

Bei hohen **LDL-Werten** (> 200 mg/dl) sind die LDL-Rezeptoren gesättigt. Die Aufnahme in die Zelle geschieht dann vollständig über den nicht sättigbaren **Scavenger Pathway**. Diese Rezeptoren sind vor allem auf Makrophagen lokalisiert. Eine Überladung von Makrophagen mit Cholesterinestern führt zur Bildung von Schaumzellen, diese sind ein typischer Bestandteil von atherosklerotischen Plaques.

444 Prüfer:

Welche **Normwerte für LDL** gelten bei Risikogruppen?

Antwort:

· Nach Herzinfarkt: LDL < 100 mg/dl
· Hohes Risiko bei Werten > 190 mg/dl

Kommentar:

· Nach den Empfehlungen der **European Society of Cardiology** ist der Zielwert abhängig vom Risiko eines Ereignisses bzw. von den Risikofaktoren:[7]

[7] Hier ändern sich Normwerte und Empfehlungen ständig. Es lohnt sich, aktuelle Leitlinien anzuschauen.

- Zielwert **LDL < 70 mg/dl** oder Absenkung des Ausgangswerts um > 50 % bei sehr hohem Risiko, also z. B. bei nachgewiesener KHK oder einer anderen Atherosklerose, Diabetes mellitus mit Endorganschaden oder einer chronischen Niereninsuffizienz (10 Jahres-Risiko nach Score ≥ 10 %)
- Zielwert **LDL < 100 mg/dl** bei hohem Risiko, z. B. Risikofaktoren wie die familiäre Hypercholesterinämie oder ein schwerer Hypertonus (10 Jahres-Risiko nach Score 5–10 %)
- Zielwert **LDL < 115 mg/dl** bei moderatem Risiko (10 Jahres-Risiko nach Score 1–5 %)

Prüfer: 445

Die **Friedewald-Formel** liefert zuverlässige Ergebnisse des LDL-Cholesterins und wird in der Routinediagnostik eingesetzt. Wann darf die Friedewald-Formel nicht eingesetzt werden?

Kommentar:

Die **Friedewald-Formel** ist nur gültig für Triglyceridwerte < 400 mg/dl **und** wenn keine Chylomikronen vorliegen.

Frage: 446
Wie lautet die **Friedewald-Formel**? +

Kommentar:

· LDL-Cholesterin = Gesamtcholesterin − HDL − (Triglyceridwert / 5)
· Bei der modifizierten Friedewald-Formel wird der Triglyceridwert durch 6,5 geteilt und liefert dadurch zuverlässigere LDL-Cholesterinwerte

HDL

Prüfer: 447
Welche Funktion haben die **HDL-Partikel**?

Kommentar:

· **HDL** hat eine **protektive Wirkung**! Es transportiert das Cholesterin aus den extrahepatischen Zellen und Gefäßwänden in die Leber. Dort wird das Cholesterin dann abgebaut und ausgeschieden
· **HDL** stimuliert die **Cholesterinausscheidung** aus den Zellen – auch bei lipidangereicherten Makrophagen der Arterienwand – und reduziert

dadurch die Plaquebildung. Eine hohe HDL-Konzentration gewährleistet den Abtransport von Fett aus dem Blut und den Organen und sorgt für eine effektive Cholesterolentsorgung!

448 Prüfer:

Berücksichtigen Sie dabei die Rolle des **Apolipoproteins A-I** und des **LCAT-Enzyms**.

Kommentar:

HDL nimmt das Cholesterin aus den peripheren Zellen bzw. dem Blut auf und transportiert es in die Leber. In den HDL-Partikeln wird Cholesterin über die **LCAT** verestert. Das Apolipoprotein A-I (= Apo A-I) dient als Aktivator der LCAT.

9.12.6. Familiäre Hypercholesterinämie

449 Prüfer:

An welches Krankheitsbild denken Sie bei einem **9-jährigen Kind** mit einem **LDL-Cholesterin von 850 mg/dl**?

Kommentar:

· Normal bei Kindern ist ein Gesamtcholesterin bis 200 mg/dl und ein LDL-Cholesterin bis 130 mg/dl
· Ein LDL-Cholesterin von 850 mg/dl spricht für eine **familiäre Hypercholesterinämie** (autosomal dominant vererbt). Meist ist die Funktion des LDL-Rezeptors beeinträchtigt und das LDL-Cholesterin wird nicht mehr aus dem Blut entfernt! Bei der heterozygoten Form (Häufigkeit 1:500) liegt das LDL-Cholesterin zwischen 300–500 mg/dl. Werte > 500 mg/dl sprechen für die homozygote Form (Häufigkeit 1:1 Million)

450 Prüfer:

Ist eine Behandlung des Kindes notwendig?

Kommentar:

· **JA!** Bei der homozygoten Form und den hohen LDL-Werten besteht ein hohes Risiko für das frühe Auftreten einer Arteriosklerose, KHK, pAVK, Herzinfarkt, Schlaganfall und koronare Herzkrankheit!
· Eine Therapie mit Statinen (= Cholesterin-Synthese-Enzymhemmer = HMG-CoA-Reduktasehemmer) ist meist wenig erfolgreich trotz hochdosierter Gabe. Mittels **LDL-Apherese** kann das LDL-Cholesterin im Mittel um etwa 50 % gesenkt

werden (60–80 % pro Therapie) und liegt damit immer noch über dem Zielwert von 100 mg/dl

451 Frage:

Beschreiben Sie das Krankheitsbild, die klinischen Zeichen und den molekularen Defekt der **familiären Hypercholesterinämie**.

Kommentar:

· Klinisch zeigen sich sehr hohe Gesamtcholesterinwerte > 300 mg/dl. Das führt zu frühzeitiger Arteriosklerose und Ausbildung von Xanthomen. Xanthome sind gelbliche knotenartige Hautveränderungen, die sich durch Speicherung von Plasmalipoproteinen bei Hyperlipoproteinämien in der Haut bevorzugt an den Augenlidern und am Rumpf bilden

· Die **familiäre Hypercholesterinämie** entspricht dem Typ II nach Fredrickson. Ursache ist ein genetischer Defekt des **LDL-Rezeptors** (autosomal-dominant, Chromosom 19). LDL wird dadurch gar nicht oder stark vermindert von den Hepatozyten aufgenommen. Normalerweise hemmt aufgenommenes LDL die hepatische Cholesterinsynthese, fehlt diese negative Rückkopplung, führt das zur überschießenden VLDL-Synthese. Daraus entsteht LDL und erhöht massiv den Blutcholesterinspiegel. Die homozygote Form ist mit 1:1 Millionen (Mio.) sehr selten, die heterozygote Form mit etwa 1:500 relativ häufig. Unterteilung in Typ IIa und TypIIb nach Fredrickson:
  - **Typ IIa** bedingt durch familiäre Hypercholesterinämie (Mutation im LDL-Rezeptor-Gen), Mutation im Apo-B-Gen, polygen oder sporadisch auftretend
  - **Typ IIb:** familiäre kombinierte Hyperlipoproteinämie (FCH), sekundäre kombinierte Hyperlipoproteinämie

> **Merke:**
>
> Die **familiäre Hypercholesterinämie** ist die am besten molekulargenetisch charakterisierte primäre Hyperlipoproteinämie.

9.12.7. Atherosklerose und Risiko-Scores

452 **Prüfer:**

Wie kann das **individuelle Atheroskleroserisiko** beurteilt werden?

Antwort:

Für die Beurteilung des individuellen Atheroskleroserisikos ist das gesamte Risikoprofil zu beurteilen. Dies geschieht anhand mathematischer Modelle, den sogenannten Risiko-Scores, die sich aus großen Studien, beispielsweise der **Prospective Cardiovascular Münster (PROCAM)** oder der **Framingham-Studie** ableiten.

Kommentar:

· Aus den **Risiko-Scores** lässt sich für eine definierte Zielgruppe die Wahrscheinlichkeit ausrechnen, nach der in 10 Jahren ein koronares Ereignis auftritt. In der **PROCAM-Studie** waren die **wichtigsten Risikofaktoren**: Geschlecht, Lebensalter, LDL-Cholesterin, Raucherstatus, HDL-Cholesterin, systolischer Blutdruck, frühzeitige Herzinfarkte in der Familie, Diabetes mellitus und Triglyceride

· Gemäß der *International Task Force for Prevention of Coronary Heart Disease* kann das errechnete Risiko in drei Kategorien eingeteilt werden:
  - **niedriges Risiko (< 10 %):** Vermeidung von Alkohol, Nikotinkarenz, *Mittelmeerkost*, Gewichtabbau, körperliche Aktivität, Therapie nur bei einzelnen behandelbaren Risikofaktoren. Kontrolle in 5 Jahren
  - **erhöhtes Risiko (10–20 %):** Vermeidung von Alkohol, Nikotinkarenz, *Mittelmeerkost*, Gewichtabbau, körperliche Aktivität, Therapie nur bei einzelnen behandelbaren Risikofaktoren. Kontrolle in 2 Jahren
  - **hohes Risiko (> 20 %):** Veränderung der Lebensgewohnheiten wie bei niedrigem / erhöhtem Risiko und gezielte Therapie der Risikofaktoren! Kontrolle alle 3–6 Monate
  - unabhängig vom errechneten Risiko ist eine Therapie sinnvoll bei: dauerhaftem, starkem Nikotinabusus, LDL > 190 mg/dl oder Blutdruck > 140/90 mmHg nach therapeutischer Lebensstilumstellung, BMI ≥ 30 (kg/m2) und weiteren Risikofaktoren

Frage: 453

Wie unterscheidet sich die **Arteriosklerose** und die **Atherosklerose**?

Kommentar:

· Die **Arteriosklerose** ist ein Überbegriff für die Sklerosierung, also die umgangssprachliche *Verkalkung* einer Arterie (nicht zwingend durch Plaques)
· Der häufigste Vertreter der Arteriosklerose ist die **Atherosklerose** mit einer Plaquebildung von Schaumzellen (Lipide in Makrophagen) bis zum kalzifizierenden Plaque, vor allem im arteriellen System

Frage: 454

Was versteht man unter dem **PROCAM-Score**?

Kommentar:

Der **Prospective Cardiovascular Münster (PROCAM)-Score** wird in Deutschland häufig zur Beurteilung des individuellen kardiovaskulären Risikos eingesetzt.

Prüfer: 455

Wo wurden die zugrundeliegenden Daten des **PROCAM-Scores** erhoben?

Kommentar:

· In der Langzeitstudie **PROCAM** wurden 40.000 Berufstätige (Alter bei Erstuntersuchung: 35–65 Jahre) bei betrieblichen Vorsorgeuntersuchungen alle 2 Jahre untersucht. Nach 10 Jahren war bei 1,1 % der Frauen und 6,5 % der Männer ein koronares Ereignis aufgetreten
· Alter, Geschlecht, LDL, HDL, Triglyceride, familiäre Anamnese, Blutdruck, Diabetes mellitus und Zigarettenkonsum ergeben das individuelle koronare Risiko für die nächsten 10 Jahre

Frage: 456

Kennen Sie noch andere **Risiko-Scores**?

Kommentar:

Framingham-Score (Altersgruppe 30–74): Hier werden Alter, Geschlecht, Raucherstatus, systolischer und diastolischer Blutdruck, Gesamtcholesterin, HDL-Cholesterin, DM und EKG berücksichtigt, um das koronare Risiko für die nächsten 10 Jahre zu berechnen.

9.12.8. Chylomikronen

457 **Frage:**
Was weist man mit dem **Kühlschranktest** nach?

Kommentar:
Wenn Serum im Kühlschrank mehrere Stunden bei 4 °C gelagert wird und sich auf der Oberfläche eine milchige, rahmige Schicht bildet, dann ist der Kühlschranktest positiv und der Nachweis von **Chylomikronen** erfolgt.

458 **Prüfer:**
Im Nüchternserum weisen Sie Chylomikronen nach. Durch welches klinisches Ereignis sind Patienten mit einer **Chylomikronämie** gefährdet?

Kommentar:
Hohe Triglyceride, vor allem Chylomikronen, erhöhen das Risiko für eine **Pankreatitis** (Schwellenwert 1.000 mg/dl)! Hier sind rezidivierende Pankreatitiden, eruptive Xanthome und die Hepatomegalie häufig.

459 **Prüfer:**
Welche pathobiochemischen Störungen vermuten Sie?

Kommentar:
Das **Familiäre Chylomikronämie-Syndrom** (Typ I Hyperlipidämie nach Fredrickson) geht mit teils extrem hoher Triglycerid-Serumkonzentration (bis 30.000 mg/dl) einher. Die Ursache sind Mutationen im Gen für die LPL. Liegt noch eine Enzymrestaktivität vor, dann ist es eine kombinierte Hypertriglyceridämie – Typ V nach Fredrickson.

9.12.9. Diagnostik von Fettstoffwechselstörungen

460 **Prüfer:**
Welche Parameter gehören zur **Basis-Diagnostik** bei V. a. Fettstoffwechselstörungen?

Antwort:
Gesamtcholesterin, LDL, HDL, Triglyceride, Lipid-Elektrophorese

Frage: 461
Was ist **präanalytisch** zu beachten?

Kommentar:
· Die Bestimmungen erfolgen im Regelfall nüchtern, d.h. 12 Stunden nach der letzten Nahrungsaufnahme!
· **Neu:** Bei einer reinen Cholesterinmessung ist nach neueren Daten nicht unbedingt eine Nüchternblutentnahme notwendig. Das Gesamtcholesterin, das HDL- und das LDL-Cholesterin unterschieden sich in einer kanadischen Studie von 2012 an über 200.000 Personen nur unwesentlich bei Blutentnahmen eine oder 16 Stunden postprandial. Lediglich die Triglycerid-Werte lagen postprandial etwa 20 % höher. [8]

Frage: 462
Wie sollte der **Lebensstil** verändert werden?

Kommentar:
· Bei **erhöhten LDL-Cholesterinwerten** führen Änderungen der Lebensweise nur zu einer LDL-Reduktion von weniger als 10 %. Erfolgreicher ist die verminderte Zufuhr von gesättigten Fettsäuren (vor allem tierische Fette).
· Bei der **Hypertriglyceridämie** kommt es durch Alkoholverzicht, Vermeiden schnell resorbierbarer Kohlenhydrate (Zucker) und körperlicher Aktivität teilweise zur Normalisierung der Triglyceride und zum Anstieg des **HDL-Cholesterin**!

9.12.10. Fettstoffwechselstörungen nach Fredrickson ++

Prüfer: 463
Welche Typen der **Fettstoffwechselstörung** gibt ++
es nach **Fredrickson**?

Kommentar:
· Die Einteilung nach **Fredrickson** ist eine ältere deskriptive Klassifikation anhand des Lipoproteinphänotyps in 6 Typen – sie hat inzwischen nur noch eine geringe klinische Relevanz.
    I **Chylomikronämie:** massive Triglyceriderhöhung durch Akkumulation von Chylomikronen, typisch ist die Aufrahmung der

---

[8]Sidhu D, Naugler C. Fasting Time and Lipid Levels in a Community-Based Population: A Cross-sectional Study. Arch Intern Med. 2012;172(22):1707-1710.

Chylomikronen im Nüchternplasma! Cholesterin ↑ Triglyceride ↑↑↑

IIa **Hypercholesterinämie:** Cholesterinerhöhung durch LDL, klares Nüchternplasma, Cholesterin ↑↑, Triglyceride normal

IIb **kombinierte Hyperlipidämie:** Cholesterin- und Triglyceriderhöhung durch Akkumulation von LDL und VLDL, trübes Nüchternplasma, Cholesterin ↑↑, Triglyceride ↑

III **Dysbetalipoproteinämie:** Ähnliche Erhöhung von Triglyceriden und Cholesterin durch Akkumulation von IDL (= Chylomikronen und VLDL-Remnants), trübes Nüchternplasma, Cholesterin ↑↑, Triglyceride ↑↑

IV **Hypertriglyceridämie:** Triglyceriderhöhung durch Akkumulation von VLDL, trübes Nüchternplasma, Cholesterin ↑, Triglyceride ↑↑

V **kombinierte Hypertriglyceridämie:** massive Hypertriglyceridämie durch Akkumulation von Chylomikronen und VLDL, milchiges Nüchternplasma, Cholesterin ↑, Triglyceride ↑↑

464 Prüfer:
Was ist wichtig bei **Typ IV** nach **Fredrickson**?

Antwort:
Nahrungskarenz

Kommentar:
· **Typ IV ist eine Hypertriglyceridämie:** Eine Senkung der hohen Triglyceride ist durch Alkoholkarenz und Verzicht auf leicht resorbierbaren Zucker (stattdessen ballaststoffreiche Kost) möglich

· Bei Fettstoffwechselstörungen ist immer eine körperliche Aktivität (Walken, Radfahren, Schwimmen) und Reduktion von Übergewicht sinnvoll

· Bei fehlendem Erfolg oder bei Risikofaktoren Therapie mit Statinen (= HMG-CoA-Reduktasehemmer), z. B. Simvastatin oder Fibraten

465 Prüfer:
++ Wie ist die **Klassifikation der Hyperlipoproteinämien nach Fredrickson?**

Kommentar:
· Die **Klassifikation nach Fredrickson** ist weitestgehend eine phänotypische Beschreibung. Sie hat heute an klinischer Bedeutung verloren und ist (nur) noch didaktisch wertvoll. Typ. . .

I (selten) erhöhte Chylomikronen, geringes Arterioskleroserisiko

IIa (10 %) **familiäre Hypercholesterinämie:** LDL erhöht, sehr hohes Arterioskleroserisiko

IIb kombinierte Hyperlipidämie: LDL und VLDL erhöht, sehr hohes Arterioskleroserisiko

III VLDL und β-Lipoproteine erhöht, hohes Arterioskleroserisiko

IV **mit 60 % am häufigsten:** erhöhte VLDL und hohes Arterioskleroserisiko

V (5–20 %): erhöhte VLDL, Chylomikronen, geringes Arterioskleroserisiko

466 Prüfer:
Benennen Sie Ursachen, die zum Auftreten einer **Hyperlipoproteinämie Typ IV** nach Fredrickson führen können.

Kommentar:
· Typ IV nach Fredrickson ist eine **Hypertriglyceridämie** (Triglyceride im Blut > 200 mg/dl):

  - Die Ursache ist entweder ein angeborener Enzymmangel (Lipoprotein-Lipase-Mangel, Apolipoprotein C-II-Defizienz, LDL-Rezeptormangel)

  - oder eine sekundäre = **erworbene Hypertriglyceridämie** durch eine Stoffwechselstörung (DM, Gicht, Hypothyreose, Morbus Cushing, Akromegalie, akute intermittierende Porphyrie), Fehlernährung (Anorexia nervosa, Adipositas, Alkoholismus), Niereninsuffizienz oder nephrotisches Syndrom, Lupus erythematodes, monoklonale Gammopathie, Medikamente (Betablocker, Glukokortikoide, Hormone, Isoretinoin)

9.12.11. Homocystein

467 Frage:
Was ist **Homocystein** und welche besondere Rolle hat es?

Kommentar:

· **Homocystein** ist eine Aminosäure und wird aus Methionin gebildet
· Für den **Abbau von Homocystein** wird Vitamin B6, B12 und Folsäure benötigt
· Bei Störung des **Homocysteinstoffwechsels** steigt die Plasma-Konzentration an, ab 12 µmol/l besteht ein zusätzliches Risiko für kardiovaskuläre Erkrankungen. Zusammen mit LDL-Cholesterin kommt es durch oxidative Prozesse zur Schädigung des Gefäßendothels und dadurch zur Entzündungsreaktion der Gefäßwand. Blutgefäße können sich verengen oder verschließen, Thromben sich lösen und zur Embolie (Thrombo-Embolie → Myokardinfarkt) führen
· **Homocysteinerhöhungen** kommen bei genetischen Störungen (Enzymdefekte im Homocysteinstoffwechsel), Vitamin B6-, B12- oder Folsäuremangel, Niereninsuffizienz oder durch Medikamente (Antiepileptika) vor
· **Homocysteinmessung** durch Immunoassays, z. B. Chemilumineszenzimmunoassay (CLIA) aus EDTA-Plasma, das umgehend nach der Abnahme von den Zellen getrennt wurde. **Wichtig ist die Nüchternblutentnahme!**

9.13. Entzündungsmarker

Linksverschiebung

Unter einer **Linksverschiebung** (reaktiv oder pathologisch) versteht man eine Verschiebung der Altersreihe der Granulozyten hin zu jugendlichen Formen im Differentialblutbild. Diese jugendlichen Formen haben einen stabförmigen Kern (**Stabkernige**). Während der Altersreifung werden die Kerne gelappt (Gelapptkernige) bis hin zur Hypersegmentierung. Bei Gesunden haben normalerweise etwa die Hälfte der segmentkernigen Granulozyten drei Segmente. Bei Auftreten von vier, fünf oder 6 Segmenten spricht man von einer **Rechtsverschiebung** – Zellen mit sechs Segmenten treten bei Gesunden nicht auf.

Eine **Linksverschiebung** zeigt eine vermehrte Produktion der Granulozyten an. Dies ist vor allem bei **bakteriellen Infektionen**

der Fall, aber auch bei anderen Krankheiten, Stress oder Medikamenten. Bei dieser reaktiven Linksverschiebung treten normalerweise maximal Metamyelozyten auf. Treten frühere Vorstufen bis zu Myeloblasten auf, liegt eine pathologische Linksverschiebung vor. Das ist typisch bei einer Chronischen Myeloischen Leukämie aber auch bei anderen hämatologisch-onkologischen Erkrankungen (myeloproliferative Erkrankungen, akute Leukämien, Knochenmarkinfiltrationen bei malignen Tumoren und Lymphomen, extramedulläre Hämatopoese).

Eine **Rechtsverschiebung** kann u.a. bei einer megaloblastären Anämie (Vitamin-B12-Mangel), bei einer Urämie und bei einer Glukokortikoidtherapie auftreten.

9.13.1. Entzündungsreaktionen

Prüfer:
Welche **Entzündungsparameter** gibt es?

468

Kommentar:

· **Blutbild** mit Leukozytenanstieg, Linksverschiebung bei bakteriellen Infekten, d.h. vermehrtes Auftreten von unreifen neutrophilen Granulozyten bzw. Granulozyten-Vorstufen im Differentialblutbild
· **BSG**
  - **BSG** dient als Suchtest oder zur Verlaufskontrolle bei entzündlichen Erkrankungen
  - Störfaktoren bei der BSG: bei Anämie falsch hoch, bei Polyglobulie falsch niedrig, bei Schwangerschaft höher!
  - Prinzip: negativ geladene Erythrozyten sedimentieren schneller, wenn sich positiv geladene Entzündungsproteine (Fibrinogen, Immunglobuline, α-2-Makroglobulin) anlagern
  - Vorteile: einfach! Citratblut (**Verhältnis 4:1**) in 200 mm langes Röhrchen (2 mm Durchmesser), nach 1 Stunde (< 15 mm) ggf. 2 Stunden (< 20 mm) ablesen!
· Früher auch Elpho (**APP**): heute eher obsolet wegen ihrer geringen Aussagekraft
· **CRP**

- Bindet an das C-Polysaccharid der Zellwand von Streptococcus pneumoniae, an andere Polysaccharide und Nukleinsäuren
- wird in der Leber als APP produziert und ist erhöht bei Entzündungen, rheumatoider Arthritis und malignen Erkrankungen
- Bei bakteriellen Infektionen stärkster Anstieg, bei Virusinfekten CRP meist < 40 mg/l (Normal < 5 mg/l)
- Vorteile: rascher Anstieg und Abfall, schnell und günstig verfügbar

· **Procalcitonin (PCT)**
- Prohormon von Calcitonin aus der Leber
- Vorteile: bessere Kinetik und Spezifität als das CRP, Erkennung von schweren systemischen bakteriellen Infekten / Sepsis = **PCT gesteuerte Antibiose**!
- Normal < 0,05 µg/l, Ausschluss Sepsis < 0,5 µg/l
- Deutlich niedrigere PCT-Werte bei lokalen Infektionen

· **Interleukin (IL)-6**
- Gebildet in Monozyten / Makrophagen und Endothelzellen → stimuliert Leber zur Produktion von APP, z. B. CRP
- Vorteile: IL-6-Anstieg nach 2–4 Stunden (CRP erst nach 6–12 Stunden), Anstieg proportional zum Schweregrad

· **Lipopolysaccharidbindendes Protein**
- Lipopolysaccharid (LPS) als Zellwandbestandteil gram-negativer Bakterien wird vom lipopolysaccharidbindenden Protein gebunden. Der Komplex bindet CD14
- Vorteile: Differenzierung zwischen bakteriell und viral. Höhe korreliert mit Schwere der bakteriellen Infektion

469 Prüfer:
Was passiert bei einem **Infekt**?

Antwort:
Proteinveränderungen, IgM-Titeränderungen

Kommentar:
· Es kommt zu einem relativ schnellen Anstieg der APP mit Zunahme der α-1- und α-2-Fraktion in der Elpho
· **Klassische systemische Veränderungen** sind Fieber, Leukozytose, erhöhte BSG, erhöhte APP (CRP, Serum Amyloid A (SAA))

· **Neuere Entzündungsindikatoren** sind Tumor-Nekrose-Faktor (TNF)-α, IL-6, lösliche α-Kette des IL-2-Rezeptors (IL-2R-α), Neopterin, PCT (gut geeignet zur Steuerung der antibiotischen Therapie bei Sepsis)
· TNF-α und IL-6 werden durch lokale Makrophagen im Bereich der Entzündung freigesetzt und sind damit sehr schnelle **direkte Marker** einer Entzündung

Frage: 470
Was ist eine **Entzündung**?

Kommentar:
Entzündung ist ein Überbegriff für verschiedene Reaktionen, die das Ziel haben, den Erreger zu eliminieren, die Gewebeschädigung zu begrenzen, Reparaturmechanismen in Gang zu setzen und den Gesamtorganismus wieder zu einer normalen Funktion zu bringen.

Frage: 471
Was versteht man unter der **Akuten-Phase-Antwort**?

Kommentar:
· Der frühe Anteil der Entzündungsreaktion ist die **Akute-Phase-Antwort (APA)** mit u. a. Fieber, B- und T-Zellaktivierung, ACTH- und Cortisolfreisetzung, veränderter hepatischer Synthese der APP und der Anti-APP. Die Plasma-Konzentration verschiedener Proteine (APP) ändert sich innerhalb weniger Stunden um mehr als 25 %
· Ziel der APA ist die gesteigerte Zufuhr regulatorischer Proteine an den Ort der Entzündung oder der Gewebeverletzung

Frage: 472
Was sind **Akute-Phase-Proteine**?

Kommentar:
· CRP, Serum-Amyloid-A (bis 1.000-facher Anstieg)
· α-1-Antitrypsin, Fibrinogen (2–5-facher Anstieg)
· Coeruloplasmin, Komplementfaktoren C3 / C4, saures α-1-Glykoprotein, Ferritin, Haptoglobin (bis 2-facher Anstieg)

473 Frage:
Bei welchen **Proteinen nimmt die Konzentration** bei einer Entzündung ab?

Kommentar:
Analog zu den **Akute-Phase-Proteinen** gibt es die sogenannten Anti-APP wie Albumin, Präalbumin und Transferrin. Deren Konzentration nimmt bei einer Entzündung ab. Klinisch relevant ist das, wenn eine Transferrinmessung bei V. a. Eisenmangel erfolgt.

474 Frage:
Wie wurden die **APP** früher gemessen? Und wie heute?

Kommentar:
· Früher: mittels **Serumeiweißelektrophorese**, jetzt eher obsolet, da zu aufwendig und unspezifisch bei fragwürdiger diagnostischer Wertigkeit
· Heute: ggf. direkte Proteinbestimmung mit immunologischen Verfahren oder Messung *besserer* Entzündungsparameter wie CRP, PCT oder IL-6

9.13.2. CRP

475 Prüfer:
+
C-reaktives Protein, was ist das? Nachweis?

Kommentar:
· **CRP** kann an die **Polysaccharidkapsel von Streptokokken** binden und diese präzipitieren. Bei entzündlichen Prozessen (vor allem bei bakteriellen) steigt es stark an und gehört dadurch zu den APP
· Eine **Immunchemische Bestimmung** ist über die Bildung von Antigen-Antikörper-Komplexen mittels Nephelometrie oder Turbidimetrie möglich
· **CRP-Referenzbereich** < 5 mg/l

476 Prüfer:
Unter welchen Oberbegriff fällt das **CRP**?

Kommentar:
· **CRP** kann an die Polysaccharidkapsel von Streptokokken binden und diese präzipitieren. Es gehört zu den **Akuten-Phase-Proteinen**

· **APP** sind Proteine, die 4–12 Stunden nach einer Infektion einen Konzentrationsanstieg von mindestens 25 % im Plasma haben

477 Prüfer:
Wo wird das **CRP** synthetisiert?

Kommentar:
Bei entzündlichen Prozessen kommt es zur **IL-6-Freisetzung** und dadurch zur Stimulation der **CRP-Synthese** in der Leber.

478 Prüfer:
Wann und wie schnell steigt das **CRP** an?

Kommentar:
· **schneller CRP-Anstieg** innerhalb von 4–6 Stunden, Maximalwerte nach etwa 24 Stunden
· relativ kurze HWZ von 24–48 Stunden (wichtig, um das Ansprechen der Therapie zu beurteilen und für Verlaufskontrollen)
· CRP hat den stärksten Anstieg der APP (bis 1.000-facher Anstieg)

479 Prüfer:
Woher kommt die Abkürzung **CRP**?

Kommentar:
Erstbeschreibung im Jahr 1930 als Substanz im Serum von Patienten mit einer akuten Entzündung (Freisetzung durch Leberzellen). Das Kapsel-Reaktive-Protein oder **C-reaktive Protein (CRP)** reagiert mit dem **C-Polysaccharid** von Pneumokokken und bewirkt zusammen mit Calcium-Ionen eine Präzipitation. Das gebundene CRP aktiviert das Komplementsystem - das funktioniert nur sehr eingeschränkt bei Viren!

480 Prüfer:
Welche klinische Bedeutung hat das **CRP**?

Kommentar:
· Das CRP ist der wichtigste unspezifische **Entzündungsparameter** (APP). Es ist auch bei **rheumatologischen Erkrankungen** erhöht und kann ggf. als **Risikomarker für kardio-vaskuläre Erkrankungen** (hsCRP) dienen
· Vorteilhaft ist der schnelle und sehr starke Anstieg (Referenzwert < 5 mg/l) sowie die relativ kurze HWZ (24–48 Stunden)

9. Klinische Chemie

· Einfache und schnelle Bestimmung mittels immunologischer Tests, turbidimetrisch oder nephelometrisch möglich (innerhalb 15 Minuten) → damit deutlich günstiger als die Bestimmung von IL-6 oder PCT!

481 **Frage:**
Welcher Grenzwert gilt für das **hsCRP**?

Kommentar:
Bei dem **hsCRP** gilt ein Referenzwert von < 1 mg/l. Studien haben gezeigt, dass sehr kleinflächige Entzündungen im Rahmen einer Arteriosklerose (Entzündung der Gefäßwand, Plaquebildung, Freisetzung von Zytokinen und Wachstumsfaktoren, Einwanderung von Immunzellen, Komplementaktivierung und Gerinnungsaktivierung) zu einem Anstieg des hsCRP auf Werte über 1 mg/l führen. Damit stellt ein erhöhter Wert ein Arteriosklerose- bzw. Myokardinfarkt-Risiko da, wenn gleichzeitig kein Infarkt besteht!

482 **Frage:**
Welche Alternativen gibt es zum **CRP**?

Kommentar:
Das **Serum Amyloid A (SAA)** ist ebenfalls ein APP und zeigt einen raschen und starken Anstieg bei Entzündungen. Bei bakteriellen Infekten werden Werte bis 260 mg/l erreicht. Nieren-Transplantatabstoßungen können mit SAA-Werten > 400 mg/l früh erkannt werden.

9.13.3. BSG

483 **Frage:**
Was ist die **Blutkörperchensenkungsgeschwindigkeit**?

Kommentar:
· Die **Blutkörperchensenkungsgeschwindigkeit (BSG)** wird häufig als unspezifischer Suchtest oder zur Verlaufskontrolle bei entzündlichen Erkrankungen (z. B. Infektionen oder rheumatologische Erkrankungen) verwendet
· Die Bestimmung erfolgt meist nach der Westergren-Methode

· **Vorteile** sind die sehr einfache Durchführung und Auswertung! Blut wird mit Citrat im Verhältnis 4:1 in ein 200 mm langes Röhrchen (2 mm Durchmesser) vermischt und nach einer Stunde (Normwert < 15 mm) ggf. nach zwei Stunden (Normwert < 20 mm) abgelesen!

· **Störfaktoren:** Bei einer Anämie falsch hoch, bei einer Polyglobulie falsch niedrig und in der Schwangerschaft ist die BSG höher!

· **Prinzip:** negativ geladene Erythrozyten sedimentieren schneller, wenn sich positiv geladene Entzündungsproteine (Fibrinogen, Immunglobuline, α-2-Makroglobulin) anlagern

9.13.4. Entzündung in der Serumeiweißelektrophorese

Prüfer: 484
Wie sieht eine **chronische Entzündung** in der Serumeiweißelektrophorese aus?

Kommentar:
Durch die Entzündung kommt es zu einer gesteigerten Synthese von polyklonalen Antikörpern. Nach 1–2 Wochen kommt es zur breitbasigen Erhöhung der γ-Globulin-Fraktion durch IgG- und IgM-Antikörper und im Übergang der β zur γ-Fraktion durch IgA-Antikörper.

Frage: 485
Wie sieht eine **akute Infektion** in der Serumeiweißelektrophorese aus?

Kommentar:
Innerhalb der ersten 1–2 Tage kommt es zu einem Anstieg der α-1-Fraktion durch den schnellen Anstieg der Akuten-Phase-Proteine.

9.13.5. Spezielle Entzündungswerte

Frage: 486
Welche neueren **Entzündungswerte** können postoperativ oder im **Sepsis-Management** hilfreich sein?

Kommentar:
- **PCT:**
  - Das PCT (Prohormon von Calcitonin) reagiert selektiv auf systemische Infektionen (Sepsis!) mit Bakterien, Pilzen und Protozoen. Im Gegensatz zum CRP zeigt sich kein Anstieg bei viralen Entzündungen oder Tumorerkrankungen und kein relevanter Anstieg bei lokalen Prozessen!
  - sehr schneller Anstieg innerhalb von 2 Stunden nach Erregerkontakt
  - Durch selektiven Anstieg bei bakteriellen Infekten ist es zur Therapieentscheidung bzw. zur Therapiesteuerung einer Antibiose bei Sepsis geeignet
- **Granulozyten-Elastase:**
  - Die **Granulozyten-Elastase** ist ein proteolytisches Enzym, das im entzündeten oder nekrotischen Gewebe durch neutrophile Granulozyten, Makrophagen und Endothelzellen zum Abbau des phagozytierten Materials freigesetzt wird
  - Es ist ein unspezifischer Parameter des Entzündungsprozesses. Durch die sehr kurze HWZ von etwa 1 Stunde zeigt die **Granulozyten-Elastase** postoperative Komplikationen oder eine Sepsis rasch an!
  - einfache **Messung** mittels Turbidimetrie

487 Prüfer:
Wie weist man **Interleukine** nach?

Kommentar:
Interleukine liegen nur in einer niedrigen Konzentration vor. Daher sind hochempfindliche immunologische Verfahren notwendig, z. B. ELISA oder ECLIA (auf einer Analysestraße).

488 Frage:
Welcher **unspezifische Screening-Parameter** kann als Marker für viele **Infektionskrankheiten** dienen?

Kommentar:
- Ein Maß für die Aktivität der unspezifischen Abwehr ist **Neopterin**!
- Bei transplantierten Patienten ist die prognostische Aussagekraft für Komplikationen wie die Abstoßungsreaktion sehr hoch (Biopsien sind seltener notwendig!)

- Beim Screening, z. B. von Blutspendern, können normale Neopterinkonzentrationen eine Vielzahl von Erkrankungen mit hoher Wahrscheinlichkeit ausschließen (HIV, CMV)
- **Beispiel HIV:** bei 90 % aller HIV-Infizierten finden sich erhöhte Neopterinwerte, teilweise noch vor dem Nachweis HIV-spezifischer Antikörper. Bei zunehmender Krankheitsaktivität (Abnahme der CD4+-Zellen) steigt auch die Neopterinkonzentration an

9.13.6. Monitoring mit Entzündungsparametern[9]

Frage: 489
Welche **Entzündungsparameter** kennen Sie?

Antwort:
CRP, IL-6, PCT, TNFα und Neopterin.

Prüfer: 490
Welche Parameter halten Sie beim **Monitoring septischer Patienten** für sinnvoll und warum?

Kommentar:
- **CRP** ist einer der sensitivsten und bestverfügbarsten Parameter mit einfacher Bestimmung. Die Höhe korreliert mit dem *Organschaden*. Bakterielle Infektionen korrelieren mit der Stärke / Größe der Infektion, virale Infektionen werden weniger gut angezeigt
- **IL-6** als Prognoseparameter bei Sepsis, Trauma, Herzinsuffizienz – besonders geeignet in der Frühdiagnostik der neonatalen Sepsis. Nachweis von IL-6 im Nabelschnurblut von Risikoneugeborenen = guter Indikator
- **SAA** hat eine ähnliche Aussagekraft wie das CRP. Es ist aber noch nicht so gut etabliert und steigt rascher an
- Beurteilung immer im Verlauf sinnvoller

Frage: 491
Was können Sie zu **PCT** sagen?

[9]Quelle: geändert nach Österreichische Akademie der Ärzte www.arztakademie.at, Stand 10/2015

Antwort:

PCT ist ein spezifischer Infektionsparameter schwerer bakteriell-entzündlicher und pilzbedingter Infektionen. Es ist ein zuverlässiger Indikator der inflammatorischen Aktivität bei Sepsis und Multiorganversagen. Lokale Entzündungen und Bagatellinfektionen induzieren kein PCT. Dies geschieht nur bei einer systemisch wirksamen bakteriellen Infektion oder Sepsis. Induktion nach 2–6 Stunden. Höhe der PCT-Werte spiegelt Aktivität der Entzündungen wider. Halbwertszeit 19–24 Stunden. Abfallen der PCT-Werte ist ein gutes prognostisches Zeichen.

492 **Frage:**

Was wissen Sie über **TNF-α** und **Neopterin**?

Antwort:

· **TNF-α** (= Tumor-Nekrose-Faktor-α) ist ein Marker für das Systemic inflammatory response syndrome (SIRS). Erhöhte TNF-Werte sprechen für eine rezessive bzw. prolongierte Entzündungsreaktion mit systemischer Manifestation. Achtung: Unterschiedliche Aussagekraft bei verschiedenen Testsystemen. Extrem kurze Halbwertszeit (< 5 Minuten), daher Unterschied zwischen den Testsystemen, die Monomere oder Spaltprodukte (oft 24 Stunden nachweisbar) bestimmen

· Der **Neopterin-Wert** ist ein Maß für die Aktivierung des zellulären Immunsystems. In der Routinediagnostik wenig Einsatz (Blutbanken-Screening in Österreich)

9.14. Serumeiweißelektrophorese und Immunfixation

9.14.1. Technik der Serumeiweißelektrophorese

493 **Prüfer:**

Bitte erklären Sie die **Technik und Methode der Serumeiweißelektrophorese.**

Kommentar:

· Bei der **Agarose-Gel-Elektrophorese** wandern die in Lösung befindlichen Proteine auf einer Folie (Zellulose-Acetat, Agarose-Gel) durch Anlegen einer Gleichspannung. Als Trennmedium

wird eine Pufferlösung mit einem definierten pH-Wert (üblicherweise pH = 8,6) eingesetzt. Durch unterschiedliche Wanderungsgeschwindigkeiten trennen sich die Serumproteine in Fraktionen (*Banden*) auf. Die Banden werden angefärbt und anschließend mit einem Densitometer (Absorptionskurve bei 545 nm) ausgewertet und als Kurve dargestellt (hohe Dichte = hoher Peak)

· Bei der **Kapillarelektrophorese** passiert die Auftrennung der Proteine ohne Trägermaterial. Das Serum durchläuft eine mit Puffer gefüllte etwa 20–100 cm lange Kapillare (Durchmesser 10–100 µm). Am kathodischen Ende der Kapillare ist ein Detektionsfenster. Dort werden die nacheinander vorbeikommenden Proteine im UV-Licht direkt detektiert. Die Wandergeschwindigkeit hängt von dem pH-Wert und der Ionenstärke des verwendeten Puffers, der Temperatur, der Spannung, dem Molekulargewicht und der elektrischen Ladung der Probe ab. **Vorteile** sind die schnellere Probenbearbeitung und die bessere Sensitivität, insbesondere bei der Detektion von Extragradienten!

· Durch die andere Trennmethode finden sich in der **Kapillarelektrophorese** zwei β-Fraktionen: β-1 und β-2 (C3-Komplement, Immunglobuline)

Prüfer: 494

Welche **Spannung** wird für die **Elektrophorese** benötigt?

Kommentar:

Bei der Agarose-Gel-Elektrophorese etwa 220 V, bei der Kapillarelektrophorese jedoch bis zu 30.000 V.

Frage: 495

In welche Richtung wandern die **Proteine** in der **Elektrophorese**?

Kommentar:

· **Agarose-Gel-Elektrophorese:** Der Isoelektrische Punkt (IEP) der Serumproteine liegt im sauren Bereich. Bei pH = 8,6 sind daher alle Proteine negativ geladen. Als **Anionen** wandern sie zum Pluspol (= Anode) in Abhängigkeit von ihrem Isoelektrischen Punkt! Albumin (Isoelektrischer Punkt (IEP) pH = 4,6) wandert am weitesten, γ-Globulin (IEP pH = 6,4) am wenigsten weit!

- **Kapillarelektrophorese:** Hier wandern die Proteine trotz negativer Ladung vom Pluspol (Anode) zum Minuspol, da ein sehr starker elektro-osmotischer Fluss die gelösten Proteine mitnimmt in Richtung Minuspol

9.14.2. Serumeiweißelektrophorese

496 Prüfer:

Wie ist die klinische Wertigkeit der **relativen Fraktionen** in Prozent der Elpho ohne Kenntnis des Gesamteiweißes?

Kommentar:

- Die **relativen Fraktionen** sind wenig aussagekräftig. Beispielsweise sind bei einer Hypoalbuminämie die anderen Fraktionen prozentual erhöht (höhere Peaks in der Serumeiweißelektrophorese bei gleichen Absolutwerten), Extragradienten werden aber trotzdem erkannt

- Zu beachten ist, dass auch bei einem Proteinmangel die Kurve normal aussehen kann

497 Frage:
Bitte zeichnen Sie eine **unauffällige Serumeiweißelektrophorese.**

Kommentar:

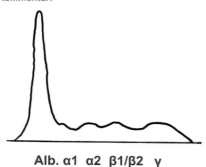

Alb. α1 α2 β1/β2 γ

498 Frage:
Welche Proteine sind in welcher **Fraktion der Serumeiweißelektrophorese** enthalten?

Kommentar:

- **Erster, höchster Peak:** Albumin → bei einem doppelgipfligen Peak liegt eine Bisalbuminämie vor. Dies ist eine Normvariante ohne bekannten Krankheitswert

- **α-1-Globulin:** α-1-Lipoprotein = HDL, α-1-Glykoprotein und α-1-Antitrypsin (beides Akute-Phase-Proteine)

- **α-2-Globulin:** α-2-Makroglobulin, Coeruloplasmin (APP), Haptoglobin (Akute-Phase-Protein)

- **Übergang α-2- und β-Globulin:** prä-β-Lipoprotein (VLDL / Triglyceride)

- **β-Globulin:** Hämopexin, Transferrin (negatives-APP = Konzentrationsabnahme bei Entzündung), β-Lipoprotein (LDL), Komplement

- **Übergang β- zu γ-Globulin:** IgA-Antikörper und Fibrinogen (bei Plasma!)

- **γ-Globuline:** IgM- und IgG-Antikörper

Frage: **499**
Welche **diagnostische Alternative** gibt es **zur Serumeiweißelektrophorese bzw. Immunfixations-Elektrophorese?**

Kommentar:

- Am unempfindlichsten ist die **Serumeiweißelektrophorese** als Suchtest. Empfindlicher ist die **Immunfixations-Elektrophorese (IFE)** und mit Abstand die größte Sensitivität hat die direkte Bestimmung der **freien Leichtketten** im Blut → Steigerung der Sensitivität um Faktor 100!

- Weiterer Vorteil ist die kurze HWZ der freien Leichtketten von 2–6 Stunden und dadurch Eignung zur Therapiekontrolle — Im Vergleich dazu beträgt die HWZ bei IgG etwa 20 Tage, bei IgM etwa 10 Tage und bei IgA etwa 5–6 Tage

- Plasmazellen produzieren etwa 40 % mehr Leichtketten als für die Antikörpersynthese benötigt werden → das Kappa- / Lambda-Verhältnis liegt daher normalerweise bei etwa 2:1

Frage: **500**
Wie sind die **unteren Nachweisgrenzen** der Eiweißelektrophorese, der **Immunfixation** und des direkten Nachweises der **freien Leichtketten?**

Kommentar:

· Serumeiweißelektrophorese 500–2.000 mg/l (Kappa und Lambda)

· Immunfixations-Elektrophorese 150–500 mg/l (Kappa) bzw. 100–500 mg/l (Lambda)

· **Immunnephelometrie** für freie Leichtketten 1,2 mg/l (Kappa) bzw. 1,6 mg/l (Lambda)[10]

9.14.3. Serumeiweißelektrophorese nach Krankheiten

501 Frage:

Wie sieht die **Serumeiweißelektrophorese beim Antikörpermangelsyndrom** aus?

Kommentar:

Da die Antikörper fehlen, fehlt auch die γ-Globulinfraktion teilweise oder vollständig. Die α-1- und α-2-Fraktionen sind erhöht (APP sind erhöht!).

Leberzirrhose

502 Prüfer:
+

Wie sieht eine **Leberzirrhose in der Serumeiweißelektrophorese** aus?

Kommentar:

Auffällig ist ein **niedriger Albuminpeak** als Zeichen einer verminderten Albuminsynthese in der Leber. Kompensatorisch und entzündungsbedingt kommt es durch die Antikörpersynthese zu einer **Erhöhung der γ-Globulinfraktion**.

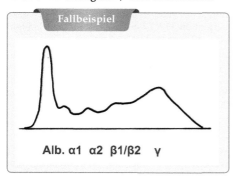

Fallbeispiel

Alb. α1 α2 β1/β2 γ

---

[10]Labormedizin, Hans. D. Bruhn, 3. Auflage, Schattauer Verlag

Frage: 503

Bitte beschreiben Sie die Serumeiweißelektrophorese. Wann tritt solch eine Konstellation häufig auf?

Kommentar:

Fast alle Proteine werden in der Leber synthetisiert. Daher ist das Albumin aber auch die α- und β-Fraktion verringert. Eine Ausnahme bilden nur einige Gerinnungsfaktoren und die Immunglobuline. Deshalb ist die γ-Fraktion relativ vermehrt.

α-1-Antitrypsin-Mangel

Prüfer: 504

Wie sieht ein α-**1-Antitrypsin-Mangel** aus?

Kommentar:

Das α-**1-Antitrypsin** ist das Hauptprotein in der α-1-Fraktion, daher fehlt der α-**1-Peak** in der Elpho (fast) vollständig $\rightarrow$ Albumin geht in die α-2-Fraktion über!

Prüfer: 505

Klinik des α-**1-Antitrypsin-Mangels**?

Antwort:

Ein Mangel führt zu einem vermehrten Abbau von Strukturgewebe in Lunge und Leber.

Kommentar:

· Das α-**1-Antitrypsin** ist ein **Proteaseinhibitor** und wichtig bei der Hemmung verschiedener Enzyme, die bei Entzündungsprozessen freigesetzt werden: Gehemmt werden u. a. Elastase, Trypsin, Chymotrypsin, Plasmin und Thrombin

· Ein α-**1-Antitrypsin-Mangel** führt zu einer unkontrollierten Aktivität dieser Enzyme. Klinische Relevanz hat vor allem die fehlende Hemmung der Elastase mit enzymatischer Zersetzung des Elastins in den Lungenalveolen. Dadurch führt ein langjähriger Krankheitsverlauf zur Zerstörung der Alveolarsepten und klinisch zu einem Lungenemphysem mit Husten, progredienter Dyspnoe und Atemwegsobstruktion

· 10–20 % der Patienten mit einem α-1-Antitrypsin-Mangel haben eine Leberbeteiligung. Hier führen abnorm synthetisierte α-1-Antitrypsin-Moleküle zu einem intrahepatischen Zelluntergang mit Inflammation und Zirrhose (Lebertumor). **Typische Symptome sind:** cholestatischer Ikterus, erhöhte Leberenzyme und Hepatomegalie. Es ist die häufigste vererbte Lebererkrankung bei Neugeborenen und Kindern (etwa 1–2 % der Patienten verstirbt bereits in der Kindheit an den Folgen der Leberzirrhose)

> **Fallbeispiel**
>
> Bild einer Elpho mit α-1-Antitrypsin-Mangel. *Anm.: Zu sehen ist vermutlich ein fehlender oder deutlich abgeschwächter α-1-Peak!*

506 Prüfer:

Was ist **α-1-Antitrypsin**?

Antwort:

α-1-Antitrypsin ist ein APP. Mangel ist klinisch bedeutsam!

507 Prüfer:
+

Was inhibiert **α-1-Antitrypsin**?

Antwort:

Hemmt die Proteasen Trypsin, Chymotrypsin und Elastase durch Komplexbildung, die Komplexe können dann entfernt werden

Kommentar:

α-1-Antitrypsin ist ein **Proteaseinhibitor** (PI) und wichtig bei der Hemmung verschiedener Enzyme, die bei Entzündungsprozessen freigesetzt werden.

Nephrotisches Syndrom

508 Prüfer:
+

Wie sieht die **Serumeiweißelektrophorese beim Nephrotischen Syndrom** aus?

Antwort:

Proteinurie → α-2-Kompensation

Kommentar:

Beim **Nephrotischen Syndrom** ist Albumin durch die renale Proteinurie vermindert. α-2-Makroglobulin wird eher vermehrt gebildet. Da es zu groß ist, um renal filtriert zu werden, findet sich eine (relativ) erhöhte α-2-Fraktion im Blut. Dieser hohe α-2-Peak ist typisch für das **nephrotische Syndrom!**

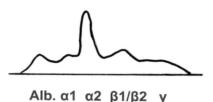

Alb. α1 α2 β1/β2 γ

Fibrinogen und Hämolyse

Prüfer: **509**
+
Wie sieht **Fibrinogen in der Serumeiweißelektrophorese** aus?

Kommentar:

· Fibrinogen stellt sich als Bande zwischen der β- und γ-Fraktion dar. Bei Verwendung von Plasma oder nur teilgeronnenem Serum kann hier ein **Fibrinogen-Peak** auftreten

· **Wichtig:** der Peak kann auch ein M-Gradient durch monoklonales IgA sein. IgA läuft vor der γ-Fraktion (hier IgG und IgM). Ausschluss einer Gammopathie durch eine IFE

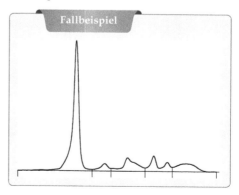

Fallbeispiel

510 **Frage:**
Was sehen Sie in der Serumeiweißelektrophorese und was bedeutet das?

Kommentar:
· Die **α-2-Fraktion** ist erhöht und der Peak ist in den kathodischen Bereich in Richtung Albumin verzogen
· Eine weitere Abklärung ist mit einer Immunfixations-Elektrophorese möglich. Denkbar ist so eine Elpho bei einer α-2-Makroglobulinämie, bei Verbrennungen (Myoglobin), einem nephrotischen Syndrom oder einer Hyperlipoproteinämie (Peak 2, Abb.9.1, Seite 141)
· (freies) Hämoglobin stellt sich eher im Übergang α-2 zu β-1 dar, ist aber auch denkbar (Peak 3, Abb.9.1, Seite 141)

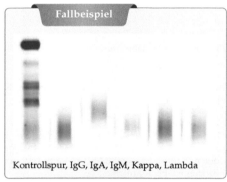

Kontrollspur, IgG, IgA, IgM, Kappa, Lambda

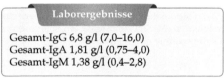

Laborergebnisse

Gesamt-IgG 6,8 g/l (7,0–16,0)
Gesamt-IgA 1,81 g/l (0,75–4,0)
Gesamt-IgM 1,38 g/l (0,4–2,8)

511 **Frage:**
Bitte bewerten Sie diese **Immunfixations-Elektrophorese** desselben Patienten. Wie gehen Sie nun weiter vor?

Kommentar:
· Die **Immunfixations-Elektrophorese** ist unauffällig, ohne erkennbare Banden und damit ohne monoklonale Gammopathie!
· Nächster Schritt wäre das Serum zu begutachten – ist es lipämisch oder hämolytisch? Sind schwerwiegende Erkrankungen bekannt?

Anm.: Das Serum IST hämolytisch!

Kommentar:
Wenn das Serum **hämolytisch** ist, dann ist der α-2-Peak am ehesten durch das Hämoglobin bedingt. Der Befund sollte aus einer frischen Blutprobe kontrolliert werden. Wenn in einem hämolyse-freien Serum wieder ein Peak zu erkennen ist, muss dies weiter abgeklärt werden.

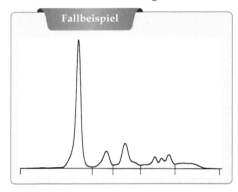

Fallbeispiel

Prüfer: 512
Was liegt hier vor?

Antwort:
Pseudo-M-Gradienten, Fibrinogen-Peak durch Verwendung von Plasma! +

Kommentar:
· Sehr ungewöhnliche Elpho mit **drei** fast gleich hohen **Peaks in der β-Fraktion**
· Ein **Fibrinogen-Peak** (als Peak zwischen β- und γ-Fraktion oder mit Peak vor der γ-Fraktion) ist möglich bei Verwendung von Plasma oder nicht vollständig geronnenem Serum (s. auch Peak 4, Abb.9.1, Seite 141). Wichtig ist die Abgrenzung zu einem **M-Gradient**, vor allem IgA läuft ebenfalls im Übergang β-/γ-Fraktion und kann leicht mit einem Fibrinogen-Peak verwechselt werden

Frage: 513
Mit welcher Untersuchung können Sie den **Extragradienten in der β-Fraktion** differenzieren?

Kommentar:

Zum Ausschluss einer (IgA-) **monoklonalen Gammopathie** wird eine **IFE** durchgeführt. Bei unauffälligem Befund ist auch eine Fibrinogen Bestimmung sinnvoll.

++ **9.14.4. Bisalbuminämie**

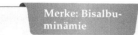

> **Merke: Bisalbuminämie**
>
> Die **Bisalbuminämie** mag selten sein, sie ist aber ein besonderer Befund (häufig als Nebenbefund!), den Prüfer sehr gerne prüfen!

514 **Prüfer:**

Was sind die Ursachen der **Bisalbuminämie**?

Antwort:

· Erworben durch Medikamente, z. B. bei Antibiotikatherapie (Penicillin, Cephalosporine) oder hereditär bedingt

· Serumeiweißelektrophorese auf Glasplatte

Kommentar:

Möglich ist eine Einteilung der **Bisalbuminämie** in zwei Gruppen: **Kongenitale Bisalbuminämie** als autosomal-dominant vererbte Albuminvariante und eine erworbene **Pseudo-Bisalbuminämie** durch exzessive Penicillinbindung (i. v. Hochdosistherapie), Bilirubin (schwerer Ikterus) oder an Albumin gebundener Harnstoff.

515 **Prüfer:**

Wo laufen die Peaks bei der jeweiligen Form der **Bisalbuminämie**?

Kommentar:

· Bei der **hereditären Form** bildet sich eine schnell wandernde Albumin-Variante, bei der **Pseudoalbuminämie** kommt es zur reversiblen Zunahme der anodischen Mobilität (schnell wandernde Variante) einer Albuminfraktion

· Langsam wandernde Varianten gibt es bei IgG-Albuminkomplexen, extremer α-1-Antitrypsinämie oder der Bence-Jones-Paraproteinämie

516 **Prüfer:**

Welche Bedeutung hat die **Bisalbuminämie**?

Antwort:

Eine Bisalbuminämie hat keine klinische Bedeutung.

Kommentar:

Die **Bisalbuminämie** ist ein bedeutungsloses ++ Auftreten einer Albuminnormvariante ohne bekannten Krankheitswert!

517 **Prüfer:**

Welche klinische Folgen hat die **Bisalbuminämie**? Wie diagnostiziert man sie? +

Kommentar:

· Prima vista Diagnosestellung durch **zweigipfelige Albumin-Fraktion** in der Serumeiweißelektrophorese

· Eine klinische Bedeutung ist bisher nicht bekannt, auch die Gesamtalbuminkonzentration ist normal

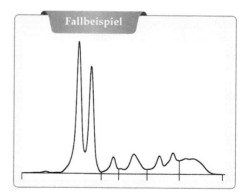

Fallbeispiel

518 **Prüfer:**

Was liegt hier vor?

Antwort:

· Doppelpeak ist eine **Bisalbuminämie**. Meist + hereditär oder medikamentenbedingt, harmlos

· Bande zwischen β und γ: Möglicherweise Fibrinogen oder *M-Gradient*

9 Klinische Chemie

Kommentar:

· Sichtbar ist eine Serumeiweißelektrophorese mit einem kleinen Peak zwischen der β- und γ-Fraktion und einem Doppelpeak beim Albumin

· Bei Verwendung von Plasma oder nur teilgeronnenem Serum kann ein **Fibrinogen-Peak** auftreten (Peak 4, Abb.9.1, Seite 141). Der Peak kann auch ein M-Gradient sein, am ehesten durch IgA → IgA läuft vor IgG und IgM. Wichtig ist der Ausschluss einer Gammopathie (z. B. eines IgA-Plasmozytoms) durch eine IFE

Fallbeispiel

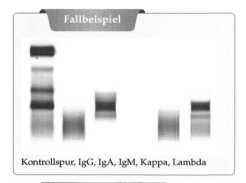

Kontrollspur, IgG, IgA, IgM, Kappa, Lambda

Laborergebnisse

Gesamt-IgG 6,6 g/l (7,0–16,0)
Gesamt-IgA 16,12 g/l (0,75–4,0)
Gesamt-IgM 0,16 g/l (0,4–2,3)

---

519   Frage:
Was ist in der **IFE desselben Patienten** zu sehen und was bedeutet das?

Kommentar:

· Zu sehen ist eine Bande in der IgA-Spur und eine Bande in der Lambda-Spur. Diese Banden liegen auf der gleichen Höhe und zeigen sich auch in der ersten Kontrollspur. Der Patient hat also eine monoklonale Gammopathie der **Klasse IgA, Typ Lambda**. Da das Gesamt-IgA deutlich vermehrt ist und die anderen Immunglobuline (G und M) verringert sind, spricht man hier von einem **sekundären Immunglobulinmangel**. Die IFE ist vereinbar mit einer Monoklonalen Gammopathie unklarer Signifikanz (MGUS) oder einem Plasmozytom bzw. einem multiplen Myelom

---

· Fließender Übergang zwischen einem **MGUS** und dem frühen Stadium eines **Plasmozytoms**. Vermutlich ist ein MGUS eine Vorstufe des Plasmozytoms (= Präkanzerose). Übergang ins Plasmozytom bei etwa 25 %. Bei den anderen dauert es evtl. so lange, dass sie es nicht mehr erleben

· **MGUS-Häufigkeit** bei < 70 Jahre etwa 0,1–0,3 %, > 70 Jahre 1–3 % und > 95 Jahre 19 %!

· Ein **MGUS** liegt nur vor, wenn folgende Bedingungen erfüllt sind:
  - ≤ 10 % klonale Plasmazellen im Knochenmark
  - < 30 g/l monoklonales Protein im Serum
  - Nicht nachweisbare Endorganschäden nach CRAB-Kriterien (**C** = Hyperkalzämie / Ca > 2,75 mmol/l, **R** = Renal function / Creatinin ≥ 2,0 mg/dl, **A** = Anämie < 10 g/dl, **B** = Bone / Knochenbeteiligung, Osteolysen, pathologische Frakturen)

· Falls kein MGUS vorliegt, muss unterschieden werden zwischen einem **Plasmozytom** (örtlich begrenzt) und einem **Multiplen Myelom** (generalisiert mit vielen Krankheitsherden)

9.14.5. Monoklonale Gammopathie und Multiples Myelom

Prüfer: 520
Was ist eine **Monoklonale Gammopathie**?

Kommentar:

· Die **monoklonale Gammopathie** ist eine Krankheit mit Vermehrung monoklonaler Immunglobuline oder deren Teile (Leicht- oder Schwerketten) durch unkontrollierte Vermehrung eines immunkompetenten B-Lymphozyten. Bei einer monoklonalen Gammopathie treten vermehrt auf: vollständige Immunglobulinmoleküle einer Klasse und eines Typs (z. B. IgG-kappa), freie Leichtketten des Typs kappa oder lambda (= BENCE-JONES-Proteine), eine Kombination von Immunglobulinen und freien Leichtketten, freie Schwerketten (z. B. γ-, α-, μ-Kette), unterschiedliche Immunglobulinmoleküle (z. B. di-, tri-, multiklonale Gammopathie)

· **Monoklonale Gammopathien** können bei einem MGUS oder bei verschiedenen Erkrankungen aus dem Kreis der malignen hämatologischen Erkrankungen (Multiples Myelom (MM), Plasmozytom, Amyloidose, CLL, Morbus

Waldenström, Triglycerid, Prolymphozytenleuk-
ämie) auftreten

521 Prüfer:
+ Wie diagnostizieren Sie eine **monoklonale Gammopathie**?

Antwort:

Elpho, Immunfixation im Blut und Urin

Kommentar:

Ist in der **Serumeiweißelektrophorese** als Such-
test ein **M-Gradient** (schmaler hoher Peak) als
Ausdruck eines Paraproteins in der γ-Fraktion
sichtbar, dann folgt eine IFE aus Serum und
Urin sowie eine quantitative Bestimmung der
Immunglobuline (IgG, IgM, IgA) im Serum.

522 Frage:
Wie funktioniert die **Immunfixations-Elektrophorese (IFE)**?

Kommentar:

· Bei der **Immunfixations-Elektrophorese (IFE)**
erfolgt eine elektrophoretische Auftrennung der
Proteine auf einem Agarose-Gel und danach ein
Überschichten mit einem Antiserum gegen IgG /
IgA / IgM und gegen die beiden Leichtketten-
klassen lambda und kappa
· Die Antiseren diffundieren in das Gel und bilden
mit dem zugehörigen Antigen (Ag) einen unlöslichen Komplex aus. Diese Immunkomplexe
bleiben bei den Waschschritten im Gel erhalten,
werden anschließend mit einem Proteinfarbstoff
(z. B. Säureviolett) angefärbt und die Banden
visuell beurteilt
· Als Kontrolle werden in einer Bahn die denatu-
rierten Proteine fixiert und gefärbt
· Die Antiseren für die kappa- und lambda-Ketten
detektieren gebundene und freie Leichtketten

523 Frage:
Welche Verlaufskontrollen empfehlen Sie bei einem **MGUS**?

Kommentar:

· **Alle 3 Monate** werden durchgeführt:
  - quantitative Bestimmung des Myelom-
    Proteins in der Serumeiweißelektrophorese
  - quantitative Bestimmung der Immunglobu-
    linklassen im 24-Stunden-Sammelurin

  - BENCE-JONES-Protein-Ausscheidung im
    24-Stunden-Sammelurin
  - Messung der BSG
  - kleines Blutbild
· **Alle 12 Monate**, je nach Symptomen:
  - radiologische Untersuchung des Skeletts
  - Knochenmarkhistologie bzw. -zytologie
  - β-2-Mikroglobulin im Serum

Prüfer: **524**
Welche **Diagnostik** führen Sie beim **Multiplen
Myelom** durch?

Kommentar:

Eine **Serumeiweißelektrophorese** (Extragradient in γ-Fraktion) als *Suchtest*, ein **IFE** mit Bestimmung der **Gesamtimmunglobuline** (IgG, IgM,
IgA) als *Bestätigungstest*

Frage: **525**
Welche **weiterführende Diagnostik** gibt es beim
Multiplen Myelom?

Kommentar:

· **Bence-Jones-Proteine im Urin**, das sind nieren-
toxische Paraproteine (freie Leichtketten)
· Blutbild, Nierenwerte (Creatinin und Harnstoff),
Calcium

Frage: **526**
Welche **prognostischen Marker** gibt es für das
Multiple Myelom?

Kommentar:

· Patientenalter!
· Calciumerhöhung: Hyperkalzämie zeigt gesteigerten Knochenabbau an
· β-2-Mikroglobulin als Maß für Tumormasse, hoher Spiegel korreliert mit kürzerem Überleben
· LDH > 240 U/l spricht für eine hohe Krankheitsaktivität
· Hb < 10 g/dl
· Genetische Marker: 17p-Deletion, Translokation
t(4;14), Deletion Chromosom 13

Prüfer: **527**
Wie ist die Stadieneinteilung des **Multiplen
Myeloms**?

Kommentar:

· Früher war die Einteilung nach **Salmon und Durie** anhand von Hb, Calcium, Knochenstruktur und Röntgen, IgG, IgA und Bence-Jones-Proteine im Urin gebräuchlich

· Jetzt Einteilung nach dem **International Staging System**, da es einfacher ist und nur Parameter aus dem Blut (Serum) herangezogen werden:
St. I β-2-Mikroglobulin < 3,5 mg/l, Albumin $\geq$ 35 g/l
St. II β-2-Mikroglobulin < 3,5 mg/l, Albumin < 35 g/l oder β-2-Mikroglobulin 3,5–5,5 mg/l
St. III β-2-Mikroglobulin $\geq$ 5,5 mg/l

528 Prüfer:

Wie sieht ein **M-Gradient** in der **Serumeiweißelektrophorese** aus ?

Kommentar:

Schmalbasiger, hoher Peak meist in der γ-Fraktion durch IgG- und IgM-Antikörper oder vor der γ-Fraktion durch IgA-Antikörper. Der **M-Gradient** oder Myelom-Gradient ist ein monoklonales Paraprotein

529 Prüfer:

Wie häufig ist **IgA-kappa**?

Kommentar:

· **IgA-kappa** ist mit etwa **13 %** das dritthäufigste Paraprotein

· Paraproteine in absteigender Reihenfolge: **IgG-kappa (34 %) > IgG-lambda (18 %) > IgA-kappa (13 %)** > IgA-lambda (8 %) > Leichtkettenmyelom (= Bence-Jones-Myelom) kappa (9 %) > Leichtkettenmyelom (= Bence-Jones-Myelom) lambda (7 %) > Asekretorisches Myelom (unauffällige Immunfixation, aber pathologisches Verhältnis der freien Leichtketten) (7 %) > Biklonale Myelome (2 %) IgD-kappa und -lambda (etwa 1%) > IgM-kappa und -lambda (etwa 0,5 %)

> **Merke: Paraproteine**
>
> Jedes dritte Paraprotein ist **IgG-kappa** (34 %); zusammen mit IgG lambda (18 %) sind es mehr als die Hälfte der Paraproteine. Eine absolute Rarität mit < 1 % sind IgM-Paraproteine.

Fallbeispiele

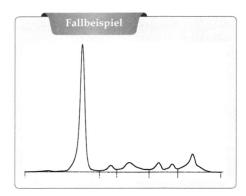

Prüfer: 530
Bitte begutachten Sie die Kurve.

Antwort:

Gamma Peak

Kommentar:

Ein γ-**Peak** ist ein schmalbasiger (spitzer hoher) Peak vor oder in der γ-Fraktion. Oft bezeichnet man diesen Peak als **M-Gradient** (M = Myelom) oder als **Paraprotein**. Ein M-Gradient muss mittels Immunfixation weiter abgeklärt werden!

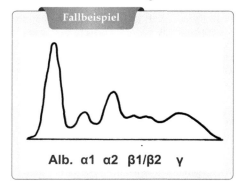

Frage: 531
Was ist in der Serumeiweißelektrophorese zu sehen?

Kommentar:

Die α-1-Fraktion ist leicht erhöht, die α-2-Fraktion und die γ-Fraktion stark erhöht. Das spricht am ehesten für eine (akute) Entzündung mit Anstieg der Akute-Phase-Proteine wie α-1-Antitrypsin (α-1-Fraktion), Fibrinogen und Haptoglobin (α-2-Fraktion) und der Immunglobuline also Antikörper in der γ-Fraktion.

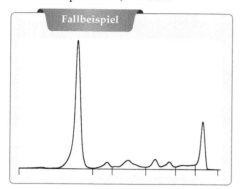
Fallbeispiel

532 Prüfer:

Was liegt hier vor?

Kommentar:

Zu sehen ist ein hoher Peak in der γ-Fraktion im Sinne eines **M-Gradienten**.

533 Prüfer:
+

Wie gehen Sie bei einem **M-Gradienten** weiter vor?

Antwort:

Immunglobuline quantitativ bestimmen, Immunfixation aus Blut und Urin durchführen.

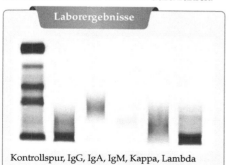
Laborergebnisse

Kontrollspur, IgG, IgA, IgM, Kappa, Lambda

Kommentar:

In der IFE ist jeweils eine Bande in der IgG- und in der Lambda-Spur zu erkennen. Damit ist es eine **monoklonale Gammopathie der Klasse IgG, Typ lambda** ohne sekundären Immunglobulin-mangel (Gesamt-IgA und -IgM normal hoch) oder mit einem sekundären Ig-Mangel (Gesamt-IgA oder -IgM erniedrigt).

Prüfer: 534

Wie ist das weitere Vorgehen bei einer **beginnenden monoklonalen Gammopathie**?

Antwort:
Immunfixation

Kommentar:

Durchführen einer **Immunfixations-Elektrophorese** aus Blut und Urin (Bence-Jones-Proteine) sowie quantitative Bestimmung der Immunglobuline (IgG, IgM, IgA) aus dem Blut.

9.14.6. Immunfixations- und Immun-Elektrophorese

Prüfer: 535
Mit welchen **Methoden** werden **Paraproteine** nachgewiesen?

Kommentar:

Heutzutage ist die Immunfixations-Elektrophorese Standard. Die **Immunfixation** hat eine deutlich höhere Sensitivität für Paraproteine — die Nachweisgrenze von 0,5–5 mg/dl entspricht einer etwa 5–10-fach höheren Sensitivität gegenüber der **Immunelektrophorese**. Für die Immunfixations-Elektrophorese spricht außerdem eine kürzere Untersuchungsdauer und ein relativ geringer Antiserumverbrauch.

Prüfer: 536
Erklären Sie die **Technik der Immunfixation**. **+**

Antwort:

Elektrophoretische Auftrennung im Agarose-Gel → Celluloseacetatfolie (5 mAK) aufgelegt → Immunkomplexbildung, diese Immunkomplexe bleiben beim Auswaschen erhalten → Färbung

Kommentar:

Bei der **Immunfixation** werden die **Serumproteine** im Agarose-Gel elektrophoretisch aufgetrennt. Dann wird ein mit monospezifischen Antiseren getränkter Celluloseacetatstreifen auf das Gel gelegt. Nach der Präzipitatbildung werden die im Gel entstandenen Immunkomplexe gefärbt.

537 **Prüfer:**
Erklären Sie die **Technik der Immunelektrophorese**.

Antwort:
Elektrophoretische Auftrennung → AK-haltiges Serum in der Mitte der OT, dazu senkrecht diffundieren AK und Ag

Kommentar:
Eine **Immunelektrophorese** ist eine Kombination aus der Eiweißelektrophorese und der Immunpräzipitation: Auf einem Agarose-Gel (oder einer Celluloseacetatfolie) erfolgt die elektrophoretische Trennung des Patientenserums und eines Kontrollserums. Dann wird zwischen beiden Seren in Trenn-Richtung ein Antiserumtrog ausgeschnitten und mit Antiserum gefüllt. Die Antikörper diffundieren senkrecht zur Trennrichtung und die aufgetrennten Proteine in Richtung der Antiserumrinne. Da, wo sich AG und korrespondierende AK treffen, bilden sich scharfe Präzipitationslinien.

538 **Prüfer:**
Wo wird das Patientenserum aufgetragen?

Antwort:
Kathodenseitig!

9.14.7. Leicht- und Schwerketten

539 **Frage:**
Was sind **freie Leichtketten**?

Kommentar:
· **Plasmazellen** bilden getrennt voneinander schwere und leichte Ketten und setzen diese dann zu kompletten Immunglobulinen zusammen. Leichtketten, die nicht an die Schwerketten gebunden sind, nennt man freie Leichtketten.

Plasmazellen bilden normalerweise mehr Leichtketten als benötigt werden und geben diese ins Blut ab
· Normale Immunglobuline setzen sich aus zwei Leichtketten (lambda oder kappa) und zwei Schwerketten zusammen
· kappa liegt als Monomer, lambda als Dimer vor

Frage: 540
Wie viele verschiedene **Schwerketten** gibt es?

Kommentar:
· Es gibt fünf verschiedene Klassen von Schwerketten: **IgG, IgM, IgA, IgD und IgE**
· Zusammengesetzt ergeben sich: IgG-kappa, IgG-lambda, IgA-kappa, IgA-lambda, IgM-kappa, IgM-lambda, IgD-kappa, IgD-lambda, IgE-kappa, IgE-lambda

9.14.8. Fallbeispiele Immunfixation

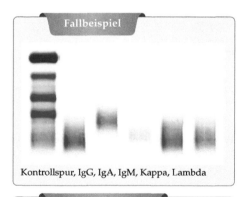

Kontrollspur, IgG, IgA, IgM, Kappa, Lambda

Laborergebnisse

Serum:
Fibrinogen nicht nachweisbar
Gesamteiweiß 63 g/l (66–83)
Albumin 33 g/l (36–55)
α-1-Globuline 6,0 g/l (2,0–4,0)
α-2-Globuline 9,6 g/l (4,5–10,0)
β-Globuline 9,6 g/l (5,5–11,0)
γ-Globuline 4,8 g/l (8,5–16,5)
Procalcitonin 10,72 µg/l (< 0,10)
Gesamt-IgG 4,60 g/l (7,00-16,00)
Gesamt-IgA 1,58 g/l (0,75-4,00)
Gesamt-IgM 0,71 g/l (0,40-2,30)

541 Frage:
Wie interpretieren Sie die **IFE** und wie gehen Sie weiter vor?

Kommentar:
· **Unauffällige IFE** ohne sichtbare Banden!
· Ein **Fibrinogen-Peak** scheidet aus, da Fibrinogen nicht nachweisbar ist. Ursächlich könnten noch Hämoglobin, Myoglobin oder denaturierte Proteine in Betracht kommen. Denkbar ist auch eine bakterielle Kontamination – hierfür würde auch das sehr hohe PCT sprechen!
· Die **Hypalbuminämie** kann durch einen Nierenschädigung bedingt sein, hierzu würde die **Hypogammaglobulinämie** passen
· Sinnvoll ist eine Verlaufskontrolle (Elpho und IFE) in 1–2 Wochen und gezielte Nachfrage bei dem behandelnden Arzt nach Erkrankungen und Symptomen

> **Fallbeispiel**
>
> **Immunfixation** mit freien Leichtketten vom lambda-Typ

542 Prüfer:
Was ist das?

Antwort:
+ Bence-Jones-Proteine

Kommentar:
Bei der **Bence-Jones-Proteinurie** kommen niedermolekulare, nephrotoxische Paraproteine (= freie Leichtketten) im Urin vor. Etwa 2/3 der Multiplen Myelome führen zu einer Bence-Jones-Proteinurie. Die Proteine lagern sich in den glomerulären Kapillaren (Amyloidose) oder in den distalen Tubuli (adultes Fanconi-Syndrom) ab oder fallen als Präzipitation aus. Dies führt zu einem progredienten Nierenversagen.

> **Laborergebnisse**
>
> **Urin-Immunfixation:** Nur monoklonale Leichtketten vom lambda-Typ.

543 Prüfer:
Was sind die Indikationen zur Bestimmung von **IgD und IgE**?

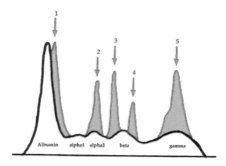

Abb. 9.1.: Fallstricke der Serumeiweißelektrophorese:
1 Doppelpeak Albumin = Bisalbuminämie
2 α-2-Makroglobulinämie, Verbrennungen, Nephrotisches Syndrom etc., Hyperlipoproteinämie (z. B. Typ IV, III nach Fredrickson)
3 Hämoglobin, Myoglobin
4 Fibrinogen, bakterielle Kontamination, denaturierte Proteine
5 Rheumafaktoren in hoher Konzentration, hohe Lysozym-Konzentration (z. B. bei der Monozytenleukämie)

Kommentar:
· Multiples Myelom des Typs IgD-kappa oder -lambda sind mit < 1 % sehr selten. Extrem selten sind IgE-kappa oder IgE-lambda
· Bestimmung der Gesamt-IgE-Antikörper bei parasitären oder allergischen Erkrankungen. Eine Allergiediagnostik ist durch die Bestimmung der allergenspezifischen IgE-AK möglich
· Funktion von IgD unklar, eventuell Funktion bei der B-Zellaktivierung

9.15. Tumormarker und Tumordiagnostik

9.15.1. Tumormarker

Prüfer: 544
Was ist die **Idealvorstellung eines Tumormarkers**?

Kommentar:
Ein idealer **Tumormarker** benötigt eine **hohe Sensitivität**, um möglichst viele Tumorerkrankte zu erkennen und eine **hohe Spezifität**, damit möglichst viele Gesunde negativ sind. Er soll

aber auch einen **hohen positiven prädiktiven Wert** haben, damit viele mit einem auffälligen Tumormarker auch wirklich krank sind.

545 **Prüfer:**

Kann es so etwas auf **molekularer Ebene** geben?

Kommentar:

· Bekannte Beispiele sind die Breast-Cancer-Gene (BRCA-Gene) **BRCA-1** und **BRCA-2**. Zwischen 65–75 % der Frauen mit einer BRCA-1-Mutation erkranken vor dem 70-ten Lebensjahr an Brustkrebs, bei einer BRCA-2-Mutation etwa 45 bis 65 %! Das ergibt ein etwa 10-fach erhöhtes Risiko gegenüber Frauen ohne diese Mutation! Außerdem tritt das Mammakarzinom mit durchschnittlich 40 Jahren anstatt 60 Jahren früher auf. Auch das Ovarialkarzinom kommt bei BRCA-1 mit 50 % und bei BRCA-2 mit 20 % deutlich gehäuft vor!

· Beim Beispiel Mammakarzinom ist jedoch zu beachten, dass Veränderungen in den BRCA-1/-2 Genen nur für etwa 5–10 % der Brustkrebs-Fälle verantwortlich sind. Die Sensitivität des *Genscreenings* wäre dadurch für die Fragestellung **Brustkrebs** sehr schlecht!

546 **Prüfer:**

Wie handhaben Sie das (freie) **prostataspezifische Antigen (PSA)**?

Kommentar:

· **PSA** hat als einziger Tumormarker eine gute Organspezifität. Es ist aber nicht karzinomspezifisch. 90 % sind im Blut an Antichymotrypsin gebunden. 10 % kommen ungebunden also frei im Serum als **fPSA** vor

· Bei der benignen Prostatahyperplasie und der Prostatitis ist vor allem das freie PSA erhöht. Daher wird bei PSA-Werten zwischen 4 und 10 ng/ml ergänzend das **fPSA** bestimmt. Ist der Anteil des freien PSA geringer als 10 %, besteht der Verdacht einer bösartigen Erkrankung

· Zur weiteren Differenzierung zwischen gutartiger und bösartiger Prostataveränderung kann auch die PSA-Anstiegsgeschwindigkeit zwischen zwei PSA-Bestimmungen ermittelt werden. Ist diese > 0,7 ng/ml/Jahr oder die PSA-Verdopplungszeit < 9 Monate, spricht das für eine bösartige Erkrankung

Frage: 547

Halten Sie ein **PSA-Screening** für sinnvoll?

Kommentar:

· Laut S3-Leitlinie[11] sollten Männer ab 45 Jahren mit einer Lebenserwartung von mindestens 10 Jahren über ein PSA-Screening informiert werden. Nachuntersuchungen bei PSA < 1 ng/ml alle 4 Jahre, bei 1–2 ng/ml alle 2 Jahre und bei > 2 ng/ml jährlich. Bei Männern über 70 Jahre, die einen PSA-Wert < 1 ng/ml haben, soll kein weiteres PSA-Screening empfohlen werden

Frage: 548

Warum wird das PSA-Screening durch den IGeL-Monitor[12] als *tendenziell negativ* bewertet?

Kommentar:

· Das Problem besteht in einer **Übertherapie** bei auffälligen Befunden. Im Mai 2017 waren die urologischen Fachgesellschaften der Ansicht, dass *die Zeit noch nicht reif* ist für eine allgemeine Screening-Empfehlung

· Häufig zitiert wird die **PLCO-Studie**[13], bei der sich kein Unterschied zwischen der PSA-Screeninggruppe und der Kontrollgruppe zeigte. Problem: 80 % der Probanden in der Kontrollgruppe haben während der Studienzeit woanders einen PSA-Test gemacht. Die neuere **ERSPC-Studie**[14] zeigte aber, dass ein PSA-Screening die Sterblichkeit senken kann!

· Langsam ändert sich die Situation: beispielsweise übernimmt die AOK Baden-Württemberg im Rahmen einer Facharztvereinbarung mit den Urologen die Kosten für eine PSA-Bestimmung

Prüfer: 549

Wann wird das β-hCG bestimmt?

Antwort:

Als Tumormarker und in der Schwangerschaft.

[11] Früherkennung, Diagnose und Therapie der verschiedenen Stadien des Prostatakarzinoms, AWMF-Register-Nummer 043/022OL

[12] www.igel-monitor.de

[13] Prostate, Lung, Colorectal and Ovarian Cancer Screening Trial, 1993–2001

[14] European Randomised Study of Screening for Prostate Cancer

550 Prüfer:

Welche Differentialdiagnosen sind bei einer β-hCG-Erhöhung denkbar?

Antwort:

Keimzelltumor, Schwangerschaft

551 Frage:

Warum spritzen sich **Patientinnen selber** β-hCG?

Kommentar:

Die sogenannte **hCG-Diät** wurde 1954 durch den englischen Arzt Dr. Albert Simeons erfunden. Die Diät basiert auf einer stark reduzierten Kalorienzufuhr von täglich 500 Kilokalorien (der Normalbedarf liegt bei Frauen etwa bei 1.900 und bei Männer bei 2.400 Kilokalorien pro Tag) und einer β-hCG-Hormonspritze über 3 Wochen.

9.15.2. CA 19-9

552 Frage:

Was ist bei **negativem CA 19-9** zu beachten?

Kommentar:

Menschen mit der Blutgruppe **Lewis null** (Le 0) können kein **CA 19-9** bilden, da ihnen die Sialyltransferase und eine fucosylierte Vorstufe fehlt. Auch bei großen Tumoren (Pankreas-, Magen-, hepatobiliäres und kolorektales Karzinom) sind sie dann CA 19-9 negativ.

553 Frage:

Bei welchen Menschen ist dieses **Blutgruppenmerkmal** besonders häufig?

Kommentar:

Le 0 findet sich bei etwa 28 % der Schwarzafrikaner. Bei Mitteleuropäern nur bei etwa 10 %.

554 Frage:

Was führt zu **falsch hohen CA 19-9** Werten?

Kommentar:

Eine **Cholestase** führt teils zu deutlich erhöhten Konzentrationen, da **CA 19-9** über die Leber bzw. Galle ausgeschieden wird. Auch eine Mukoviszidose oder entzündliche Erkrankungen des Gastrointestinaltraks führen zu erhöhten Werten.

555 Frage:

Wann wird **CA 19-9** bestimmt?

Kommentar:

CA 19-9 wird bei Verdacht eines Pankreas-, Leber-, Gallenwegs- oder Magenkarzinom als Tumormarker bestimmt oder zur Verlaufskontrolle.

556 Frage:

Bei welcher Erkrankung hat **CA 19-9** die beste **Sensitivität und Spezifität**?

Kommentar:

CA 19-9 hat beim duktalen Pankreaskarzinom eine Sensitivität von 70–95 % und eine diagnostische Spezifität von 70–90 %.

9.15.3. Klinik und Diagnostik eines Karzinoid

557 Prüfer:

Welche **Diagnostik** empfehlen Sie bei einem **Karzinoid**?

Antwort:

5-Hydroxyindolessigsäure im Sammelurin

Kommentar:

Üblich ist die Bestimmung der **5-HIES** (5-Hydroxyindolessigsäure) im angesäuerten 24-Stunden-Sammelurin.

558 Prüfer:

Mit welcher **Methode** bestimmen Sie **HIES**?

Antwort:

HPLC-elektrochemische Detektion

Kommentar:

HPLC (High Performance Liquid Chromatography) ist ein Flüssigchromatographie-Verfahren zur Trennung bzw. Identifizierung und Quantifizierung von Proben.

559 Prüfer:

Von welcher Aminosäure leitet sich **Serotonin** ab?

Antwort:

Tryptophan

560 **Prüfer:**

Was ist bei der **Präanalytik von Serotonin** zu beachten?

Antwort:

Keine Nüsse oder Bananen essen.

Kommentar:

Falsch positive Resultate kommen nach dem Konsum von **serotoninreichen Nahrungsmitteln** wie Walnüssen, Bananen, Ananas, Kiwi, Melonen, Auberginen, Avocados und Tomaten vor.

561 **Prüfer:**

Welche besondere **chemische Struktur hat Serotonin?**

Antwort:

Indol (aromatischer Heterozyklus)

9.15.4. Morbus Kahler

562 **Prüfer:**
+ Wie verhält sich die **AP** bei **Morbus Kahler?**

Antwort:

Morbus Kahler ist synonym für das Plasmozytom (hier Osteolysen, Plasmazellnester im Knochenmark, monoklonale Gammopathie)

Kommentar:

· Die **Alkalische Phosphatase (AP)** und die knochenspezifische AP sind bei osteolytischen Prozessen erhöht. Beim **Morbus Kahler** ist die AP etwa 17 % erhöht

· Üblich ist die Einteilung in ein solitäres Myelom = (solitäres) **Plasmozytom** und ein **Multiples Myelom**. Das ist ein generalisiertes Plasmozytom oder Morbus Kahler. Die Begriffe Plasmozytom, MM und Morbus Kahler werden häufig synonym gebraucht – auch weil solitäre Myelome (Plasmozytome des Knochens) nur etwa 2 % der Myelome ausmachen

· Jährlich gibt es etwa 3/100.000 Neuerkrankungen. Das MM macht 1 % aller Krebserkrankungen aus. Es ist die dritthäufigste maligne hämatologische Erkrankung nach den Leukämien und den Non-Hodgkin-Lymphomen. Der Häufigkeitsgipfel liegt zwischen dem 55. und 75. Lebensjahr,

Männer sind häufiger betroffen. Die Krankheitsursache ist unbekannt

· **Typische Symptome sind** Knochenschmerzen (55 %), Leistungsminderung (40 %), Schwäche, Müdigkeit (40 %), Infektneigung (22 %), Appetitlosigkeit (20 %) und Gewichtsverlust (17 %)

9.15.5. Morbus Waldenström

Prüfer: 563

Was sind die Unterschiede zwischen dem **Plasmozytom** und dem **Morbus Waldenström?**

Antwort:

· Plasmozytom: Plasmazellen, letzte Stufe der B-Zelldifferenzierung

· Morbus Waldenström: lymphoplasmozytoides Immunozytom (1/3 der Fälle produziert IgM, Vorstufe der Plasmazellen bei der B-Zelldifferenzierung)

· B-Zelle (Lymphozyt) → Immunoblast → plasmazytoide Zelle (lymphoplasmozytoides Lymphom → Plasmazelle)

· AP nur selten hoch (osteoblastisch)

Kommentar:

· Der **Morbus Waldenström** ist eine histopathologische Diagnose und ist ein lymphoplasmatisches Lymphom mit monoklonaler IgM-Gammopathie. Die Prognose ist abhängig von β-2-Mikroglobulin, der Zytopenie (Hb, Thrombozyten) und Höhe der IgM-Gammopathie

· Das **Plasmozytom**, richtig MM ist eine gemäß WHO den B-Zell-Lymphomen zugehörige maligne Erkrankung mit vermehrter Produktion monoklonaler Immunglobuline. Dieses **Paraprotein** (monoklonales Protein, daher auch M-Gradient) ist im Serum und Urin nachweisbar. Im Knochenmark zeigt sich eine monoklonale Plasmazellvermehrung

9.16. Sonstiges

9.16.1. Zöliakie-Diagnostik

Frage: 564

Welche **Zöliakie-Diagnostik** kennen Sie?

Kommentar:

· Bei der **Zöliakie** = Einheimische Sprue (korrekte Bezeichnung bei Erwachsenen) kommt es durch eine **Gliadin-Unverträglichkeit** zu einer progredienten Darmzottenatrophie mit Verschlechterung der Resorption der Nahrungsbestandteile und dadurch zur bakteriellen Zersetzung im Darm. Der Stuhl ist fettig glänzend, riecht säuerlich und ist eiweißreich. Symptome: Durchfälle, Blähungen, Gedeihstörung, Eisenmangel, ...

· Besteht der klinische Verdacht einer Zöliakie, sollten primär die anti-Gewebs-**Transglutaminase-IgA-Antikörper** (tTG-IgA-Ak) oder die Endomysium-IgA-Antikörper (EmA-IgA-Ak) bestimmt werden, da diese eine sehr hohe Sensitivität und Spezifität besitzen. **Problematisch sind** falsch-negative Befunde bei **IgA-Mangel-Erkrankung** → daher ist die parallele Messung der Gesamt-IgA-AK sinnvoll!

· Eine zusätzliche Bestimmung der Antikörper gegen **deamidierte Gliadinpeptide** (dGP) bringt gegenüber EmA-IgA-Ak und tTG-IgA-Ak gemäß S2k-Leitlinie Zöliakie keinen Vorteil! Nur bei einem **IgA-Mangel** kann die Bestimmung von dGP-IgG-Antikörpern sinnvoll sein

9.16.2. Blutgase

565 Frage:

Was ist eine **Blutgasanalyse**?

Kommentar:

· **Blutgasanalysen (BGAs)** sind im klinischen und intensivmedizinischen Bereich typische Point-of-care-Tests (POCT). Gemessen wird: Partialdruck von Sauerstoff und Kohlendioxid (pO_2, pCO_2), pH-Wert, Basenüberschuss und Bikarbonat

· Die **pH-Bestimmung** erfolgt über eine Glaselektrode (Normal 7,36–7,44), pCO_2 (Normal 35–45 mmHg) über eine pCO_2-Elektrode und der pO_2 (Normal 65–100 mmHg) wird über eine Platinelektrode gemessen. Das **Plasmabikarbonat** (Normal 22–26 mmol/l) und der Basenüberschuss (Base exzess) können mittels **Henderson-Hasselbalch-Gleichung** errechnet oder aus dem Säure-Basen-Nomogramm bestimmt werden. Das Standard-Bikarbonat ist die Konzentration von Vollblut bei 37 °C, das mit einem pCO_2 von 40 mmHg eingestellt wurde und bei der das Hb vollständig mit O_2 gesättigt ist! Berechnung: Standard $HCO_3^- = 1,2 \times$ antilog (pH 4,0—6,1)

566 Prüfer:

Was passiert bei der **Hyperventilationstetanie?**

Antwort:

pCO_2, pO_2 usw.

Kommentar:

Eine **Hyperventilation** ist eine übermäßige bzw. unphysiologisch vertiefte oder beschleunigte Atmung. Dadurch kommt es zur Verminderung des alveolären und arteriellen pCO_2 (CO_2-Partialdruck). Dies führt zur respiratorischen Alkalose und dadurch zur erhöhten Eiweißbindung des Calciums im Plasma und zur Abnahme des freien aktiven (ionisierten) Calciums im Serum. Das fehlende freie Serumkalzium führt zu Muskelkrämpfen, Parästhesien, Schwindel und Angstzuständen bis hin zu Panikanfällen. Zur Therapie muss der *Circulus vitiosus* durchbrochen werden. Das gelingt am besten durch Beruhigung oder Sedierung, Verringerung der Atemfrequenz und kontrollierte (CO_2)-Rückatmung (*in Tüte*).

9.16.3. Gichttophi

567 Prüfer:

Was ist die Ursache für **Gichttophi** an der Achillessehne

Kommentar:

· **Gichttophi** entstehen durch Uratablagerungen (Harnsäurekristalle) im Weichteil und Knorpelgewebe als knotige Verdickung im Rahmen einer mehrjährigen Gicht. Häufig kommen sie im Bereich der Ohrmuschel, Subkutis, Schleimbeutel und den Sehnenscheiden vor!

· Bei Entzündung der **Achillessehne** muss differentialdiagnostisch an eine Fettstoffwechselstörung (Hyperlipoproteinämie Typ II) gedacht werden. Diese führt zur Ablagerung von Cholesterinkristallen (Xanthelasmen) in den Sehnen, speziell in der Achillessehne, aber auch peri-artikulär (Knie, Ellenbogen, Handrücken, Fingergelenke). Sie ähneln den Ablagerungen von Harnsäurekristallen (Gichttophi). Eine Unterscheidung gelingt durch die Bestimmung des Serum-Cholesterins, der Triglyceriden und der Lipid-Elektrophorese

9.17. Drogenabstinenz, CDT

568 Prüfer:

Wie überprüfen Sie eine **Alkoholabstinenz**?

Kommentar:

· Der aktuelle Alkoholkonsum wird durch Bestimmung des **Blutalkohols** ermittelt
· Kurzfristig kann, um die diagnostische Lücke zwischen dem Blutalkohol und dem CDT zu überbrücken, das ETG im Urin photometrisch bestimmt werden. Nachweisbar etwa 1,5–3 Tage bzw. frühestens 2–3,5 Stunden nach Erreichen der maximalen Blutalkoholkonzentration
· Bei **längerfristigem Alkoholabusus** kann das CDT im Serum mittels HPLC bestimmt werden. Das CDT steigt frühestens eine Woche nach einem täglichen Alkoholkonsum größer 60 g Ethanol (z. B. 1,5 l Bier) an
· Im Blutbild ist das MCV erhöht (große Erythrozyten), ggf. liegt eine Anämie und Thrombozytopenie vor
· Weitere typische Laborbefunde sind eine **erhöhte γ-GT** und durch die Leberschädigung auch erhöhte Transaminasen (GOT, GPT), Bilirubin und eine Hyperlipidämie (Typ V nach Fredrickson)

569 Prüfer:

Was prüfen Sie bei einem **Nikotinabusus**?

Antwort:

Nachweis von **Cotinin** (Nikotin-Metabolit) im Urin (HPLC)

570 Prüfer:

Was ist **CDT**?

Kommentar:

· **CDT** steht für **Kohlenhydrat-defizientes-Transferrin** (verschiedene Formen). Der Anteil an CDT am Gesamt-Transferrin steigt bei chronischem Alkoholabusus an!
· *Cave:* **Genetische Transferrinvarianten** kommen bei etwa 1 % der Bevölkerung vor und können zu falsch niedrigen (Transferrin B) oder falsch hohen (Transferrin D) Werten führen

571 Frage:

Wie schnell normalisiert sich ein **erhöhter CDT-Wert**?

Kommentar:

Bei vollständiger Alkoholabstinenz normalisiert sich ein erhöhter CDT-Wert nach etwa 2–4 Wochen.

10. Endokrinologie

Inhalt

Randspalte: (+) = häufige Frage, (++) = sehr häufige Frage, (MB) = Frage aus einer Mikrobiologie-Prüfung.

10.1. Schilddrüse

10.1.1. Schilddrüsendiagnostik

572 Prüfer:
Welche Parameter bestimmen Sie zur **Schilddrüsendiagnostik**?

Antwort:
Thyreoidea-stimulierendes Hormon (TSH), freies Trijodthyronin (fT3), freies Thyroxin (fT4)

Kommentar:
· **TSH** ist der empfindlichste Marker für eine **Schilddrüsenfunktionsstörung** (Unterfunktion oder Überfunktion)
· Bei auffälligem TSH-Wert werden die **freien Schilddrüsenhormone** fT4 und ggf. fT3 bestimmt. Das **fT4** wird von der Schilddrüse produziert und etwa 100 µg täglich sezerniert. Es spiegelt damit direkt die thyreoidale Hormonproduktion wider

· fT3 wird zur Bestätigung einer Hyperthyreose bei supprimiertem TSH, aber normalem fT4 und zur Beurteilung einer Substitutionstherapie (TSH und fT4 im Referenzbereich, bei Hyperthyreose fT4 im oberen Referenzbereich) bestimmt. Etwa 10 µg fT3 werden täglich von der Schilddrüse sezerniert, etwa 25 µg entstehen durch Konversion aus fT4!

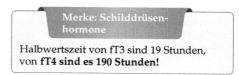

> **Merke: Schilddrüsenhormone**
>
> Halbwertszeit von fT3 sind 19 Stunden, von **fT4 sind es 190 Stunden!**

Prüfer: 573
Wie ist bei erhöhten Schilddrüsenhormonen das **TSH**?

Antwort:
TSH ist dann kompensatorisch erniedrigt (negative Rückkopplung)!

Kommentar:
Bei einer **manifesten Hyperthyreose** ist das TSH supprimiert und die freien Schilddrüsenhormone (meist fT4) sind erhöht. Bei der **latenten Hyperthyreose** ist nur das TSH erniedrigt bei (noch) normalen Schilddrüsenhormonen.

Prüfer: 574
Welche Testresultate (TSH, fT4, fT3) erwarten Sie bei einer **primären manifesten** bzw. bei einer **latenten Hypo- und Hyperthyreose**?

Kommentar:
· **Latente Hypothyreose:** erhöhtes TSH bei normwertigen fT4- / fT3-Werten
· **Manifeste Hypothyreose:** erhöhtes TSH und erniedrigte fT3- / fT4-Werte
· **Latente Hyperthyreose:** supprimiertes TSH bei normwertigen fT4- / fT3-Werten
· **Manifeste Hyperthyreose:** supprimiertes TSH und erhöhte fT3- / fT4-Werte

575 **Prüfer:**
Welche Parameter sind bei der **Schilddrüsendiagnostik** relevant?

Antwort:
TSH, fT4, fT3

Kommentar:

· **TSH:** Der Hypothalamus schüttet **Thyreotropin Releasing Hormon (TRH)** aus und stimuliert damit die Hypophyse zur Ausschüttung von **TSH**. TSH führt zur Bildung von **T4** (Thyroxin) und **T3** (Trijodthyronin) in der Schilddrüse

· **Trijodthyronin** und **Thyroxin** kommen zu über 99,9 % Proteingebunden vor, biologisch aktiv und damit diagnostisch interessant sind aber nur die 0,03 % freies T4 (**fT4**) bzw. 0,3 % freies T3 (**fT3**)!

576 **Prüfer:**
Wie unterscheidet sich die **latente von der manifesten Hypothyreose**?

Kommentar:

· **Latente (subklinische) Hypothyreose:** TSH > 4 mU/l (auffällig bereits bei TSH > 2,5 mU/l) und normwertige fT3 und fT4! Substitution erst bei höheren TSH-Werten oder bei Kinderwunsch, Schwangerschaft, Infertilität, Autoimmunthyreoiditis

· **Manifeste Hypothyreose:** TSH > 4 mU/l und fT4 erniedrigt und / oder fT3 erniedrigt → Substitutionstherapie mit **L-Thyroxin** bis zum Zielbereich für TSH von 0,5–2,5 mU/l

577 **Prüfer:**
Warum sollten nur noch die **freien Schilddrüsenhormone** bestimmt werden?

Kommentar:
99 % der Schilddrüsenhormone sind Proteingebunden. Wirksam sind aber nur die etwa 1 % freien Schilddrüsenhormone!

578 **Prüfer:**
Welches Ergebnis erwarten Sie im **TRH-Test** bei einer **Hyperthyreose**?

Kommentar:
Keinen Anstieg! TRH steht für Thyreotropin Releasing Hormon. Bei dem TRH-Test kommt es nach TRH-Gabe zur TSH-Freisetzung aus dem Hypophysenvorderlappen. Ein TSH-Anstieg spricht für eine **Hypothyreose**. Bei einer Hyperthyreose kommt es durch die negative Rückkopplung nicht zur vermehrten Freisetzung von TSH!

10.1.2. Struma

Frage: 579
Was versteht man unter einer **Struma**?

Kommentar:
Eine **Struma** ist eine **vergrößerte Schilddrüse**. Weltweit sind etwa 200 Mio. Menschen von der häufigsten Form, der ernährungsbedingten **Jod-Mangel-Struma** betroffen. Seltenere Ursachen sind u. a. Autoimmunkrankheiten wie der Morbus Basedow oder die Hashimoto-Thyreoiditis, Schilddrüsenautonomien, Medikamente (Lithium oder Thyreostatika), Entzündungen, Zysten und bösartige Veränderungen der Schilddrüse.

Frage: 580
Wie unterscheidet sich eine **nicht-toxische Struma** von einer **toxischen Struma**?

Kommentar:

· Eine **nicht-toxische Struma** ist eine benigne Hypertrophie der Schilddrüse *OHNE* Hyper- oder Hypothyreose (Euthyreot) und ohne Entzündung. Die **nicht-toxische Struma** kann unterteilt werden in eine nicht-toxische diffuse Struma, einen nicht-toxischen solitären Schilddrüsenknoten und eine nicht-toxische mehrknotige Struma

· Bei der **toxischen Struma** liegt keine Euthyreose vor!
  - diffus-toxische Struma = Morbus Basedow → Struma, Exophthalmus, Infiltrative Dermopathie durch Autoantikörper gegen den TSH-Rezeptor
  - Hyperthyreose mit toxischem solitären Knoten oder Hyperthyreose mit toxischer mehrknotiger Struma

10.1.3. Autoimmunthyreoiditis

581 Prüfer:

Was ist eine **Autoimmunthyreoiditis**?

Kommentar:

· Eine **Autoimmunthyreoiditis** ist eine langsame, chronisch verlaufende lymphozytäre Thyreoiditis. Da weder Schmerzen noch systemische Entzündungszeichen auftreten, wird sie meist erst spät entdeckt → typischerweise dann, wenn eine Hypothyreose auftritt!

· Einteilung der **Autoimmunthyreoiditis**:

Typ 1 euthyreote Stoffwechsellage mit Struma (Hashimoto-Thyreoiditis) oder ohne Struma (Ord-Thyreoiditis)

Typ 2 Hypothyreose mit Struma (Hashimoto-Thyreoiditis) oder ohne Struma (Ord-Thyreoiditis)

Typ 3 Morbus Basedow mit Hyperthyreose, mit euthyreoter Stoffwechsellage oder mit Hypothyreose

· **Diagnostik:** Thyreoperoxidase-Antikörper (TPO-AK), Theroglobulin-Antikörper (TAK) und TSH-Rezeptor-Antikörper (TRAK)

· Bei positiven TPO-AK oder TAK kann nicht zwangsweise auf eine Autoimmunthyreoiditis geschlossen werden, da zwar bei 90 % der Patienten mit einer **Hashimoto-Thyreoiditis** TPO-AK nachweisbar sind, diese können aber auch bei bis zu 20 % der Patienten mit einer Struma nodosa oder bei Gesunden erhöht sein

Anm. Prüfer: Vom Labor aus nicht die Diagnose Euthyreose stellen!

582 Prüfer:

Wie diagnostizieren Sie den **Morbus Basedow**?

Kommentar:

Diagnosestellung **Morbus Basedow** durch Nachweis der TRAK, also Antikörper gegen den TSH-Rezeptor. Es gibt wohl stimulierende und blockierende TRAKs. Die stimulierenden AK überwiegen und führen zu der typischen Basedow-Konstellation mit Hyperthyreose (Tachykardie, Gewichtsabnahme, Unruhe etc.) und einer endokrinen Orbitopathie mit dem sichtbaren Exophthalmus (Hervortreten der Augäpfel).

Frage: 583

Was bestimmen Sie bei V.a. **Hashimoto-Thyreoiditis**?

Kommentar:

Autoantikörper: Thyreoperoxidase-Antikörper (TPO-AK) und Thyreoglobulin-Antikörper (TAK)

Prüfer: 584

Welche Folgen hat eine **unentdeckte Neugeborenen-Hypothyreose**?

Kommentar:

Es kann zu schweren zerebralen Entwicklungsstörungen kommen!

10.1.4. Besonderheiten in der Schwangerschaft

Schilddrüse in der Schwangerschaft

Der **Bedarf an Jodid** liegt bei etwa 250 µg/Tag. Schwangere haben einen L-Thyroxin-Mehrbedarf von etwa 1/3. Dadurch muss z. B. eine L-Thyroxin-Dosis von 75 µg auf 100 µg erhöht werden.

Jodgabe macht Kinder schlauer!

Ziel ist eine Intelligenzquotient-Optimierung des Kindes → Cave: Keine Jodgabe bei manifestem Morbus Basedow!

Humanes Choriongonadotropin (hCG) hat **0,01 % TSH-Aktivität**, damit soll physiologischerweise der Mehrbedarf an Schilddrüsenhormonen in der (Früh-) Schwangerschaft gedeckt werden → Kompensatorisch ist dann durch die negative Rückkopplung häufig der TSH-Wert supprimiert!

Unterfunktion der Mutter macht dumme Kinder.

Das ist nicht gesichert, ein TSH-Wert bis 6 mU/l ist erstmal kein Problem.

Wichtig: Die L-Thyroxin-Substitution muss bereits bei Kinderwunsch begonnen werden, da die Schilddrüsenhormone essentiell für

10 Endokrinologie

die Gehirnentwicklung des Kindes sind, und diese ist bereits in der 12. SSW abgeschlossen! **Zielwert** der Substitution ist ein **TSH-Wert < 2,5 mU/l!**

Symptome einer latenten Hypothyreose:
- Müdigkeit, Frieren, Antriebsarmut, Leistungsknick usw.
- **beim Kind:** verlangsamtes Wachstum, aber meist normale Endgröße (keine Wachstumshormongabe notwendig!)
- diskrete Gewichtszunahme → nicht sinnvoll, Schilddrüsenhormone zur Gewichtsabnahme einzunehmen!

Wichtig: Eine Hashimoto-Hypothyreose ist 4-mal häufiger, wenn ein PCOS vorliegt!

585 **Frage:**
Wie häufig ist eine **Hyperthyreose in der Schwangerschaft** und was ist die Hauptursache?

Kommentar:
- Etwa **0,1–1,0 % der Schwangeren** haben eine **Hyperthyreose.** Hauptursache ist eine autoimmunologische Überstimulation der Schilddrüse durch TSH-Rezeptor-Antikörper (TRAK), also ein M. Basedow
- eine unbehandelte mütterliche Hyperthyreose ist ein Risiko für die Schwangerschaft und das ungeborene Kind: Präeklampsie, thyreotoxische Krise, höhere Abortrate, intrauterine Wachstumsrestriktion, Frühgeburt oder intrauteriner Fruchttod

586 **Frage:**
Warum ist bei **Schwangeren** eine **Behandlung der Hyperthyreose** problematisch?

Kommentar:
- Probleme bei der Mutter: Das Mittel der Wahl **Propylthiouracil** ist hepatotoxisch, das Mittel der zweiten Wahl (**Thiamazol**) gilt im 1. Trimenon als embryotoxisch (Fehlbildungen wie Choanalatresie, tracheo-ösophageale Fisteln, geistige Retardierung u.a.)

- Beim Kind begünstigt die maternale thyreostatische Therapie eine **fetale Hypothyreose!**

587 **Frage:**
Wie hoch ist das Risiko für eine **postpartale Thyreoiditis bei TPO-AK-positiven Schwangeren?**

Kommentar:
Schwangere mit Schilddrüsenantikörpern haben ein Risiko von bis zu 40 % für eine postpartale Thyreoiditis. Sinnvoll sind daher TSH-Kontrollen 3 und 6 Monate nach der Geburt.

10.1.5. Fallbeispiele

> **Fallbeispiel**
>
> TSH erniedrigt (< 0,3 mU/l), fT3 und fT4 normal. Patientin ist schwanger.

588 **Frage:**
Wie interpretieren Sie bei einer Schwangeren ein **erniedrigtes TSH bei normalen fT3 und fT4?**

Kommentar:
Ein isoliert erniedrigter TSH-Wert, also eine latente **Hyper**thyreose hat im Gegensatz zu einem erhöhten TSH bzw. einer latenten **Hypo**thyreose (wahrscheinlich) keine klinische Relevanz!

589 **Frage:**
Warum ist das **TSH** erniedrigt?

Kommentar:
Die α-**Kette des hCG** hat eine TSH-ähnliche Wirkung am TSH-Rezeptor. Dadurch kommt es zur kompensatorischen Reduktion der TSH-Ausschüttung.

> **Fallbeispiel**
>
> Eine schwangere Patientin im ersten Trimenon fällt in einer Routinekontrolle mit einem **TSH basal** von 0,15 mU/l auf.

590 Frage:
An was denken Sie bei einem **supprimierten TSH in der Schwangerschaft**? Ist eine weitere Diagnostik erforderlich?

Kommentar:
Bei einem **erniedrigten TSH** sollten ergänzend die freien Schilddrüsenhormone (**fT3** und **fT4**) bestimmt werden. Wenn diese normal hoch sind, ist der Befund nicht auffällig, sondern vielmehr physiologisch. Vor allem im ersten Trimenon führt die TSH-ähnliche Wirkung der α-Kette des **hCG** am TSH-Rezeptor zu einer kompensatorischen Down-Regulation des TSH.

> **Fallbeispiel**
>
> Eine 25-Jährige wird in der 13. Schwangerschaftswoche stationär mit Hyperemesis gravidarum, Gewichtsverlust von 2 kg und erheblichen Kreislaufbeschwerden stationär aufgenommen.

> **Laborergebnisse**
>
> TSH 0,05 mU/l; fT4 und fT3 im oberen Normbereich, TRAK und TPO negativ[1].

591 Frage:
Was ist Ihre **Verdachtsdiagnose**?

Kommentar:
· Am ehesten handelt es sich um eine **hCG-getriggerte schwangerschaftsbedingte Hyperthyreose** durch die TSH-ähnliche Wirkung der α-Kette des **hCG** am TSH-Rezeptor!

· das *unstillbare Schwangerschaftserbrechen*, die **Hyperemesis gravidarum**, wird durch sehr hohe humane Choriongonadotropin (hCG)-Werte von bis zu 210.000 mU/ml in der 12. Schwangerschaftswoche verursacht

· Die Krankheit ist selbstlimitierend, die Beschwerden verschwinden ab der 17. SSW!

---

[1] Bolz M, Körber S, Reimer T, Buchmann J, Schober HC, Briese V: The treatment of illnesses arising in pregnancy. Dtsch Arztebl Int 2017; 114: 616–26.

> **Fallbeispiel**
>
> Eine 30-Jährige klagt über Alopezie. Anamnestisch nimmt sie bereits Eisen und Biotin erfolglos ein. Im Labor finden Sie einen TSH-Wert von 0,3 mU/l und fT4 von 26 pmol/l.

Frage: 592
Wie interpretieren Sie den **TSH- und fT4-Wert** in diesem Fall?

Kommentar:
Der **TSH-** und der **fT4-**Wert sind unauffällig. Das spricht gegen eine Hypothyreose als Ursache für die Alopezie. Allerdings nimmt die Patientin Biotin ein. Da **Biotin** eine hohe **Affinität zu Streptavidin** hat, kann bereits eine Einnahme von ≥ 5 mg in den letzten 8 Stunden die Ergebnisse verfälschen. TSH wird falsch niedrig und fT4 falsch hoch gemessen → eine **Hypothyreose** ist deshalb durchaus möglich! Biotin muss pausiert und die Messungen anschließend wiederholt werden!

10.2. weibliche Hormone

10.2.1. Hyperandrogenämie

Frage: 593
Was versteht man unter einem **PCOS** und wie ist es definiert?

Kommentar:
· Nach der Konsensus-Definition von Rotterdam müssen für ein **Polyzystisches Ovarialsyndrom (PCOS)** mindestens 2 Kriterien erfüllt sein:
  - **Polyzystische Ovarien**
  - **chronische Anovulation** (Oligo- oder Amenorrhö)
  - klinischer oder laborchemischer **Hyperandrogenismus** nach Ausschluss anderer Endokrinopathien (z. B. Androgenbildende Tumoren)

· **Hohe Relevanz!** In Deutschland sind wohl 5–10 % aller Frauen im gebärfähigen Alter davon betroffen und etwa 30–40 % davon haben auch eine gestörte Glukosetoleranz!

594 **Frage:**
Welche **Diagnostik** führen Sie bei der Anforderung **Ausschluss PCOS** durch?

Kommentar:
· Testosteron, Androstendion (mäßig erhöht, da Androgene aus Ovar)
· Sexualhormon-bindendes Globulin (SHBG) (erniedrigt)
· Freier Androgenindex (erhöht) = Gesamttestosteron / SHBG
· Luteinisierendes Hormon (LH), Follikelstimulierendes Hormon (FSH), LH- / FSH-Quotient (Quotient oft erhöht)
· Estradiol (normal bis ↓)
· Dehydroepiandrosteron-Sulfat (DHEAS) (in 30 % der Fälle erhöht = Androgene der Nebenniere)

595 **Frage:**
Welche **weiterführende Diagnostik** empfehlen Sie bei festgestelltem **PCOS**?

Kommentar:
· Ausschluss **Insulinresistenz**: Homeostasis Model Assessment (HOMA)-Index = Insulin und Nüchternglukose
· Ausschluss **gestörte Glukosetoleranz**, Diabetes mellitus: oGTT bei Erstdiagnose, jährlich bei pathologischer Nüchternglukose bzw. alle 2-3 Jahre bei Normalbefund
· Ausschluss **metabolisches Syndrom**: Nüchternglukose, HDL, Triglyceride, Blutdruck, Taillenumfang

10.2.2. Menopause

596 **Prüfer:**
Wie können Sie feststellen, ob eine **Menopause** vorliegt?

Kommentar:
· Die **Menopause** ist Ausdruck einer Ovarialinsuffizienz. Der beste Marker hierfür ist ein **FSH-Wert > 20 IU/l** (meist > 50). FSH steigt in der Regel früher an als Estradiol abfällt!

· Bei noch bestehendem Kinderwunsch kann durch die Bestimmung des **Anti-Müller-Hormons (AMH)** die ovarielle Funktionsreserve abgeschätzt werden. Der Anti-Müller-Hormon (AMH)-Wert kann bereits bei noch normalen FSH-Werten erniedrigt sein!

10.3. Fallbeispiele

Fallbeispiel

Eine 40-Jährige leidet seit Monaten unter ständigen Kopfschmerzen, Müdigkeit und Blutdruckwerten von 180/110 mmHg.

Laborergebnisse

Serum:
Natrium 152 mmol/l (136–145)
Kalium 2,3 mmol/l (3,5–4,8)
Phosphat 3,7 mg/dl (2,1–4,1)
Chlorid 98 mmol/l (97–108)
Creatinin 1,0 mg/dl (0,6–1,2)
Harnstoff 13 mg/dl (8—21)
Glukose 74 mg/dl (60–100)
Gesamteiweiß 6,7 g/dl (6,6–8,3)
Cholesterin 162 mg/dl (140–240)
Bilirubin gesamt 1,2 mg/dl (≤ 1,2)
24-Stunden-Sammelurin 900 ml
Kalium 140 mmol/d (25–125)
Natrium 30 mmol/d (40–220)

Arterielle Blutgasanalyse:
pH-Wert 7,54 (7,35–7,45)
pCO_2 36 mmHg (36–42)
HCO_3 30 mmol/l (20–27)
Basenüberschuss +8 mmol/l (-2–+2)
pO_2 98 mmHg (65–105)
O_2-Sättigung 98 % (94–98)

597 **Prüfer:**
Können die Laborbefunde Hinweise auf eine vorliegende Erkrankung geben?

Antwort:
· gestörte Funktion der Na-/K-ATPase

· metabolische Alkalose

Kommentar:

· Die Patientin hat eine deutliche **Hyper**natriämie und eine **Hypo**kaliämie bei vermehrter Kalium-Ausscheidung und verringerter Natrium-Ausscheidung im 24-Stunden-Sammelurin!

· In der BGA ist der pH-Wert erhöht (= **Alkalose**), das HCO_3 leicht erhöht und der Basenüberschuss deutlich positiv. Der pCO_2 ist grenzwertig erniedrigt → damit ist es eine metabolisch bedingte, nicht kompensierte Alkalose!

598 Prüfer:
Welche Verdachtsdiagnose würden Sie stellen?

Antwort:
primärer Hyperaldosteronismus (CONN-Syndrom)

599 Prüfer:
Welche zusätzlichen Laboruntersuchungen sollten zur weiteren Abklärung durchgeführt werden?

Antwort:
Clearance der Niere

Kommentar:
Einfaches Screening durch Bestimmung von Aldosteron und Renin im Serum (morgens). Beim **primären Hyperaldosteronismus** ist der **Aldosteron-Renin-Quotient** (ARQ) stark erhöht (Renin ist stark supprimiert und Aldosteron erhöht)!

Fallbeispiel

Eine 42-Jährige leidet seit längerer Zeit an einem eingeschränkten Allgemeinbefinden, Knochenschmerzen, Muskelschwäche und Amenorrhö. Sie erklärt, dass ihr übergewichtiges Aussehen zur Verkennung als *Drückeberger* führt.

Laborergebnisse

Serum:
Natrium 160 mmol/l (136–145)
Kalium 3,3 mmol/l (3,5–4,8)
Chlorid 118 mmol/l (97–108)
Creatinin 1,2 mg/dl (0,6–1,2)

Harnstoff 26,1 mg/dl (8—21)
Glukose 149 mg/dl (60–100)
Gesamteiweiß 5,8 g/dl (6,6–8,3)
Cholesterin 193 mg/dl (140–240)
Bilirubin gesamt 0,9 mg/dl (≤ 1,2)
AP 320 U/l (60–180)

Differentialblutbild:
Hb 15 g/dl (11,5–16)
Leukozyten 12.100 /µl (4–11)
Stabkernige 5 % (3–5)
Segmentkernige 80 % (50–70)
Monozyten 5 % (2–6)
Lymphozyten 10 % (25–40)

Urin:
pH-Wert 6 (5–7)
Protein, Ketonkörper und Hb negativ
Glukose positiv

Arterielle Blutgasanalyse:
pH-Wert 7,48 (7,35–7,45)
pCO_2 42 mmHg (36–42)
HCO_3 32 mmol/l (20–27)
Basenüberschuss +7 mmol/l (-2–+2)
pO_2 93 mmHg (65–105)

Prüfer: 600
Welche Hinweise zum Krankheitsbild erhalten Sie aus den Laborbefunden?

Antwort:
· gestörte Funktion der Na-/K-ATPase
· gestörte Rückresorptionsleistung der Niere (Harnstoff)
· Glukosurie
· → **Morbus Cushing**

Kommentar:
· Auffällig ist die erhöhte Blutglukose (nüchtern gemessen) und die Glukosurie (Glukose positiv im U-Status), auch das wäre passend zu einem **Morbus Cushing** → der erhöhte Glukokortikoidspiegel verursacht eine pathologische Glukosetoleranz

· Erhöhte Alkalische Phosphatase (AP) als Ausdruck eines vermehrten Knochenabbaus = **Osteoporose** → verursacht die Knochenschmerzen bis zu pathologischen Frakturen

601 Prüfer:

Welche Aussagen geben die **Blutgasanalyse und das Blutbild**?

Antwort:
- metabolische Alkalose
- Leukozytose
- leichte Rechtsverschiebung?

Kommentar:
- Es besteht eine **Alkalose**, da in der **Blutgasanalyse** der pH-Wert leicht erhöht ist! Da das pCO_2 normal hoch ist (bzw. kompensatorisch grenzwertig hoch) und der **Basenüberschuss** bzw. das HCO_3 erhöht sind, gibt es eine metabolische Ursache! Bei einer **respiratorischen Alkalose** wäre das pCO_2 erniedrigt
- Eine (hier leichte) **Leukozytose** findet sich häufig bei lang andauernder Kortison-Therapie oder bei endogener Produktion im Rahmen eines Morbus Cushing – bei entsprechenden Personen ist eine Leukozytose daher nicht als Entzündungsmarker zu verwerten!
- Eine **Rechtsverschiebung** wäre ebenfalls durch eine endogene Cortisol-Produktion erklärbar. Hier sind die segmentkernigen Granulozyten etwas erhöht. Bei einer **Rechtsverschiebung** findet sich eine **Hypersegmentierung** mit bis zu 6 Segmenten (s. auch S. 125)

602 Prüfer:

Welche zusätzlichen Parameter sollten bestimmt werden?

Antwort:

Calcium-Spiegel. Die Knochenschmerzen und AP deuten auf Entmineralisierung des Knochens hin!

Kommentar:
- Standarddiagnostik bei V. a. M. Cushing: **Dexamethason-Hemmtest** (positiv, wenn die Cortisolproduktion nicht unterdrückt werden kann, s. auch S. 155), **Cortisol-Ausscheidung im 24-Stunden-Sammelurin** und **Cortisol-Spiegel in Speichel** oder Blut (positiv, wenn abends erhöht)
- Differenzierung zwischen einem **ACTH-produzierenden Hypophysentumor** (80 % d. Fälle), einem adrenalen Cushing und einem

ektopen Cushing ist u. a. mittels **CRH-Test** möglich

> **Fallbeispiel**
>
> Ein 43-Jähriger klagt über Gewichtszunahme von 5 kg (BMI 30), Erschöpfung und Erektionsstörungen.

> **Laborergebnisse**
>
> Serum:
> Testosteron 13 mmol/l
> LH 7,8 U/l
> Ferritin 1.290 ng/ml
> Prolaktin, TSH, fT4 und Dexamethason-Hemmtest sind unauffällig

Frage: **603**

Wie beurteilen Sie die Laborergebnisse?

Kommentar:

Auffällig ist das deutlich **erhöhte Ferritin** mit **1.290 ng/ml**! Wenn das CRP normal ist (Ferritin ist ein APP!), spricht der Befund für eine **Hämochromatose**, bei der es auch zu Erektionsstörungen kommen kann. **Gen-Diagnostik zur Abklärung**: Homozygote C282Y-Mutation oder Compound heterozygote **C282Y / H63D-Mutation**? Wichtig: Auch das SHBG kann bei der Hämochromatose erhöht sein!

10.4. Funktionstests

10.4.1. Dexamethason-Hemmtest

Frage: **604**

Was versteht man unter einem **Inzidentalom**?

Kommentar:

Ein **Inzidentalom** ist ein Tumor, der im Rahmen einer Bildgebung zufällig im Bereich der Nebenniere gefunden wird, *ohne* dass Symptome vorliegen.

Frage: **605**

Zu welcher Labordiagnostik raten Sie bei einem **Inzidentalom**?

Kommentar:

· Ausschluss eines **Hypercortisolismus** durch einen **Dexamethason-Hemmtest** mit Gabe von 1 mg Dexamethason um 23 Uhr und Bestimmung des Serum-Cortisols um 8 Uhr

· Ausschluss eines **Phäochromozytoms** durch Bestimmung der freien **Metanephrine** im gefrorenen EDTA-Plasma als Metaboliten (Stoffwechselprodukte) von Adrenalin (Epinephrin) und Noradrenalin (Norepinephrin)

· Ausschluss **Hyperaldosteronismus / Conn-Syndrom** durch Bestimmung des **Aldosteron-Renin-Quotienten**

· Ausschluss einer **Hyperandrogenämie** bei Patienten mit Virilisierung und V. a. Nebennierenkarzinom durch Bestimmung des **Dehydroepiandrosteron-Sulfats**

606 Prüfer:

Wie weisen Sie einen **Hypercortisolismus** nach und wie unterscheiden Sie die verschiedenen Formen?

Kommentar:

· Zur Unterscheidung eines **Morbus Cushing** und einem anderen **Hypercortisolismus** kann ein **Dexamethason-Hemmtest** durchgeführt werden

· Getestet wird, ob Dexamethason die Cortisol-Sekretion supprimiert

· Meist als *Kurztest* mit einer nüchtern Cortisol-Messung (zwischen 7–8 Uhr), einer oralen Gabe von 1 mg Dexamethason abends (21–23 Uhr) und einer nüchtern Cortisol-Messung (zwischen 7–8 Uhr) am nächsten Morgen

10.4.2. Clonidin-Test

607 Prüfer:

Wann wird der **Clonidin-Test** eingesetzt? Welches Ergebnis spricht beim Clonidin-Test für einen **Katecholamin-produzierenden Tumor**?

Kommentar:

Bei einer **Clonidin-Gabe** sollte es nach 3 Stunden zur Abnahme von Adrenalin, Noradrenalin und Normetanephrin im Blut kommen. Eine fehlende Abnahme spricht für ein **Phäochromozytom**.

10.4.3. ACTH-Stimulationstest

Prüfer:

Wie diagnostizieren Sie den **Morbus Addison**?

Kommentar:

· Ein **Morbus Addison** ist ein Synonym für die Nebenniereninsuffizienz

· Die Diagnostik erfolgt mit einem **ACTH-Stimulationstest.** Hierzu wird der Serum-Cortisol-Spiegel gemessen, synthetisches ACTH (= Synacthen) intravenös gegeben und nach 30 und 60 Minuten erneut der Serum-Cortisol-Spiegel gemessen

· Ein fehlender Anstieg spricht für eine Nebenniereninsuffizienz. Normalerweise erfolgt ein Anstieg um mindestens 70 µg/l

Frage:

Wann wird der **ACTH-Test** durchgeführt und was bedeutet das?

Kommentar:

· Im Rahmen der Abklärung einer **Hyperandrogenämie** wird der **ACTH-Stimulationstest** (= ACTH-Kurztest) differentialdiagnostisch zum Nachweis eines **Steroid-21-Hydroxylase-Mangels** bzw. anderer Steroidbiosynthesedefekte (z. B. Steroid-11-beta-Hydroxylase-Mangel, 3-beta-Hydroxysteroid-Dehydrogenase-Mangel) eingesetzt. Durch den Enzymdefekt steigen die basal bereits erhöhten oder hoch normalen 17-Hydroxy-Progesteron-Konzentrationen im Serum überschießend nach Gabe von ACTH an

· **ACTH** stimuliert die Steroidproduktion der NNR. Es ist der wichtigste Test zum Nachweis oder Ausschluss einer NNR-Insuffizienz. Die exogene Gabe von ACTH bewirkt bei der primären NNR-Insuffizienz keinen weiteren Anstieg der Serum-Cortisolkonzentration (**Morbus Addison**)

· Durchführung nur in der **Follikelphase**, da ansonsten durch den ansteigenden Progesteronspiegel die Interpretation schwierig wird. Die Follikelphase ist die Zeit zwischen Eintritt der Menstruation und dem nächsten Eisprung. Sie ist variabel und entspricht etwa der Zykluslänge minus der etwa 12–16 Tage dauernden Lutealphase

610 Frage:

Wie wird der **ACTH-Test** durchgeführt?

Kommentar:

· Bei dem **ACTH-Test** erfolgt nach Abnahme der Basalwerte (nüchtern, 8 Uhr) die intravenöse Gabe von 25 IE (= 0,25 mg) synthetischem ACTH 1-24 (Synacthen). Weitere Blutentnahme zur Bestimmung der Messparameter erfolgt 60 Minuten nach ACTH-Injektion. Die Blutentnahme nach 30 Minuten verbessert die Gesamtaussage, ist aber nicht zwingend notwendig.

611 Frage:

Welche **Nebenwirkungen** können beim **ACTH-Test** auftreten?

Kommentar:

Heißer Kopf, Schwindel und sehr selten Übelkeit!

10.4.4. CRH-Test

612 Frage:

Wann wird der **CRH-Test** durchgeführt und was testet er?

Kommentar:

Das **Corticotropin-Releasing-Hormon (CRH)** stimuliert die ACTH-produzierenden Zellen der Hypophyse. Der CRH-Test dient der Differentialdiagnose des **Cushing Syndroms** und bei V. a. **Hypophysenvorderlappeninsuffizienz**.

613 Frage:

Wie wird der **CRH-Test** durchgeführt?

Kommentar:

Der **CRH-Test** sollte vorwiegend am späten Nachmittag durchgeführt werden. 100 µg CRH oder 1 µg/kg Körpergewicht werden intravenös als Bolus injiziert. Die weiteren Blutentnahmen für ACTH und Cortisol erfolgen nach 15, 30, 60 und 90 Minuten. **Wichtig:** Einhalten einer Ruheperiode von mindestens 30 Minuten. Der CRH-induzierte Cortisolanstieg ist umso deutlicher, je niedriger der Ausgangswert für das Cortisol im Serum ist (Tagesrhythmik!).

Frage: 614

Welche **Nebenwirkungen** können beim **CRH-Test** auftreten?

Kommentar:

Möglich ist ein kurzfristiges Hitzegefühl im Gesicht und Oberkörper sowie die Stimulation des Atemantriebs über wenige Minuten.

11. Hämostaseologie – Gerinnung

Inhalt

Randspalte: (+) = häufige Frage, (++) = sehr häufige Frage, (MB) = Frage aus einer Mikrobiologie-Prüfung.

Gerinnungssystem

Gemeinsame Endstrecke **10 – 5 – 2 – 1**, also immer die Hälfte! (s. Abbildung 11.1, S.158) Dann bleibt für das exogene System = **Quick-Wert** nur noch Faktor 7 und für das endogene System = PTT nur noch Faktor 12, 11, 9 und 8. **Wichtig:** Faktor 13 wird weder durch die PTT noch durch den Quick-Wert erfasst!

Fallbeispiel

Junger Patient ohne Blutungszeichen mit normalem Quick-Wert, aber **nicht messbarer PTT** (Geräteausdruck PTT > 140 s)!

Frage: 615

Wie gehen Sie diagnostisch weiter vor?

Kommentar:

Im Zweifel Messung wiederholen! Die Messungen sollten aus einer frischen, im Labor abgenommenen, Blutprobe wiederholt werden, um präanalytische Fehler auszuschließen.

Frage: 616

Was machen Sie, wenn die **PTT** weiterhin nicht messbar ist?

Kommentar:

Wenn der Quick-Wert normal ist, dann scheinen die Gerinnungsfaktoren VII, X, V, II und I normal vorhanden zu sein. Bei auffälliger PTT würde man daher die **Faktoren XII, XI, IX und VIII** näher anschauen. Ansonsten ist die PTT auch von Phospholipiden und Ca^{2+}-Ionen abhängig.

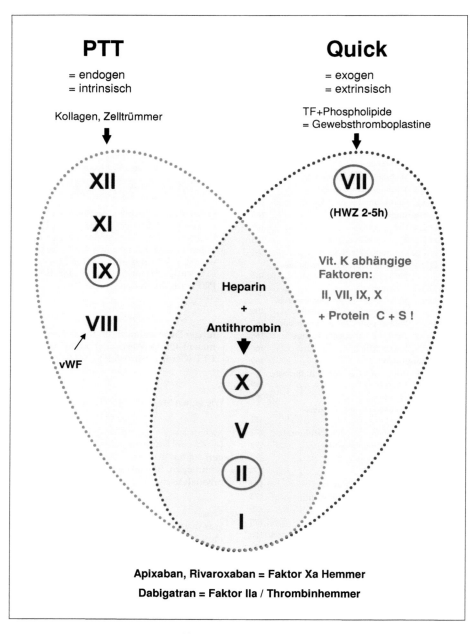

Abb. 11.1.: Gerinnungssystem

617 Frage:

An was denken Sie bei einer **stark reduzierten Aktivität des Faktors VIII oder IX**?

Kommentar:

Ein Aktivitätsmangel des Faktors VIII führt zur **Hämophilie A**, ein Mangel an Faktor IX zur **Hämophilie B**. Differentialdiagnose (DD) bei erniedrigtem Faktor VIII ist ein von-Willebrand-Jürgens-Syndrom (vWS)

618 Frage:

Warum ist bei diesem Fall eine **Hämophilie unwahrscheinlich**?

Kommentar:

Bei einer **Hämophilie** wäre eine auffällige Blutungsanamnese typisch. Außerdem ist bei einer Hämophilie die PTT zwar verlängert, aber meist noch messbar. Bei fehlender Blutungsneigung ist ein **Mangel an Faktor XII** am wahrscheinlichsten.

619 Frage:

Welche **Stufendiagnostik** empfehlen Sie bei einer **PTT-Verlängerung**?

Kommentar:

· **Basisdiagnostik:** PTT, Quick-Wert, Fibrinogen, großes Blutbild, CRP
· **PTT-Verlängerung** *ohne* **Blutungsneigung:** Faktor-XII-Aktivität als häufigste Ursache!
· **PTT-Verlängerung und Blutungsneigung:** Faktor VIII und IX (Hämophilie A und B) sowie Faktor XI und von-Willebrand-Faktor
· **PTT-Verlängerung und Abortanamnese bzw. klinische Thromboembolien:** Antiphospholipid-Antikörper und Lupus-Antikoagulans

620 Frage:

Welche **Verhaltensregeln** geben Sie einem Patienten mit **Faktor XII-Mangel**?

Kommentar:

Für die Blutgerinnung ist **Faktor XII** wohl *nicht* notwendig. Ein Mangel führt weder zu einem erhöhten Blutungsrisiko noch zu einer Thrombophilieneigung. **Wichtig:** Faktor XII ist aber im Labor notwendig zum Start der PTT-Messkaskade.

! Ein **Faktor-XII-Mangel** führt dadurch *immer* zu **pathologischen PTT-Werten**. Sinnvoll ist daher

das Mitführen eines *Faktor-XII-Mangel-Ausweises*, damit evtl. dringliche Operationen nicht wegen einer klinisch irrelevanten *pathologischen* PTT verschoben werden.

11.1. Grundlagen der Hämostase

Standardisierter Gerinnungsfragebogen

Spontanes Nasenbluten oder spontanes Zahnfleischbluten?
Spontane Blutungen oder Hämatome? Häufigkeit?
Längeres Nachbluten nach Schnitt- oder Schürfwunden?
Peri- oder postoperative Blutungskomplikationen?
Blutung nach Zahnextraktion?
Z.n. Transfusion von Erythrozyten?
Familiäre Blutungsneigung?
Einnahme von Schmerz- oder Rheumamitteln?
Einnahme von Medikamenten (Vitaminen)?
Meno- oder Metrorrhagie?[1]

11.1.1. Hämostase

Frage: **621**

Beschreiben Sie die **Hämostase**!

Kommentar:

· Blutstillung durch drei verschiedene Komponenten:
  - **Vaskuläre Blutstillung:** Verletzte Gefäße ziehen sich zusammen, dadurch verlangsamt sich der Blutstrom
  - **Zelluläre Blutstillung:** Blutstillung durch zelluläre Blutbestandteile → Thrombozyten lagern sich zusammen
  - **Plasmatische Blutgerinnung:** ausgelöst durch aktivierte Gerinnungsfaktoren → Bildung eines Fibringerinnsels

Frage: **622**

Wie läuft grob die **Blutstillung** ab?

[1] Abgeändert nach Koscielny et al.: Hämostaseologie 2007 27 3: 177-184

Kommentar:

· Kontraktion des verletzten Gefäßes → Blutfluss verlangsamt sich
· In der verletzten Gefäßwand kommt es zur Thrombozytenadhäsion
· Thrombozyten verändern sich durch Adhäsion, es kommt zur Thrombozytenaggregation (*Thrombozytenpfropf*) und zur Freisetzung von aktivierenden Faktoren der plasmatischen Gerinnung
· Start der plasmatischen Gerinnung mit einer Gerinnungskaskade, an deren Ende sich Fibrinfäden bilden und den Thrombozytenpfropf verstärken
· Letzter Schritt ist das Zusammenziehen des Gerinnsels (Retraktion) und damit ein stabiler Wundverschluss

623 Frage:
Was ist die **Fibrinolyse**?

Kommentar:

· Das **fibrinolytische System** löst Fibringerinnsel wieder auf: dynamisches Gleichgewicht zwischen Blutgerinnung und Fibrinolyse
· Plasmin spaltet Fibrin → Fibrinspaltprodukte (**D-Dimere!**)
· Die Aktivierung von Plasminogen zu Plasmin passiert durch Faktor XIIa und tissue type plasminogen activator (t-PA)

11.1.2. Plasmatische Gerinnung

624 Frage:
Wie läuft die **plasmatische Gerinnung** ab?

Kommentar:

· **Endogen (Intrinsisches-System, dauert Minuten):** Aktivierung durch Blut und veränderte Gefäßoberfläche nach Verletzung = Aktivierung von Faktor XII durch Kontakt mit Kollagenfasern, Zellfragmenten, atherosklerotischen Veränderungen etc.
· **Exogen (extrinsisches-System, dauert Sekunden):** Aktivierung durch Aktivatoren aus dem umliegenden verletzten Gewebe: Aktivierung von Faktor VII durch Gewebsthromboplastin (Faktor III)

· Endstrecke ist dieselbe mit Bildung von unlöslichem Fibrin (Faktor I) aus Fibrinogen durch Thrombin (Faktor IIa)

625 Frage:
Wie entsteht das **Fibrin**?

Kommentar:

· **Thrombin** spaltet von Fibrinogen das Fibrinopeptid A und B ab
· Fibrinmonomere aggregieren, es bilden sich Fibrin-Polymere
· Faktor XIIIa bewirkt Quervernetzung der **Fibrinpolymere** → stabiles Blutgerinnsel

626 Frage:
Wie werden überschießende Reaktionen verhindert?

Kommentar:

· Die **Gerinnung wird gehemmt** durch AT, Protein C und Protein S
· **Protein C** hemmt mit seinem Cofaktor Protein S die Cofaktoren V und VIII
· **AT** bildet Komplexe mit Thrombin (Faktor IIa) sowie Faktor Xa

627 Frage:
Was bewirkt **Heparin**?

Kommentar:
Die Komplexbildung AT / Thrombin / Faktor Xa wird um das Tausendfache beschleunigt.

11.1.3. Calcium und Gerinnung

628 Frage:
Wieso ist **Calcium für die Gerinnung** essentiell?

Kommentar:
Calciumionen sind normalerweise im Plasma im Überschuss vorhanden. Sie bilden eine Brücke zwischen den negativ geladenen Gerinnungsfaktoren (besonders den Vitamin-K-abhängigen Faktoren II, VII, IX, X) und den negativen Phospholipiden. Damit bewirken sie eine Konzentrationsanreicherung der Gerinnungsfaktoren am Ort der Verletzung.

11.1.4. Thrombin

629 **Frage:**
Was ist **Thrombin**?

Kommentar:
Wichtigstes Enzym der Blutgerinnung. **Thrombin** (= Faktor IIa) entsteht aus Prothrombin (= Faktor II) im Prothrombinase-Komplex (Gerinnungsfaktoren II, Va und Xa, über Calciumionen möglicherweise mit membranären Phospholipiden assoziiert). Thrombin gehört zu den Serinproteasen.

630 **Prüfer:**
+ Welche Funktionen hat **Thrombin**?

Antwort:
· Gerinnung
· Protein C → V, VIII, Proteolyse
· Aktiviert auch die Gerinnungsfaktoren V, VII, VIII, XIII
· Thrombozytenaggregation

Kommentar:
· **Thrombin** aktiviert zusammen mit Thrombomodulin das Protein C. Defekte im F2-Gen erhöhen das Risiko für Thrombosen (Protein C hemmt Faktor V und VIII)
· Durch Thrombin erfolgt über die Thrombozytenaktivierung auch eine Thrombozytenaggregation
· Thrombin ist unerlässlich in der Gerinnung! Es spaltet Fibrinogen (Faktor I) zu Fibrin (Faktor Ia)

11.1.5. Verbrauchskoagulopathie

631 **Prüfer:**
+ Wie sieht ein **Patient mit Sepsis und disseminierter intravasaler Koagulopathie** aus?

Antwort:
Er hat Petechien durch Thromben in der Endstrombahn.

632 **Prüfer:**
Was sind die **Auslöser einer disseminierten intravasalen Koagulopathie**?

Kommentar:
· Blutung oder andere Auslöser → Blutgerinnung → Verbrauch von Gerinnungsmaterial → Blutungsneigung → Blutung
· Positive Effekte von Heparin zur Unterbrechung der disseminierten intravasalen Koagulopathie (DIC) sind nicht nachgewiesen → Therapie der Grundkrankheit (Sepsis, Schock)
· Heparin wirkt über eine Verstärkung der AT-Wirkung! Ist das AT verbraucht, ist Heparin wirkungslos! Daher nur Heparingabe in der prä-DIC-Phase – diese ist aber sehr schwierig zu erkennen!

633 **Prüfer:**
+ Wie verhält sich der **Fibrinogen-Wert** bei einer **Verbrauchskoagulopathie**?

Kommentar:
Fibrinogen wird *verbraucht* und ist erniedrigt oder gar nicht messbar!

634 **Frage:**
Welche **Labordiagnostik** wird bei V. a. auf **DIC** durchgeführt?

Kommentar:
· Einschätzung, ob eine **Verbrauchskoagulopathie** vorliegt mittels DIC-Score (5 Punkte sprechen für eine DIC):
  - **Thrombozytenzahl:** > 100.000/µl = 0 Punkte, 50.000–100.000/µl = 1 Punkt, < 50.000/µl = 2 Punkte
  - **D-Dimere:** normal = 0 Punkte, leicht erhöht = 1 Punkt, stark erhöht = 2 Punkte
  - **Quick-Wert:** 70–100 % = 0 Punkte, 50–70 % = 1 Punkt, < 50 % = 2 Punkte
  - **Fibrinogenspiegel:** > 100 mg/dl = 0 Punkte, < 100 mg/dl = 1 Punkt

11.1.6. Thrombozytopathien

635 **Prüfer:**
Was ist der **Morbus Glanzmann**?

Antwort:
IIb/IIIa

11 Gerinnung

Kommentar:

· Beim **Morbus Glanzmann** fehlt durch Defekte in den Genen für GPIIb oder GPIIIa der **GPIIb-/ GPIIIa-Rezeptor** auf Thrombozyten. Die mangelnde Aggregation von Thrombozyten führt zur Störung der zellulären Hämostase → ASS ist kontraindiziert!

· Die Adhäsion an von-Willebrand-Faktor (vWF) und Fibronektin ist auch gestört, die neben dem mit Thrombozyten vernetzenden Fibrinogen vom aktivierten GPIIb-/ IIIa-Rezeptor gebunden werden

636 Prüfer:

Was ist das **Bernard-Soulier-Syndrom**?

Antwort:

· Ib (vW-Rezeptor): Riesenthrombozyten

· Sehr selten! 1 von 1 Million betroffen

Kommentar:

Das **Bernard-Soulier-Syndrom** ist ein Mangel oder eine Dysfunktion des **Glykoprotein-Ib-V-IX-Komplexes** (GPIb-V-IX). GPIb-V-IX ist ein Rezeptor, der bei der primären Hämostase zur Bindung des vWF (ein Trägerprotein) von entscheidender Bedeutung ist. Erst durch Bindung von vWF ist die Adhäsion der Thrombozyten an das verletzte Endothel und das Agglutinieren auch unter hohen Scherkräften möglich.

11.1.7. Gerinnung bei der Menstruation

637 Frage:

Wie hoch ist der **Blutverlust bei der Menstruation**?

Kommentar:

Normal sind 10 bis 80 ml Blut. Eine Periodenblutung größer 80 ml wird als **Hypermenorrhoe** bezeichnet.

638 Frage:

Warum tritt bei der **Menstruation keine Blutgerinnung** auf?

Kommentar:

· **Prostaglandine** bewirken eine Gefäßerweiterung und eine **Hemmung der Thrombozytenaggregation**!

· Steigerung der Fibrinolyse durch hohe Konzentrationen (produziert in Endothelzellen) an Gewebsplasminogenaktivator (t-PA) bis 5-fache Venenblutkonzentration, Urokinase (u-PA) bzw. Prourokinase (scu-PA) bis 50-fach erhöht

· Bei der **Hypermenorrhoe** erschöpfen sich u.U. diese Mechanismen → es können auch **Blutkoagel** auftreten!

Bestimmung des Quick-Werts

Durch eine Blutentnahme in einer Citrat-Monovette und sofortigem Schwenken wird das für die Gerinnung notwendige Calcium gebunden. Im Labor wird das Citratblut zentrifugiert und für die Gerinnungsdiagnostik nur das Citrat-Plasma (der Überstand) verwendet.

Testprinzip:

Zum Citrat-Plasma wird Calcium im Überschuss zugegeben, danach auf 37 °C erwärmt und **Gewebsthrombokinase** (= Tissue-Faktor = Thromboplastin) zugesetzt → Aktivierung des exogenen Weges der Blutgerinnung. Dann wird die Zeit bis zum Auftreten von Fibrinfäden gemessen. Bei normaler Gerinnung dauert das etwa 11–16 Sekunden (= Thromboplastinzeit (TPZ)).

Durchführung in der Praxis:

Das Plasma wird zusammen mit einer kleinen Stahlkugel in einen fingerhutgroßen Becher gegeben. Der schief stehende Becher wird gedreht, dadurch rollt die Stahlkugel durch die Flüssigkeit und liegt immer am tiefsten Punkt des Bechers. Nach Zugabe von Thromboplastin und Calcium wird die Stoppuhr gestartet. Langsam bilden sich Fibrinfäden und erhöhen die Viskosität der Flüssigkeit. Dadurch rollt die Stahlkugel immer schlechter durch die Flüssigkeit. Irgendwann bleibt sie in den Fibrinfäden stecken und dreht sich mit dem Becher mit. Eine Lichtschranke am obersten Punkt des Becherbodens registriert das und stoppt die Zeit.

Interpretation:

Die **TPZ** wird in Sekunden gemessen, gebräuchlicher ist aber der **Quick-Wert** als Prozentangabe. Armand James Quick versuchte, eine Beziehung zwischen der TPZ und der Menge an vorhandener Gerinnungsfaktoren zu finden. Zur Erstellung einer Kalibrierkurve nahm er **Normplasma** (Blutplasma-Mix vieler Personen mit normaler Gerinnung) und maß die TPZ in verschiedenen Verdünnungen. Der Quick-Wert (in %) des Patientenplasmas entspricht also der Verdünnung des Normplasmas, die man herstellen muss, um die gleiche TPZ zu erhalten (s. Tabelle 11.1, S. 164). Der Quick-Wert wird aus der TPZ (engl. Prothrombin Time, PT) berechnet und durch Funktion und Menge der Faktoren I, II, V, VII, X beeinflusst. Typische Anwendung ist daher die Überwachung einer Vitamin-K-Antagonisten-Therapie (betroffen sind die Faktoren X, IX, VII, II). Die PTT (engl. aPTT für activated Partial Thromboplastin Time) wird durch Funktion und Menge der Faktoren I, II, V, VIII, IX, X, XI und XII beeinflusst und deshalb insbesondere zur Steuerung einer Heparintherapie genutzt.

Berechnung des Quick-Werts:

Ein **Quick-Wert** von 50 % bedeutet, dass das Patientenplasma der untersuchten Person gleich schnell gerinnt wie ein *Normplasma*, das im Verhältnis 1:1 (auf 50 % der Ursprungskonzentration) verdünnt wurde. Das Plasma enthält also nur 50 % der Norm an Gerinnungsfaktoren. Das ist nicht gleichbedeutend mit einem Plasma, das halb so schnell gerinnt wie **Normplasma**. Ein Quick-Wert von 50 % bedeutet damit nicht eine Verdopplung der Gerinnungszeit (keine Linearität), sondern vielmehr (s. Tabelle 11.1, S. 164) einen Anstieg der Gerinnungszeit von 14 auf 21 Sekunden (= 50 %).

Berechnungsformel der INR aus der Prothrombinzeit

Hierfür wird der sogenannte **Internationale Sensitivitätsindex (ISI)** benötigt. Dieser ist für jeden Hersteller, jedes Testverfahren und jede Prothrombinase im Vergleich zu einer international standardisierten Probe festgelegt (normalerweise zwischen 1,0 und 1,4) und wird in der Testanleitung aufgeführt.

$$INR = \left(\frac{PT\,test}{PT\,normal}\right)^{ISI}$$

(Normwert: 0,85 < INR < 1,27)

11.2. Gerinnungstests

11.2.1. Gruppentests

Prüfer: 639

Was sind **Gruppentests**?

Kommentar:

· **Gruppentests** ist eine veraltete Bezeichnung für Gerinnungstests, die die Region anzeigen, in der die Gerinnungsstörung lokalisiert ist, z. B. TPZ / Quick-Wert, PTT, Thrombinzeit

· Daneben gibt es auch **Globaltests**, die eine abnorme Hämostase anzeigen, aber wenig Aussage zur Lokalisierung der Störung zulassen: z. B. Blutungszeit, Gerinnungszeit (clotting time = CT)

Frage: 640

Was versteht man *heute* unter **Globaltests in der Gerinnung**?

Kommentar:

Als **Globaltests** bezeichnet man oft die üblichen *Suchtests* wie Quick-Wert (TPZ) und PTT.

11.2.2. Thromboplastinzeit

Frage: 641

Was ist die **Thromboplastinzeit**?

Kommentar:

Aus der **Thromboplastinzeit (TPZ)** wird anhand einer Kalibrierungskurve (Normplasma) der Quick-Wert ermittelt.

Frage: 642

Wie wird die **Thromboplastinzeit** gemessen?

Tabelle 11.1.: Zusammenhang TPZ und Quick-Wert

TPZ	Mischungsverhältnis Normplasma	Quick-Wert
14 s	1:0	100 %
21 s	1:1	50 %
28 s	1:2	33 %
35 s	1:3	25 %

Kommentar:

Das Patientenplasma wird mit einer Stahlkugel in einen Fingerhut großen Becher gegeben. Der Becher steht schief und dreht sich, die Kugel bleibt immer am tiefsten Punkt stehen. Durch Zugabe von Gewebsthromboplastin (Tissue factor und Phospholipide) und Calcium wird die Gerinnung gestartet. Es bilden sich Fibrinfäden, in denen die Kugel stecken bleibt → eine Lichtschranke stoppt die Zeit, so ergibt sich die TPZ (s. Exkurs Quick-Wert S. 162)!

11.2.3. Quick- und INR-Wert

643 Frage:

Was ist der **Quick-Wert**?

Kommentar:

Der **Quick-Wert** wird mittels Kalibrierungskurve aus der gemessenen TPZ ermittelt.

644 Frage:

Warum wird der **Quick-Wert** der TPZ vorgezogen?

Kommentar:

Die TPZ hängt stark von den eingesetzten Thromboplastinen und der Methodendurchführung ab. Durch Kalibrierung mit einem **Normplasma** sind die Ergebnisse vergleichbarer.

645 Prüfer:
+
· Welche Faktoren gehen in den **Quick-Wert** ein?

Kommentar:

Faktor VII, X, V, II und I. Davon werden die Faktoren X, VII und II Vitamin-K-abhängig in der Leber gebildet und sind bei Marcumartherapie entsprechend erniedrigt.

Prüfer: 646

Wie ist der Zusammenhang zwischen einem **Quick-Wert von 90 % bzw. 30 %**? Gibt es eine Linearität?

Kommentar:

Nein, es besteht keine Linearität, d.h. die Gerinnung dauert von 90 % auf 30 % nicht *dreimal* so lange!

Frage: 647

Wie wird der **Quick-Wert** bestimmt?

Kommentar:

· Für den **Quick-Wert** wird die TPZ gemessen (normal: 11–16 Sekunden)
· Durch Verdünnung eines Normplasmas (Pool aus vielen gesunden Spendern) wird eine Kalibrierungskurve erstellt. Beispiel: Normplasma unverdünnt TPZ = 14 s, Verdünnung 1:1 = 21 s, 1:2 = 28 s. Nach Messung der TPZ eines Patienten kann der Verdünnungsfaktor und damit der Quick-Wert an der Kalibrierungskurve abgelesen werden. Beispiel TPZ= 28 s = Verdünnung 1:2 also 1/3 → Quick-Wert = 33 %!

Frage: 648

Wie stark verlängert sich anhand Ihres Beispiels die **TPZ** bei einem **Abfall des Quick-Werts von 90 % auf 30 %**?

Kommentar:

Nicht dreifach, eher **etwas weniger als 2-fach** (s.Tab. S. 164).

> **Merke: 1972**
>
> **Vitamin-K-abhängig** sind die Gerinnungsfaktoren 10, 9, 7 und 2 (X, IX, VII, II), also **1972**!

649 Frage:
Was ist der **INR-Wert**?

Kommentar:
International Normalized Ratio (INR). Wenn die primäre internationale Thromboplastin-Referenzpräparation verwendet wird, kann die INR aus der **Prothrombin-Ratio** (TPZ der Probe / TPZ des Normalplasmas) errechnet werden. Hierfür liefern die Hersteller des Thromboplastins methodenabhängige Werte = ISI (Wert etwa zwischen 1,0 und 1,4). INR $= PR^{ISI}$

650 Frage:
Welche Vorteile bietet die **INR**?

Kommentar:
· Durch die **INR** werden TPZ-Werte zwischen verschiedenen Methoden und Laboren vergleichbar!
· Bei der INR können **verbindliche Zielwerte** für **Marcumar-Therapien** angegeben werden, z. B. INR 2–3 bei VHF, 3–4 bei mechanischer Herzklappe etc.

651 Frage:
Wird immer der **INR-Wert** bestimmt?

Kommentar:
· **INR-Wert** nur sinnvoll unter Therapie mit Vitamin-K-Antagonisten, da hier eine Vergleichbarkeit der Werte von Labor zu Labor und im größeren zeitlichen Abstand erforderlich ist.
· Als Suchtest für Gerinnungsstörungen (Faktorenmangel) ist der Quick-Wert ausreichend

11.2.4. Quick erniedrigt bzw. nicht messbar

652 Frage:
Nach was fragen Sie bei einem Patienten mit **deutlich erniedrigtem Quick-Wert** in der Routinekontrolle zuerst?

Kommentar:
Nach **Blutungszeichen** fragen! Nimmt der Patient Marcumar ein? Wenn ja, liegt der INR-Wert im Zielbereich? Wenn ja, ok. Ansonsten Dosis anpassen und Kontrolle.

653 Frage:
Was können Sie unter einer **Marcumar-Therapie** nicht bestimmen?

Kommentar:
· Nicht sinnvoll: **Vitamin-K-abhängige Gerinnungsfaktoren**, also Faktor X, IX, VII und II
· **Marcumar** ist ein Vitamin-K-Antagonist, dadurch werden alle Vitamin-K-abhängigen Gerinnungsfaktoren nicht (oder vermindert) von der Leber produziert

654 Frage:
Was kann auch nicht bestimmt werden?

Kommentar:
Protein C und **Protein S** werden ebenfalls Vitamin-K-abhängig gebildet! Daneben wird auch das **Lupus-Antikoagulans** durch Marcumar gestört!

655 Prüfer:
+
Bei einer Probe ist der **Quick-Wert nicht messbar**. Warum?

Kommentar:
· Falsches Material (z. B. Serum oder EDTA-Plasma), richtiges Material, *aber* nicht mit Antikoagulans durchmischt (EDTA-Röhrchen wurde nicht geschwenkt, daher teilweise geronnen)
· **Medikamente:** Vitamin-K-Antagonisten, direkte orale Antikoagulantien (DOAK)
· Extremer Faktorenmangel

11.2.5. Fibrinogen

656 Prüfer:
+
Sie messen den **Fibrinogen-Wert** mit 0. Was könnten die Ursachen sein?

Kommentar:
· Falsches Material oder richtiges Material, das nicht vollständig mit Antikoagulans durchmischt wurde = durchgeronnenes Plasma = Serum
· Angeborene Afibrinogenämie
· Erworben durch Verbrauch: DIC (Verbrauchskoagulopathie), HELLP, schwere Blutung, Leberparenchymschaden, Asparaginase-Therapie

657

Frage:

Wie verhalten sich **Quick-Wert und PTT bei fehlendem Fibrinogen?**

Kommentar:

Beide Tests erfassen **Fibrinogen = Faktor I**! Daher ist der Quick-Wert sehr klein und die PTT deutlich erhöht. INR wird hier nicht bestimmt (INR ist nur gültig bei Therapie mit Vitamin-K-Antagonisten), wäre aber sehr hoch!

11.2.6. Verschiedene Konstellationen in der Gerinnungsdiagnostik

658
+

Prüfer:

An was denken Sie bei der Konstellation ... **Quick normal und PTT verlängert?**

Antwort:

· Heparingabe
· Hämophilie A, B (Mangel an Faktor VIII, IX)
· Mangel an Faktor XI, XII

Kommentar:

auch an das **vWS!!**

659
++

Prüfer:

... **Quick-Wert vermindert und PTT normal?**

Antwort:

· Methodische Fehler ausschließen (Wiederholung in Doppelbestimmung, Qualitätskontrolle ok?)
· Weitere Laborwerte?
· Cumarin-Therapie?

Kommentar:

· Isolierter Faktor VII-Mangel
· Eine **Cumarin-Therapie** wäre ungewöhnlich, da nicht nur Faktor VII, sondern auch die anderen Vitamin-K-abhängigen Gerinnungsfaktoren (Faktor X, VII, II) gehemmt werden. Denkbar wäre es allenfalls bei der Einleitung einer Marcumar-Therapie. Da Faktor VII mit 2–5 Stunden die kürzeste HWZ hat, verändert sich der Quick-Wert schneller als die PTT!

660

Frage:

... **Quick-Wert vermindert** und **PTT verlängert?**

Kommentar:

· Medikamenten-Anamnese: Cumarine?
· Vitamin-K-Mangel
· Leberschaden
· Mangel an Gerinnungsfaktoren: aus gemeinsamer Endstrecke (Faktor X, V, II, I) oder kombinierter Faktorenmangel
· kombinierter, hereditärer Faktor V-/VIII-Mangel

Frage: 661

Was machen Sie bei einer verlängerten **PTT?**

Kommentar:

Anamnese: Blutungsanamnese leer? Medikamente: Heparin? Marcumar?

Frage: 662

Welche Ursachen für eine **verlängerte PTT** gibt es bei **leerer Medikamentenanamnese?**

Kommentar:

· **Lupus Antikoagulans**   +
· Mangel an Gerinnungsfaktoren: Faktor XII, XI, IX, VIII oder Faktor X, V, II, I
· Präanalytische Fehler – z. B. nicht ausreichende Mischung des Bluts mit Citrat (teilweise Gerinnung), abgelaufene Röhrchen

Frage: 663

Warum könnte die **PTT ohne Blutungsereignis verlängert** sein?

Kommentar:

Ein isolierter Faktor XII-Mangel führt zu deutlich erhöhter PTT bei normalem Quick-Wert und ohne Blutungsneigung!

Frage: 664

Was ist das Besondere an **Faktor XII?**

Kommentar:

Selbst bei schweren Faktor-XII-Mangelzuständen resultiert kein erhöhtes Blutungsrisiko, da seine Aktivität physiologischerweise durch ein thrombozytäres Enzymsystem ersetzt wird. Bei Bestimmung der PTT zeigt sich ein Faktor-XII-Mangel aber durch eine PTT-Verlängerung! Im herkömmlichen aPTT-Test wird die Aktivität des thrombozytären Enzymsystems nicht erfasst.

Antwort:
Fibrinolyse → aktiviert Plasminogen

Kommentar:
Faktor XII ist ein wichtiger Aktivator von Plasminogen und somit des fibrinolytischen Systems. Es bremst überschießende Fibrinbildung. Deswegen wird diskutiert, ob ein Faktor-XII-Mangel mit einem erhöhten Thromboserisiko assoziiert ist. *Anm.: Stand 2014 nach Studienlage – nein.*

665 Frage:
Wie läuft die Aktivierung von **Faktor XII** ab?

Antwort:
Kallikrein-Kinin: Aktiviert Prä-Kallikrein und Kininogen

666 Prüfer:
+ Ist die **PTT** nur bei überdosierten **Cumarinen** pathologisch?

Antwort:
Nein!

Kommentar:
· Der **Quick-Wert** ist zwar empfindlicher für die leberabhängigen Gerinnungsfaktoren als die PTT, da der Gerinnungsfaktor mit der kürzesten HWZ (**Faktor VII**) nur durch den Quick-Wert erfasst wird – langfristig steigt aber auch die PTT an!
· **PTT verlängert bei:** Mangel an Gerinnungsfaktoren (Faktor XII, XI, IX, VIII oder Faktor X, V, II, I), evtl. Lupus Antikoagulans, präanalytische Fehler etc.

11.2.7. Fallbeispiel: PTT nicht messbar!

> **Fallbeispiel**
>
> Eine bisher gesunde 25-Jährige kommt mit ausgedehnten Hämatomen ins Krankenhaus. Dort *wohl* nicht messbare PTT und normaler Quick-Wert.
> Angeforderte **Untersuchungen:**
> PTT, vWF-Aktivität und -Antigen, Faktor XII, Faktor XI, Faktor IX, Faktor VIII

Frage: 667
Welche Differentialdiagnosen sind denkbar?

Kommentar:
· **Hereditäre Ursachen:** Hämophilie A und B – Bei einer Frau müsste eine homozygote Ausprägung vorliegen → dann ist es aber fast unmöglich, dass bei einer 25-Jährigen bisher noch keine Symptome auftraten
· **Erworbene Hemmkörperhämophilie:** Antikörper gegen Faktor VIII oder IX
· **Heparin-Überdosierung:** Quick ist normal, da das Quick-Reagenz durch Zugabe von Substanzen absichtlich Heparin-insensitiv gemacht wird
· **Messfehler!**

Frage: 668
Wann ist bei einer **Frau** doch eine **Hämophilie** denkbar?

Kommentar:
· **Hämophilie** möglich, wenn nur ein X-Chromosom vorhanden ist, z. B. beim Turner-Syndrom oder bei vollständiger Inaktivierung des gesunden X-Chromosoms
· vWS-Typ 3, hier wäre auch der von-Willebrand-Faktor (vWF) pathologisch!

> **Laborergebnisse**
>
> PTT nicht messbar, Faktor IX erniedrigt, vWF normal

Frage: 669
Die anderen Messwerte sind noch nicht fertig. An was denken Sie nun?

Kommentar:
· Eine hereditäre, also angeborene Hämophilie ist unwahrscheinlich bei einer zuvor gesunden jungen Frau, wenn überhaupt kommt am ehesten eine **erworbene** Hemmkörperhämophilie in Frage
· Sicherheitshalber sollte der Quick-Wert nochmals gemessen werden

> **Laborergebnisse**
>
> Faktor XII, Faktor XI und Faktor VIII normal, Quick-Wert nicht messbar

670 Frage:
Welche Diagnose stellen Sie nun?

Kommentar:
· Faktor IX gehört zu den **Vitamin-K-abhängigen Gerinnungsfaktoren**. Ergänzend sollten auch die Faktoren II, VII, X bestimmt werden

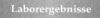

Laborergebnisse

Faktor II, VII, IX und X sind massiv erniedrigt!

Kommentar:
· Wenn alle 4 Vitamin-K-abhängigen Gerinnungsfaktoren erniedrigt sind, besteht der V. a. **Vitamin-K-Antagonisten Überdosierung** (Marcumar in suizidaler Absicht? Rattengift?)
· Aus forensischer Sicht sollten Blut und Urinproben asserviert und auf Vitamin-K-Antagonisten untersucht werden
· Therapie akut mit Prothrombinkomplexkonzentrat (PPSB) und längerfristig mit Vitamin K, bis die Wirkung nachlässt (Tage bis Wochen)

11.2.8. Analytik vor Tonsillektomie

671 Frage:
Welche präoperative Diagnostik ist vor einer **Tonsillektomie** bei (kleinen) Kindern notwendig?

Kommentar:
· **Blutungsanamnese** erheben: Blutgerinnungsstörung bekannt? Häufig blaue Flecken ohne adäquates Trauma? Nasenbluten (ohne Ursache wie Schnupfen)? Wenn ja, einseitig oder beidseitig? Längeres Bluten bei Schnittwunden? Medikamente? Einblutungen in Haut / Gelenke / Muskeln jemals aufgetreten?
· Bei **auffälliger** Blutungsanamnese werden Gerinnungstests durchgeführt

672 Frage:
Welche präoperative Diagnostik ist vor einer **Tonsillektomie** bei Erwachsenen notwendig?

Kommentar:
Blutungsanamnese (s. Fragebogen S. 159) wie bei Kindern erheben. Zusätzlich noch gezielt weitere Punkte erfragen: Nachblutungen / starke Blutung bei Operationen oder Zähneziehen. Bei Frauen nach verstärkter Blutung bei Entbindung, Sectio oder Regelblutung fragen!

Frage: 673
Wie lange darf ein **(kleiner) Schnitt ungefähr bluten**?

Kommentar:
Etwa 15 Minuten – das hängt aber **sehr** stark von dem Schnitt ab.

11.2.9. Faktor XIII

Frage: 674
Welchen Gerinnungsfaktor haben Sie bei der Bestimmung der **PTT** und des **Quick-Werts** nicht mit erfasst?

Kommentar:
Faktor XIII wird weder im Quick-Wert noch in der PTT erfasst. Daher muss bei auffälliger Blutungsanamnese immer neben dem Quick-Wert und der PTT auch die Faktor-XIII-Aktivität bestimmt werden. Bei V. a. eine thrombozytäre Blutgerinnungsstörung ist ergänzend auch eine Testung der Thrombozytenfunktion mittels Plättchenfunktionanalyzer (PFA) sinnvoll.

Frage: 675
Wann ist eine **Faktor-XIII-Substitution** sinnvoll?

Kommentar:
Postoperativ sollte bis zur Wundheilung der Faktor XIII > 50 % (im Normbereich) liegen.

Antwort:
Bei entzündlichen Darmerkrankungen ist Faktor XIII vermindert!

Kommentar:
Eine Substitution von **Faktor XIII** führt zur Verminderung der Blutungsneigung und zum Rückgang der Schmerzen und Stuhlfrequenz.

11.3. Nasenbluten

> **Fallbeispiel**
>
> Ein junger Patient klagt über Nasenbluten und Hämatome nach Bagatelltraumen.

676 **Prüfer:**
Welche Abklärung veranlassen Sie?

Kommentar:
Quick, PTT, Faktor XIII Aktivität, Faktor VIII und IX, PFA, CRP, vWF (Aktivität und Antigen).

677 **Frage:**
Warum machen Sie eine so **umfangreiche Diagnostik**?

Kommentar:
· Quick und PTT dienen als globale Gerinnungssuchtests

· Faktor XIII ist notwendig für die Fibrinvernetzung und wird durch Quick und PTT nicht erfasst

· Faktor VIII und Faktor IX zum Ausschluss einer Hämophilie A bzw. B

· PFA zum Ausschluss einer Thrombozytenfunktionsstörung

· CRP zum Ausschluss einer Entzündung

· vWF zum Ausschluss eines vWSs

678 **Frage:**
Warum bestimmen Sie das **CRP**?

Kommentar:
Faktor VIII und vWF sind als APP bei einer Entzündung erhöht und können daher fälschlicherweise *normal* ausfallen. Auch die PTT (wegen Faktor VIII) kann falsch-normal ausfallen.

679 **Frage:**
Welche Materialien fordern Sie hierfür an?

Kommentar:
· Idealerweise erfolgt die Blutentnahme im Labor mit umgehender Testung. PFA-Bestimmung muss innerhalb von maximal 4 Stunden erfolgen!

· Benötigt wird 1 Serum, 1 gefrorenes Citrat-Plasma (Quick, PTT, Faktoren) und 2 Citrat-Vollblut-Röhrchen (Raumtemperatur für PFA)

680 **Frage:**
Welche Verdachtsdiagnose erscheint Ihnen am wahrscheinlichsten?

Kommentar:
Das **von-Willebrand-Jürgens-Syndrom** ist die häufigste angeborene Erkrankung mit einer erhöhten Blutungsneigung. Erworbene Gerinnungsstörungen (Medikamente, Leberfunktionsstörungen, Hemmkörperhämophilie, erworbenes vWS) sind bei Kindern sehr selten!

11.4. Hämophilie und das von-Willebrand-Jürgens-Syndrom

11.4.1. Hämophilie

> **Fallbeispiel**
>
> Bei einer 75-Jährigen wurde eine unklare PTT–Verlängerung in einem peripheren Krankenhaus festgestellt.

681 **Frage:**
Was klären Sie zuerst ab?

Kommentar:
Medikamenteneinnahme (Marcumar, neue orale Antikoagulantien (NOAK), Heparin)? Gibt es Blutungszeichen (Hämatome, Zahnfleischbluten)? Gab es eine erhöhte Blutungsneigung in der Vergangenheit? Geburten? OPs?

682 **Frage:**
Aktuell keine gerinnungshemmenden Medikamente, keine Blutungszeichen. Welche Labordiagnostik veranlassen Sie?

Kommentar:
Globaltests PTT und Quick-Wert. Einzelfaktoren-Aktivität der PTT, also Faktor XII, XI, IX und VIII, vWF

> **Laborergebnisse**
>
> Faktor-VIII-Aktivität 15 % (50–150)
> Faktor-IX-Aktivität 145 % (60–180)
> Faktor-XI-Aktivität 100 % (70–140)
> Faktor-XII-Aktivität 49 % (70–120)
> PTT 79,7 s (25–43)
> vWF-Aktivität 150 % (47–173)
> vWF-Antigen 200 % (50–200)
> VWF-Quotient Aktivität/Antigen 0,8 (> 0,7)
>
> Kontrolle nach 12 Tagen:
> Faktor-VIII-Aktivität 5,6 % (50–150 %)

683 Frage:
Was fällt Ihnen auf?

Kommentar:
Faktor-VIII-Aktivität deutlich vermindert und im Verlauf von 15 % auf 5 % weiter fallend. Faktor VIII ist typischerweise verringert bei der **Hämophilie A**, aber eine angeborene Hämophilie ist bei einer 75-Jährigen sehr unwahrscheinlich. Erstens wäre die Patientin bei einer angeborenen (!) Hämophilie bereits in jüngeren Jahren klinisch auffällig geworden und zweitens sind typischerweise Männer betroffen und Frauen asymptomatische Gen-Träger, da die Hämophilie x-chromosomal rezessiv vererbt wird.

684 Frage:
Wenn die **angeborene Hämophilie** ausscheidet, was müssen Sie dann noch ausschließen?

Kommentar:
Es gibt auch eine erworbene Hämophilie, die sogenannte **Hemmkörperhämophilie**. Antikörper können sich hier gegen die Gerinnungsfaktoren II, V, VII, VIII, IX, X, XIII richten. 50 % der Patienten sind > 60 Jahre! Insgesamt mit einer Häufigkeit von 1,4/1 Mio. Einwohner pro Jahr aber selten. Bei 50 % ist die Ursache unklar, die übrigen sind mit Autoimmunerkrankungen, Hauterkrankungen, Tumoren, Schwangerschaft oder Medikamenten assoziiert.

Frage: **685**
Welche Untersuchung führen Sie durch?

Kommentar:
· **Plasmatauschversuch:** Patientenplasma wird 1:1 mit Standard-Normalplasma gemischt und die PTT gemessen. Dann wird die Probe bei 37 °C für 1–2 Minuten inkubiert und erneut gemessen! Ist die erste PTT normal und die zweite verlängert, spricht das für Hemmkörper (Differenz > 5 Sekunden)!
· **Quantifizierung in Bethesda-Einheiten (BE):** BE sind die Menge an Antikörpern, die benötigt werden, um 50 % der Faktor VIII-Aktivität in einer 1:1 Mischung von Normal- und Patientenplasma nach 2 Stunden Inkubation (37 °C) zu neutralisieren

> **Laborergebnisse**
>
> Hemmkörper-Typ II gegen humanen Faktor VIII: 59 BE (> 5)

Frage: **686**
Wie therapieren Sie hier eine akute Blutung?

Kommentar:
Durch Gabe von **NovoSeven** (= rekombinanter Faktor VII) kann eine akute Blutung gestillt werden. Langfristige Therapie ist die Beseitigung der Krankheitsursache bzw. bei idiopathischer Hemmkörperhämophilie eine immunsuppressive Therapie!

Prüfer: **687**
Wie ist die Klinik einer **Hämophilie**?

Antwort:
Gelenkblutungen, jüngere Männer

Kommentar:
· Charakteristische Zeichen einer Hämophilie und des vWS ist die ungewöhnliche Blutungsneigung. Kleine Verletzungen führen zu ausgedehnten Blutungen und Hämatomen ohne erkennbare Ursache. Innere Blutungen / Hirnblutungen / Nierenblutungen, häufig Gelenk- und Muskelblutungen mit Gelenkschädigung, Fehlstellungen, Kontraktionen
· Mädchen haben bei Eintritt in die Pubertät starke Regelblutungen

688 Frage:
Gibt es eine **erworbene Hämophilie**?

Kommentar:
Ja, die sogenannte **Hemmkörperhämophilie** mit Autoantikörpern (AAK) meist gegen Faktor VIII. Es gibt eine komplette (Faktor VIII Aktivität < 5 %) oder inkomplette (reduzierte Faktor-VIII-Aktivität) Hemmung

689 Frage:
Wie ist die Therapie bei der **Hämophilie**?

Kommentar:
· Bis 1970 waren es Vollblut-Transfusionen, heute prophylaktisch oder bei Bedarf gezielte Transfusion der fehlenden Faktoren VIII oder IX. Seit 1989 wird Faktor VIII gentechnisch hergestellt
· Bei Hämophilie-Patienten mit Antikörpern gegen den Faktor VIII oder IX (Hemmkörperhämophilie) wird ein rekombinanter humaner Blutgerinnungsfaktor VIIa **NovoSeven** bei Blutungen eingesetzt

690 Frage:
Risiken der **Hämophilie-Therapie**?

Kommentar:
· **Früher** bestand ein Infektionsrisiko u. a. mit HIV, HBV und HCV durch ungetestete (Voll-) Blutkonserven
· **Heute** durch **NovoSeven** Gefahr von arteriellen thromboembolischen Ereignissen: z. B. ischämischer Insult, LAE
· Bildung von Allo-AK gegen Faktor VIII oder Faktor IX

+ **11.4.2. von-Willebrand-Jürgens-Syndrom**

691 Frage:
Warum ist der **von-Willebrand-Faktor** wichtig?

Kommentar:
In der primären Gerinnung als *Klebstoff* für die Thrombozyten und in der sekundären Gerinnung als Trägerprotein für Faktor VIII.

692 Frage:
Wie unterscheidet sich die **Thrombozytenadhäsion** von der **Thrombozytenaggregation**?

Kommentar:
Die **Thrombozytenadhäsion** bezeichnet das Anhaften der Thrombozyten an dem Endothel und die **Thrombozytenaggregation** das Anhaften der Thrombozyten an anderen Thrombozyten.

693 Frage:
Wie häufig ist das **von-Willebrand-Jürgens-Syndrom**?

Kommentar:
Das vWS ist die häufigste angeborene Krankheit mit erhöhter Blutungsneigung. Etwa 1 % der Bevölkerung sind vom vWS betroffen.

694 Frage:
+ Wie unterscheiden sich die verschiedenen Formen des **von-Willebrand-Jürgens-Syndroms**?

Kommentar:
· **Typ 1** (quantitative Störung): am häufigsten, etwa 80 % aller vWS. Hierbei Aktivität/Antigen = 1, da beides verringert ist!
· **Typ 2** (qualitative Störung): etwa 15 % aller vWS, Aktivität/Antigen < 0,7
· **Typ 3** (quantitative Störung): sehr selten! Nur etwa 250 Betroffene in Deutschland, hier Aktivität und Antigen deutlich reduziert, teilweise unterhalb der Nachweisgrenze!

695 Frage:
Welches **klinische Bild** zeigt sich beim vWS?

Kommentar:
Durch Fehlen des **vWF** kommt es zu einem schnelleren Abbau von Faktor VIII und zur verminderten Aktivierung des Faktors X.

696 Frage:
Wie sieht der **Quick-Wert** und die **PTT** beim vWS aus?

11 Gerinnung

Kommentar:

· Die **PTT** ist nur bei 30 % der vWS verlängert! Bei Typ 2 und 3 fast immer, bei Typ 1 nur bei einem Teil pathologisch

· Der **Quick-Wert** ist normal, da Faktor VIII nicht erfasst wird!

697 Prüfer:
++
Welche Typen gibt es beim **von-Willebrand-Jürgens-Syndrom**?

Kommentar:

Typ 1, 2 und 3: Typ 1 ist am häufigsten und die mildeste Form. Typ 3 ist sehr selten. Hier ist das vWF-Antigen und die vWF-Aktivität deutlich reduziert

698 Prüfer:
Welchen Test führen Sie durch?

Antwort:
Blutungszeit

Kommentar:

PTT und Quick-Wert erfassen nur die plasmatische Gerinnung und nicht die zelluläre Blutstillung. Deshalb wurde früher als Globaltest die Blutungszeit gemessen (schlecht standardisierter Test!). Heute misst man die Thrombozytenfunktion mit dem PFA-100.

11.4.3. NovoSeven – Off-Label-Einsatz

699 Frage:
NovoSeven – Was ist es und für was wird es eingesetzt?

Kommentar:

NovoSeven ist ein in Hamsternierenzellen rekombinant hergestellter humaner Blutgerinnungsfaktor VIIa. Entwickelt und zugelassen für die Behandlung von Blutungen bei Hämophilie-Patienten

700 Frage:
Warum wird **NovoSeven** auch Off-Label eingesetzt?

Kommentar:

NovoSeven hat eine ausgeprägte blutstillende Wirkung, daher werden in den USA bereits > 90 % (bei Operationen) Off-Label eingesetzt.

701 Frage:
Warum ist es ein Problem, den **Faktor VIIa** zu substituieren?

Kommentar:

· **Sehr hohe Kosten:** Bei einer Blutung wird eine Initialdosis von 90 µg/kg KG empfohlen. Beispiel: Patient mit 70 kg = 90 µg/kg KG * 70 kg = 6,3 mg NovoSeven * 1135 € pro 1 mg NovoSeven (Stand Januar 2018) = Dosispreis von **7.150 €**!

· Unter Therapie mit **NovoSeven** kommt es wohl zur Zunahme von Herzinfarkten, ischämischen Schlaganfällen und arteriellen thromboembolischen Ereignissen. Laut einer Studie von 2011 kann NovoSeven bei Hirnblutungen die Sterberate nicht senken

11.5. Thrombophiliediagnostik

11.5.1. Thrombophilie

702 Frage:
Was ist eine **Thrombophilie** und bei welchen Personen sollte eine entsprechende Diagnostik veranlasst werden?

Kommentar:

· Bei der **Thrombophilie** überwiegen die gerinnungsfördernden die gerinnungshemmenden Faktoren

· **Ausschluss Thrombophilie** bei jeder unklaren Thrombose oder Embolie, vor allem bei jungen, sonst gesunden Personen ohne erkennbare äußere Ursache für eine Thrombose / Embolie

703 Frage:
Welche **erworbenen Risikofaktoren** gibt es für eine **Thrombose**?

Kommentar:

· Orale Antikonzeptiva = **Pille**
· Schwangerschaft und Wochenbett
· Immobilität (postoperativ), langes Sitzen = **Economy-class-Syndrom**
· Varizen, Phlebitiden

· Herzinsuffizienz
· Phospholipid-Antikörper bei Lupus erythematodes, Antiphospholipid-Antikörpersyndrom
· Heparin-PF4-Antikörper bei Heparin-induzierter Thrombozytopenie (HIT)-2 unter Heparintherapie

704 **Frage:**

Was sind **angeborene Risikofaktoren für eine Thrombose**?

Kommentar:
· Faktor-V-Leiden-Mutation = Aktiviertes Protein C (APC)-Resistenz
· Prothrombin-Dimorphismus

705 **Frage:**

Wann ist eine **Thrombophiliediagnostik** indiziert?

Kommentar:
Bei auffälliger Anamnese, Thrombosen oder Embolien in der Vorgeschichte, positiver Familienanamnese, genetischer Disposition in der Familie, habituellen Aborten und vor der Einnahme der Pille bei V. a. Disposition.

706 **Prüfer:**
++ Welche **Diagnostik** kennen Sie bei einer **Thromboseneigung**?

Antwort:
· AT- (früher AT III) Mangel
· Protein-C- und Protein-S-Mangel
· APC-Resistenz (Faktor-V-Leiden)
· HIT II

Kommentar:
· Protein-S- und Protein-C-Aktivität
· AT-Aktivität
· APC-Resistenz (= Resistenz von Faktor V gegenüber aktiviertem Protein C)
· Prothrombin-Mutation = Punktmutation des Faktors II (**G20210A**)
· Lupus Antikoagulans (bei habituellen Aborten auch Cardiolipin- und β-2-Glykoprotein-Antikörper)
· Homocystein-Spiegel

707 **Frage:**
Wie geht es danach weiter?

Kommentar:
· Bei auffälligen Befunden erfolgt ggf. eine erweiterte Diagnostik
· Bei reduzierter Aktivität von Protein S, Protein C oder AT wird auch die absolute Proteinmenge gemessen
· Bei erhöhter APC-Resistenz (< 2,3) erfolgt eine genetische Untersuchung zum Ausschluss einer Faktor-V-Leiden-Mutation
· Bei positivem Lupus Antikoagulans werden auch die Cardiolipin- und β-2-Glykoprotein-Antikörper bestimmt

11.5.2. Protein C

Fallbeispiel

Funktionelles Protein C 55 %, mit Antikörpern gemessenes Protein C 99 %

Frage: 708
Was liegt hier vor?

Antwort:
Hier ist es ein Protein-C-Typ-II-Mangel

Kommentar:
Zur Erklärung: Typ-I-Mangel (= *echter* Protein-C-Mangel) mit gleichermaßen verminderter Aktivität und vermindertem Antigenspiegel. Typ-II-Mangel (eher ein Protein-C-Defekt) mit reduzierter Protein-C-Aktivität bei fast normaler Antigenmenge! Diese Einteilung spielt heute keine große Rolle mehr, da molekulargenetische Untersuchungen möglich sind.

11.5.3. Prothrombin-Mutation   +

Prüfer: 709
Wie ist der genetische Hintergrund der   +
Prothrombin-Mutation?

Kommentar:
Die **Prothrombin-Mutation** ist eine Punktmutation, bei der an der **Position 20210 Guanin gegen Adenin** ausgetauscht ist. Meist ist ein Allel betroffen (Heterozygotie), in sehr seltenen Fällen sind beide Allele betroffen (Homozygotie). Die Mutation liegt im Intronbereich und

bewirkt keine Veränderung des Prothrombin-proteins, verursacht jedoch eine Zunahme des Prothrombin-Spiegels (Faktor II) und dadurch eine erhöhte Gerinnungsneigung!

710
+
Prüfer:

Was ist die **Prothrombin-Mutation** bzw. der **Prothrombin-Dimorphismus**?

Kommentar:

Prothrombin-Mutation: Punktmutation, bei der an der Position 20210 Guanin gegen Adenin ausgetauscht wurde, das führt zu einer Erhöhung des Prothrombin-Spiegels (Faktor II).

711
Frage:

Wie ist die klinische Bedeutung der **Prothrombin-Mutation**?

Kommentar:

Heterozygote Träger der **Prothrombin-Mutation** haben ein 3–5-fach erhöhtes Risiko, thromboembolische Komplikationen zu entwickeln. Bei der Einnahme von Östrogenen steigt das Risiko sogar auf Faktor 10 an. Die homozygote Form ist sehr selten.

712
Frage:

Wie viel Prozent der Bevölkerung haben eine **Prothrombin-Mutation**?

Kommentar:

Etwa 2 % der Gesunden haben eine heterozygote Mutation und etwa 5–7 % der Kranken (Thromboembolie in Anamnese)

713
Frage:

Was ist bei Untersuchung der **Prothrombin-Mutation** bzw. der **Faktor-V-Leiden-Mutation** einer **asiatischen Patientin** zu beachten?

Kommentar:

Die **Prothrombin-Mutation** und die **Faktor-V-Leiden-Mutation** kommen vor allem bei der kaukasischen Bevölkerung vor. Wenn diese Mutationen nicht vorliegen, kann durch andere Mutationen, die bei der asiatischen Bevölkerung vorkommen, trotzdem ein erhöhtes Thrombophilierisiko bestehen. Bei einer auffälligen Anamnese, z. B. durch gehäufte Aborte, muss im

Zweifelsfall trotz fehlender *europäischer* Mutationen eine Heparingabe erwogen werden.

11.5.4. Antithrombin-Mutation +

Prüfer: 714
Welche **Varianten eines Antithrombin-Mangels** gibt es?

Kommentar:

· **Typ I**: Aktivität und Antigenkonzentration vermindert

· **Typ II**: Aktivität vermindert bei normaler Antigenkonzentration

Prüfer: 715
Welche **Defekte** liegen bei einem **Antithrombin-Mangel** jeweils vor?

Kommentar:

· Die Bindungsstelle für Heparin oder für Thrombin kann betroffen sein

· Die heterozygoten Typ-II-Heparinbindungsdefekte haben ein geringes, homozygote ein 100 %-iges-Thromboserisiko!

· Heterozygote (Typ I und II) Thrombinbindungsdefekte fallen mit einer AT-Aktivität von 40–70 % der Norm und einem stark erhöhten Thromboserisiko auf, welches durch Schwangerschaft, Stase, Operationen etc. stark gefördert wird

· Homozygote Defekte (Typ I und II) der Thrombinbindung sind mit dem Leben nicht vereinbar

Frage: 716
Wie hoch ist die **Prävalenz** des **angeborenen AT-Mangels**?

Kommentar:

Prävalenz des **angeborenen AT-Mangels** etwa 0,2 %. AT ist beim Feten / Neugeborenen physiologischerweise vermindert, Erwachsenenwerte werden erst ab dem 3. Lebensmonat erreicht.

Frage: 717
Gibt es einen **erworbenen AT-Mangel**?

Kommentar:
· Ja, bei nephrotischem Syndrom (Proteinverlust), fortgeschrittener Leberzirrhose, Verbrauchskoagulopathie, Sepsis, Asparaginasetherapie und Streptokinasetherapie
· Ovulationshemmer (= Pille) führen zur leichten Erniedrigung der Aktivität
· Bei i. v. Dauerinfusion von Heparin kann AT bis zu 5 Tage um 25 % abfallen

+ **11.5.5. Faktor-V-Leiden**

718 Frage:
Welche genetischen Bestimmungen führen Sie im Rahmen der **Thromboseabklärung** durch?

Kommentar:
Prothrombin-Mutation und **Faktor-V-Leiden-Mutation** (bei APC-Resistenz).

719 Prüfer:
Was ist der **genetische Hintergrund** der **Faktor-V-Leiden-Mutation**?

Kommentar:
· **Faktor-V-Leiden-Mutation** durch **Punktmutation an der Position 506 (FV-R506Q)**. Dadurch wird Faktor V nicht mehr durch das APC inaktiviert → das führt zur erhöhten Faktor-V-Aktivität mit gesteigerter Thromboseneigung!
· In Deutschland sind etwa 5 % der Bevölkerung betroffen. Heterozygote Träger der Punktmutation haben ein 10-fach erhöhtes Risiko, homozygote Träger ein 100-fach erhöhtes Risiko für thromboembolische Ereignisse

720 Frage:
Was wird für die **genetischen Untersuchungen** benötigt?

Kommentar:
EDTA-Blut und Einverständniserklärung des Patienten, da es sich um eine Untersuchung gemäß dem Gendiagnostikgesetz handelt!

721 Frage:
Was bestimmen Sie vor der **Faktor-V-Leiden-Mutation**?

Kommentar:
Vor der (teuren) genetischen Untersuchung wird die **APC-Resistenz** getestet. Durch Punktmutation des Faktors V wird dieser nicht mehr durch APC inaktiviert → erhöhte Faktor-V-Aktivität mit gesteigerter Thromboseneigung!

722 Frage:
Wie wird die **APC-Resistenz** getestet?

Kommentar:
Die **APC-Resistenz** wird durch Messung der PTT ohne und mit Zugabe von APC bestimmt. Bei Gesunden verlängert sich die PTT mit APC um das 2–5-fache – bei Kranken nicht!

723 Frage:
Ist die **Faktor-V-Leiden-Mutation** relevant?
+

Kommentar:
In Deutschland haben etwa 5 % der Bevölkerung eine **Faktor-V-Leiden-Mutation**. Heterozygote Träger der Punktmutation haben ein 10-fach erhöhtes, homozygote Träger ein 100-fach erhöhtes Risiko für thromboembolische Ereignisse.

11.5.6. Lupus Antikoagulans
++

724 Prüfer:
Wie verhalten sich die Gerinnungstests bei **Lupus Antikoagulans**?

Antwort:
PTT verlängert

Kommentar:
· Es gibt **Lupus sensitive** und **Lupus insensitive Testsysteme**. Eine PTT-Verlängerung im Lupus sensitiven Test und eine normale PTT im Lupus insensitiven Test spricht für ein Lupus-Antikoagulans
· Verlängerter Diluted Russel´s Viper Venom Test (DRVVT): Ein Schlangengift startet die Gerinnung, Gerinnungszeit ist verlängert bei vorhandenem Lupus Antikoagulans

725 Frage:
Wie wird methodisch und aus welchem Material wird das **Lupus Antikoagulans** bestimmt?

11 Gerinnung

Kommentar:

· Es ist ein modifizierter Gerinnungstest, deshalb ist Citrat-Plasma notwendig!

· **LA1-Screening-Reagenz** und **LA2-Bestätigungs-Reagenz**: Diluted Russel´s Viper Venom aktiviert direkt die Faktoren X und V. Die Faktoren Xa und Va benötigen Phospholipide und Calcium, um Prothrombin in Thrombin zu überführen, so dass schließlich ein Fibringerinnsel aus Fibrinogen entstehen kann. Ist Lupus Antikoagulans enthalten, werden die notwendigen Phospholipide (wesentlicher Bestandteil der Thromboplastine) blockiert. Kommt es mit dem LA1-Screening-Reagenz zu einer Verlängerung, wird der Test mit LA2-Bestätigungs-Reagenz wiederholt. Das enthält einen Überschuss an Phospholipiden zur Neutralisation der Antikörper. Ein Faktorenmangel (X, V, II) kann bei Bedarf mit einem Plasmatauschversuch ausgeschlossen werden

726 Prüfer:

Wann tritt das **Lupus Antikoagulans** auf?

Antwort:

Tritt auf bei Autoimmunerkrankungen

Kommentar:

Lupus Antikoagulans findet sich vor allem auch bei dem **Lupus erythematodes**!

727 Prüfer:

Was bewirkt das **Lupus Antikoagulans**?

Antwort:

Gehäuft Thrombosen / Embolien, Abortneigung

Kommentar:

· Missverständliche Bezeichnung, da in vivo die Blutgerinnung nicht gehemmt, sondern gefördert wird! (Antikoagulans = gerinnungshemmende Substanz)

· **Lupus Antikoagulans** sind AK, die gegen gerinnungsaktive Membran-Phospholipide gerichtet sind, daher gehäuft Thrombosen / Embolien, Abortneigung (= gehäufte wiederholte *habituelle* Aborte), schwere Präeklampsie

11.5.7. Phospholipidantikörpersyndrom

Prüfer: 728

Wie ist die **Klinik** des **Phospholipid-Antikörper-Syndroms**?

Kommentar:

Das Phospholipid-Antikörper-Syndrom wird häufig als **Anti-Phospholipid-Antikörper-Syndrom (APAS)** oder **Anti-Phospholipid-Syndrom (APS)** bezeichnet! Typisch sind Thrombosen oder Embolien ohne erkennbare Ursache sowie Schwangerschaftskomplikationen.

Frage: 729

Wann treten **Anti-Phospholipid-Antikörper** auf?

Kommentar:

· Bei Kollagenosen (Lupus erythematodes = Lupus Antikoagulans)

· Bei rheumatischen Erkrankungen

· Bei Malignomen

· Bei Infektionen

· Nach Medikamenteneinnahme (Chlorpromazin, Phenytoin)

Prüfer: 730

Wie ist die **Diagnostik beim Phospholipid-Antikörper-Syndrom**?

Antwort:

Lupus Antikoagulans, Cardiolipin-Antikörper, β-2-Glykoprotein-Antikörper

Frage: 731

Was ist wichtig bei der Diagnostik?

Kommentar:

Kontrolluntersuchungen sind bei erhöhten Phospholipid-Antikörpern notwendig, um ein akutes parainfektiöses Geschehen auszuschließen.

11.5.8. Cardiolipin-Antikörper

Frage: 732

Was sind **Cardiolipin-Antikörper**?

Kommentar:

Cardiolipin-Antikörper sind wie das Lupus Antikoagulans Teil der Phospholipid-Antikörper. Detektion mit ELISA-Test aus Serum!

733 **Frage:**

Wann sind **Cardiolipin-Antikörper** erhöht?

Kommentar:

· Bei akuten Infektionen (bakteriell z. B. Syphilis, viral z. B. HIV, EBV)
· Bei Kollagenosen 40 % der SLE-Patienten
· Bei medikamenteninduzierten lupoiden Erkrankungen
· Bei rheumatoider Arthritis
· Bei lymphoproliferativen Erkrankungen
· Und häufig bei jungen Frauen!

734 **Prüfer:**

Bei welcher infektiösen Erkrankung spielen die **Cardiolipin-Antikörper** in der Diagnostik eine wichtige Rolle?

Antwort:

Bei der Lues als VDRL-Test

Kommentar:

Mittels Veneral-Disease-Research-Laboratory (VDRL)-Test werden die **Cardiolipin-Antikörper** gemessen. Diese dienen bei der Syphilis als Marker für die Krankheitsaktivität und zur Klärung der Therapienotwendigkeit. Sie sind aber nicht treponemenspezifisch!

11.5.9. Präanalytik bei der Thrombophiliediagnostik

735 **Frage:**

Was muss vor der **Thrombophiliediagnostik** ausgeschlossen werden?

Kommentar:

Medikamentenanamnese: Vitamin-K-Antagonisten (Marcumar!), andere orale Antikoagulantien (Dabigatran, Xarelto = Rivaroxaban, Apixaban) stören die Diagnostik!

736 **Frage:**

Was stört die **Thrombophiliediagnostik**?

Kommentar:

Fibrinogen und Faktor VIII sind bei jeder akuten oder chronischen Entzündung erhöht = Akute-Phase-Proteine (APP). Deshalb sollte das CRP parallel bestimmt werden. Außerdem sind einige Polymorphismen in den Genen dieser Gerinnungsfaktoren bekannt, die zur Erhöhung der Plasmaspiegel führen.

Prüfer: 737

Wie wirken sich Akute-Phase-Proteine wie Fibrinogen und Faktor VIII auf das Thrombophilierisiko aus?

Antwort:

Das Thrombophilierisiko korreliert mit erhöhten Plasmaspiegeln von Fibrinogen und Faktor VIII.

11.6. Antikoagulation

11.6.1. Antikoagulantien und Therapiemonitoring

Frage: 738

Was sind **Antikoagulantien**?

Kommentar:

· **Antikoagulantien** haben eine Hemmwirkung auf die Blutgerinnung
· Antikoagulantien können die Blutgerinnung **in vitro** hemmen, z. B. Natriumcitrat, Natriumoxalat, Di-Kalium-EDTA (K_2EDTA) oder sie hemmen die Blutgerinnung **in vivo** als therapeutisch angewendete Substanzen wie Heparin oder Marcumar

Frage: 739
++
Wie lassen sich (therapeutische) **Antikoagulantien** einteilen?

Kommentar:

· **Indirekte Antikoagulantien** (= hemmen die plasmatische Gerinnung nicht direkt)
  - **Vitamin-K-Antagonisten** = **Cumarine** – bewirken die Bildung nicht wirksamer Gerinnungsfaktoren X, IX, VII, II (*1972*)
  - **Heparin** – bindet an AT und verstärkt dessen gerinnungshemmenden Effekt stark (bis auf das 1.000-fache)

- **Fondaparinux** = **Arixtra** – kein Heparin! Vermindert die Thrombinbildung, indem es selektiv an AT bindet. Dadurch wird die Hemmung des Gerinnungsfaktors Xa durch AT um das 300-fache verstärkt
· **Direkte orale Antikoagulantien = neue orale Antikoagulantien**
  - Faktor Xa-Hemmer = Apixaban (Eliquis), Rivaroxaban (Xarelto)
  - Thrombin-Hemmer = Dabigatran (Pradaxa)
  - Hirudin = Thrombin-Hemmstoff aus Blutegeln

740 **Frage:**
Wie erfolgt ein **Therapiemonitoring unter Antikoagulation**?

Kommentar:
· Marcumar: Quick / PTT erfasst Faktor II, V, VII, X
· Hochmolekulares Heparin: PTT
· Niedermolekulares Heparin: Anti-Xa-Aktivität

11.6.2. Direkte orale Antikoagulantien (DOAK)

741 **Frage:**
Welche **direkten oralen Antikoagulantien** (DOAK) gibt es?

Kommentar:
· Pradaxa (= Dabigatran)
· Xarelto (= Rivaroxaban)
· Eliquis (= Apixaban)

742 **Frage:**
Was sind die **Indikationen für den Einsatz der DOAKs**?

Kommentar:
· Therapie der tiefen Beinvenenthrombose (TBVT) und der LAE
· Primärprophylaxe der tiefen Beinvenenthrombose bei orthopädischen Hüft- / Knieoperationen
· Schlaganfall-Prophylaxe bei VHF

743 **Frage:**
Gibt es **Kontraindikationen** für die **DOAKs**?

Kommentar:
· Schwangerschaft!
· Schlechte Nierenfunktion (Dosisanpassung?)
· Medikamentenanamnese überprüfen (Wechselwirkungen!)

11.6.3. Heparin

Frage: 744
Welche **Vorteile** haben **niedermolekulare** (fraktionierte) Heparine gegenüber **hochmolekularen** (unfraktionierten) **Heparinen**?

Kommentar:
· bessere Bioverfügbarkeit
· längere HWZ → dadurch weniger Einzelgaben notwendig
· kleinere Molekülgröße und daher geringeres Risiko für eine Heparin-induzierte Thrombozytopenie (HIT)
· Monitoring über Anti-Xa-Aktivität, falls erforderlich

Frage: 745
Wie wirken **Heparine**?

Kommentar:
Heparin bindet an AT und bildet einen *Sofortinhibitor*-Komplex. Die Inaktivierung von Gerinnungsfaktoren wird gegenüber AT alleine tausendfach gesteigert!

Frage: 746
Welche **Gerinnungsfaktoren** werden durch Heparin inaktiviert?

Kommentar:
· **Niedermolekulare Heparine (NMH)** inaktivieren den **Prothrombinase-Komplex** – also aktivierter Faktor X, aktivierter Faktor V, Calciumionen und Phospholipiden
· **Unfraktionierte Heparine (UFH)** inaktivieren den **Prothrombinase-Komplex** und den **aktivierten Faktor II** (= Thrombin) → schnellere gerinnungshemmende Wirkung von UFH gegenüber NMH
· Heparine inaktivieren die Faktoren XII, XI, X, IX, II

747 Frage:

Warum wird Heparin als **Clearing Factor** bezeichnet?

Kommentar:

Durch Heparin löst sich die Lipoproteinlipase (LPL) aus der Proteoglykan-Bindung. Dadurch kommt es zur vermehrten LPL-Aktivität (= post-Heparin-lipolytische-Aktivität). Letztlich verschwindet durch die Heparingabe die durch Chylomikronen hervorgerufene lipämische Trübung des Plasmas = **Clearing Factor**.

11.6.4. Vitamin-K-Antagonisten

748 Frage:

Welche **Vitamin-K-Antagonisten** gibt es?

Kommentar:

· **Marcumar** (= Phenprocoumon): Marcumar hat die längste HWZ und wird am häufigsten eingesetzt! Umgangssprachlich wird deshalb oft von *marcumarisierten Patienten* bei einer Antikoagulation mit einem Vitamin-K-Antagonisten gesprochen

· Falithrom (= Phenprocoumon): häufig in Ostdeutschland verwendet

· Coumadin (= Warfarin)

· Sintrom (= Acenocoumarol): gebräuchlich in Frankreich

749 Frage:

Was ist bei der **Therapieeinleitung mit Marcumar** zu beachten?

Kommentar:

Es dauert relativ lange, bis die Vitamin-K-abhängigen Gerinnungsfaktoren relevant vermindert sind. **Achtung:** Besonders bei initial hohen Phenprocoumon-Dosen sinkt die Konzentration der gerinnungshemmenden Substanzen Protein C und Protein S stärker ab. Dadurch entsteht zu Beginn ein hyperkoagulabiler Zustand. Dies kann zur **Marcumar-Nekrose** führen.

750 Frage:

Wie entsteht die **Marcumar-Nekrose** und was sind die Symptome?

Kommentar:

Bei Beginn einer **Marcumar-Therapie** kommt es bei etwa 0,1 % der Patienten durch eine verstärkte Gerinnungsaktivität in den Kapillargefäßen zu Gefäßverschlüssen. Es bilden sich hämatomähnliche Hautveränderungen, blutige Bläschen und eine Nekrose der betroffenen Hautstelle (Extremitäten, Brust, Gesäß).

Frage: **751**

Wer ist besonders durch eine **Marcumar-Nekrose** gefährdet?

Kommentar:

Patienten mit Protein-C-Mangel, Frauen, fettleibige Personen. **Achtung:** Gefährlich ist eine hohe Anfangsdosis!

Frage: **752**

Wie vermeidet man eine **Marcumar-Nekrose**?

Kommentar:

Niedrige Anfangsdosis von Marcumar **und** Therapieeinleitung immer unter Heparin-Schutz bis INR > 2!

Prüfer: **753** +

Wie ist der **therapeutische Bereich des Quick-Werts** bei Vitamin-K-Antagonisten?

Antwort:

15–20 %, besser als INR?

Kommentar:

Der **Quick-Wert** ist stark abhängig vom verwendeten Testreagenz. Heutzutage sollte zum Therapiemonitoring unter Therapie mit Vitamin-K-Antagonisten (Marcumar) immer der INR-Wert verwendet werden. Hier gibt es je nach Erkrankung definierte Zielwerte, außerdem ist der INR-Wert labor- und länderübergreifend vergleichbar *standardisiert*.

11.6.5. GP IIb- / IIIa-Antagonisten +

Prüfer: **754**

Was sind **GP IIb- / IIIa-Antagonisten**?

Kommentar:

GP IIb- / IIIa-Antagonisten sind Thrombozytenaggregationshemmer. D.h. sie hemmen die Aggregation von Thrombozyten (z. B. Abciximab, Tirofiban).

755 Frage:

Wie wirken **GP IIb- / IIIa-Antagonisten**?

Kommentar:

GP IIb- / IIIa-Antagonisten blockieren die GP IIb- / IIIa-Rezeptoren auf der Thrombozytenoberfläche. Abciximab ist ein unvollständiger Antikörper (Fab-Fragment).

756 Frage:

Wofür werden sie eingesetzt?

Kommentar:

Beispiel Abciximab: Vermeidung ischämischer kardialer Komplikation nach Perkutaner Koronarer Intervention (PCI) (Ballondilatation, Atherektomie, Stentimplantation), Risikoreduktion eines Herzinfarkts bei instabiler Angina pectoris und fehlendem Ansprechen auf Standardtherapie.

757 Frage:

Gibt es **Kontraindikationen** für **Abciximab**?

Kommentar:

Abciximab ist kontraindiziert bei Krankheiten mit hohem Blutungsrisiko (Hirntumore, schwere arterielle Hypertonie), dialysepflichtiger Niereninsuffizienz und Leberschäden.

11.6.6. Lysetherapie

758 Frage:

Welche **Labordiagnostik** führen Sie vor der **Lyse** durch?

Kommentar:

Blutbild, Quick-Wert (muss > 50 % sein), PTT, Fibrinogen (muss > 2 g/l sein), bei klinischem Verdacht oder Anamnese ggf. HIT ausschließen! Cave Marcumartherapie.

759 Prüfer:
++

Wie wird eine **Lysetherapie** überwacht?

Kommentar:

· Engmaschige Gerinnungskontrolle (PTT, Quick-Wert, Thrombozyten, Fibrinogen, AT). Ggf. Thrombinzeit. Lysesteuerung hauptsächlich über PTT und Fibrinogen-Wert, wenn < 2, dann Reduktion der Urokinasemenge um 50 %. Fibrinogen-Wert soll nicht unter 1 g/l fallen

· **D-Dimere:** Bei erfolgreicher Lysetherapie einer tiefen Venenthrombose sollte die D-Dimer-Konzentration in den ersten beiden Tagen auf das 2–3-fache des Ausgangswertes ansteigen

Frage: 760

Welche Medikamente werden für eine **Lysetherapie** verwendet?

Kommentar:

Eingesetzt werden Enzyme, die den Thrombus abbauen oder das körpereigene Plasminogen aktivieren. Häufig kommen hierfür die Streptokinase, Urokinase oder die gentechnisch hergestellte Alteplase = rt-PA (gentechnische Variante des gewebespezifischen Plasminogenaktivators) zum Einsatz. Direkt fibrinolytisch wirken Reteplase und Tenecteplase.

11.6.7. D-Dimere

Prüfer: 761
Was sind **D-Dimere**? +

Antwort:

· **D-Dimere** sind das Abbauprodukt des quervernetzten Fibrins (Quervernetzung durch Faktor XIII)

· Plasmin *zerschneidet* Fibrin

Kommentar:

Aus den Fibrinpolymeren entstehen Bruchstücke mit einer D=D, das sind die sogenannten D-Dimere.

Prüfer: 762

Wie ist die **Bedeutung der D-Dimere**?

Antwort:

Abklärung Embolie / Thrombose

Kommentar:
Ausschlussdiagnostik einer LAE, DIC oder tiefen Beinvenenthrombose

763 Frage:
Was ist bei den **D-Dimeren** zu beachten?

Kommentar:
· **D-Dimere** haben einen sehr hohen negativen Vorhersagewert (> 95 %), d.h. negative D-Dimere schließen eine Thrombose oder Embolie mit hoher Wahrscheinlichkeit aus!

· **ABER** geringe Spezifität (< 50 %) und geringer positiver Vorhersagewert, d.h. erhöhte D-Dimere bedeuten nicht unmittelbar eine Thrombose oder Embolie!

· Erhöhte D-Dimere kommen bei Schwangerschaft, bei malignen Tumorerkrankungen oder Leukämien, postoperativ während der Wundheilung und bei Leberzirrhose vor

764 Frage:
Was ist bei der **Festlegung des Cut-Offs bei D-Dimeren** zu beachten?

Kommentar:
· Bei älteren Menschen sind höhere Werte normal, daher sind altersabhängige Cut-Off-Werte in der Diskussion: Alter · 10 µg/ml. Der Cut-Off wäre dann beispielsweise beim 70-Jährigen < 700 µg/ml anstatt normalerweise < 500 µg/ml

· In der Schwangerschaft sind auch höhere Werte zu finden, hier sind ebenfalls andere Cut-Off-Werte sinnvoll: z. B. 1. Trimenon 701 µg/ml, 2. Trimenon 1.205 µg/ml, 3. Trimenon 1.672 µg/ml bzw. in 2. Hälfte 2.584 µg/ml [2]

765 Frage:
Was ist **präanalytisch** bei **D-Dimeren** wichtig?

Kommentar:
Schonende Blutentnahme (Citratblut)! Eine traumatische Punktion führt durch Ausschüttung von Gewebsthromboplastin ebenfalls zu erhöhten D-Dimeren.

---
[2]Quelle: Frauenarzt 46 (2005)

Fallbeispiel

Blutwerte eines 50-Jährigen mit hohen D-Dimeren und im Verlauf abfallenden Quick-Werten.

Prüfer: 766
Welche Verdachtsdiagnose stellen Sie?

Antwort:
Thrombose

Prüfer: 767
Welche **Therapie** leiten Sie bei **Thrombose** ein?

Antwort:
Heparin und dann Marcumar!

Prüfer: 768
Was sind **Thromboserisikofaktoren**?

Antwort:
Faktor-V-Leiden-Mutation, Prothrombin-Mutation, Protein-C- und -S-Mangel

Kommentar:
Zusätzlich auch Lupus-Antikoagulans, Immobilisierung, Rauchen etc.

11 Gerinnung

12. Liquordiagnostik

Inhalt

Randspalte: (+) = häufige Frage, (++) = sehr häufige Frage, (MB) = Frage aus einer Mikrobiologie-Prüfung.

12.1. Liquor und Präanalytik

769 Frage:
Was ist **Liquor** und was ist dessen Aufgabe?

Kommentar:
· Der **Liquor cerebrospinalis** ist ein farbloses, wasserklares Ultrafiltrat des Blutplasmas. Nach Zirkulation in den inneren und äußeren Liquorräumen geht der Liquor in den Arachnoidalzotten in das venöse Blut über
· Der Liquormantel um Gehirn und Rückenmark schützt die empfindlichen Strukturen vor Stößen gegen die Schädelkalotte. Die Flüssigkeit verleiht dem Gehirn *Auftrieb* und macht es leichter. Verschiedene Substanzen können über den Liquor ins Venenblut abgeleitet werden. Liquor hat keine Versorgungsfunktion für das ZNS!

770 Frage:
Wie viel **Liquor** hat ein Erwachsener?

Kommentar:
· **Etwa 150 ml**! Davon etwa 25 ml in den Ventrikeln und 30 ml im spinalen Subarachnoidalraum
· Im Plexus choroideus (in den Ventrikeln) werden täglich etwa 500 ml Liquor produziert, damit wird der Liquor dreimal pro Tag *ausgetauscht*

Frage: **771**
Wie viel **Liquor** kann zur Diagnostik entnommen werden?

Kommentar:
Bei Erwachsenen etwa **8–10 ml**, bei (Klein-) Kindern eher 1–2 ml.

Frage: **772**
Was ist bei **Liquor präanalytisch** zu beachten?

Kommentar:
· **Antikörper** bzw. **Proteine** sind auch im Liquor sehr stabil und können bei Raumtemperatur 2–3 Tage bzw. > 1 Woche bei 4–8 °C (Kühlschrank) untersucht werden
· Die **Liquorzytologie** muss zeitnah durchgeführt werden. Verfälschungen durch Zelluntergänge und Artefakte beginnen bereits 1–2 Stunden nach Abnahme. Am empfindlichsten sind die Granulozyten. Die reine Zellzahl kann auch noch nach mehreren Stunden bestimmt werden → hohe Zellzahl = **Pleozytose**

Prüfer: **773**
Warum soll der **Liquor** möglichst rasch ins Labor transportiert werden?

Kommentar:
· Eilige **Liquoruntersuchungen** (*Notfalluntersuchungen*) sind vor allem: Zellzahl und Zelldifferenzierung, Eiweiß, Glukose und Lactat. Die **Zellmorphologie im Liquor** ist bereits nach 1–2 Stunden verändert. Evtl. vorhandene Bakterien oder Erythrozyten aus Blutbeimengungen bauen die Glukose rasch zu Lactat ab
· Nicht zeitkritisch sind die Proteinuntersuchungen, die BLS und die Serologie (spezifische Antikörperindices)

12.2. Liquordiagnostik

774 Frage:

Was gehört zur **Liquorbasisdiagnostik**?

Kommentar:

Zellzahl (bei erhöhter Zellzahl auch Zelldifferenzierung), **Gesamtprotein** (Eiweiß), **Glukose** und **Lactat**. Ggf. mit **BLS**, also Albumin sowie Gesamt-IgG / -IgM / -IgA im Serum und Liquor.

775 Prüfer:

Welche Zählkammer wird zur **Liquorzellzählung** benutzt?

Kommentar:

Die **Liquorzellzählung** erfolgt mikroskopisch in der **Fuchs-Rosenthal-Zählkammer**. Die Kammer hat 4x4 Großquadrate mit je 16 Kleinstquadraten, das ergibt insgesamt 256 Quadrate. Zellen auf den vier äußeren Begrenzungslinien werden nur zur Hälfte gezählt.

776 Frage:

Was bedeutet die Angabe von **Drittelzellen**?

Kommentar:

Die **Drittelzellen** ergeben sich aus der Fuchs-Rosenthal-Zählkammer. Hier sind insgesamt 3,2 µl Volumen enthalten. In einer Leukozytenpipette werden zehn Teile Liquor mit einem Teil Färbelösung gemischt und 3,2 µl in die Zählkammer gegeben. Die gezählten Zellen (256 Quadrate) entsprechen dann der Zellzahl / 3 (3,2 µl · 10/11, also eigentlich Zellen pro 2,9 µl). Die Angabe in Drittelzellen ist inzwischen obsolet und führt häufig zu Missverständnissen. Heute sollten die Zellen pro µl angegeben werden.

777 Frage:

Wie gehen Sie vor, wenn der Liquor viele **Erythrozyten** enthält?

Kommentar:

Erythrozyten im Liquor bedeuten immer, dass es zu einer Blutbeimengung im Liquor gekommen ist, da Erythrozyten physiologisch nicht im Liquor vorkommen! Damit stammt auch ein Teil der Leukozyten aus dem Blut. Grob kann man pro 700–1.000 Erythrozyten einen Leukozyten

abziehen. Der blutige Liquor sollte vor der weiteren Analyse zentrifugiert werden. Trotz Zentrifugation können Bestandteile der hämolysierten Erythrozyten (Hb) evtl. die weitere Analyse stören. Problematisch ist es, wenn blutiger Liquor bereits auswärts abzentrifugiert wurde und das nicht mitgeteilt wird.

Frage: **778**

Eiweißmessung im Liquor: Methode? Indikation?

Kommentar:

· **Turbidimetrie**: Nach Eiweißfällung mittels Säuren wird die Trübung photometrisch gemessen oder man gibt Farbstoffe hinzu, die mit den Proteinen photometrisch messbare Komplexe bilden

· Die Gesamteiweißmessung im Liquor ist Teil der Notfalldiagnostik und dient als Hinweis für eine bakterielle Meningitis

· Albumin und die Gesamtimmunglobuline (IgG, IgM, IgA) werden gemessen, um eine Blut-Liquor-Schrankenstörung bzw. eine intrathekale Antikörpersynthese zu erkennen. Nach H. Reiber werden diese Werte in **Reiber-Diagramme** eingetragen

Frage: **779**

Welche **bakterielle Diagnostik** kann aus dem **Liquor** durchgeführt werden?

Kommentar:

· Standarddiagnostik ist der Liquorausstrich und die Liquorkultur zur Erregeranzucht

· Der Liquorausstrich erfolgt auf einem Objektträger mit einer **Pappenheim-Färbung** (Zelldifferenzierung) und einer Gram-Färbung

· **Gram-positiv** Erreger sind z. B. Pneumokokken, Streptokokken, Staphylokokken, Listeria monocytogenes

· **Gram-negativ** Erreger sind z. B. Neisseria meningitides, Enterobakterien, Haemophilus influenzae (H. influenzae)

Prüfer: **780**

Wie unterscheiden sich **Liquorbefunde** einer bakteriellen von einer viralen **Meningitis**?

Kommentar:

· **Bakterielle Meningitis:** trüber, weißlicher Liquor mehr als 1.000 granulozytäre Zellen pro µl, Lactat > 3,5 mmol/l, Albumin-Quotient sehr hoch, Eiweiß > 120 mg/dl
· **Virale Meningitis:** klarer, farbloser Liquor, nur max. mehrere 100 lymphozytäre Zellen pro µl, Lactat < 3,5 mmol/l, normaler Albumin-Quotient und Eiweiß, normale bis mäßige Schrankenstörung

12.3. Liquorchemie

781 Frage:

Welche klinisch-chemischen **Liquorparameter** kennen Sie?

Kommentar:

· Glukose und das Abbauprodukt Lactat
· Ferritin
· β-2-Mikroglobulin
· Carcinoembryonales Antigen
· Glutamat-Decarboxylase-II-AK
· Paraneoplastische antineuronale Antikörper (Yo, Hu, Ri, Amphiphysin)
· Antigangliosid-AK
· Basisches Myelinprotein

782 Frage:

Warum ist das **Lactat** wichtig?

Kommentar:

Bei **bakteriellen Meningitiden** ist das Lactat bis zum 10-fachen der Norm erhöht. Virale Infektionen haben normwertige Lactatwerte. Die Entscheidungsgrenze zwischen viralen und bakteriellen Meningitiden liegt bei etwa 5 mmol/l.

783 Frage:

Welche weiteren Ursachen kennen Sie für eine **Lactaterhöhung**?

Kommentar:

Eine **Lactaterhöhung** kommt vor allem bei bakteriellen oder tuberkulösen Prozessen (Meningitis), Einblutungen in Liquorraum, durch Stoffwechselprozesse (bei hoher Zellzahl = Pleozytose im Liquor) durch Erythrozyten oder Leukozyten und bei infiltrierenden Tumoren vor.

Frage: **784**

Warum ist die **isolierte Glukose-Bestimmung im Liquor** nicht sinnvoll?

Kommentar:

Die Glukosekonzentration im Liquor hängt stark von dem Serumwert ab. Normalerweise ist **im Liquor etwa 70 % der Blutglukose** messbar. Ein Anteil < 50 % spricht für eine bakterielle, tuberkulöse oder pilzbedingte ZNS-Infektion.

12.4. Erregernachweis im Liquor

Frage: **785**

Bei welchem Erreger ist eine **Liquor-PCR** sinnvoll?

Kommentar:

· Bei einer **HSV-Enzephalitis** ist die PCR in den ersten 7 Tagen fast immer positiv!
· Eine hohe diagnostische Sensitivität besteht für alle humanen Herpesviren (HSV-1 und -2, VZV, CMV, EBV; wenig relevant sind hier HHV-6, HHV-7 und HHV-8)
· Eine **PCR** ist sinnvoll bei JC-Virus (JCV), Influenzavirus, Mycobacterium tuberculosis (Sensitivität > 80 %), Cryptococcus neoformans, Aspergillus fumigatus, Enteroviren (kurze Virämie im Liquor, längerer Virusnachweis aus Stuhl)
· Die Sensitivität ist eher gering bei Toxoplasma gondii bzw. sehr gering und damit nicht sinnvoll bei Borrelien oder der FSME. Hier ist die Antikörperbestimmung in Serum und Liquor mit Bestimmung des spezifischen Antikörperindex vorrangig! Hierfür muss aber die BLS bestimmt werden (mehr Liquor und Serum notwendig!)

Frage: **786**

Welche Präanalytik sollte für eine **Liquor-PCR** eingehalten werden?

Kommentar:

· Bei **bakteriologischen Untersuchungen** darf der Liquor nicht abzentrifugiert werden. Für **virologische Untersuchungen** kann auch zentrifugierter Liquor verwendet werden
· Bei Nachweis von **RNA-Viren** sollte der Liquor bis zum Transport im Kühlschrank (4–8 °C) gelagert werden, bei **DNA-Viren** ist dies unproblematischer

12. Liquordiagnostik

12.5. Liquorrhoe

787 **Frage:**

Was versteht man unter einer **Liquorrhoe**?

Kommentar:

Unter einer **Liquorrhoe** versteht man das Ausfließen von Liquor cerebrospinalis aus der Nase (**Rhinoliquorrhoe**) oder dem Ohr (**Otoliquorrhoe**) meist durch eine Schädelbasisfraktur oder Fraktur des Felsenbeins.

788 **Frage:**

Sie bekommen **unklares Sekret aus Ohr oder Nase** eingeschickt. Wie können Sie Liquoranteile nachweisen?

Kommentar:

· **β-2-Transferrin** ist nur im Liquor nachweisbar *und nicht* im Serum!
· **β-Trace-Protein** beträgt im Liquor > 6 mg/l und im Nasensekret < 1 mg/l, Werte < 1 mg/dl sprechen daher für eine Liquorrhoe

12.6. Blutiger und xanthochromer Liquor

789 **Prüfer:**

Wie können Sie eine **artifizielle Blutung** (Punktionsartefakt) von einer **Einblutung in die Liquorräume** (Hirnblutung, Subarachnoidalblutung (SAB)) unterscheiden?

Kommentar:

· Einfacher klassischer Test ist die **3-Gläser-Probe**. Hier werden bei der Liquorpunktion 3-Gläser nacheinander gefüllt. Bei einer artifiziellen Blutung (Verletzung durch Punktion) wird der Liquor vom ersten bis dritten Röhrchen klarer, bei einer SAB oder Hirnblutung bleibt der Liquor blutig rot!
· Bei der **SAB** findet sich auch ein xanthochromer Überstand nach Zentrifugation, positiver Bilirubinnachweis, Ferritin > 15 ng/ml und Hämatomakrophagen
· Bei Punktionsartefakten findet sich ein klarer Überstand, kein Bilirubin, Ferritin < 15 ng/ml und keine Hämatomakrophagen

790 **Prüfer:**

Worauf beruht die Färbung eines **xanthochromen Liquors**?

Kommentar:

Die Färbung eines **xanthochromen Liquors** entsteht durch freies Hb nach Hirnblutung oder SAB, durch Bilirubin und sehr hohen Eiweißgehalt. Punktionsartefakte (artifiziell zugemischtes Blut) ergeben eine Rosa- bis Rotfärbung und eine Trübung durch Blutzellen. Die **Xanthochromie** wird nach einer Zentrifugation beurteilt!

791 **Prüfer:**

Welche typischen Zellen finden Sie in einem Zellpräparat aus **xanthochromem Liquor**?

Kommentar:

In einem **xanthochromen Liquor** ist die Zellzahl stark erhöht. Es findet sich ein gemischtes Zellbild mit allen im Blut vorkommenden Zellen! Außerdem ein erhöhtes Lactat, Eiweiß und ein erhöhter Albumin-Quotient. Diesen darf man nicht als Schrankenstörung fehlinterpretieren!

12.7. Blut-Liquor-Schranke

792 **Prüfer:**

Was gibt der **Albumin-Quotient** an?

Kommentar:

Albumin wird **nur** in der Leber produziert. Sämtliches im Liquor gemessenes Albumin muss daher aus dem Blut, nach Übertritt der Blut-Liquor-Schranke (BLS) stammen! Der Albumin-Quotient repräsentiert daher die BLS und errechnet sich aus dem Albuminwert im Liquor geteilt durch den Albuminwert im Serum. Wegen Messschwankungen ist es wichtig, dass beide Werte im gleichen Lauf gemessen werden!

793 **Frage:**

Hängt der **Albumin-Quotient** von Geschlecht oder Alter ab?

Kommentar:

· Nicht geschlechtsabhängig!

- **Starke Altersabhängigkeit:** Hoher Albumin-Quotient bei Neugeborenen (32), dann abfallend auf niedrigsten Stand (2) im Alter von 6 Monaten und dann langsam ansteigend
- Ab 5 Jahren langsam ansteigend; obere Grenze: Q-Albumin = $(4 + {}^{Alter}/_{15}) \cdot 10^{-3}$

794 **Frage:**

Was sind die **Reiber-Diagramme**?

Kommentar:

- Laut **Hans Reiber** treten die Immunglobuline nicht linear durch die BLS in den Liquor über, sondern gemäß einer Hyperbel
- **Beispiel:** IgG-Quotient
  $= \frac{a}{b} \cdot \sqrt{(Q - Albumin)^2 + b^2} - c$
- Damit kann die Kurve für IgG, IgM und IgA errechnet werden. Es gibt eine obere und untere Grenze sowie einen Mittelwert

795 **Prüfer:**

Wie kann eine **intrathekale IgG-Synthese** nachgewiesen werden?

Kommentar:

Immunglobuline stammen normalerweise komplett aus dem Blut. Bei entzündlichen Prozessen im ZNS kann es zusätzlich zu einer **intrathekalen Synthese** von Immunglobulinen kommen. D.h. es wird der IgG-Quotient bestimmt (IgG im Liquor geteilt durch IgG im Serum) und in das **Reiber-Diagramm** eingetragen. Der Punkt liegt bei einer intrathekalen Synthese über der oberen Begrenzung. Es findet sich also mehr IgG-AK im Liquor als nach dem Albumin-Quotient zu erwarten wäre.

12.7.1. Spezifischer Antikörperindex

796 **Prüfer:**

Warum muss bei einer Liquor-Serologie auch **gleichzeitig** Blut entnommen werden?

Kommentar:

- Die Konzentration der meisten Analyte hängt auch von der Blutkonzentration ab, das gilt besonders bei Proteinen, Antikörpern und Glukose. Gerade bei der Antikörperbestimmung ist eine Differenzierung notwendig zwischen der

intrathekalen autochthonen Antikörperproduktion und den Antikörpern, die durch die BLS aus dem peripheren Blut in den Liquor gelangt sind

- ZNS spezifische Analyte wie Lactat, Demenzmarker oder liquorzytologische Untersuchungen können ohne gleichzeitige Blutentnahme bestimmt werden

797 **Frage:**

Was heißt *gleichzeitig*? Wie viel **Zeit** darf zwischen **Blutentnahmen und Liquorpunktion** vergangen sein?

Kommentar:

- **Zeitgleich** bedeutet innerhalb einer Stunde. In der Praxis werden oft **tagesgleiche Abnahmen** akzeptiert (identisches Abnahmedatum, Uhrzeit fehlt häufig)
- Bei einer zu großen Zeitdifferenz – auch bereits bei tagesgleicher Abnahme kann nicht mehr sicher von einem Konzentrationsgleichgewicht ausgegangen werden

798 + **Prüfer:**

Wie werden die **Immunglobulin-Indizes** berechnet?

Kommentar:

- Für die Berechnung des spezifischen Antikörperindex wird zuerst der **Immunglobulin-Quotient** berechnet z. B.:
  IgG-Quotient = $\frac{Liquor - IgG}{Serum - IgG}$
- **Antikörperindex (AI)** = $\frac{\frac{spez.IgG - Liquor}{spez.IgG - Serum}}{IgG - Quotient}$

799 **Frage:**

Was ist bei der Berechnung der **Immunglobulin-Indizes** zu beachten?

Kommentar:

- Liegt eine intrathekale polyspezifische Antikörpersynthese vor (im Reiber-Diagramm, Punkt über der Grenzlinie) ist die o.g. Formel nicht gültig, da man hier falsch niedrige Werte erhält. Dann muss statt des realen IgG-Quotienten der Grenzwert (Limes), also Q-Limes errechnet und verwendet werden. AI = Quotient spezifisch / Quotient-Limes

· Beispiel IgG[1]: $IgG - Quotient_{Limes} = 0,93 \cdot \sqrt{(Q - Albumin)^2 + 6 \cdot 10^{-6}} - 1,7 \cdot 10^{-3}$

800 Frage:
Welche Bedeutung kann ein erhöhter **Antikörperindex** haben?

Kommentar:
· Die Ursache eines erhöhten AIs kann eine **akute ZNS-Infektion** mit Antikörperproduktion sein, z. B. eine Herpes-Enzephalitis mit erhöhtem AI für HSV

· **Unspezifische Stimulation** von B-Zell-Linien mit einer sekundären, polyspezifischen Immunreaktion, z. B. bei chronischen Entzündungen wie der Multiplen Sklerose

801 Frage:
Wie können Sie **ZNS-Infektionen** von peripheren oder systemischen Infektionen abgrenzen?

Kommentar:
· Wichtig ist die Unterscheidung der Antikörper, die über die BLS aus dem Blut in den Liquor gelangen, und der autochthon im ZNS gebildeten Antikörper. Hierzu wird der AI gebildet

· Beispiel IgG-AK gegen HSV:
$$AI = \frac{\frac{HSV-AK(Liquor)}{HSV-AK(Serum)}}{IgG-Quotient}$$

802 Frage:
Bei welchem **Antikörperindex** besteht eine intrathekale Synthese?

Kommentar:
· Das ist methodenabhängig und muss von dem Labor validiert werden

· Typische Normwerte sind für ELISA-AIs = 0,7–1,3; bei Titer-AIs > 4 (± 1 Titerstufe wird bei der Ablesung toleriert)

803 Frage:
Welche Methode führen Sie zur Bestimmung des **Antikörperindex** durch?

---

[1]Berechnung nach H. Reiber

Kommentar:
· **ELISA:** Vorteil des offenen Systems ELISA ist, dass beliebige Verdünnungen und Materialien eingesetzt werden können. So können bestehende Tests für Aviditätsbestimmungen oder Serum-Liquor-Messungen modifiziert werden. Häufig werden Mikrotiterplatten-ELISAs durchgeführt. Liquor und Serum werden dabei im gleichen Lauf auf der gleichen Mikrotiterplatte getestet und mit der gleichen Standardkurve ausgewertet

· Bei geschlossenen Systemen, z. B. auf Basis der **Chemilumineszenz** (Liaison XL CLIA, Abbott Alinity Chemilumineszenz-Mikropartikel-Immunoassay (CMIA), Roche ECLIA) können keine beliebigen Vorverdünnungen durchgeführt werden. Dies ist jedoch für Liquormessungen erforderlich. Auch können in der Gerätesoftware normalerweise keine Änderungen durch den Benutzer vorgenommen werden, da das Gesamtsystem (aus Software und Gerät) CE zertifiziert ist. Bei diesen Systemen ist der Nutzer daher begrenzt auf das Herstellerangebot an Tests

Frage: **804**
Was ist bei der Bestimmung des **Antikörperindex** zu beachten?

Kommentar:
· Liquor muss mindestens um einen Faktor 2 verdünnt werden, um **Matrixeffekte** zu reduzieren

· Serum sollte auf die Liquorkonzentration verdünnt werden (etwa 200-fach)

· Die OD beider Proben muss im Bereich der Standardkurve liegen. OD < 0,1 und > 2,0 sind inakzeptabel.

· Optimalerweise sollte die OD des Serums und des Liquors identisch sein! Ggf. müssen mehrere Verdünnungen angesetzt werden und dann anhand der ODs das beste **Liquor-Serum-Paar** ausgewählt werden

12.7.2. Oligoklonale Banden

Frage: **805**
Was sind **Oligoklonale Banden**?

Kommentar:

Oligoklonale Banden sind in der Elektrophorese sichtbare Banden und entsprechen den intrathekal produzierten Immunglobulinen und den aus dem Blut über die BLS in den Liquor übergetretenen Immunglobulinen.

806 Prüfer:

Was ist die **Isoelektrische Fokussierung**?

Kommentar:

Bei einer **Isoelektrischen Fokussierung (IEF)** wird in verschiedenen Trägermaterialien wie einem Agarose- oder Polyacrylamid-Gel durch ein Ampholytgemisch ein pH-Gradient aufgebaut. Durch Anlegen einer elektrischen Spannung wandern die einzelnen Immunglobuline im elektrischen Feld an die Stelle, an der pH-Wert ihrem isoelektrischen Punkt entspricht. Hier verschwindet seine *elektrophoretische Beweglichkeit*. Die unterschiedlichen Immunglobuline werden als scharfe Einzelbanden sichtbar und als **Oligoklonale Banden** bezeichnet.

807 Frage:

Wie werden **Oligoklonale Banden** beurteilt?

Kommentar:

· **Oligoklonale Banden** werden in 5 Typen bzw. Konstellationen nach europäischem Konsens eingeteilt:
  1 Normaler Befund (polyklonal)
  2 Oligoklonale Banden im Liquor
  3 Oligoklonale Banden im Liquor, zusätzlich identische Banden in Liquor und Serum
  4 Identische oligoklonale Banden in Liquor und Serum
  5 Monoklonale Banden in Liquor und Serum, IgG Paraprotein

808 Frage:

Ist die Bestimmung der **oligoklonalen Banden** sinnvoll bei unauffälligem Reiber-Diagramm ohne intrathekale Synthese?

Kommentar:

· Ja, da der Nachweis der oligoklonalen Banden sehr empfindlich ist, kann bereits eine intrathekale Synthese von 1–3 % nachgewiesen werden

· Im **Reiber-Diagramm** ist erst eine **intrathekale Synthese** von > 10 % sicher nachweisbar. Außerdem ist der Normbereich im Reiber-Diagramm eine statistisch ermittelte Größe (aus 4.000 Patienten) und kann im Einzelfall falsch sein

12.7.3. Integrierter Liquorbefund

Frage: 809

Was ist ein **integrierter Liquorbefund**?

Kommentar:

Der **integrierte Liquorbefund** ist eine übersichtliche und zusammenfassende Darstellung des kompletten Liquorbefunds auf einer Seite mit den Reiber-Diagrammen, der BLS, den Oligoklonalen Banden und der Antikörperindices. Wichtig ist die zusammenfassende Interpretation der Ergebnisse.

Frage: 810

Warum sollten **Liquor-Befunde** nicht isoliert interpretiert werden?

Kommentar:

Bei einer isolierten Interpretation würden sich evtl. falsche Schlussfolgerungen ergeben. Zum Beispiel spricht eine **MRZ-Reaktion** nicht für eine (akute) ZNS-Infektion mit Masern, Röteln und Windpocken, sondern ist in der Summe zusammen mit positiven Oligoklonalen Banden typisch für eine chronisch entzündliche (Autoimmun-) Erkrankung wie die Multiple Sklerose.

Frage: 811

Was ist ein **entzündliches Liquorsyndrom**?

Kommentar:

Bei einem **entzündlichen Liquorsyndrom** findet sich eine Pleozytose, aktivierte B-Zellen, Antikörper sezernierende B-Lymphozyten und eine intrathekale Immunglobulinsynthese (Reiber-Diagramm, Oligoklonale Banden, erregerspezifische AIs)

12.8. Liquor-Proteine

812   Frage:

Wie viel Prozent der **Liquor-Proteine** stammen aus dem ZNS? Welche Proteine sind diagnostisch wichtig?

Kommentar:

· Nur etwa 15 % der **Liquor-Proteine** stammen aus dem ZNS
· Untersucht werden NSE, Protein S-100B, Tau-Protein, Beta-Amyloid, Protein 14-3-3, Ferritin, CEA, β-2-Transferrin, Beta-Trace-Protein, AAK

813   Frage:

Warum ist das **S-100B** wichtig?

Kommentar:

· Mit **S-100B** kann eine ZNS-Diagnostik aus dem Blut durchgeführt werden!
· S-100B ist ein unspezifischer Marker für eine **Gliazellschädigung** und geeignet zur Prognoseabschätzung bei hypoxischer Hirnschädigung
· S-100B kommt im Zytoplasma von Gliazellen vor, wird bei Schädigungen oder Astroglia-Aktivierung freigesetzt und gelangt dann ins Blut → Anstieg in Serumverlaufskontrollen!

814   Frage:

Welche Bedeutung hat die **NSE**?

Kommentar:

Die **Neuronenspezifische Enolase (NSE)** ist ein Marker für eine akute ZNS-Läsion mit Untergang neuronaler Strukturen. Primär kommt es zum Anstieg im Liquor und dann zum Übertritt ins Blut.

12.8.1. Tumormarker im Liquor

815   Frage:

Welche **Tumormarker** gibt es im Liquor?

Kommentar:

· Bei **Primären Hirntumoren** gibt es als Tumormarker im Liquor AFP, das β-hCG und die PLAP
· Bei **Sekundären Hirntumoren** CEA, CA 15-3, CYFRA 21-1

Frage: 816

Bei welchen **Tumormarkern** macht es Sinn, die Spiegel im Blut und Liquor zu vergleichen?

Kommentar:

Die Vergleichsmessung der Spiegel im Blut und Liquor ist vor allem **bei Hirnmetastasen peripherer Karzinome**, z. B. dem CEA beim Mammakarzinom, sinnvoll. Hier kann analog zum AI ein Quotient aus der Liquor- und der Serumkonzentration gebildet werden

12.9. Krankheitsspezifische Parameter

12.9.1. Multiple Sklerose

Frage: 817

Welcher Liquorbefund ist typisch für die **Multiple Sklerose**?

Kommentar:

· Es gibt keine spezifischen Einzelparameter für die Multiple Sklerose (MS). Die Verdachtsdiagnose ergibt sich nur aus dem Gesamtbefund (integrierter Liquorbefund)

· Eine hohe Sensitivität für die **MS** ergibt sich bei positiven Oligokolonalen Banden (Typ 2 oder 3), einer positiven **MRZ-Reaktion**, bei normaler BLS-Funktion, bei aktivierten B-Lymphozyten (> 0,1 % der Gesamtpopulation), einer intrathekalen Ig-Synthese (Reiber-Diagramm > 10 %) und einer nur leicht erhöhten Leukozytenzahl (max. 35 / µl)

Frage: 818

Welche Befunde erwarten Sie bei einer **MS**?

Kommentar:

Typisch für die **Multiple Sklerose** sind positive oligoklonale Banden sowie eine sogenannte **MRZ-Reaktion**.

Frage: 819

Was ist eine **MRZ-Reaktion**?

Kommentar:

Bei der **MRZ-Reaktion** finden sich erhöhte Antikörperindices gegen Masern, Röteln und Windpocken als Zeichen einer polyspezifischen Immunreaktion.

12.9.2. Demenz

820 Frage:

Was kann im Liquor zur **Demenz-Diagnostik** bestimmt werden?

Kommentar:

Gesamt-Tau-Protein, Phospho-Tau, β-Amyloid 1-42, β-Amyloid-Ratio 1-40/1-42, Protein 14-3-3, Apolipoprotein-E-Genotypisierung

821 Frage:

Wie werden diese **Demenz-Marker** bestimmt?

Kommentar:

· Gesamt-Tau-Protein, β-Amyloid und Phospho-Tau werden mit Immunoassays bestimmt
· Protein 14-2-2 wird mittels 1D-Immunoblotverfahren bestimmt
· NSE wird mittels EIA bestimmt, S-100B mittels ILMA = Immun-Lumineszenz-Assay

822 Frage:

Was ist **präanalytisch bei den Demenz-Markern** zu bedenken?

Kommentar:

Am besten eignen sich Gefäße aus Polypropylen, um eine Absorption der Proteine an der Gefäßwand zu verhindern. Lagerung max. 4 Stunden bei 20 °C. Versand auf Trockeneis, bei Transport > 24 Stunden ist Einfrieren bei - 20 °C sinnvoll. Langfristige Lagerung bei - 80 °C.

823 Frage:

Wie bewerten Sie die **Sensitivität und Spezifität der Demenz-Marker**?

Kommentar:

· Klinisch relevant sind vor allem β-Amyloid 1-42, Gesamt-Tau, Phospho-Tau
· Phospho-Tau als guter Biomarker für eine Alzheimer Demenz

12.9.3. HIV

MB

Prüfer:

824

Wie wird der **Liquor eines HIV-Patienten** untersucht?

Antwort:

bakteriologisch, mykotisch, serologisch

Kommentar:

· Eine **Liquoruntersuchung** erfolgt bei **HIV-Patienten** bei Verdacht auf eine zerebrale Infektion, z. B. Kryptokokkose, HIV-1-assoziierte neurokognitive Störung (engl. HIV-1-associated neurocognitive disorder = HAND) oder progressive multifokale Leukoenzephalopathie:

- **Viren:** JCV-PCR, CMV (AK, PCR), VZV (AK, PCR), HSV (AK, PCR), ggf. Humanes T-lymphotropes Virus (HTLV) bei Auslandsaufenthalt
- **Pilze:** Kryptokokken-Antigen, Histoplasmose-Antigen, Aspergillus-Antigen, Candida-Antigen, Kultur, Direktpräparat
- **Parasiten:** Toxoplasmose (AK, PCR)
- **Syphilis** (AK), Kultur
- **AAK,** z. B. 14-3-3 Protein, tau-Protein
- **Basisdiagnostik:** Zellzahl mit Zelldifferenzierung, BLS mit Reiber-Diagrammen und intrathekaler AK-Synthese

12 Liquordiagnostik

13. Transfusionsmedizin

Inhalt

Randspalte: (+) = häufige Frage, (++) = sehr häufige Frage, (MB) = Frage aus einer Mikrobiologie-Prüfung.

> ### Blutgruppenhäufigkeit
>
> **A (43 %) → 0 (41 %) → B (11 %) → AB (5 %)**
> 85 % sind *Rhesus-positiv*, also **D+**
> Häufigster Phänotyp im Rh-System: **CcDee**
> kk = Kell negativ 92 %, Kk = 7,8 %, KK = Kell positiv 0,2%

13.1. Blutgruppen

825 Prüfer:

Welche **Blutgruppensysteme** gibt es?

Antwort:

ABO, Rhesus, Kell, Lutheran, . . .

Kommentar:

· Insgesamt sind etwa 35 Blutgruppensysteme mit einer Vielzahl an Antigenen bekannt. Das **wichtigste Blutgruppensystem ist das AB0-System** mit den Hauptgruppen A (43 %), B (11 %), AB (5 %) und 0 (41 %) → Antikörper gegen die nicht vorhandenen AB-Eigenschaften werden im ersten Lebensjahr (ohne *vorherige* Sensibilisierung) ausgebildet!

· Das zweitwichtigstes System ist das **Rhesus-System** mit den Faktoren C, D und E. D wird dominant vererbt, dadurch sind **85 % der Bevölkerung Rh-positiv (= D)** → Anti-D-Antikörper bilden sich bei Rh-negativen Menschen nur durch Kontakt mit Rhesus-positivem Blut (Transfusion, Schwangerschaft, Entbindung). Nach Sensibilisierung in der ersten Schwangerschaft kann bei Rh-negativen Müttern und Rh-positiven Kindern ein Morbus hämolyticus neonatorum auftreten!

· Das drittwichtigste System ist das **Kell-System**. 92 % sind Kell-negativ (kk), 7,8 % heterozygot Kk und 0,2 % Kell-positiv (KK)

· **Weitere Systeme sind das** MN-System bzw. MNS-System (M,N mit S,s und U), Duffy-System, Cellano, Kidd, Lewis, Lutheran, P, Xg

826 Frage:

Was ist das Besondere am **Duffy-System**? Wo ist es besonders relevant?

Kommentar:

Das **Duffy-Antigen** ist gleichzeitig ein Rezeptor für Plasmodium vivax (Malaria tertiana) und Plasmodium knowlesi. Dadurch sind Duffy-negative Menschen (Fy(a-b-)-Phänotyp) resistent gegenüber der Malaria tertiana. Da das Duffy-Antigen hierdurch einen Überlebensvorteil in Malariagebieten bietet, ist es häufiger im südlichen Afrika!

13.1.1. Blutgruppenserologie in der Schwangerschaft

827 Prüfer:

Wie ist das **Vorgehen gemäß der Mutterschafts-Richtlinie**?

Kommentar:

· Laut **Mutterschafts-Richtlinie** (Stand 2015) erfolgt bei festgestellter Schwangerschaft die Bestimmung der Blutgruppe, Rh-Faktor D und Antikörpersuchtest (AKS)

13 Transfusionsmedizin

· Blutgruppe und Rh-Faktor müssen nicht bestimmt werden, wenn bereits erfolgt und dokumentiert!
· Zweiter AKS in der 24.–27. SSW. Rh-negative **Schwangere ohne Anti-D-Antikörper** bekommen in der 28.–30. SSW 300 μg Anti-D-Immunglobulin

828 Frage:
Was muss der **AKS** mindestens erkennen?

Kommentar:
Indirekter Antiglobulintest gegen 2 Testzellen mit den Antigenen D, C, c, E, e, Kell, Fy (Duffy), S

829 Frage:
Was ist wichtig **nach einer Geburt oder Fehlgeburt**?

Kommentar:
Bestimmung des **Rh-Faktors des Kindes**! Bei Rh-positivem Kind wird nach Entbindung, Abort oder Schwangerschaftsabbruch innerhalb von 72 Stunden eine weitere Standarddosis Anti-D-Immunglobulin gegeben.

13.2. Rhesusprophylaxe

830 Frage:
Wann wird eine **Rhesusprophylaxe** durchgeführt?

Kommentar:
· Bei Rh-negativen Schwangeren und Rh-positivem oder unbekanntem Kind wird in der 28. SSW eine Anti-D-Immunprophylaxe (**Rhesusprophylaxe mit Rhophylac 300 μg = 1.500 IE**) durchgeführt. **Weitere Indikationen zur Rhesusprophylaxe** sind Fehlgeburten ab SSW 7+0, Abruptio, Tubargravidität, invasive Eingriffe (Amniozentese, Chorionzottenbiopsie, Chordozentese), Abortus imminens, abdominelle Traumen, schwere Präeklampsie, Polyhydramnion oder vorzeitige Wehentätigkeit
· Nach Entbindung erfolgt bei Rh-positivem Kind eine weitere Anti-D-Immunprophylaxe innerhalb von 72 Stunden

831 Frage:
Wie viel *kindliches Blut* deckt eine Gabe **Rhophylac** mit 1.500 IE ab?

Kommentar:
1.500 IE Rhophylac reichen bei einer fetomaternalen Transfusion von etwa **30 ml Blut** und decken damit 99% aller Ereignisse ab. Bei vermeintlich größeren Transfusionen muss die doppelte Menge gegeben werden, z. B. bei Mehrlingsschwangerschaften, Multiparität, partieller / vorzeitiger / unvollständiger oder manueller Plazentalösung, Uterusatonie, Chorionkarzinom oder prolongierter Geburt über 24 Stunden.

832 Prüfer:
Was ist bei einem **Weak-D** bei der **Rhesusprophylaxe** zu beachten?

Kommentar:
· Die meisten **Weak-D-Typen** können kein Anti-D bilden und werden daher als **Rh-positiv** eingestuft (als Empfänger und auch als Spender!). Schwangere erhalten keine Anti-D-Prophylaxe (*Rhesusprophylaxe*), bei Bedarf bekommen sie Rh-positives Blut
· Ausnahme bildet der **Typ IV**, hier kommen Anti-D-Immunisierungen vor!

13.2.1. Fallbeispiel Rhesusprophylaxe

Fallbeispiel
Schwangere mit bereits einer Vorschwangerschaft, bei der versäumt wurde, eine Anti-D-Prophylaxe zu betreiben.

833 Prüfer:
Wie sieht in der Regel der Titer am Anfang einer neuen Schwangerschaft aus?

Antwort:
Meist nur gering nachweisbarer Titer.

Kommentar:
Bei fehlender Immunisierung sind keine **Anti-D-AK** nachweisbar (Kind aus Vorschwangerschaft Rh-negativ) oder niedrig bis hohe Titer bei durchgemachter Immunisierung (Kind Rh-positiv).

834 Prüfer:

Welches weitere Vorgehen empfehlen Sie nun dem Gynäkologen?

Antwort:

Es gibt zwei Möglichkeiten: Wenn der Fetus Rh-negativ ist, dann besteht überhaupt kein Handlungsbedarf. Dies wird sichtbar in der AK-Titerverlaufskontrolle, da dann das Anti D im Titer gleich bleibt bzw. abnimmt. Wenn der Fetus Rh-positiv ist, dann ist ein Titeranstieg zu erwarten, sobald kindliche Erythrozyten in den mütterlichen Kreislauf gelangen. Anhand des Titerverlaufs kann eine Prognose vorgenommen werden.

Kommentar:

· Wichtig sind **regelmäßige Anti-D-Titerverlaufskontrollen**. Ein gleichbleibender (niedriger) oder abfallender Titer spricht gegen eine Immunisierung. Es besteht dann kein Handlungsbedarf

· Bei einem **Rh-positiven Fetus** kommt es zu einem weiteren **Anstieg des Anti-D-Titers** durch den Übertritt kindlicher Erythrozyten in den mütterlichen Kreislauf. Zum Ausschluss einer relevanten Hämolyse (**MHN**) bzw. einer kindlichen Anämie wird regelmäßig der Blutfluss in der Arteria cerebri media gemessen. Bei Auffälligkeiten kann eine Blutuntersuchung aus der Nabelschnurvene und ggf. eine Austauschtransfusion erfolgen

· Ab einem **Anti-D-Titer von 1:64** bzw. einem **Anti-Kell-Titer von 1:2** besteht ein erhöhtes Risiko für eine schwere fetale Anämie bzw. einen immunologischen Hydrops. Ein Titeranstieg im Verlauf von 2 Titerstufen ist signifikant! Kontrollen bis zur 24. SSW alle 4 Wochen, dann alle 2 Wochen. Ab der 15. SSW ist die dopplersonographische Flussmessung in Arteria cerebri media möglich. Bei Auffälligkeiten erfolgt eine Nabelschnurvenenpunktion und eine Transfusion bei Hb < 10 g/dl (Zielwert 12–15 g/dl)

835 Frage:

Was passiert, wenn eine **Rh-positive Schwangere eine Rhesusprophylaxe** bekommt?

Kommentar:

· Bei der **Rhesusprophylaxe** werden Anti-D-AK gegeben. Diese Antikörper führen im Regelfall nicht zu einer klinisch relevanten Hämolyse, da die Standarddosis von 300 µg nur etwa 25–30 ml Rh-positives Blut neutralisieren kann. Bei einem Erwachsenen ist das weniger als 1 % des gesamten Blutvolumens!

· Dokumentation ist wichtig. Ansonsten fällt die Patientin später ggf. mit einem unklaren positiven AKS mit Anti-D-AK auf, obwohl sie selbst Rh-positiv ist! Die AK können bis zu 11 Wochen nachgewiesen werden (Titer bis zu 1:16). Der Coombs-Test im Nabelschnurblut wird positiv

13.3. D-Weak

Frage: 836
Was ist das **D-Weak**?

Kommentar:

· Seit 1992 wird anstatt dem Begriff *Du* von D-Weak (oder Weak-D) gesprochen. Etwa 0,2–1 % der Europäer reagieren nur schwach auf die kommerziell erhältlichen Anti-D-Testseren. Wichtig: **Rhesus-negativ sind etwa 15–20 % der Menschen europäischen Ursprungs**, aber nur **5 % der Afrikaner** bzw. nur **0,3 % der Asiaten**

· Bei Auswahl der Testseren ist zu beachten, dass Seren je nach Hersteller verschiedene Untertypen der schwachen Rhesusvarianten erfassen

· Neben der Serologie ist die molekulare Diagnostik zur genauen Abklärung der verschiedenen schwachen RHD-Varianten erforderlich

Frage: 837
Welche Ursachen gibt es für ein **D-Weak**?

Kommentar:

· Der so genannte **Positionstyp des Weak-D-Typs** entsteht durch den suppressiven Effekt (**Ceppellini-Effekt**) des C–Gens, wenn es sich in Transstellung zum D-Gen des Rhesus-Komplexes befindet (Dce/Ce) → Es kommt zu keiner Immunisierung

· Durch molekulare Diagnostik wurden intrazelluläre Rh-D-Veränderungen nachgewiesen (mehr als 40 Varianten). Mehr als 90 % davon sind die Typen 1, 2 oder 3, die nicht immunogen sind

Prüfer: 838
Was ist der **Ceppellini-Effekt**?

195

13 Transfusionsmedizin

Kommentar:

Der **Ceppellini-Effekt** ist ein Positionseffekt, der sich als **D-Weak** darstellt. Das D-Merkmal ist genotypisch normal, wird aber durch ein C-Gen in der anderen Chromosomenhälfte (also in Transposition) unterdrückt, z. B. **CCD.ee**

13.4. Fetale Anämie

839 **Frage:**

Was sind die Hauptursachen einer **fetalen Anämie?**

Kommentar:

- 85 % der transfusionspflichtigen fetalen Anämie basieren auf einer **Rhesus-D-Inkompatibilität** (Mutter Rh-negativ, Fötus Rh-positiv)
- Etwa 10 % der immunologisch bedingten Anämien werden verursacht durch Anti-Kell-Antikörper, 3,5 % durch Anti-Rh-c-Antikörper und etwa 1,5 % durch Anti-Rh-E und Anti-Fy-Antikörper (Duffy)

840 **Frage:**

Gibt es noch andere Ursachen für eine **fetale Anämie?**

Kommentar:

- Bei den Infektionen ist das **Parvovirus B19** am wichtigsten (Hydrops fetalis in der ersten Schwangerschaftshälfte)
- Fetomaternale Hämorrhagie
- Homozygote α-Thalassämie
- Erythrozytendefekte wie Enzymdefekte (G6PDH-Mangel, Pyruvatkinase-Mangel) oder Membrandefekte (Sphärozytose, Elliptozytose)

841 **Frage:**

Was passiert bei einer immunologisch bedingten **fetalen Anämie?**

Kommentar:

- Bei der immunologisch bedingten **fetalen Anämie** kam es bereits im Vorfeld zu einer Immunisierung (Vorschwangerschaft mit Rh-positivem Kind) und bei erneutem Antigen-Kontakt (zweite Schwangerschaft mit Rh-positivem Kind) kommt es zur schnellen Immunantwort mit Produktion von plazentagängigen IgG-AK. Dort

binden sie an kindliche Erythrozyten und führen zu deren Hämolyse. Nach der Kompensationsphase mit Anstieg der Retikulozyten und erhöhtem Herzzeitvolumen kommt es bei weiterem Hb-Abfall zur Lactatazidose und zu einem immunologischen Hydrops

- **Parvovirus B19** (Ringelröteln) vermehrt sich bevorzugt in erythropoiden Vorläuferzellen im Knochenmark und im blutbildenden System. Dabei kommt es zur Lyse der Zellen und dadurch auch zur Anämie

13.5. Coombs-Test +

Prüfer: 842

Welche **Coombs-Tests** gibt es?

Antwort:

Direkten und indirekten Coombs-Test.

Kommentar:

Beide **Coombs-Tests** weisen Antikörper gegen blutgruppenspezifische Antigene nach. Unterschieden wird aber zwischen kompletten und inkompletten Antikörpern. An der Oberfläche sind Erythrozyten negativ geladen und halten sich dadurch auf Abstand (Zeta-Potential). Komplette (= agglutinierende Antikörper, meist Typ IgM) können diesen Abstand direkt überbrücken, inkomplette AK benötigen zur Agglutination noch weitere Zusätze.

Prüfer: 843

Was weist der **direkte Coombs-Test** nach? Und wann ist er positiv?

Antwort:

Autoimmunhämolyse, MHN, Fehltransfusion

Kommentar:

- Der **direkte Coombs-Test** ist ein direkter Antiglobulintest. Er überprüft, ob Erythrozyten mit (inkompletten) IgG-Antikörpern oder mit Komplement C3d beladen sind. Nach Waschen der Erythrozyten gibt man tierische Anti-Human-IgG-Antikörper oder humanes C3d (Antiglobulin) zu den Erythrozyten. Bei entsprechender Beladung der Erythrozyten kommt es zur Quervernetzung und sichtbaren Agglutination

· Ein **direkter Coombs-Test** wird durchgeführt bei MHN, hämolytischen Transfusionszwischenfällen und der auto-immunhämolytischen Anämie

844 **Prüfer:**

Was weist der **indirekte Coombs-Test** nach? Und wann ist er positiv?

Antwort:

AKS, Kreuzprobe, Schwangerschaftsuntersuchung

Kommentar:

· Der indirekte Coombs-Test (ICT) ist ein **indirekter Antiglobulintest:** Erythrozyten sind noch nicht mit Antikörpern beladen → Zugabe eines blutgruppenspezifischen humanen Antikörpers (= Beladen der Erythrozyten) und dann erst Zugabe eines tierischen Antihumanglobulins zur sichtbaren Agglutination

· **indirekter Coombs Test (ICT)** wird eingesetzt als AKS, in Schwangerschaft (Rhesusprophylaxe) sowie vor / nach Transfusionen (irreguläre Antikörper) und bei der Kreuzprobe

845 **Prüfer:**

Welche **Antikörper** bestimmt man in der Schwangerschaft?

Antwort:
Rhesus-Faktor

Kommentar:

Bestimmung des **Rhesus-Faktors D,** da es bei Rh-negativen Müttern und Rh-positiven Müttern häufig zur Immunisierung kommt und Anti-D ein hohes Risiko für ein MHN bietet. 80 % der Rh-negativen Menschen bilden Antikörper, wenn sie mit Rh-positivem Blut in Kontakt kommen!

846 **Prüfer:**
Welche **Blutgruppensysteme** gibt es noch?

Antwort:
Kell, Kidd, Duffy, MNS, . . .

Kommentar:
Insgesamt gibt es 35 verschiedene **Blutgruppensysteme.** Die wichtigsten sind Kell und Cellano, MNS, Duffy a und Duffy b sowie Kidd a und Kidd b.

13.6. Antikörpersuchtest

Frage: 847
Welche Antikörper müssen beim **Antikörpersuchtest** erfasst werden?

Kommentar:
· Eingesetzt werden normalerweise mindestens zwei, besser drei Testzellen (Erythrozytensuspensionen), die bestimmte Blutgruppenantigene enthalten und sich optimalerweise ergänzen:
- **Rh-System:** C, Cw, c, D, E, e
- **Kell-System:** K (Kell), k (Cellano)
- **Duffy-System:** Fy(a) (Duffy a), Fy(b) (Duffy b)
- **Kidd-System:** Jk(a) (Kidd a), Jk(b) (Kidd b)
- **MNS-System:** M, N, S, s
- **P-System:** P1
- **Lewis-System:** Le(a), Le(b)

Frage: 848
Wie funktioniert ein **Antikörpersuchtest**?

Kommentar:
· Der **Antikörpersuchtest** ist Teil der Blutgruppenbestimmung und zwingend vorgeschrieben vor einer Transfusion. Zum Zeitpunkt der Transfusion darf der AKS nicht älter als 3 Tage sein
· Transfusionsrelevante Antikörper reagieren am empfindlichsten im indirekten Antihumanglobulintest bei 37 °C

Frage: 849
Wie gehen Sie bei einem **positiven AKS** vor?

Kommentar:
· Der **AKS dient dem Antikörperscreening.** Ist er positiv, muss eine Antikörperdifferenzierung durchgeführt werden
· Die Durchführung der Differenzierung der **irregulären Antikörper** erfolgt analog zum AKS als ICT, hier jedoch mit einem erweiterten Testpanel mit mindestens 8 (meistens 11) Testzellen. Da die Testzellen vom Hersteller bereits vorgetestet

wurden, sind die vorhanden Blutgruppenantigene bekannt

· Anhand der positiven Testzellen kann auf das Antigen bzw. auf die vorliegenden Antikörper geschlossen werden. Beispiel: Alle Testzellen, die eine positive Reaktion ergeben, sind Duffy a positiv, damit sind irreguläre Antikörper gegen Duffy a vorhanden!

· Durch Enzymvorbehandlung können Antikörper auch verstärkt sichtbar gemacht werden oder verschwinden: Dadurch, dass **Proteinasen** (Bromelin, Papain) Proteine der Erythrozytenmembran spalten, können Antikörper leichter an die Blutgruppenantigene binden (Rhesus, Kidd) oder sie werden zerstört wie bei Duffy

13.6.1. Positiver AKS bei Schwangeren

850 Frage:
Wie viele **Schwangere** haben einen **positiven AKS**?

Kommentar:
Bei etwa einem Prozent aller Schwangeren tritt ein **positiver AKS** auf. Etwa bei der Hälfte kann ein MHN auftreten.

851 Frage:
Welche **irregulären antierythrozytären Antikörper** sind bei Schwangeren am häufigsten?

Kommentar:
Mit etwa 29 % bzw. 17 % sind die wärmereaktiven- (**Wärmeautoantikörper**) bzw. kältereaktiven-Antikörper (**Kälteantikörper**) am häufigsten. Wenn keine Autoimmunhämolyse vorliegt, also z. B. Haptoglobin nicht erniedrigt ist, ist es normalerweise ungefährlich. Danach folgt Anti-D mit 13 %, Anti-E mit 11 %, Anti-M mit 11 %, Anti-c mit 11 %.

852 Frage:
Welche Rolle spielen **Anti-M-Antikörper** in der Schwangerschaft?

Kommentar:
Anti-M-Antikörper sind normalerweise IgM-Antikörper, damit nicht plazentagängig und für die Schwangerschaft irrelevant.

853 Frage:
Für was sprechen **niedrigtitrige Anti-D-AK** am ehesten?

Kommentar:
Niedrigtitrige Anti-D-AK sind ein typischer Befund nach einer **Rhesusprophylaxe**. Daher immer nach vorangehenden Schwangerschaften sowie nach Aborten und Ausschabungen fragen. Verlaufskontrollen helfen ebenfalls die Relevanz einzustufen.

854 Frage:
Bei einer Schwangeren mit einem **positiven AKS** und der **Rhesus-Formel CcD.ee** finden Sie einen **Anti-E-Titer von 1:16**. Welche Bedeutung hat dies für die Schwangerschaft?

Kommentar:
· **Anti-E-Antikörper** kommen auch häufig ohne ein vorausgegangenes Immunisierungsereignis, wie eine Schwangerschaft oder eine Bluttransfusion, vor

· Anti-E-Antikörper können einen **MHN** verursachen, auch wenn schwere Verläufe sehr selten sind!

855 Frage:
Welches Vorgehen empfehlen Sie bei **positiven Anti-E-Antikörpern**?

Kommentar:
Titerkontrollen sollten alle 4 Wochen bzw. ab der 30. SSW engmaschiger alle 2 Wochen erfolgen. Bei einem Titeranstieg werden engmaschig **dopplersonographische Kontrollen** der A. cerebri media durchgeführt. Sinnvoll ist auch ein **Blutgruppenausweis** mit den nachgewiesenen Anti-E-AK.

13.7. Bluttransfusion

856 Prüfer:
Was ist zur **Transfusion** notwendig?

Antwort:
Kreuzprobe in drei Stufen

Kommentar:

· Blutgruppenbestimmung des Spender(blut)s und des Empfängers
· AKS mit Antikörperdifferenzierung aus Spenderblut und Empfängerblut
· Kreuzprobe als serologische Verträglichkeitsprüfung
· unmittelbar **VOR Applikation** des Erythrozytenkonzentrats muss am Patientenbett der **Bedside-Test** (ABO-Überprüfung) durchgeführt werden. So sollen Verwechslungen, z. B. bei zwei namensgleichen Patienten auf einer Station, ausgeschlossen werden!

857 Prüfer:

Wie erklärt sich ein **negativer AKS und eine positive Kreuzprobe**?

Kommentar:

· Im **AKS** werden immer nur diejenigen Antikörper erfasst, deren Antigene auch auf den Testzellen vorhanden sind!
· Sehr seltene Antikörper werden daher im AKS eventuell nicht erfasst, wenn diese Blutgruppenantigene jedoch im Spenderblut vorhanden sind, kommt es bei der **Kreuzprobe** zu einer Agglutination

858 Prüfer:

Welche **Antikörper** findet man am meisten?

Kommentar:

Am häufigsten sind die Antikörper, die mit den AKS-Testzellen erfasst werden, vor allem die **Rhesus-Antikörper**.

859 Frage:

Was ist bei **Bluttransfusionen** bezüglich **Syphilis** zu beachten?

Kommentar:

Laut RKI sind in gekühlten Blutkonserven nach 5 Tagen noch vitale Treponemen nachweisbar. Wenn das wirklich so ist, wäre es bei den meisten Blutprodukten kein Problem. Problematisch könnten nur frische Präparate sein, die für einen bestimmten Empfänger hergestellt werden. Gerade zelluläre Blutprodukte werden heute immer leukozytendepletiert, also gefiltert. Fraglich, ob da Treponemen noch enthalten sein können. Die Größenverhältnisse sind ähnlich. Leukozyten sind etwa 7–20 μm (Monozyten) groß und Treponema pallidum etwa 5–15 μm lang, aber nur 0,2 μm breit. Wahrscheinlich stammt das Problem daher aus Zeiten der Vollblutkonserven.

13.8. Gefrorenes Frischplasma

Prüfer: 860

Was sind die **Vorteile von Fresh Frozen Plasma (FFP)** gegenüber Vollblutkonserven in der Hämotherapie?

Antwort:

Gerinnungsfaktoren bleiben erhalten

Kommentar:

· In Vollblut sind **Gerinnungsfaktoren nur wenige Stunden stabil** – daher wird zu diagnostischen Zwecken gefrorenes Citrat-Plasma ins Labor gesandt
· FFP enthält in physiologischer Konzentration Proteine (Albumin), Faktoren der Fibrinolyse, Faktoren des Komplementsystems, Gerinnungsfaktoren und Immunglobuline
· **FFPs** sind bei –30 bis -40 °C bis zu 2 Jahre haltbar! Unmittelbar vor der Gabe werden sie aufgetaut und innerhalb von 6 Stunden appliziert
· **Faustformel:** 1 ml Plasma pro kg Körpergewicht erhöht den Faktorengehalt um bis zu 1 % (ein Beutel enthält etwa 200 bis 350 ml)

Frage: 861

Welche **Indikation für FFP** kennen Sie?

Kommentar:

· **Notfallsubstitution** einer klinisch relevanten Blutungsneigung oder einer manifesten Blutung bei komplexen Störungen des Hämostasesystems, besonders bei schwerem Leberparenchymschaden oder im Rahmen einer DIC
· Verdünnungs- oder Verlustkoagulopathien
· Substitution bei Faktor V- oder Faktor XI-Mangel
· Thrombotisch-thrombozytopenische Purpura
· Austauschtransfusion

Frage: 862

Wann werden **PPSB** eingesetzt?

Kommentar:

· **Prothrombinkomplexkonzentrate** (PPSBs) werden eingesetzt bei lebensbedrohlichen Blutungen durch Vitamin-K-Antagonisten (Phenprocoumon = Falithrom, Marcumar, Coumadin = Warfarin) und bei notwendigen Notfall-OPs bei *marcumarisierten* Patienten
· PPSBs enthalten die Vitamin-K abhängigen Gerinnungsfaktoren (II, VII, IX und X), Protein C und Protein S, meist auch AT und geringe Mengen Heparin
· Kontraindiziert sind PPSBs bei einer Indikation für eine orale Antikoagulation, z. B. bei Hochrisikopatienten: künstliche Herzklappe, kürzliche LAE, disseminierte intravasale Gerinnung, HIT, Fibrinogenmangel → PPSB enthalten nicht das für die Gerinnung notwendige Fibrinogen und sind daher bei einem Fibrinogenmangel bei einer Verbrauchskoagulopathie wirkungslos!
· Die **PPSB-Gabe** erfolgt **als Kurzinfusion** über 15 Minuten, Faustformel: 1 IE/kg Körpergewicht erhöht Quick um 1–2 %, Ziel-Quick-Wert sind etwa 60 %. Parallele Vitamin-K-Gabe ist sinnvoll, da die HWZ von PPSB nur 4–6 Stunden beträgt

13.9. Transfusionsreaktion

863 Prüfer:
Wie klären Sie routinemäßig eine **Transfusionsreaktion** ab?

Kommentar:

· **Verwechslung ausschließen**: Bestimmung der Blutgruppe und des Rh-Faktors vor und nach der Transfusion beim Patienten
· Überprüfen der **Konservenblutgruppe**
· Überprüfen der **Patientenblutgruppe** mittels Bedside-Test
· Mikrobiologische Untersuchungen
· Diagnostik bezüglich irregulärer erythrozytärer Antikörper (entstehen bei Kontakt mit Fremd-Antigenen von Erythrozyten, durch Bluttransfusionen, Schwangerschaften)

> **Fallbeispiel**
>
> Bei einem Patienten mit einer **Transfusionsreaktion** war der Bedside-Test in Ordnung. Bei bekannten Anti-E-AK (Rh-Formel Cc-

Dee) wurden die Konserven entsprechend ausgewählt. Der Coombs-Test vor und nach der Transfusion war negativ! Eine ähnlich Reaktion ist schon einmal aufgetreten, nur weniger schwerwiegend. Deshalb erfolgte eine Prämedikation mit 100 mg Prednisolon i. v. bei fraglicher Autoimmunerkrankung als Grunddiagnose!

Prüfer: 864
Weitere Abklärung der **Transfusionsreaktion**?

Kommentar:

· Notfallmäßig ist die Bestimmung des Gesamt-IgA- und der Anti-IgA-Antikörper zum Ausschluss eines **IgA-Mangels** bzw. einer Immunisierung gegen das transfundierte *Fremdprotein* IgA notwendig
· Ein absoluter IgA-Mangel mit anschließender Anti-IgA-Immunisierung ist zwar ein seltenes Phänomen, muss aber bei zukünftigen Transfusionen beachtet werden!

Frage: 865
Was machen Sie, wenn sich Ihr Verdacht bestätigt und der Patient weiterhin transfusionspflichtig ist?

Kommentar:

Ein **IgA-Mangel** (nach Immunisierung Vorliegen von Anti-IgA-Antikörpern) ist eine Indikation für gewaschene Erythrozyten oder die Gabe von Blutprodukten von Spendern, die selbst einen IgA-Mangel haben!

Frage: 866
Transfusionsreaktion – Warum ist ein **IgA-Mangel** relevant?

Kommentar:

· Bei jeder Transfusion können (geringe) Mengen IgA-Antikörper enthalten sein. Patienten mit einem IgA-Antikörpermangel können bei IgA-Kontakt Anti-IgA-Antikörper gegen das körperfremde Protein entwickeln. Durch Komplexbildung und Komplementaktivierung kann es zu einer Transfusionsreaktion bis hin zum anaphylaktischen Schock kommen

- Bei nachgewiesenem **IgA-Mangel** und Z.n. Transfusionsreaktion müssen gewaschene Erythrozytenkonzentrate verwendet bzw. IgA-freie Plasmen von Spendern mit einem IgA-Mangel gegeben werden

13.10. Maßnahmen bei Blutungen

867 **Frage:**

Welche **Maßnahmen** sind bei **Massivblutungen** oder **perioperativen Gerinnungsstörungen** notwendig?

Kommentar:

Nach Grottke et al.[1] **pragmatische schnelle Therapie!** Bei 5 l Blutverlust sollten 10 EKs (Blutgruppe 0 bei nicht bekannter Blutgruppe) und 4–5 Thrombozytenkonzentrate (beliebige Blutgruppe) transfundiert werden. Volumentherapie mit 2–3 l kristalloider Lösung und 2–3 l Frischplasma (Blutgruppe AB).

868 **Frage:**

Wie hoch ist die **Gerinnungsaktivität** noch bei einem Blutverlust von 5 l und einem reinen Volumenersatz mit kristalloider Lösung?

Kommentar:

Bei **5 l Blutverlust** sinkt die **Gerinnungsaktivität auf etwa 30 %** ab. Deshalb müssen bei reinem kristalloiden oder kolloidalen Volumenersatz 4.000 IE PPSB (Gerinnungsfaktoren II, VII, IX und X) – bei Gabe von 50 % Frischplasma 2.000 IE gegeben werden. Bei schweren Blutungen alternativ auch aktiviertes PPSB, das **FEIBA**[2] enthält.

869 **Frage:**

Was sollte noch zusätzlich gegeben werden?

Kommentar:

Parallel wird intravenös auch Fibrinogen verabreicht, damit genügend Fibrin zur Blutstillung zur Verfügung steht.

[1]Grottke O. et al.: Handlungsempfehlung, Umgang mit Massivblutungen und assoziierten perioperativen Gerinnungsstörungen. Anästh Intensivmed 2013;54:147–57
[2]Factor Eight Inhibitor Bypassing Activity

Frage: 870

Was kann bei der **Verdünnungskoagulopathie** gegeben werden?

Kommentar:

Neben einem ausreichenden Volumenersatz und nichtaktiviertem PPSB wird häufig auch **rekombinanter Faktor VIIa** (NovoSeven) eingesetzt.

Frage: 871

Was ist nach der **erfolgreichen Blutstillung** zu beachten?

Kommentar:

Nach Sistieren der Blutung besteht ein hohes Thromboserisiko. Notwendig ist eine Antikoagulation mit Heparin bis zur vollen Mobilisation!

14. Serologie und Infektiologie

Inhalt

Randspalte: (+) = häufige Frage, (++) = sehr häufige Frage, (MB) = Frage aus einer Mikrobiologie-Prüfung.

14.1. Grundlagen Serologie

14.1.1. Serologische Testverfahren

Frage:
Welche **serologischen Verfahren** gibt es?

Kommentar:
· Konventionelle biologische Methoden (**Flüssig-phasentests**):
  - Hämagglutinationshemmtest (HHT)
  - Neutralisationstest (NT)
  - Komplementbindungsreaktion (KBR)
  - Hämolysis-in-Gel (HIG)-Test
· Immunoassays (**Festphasentests**):
  - Indirekter-Immunfluoreszenztest (IIFT)
  - Enzymimmunoassay (EIA) und Enzyme-linked Immunosorbent Assay (ELISA)
  - Mikropartikelimmunoassay (MEIA)
  - Chemilumineszenzimmunoassay (CLIA) und Chemilumineszenz-Mikropartikel-Immunoassay (CMIA)
  - Immunoblot, Westernblot (WB)
  - Radioimmunoassay (RIA)

14. Serologie / Infektiologie

Prüfer:
Welche **Antikörpernachweise** gibt es?

Antwort:
HHT, KBR, IIFT

Kommentar:
- **Hämagglutinationshemmtest (HHT):** Bestimmte Viren können durch Oberflächenproteine (z. B. Röteln-Hämagglutinin) Erythrozyten vernetzen, indem virale Proteine an Zuckerstrukturen an der Erythrozytenoberfläche binden. Dadurch bildet sich ein Erythrozytennetzwerk, das nicht auf den Boden des Reaktionsgefäßes absinkt. Gibt man beim HHT zu den Virusoberflächenproteinen und Erythrozyten nun Patientenserum (mit entsprechenden Virusantikörpern), dann binden die Antikörper (alle Immunglobulinklassen) an die Oberflächenproteine und verhindern die **Hämagglutination**! Durch Serumverdünnungsstufen erfolgt eine Quantifizierung. Hämagglutinierende Wirkung haben z. B. Influenza- und Rötelnviren (Röteln-HAH)
- Der **Neutralisationstest (NT)** dient dem Nachweis neutralisierender Antikörper (hauptsächlich IgG-AK) im Patientenserum. Diese Antikörper sind schützend, da sie in einer Zellkultur Viren neutralisieren können und es so zu keinem zytopathischen Effekt (CPE) kommt. Anwendung finden NTs z. B. bei CMV, Influenza und Polio
- Die **Komplementbindungsreaktion (KBR)** erkennt IgG- (IgG1, IgG3) und IgM-Antikörper. Ein Titeranstieg im Verlauf spricht für eine akute Infektion. Testprinzip:
  - **1. Komplementverbrauch:** Antigen wird vorgelegt, durch Zugabe von Patientenserum (enthält spezifische Antikörper) bilden sich Antigen-Antikörper-Komplexe. Diese aktivieren das zugesetzte Meerschweinchenkomplement (das humane Komplement wurde zuvor durch 56 °C inaktiviert) und verbrauchen Komplementfaktoren
  - **2. Hämolytisches System:** Durch Zugabe von mit Kaninchen-Antikörpern beladene Hammelerythrozyten wird der Verbrauch sichtbar gemacht → Ist das Komplement verbraucht (= AK positiv), erfolgt keine Hämolyse (Trübung), fehlen die AK, wird kein Komplement verbraucht und es kommt zur Hämolyse (durchsichtig)

- **Indirekter-Immunfluoreszenztest (IIFT):** Virusantigene bzw. virusinfizierte Zellen werden auf einem Glasträger fixiert und mit Patientenserum inkubiert. Die darin enthaltenen AK binden an die Antigene, nicht gebundene AK werden durch Waschen entfernt. Nach einer Inkubation mit einem zweiten Fluoreszensmarkierten Anti-human-AK werden im Fluoreszenzmikroskop (UV-Licht) die AK sichtbar. Anwendung z. B. bei Chlamydien- oder EBV-AK
- Der **Indirekte Immunperoxidaseassay** erfolgt analog zum IIFT, nur dass der zweite Antikörper nicht mit einem Fluorochrom, sondern mit einem Reporterenzym (Meerrettichperoxidase) markiert ist und ein Substrat umsetzt
- Bei der **Gruber-Widal-Reaktion** wird Blutserum mit unterschiedlichen Verhältnissen einer physiologischen Kochsalzlösung verdünnt und mit einer Bakterien-Suspension inkubiert. Es kommt zur Ausfällung von Agglutinaten (Antikörpern und Bakterien) und einer sichtbaren Trübung
- Der **Enzyme-linked Immunosorbent Assay (ELISA)** wurde 1971 entwickelt. Im Gegensatz zum Vorläufer, dem Radioimmunoassay (RIA), erfolgt die Detektion nicht über eine radioaktive Strahlung, sondern über eine enzymatische Farbreaktion und gehört damit zu den enzymatischen Immunadsorptionsverfahren (= EIA). **ELISA-Testprinzip:** In eine mit Antigen beschichtete Mikrotiterplatte wird Patientenserum, das die nachzuweisenden AK (oder das gesuchte Antigen) enthält, gegeben. Die AK binden an das plattengebundene Antigen, nach einem Waschschritt wird ein weiterer mit einem **Reporterenzym** (AP, Meerrettichperoxidase) konjugierter Antikörper zugegeben. Nach erneutem Waschen wird das Substrat zugegeben, das nun durch das Reporterenzym in einer enzymatischen Farbreaktion umgesetzt wird. Das Produkt lässt sich photometrisch messen und ergibt ein Messsignal proportional zum gesuchten Antikörper (oder Antigen, wenn die Platten mit AK beschichtet sind). Vorteilhaft ist die gute Automatisierbarkeit (z. B. BEP), die Möglichkeit, viele Proben parallel abzuarbeiten, und durch das offene System die Modifizierbarkeit der Tests, z. B. für die Liquor- oder Aviditätsuntersuchungen
- Beim **Mikropartikelimmunoassay (MEIA)** sind im Gegensatz zum ELISA die Antigene (Proteine) nicht an Mikrotiterplatten, sondern an

Polystyrol-Mikropartikel mit einer vergrößerten Oberfläche gebunden. Zur Detektion dient eine dem ELISA-ähnliche enzymatische Nachweisreaktion mit alkalischer Phosphatase (s. auch S. 206)

· **Chemilumineszenzimmunoassays (CLIAs)** verwenden als feste Phase magnetische Partikel (Beads). Die Antigen-Antikörper-Reaktion funktioniert analog zum ELISA oder MEIA, gemessen wird aber keine enzymatische Farbreaktion, sondern die Chemilumineszenz (s. auch S. 206)

· Im **Westernblot** sind elektrophoretisch aufgetrennte Lysat-Antigene oder rekombinante Antigene auf eine Nitrocellulosemembran aufgetragen und führen nach Zugabe von AK zu sichtbaren Banden, die Antikörper repräsentieren

874   Frage:
Wie unterscheidet sich der **direkte Immunfluoreszenztest** und der **indirekte Immunfluoreszenztest**?

Kommentar:
· Im **direkten Immunfluoreszenztest (DIT)** können Krankheitserreger oder Zellbestandteile (in der Pathologie), also Antigene direkt durch spezifische fluoreszierende Antikörper nachgewiesen werden

!   · Im **indirekten Immunfluoreszenztest** (korrekt **IIFT** , aber oft auch IFT genannt) werden Antikörper nachgewiesen (z. B. Anti-Chlamydien-AK, Anti-EBV-AK oder Autoantikörper). Ein entsprechendes Substrat (z. B. HEp2-Zellen oder virusinfizierte Zellen) wird mit Patientenserum, das Antikörper enthält, inkubiert. Nach einem Waschschritt werden fluoreszensmarkierte spezifische Anti-Human-AK zugegeben

· Beide **Immunfluoreszenztests** werden im Spezialmikroskop ausgewertet. Insbesondere bei AAK wird auch das Fluoreszenzmuster mit beurteilt

14.1.2. ELISA

875   Frage:
Was heißt **ELISA**?

Kommentar:
ELISA steht für **Enzyme-linked Immunosorbent Assay**!

Frage: 876
Wie funktioniert ein **ELISA**?   +

Kommentar:
· Die Durchführung eines **ELISAs** erfolgt in Kunststoff-Mikrotiterplatten mit 96 Vertiefungen (= Kavitäten). An der Kunststoffoberfläche der einzelnen Vertiefungen sind die Testantigene fest gebunden (deshalb *linked*). Nach Zugabe des Patientenserums in die Vertiefung binden die im Serum vorhandenen spezifischen Antikörper an das plattengebundene Antigen. Nach einem Waschschritt wird ein zweiter mit einem **Reporterenzym** (AP, Meerrettichperoxidase) konjugierter Antikörper zugegeben, der humane Antikörper (z. B. Anti-IgG-AK) erkennt und an diese bindet. Nach einem weiteren Waschschritt wird das Substrat durch das Reporterenzym am Anti-Human-IgG-Antikörper umgesetzt. Das bewirkt einen Farbumschlag, der photometrisch gemessen wird. Die Farbintensität und die gemessene OD korreliert mit der Antikörper-Konzentration in der Patientenprobe, d.h. je höher die Farbintensität (OD), desto mehr Antikörper sind in der Probe enthalten und desto höher ist die OD

· Prinzipiell können mit ELISAs auch Antigene (z. B. das p24-Ag von HIV-1) gemessen werden. Hierzu sind die Mikrotiterplatten nicht mit Antigenen, sondern mit Antikörpern beschichtet

Frage: 877
Wie wird bei einem **ELISA** die OD in einen Messwert umgerechnet?

Kommentar:
Normalerweise werden in jedem ELISA-Ansatz nicht nur Negativ- und Positivkontrollen mit getestet, sondern auch sogenannte **Kalibratoren**. Anhand der Messergebnisse dieser Kalibratoren wird eine **Standardkurve** erstellt. Aus dieser Kurve kann jeder OD ein Wert in Units/ml zugeordnet werden. Wird die Standardkurve an einem Internationalen Standard ausgerichtet, können die Messwerte in International Units (IU)/ml angegeben werden.

878 Frage:
Was ist ein **MEIA**?

Kommentar:
- **Platten-ELISAs** haben den Nachteil, dass es keine Random-Access-Systeme sind. D.h. es erfolgt zu fest definierten Zeiten (morgens) ein Ansatz der vorhandenen Proben auf einer Mikrotiterplatte. Hierbei sollte eine gewisse Mindestzahl an Proben getestet werden (Serienlänge), um ein günstiges Verhältnis zwischen Proben, Kontrollen und Kalibratoren zu erreichen und keine Näpfchen zu vergeuden
- In **vollautomatisierten Systemen** besteht die Festphase aus Mikropartikeln, an die Antigene oder Antikörper gekoppelt sind. Entsprechend wird die Methode als Mikropartikelimmunoassay (MEIA) oder bei Einsatz der **Chemilumineszenz** als CLIA bzw. CMIA bezeichnet
- Der Messwert ist in der Regel ein dimensionsfreier Index – errechnet aus dem Quotienten des Messwerts der Patientenprobe und der Negativkontrolle. Er wird angeben als **S/Co** = Sample geteilt durch Cut-off. Werte < 1 sind negativ, Werte darüber *reaktiv*

14.1.3. Mikrotiterplatte

879 Frage:
Welche Arten von **Mikrotiterplatten** lassen sich unterscheiden?

Kommentar:
- **Anzahl der Näpfchen:** 6 (2–5 ml), 12 (2–4 ml), 24 (0,5–3 ml), 48 (0,5–1,5 ml), 96 (100–300 µl), 384 (30–100 µl), 1536 (10 µl)
- **Verschiedene Formen der Näpfchen:** F-Boden (Flachboden), C-Boden (Flachboden mit minimal abgerundeten Ecken), V-Boden (konisch zulaufender Boden) und U-Boden (U-förmige Vertiefung)

880 Prüfer:
Wann werden **Mikrotiterplatten mit Flachböden** eingesetzt?

Antwort:
Flachboden wegen Knopfbildung, z. B. bei Röteln-Hämagglutinations-Hemmtest (HAH)

Kommentar:
- Beim Röteln-HAH kommen eher Rundbodenplatten zum Einsatz
- Mikrotiterplatten mit Flachböden werden für Zellkulturen eingesetzt!
- Flachbodenplatten werden teilweise bei kommerziellen ELISAs verwendet (evtl. wegen besserer Ablesbarkeit mit Readern?)

881 Prüfer:
Wann wird die **Rundbodenplatte** eingesetzt?

Kommentar:
Beim **ELISA** werden hauptsächlich **Rundbodenplatten** eingesetzt. Teilweise werden auch für den Röteln-HAH Rundbodenplatten verwendet. Für Agglutinations-Reaktionen werden typischerweise Rund- oder Spitzbodenplatten eingesetzt.

14.1.4. Chemilumineszenz   MB

882 Prüfer:
Bitte erklären Sie den genauen Ablauf einer **serologischen Testmethode**

Kommentar:
- Bei der **Chemilumineszenz** entsteht Licht durch eine chemische Reaktion (Alltagsanwendung *Knicklichter*)
- Chemilumineszenzimmunoassays (CLIAs) verwenden als feste Phase magnetische Partikel (Beads). Die Antigen-Antikörper-Reaktion funktioniert analog zum ELISA, gemessen wird aber keine enzymatische Farbreaktion, sondern die Chemilumineszenz
- Beim ELISA sind die Kavitäten mit dem jeweiligen Antigen beschichtet, hier sind die Magnetpartikel beschichtet! Nach Zugabe des Patientenserums binden vorhandene Antikörper in der ersten Inkubation an diese Magnetpartikel. Ungebundene AK werden durch einen Waschzyklus entfernt
- In der zweiten Inkubation binden monoklonale Anti-Human-IgG-Antikörper (Maus) an die bereits gebundenen Antikörper. Ungebundene AK werden wieder durch Waschen entfernt

· Durch ein Starterreagenz wird die Chemilumineszenz (Lichtsignal) angeregt. Das entstandene Lichtsignal wird mittels Photomultiplier gemessen und in relativen Lichteinheiten (RLU) angegeben → diese RLU sind proportional zur Konzentration der gebundenen Antikörper

· Verwendet werden vor allem Luminol, Isoluminol und Acridiniumester sowie verstärkende Substanzen (Enhancer) wie p-Jodophenol:
Luminol + H$_2$O$_2$ + (p−Jodophenol) →
Aminophthalat + H$_2$O + Licht↑

---

883 Prüfer:

Was sind die Vor- und Nachteile der **Chemilumineszenz**?

Kommentar:

· **Vorteile:** Markierung vieler verschiedener Analyte, Reaktionsgeschwindigkeit der Chemilumineszenzreaktion ist kontrollierbar (bei Radioaktivität nicht), chemilumineszenzmarkierte Substanzen sind sehr stabil. Die Tests bieten eine hohe Sensitivität. Die Signalerzeugung erfolgt innerhalb Sekunden, das ermöglicht eine schnelle Abarbeitung! Signal bleibt lange erhalten = robuster Test. Ungefährliche Reagenzien

· Vorteil der **CMIA-/CLIA-Technik** ist die wirtschaftliche Automatisierung in Vollautomaten. Kalibratoren müssen nur einmalig bei einem neuen Testkit gemessen werden (und bei Problemen, z. B. Kontrolle außerhalb des gültigen Bereichs). Vor Patientenmessungen werden nur die Kontrollen gemessen. Danach kann jederzeit eine Patientenprobe ins Gerät gestellt werden. Es muss nicht ein Lauf abgewartet werden = Random access

· **Nachteile:** Nachteilig sind bei der Chemilumineszenz Matrixstöreffekte → Serumkomponenten können die Freisetzung von Licht bei der Chemilumineszenzreaktion löschen (Quensch-Effekt). Dieser Effekt lässt sich durch Verwendung eines Festphase-Immunoassays oder durch Extraktion der Serumproben minimieren

---

884 Prüfer:

Wo kommt die **Chemilumineszenz** zur Anwendung?

Kommentar:

· Verfügbar sind verschiedene vollautomatische CLIA-Analysegeräte wie der Liaison XL (DiaSorin) und der Immulite (Siemens). Der CMIA wird beim Alinity (Fa. Abbott) eingesetzt

· Testparameter: Serologie (TORCH, Hepatitis, HIV, . . .), Klinische Chemie (Vitamin D, Holo TC) und Hormone

---

Frage: **885**

Wie unterscheiden sich davon die **MEIAs**?

Kommentar:

Beim **Mikropartikelimmunoassay (MEIA)** sind die Antigene (Proteine) anstatt an magnetische Beats an Polystyrol-Mikropartikel mit einer vergrößerten Oberfläche gebunden. Zur Detektion dient eine enzymatische Nachweisreaktion mit alkalischer Phosphatase ähnlich wie beim ELISA.

14.2. Immunsystem

14.2.1. Antikörper

Frage: **886**

Welche Aufgaben haben **Immunglobuline**?

Kommentar:

· **Neutralisation** von Antigenen / Toxinen
· **Opsonierung** von Bakterien und Aufnahme durch Makrophagen
· **Komplementaktivierung:** Antigen + AK + Komplement

Frage: **887**

Was versteht man unter **Avidität** bzw. **Affinität**?

Kommentar:

· Die **Affinität** ist ein Maß für die Neigung von Molekülen oder Materialien mit anderen eine Verbindung einzugehen → xy ist *affin*. In der Immunologie versteht man unter der Affinität die Fähigkeit von Antikörpern, reversibel an spezifische Antigen-Epitope zu binden

· Die **Avidität** ist die Kraft einer Mehrfachbindung (= multivalenten Bindung) zwischen Antigen und Antikörper. Die Avidität ist daher die Summe aller Affinitäten

14. Serologie / Infektiologie

888 Frage:

Wofür nutzt man die **Aviditätsbestimmung** diagnostisch?

Kommentar:

- **IgG-Antikörper** machen eine **Aviditätsreifung** durch. D.h. bei akuten oder kürzlichen Infektionen besteht eine niedrige (IgG-) Avidität, bei länger zurückliegenden Infektionen eine hohe Avidität. Dadurch kann bei fehlenden IgM-Antikörpern (können je nach Erreger bereits nach etwa 8 Wochen verschwinden) der **Infektionszeitpunkt** näher bestimmt werden → Besondere Bedeutung in der Schwangerschaft (Infektion vor der Schwangerschaft?)

- Mit der Aviditätsbestimmung kann auch bei positiven IgM-Antikörpern zwischen einer akuten Infektion und **lang persistierenden IgM-Antikörpern** bei einer zurückliegenden Infektion unterschieden werden! Lang persistierende IgM-AK kommen beispielsweise gehäuft nach einer Röteln-Impfung vor

889 Frage:

Wie erklären Sie sich, dass nach einer akuten CMV-Infektion **IgM-Antikörper** in einem Test **bereits nach 6–8 Wochen negativ** und in einem anderen Test bis zu 10 Wochen positiv sind?

Kommentar:

IgM-Antikörper haben naturgemäß keine solch lange Reifung durchlebt wie **IgG-Antikörper**. Daher ist ihre **Bindefähigkeit an das Antigen**, bei IgG-AK würde man von Avidität sprechen, geringer. Wenn ein IgM-Test auf eine hohe Spezifität *eingestellt* wird, dann ist die Sensitivität geringer und die Nachweisdauer kürzer!

890 Frage:

Erwarten Sie bei der Bestimmung der **IgG-AK** oder der **IgM-AK** mehr falsch positive Werte?

Kommentar:

- **IgM-Antikörper** werden schnell bei einer akuten Infektion gebildet. Sie haben damit aber auch nur eine eingeschränkte Antigen-Spezifität, d.h. sie können auch leicht mit anderen Antigenen kreuzreagieren. Außerdem führt z. B. eine EBV-Infektion durch eine *polyklonale* Stimulation zum Auftreten einer Vielzahl von IgM-Antikörpern!

- Bei **IgG-Tests** kann die Spezifität und die Sensitivität durch Einstellen der Test-Avidität durch den Hersteller beeinflusst werden. Niedrigavide Tests sind bei einer akuten Infektion sehr früh positiv, aber wenig spezifisch. Hoch-avide Tests werden erst spät positiv, aber haben eine hohe Spezifität!

14.2.2. Rheumafaktor   MB

Prüfer: 891

Was sind **Rheumafaktoren**?   +

Antwort:

Anti-IgG-Ak

Kommentar:

- **Rheumafaktoren** sind Antikörper, die gegen den Fc-Teil von IgG-Antikörpern gerichtet sind

- Am häufigsten sind Rheumafaktoren IgM-Antikörper. Es gibt aber Rheumafaktoren aller Klassen, also IgM, IgA, IgG, IgD und IgE

Prüfer: 892

Wie weist man **Rheumafaktoren** nach?

Antwort:

Waaler-Rose = IgG beladene Erythrozyten

Kommentar:

Der **Waaler-Rose-Test** ist ein semiquantitativer **indirekter Hämagglutinationstest**. Schaferythrozyten werden mit Antierythrozytenserum (IgG) von Kaninchen in einer niedrigen Konzentration vermischt, so dass (noch) keine Agglutination stattfindet. Nach Zugabe des Patientenserums bindet der Rheumafaktor (RF) an das IgG (dies sitzt bereits auf den Schaferythrozyten) und führt dadurch zur Agglutination der Schaferythrozyten. Durch eine Verdünnungsreihe lässt sich ein Titer bestimmen.

Antwort:

Latex-Agglutination

Kommentar:

Analog zur Treponema-pallidum-Partikel-Agglutination (TPPA) (als Syphilis-Suchtest) werden Latexpartikel mit IgG-Antikörpern beschichtet. Die Zugabe des Patientenserums führt zur Agglutination. Die Auswertung erfolgt *visuell* als Schnelltest oder automatisiert (quantitativ) mittels Turbidimetrie.

MB   ### 14.2.3. Monoklonale Antikörper

893   Prüfer:

Wie werden **monoklonale Antikörper** hergestellt?

Kommentar:

· **Monoklonale Antikörper** sind Klone eines einzigen B-Lymphozyten und richten sich gegen ein einzelnes Epitop

· 1975 wurde die **Hybridom-Technik** entwickelt (1984 gab es dafür den Nobelpreis):
  - Eine Maus wird mit einem Antigen infiziert und bildet B-Lymphozyten
  - Aus dem Mäuseblut werden B-Lymphozyten isoliert
  - Knochenmarkpunktion und Kultivierung von Myelomzellen
  - Fusionierung von B- und Myelomzellen ergibt die Hybridomzelllinie
  - Eigenschaften: Unsterbliche Zellen, Produktion eines Antikörpers
  - Selektion und Screening der geeigneten Zelllinie
  - Tumorinduktion (Applikation der Maus) und Gewinnung der Antikörper (Blutentnahme)
  - Problematisch ist, dass Murine Antikörper als fremd erkannt werden und die murine FC-Region nicht zur gewünschten Aktivierung führt. Eine Möglichkeit ist eine Humanisierung der murinen Antikörper, bei der nur die Antigenbindungsstellen erhalten bleiben. Die restlichen Mausbestandteile werden durch humane Antikörperbestandteile ersetzt. Alternativ ist die Herstellung humaner AK in transgenen Mäusen möglich

14.2.4. Immundefekte und Immunglobuline

Prüfer: 894

Welche **sekundären**, nicht HIV-induzierten **Immundefekte** gibt es?

Kommentar:

· Die weltweit häufigste Ursache eines **sekundären Immundefekts** noch vor HIV ist die **Malnutrition**, also die Mangelernährung

· **Iatrogen:** Immunsuppression, Zytostatika

· **Malignome:** Lymphome, Plasmozytom, Leukämien

· **(Virale) Infektionen:** HIV, EBV, CMV, Masern, Mykobakterien

· **Autoimmunerkrankungen bzw. systemisch entzündliche Erkrankungen:** Systemischer Lupus Erythematodes, rheumatoide Arthritis, Sarkoidose

· **Proteinverlust:** Eiweißverlust-Enteropathie oder renaler Verlust bei Glomerulo- und Tubulopathien, Urämie, bei Verbrennungen

Frage: 895

Wie führen Infektionen zu einem **Immundefekt**?

Kommentar:

· Funktionsausfall oder -einschränkung durch Infektion von Lymphozytensubpopulationen sowie bei Lyse oder Apoptose

· Interferon- und Zytokinsekretion durch infizierte Zellen

· Infektion und Schädigung der Phagozyten, der Antigenpräsentierenden Zellen und anderer an der zellulären Immunität beteiligten Zellen

· Ungleichgewicht der Immunregulation mit Überaktivität immunmodulierender T-Zellen

· Sekundäre Immuntoleranz durch Infektion des Thymus

Prüfer: 896

Welche Bedeutung hat ein **IgA-Mangel**?

14. Serologie / Infektiologie

Kommentar:

Der **selektive IgA-Mangel** (die Immunglobuline G und M sind normal hoch) ist mit etwa 1:400 der häufigste genetische Immundefekt und verläuft oft asymptomatisch. Durch die abwehrgeschwächte Schleimhaut (fehlen von IgA-AK) kommt es auch zu **chronisch rezidivierenden respiratorischen Infekten** oder einer erhöhten Anfälligkeit für Darminfekte mit Lamblien. Es finden sich auch gehäuft Nahrungsmittelunverträglichkeiten und Assoziationen mit der Zöliakie.

897 Frage:
Wann kann ein **IgA-Mangel** gefährlich sein?

Kommentar:

Da bei einem **IgA-Mangel** das Immunsystem IgA als fremd erkennt, kann eine **Transfusion** von IgA-haltigen Blutprodukten zur Ausbildung von **Anti-IgA-Antikörpern** führen. Insbesondere bei einer zweiten Gabe kann es dann durch diese Immunisierung über Immunkomplexbildung und Komplementaktivierung zu schweren anaphylaktischen Reaktionen kommen.

898 Frage:
+ Wie kann eine Transfusionsreaktion bei bekanntem **IgA-Mangel** vermieden werden?

Kommentar:

· Notwendig ist die Gabe von Immunglobulin-freien Erythrozytenkonzentraten, also sogenannte **gewaschene Erythrozyten**
· Bei der Gabe von Plasmaprodukten wird ein Spender mit einem **IgA-Mangel** ausgewählt

899 Prüfer:
Welche Rolle spielt das **sekretorische IgA** aus dem Darm?

Kommentar:

· Das **sekretorische IgA** (sIgA) besteht aus zwei durch zwei Polypeptidbrücken verbundenen IgA-Monomeren. Es wird von den Plasmazellen in der Submukosa des Intestinums im darmassoziierten Immunsystem (GALT) produziert und sezerniert. sIgA ist auch wichtig für einen kontrollierten Stofftransport durch die Mukosa. Daher geht ein verminderter sIgA-Gehalt oft mit einer erhöhten Schleimhautpermeabilität einher

· Ein Mangel an Serum-IgA bedeutet nicht zwangsläufig ein Fehlen von sekretorischem IgA, da die sIgA-Bildung unabhängig von der Serum-IgA-Synthese erfolgt

· Erniedrigte sIgA-Werte finden sich bei allergischen Erkrankungen, erhöhter Infektanfälligkeit, Immunsuppression und Darmmykosen

Prüfer: 900
Welche Bedeutung hat ein **IgG-Mangel**?

Antwort:

Sogenannte **Hypogammaglobulinämie** wird durch verschiedene Krankheiten verursacht

Kommentar:

· **Agammaglobulinämie** mit verminderten oder vollständig fehlenden Antikörperklassen und -subklassen → durch fehlende reife B-Zellen

· **Hypogammaglobulinämie** oder variabler, humoraler Immundefekt (= **CVID** für *common variable immunodeficiency*) mit ebenfalls deutlich verminderter Antikörpermenge bei vorhandenen B-Zellen. Symptombeginn häufig erst nach der Kindheit

· **Transiente Hypogammaglobulinämie** (= zeitlich begrenzte) als Immundefekt mit verminderten Antikörperspiegeln durch eine verlangsamte Reifung des Immunsystems. Betroffen sind Kinder zwischen dem 6. Monat und etwa dem 4. Lebensjahr. Dieser Immundefekt verschwindet wieder, wenn das Immunsystem vollständig ausgereift ist!

· **Hyper-IgM-Syndrom** mit gleichzeitig verminderter IgG-AK Bildung. Das IgM ist dabei deutlich erhöht und die T-Zellfunktion gestört

· **IgG-Subklassenmangel:** Das Immunglobulin G lässt sich in vier Unterklassen einteilen (IgG1, IgG2, IgG3 und IgG4). Jede Subklasse hat bestimmte Funktionen für die Erregerabwehr. Mangelzustände der Subklassen treten oft kombiniert und häufig auch mit einem **IgA-Mangel** auf

Prüfer: 901
Was ist ein **IgG-Subklassenmangel**?

Kommentar:
- IgG-Antikörper bestehen aus vier Subklassen: **IgG1** (etwa 60–75 %), **IgG2** (etwa 15–25 %), **IgG3** (3–6 %) und **IgG4** (2–6 %). Die Funktion der Immunglobuline ist, eindringende Pathogene und ihre Produkte zu eliminieren
- Die spezifische Antikörperbildung innerhalb der einzelnen **IgG-Subklassen** ist antigenabhängig:

  - T-Zell-abhängige Antigene wie Viren und bakterielle Toxine induzieren eine Immunantwort in den IgG1- und IgG3-Subklassen. T-Zell-unabhängige Antigene, wie die Polysaccharid-Kapsel von H. influenzae und Pneumokokken, führen überwiegend zu einer IgG2-restringierten Immunantwort
  - Allergen-spezifische Antikörper werden unter einer Hyposensibilisierung vor allem in der IgG4-Subklasse gebildet

14.2.5. Komplementsystem

902 Frage:
Erklären Sie in Grundzügen das **Komplementsystem**.

Kommentar:
- Das **Komplementsystem** ist ein wichtiger Teil des angeborenen Immunsystems. Es ergänzt die humorale und zelluläre Abwehr. Im Gegensatz zum erworbenen Immunsystem sind die Komponenten des angeborenen Immunsystems im Plasma gelöst und wirken sofort. Die Komplementaktivierung passiert durch Oberflächenstrukturen von Mikroorganismen, Parasiten, Tumorzellen oder Viren, aber auch durch inerte Oberflächen wie Kunststoffe und führt zu deren Zerstörung
- Das **Komplementsystem ähnelt dem Gerinnungssystem:** Es erfolgt eine kaskadenartige Aktivierung diverser Serinproteasen. Verschiedene Aktivierungswege führen zu einer gemeinsamen Endstrecke auf ein zell-lytisches Endprodukt = **Membranangriffskomplex**. Dieser bildet Poren ähnlich nicht-selektiver Ionenkanäle und führt durch Zerstörung der Zellmembran zur Lyse der Zelle
- Über spezifische Inhibitoren erfolgt eine Regulation. Die Komponenten des Komplementsystems sind APP und werden vor allem in der Leber gebildet. Im Rahmen einer Erkrankung

ist ein Verbrauch möglich. Eine Aktivierung des Komplementsystems kann überschießend sein. Als Cofaktor werden wie bei der Gerinnung Calciumionen benötigt

Frage: 903
Was passiert bei Störung des **Komplementsystems**?

Kommentar:
Eine unkontrollierte, überschießende **Komplementaktivierung** durch körpereigene Oberflächen führt zu Gewebeschäden. Dies spielt u. a. eine Rolle bei der Glomerulonephritis, HUS, paroxysmalen nächtlichen Hämaturie, beim systemisches Lupus erythematodes, altersbedingten Macula-Ödem und beim angioneurotischen Syndrom.

Frage: 904
Was versteht man unter der **Opsonierung**?

Kommentar:
Die **Opsonierung** ist wichtig für die Phagozytose! Dabei werden Erreger und Immunkomplexe für die Phagozyten *markiert*. Für die **Opsonierung** sorgen Antikörper, APP (CRP, Serum Amyloid, Mannose bindendes Lektin) und Komplementfaktoren! Die Bindung von C4b und C3b (iC3b, C3c, C3dg) an Komplementrezeptoren führt zur Stimulation von Phagozyten. Bei Immunkomplexen verhindert die Opsonierung die Phagozytose und dadurch Gewebeablagerungen!

Frage: 905
Wie beeinflusst das **Komplementsystem** die Entzündung?

Kommentar:
- Wichtig sind die sogenannten Anaphylatoxine, die Abbauprodukte des Immunsystems: C3, C4 und C5 sowie die aktivierten Formen C3a, C4a, C5a. Sie bewirken eine Aktivierung der angeborenen Immunantwort und eine Stimulation von B- und T-Zellen
- Wenn C5a und C3a an ihre Rezeptoren C5a-Rezeptor (CD88) bzw. C3a-Rezeptor (auf PBMCs: Monozyten, Makrophagen, Neutrophilen, Mastzellen) binden, führt das zur Vasodilatation durch Steigerung der Gefäßpermeabilität und

14. Serologie / Infektiologie

durch Chemotaxis zur Freisetzung von Entzündungszellen

906 Frage:
Wie kommt es zur **Aktivierung des Komplementsystems**?

Kommentar:
· Das **Komplementsystem** wird über drei Wege aktiviert:
  - **Klassischer Weg:** Antigen-Antikörper-Komplexe (besonders gebundene IgM- und IgG1-AK) mit C1q als Aktivierungsprodukt
  - **Lektin Weg:** MBL (Mannose-bindendes Lektin) kann ähnlich dem C1q an Polysaccharide / Acetylglukosamine Pathogen associated molecular patterns (PAMPS) an Zelloberflächen binden
  - **Alternativer Weg:** Durch Plasmaproteasen kommt es zur spontanen Aktivierung von C3 zu C3a und C3b
· Zusätzlich ist eine Aktivierung durch Kallikrein oder Thrombin möglich
· Unabhängig von der Aktivierungsform endet die Kaskade immer in der Ausbildung eines Membranangriffskomplexes (s. Abb. 14.1, S. 213)

Diagnostik Komplementsystem

907 Frage:
Welche Laboruntersuchungen führen Sie zur **Abklärung des Komplementsystems** durch?

Kommentar:
· Der **CH-50-Test** misst die **gesamthämolytische Komplementaktivität**. Es ist ein globaler Test zur Aktivitätsbestimmung des (klassischen) Weges des Komplementsystems und entspricht der Lysekapazität des klassischen Weges
· Gemessen wird die **50 %-ige Lyse** von mit Antikörpern bedeckten **Schafserythrozyten** durch das klassische Komplementsystem
· Bei einer bestehenden in-vivo Aktivierung des Komplementsystems oder einem Mangel an Komplementfaktoren kommt es auch zu einer geringeren in-vitro Komplementaktivierung im Test und dadurch zu einer geringeren Hämolyserate

· Entzündliche Erkrankungen erhöhen die CH50-Aktivität (akute Phase) – Autoimmunerkrankungen verbrauchen die Komplementfaktoren → die CH-50-Lyse-Kapazität ist dadurch erniedrigt!

Frage: **908**
Was ist **präanalytisch** bei der **CH-50-Bestimmung** zu beachten?

Kommentar:
Benötigt wird Serum. Vollblut sollte bei 37 °C (oder Raumtemperatur) gerinnen und nach 30 Minuten abzentrifugiert werden. Bis zur Untersuchung **nicht kühlen**, da es auch durch **Kryoglobuline** zu einer Kälteaktivierung des Komplementsystems kommen kann.

Frage: **909**
Wie interpretieren Sie die **CH-50-Werte**?

Kommentar:
· **Erhöhte CH-50-Messwerte** sind ohne klinische Relevanz! Sie kommen u. a. bei der Akute-Phase-Reaktion sowie bei akuten oder chronischen (bakteriellen) Infekten vor
· **Niedrige Messwerte** sprechen für einen angeborenen Mangel an Komplementfaktoren (z. B. Lebererkrankungen mit verminderter Synthese), Autoimmunerkrankungen (Lupus Erythematodes, Immunkomplexkrankheiten – typisch bei der Glomerulonephritis), Nephritis, Meningitis, Vaskulitis, Kryoglobulinämie, Kollagenosen, immunhämolytische Anämie, Immundefekte

14.2.6. Allergische Reaktionen

Frage: **910**
Wie werden **allergische Reaktionen** eingeteilt?

Kommentar:
· Überempfindlichkeitsreaktionen / allergische Reaktionen (Hypersensitivität) werden nach **Coombs und Gell** in vier Typen (I – IV) eingeteilt:
  I **Soforttyp:** IgE-beladene Mastzellen binden Antigen und schütten Entzündungsmediatoren (Histamin) aus. Beispiel: allergisches Asthma / Rhinitis, Urtikaria, Anaphylaxie (Erdnuss)

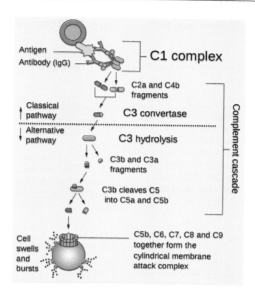

Abb. 14.1.: Quelle: https://commons.wikimedia.org/wiki/
File:Complement_pathway.svg. Public Do-
main, Autor Perhelion

II **verzögerte Reaktion:** Antigene, z. B. Medikamente (Penicillin), binden an Erythrozyten, nach Sensibilisierung bilden sich IgG-Antikörper. Bindung der IgG-AK an die auf Erythrozyten gebundenen Antigene führt zur Komplementaktivierung (Opsonierung, Chemotaxis, Lyse). Beispiele: ABO-Inkompatibilität, Hemmung durch Antikörperbildung (Intrinsic-Factor) → megaloblastäre Anämie, Insulinhemmung → Insulinresistenz, Blockade der Acetylcholinrezeptoren → Myasthenia gravis

III **verzögerte Reaktion:** Lösliche Antigene bilden mit Antikörpern Immunkomplexe. Entzündliche Gewebeschäden durch lokale Immunkomplexe (Exogen-Allergische Alveolitis, Farmerlunge, Zöliakie, Arthus Reaktion) oder Krankheiten durch zirkulierende Immunkomplexe (Vaskulitis, chronische Glomerulonephritis, Rheumatoide Arthritis, SLE)

IV **Spätreaktion:** Vermittelt über antigenspezifische Th1-Zellen, Interleukine und Makrophagen, kommt es zur lokalen Entzündungs-

reaktion → Diagnose durch Epikutantest mit Allergenprovokation und klinischer Reaktion nach 6–48 Stunden

Prüfer:

Was ist eine **Typ-IV-Reaktion**?

Kommentar:

· Die **Typ-IV-Reaktion** ist die zellulär (allergenspezifische T-Zellen) vermittelte Spätreaktion (Kontaktallergie). Nach Allergen-Erstkontakt bilden sich spezifische T-Lymphozyten und persistieren in Milz und Lymphknoten als Gedächtniszellen (Memory cells). Bei Zweitkontakt kommt es zur schnellen Aktivierung und klonalen Vermehrung der T-Zellen. Durch Zytokine wandern auch unspezifische Entzündungszellen (Monozyten) ein. Bis zum Vollbild der Entzündung dauert es 48–72 Stunden

· **Typ-IV-Reaktionen** sind u. a. das **allergische Kontaktekzem**, die **Transplantatabstoßung** und die Tuberkulinreaktion

14. Serologie / Infektiologie

213

14.3. Jarisch-Herxheimer-Reaktion

912 Frage:
Was versteht man unter der **Jarisch-Herxheimer-Reaktion** und wann tritt sie auf?

Kommentar:
· Die **Jarisch-Herxheimer-Reaktion** wurde bei der Behandlung der Syphilis entdeckt
· Eine effiziente **keimabtötende** Antibiotikatherapie kann zur Freisetzung einer großen Menge **Endotoxine** (= Lipopolysaccharide aus der äußeren Zellmembran) mit u. a. Fieber, Blutdruckanstieg, Schüttelfrost, später auch Blutdruckabfall und Verbrauchskoagulopathie führen
· Auch bei der Leptospirose, Lepra, Neisseria meningitidis und Borrelien ist das möglich
· Laut Literatur tritt bei bis zu 70–90 % einer frühen Syphilis-Infektion eine **Jarisch-Herxheimer-Reaktion** auf. Die meisten verlaufen offensichtlich mild und klingen nach 1–2 Tagen wieder ab. Das liegt evtl. daran, dass die meisten Syphilis-Infektionen nicht akut sind, sondern lediglich durch das Schwangerenscreening entdeckt werden

913 Frage:
Was ist bei **Schwangeren mit einer behandlungsbedürftigen Syphilis** zu beachten?

Kommentar:
· Vor allem bei einer **Syphilis** in der 2. Schwangerschaftshälfte kann erwogen werden, die Penicillin-Therapie stationär einzuleiten, da das Risiko besteht, durch eine **Jarisch-Herxheimer-Reaktion** Wehen auszulösen!
· Durch eine **Jarisch-Herxheimer-Reaktion** kann es wohl bei einer massiven fetalen Reaktion auch zur Totgeburt kommen

914 Frage:
Gibt es eine Prophylaxe der **Jarisch-Herxheimer-Reaktion** bzw. wie ist die Akuttherapie?

Kommentar:
· Möglich ist eine **prophylaktische Gabe von Prednisolon** vor der i. m. Gabe von Penicillin. Die Wirksamkeit ist jedoch nicht unumstritten, daher existieren dazu auch keine eindeutigen Empfehlungen
· Im Akutfall wird Prednisolon i. v. gegeben!

14.4. Allgemeines

14.4.1. Rheumatisches Fieber vs. Rheumatoide Arthritis   MB

Prüfer: 915
Gibt es eine Immunität gegenüber **A-Streptokokken**?

Kommentar:
Es gibt keine allgemeine Immunität gegen **A-Streptokokken**! Beispielsweise besteht nach durchgemachter Scharlach-Infektion durch Streptococcus pyogenes nur eine Immunität gegenüber dem erythrogenen Toxin.

Prüfer: 916
Wie ist das **Lancefield Schema** aufgebaut?

Kommentar:
· Beim **Lancefield Schema** basiert die Einteilung in verschiedene Gruppen auf den Antikörpern gegen das **C-Polysaccharid** (C-Substanz) der Bakterienzellwand. Medizinisch relevant sind die Gruppen A bis D und K!
 A **Streptococcus pyogenes:** Scharlach, Tonsillitis, Pharyngitis, Erysipel, Phlegmone, Sepsis
 B **Streptococcus agalactiae:** bei Neugeborenensepsis, Meningitis, Kindbettfieber
 C **Streptococcus anginosus:** Abszesse, Endokarditis, Atemwegsinfekte
 D **Enterokokken** wie Enterococcus faecalis, faecium und equinus: Endokarditis bei E. faecalis, sind auch Keime der Darmflora
 K **Streptococcus salivarius:** Endokarditis, Karies

Prüfer: 917
Was sind **zirkulierende Immunkomplexe**? Nachweis?

Kommentar:
· Bei Antigen- oder Antikörperüberschuss können aus einem Antikörper und einem Antigen kleine lösliche **zirkulierende Immunkomplexe** entstehen
· Ein Teil wird von Phagozyten aufgenommen, der Rest gelangt als zirkulierende Immunkomplexe ins Blut und kann dort zu Ablagerungen in Gefäßen oder zur Glomerulonephritis führen.

Im Gewebe abgelagerte Immunkomplexe aktivieren das Komplementsystem und führen zur Entzündungsreaktion

· Die physiologische Funktion von zirkulierenden Immunkomplexen ist die Neutralisation und Elimination von Antigenen, die Interaktion mit Komplement bzw. den Fc- (C-) Rezeptoren auf Zellen

· Die Bestimmung des monoklonalen C3d erfolgt mittels ELISA und Standardisierung nach WHO-Standard. **Störfaktoren:** Plasma statt Serum, Anti-C3d-Antikörper beim Patient, vorherige Hitzedeaktivierung, wiederholtes Auftauen

918 Prüfer:
Welche Bedeutung hat **HLA-B27** beim Morbus Bechterew?

Kommentar:
Über 90 % der Bechterew-Patienten sind **HLA-B27** positiv!

919 Prüfer:
Wie ist das **HLA-System** aufgebaut und welche biologische Bedeutung hat es?

Kommentar:
· Ursprünglich wurden in Transplantations-Tierversuchen die Haupthistokompatibilitätsantigene (= **MHC-Antigene**) entdeckt. Bei Menschen wurden nach Transplantationen Antikörper gegen Leukozyten entdeckt. Daher werden diese als **Humane-Leukozyten-Antigene (HLA)** bezeichnet. HLAs findet man aber auf fast allen kernhaltigen Zellen

· Die Gene für HLA-Proteine sitzen auf dem kurzen Arm des Chromosomen 6. Hier liegen auch andere wichtige Gene wie für den TNF-α und –β

· Eine Einteilung ist in zwei Gruppen möglich: **Klasse-I-Antigene** (HLA-A, HLA-B, HLA-C, HLA-E, HLA-F, HLA-G) und **Klasse-II-Antigene** (HLA-DM, HLA-DO, HLA-DP, HLA-DQ, HLA-DR)

· Die HLA-Diagnostik wird bei der Organtransplantation zur Vermeidung von Abstoßungsreaktionen oder zu diagnostischen Zwecken (Beispiel **HLA-B27** bei **Morbus Bechterew**) durchgeführt

14.5. Impfungen

14.5.1. Grundlagen der Schutzimpfungen   MB

Prüfer: 920
Was sind die Unterschiede zwischen einer **aktiven und passiven Immunisierung**?

Kommentar:
· Bei der **aktiven Immunisierung** wird der Körper mit lebenden Erregern (Lebendimpfstoff) oder Erregerbestandteile (Totimpfstoff, Toxoid-Impfstoff) infiziert und bildet dadurch Antikörper bzw. Gedächtniszellen. Je nach Impfstoff besteht ein Schutz nach etwa 2–4 Wochen, der dann jedoch lang andauert

· Bei der **passiven Immunisierung** werden Immunglobuline, d.h. Antikörperpräparate gegeben. Diese wirken sofort, bieten aber keinen Langzeitschutz. HWZ IgG etwa 35 Tage, IgM etwa 10 Tage, IgA 5–6 Tage

Prüfer: 921
Erklären Sie das Vorgehen bei der **Tollwut**.

Kommentar:
· Zur **Tollwut** kommt es nach einer Infektion mit dem Rabies-Virus durch ein infiziertes Tier (Tierbiss, Viruskontakt mit Schleimhaut). Die **Inkubationszeit** kann **mehrere Monate** betragen, abhängig von der Bissstelle (bei Biss im Kopf-/Halsbereich kürzer, bei Biss ins Bein länger!), dann treten die **Leitsymptome Aggressivität, Krämpfe und Lähmungen** auf mit letalem Ausgang!

· Eine **präexpositionelle aktive Impfung** mit dreimaliger Gabe eines Totimpfstoffs ist verfügbar. Nach einem Biss erfolgt bei vollständiger Grundimmunisierung eine zweimalige Boosterung

· Bei fehlender oder inkompletter Grundimmunisierung erfolgt eine **5-malige aktive Impfung** (Tag 0, 3, 7, 14, 28) und eine **einmalige passive Immunisierung**

Prüfer: 922
Unterschiede zwischen **Lebend-, Tot- und Toxoid-Impfstoffen**? Beispiele?

14. Serologie / Infektiologie

Kommentar:

- **Lebendimpfstoffe** enthalten vermehrungsfähige attenuierte Erreger: Beispiel Masern, die Impfviren können die Erkrankung in abgeschwächter Form auslösen. Die Lebendimpfung ist daher prinzipiell kontraindiziert in der Schwangerschaft! Bis zu 5–10 % der Impflinge bekommen **Impfmasern**. Bei oralen Lebendimpfstoffen kann es durch die Darmpassage zu einer *Rückentwicklung* zum pathogenen Wildvirus mit möglicherweise Ansteckung der Umwelt kommen. Das kann bei dem oralen Polio-Impfstoff auftreten
- **Totimpfstoffe** sind komplett abgetötete Erreger oder daraus extrahierte Antigenstrukturen (Spaltimpfstoffe). Daneben gibt es auch Impfstoffe mit rekombinant hergestellten Antigenen. Beispiel: rekombinant hergestelltes HBsAg als HBV-Impfstoff
- Bei den **Toxoid-Impfstoffen** wird nicht gegen den Erreger, sondern gegen den Virulenzfaktor eine Immunität aufgebaut. Beispiele sind die Pertussis-Impfung mit einem **Toxoid-Impfstoff** gegen das Toxin von Bordetella pertussis oder der Tetanus- und Diphtherie-Impfstoff

923 **Frage:**
Was ist der Unterschied zwischen einem **Toxin** und einem **Toxoid**?

Kommentar:
Bei der Tetanus- oder Diphtherie-Impfung wird der Impfstoff auf Basis des Toxins hergestellt. Das dabei eingesetzte, in der Giftwirkung abgeschwächte, Toxin wird als Toxoid bezeichnet.

924 **Prüfer:**
Was sind die Vor- und Nachteile von **Lebend- und Totimpfstoffen**?

Kommentar:

- **Vorteile der Lebendimpfstoffe:** Schutz hält nach Grundimmunisierung (theoretisch reicht 1 Impfung) oft lebenslang an. **Nachteile:** Impfkrankheit in abgeschwächter Form der Wildvirusinfektion möglich (Impfmasern, Impfwindpocken etc.), kontraindiziert in Schwangerschaft oder bei schwerer Immunsuppression
- **Vorteile der Totimpfstoffe:** gut verträglich mit geringen Nebenwirkungen (NW), kann theoretisch in der Schwangerschaft gegeben werden

(Impfstoffe sind aber oft nicht erprobt bzw. zugelassen für Schwangere). **Nachteile:** Zur Grundimmunisierung sind mindestens 3 Impfungen erforderlich. Der Impfschutz besteht oft nur 3–10 Jahre. Beispiel FSME 3–5 Jahre, Pertussis etwa 5 Jahre, Tetanus 10 Jahre *Anm.: Unterschiede zwischen Toxoid-, Konjugat- und Polysaccarid-Impfstoffen!*

925 **Prüfer:**
Kennen Sie **therapeutische Impfungen**?

Kommentar:

- Verschiedene Dinge fallen unter diesen Begriff:
  - **Postexpositionell aktive Impfung** nach Kontakt mit einem Erkrankten innerhalb der Inkubationszeit als Riegelungsimpfung (= **Inkubationsimpfung**) typisch bei VZV, Meningokokken, Hepatitis-A-Virus (HAV), Mumps (innerhalb von 5 Tagen), Masern (innerhalb von 3 Tagen), Polio und Tollwut! → Die Inkubationsimpfung funktioniert gut bei Lebendimpfstoffen und bei Infektionen mit langer Inkubationszeit (Hepatitis A oder B, Tollwut)
  - **Passive Impfung (Immunisierung) mittels (spezifischem) Immunglobulin** nach Kontakt als sofortiger Schutz und wenn eine aktive Lebendimpfung nicht möglich ist, wie z. B. bei Schwangeren nach Windpockenkontakt (Immunglobulingabe innerhalb 96 Stunden bzw. neuerdings laut STIKO innerhalb von 10 Tagen nach Kontakt), bei Säuglingen HBV positiver Mütter (Aktiv+Passiv), Tollwut nach Tierbiss (Aktiv + Passiv) etc.
  - Wirkliche **therapeutische Impfungen** zur Bekämpfung einer Krebserkrankung sind in Erprobung, z. B. wird anhand der Mutationsprofils des Krebspatienten eine individuelle Vakzine hergestellt = *individualisierte Immuntherapie*. Hierzu laufen Studien zur Therapie von Melanomen, Brustkrebs, Leberkrebs und Lungenmetastasen. Ziel ist die Aktivierung von T-Zellen zur Bekämpfung der malignen Zellen. Es existieren auch andere Ansätze, beispielsweise eine gezielte Infektion mit onkogenen Viren, die maligne Zellen befallen und dort zu einem Absterben der Zellen führen sollen

926 Prüfer:

Was sind **postexpositionell angewendete Impfungen**?

Antwort:

Passive Immunisierung mit Immunglobulinen

Kommentar:

· **Postexpositionsprophylaxe** entweder **passiv mittels Immunglobuline** (= spezifische Antikörper) oder **aktiv mittels Impfung. Aktive Immunisierung** nach Exposition ist möglich bei Lebendimpfstoffen (VZV, Masern) mit schneller Immunreaktion und bei Krankheiten mit langer Inkubationszeit (Hepatitis A oder B, Tollwut)

· Die **passive Immunisierung** erfolgt mittels Immunglobuline. Meist sind es humane oder rekombinante, selten tierische AK. Humane Immunglobuline werden aus einer Vielzahl Plasmaspenden (> 1.000) gepoolt, um ein breites Antikörperspektrum zu erreichen. Erregerspezifische hochkonzentrierte Immunglobulinpräparate bezeichnet man als Hyperimmunglobuline, z. B. Cytotect bei CMV, Varicellon bei Windpockenkontakt, Berirab / Tollwutglobulin Merieux P.

14.5.2. Impfstoffe

927 Frage:

Was sind **Polysaccharid-Impfstoffe**?

Kommentar:

Aus den Kapselpolysacchariden verschiedener Bakterien können Impfstoffe hergestellt werden. Diese **Polysaccharid-Impfstoffe** induzieren protektive Antikörper, deren Schutzdauer zeitlich begrenzt ist, da sie nicht wie Protein-Antigene zur Induktion einer T-Zellantwort (fehlende Prozessierung über das MHC-System) führen. Polysaccharid-Impfstoffe lassen sich deshalb auch nicht Boostern (fehlen von Gedächtniszellen). In den ersten beiden Lebensjahren führen sie zu keiner ausreichenden Immunantwort!

928 Frage:

Wie lassen sich diese Probleme lösen?

Kommentar:

· Zuerst ist es bei **Haemophilus influenzae Typ b (Hib)** gelungen, durch Koppelung des Polysaccharids an ein Protein einen sogenannten **Konjugatimpfstoff** (also ein Protein-Polysaccharid-Konjugat) zu entwickeln. Konjugatimpfstoffe werden auch bei der Pneumokokken- und der Meningokokken-Impfung eingesetzt

· **Konjugatimpfstoffe** könne bereits im Säuglingsalter angewendet werden und haben eine lang andauernde Schutzwirkung

Frage: **929**

Nennen Sie ein Beispiel für einen **Konjugatimpfstoff**.

Kommentar:

Der **Meningokokken-C-Impfstoff**, z. B. an das Tetanus- oder das Diphtherie-Toxoid konjugiert, da diese stark immunogen wirken.

14.5.3. Tollwutimpfung MB

Prüfer: **930**

Was wissen Sie über die **Tollwut**?

Kommentar:

· Die **Tollwut** wird durch das **Rabies-Virus** verursacht. Letzter terrestrischer (= durch bodenlebende Tiere) Tollwutfall in Deutschland war 2006 (bei einem Fuchs), daher empfiehlt die STIKO eine präexpositionelle Impfung nur für Risikopersonen bei neu aufgetretener Wildtollwut (Tierärzte, Jäger, Forstpersonal) oder Laborpersonal mit Exposition gegenüber dem Tollwutvirus. **Achtung: Die Fledermaustollwut** kommt weltweit vor, auch in Deutschland. Die Impfung wird deshalb für Menschen mit engem Kontakt zu Fledermäusen empfohlen

· Laut WHO gibt es weltweit etwa 50.000 Tollwutfälle jährlich. Nur in Nordeuropa, der Karibik oder Australien / Ozeanien (Pazifik Inselgruppe nord-östlich Australiens) besteht ein sehr niedriges Risiko. Eine Impfempfehlung gibt es für Länder mit hoher Tollwutgefährdung, insbesondere, da in Entwicklungsländern ein Impfstoff bzw. die Immunglobuline nicht immer verfügbar sind. Risikogebiete sind u. a. Brasilien, Costa Rica, Südamerika, Afrika

14. Serologie / Infektiologie

931 Frage:

Was empfehlen Sie bei Reisen in Risikogebiete bzw. nach Tollwutkontakt?

Kommentar:

· **Tollwutprophylaxe:** Impfung mit Totimpfstoff (Zellkulturimpfstoff) als Grundimmunisierung an Tag 0, 7 und 21 (evtl. 4. Dosis nach 12 Monaten). Auffrischung alle 2–5 Jahre. Titerkontrollen erfolgen je nach Expositionsrisiko alle 6–24 Monate. Boosterung ist notwendig bei Abfall der neutralisierenden Antikörper unter 0,5 IE/ml

· **Nach einer tollwutverdächtigen Bissverletzung wird bei vollständiger Grundimmunisierung** mit zwei Impfdosen an Tag 0 und 3 geboostert – Immunglobuline müssen nur bei fehlender Grundimmunisierung gegeben werden!

· **Ohne vollständige Grundimmunisierung** hängt das Vorgehen von dem Grad der Exposition ab (gemäß RKI 2011):
  I Berühren / Belecken der intakten Haut: Keine Impfung erforderlich
  II nicht blutende oberflächliche Kratzer, Knabbern an nicht intakter Haut: Impfung nach dem **Essen-Schema** mit aktiver Impfung an Tag 0, 3, 7, 14 und 28
  III Bissverletzung oder Kratzwunden, Speichel auf Schleimhäuten: vollständige aktive Immunisierung erforderlich. Mit der ersten Impfdosis erfolgt auch eine Gabe von 20 IE/kgKG **Tollwut-Immunglobulin**

932 Frage:

Wann besteht nach einer **Tollwut-Grundimmunisierung** ein zuverlässiger **Schutz**?

Kommentar:

4 Wochen nach Beginn der Grundimmunisierung.

MB **14.5.4. Polioimpfung**

933 Prüfer:

Wie wird der **Polio-Impfstoff** gewonnen?

Antwort:

Zellkulturpassage → attenuierter Lebendimpfstoff

Kommentar:

· Der **inaktivierte Polio-Impfstoff nach Salk ist ein Totimpfstoff:** Virulente Polioviren Typ 1, 2, 3 werden durch Zellkultur in Vero-Zellen (Zelllinie aus Nierenzellen der grünen Meerkatze = Affen) oder in humanen diploiden Zellen vermehrt. Nach Filtration und Ultrafiltration erfolgt eine Virusinaktivierung durch Formaldehyd (Vermehrungsfähigkeit wird zerstört) und Entfernung des Formaldehyds

· Der **orale Polio-Impfstoff nach Sabin ist die sogenannte Orale Polio Vakzine (OPV):** geimpft werden avirulente Polioviren (Typ 1, 2, 3) mit Mutationen, die eine Vermehrung in Nervenzellen verhindern. Im Darm bleiben die Polioviren vermehrungsfähig. Die WHO stellt Referenzkulturen der Impfviren zur Verfügung. Nach Vermehrung wird ihre Pathogenität getestet (Neurovirulenztest), früher in Rhesusaffen, seit 2000 in transgenen Mäusen

· **NEU:** Seit 09/2015 ist laut WHO das **Poliovirus Typ 2** eradiziert. Seit April 2016 wird daher weltweit nur noch der **bOPV-Impfstoff** (nur Typ 1 und 3) anstatt dem tOPV-Impfstoff (Typ 1–3) eingesetzt. Nur ausgewählte Labore dürfen den Typ 3 weiterhin, z. B. für NTs, vorhalten (**Laborcontainment**)   !

934 Prüfer:

Wie unterscheidet sich der **Salk- vom Sabin-Impfstoff**?

Antwort:

Tot – lebend

Kommentar:

· Der Lebendimpfstoff nach **Sabin** wird oral auf Würfelzucker gegeben. Er führt zur **stillen Feiung**, also einer Infektion des Magen-Darm-Trakts mit Induktion von Antikörpern im Blut und Darm (IgA) ohne Krankheitssymptome. Vorteilhaft ist die bessere Schutzwirkung und das Mitimpfen von Angehörigen über die ausgeschiedenen Viren. Dadurch wird die Wildviruszirkulation unterbunden (**Herdenimmunität**)

· **Problem:** Bei der Darmpassage kann es zu einer Rückmutation des Impfvirus zum Wildvirus und damit zur einer seltenen **Impf-Poliomyelitis** (etwa 1 / 4 Mio. Geimpfte) und zur weiteren Verbreitung kommen

· Wegen der Gefahr der Impfpoliomyelitis und der gelungenen **Polioeradikation** in Deutschland empfiehlt die STIKO seit 1998 nur noch den Polio-Impfstoff nach Salk

935 Prüfer:
Warum muss **Polio** oral mehrmals geimpft werden?

Antwort:
Es kommt zu Konkurrenz im Darm mit anderen Enteroviren.

Kommentar:
Im Darm kann sich durch andere evtl. anwesende Enteroviren keine ausreichende Immunität aufbauen. Kontraindikationen für die Impfung sind daher neben Immundefekten vor allem akut-fiebrige Infekte sowie Darmerkrankungen (Durchfälle).

936 Prüfer:
Warum darf **Polio** nicht im Sommer geimpft werden?

Antwort:
Häufige Enterovirusinfekte im Sommer!

Kommentar:
Polioviren sind ebenfalls **Enteroviren**. Andere Enteroviren sind typische Verursacher der **Sommergrippe** und verhindern u.U., dass sich eine ausreichende Polio-Immunität ausbildet.

14.5.5. Influenza-Impfung

937 Frage:
Wann ist der beste Zeitpunkt für eine **Grippeimpfung**?

Kommentar:
Die **Grippeimpfung** bietet nur relativ kurz einen ausreichenden Schutz. Schützende Antikörper sind etwa 2 (–4) Wochen nach Impfung vorhanden. Da die Influenza-Saison typischerweise im Januar beginnt, ist der ideale Impfzeitpunkt Mitte oder Ende November. Dann besteht ein Schutz in der Hauptsaison Januar bis März.

938 Prüfer:
Wie wird die Zusammensetzung des **Influenza-Impfstoffs** festgelegt?

Antwort:
Jährlich neu durch die WHO

Kommentar:
Der saisonale Influenza-Impfstoff wird anhand der zirkulierenden Virusstämme auf der Südhalbkugel in dem dortigen Winter (Juni bis September) festgelegt. Die aktuelle Impfstoffzusammensetzung sowie eine Übersicht über die verfügbaren Impfstoffe findet sich unter www.PEI.de

939 Prüfer:
Was ist ein **Antigenshift** bzw. **Antigendrift**?

Antwort:
· Bei einem **Antigenshift** kommt es zum Austausch funktionell gleichartiger RNA-Segmente zwischen zwei Virusstämmen des Influenzavirus bei gleichzeitiger Infektion einer Zelle mit beiden Virusstämmen. Daraus resultieren entscheidende Veränderungen der Antigenität des Virus, z. B. kann durch Aufnahme eines neuen Hämagglutinins ein neuer Virussubtyp auftreten und zur **Pandemie** (etwa alle 10–20 Jahre) führen!

· Beim **Antigendrift** führt eine Punktmutation zu kleineren Antigenveränderungen (v.a. des Hämagglutinins) und damit zur Abwandlung der Virussubtypvariante. Das ist die übliche jährliche Änderung des Virussubtyps, die eine Anpassung des Impfstoffs notwendig macht

940 Prüfer:
Wer soll gegen die **Grippe** geimpft werden?

Kommentar:
· **STIKO-Empfehlung (Stand 2017):**
    - Kinder von 2–17 Jahren können mit einem attenuierten Influenza-Lebendimpfstoff geimpft werden
    - Impfung aller Personen ab 60 Jahren und besonders Bewohner von Altersheimen
    - Impfung von Schwangeren ab dem 2. Trimenon, bei erhöter Gefährdung ab dem 1. Trimenon

14. Serologie / Infektiologie

- Impfung aller Kinder / Erwachsener bei chronischen Krankheiten (Asthma, COPD, Herz-Kreislauf, Leber, Nieren), DM, MS, Menschen mit angeborener / erworbener Immundefizienz (HIV), Immunsupprimierte
- Berufliche Impfindikation, z. B. bei medizinischem Personal, bei Kontakt zu Geflügel oder Wildvögeln (aviäre Influenza), auch bei Ehrenamtlichen, z. B. Flüchtlingshelfern
- Ggf. Reisende impfen!

! *Anm.: Neu: In der Saison 2017/2018 empfahl die STIKO[1] erstmals den Tetravalenten Impfstoff! Der G-BA hat 04/2018 beschlossen, dass ab der Saison 2018/2019 mit einem Vierfach-Impfstoff geimpft wird.*

941 Prüfer:
Was ist den **Influenza-Impflingen** zu erklären?

Antwort:
Influenza-Impfung schützt nicht vor anderen respiratorischen Infekten

Kommentar:
Die **Influenza-Saison** geht meist von Januar bis März (April), davor im Herbst / am Winteranfang überwiegen andere Viren, wie z. B. Rhinoviren. Vor diesen *grippalen Infektionen* bietet eine Influenza Impfung keinen Schutz.

942 Prüfer:
In welche Virusgruppe gehört das **Influenzavirus**?

Antwort:
Myxoviren

943 Prüfer:
Welche **Virusgruppe** ist nah verwandt?

Antwort:
Paramyxoviren

944 Prüfer:
Welche Viren gehören zu der **Gruppe der Paramyxoviren**?

---
[1] RKI Epid. Bulletin 2/2018

Antwort:
Masern, Mumps, Respiratory Syncytial Virus (RSV), Parainfluenzaviren

Frage: 945
Welche Tierart stellt ein großes Reservoir für **Paramyxoviren** dar?

Kommentar:
In **Fledermäusen** wurden über 60 **Paramyxovirenarten** gefunden, die u.a. Meningitiden, Masern und Mumps auslösen. Das **Mumps-Virus** stammt wohl direkt von dem Fledermausvirus ab. Das Fledermausreservoir verhindert auch die Ausrottung der Erkrankungen beim Menschen[2].

Prüfer: 946
Welche **Untersuchungsmethoden** gibt es für **Influenzaerkrankungen**?

Antwort:
KBR kann nur zwischen den Virusstämmen A, B und C unterscheiden, HHT kann auch einzelne Virussubtypen unterscheiden

Kommentar:
Bei einer akuten Erkrankung erfolgt ein **direkter Influenzavirusnachweis** mittels NAT aus einem tiefen Nasen-Rachen-Abstrich. Bei epidemiologischen Fragestellungen oder zur Abklärung eines Impferfolgs kann ein spezifischer Neutralisationstest für das zirkulierende Virus durchgeführt werden. Ein Antikörperanstieg im Verlauf spricht für eine kürzliche Infektion. Die allgemeine Bestimmung von *Influenza-AK* mittels EIA ist aufgrund der hohen Seroprävalenz und verschiedener zirkulierender Stämme nicht sinnvoll.

14.5.6. Reiseimpfungen

Prüfer: 947
Welche Impfungen empfehlen Sie **Tropenreisenden**?

---
[2] www.uni-bonn.de/neues/102-2012

Kommentar:

· Reisende sollten einen lückenlosen Impfschutz gemäß den STIKO-Empfehlungen haben: Tetanus, Diphtherie, Pertussis, Polio, HBV, Masern-Mumps-Röteln. Da Polio in Deutschland nur grundimmunisiert wird, ist eine Auffrischimpfung bei Reisen in Endemiegebiete ggf. sinnvoll

· Die **Hepatitis-A-Impfung** ist für fast alle Reiseländer (außer Nordeuropa) sinnvoll. Fäkal-orale Übertragung, vor allem bei schlechten hygienischen Bedingungen oder z. B. durch *Meeresfrüchte* (Südeuropa: Italien, Frankreich)

· **Cholera-** und **Typhus-Impfungen** sind für Länder mit schlechten hygienischen Bedingungen sinnvoll

· **Tollwutimpfung** in Endemiegebieten (fast weltweit außer Westeuropa und Australien / Ozeanien) mit hohem Risiko und schlechter medizinischer Versorgung

· **Japanische-Enzephalitis-Impfung** bei Abenteuerreisen mit engem Kontakt zur Bevölkerung in Südostasien (Bangladesch, Bhutan, China, Indien)

· **Gelbfieber-Impfung** ist ggf. sinnvoll bei Reisen in Endemiegebiete wie Afrika (Äthiopien, Kongo, Ruanda, Elfenbeinküste) und Südamerika (Bolivien, Brasilien, Ecuador). Wenn man aus einem Endemiegebiet (Vorsicht bei Rundreisen!) einreist, ist sie ggf. vorgeschrieben!

· **Meningokokken-Impfung** (tetravalenter Impfstoff: A, C, W-135, Y) vor Reisen in Endemiegebiete (u. a. Meningitis-Gürtel in Afrika = südlich der Sahara). Teilweise bei Einreise vorgeschrieben, z. B. bei Pilgerreise nach Mekka (Hadj)

14.5.7. Typhus

948 Prüfer:

Was ist **Typhus**?

Kommentar:

· Erreger des **Typhus** ist Salmonella Typhi (S. Typhi), bzw. des **Paratyphus** ist Salmonella Enteritidis (S. Enteritidis): Es sind begeißelte gram-negative Bakterien aus der Familie der Enterobakterien. Sie bewirken eine systemische Allgemeininfektion mit einem primären Befall des Dünndarms

· Weltweit gibt es laut WHO etwa 17–30 Mio. Typhusfälle mit bis zu 600.000 Todesfällen in tropischen und subtropischen Gebieten mit schlechter Trinkwasserversorgung und Hygiene. Risikogebiete sind u. a. Delhi in Indien und das Mekong Delta in Vietnam

· **Fäkal-orale Übertragung** durch kontaminierte Lebensmittel und Trinkwasser

· Nach der Inkubationszeit von 3–60 Tagen kommt es zum (stufenartigen) Fieberanstieg bis auf 41 °C, unregelmäßigen Puls, zu grippeähnlichen Symptomen (Kopfschmerzen, Unwohlsein, Husten), dann zuerst zur Obstipation und später zu Durchfällen. Im Verlauf kommen auch Hepatosplenomegalie, Darmblutungen mit Perforation, Meningoenzephalitis, Myokarditis, Osteomyelitis und Pneumonien vor

· Etwa 3 % bleiben bei S. Typhi länger als 12 Monate **Dauerausscheider**

Frage: 949

Welche Diagnostik führen Sie bei V. a. **Typhus** durch?

Kommentar:

· Im Zentrum steht die Reiseanamnese, da autochthone Fälle zuletzt in den 80er Jahren in Deutschland aufgetreten sind

· **Wichtig** ist der mikrobiologische Nachweis durch **mehrfache Blutkulturen**. Stuhluntersuchungen sind zu Beginn der Infektion meist negativ!

· Ein serologischer Nachweis von Salmonellen-Antikörpern ist möglich, bei geringer Spezifität durch häufige Kreuzreaktionen mit anderen Bakterien. O-Antigene (Zellwand) und H-Antigene (Geißel) kommen ähnlich bei anderen Bakterien vor (Nachweis mit **Gruber-Widal-Reaktion**)

Prüfer: 950

Welche **Typhus-Impfungen** gibt es?

Kommentar:

· **Typhus-Polysaccharid-Impfstoff** (Totimpfstoff = Vi-Kapselpolysaccharid von S. Typhi): Die Polysaccharid-Impfung wird i. m. mit einer einzigen Dosis verabreicht. Der Impfschutz beginnt etwa 10–14 Tage nach der Impfung, die Auffrischung erfolgt nach drei Jahren mit 1 Dosis

14. Serologie / Infektiologie

· Der **orale Typhus-Lebendimpfstoff** ist zugelassen ab 2 Jahren: Die Lebendimpfung oral (apathogene und inaktivierte Keime von S. Typhi 21a Berna) erfolgt mit drei Dosen an Tag 1, 3 und 5. Auffrischung nach einem Jahr mit 3 Dosen

· Beide Impfstoffe bieten einen Schutz von bis zu 95 % gegen S. Typhi

· Einen begrenzten Schutz (< 50 %) vor Salmonella Paratyphi (S. Paratyphi) bietet nur der orale Impfstoff!

· Kombinationsimpfstoffe für Typhus und HAV sind verfügbar

951 **Prüfer:**
+ Was ist im **Typhoral-Impfstoff** und können Sie das besondere, einmalige Wirkprinzip dieses Impfstoffs erklären[3]?

Kommentar:
· Der **Lebendimpfstoff** mit den attenuierten S. Typhi Bakterien (Stamm Ty 21a Berna) enthält mindestens 2 Mrd. apathogene Lebendkeime und 5 Mrd. inaktivierte Keime. Die Impfung wirkt wie eine natürliche Infektion im Darm. Der Lebendimpfstoff soll dabei selbstlimitierend sein. Da die Impfbakterien sich autolytisch zersetzen, kann kein Impftyphus auftreten

· **Lokale Immunität im Darm an der Eintrittspforte:** Durch die Impfung bilden sich im Darm schützende sekretorische IgA-Antikörper, die die Bakterien bereits an der Eintrittspforte bekämpfen und das Eindringen des Erregers in das Blut (eine Bakteriämie) verhindern

· Humorale (Antikörper) und zelluläre Immunität: Durch die Impfung werden im Blut spezifische Antikörper gebildet. Eine zelluläre Immunität im Blut und Gewebe verhindert eine Organbesiedelung und Dauerausscheider

· Bei der parenteralen Impfung werden zirkulierende Antikörper gebildet!

952 **Frage:**
Wann sollte die **Typhus-Impfung** nicht erfolgen?

---
[3]Chiron Vaccines, Behring: Fachinformation Typhoral L

Kommentar:
· Die **orale Typhus-Lebendimpfung** ist kontraindiziert bei einer immunsuppressiven Therapie, da es durch die Impfbakterien zu einer manifesten Erkrankung = **Impftyphus** kommen kann

· Die Malariaprophylaxe (Chloroquin, Pyrimethamin / Sulfadoxin, Mefloquin, Proguanil), Antibiotika und Sulfonamide sollten frühestens 3 Tage nach Einnahme der letzten Typhoral-L-Kapsel eingenommen werden. Sonst wirkt die Impfung evtl. nicht

· **Typhoral L** sollte nicht in Kombination mit Laxantien gegeben werden

Prüfer: 953
Welche **immunologischen Vorgänge** laufen bei der **Typhusimpfung in der Darmschleimhaut** ab?

Kommentar:
Durch die orale Typhus-Lebendimpfung kommt es zur lokalen Bildung von **sekretorischen IgA-Antikörpern** im Darm und zur Ausbildung einer zellulären Immunität.

14.5.8. Tuberkulose

Prüfer: 954
Was ist **Tuberkulin**?

Kommentar:
Tuberkulin ist eine Mischung aus gereinigten und selektierten Proteinen von Mycobacterium tuberculosis (M. tuberculosis). Wird als PPD (= Purified Protein Derivate)-Tuberkulin für den **Tuberkulin-Hauttest** verwendet.

Prüfer: 955
Was ist der **Tine-Test**?

Kommentar:
Der **Tine-Test** ist ein Stempeltest mit getrocknetem Tuberkulin, das an 4 Stacheln des Einmaltestkörpers (*Stempel*) haftet. Der Stempel wird in die gespannte Haut des Unterarms eingedrückt = intrakutan. **Vorteile:** einfache Durchführung, Reihentestung möglich, Fertigtest – keine Verdünnungslösungen notwendig, einheitliche Dosierung.

956 Prüfer:

Was ist der **Mendel-Mantoux-Test**?

Kommentar:

· Der **Mendel-Mantoux-Test** ist ein intrakutaner Tuberkulin-Test. Dorsal am Unterarm wird streng intrakutan eine Tuberkulin-Lösung appliziert

· Die Ablesung erfolgt frühestens nach 72 Stunden mit einer tastbaren Induration (= verhärtete Schwellung) > 5 bzw. 10 mm bei Z.n. BCG-Impfung

· Anwendung für: Epidemiologie → Durchseuchungsgrad, Umgebungsuntersuchungen, berufliche Exposition, Ausschluss einer (latenten) Tuberkulose

· Ein falsch positiver Tuberkulintest ist nach einer **BCG-Impfung** möglich, falsch negative Befunde kommen unter Immunsuppression, bei Immundefekten und nach Virusinfekten vor!

957 Frage:

Gibt es (moderne) **Alternativen zum Tine- bzw. Mendel-Mantoux-Test**?

Kommentar:

· Seit einigen Jahren gibt es sogenannte **Interferon-Gamma-Release-Assay (IGRA)-Testsysteme**, um M. tuberculosis-spezifische T-Zellen im peripheren Blut nachzuweisen. Hierzu wird lediglich Patienten-Blut benötigt. Die Spezifität ist mit > 98 % und die Sensitivität mit > 90 % deutlich höher als bei den Tuberkulin-Hauttests

· **Beispiel ELISpot.TB (T-Spot):** Aus Heparinblut werden mittels Dichtegradientenzentrifugation (Ficoll) die peripheren mononukleären Zellen isoliert. Nach Inkubation mit M. tuberculosis Antigen (ESAT-6 und CFP-10) kommt es zu einer Aktivierung der Effektor-T-Lymphozyten und zu einer messbaren Interferon-gamma (IFN-γ)-Sekretion. Mittels ELISpot (T-SPOT.TB) erfolgt eine Quantifizierung

· **Indikationen** sind der Nachweis bzw. der Ausschluss einer aktiven oder latenten Infektion (z. B. vor immunsuppressiver Therapie) mit M. tuberculosis

· Vorteile gegenüber Hauttests: Bessere Standardisierung – keine subjektive Auswertung, auch bei Immunschwäche (HIV) oder Kleinkindern einsetzbar, Infektionen mit atypischen Mykobakterien stören normalerweise nicht

· Durch die Untersuchung anderer Materialien wie Bronchoalveoläre Lavage (BAL), Pleuraerguss oder Liquor kann ein quantitativer Vergleich mit Blut zum Nachweis einer Anreicherung von spezifischen T-Zellen als Hinweis auf eine akute lokalisierte Infektion hilfreich sein

Frage: **958**

Was heißt **Bacillus Calmette-Guérin (BCG)**?

Kommentar:

· **BCG** steht für Bacillus Calmette-Guérin. BCG ist ein attenuierter Stamm des humanpathogenen Tuberkuloseerregers Mycobacterium bovis (M. bovis), der als Tuberkuloseimpfstoff (intrakutane Lebendimpfung) verwendet wurde. Aktuell ist dieser Impfstoff in DE nicht mehr zugelassen

· Grund für die STIKO, den Impfstoff 1998 nicht mehr zu empfehlen, waren der unzureichende Schutz, die geringe Tuberkulose-Prävalenz in Deutschland und die unerwünschten Wirkungen

14.5.9. Lübecker Katastrophe

Prüfer: **959**

Was ist die **Lübecker Katastrophe**?

Kommentar:

· 1930 wurden in Lübeck 256 Neugeborene (84 % aller Neugeborenen) oral gegen Tuberkulose geimpft, 77 Kinder starben, da versäumt wurde, im Tierversuch die Pathogenität des Impfstoffs zu überprüfen. Während der Herstellung wurde der Impfstoff versehentlich mit einem pathogenen Stamm kontaminiert

· Die **Lübecker Katastrophe** hat medizingeschichtliche Bedeutung als Geburtsstunde des Medizinrechts (Calmette-Prozess) und führt zur Verzögerung der **BCG-Impfung** in DE bis nach dem 2. Weltkrieg

14.5.10. HIV und Impfungen

Frage: **960**

Welche **Impfungen** dürfen **bei HIV-Positiven** durchgeführt werden?

Kommentar:

· Sinnvoll sind die STIKO-Standardimpfungen! Ergänzend HAV, HBV und Pneumokokken

· Problematisch sind Lebendimpfstoffe: Bei CD4+Zellzahlen < 200 oder bei einer symptomatischen HIV-Infektion sind **Lebendimpfstoffe** wie Mumps-Masern-Röteln-Windpocken, Gelbfieber, BCG, Typhus und Cholera prinzipiell kontraindiziert

14.6. Sexuell übertragbare Erkrankungen

14.6.1. Geschlechtskrankheiten

961 Frage:

Was sind **venerische Erkrankungen**?

Kommentar:

· Die Lehre von sexuell übertragenen Erkrankungen ist die Venerologie von Venereus (lat. Venus = Liebeslust) und Logos (gr. Lehre)

· Im medizinischen Kontext venerisch = sexuell übertragbar

962 Prüfer:

Welche sexuell übertragbaren Erkrankungen (**STD**) kennen Sie?

Kommentar:

· Die **klassischen sexuell übertragbaren Erkrankungen** (STD), also die Geschlechtskrankheiten (teilweise wieder im Kommen), sind die Syphilis (syn. Lues), die Gonorrhö (Gonokokken, Tripper), der Ulcus molle und das Lymphogranuloma venereum

· Wichtige und häufige Erkrankungen sind auch: HIV, Hepatitis B und C (HBV, HCV), Herpes genitalis (HSV-1 und -2), Chlamydien, Trichomonas vaginalis und Humane Papillom Viren (HPV)

963 Frage:

Was ist ein **Tripper**?

Kommentar:

Unter einem **Tripper** versteht man eine Infektion mit **Neisseria gonorrhoeae**. Das sind die sogenannten **Gonokokken**, also gram-negative, paarweise gelagerte Kokken (s. auch Gonorrhö S. 228).

Frage: 964

Was machen Sie für eine Diagnostik bei V. a. **Gonokokken**?

Kommentar:

· Abstrich urethral oder endozervikal, ggf. pharyngeal und anal (Sexualpraktiken erfragen)

· Erregernachweise aus Abstrich mittels NAT und Kultur, alternativ hochsensitive NAT aus dem ersten Morgenurin

Frage: 965

Warum machen Sie auch eine **Gonokokken Kultur**?

Kommentar:

Bisher sind faktisch keine Ceftriaxon-Resistenzen bekannt – trotzdem könnten Resistenzen in Zukunft zunehmen. Standardtherapie wäre Ceftriaxon 1 g i. m. (oder i. v.) mit 1,5 g Azithromycin als Einmaldosis. Sollte aber eine orale Therapie der intramuskulären Standardtherapie vorgezogen werden und hierfür Cefixim eingesetzt werden, ist zuvor zwingend eine Antibiotika-Empfindlichkeitsprüfung durchzuführen. Hierzu ist eine Kultur notwendig.

Frage: 966

Was ist sonst noch wichtig bei der **Gonorrhö**?

Kommentar:

Alle Sexualpartner der letzten 3 Monate müssen informiert, getestet und ggf. therapiert werden. Laut Leitlinie ggf. **gleichzeitige** Partnermitbehandlung ohne vorherige Diagnostik, um Ping-Pong-Infektionen zu vermeiden.

14.6.2. Syphilis = Lues

Prüfer: 967

Wie sind die **Lues Stadien I und II** definiert?

Kommentar:

I Düsterrotes Knötchen an der Eintrittspforte (Genital, Analregion, Rektum, Lippen, Zunge, Finger) nach 10–14 Tagen → **Primärsyphilis**, dann erodiert (= Erosivschanker) und ulzeriert das Knötchen am Tag 18–30 → Primäraffekt mit **Ulcus durum**

II Die **Sekundärsyphilis** ist die Dissemination der vorbestehenden lokalen Syphilis in der 7.–10. Woche mit einer generalisierten Lymphadenitis und einem makulösen Exanthem (Roseola syphilitica). Genital entstehen hochansteckende, beetartig wuchernde **Condylomata lata**

III Die **Spätsyphilis** tritt bei etwa einem Drittel der unbehandelten Patienten auf. Gummen (= gummiartiger Knoten) nach 3–12 Jahren, die Neurosyphilis nach 10–30 Jahren, kardio-vaskuläre Syphilis nach > 30 Jahren mit einer Hepatitis, einem Aortenaneurysma, einer syphilitischen Mesaortitis und einer Orchitis → auch Neurosyphilis in Stadium III

IV **Tabes dorsalis** mit progressiver Paralyse

968
+ Prüfer:
Wie gelingt ein **direkter Erregernachweis bei der Syphilis**?

Antwort:
Dunkelfeldmikroskopie – Kleiderbügel, Beweglichkeit

Kommentar:

· Klares **Reizsekret** (aus dem Ulcus des Primäraffekts oder nässenden Effloreszenzen des Sekundärstadiums) wird in einer dünnen Schicht zwischen Objektträger und Deckgläschen verteilt. Mittels Ölimmersionsobjektiv zeigen sich typischerweise vor dem schwarzen Hintergrund des **Dunkelfeldmikroskop**, drehende und an den 1/3 Stellen abknickende lebende **Spirochäten**

· Unterscheidung von anderen apathogenen Spirochäten durch die Regelmäßigkeit ihrer Spiralform und Bewegungsmuster: Dreh- und Abknickbewegung nur auf der Stelle → **Kleiderbügel**

· Ein molekularbiologischer Nachweis aus Blut, Liquor, Biopsien und Abstrichen ist mittels NAT (PCR) möglich

969 Prüfer:
Was wissen Sie über **Treponema pertenue**?

Antwort:
→ Frambösie (Himbeere)

Kommentar:

· **Treponema pertenue** gehört auch zu den Spirochäten und verursacht die **Frambösie**

· Es ist jedoch keine venerische Erkrankung, also keine Geschlechtskrankheit

· Die Übertragung geschieht durch Haut-Haut-Kontakt oder Insektenstiche

Prüfer: 970
Was ist der Erreger des **Ulcus molle**?

Kommentar:

· **Ulcus molle** ist der **weiche Schanker**. Verursacht wird er durch Infektion mit **Haemophilus ducreyi** in tropischen Ländern und ist eine Geschlechtskrankheit!

· Sehr schmerzhafte kleine genitale Ulcera mit regionaler LK-Schwellung, die zu einer Lymphadenitis mit schmerzhafter LK-Schwellung führt. Die Lymphknoten können nach außen eitrig aufbrechen

· Die **Therapie** erfolgt mit einmaliger intramuskulärer Gabe von **Ceftriaxon**

Prüfer: 971
Ist das **Ulcus durum** schmerzhaft?

Kommentar:

· Das **Ulcus durum** ist der **harte Schanker** und bezeichnet den Primäraffekt der Syphilis im Stadium I an der Infektionsstelle (Penis) zusammen mit den geschwollenen lokalen Lymphknoten

· Es ist ein **schmerzloses hochansteckendes Ulcus**, das viele Treponemen enthält und einen harten namensgebenden Rand (lat. Durum = hart) hat

· Nach 2–6 Wochen heilt das Ulcus ab → Syphilis Stadium II

Frage: 972
Gibt es eine **Meldepflicht für die Syphilis**?

14. Serologie / Infektiologie

Kommentar:

- Nach dem Infektionsschutzgesetz (IfSG) besteht bei einem **direkten und indirekten Nachweis** einer Treponema pallidum (T. pallidum) Infektion eine **nicht namentliche Meldepflicht** nach § 7 Abs. 3 direkt an das RKI!

- Ein isoliert positiver Treponema-pallidum-Hämagglutinations-Assay (TPHA) (TPPA) ist nicht meldepflichtig!

- Zur Meldung verpflichtet ist der Laborleiter bei einem:
  - **direkten Erregernachweis** mikroskopisch mittels Dunkelfeldtechnik oder durch Fluoreszenzmikroskopie aus Reizsekret, auch durch positive PCR
  - positiven TPHA-Test und Bestätigung durch einen FTA-ABS-Test (Fluoreszenz-Treponema-Antikörper-Absorptions-test), EIA oder Immunoblot und einem VDRL-Titer > 1:4 oder positiven IgM-AK durch ELISA, Immunoblot oder 19s-IgM-Fluoreszenz-Treponema-Antikörper-Absorptionstest (FTA-ABS-Test)

Syphilis-Diagnostik

973 **Prüfer:**
+ Wie ist die **Standard Lues-Serologie**?

Kommentar:

- **Klassische Lues-Suchreaktion** ist der TPHA! Zunehmend auch automatische Lues-Suchteste auf Automaten CLIA, CMIA, ECLIA

- Als Bestätigungstest klassisch der IgG- und IgM-FTA-ABS-Test oder alternativ ein IgG- und IgM-Immunoblot

- Zur Bestimmung der Krankheitsaktivität und Feststellung der Therapieindikation werden die Cardiolipin-AK mittels VDRL- oder Rapid-Plasma-Reagin-Test (RPR-Test) bestimmt

- Ausführliche Erklärung zur Syphilis-Serologie s. S. 227!

974 **Prüfer:**
Wann ist der **TPHA-Test** falsch positiv?

Antwort:
Bei anderen Treponemen!

Kommentar:

- Treponemenantigene sind an Erythrozyten (beim **TPHA**) oder an Latex- bzw. Gelatinepartikel (beim **TPPA**) gebunden. Wenn bei Zugabe von Patientenserum in 1:80 Verdünnung durch die vorhandenen IgG- und IgM-Antikörper eine Agglutination auftritt, ist der Test positiv

- Eine Abgrenzung von anderen Treponemenantikörpern ist nicht möglich, da sich die Antigenstruktur von Treponema pallidum Species pallidum (Syphilis) und anderer wie Yaws bzw. Frambösie (T. pallidum Species pertenue), Bejel bzw. endemischer Syphilis (Treponema pallidum Species endemicum), Pinta (Treponema carateum) ähnelt

975 **Prüfer:**
Wann ist der **VDRL-Test** falsch positiv?

Antwort:
Anti-Cardiolipin-AK (SLE, LA)

Kommentar:

- Der **Veneral-Disease-Research-Laboratory (VDRL)-Test** oder der **Rapid-Plasma-Reagin-Test (RPR-Test)** sind keine treponemenspezifischen Testsysteme!

- Der Cardiolipin-Mikroflockungstest ist identisch mit dem VDRL-Test

- Die wesentlichen Antigenkomponenten sind Lezithin, Cholesterin und Cardiolipin. Cardiolipin ist Bestandteil der Treponemen-Zellwand. Es findet sich aber auch in der Mitochondrienmembran der Menschen (Tiere, Pflanzen)

- Ein positiver VDRL- oder RPR-Test spricht für einen gewebedestruierenden Prozess und ist daher ein bewährter Marker für die Krankheitsaktivität! Er ist aber nicht beweisend für eine Treponemeninfektion!

- Ein rückläufiger Titer nach einer Therapie spricht für einen Therapieerfolg. Die Paralleltestung von Verlaufsseren ist u.U. sinnvoll. Ansonsten sind erst Titerveränderungen > 1 Titerstufe signifikant!

- Eine unspezifische Reaktion (Titer meist < 1:4) kommt u. a. bei Autoimmunerkrankungen (Kollagenosen), Krankheiten mit Gewebszerfall (Tumoren, Herzinfarkt u. a.), Infektionen (Mononukleose, Tuberkulose, Lepra, Malaria) und bei Gravidität vor

976 Prüfer:

Wie lassen sich die **Antigene von Treponemen** unterteilen?

Antwort:

Gruppenspezifische gültig für alle Treponemen, spezifische nur für T. pallidum

977 Prüfer:
+ Serologische **Diagnostik bei Lues?**

Antwort:

TPHA, FTA-ABS-IgG- / -IgM-IFT, Cardiolipin Test (VDRL-Test), IgG-/IgM-ELISA

Kommentar:

· Ein positiver **VDRL-** oder **RPR-Test** spricht für einen gewebedestruierenden Prozess (beweist nicht eine Treponemeninfektion!) und ist ein bewährter Marker für die Krankheitsaktivität, um den Therapieerfolg bzw. die Therapieindikation zu klären!

- Der **TPHA** ist die klassische Lues-Suchreaktion (LSR). Der TPHA wird frühestens 2–3 Wochen nach einer Infektion positiv und bleibt auch nach adäquater Therapie positiv (evtl. Titerrückgang im Verlauf). Positiv ist der TPHA ab einem Titer ≥ 1:80

- Der **Fluoreszenz-Treponema-Antikörper-Absorptionstest (FTA-ABS-Test)** ist ein indirekter IFT mit fixierten Treponemen auf einem Objektträger. Eine Vorinkubation mit Treponema phagedenis erhöht die Spezifität und entfernt kreuzreagierende Antikörper. Falsch positive Reaktionen können bei hochkonzentrierten Borrelien-AK vorkommen

- Der **IgM-FTA-ABS-Test** ist ein modifizierter FTA-ABS-Test zur Erfassung von IgM-AK. Falsch positive und falsch negative Ergebnisse sind möglich. Beim **19S-IgM-FTA-ABS-Test** wird nach chromatographischer Isolierung die 19S-IgM-AK-Fraktion untersucht. In der Praxis wird der FTA-ABS-Test statt nach chromatographischer Isolierung oft nach einer Vorinkubation mit Anti-IgG-Serum (RF-Absorbens) durchgeführt. Das ermöglicht eine hohe Spezifität. Nach erfolgreicher Therapie zeigt sich ein Rückgang der IgM-AK

- Alternativ zum TPPA ist eine LSR auch mit anderen Methoden wie ELISA, EIA oder CLIA mit vergleichbarer Sensitivität und Spezifität (evtl. mehr unspezifische Ergebnisse) möglich. Ein **Westernblot** (IgG und IgM) ist als alternativer Bestätigungstest zum FTA-ABS-Test möglich, er liefert aber nur eine qualitative Bewertung. Eine Beurteilung von Titerverläufen ist nicht möglich. Der WB enthält mehrere Antigenbanden wie Tp47, Tp17, Tp15 und TmpA = Tp44,5

Frage: 978
Was ist die **Standardtherapie** bei der **Syphilis?**

Kommentar:

· **Therapie der ersten Wahl** ist die intramuskuläre Gabe von **Benzathin-Benzylpenicillin** (Depotpenicillin G wie z. B. Tardocillin, Pendysin)

· Therapie der **Frühsyphilis** mit 2,4 Mio. E Benzathin-Benzylpenicillin i. m. zweimal im Abstand von 7 Tagen. Bei Penicillin-Allergie (nur dann!) Doxycyclin 2 x 100 mg über 14 Tage, nicht bei Schwangeren und Kindern < 8 Jahre!

· Therapie der **Spätsyphilis** mit 2,4 Mio. E Benzathin-Benzylpenicillin i. m. dreimal im Abstand von 7 Tagen (Tag 0, 7, 14), alternativ Ceftriaxon i. v. 2 g/Tag über 14 Tage. Bei Penicillin-Allergie (nur dann!) Doxycyclin 2 x 100 mg über 28 Tage, nicht bei Schwangeren und Kindern < 8 Jahre!

· Bei der **Neurosyphilis** ist eine i. v. Gabe (4 x 6 Mio. oder 3 x 10 Mio. E) über 14 Tage notwendig. Bei i. m. Gabe werden keine ausreichend hohen Spiegel im ZNS erreicht! Alternativ Ceftriaxon i. v. 2 g/Tag über 14 Tage

· Die konnatale Syphilis wird über 14 Tage hochdosiert mit Penicillin G i. v. behandelt (200.000–250.000 IU/kgKG)

Frage: 979
Wann sollten **serologische Verlaufskontrollen** nach einer **Syphilis-Therapie** erfolgen?

Kommentar:

· **Serologische Verlaufskontrollen** dienen dazu Therapieversager oder Re-Infektionen durch einen Titeranstieg oder einen fehlenden Rückgang sehr hoher Antikörperwerte zu erkennen!

· Sinnvoll sind **serologische Verlaufskontrollen** 4 Wochen, 3 Monate, 6 Monate und 12 Monate nach einer Therapie

14 Serologie / Infektiologie

Konnatale Syphilis

980 Frage:
Welche **Diagnostik** empfehlen Sie bei Neugeborenen mit V. a. eine **konnatale Syphilis**?

Kommentar:
Laut Leitlinie werden zwei negative IgM-Tests gefordert (19s-IgM-FTA-ABS-Test, IgM-Immunoblot). Ergänzend erfolgen bei Mutter und Kind auch ein TPPA und VDRL-Test.

981 Frage:
Wann folgen bei unauffälliger Syphilis-Serologie beim **Neugeborenen Verlaufskontrollen**?

Kommentar:
Bei asymptomatischen Kindern mit unauffälligem serologischem Erstbefund (IgM-AK negativ) sind nach 4 Wochen und 3 Monaten Verlaufskontrollen sinnvoll. Das Verschwinden der mütterlichen AK wird dokumentiert.

14.6.3. Gonorrhö

Fallbeispiel

Patient mit Verdacht auf Gonorrhö. Sie sind in einem kleinen Labor und entnehmen Abstriche für die Erstuntersuchung.

982 Prüfer:
Welches **Untersuchungsmaterial** entnehmen Sie bei V. a. **Gonorrhö**?

Kommentar:
· Urin (erster Morgenurin), Zervikal- oder Urethralabstrich, ggf. Sperma, Konjunktivalabstrich, Rachenabstrich
· Molekularbiologischer Abstrich für direkten Erregernachweis mittels NAT in Virustransportmedium und bakterieller Abstrich in Transportmedium zur kulturellen Anzucht

983 Prüfer:
Welche **Methode** eignet sich für den **Gonokokkennachweis**?

Kommentar:
· Direktnachweis (gram-negative intrazelluläre Diplokokken) guter PPW, aber geringe Sensitivität
· **Anzucht schwierig**, da die empfindlichen Erreger beim Transport austrocknen und absterben! Kultur sinnvoll zur Resistenzbestimmung
· **Hochsensitive molekularbiologische NAT** wie TMA (Aptima) und PCR verfügbar, Vorteil: benötigen keine lebenden Erreger, Chlamydien-Bestimmung im gleichen Ansatz möglich!

984 Prüfer:
Was ist bei dem **Versand von Gonokokken** zu beachten?

Kommentar:
· **Gonokokken** sterben ohne Transportmedium innerhalb weniger Stunden ab. Daher ist ein nährstoffreiches Spezialkulturmedium ist erforderlich
· Raumtemperatur günstiger, bei niedrigen und hohen Temperaturen > 40 °C sowie Austrocknung sterben die Gonokokken ab → Versand als Gelabstrich

985 Prüfer:
+
Was wissen Sie über die **Gonorrhö**?

Kommentar:
· Die **Gonorrhö** ist eine Infektion mit Neisseria gonorrhoeae (Gonokokken = gram-negative, paarweise gelagerte Kokken)
· **Beim Mann** tritt nach 2–6 Tagen ein urethraler Ausfluss und ein Dysurie auf. Aufsteigende Gonorrhö mit Prostatitis, Vesikulitis, Funikulitis und Epididymitis ist möglich. Etwa 10 % zeigen einen asymptomatischen Verlauf
· **Bei Frauen** kommt es zur Infektion des Muttermunds und des Zervixkanals sowie zu Fluor mit einer Begleiturethritis und zu dysurischen Beschwerden. Menorrhagien oder Zwischenblutungen sind möglich. Problematisch sind aufsteigende Infektionen mit Beteiligung des Endometriums, der Tuben, der Ovarien und des gesamten Beckens bei der sogenannten **Pelvic Inflammatory Disease**. Die gonorrhoische Salpingitis führt zu Infertilität, Extrauteringravidität und chronischen Unterleibsschmerzen
· 50 % der Frauen mit einer urogenitalen Gonorrhö sind asymptomatisch!

· **Diagnostik** erfolgt aus einem urethralen, endozervikalen ggf. auch pharyngealen und analen Abstrich mittels NAT (PCR) und Kultur
· **Therapie:** Ceftriaxon 1 g i. v. oder i.m mit 1,5 g Azithromycin als Einmaldosis

986 Frage:
Gibt es **asymptomatische Gonokokken-Infektionen** bei **Frauen**?

Kommentar:
Ja, etwa 50 % der Frauen mit einer **urogenitalen Gonorrhö** haben keine subjektiven Beschwerden!

987 Frage:
Warum ist gerade die **asymptomatische Gonorrhö** wichtig?

Kommentar:
Bei der **asymptomatischen Gonorrhö** kommt es häufig zur Weiterverbreitung. Da keine Beschwerden vorliegen, findet auch keine Untersuchung und natürlich keine Therapie statt!

988 Frage:
Andere Manifestationsorte der **Gonorrhö**?

Kommentar:
· Die **rektale Gonorrhö** ist häufig primärer Infektionsort bei Männern, die Sex mit Männern haben (**MSM**) und führt zu einer Proktitis. Bei Frauen liegt oft eine asymptomatische rektale Gonorrhö durch Kontamination mit Vaginalsekreten vor
· Die **pharyngeale Gonorrhö** ist nur in 5 % der Fälle der alleinige Infektionsort. Bis zu 25 % der Patienten mit einer urogenitalen Gonorrhö haben auch eine Pharyngitis! Da die pharyngeale Gonorrhö meist asymptomatisch ist, sollte bei **Sexuell übertragbare Erkrankungen (STD)-Patienten** ein **Rachenabstrich mit untersucht** werden!

14.6.4. Gonokokken bei Neugeborenen

989 Frage:
Wie kommt es zur **Gonokokken-Infektion bei Neugeborenen**?

Kommentar:
Durch intrauterine Infektion oder durch Ansteckung unter der Geburt bei Durchtritt durch den Geburtskanal.

990 Frage:
Wie äußert sich die **Gonokokken-Infektion bei Neugeborenen**?

Kommentar:
· Die **Gonokokken-Konjunktivitis** ist eine akute, meist beidseitige, purulente Konjunktivitis etwa 2–5 Tage nach der Geburt. Bei Übergriff auf die Hornhaut kommt es zur Sehminderung bis zur Erblindung
· Bei 35 % auch als **oropharyngeale Gonokokkeninfektion**
· Bei der Ophthalmia neonatorum, also der Neugeborenenkonjunktivitis, muss man auch an Chlamydien denken. Die meist beidseitige mukopurulente Konjunktivitis durch Chlamydien tritt meist 5 Tage bis 2 Wochen nach der Geburt auf

991 Frage:
Wie wird die **Gonokokken-Infektion bei Neugeborenen** therapiert?

Kommentar:
· Postpartal kann eine einmalige Prophylaxe mit 0,5 %-Erythromycin oder einer 1 %-tigen-tetrazyklinhaltigen Augensalbe erfolgen
· Eine Therapie erfolgt bei bestehender Konjunktivitis i. v. mit Ceftriaxon oder Cefotaxim. Ergänzendes stündliches Spülen der Augen mit NaCl-Lösung

14.7. Reiseassoziierte Infektionen

Reiseassoziierte Krankheiten 2015

Malaria:
2015 wurden laut RKI 1.068 Malaria-Fälle gemeldet. 2014 waren es 1.011 Fälle. 2 Menschen sind an der Malaria verstorben. Das ist seit Bestehen der Meldepflicht der höchste Wert! 92 % der Infektionen wurden in einem afrikanischen Land erworben – die Hälfte davon in den vier Ländern Nigeria, Eritrea,

Ghana und Kamerun. Haupterreger war Plasmodium falciparum mit 58 % der Fälle und P. vivax mit 30 % der Fälle. Ein Thailandreisender hatte sich mit P. knowlesi infiziert. Nur bei 12 % der Malaria-Fälle wurde eine Prophylaxe angegeben. Etwa ein Viertel der Erkrankten waren Flüchtlinge. Damit gut vereinbar ist, dass die Inzidenz bei der Gruppe der 15 bis 19-jährigen jungen Männern am höchsten gewesen ist.

Dengue (Familie der Flaviviridae):
2015 wurden laut RKI 722 Dengue-Fälle gemeldet. Gegenüber 626 Fällen im Jahr 2014 ist dies ebenfalls ein deutlicher Anstieg. Ein Rekordwert wurde 2013 mit 878 Fällen erreicht. Die Hälfte aller Infektionen wurden in Thailand, Indonesien und Brasilien erworben. Zwei Erkrankte hatten einen hämorrhagischen Verlauf.

Zika-Virus:
Nach Einführung der Meldepflicht wurden zwischen Herbst 2015 und Ende April 2016 45 Zika-Virus-Infektionen an das RKI gemeldet. Es war wohl bei keinem der Fälle eine Schwangerschaft vermerkt. Hauptsymptome waren unspezifische Allgemeinsymptome wie Hautausschlag (77 %), Fieber (56 %) und Kopf- und Gliederschmerzen (49 %). Bei 5 Fällen kam es zu einer Hospitalisierung, bei einem Fall lag wohl eine sexuelle Übertragung zu Grunde. Hauptinfektionsländer waren Brasilien und Kolumbien (je 22 %) und deutlich seltener u. a. auch Haiti und Martinique (je 4 %).

Chikungunya (Familie der Togaviren, anderer Vertreter Rötelnvirus):
Nach 162 Fällen im Jahr 2014 kam es nun zu einem Rückgang mit aber weiterhin hoher Fallzahl von 110 gemeldeten Chikungunya-Infektionen. In den Vorjahren zwischen 2006 und 2013 waren es jeweils nur 9 bis 54 Fälle jährlich. Die Hälfte aller gemeldeten Infektionen wurden zusammen in Kolumbien, Nicaragua und Jamaika erworben. Es gab keine Todesfälle und keine hämorrhagischen Verläufe.[a]

[a] DOI 10.17886/EpiBull-2016-057

14.7.1. Diagnostik bei erkrankten Reiserückkehrern

Frage: 992
Welche **Diagnostik** empfehlen Sie **erkrankten Reiserückkehrern?**

Kommentar:
· Wichtig ist eine genaue Erhebung der Reiseanamnese mit dem Impfstatus und evtl. Vorerkrankungen und Medikation. Sinnvoll ist aus Kostengründen ein Diagnostik-Stufenschema:
  - **Basisuntersuchungen:** Differentialblutbild (Eosinophilie?), Urin-Stix
  - **Stuhluntersuchungen:** Bakteriologische und parasitologische Untersuchungen, gezielte ELISA oder IFT für Amöben und Giardien

Frage: 993
Welche **Diagnostik** ist **bei Fieber nach Auslandsreise** absolut vorrangig?

Kommentar:
Bei einer Reise in ein Malariagebiet muss insbesondere bei Fieber immer eine Malaria aus wiederholten Blutproben (dicker Tropfen und Blutausstrich) ausgeschlossen werden, bis eine andere Ursache gefunden ist!

Frage: 994
Wie gehen Sie bei einer **unauffälligen Malaria Basisdiagnostik** weiter vor?

Kommentar:
· Erweiterte **Malaria-Diagnostik** mit Transaminasen, Creatinin, Urin-Kultur und Mikroskopie, Erregerdiagnostik nach Reiseland
· Nicht vergessen darf man die STD, also HIV, HBV, HCV, Syphilis! Gerade eine akute HIV-Infektion imponiert häufig mit unspezifischen Symptomen, Fieber und Lymphknotenschwellung

14.7.2. Wurmerkrankungen (Helminthiasis)

Frage: 995
Wie lassen sich die **Würmer** grob einteilen?

Kommentar:

Würmer also **Helminthen** unterteilen sich in **Cestoden** (Bandwürmer), **Nematoden** (Fadenwürmer) und **Trematoden** (Saugwürmer).

996 **Frage:**

Was sind die bedeutendsten **Wurmerkrankungen?**

Kommentar:

Ascaris lumbricoides (Spulwurm), Enterobius vermicularis (Madenwurm), Filariose, Taeniasis, Echinokokkose, Onchozerkose, Trichinose und Capillariasis.

997 **Frage:**

Nennen Sie häufig vorkommende **Nematoden?**

Kommentar:

· **Enterobius vermicularis** (der Madenwurm) ist ein 1 cm langer weißer Wurm. Die Weibchen legen nachts auf der Analhaut ihre Eier ab. Das führt zu starkem Juckreiz, Kratzen und zur erneuten oralen Aufnahme der Eier. Diagnosestellung durch **Klebefilmpräparat** am Anus
· **Trichuris trichuria (der Peitschenwurm)** sitzt mit seinem langen dünnen Schwanz auf der Darmschleimhaut fest. Bei starkem Befall führt das zu Bauchschmerzen. Er ist ein Nahrungskonkurrent. Er legt Eier in die Darmschleimhaut. Ansteckung durch orale Aufnahme von Eiern mit Nahrung
· **Ascaris lumbricoides (der Spulwurm)** ist der weltweit häufigste Wurm! Die Spulwurmlarve durchdringt die Darmschleimhaut und gelangt über die Blutbahn in die Lunge. Von dort aus weiter über die Bronchiolen in die Luftröhre und in den Rachen. Danach über die Speiseröhre und den Magen wieder zurück in den Darm
· **Ancylostoma duodenale / Necator americanus (Hakenwurm), Strongyloides stercoralis (Zwergfadenwurm):** Bei Kontakt > 20 Minuten können die Larven die Haut durchdringen, z. B. beim Barfußgehen in kontaminiertem Wasser! Der Zwergfadenwurm vermehrt sich wie Ascaris (Durchdringen der Darmwand mit Autoinfektion, ansonsten schlüpfen im Darm die Larven und werden ausgeschieden)
· **Trichinella spiralis (Trichine):** die Larven durchdringen die Darmwand und führen zur

hämatogenen Ausbreitung mit Zystenbildung in der Muskulatur. Der Vermehrungszyklus ähnelt dem Schweinebandwurm. Ansteckung geschieht durch befallenes Fleisch

· **Filarien,** also die **Fadenwürmer,** sind nur einige Millimeter groß und leben unter der Haut, Onchocerca volvulus oder Loa loa. Die Weibchen gebären Mikrofilarien, diese werden durch Insektenstiche übertragen. **Klinik: Erblindung!** Die Erreger Wuchereria bancrofti und Brugia malayi leben in Lymphgefäßen. Diese chronische Entzündung verursacht einen Lymphstau und führt zum Krankheitsbild der Elephantiasis. Durch Anpassung an ihren Vektor sind Mikrofilarien von Loa loa (Bremsen) am ehesten am Tag und von Wuchereria bancrofti (Culex-, Anopheles-, Aedes-Mücken) eher in der Nacht im Blut nachweisbar!

Frage: 998

Was sind häufige **Cestoden** (Bandwürmer)?

Kommentar:

· Man unterscheidet **Endwirte** und **Zwischenwirte.** Ein Zwischenwirt nimmt die Larven über die Nahrung auf, diese gelangen über die Darmwand in den Blutkreislauf und setzen sich in der Muskulatur als Finnen ab. Der Endwirt frisst das befallene Fleisch!
· Der Mensch ist beim **Schweinebandwurm** (Taenia solium), beim **Rinderbandwurm** (Taenia saginata) und beim Fischbandwurm (Diphyllobothrium latum) Endwirt. Die Bandwürmer sind viel länger als die Rundwürmer, im Stuhl werden abgefallene Bandwurmglieder (Proglottiden) gefunden
· **Fehlzwischenwirt** (Mensch wird nicht gefressen) ist der Mensch beim Hundebandwurm (Echinococcus granulosus) und beim Fuchsbandwurm (Echinococcus multilocularis). Die Finnen lagern sich meist in der Leber ab

Frage: 999

Was sind typische **Trematoden** (Saugwürmer)?

Kommentar:

Am bekanntesten sind die **Schistosomen** (Pärchenegel) als Verursacher der Bilharziose (syn. Schistosomiasis). Ansteckungsgefahr besteht vor allem in Gewässern in Afrika sowie im nahen und fernen Osten.

1000 Frage:
Was sind **Finnen**?

Kommentar:
Finnen sind die Larven des Bandwurms!

1001 Frage:
Was untersuchen Sie bei **Schistosomiasis**?

Kommentar:
Urin bei V. a. **Blasenbilharziose**. Dreifache mikroskopische Stuhluntersuchung auf Schistosomeneier, Serum-Antikörper und ggf. eine Rektumbiopsie bei V. a. **Darmbilharziose**.

1002 Frage:
Was ist bei der **Rektumbiopsie bei V. a. Darmbilharziose** zu beachten?

Kommentar:
Die **Präpatenz** beträgt etwa 4–8 Wochen, d.h. erst bis zu 8 Wochen nach der Aufnahme der Schistosomen können Eier oder Larven im Stuhl nachgewiesen werden!

14.7.3. Lungenrundherd

Fallbeispiel

Ein deutscher Urlauber kommt aus Amerika und hat einen Lungenrundherd im Röntgenbild.

1003 Prüfer:
Welche **infektiologischen Differentialdiagnosen** (DD) fallen Ihnen bei einem **Lungenrundherd** ein?

Kommentar:
· Bei einem **solitären Lungenrundherd**: Malignom (Bronchialkarzinom, Metastase, Sarkome, maligne Lymphome), Gefäßprozesse (Fisteln, Varixknoten), andere Rundherde (Hamartochondrome, Bronchusadenome, Neurofibrome, Fibrome, Lipome, Osteome), Zysten, Fremdkörper, Infektion (Tuberkulose, Pneumonie, Abszess, Eosinophile Infektion, Echinokokken, Syphilis)

· Bei einem **kalkdichten Herd**: Z.n. tuberkulösen Primärkomplex, Histoplasmose oder Windpocken

1004 Frage:
Wie interpretieren Sie **negative Echinokokken-Antikörper**?

Kommentar:
Prinzipiell sprechen **negative Echinokokken-Antikörper** gegen eine alveoläre (E. multilocularis) oder zystische (E. granulosus) Echinokokkose. **Aber:** Durch Abkapselung des Parasitengewebes kann eine Antikörperbildung ausbleiben! Bei der zystischen Lungen-Echinokokkose kommt es bei bis zu 20 % der Fälle zu falsch negativen Ergebnissen. Antikörper können auch bei der alveolären Leber-Echinokokkose und der primären Augen- oder ZNS-Echinokokkose (E. granulosus) fehlen.

1005 Frage:
Ist es möglich, Antikörper gegen **E. granulosus** und **E. multilocularis** zu unterscheiden?

Kommentar:
· Im üblichen IIFT werden Antikörper gegen Echinococcus granulosus und multilocularis nachgewiesen
· Der sogenannte EM2^{plus}-ELISA kann Antikörper gegen die zwei E. multilocularis Antigene Em2 und II/3-10 nachweisen. Dadurch ist die Spezifität für E. multilocularis mit 97 % sehr hoch!

1006 Prüfer:
Wie gehen Sie bei einem **Lungenrundherd** vor?

Kommentar:
· **Labor-Basisdiagnostik** mit großem Blutbild und manueller Differenzierung, CRP, PCT, IGRA-Test (Ausschluss Tuberkulose (TBC)) evtl. Gesamt-IgE u. a.
· Problem ist, dass der Befund normalerweise nicht labordiagnostisch geklärt werden kann. Eine bronchoskopische oder chirurgische Biopsatgewinnung sowie histologische und pathologische Aufarbeitung (ggf. mit molekularbiologischem Erregernachweis) ist notwendig

· Aufgrund der **Reiseanamnese** ist auch eine **Histoplasmose** auszuschließen

1007 Prüfer:
Wie beweisen Sie eine **Histoplasmose**?

Kommentar:
· **Direkter Erregernachweis:** Mikroskopischer und kultureller Nachweis aus Sputum, BAL, Blut, Knochenmark oder aus (transbronchialen) Biopsaten
· **Molekularbiologischer Nachweis** mit PCR und ggf. Sequenzierung
· **Serologie** (Antikörpernachweis) mittels WB, KBR und Immundiffusionstest
· **Histologischer Nachweis** der intrazellulär gelegenen 2–4 µm großen hefeähnlichen Erreger. Nur histologisch sind die beiden Formen aufgrund der unterschiedlichen Größe der Erreger zu unterscheiden!
· Früher gab es einen Hauttest ähnlich wie bei der TBC: Dieser **Histoplasmin-Hauttest** ist inzwischen aber nicht mehr verfügbar

1008 Prüfer:
Was sehen Sie bei der **Histoplasmose im Mikroskop**?

Kommentar:
Erreger der **Histoplasmose** ist **Histoplasma capsulatum.** Das ist ein dimorpher Pilz, der in einer Hefe- und einer Myzel- beziehungsweise Schimmelform (filamentös = fadenförmig) auftreten kann.

1009 Prüfer:
Wie wird **Histoplasma capsulatum** kultiviert?

Kommentar:
· **Histoplasma capsulatum** wird über 3 Wochen kultiviert
· Bei Anzucht auf Blutagar bilden sich bei 37 °C ovale, hefeartig geformte knospende Zellen (2–4 µm). Glatte, weiß gefärbte Kolonien
· Auf **Sabouraud-Glukose-Agar** bilden sich bei Zimmertemperatur (20 °C) weiße, weiche Kolonien mit großen (8–20 µm) dickwandigen kugeligen Sporen mit fingerförmigen Fortsätzen. Der Nachweis dieser höckrigen **Konidien** ist beweisend für eine Histoplasma capsulatum Infektion

1010 Prüfer:
Welche Ausschlussdiagnostik gibt es zur **Histoplasmose**?

Kommentar:
DD: Lungen- oder Miliartuberkulose! Pneumocystis carinii-Pneumonie, Blastomykose, Aspergillose, Kokzidioidomykose oder Leishmaniose.

1011 Prüfer:
Wie wird die **Histoplasmose** therapiert?

Kommentar:
Bei einer **akuten Histoplasmose** ist ggf. keine Therapie notwendig. Ansonsten Therapie mit **Amphotericin B** oder **Voriconazol.**

1012 Prüfer:
Empfehlen Sie **Verlaufskontrollen bei der Histoplasmose**?

Kommentar:
In serologischen Verlaufskontrollen zeigen sich evtl. rückläufige Antikörpertiter. Im Röntgenthorax eine Verkleinerung des Rundherds.

1013 Prüfer:
Welche Erkrankungen können noch derartige Befunde verursachen?

Antwort:
Aspergillom, TBC

1014 Prüfer:
Wie unterscheiden sich das **Aspergillom** und die **TBC** von der Histoplasmose im klinischen Bild, der Diagnostik und Therapie?

Kommentar:
· **Aspergillome** sind abgekapselte Prozesse und werden operativ entfernt
· Die **Tuberkulose** wird klassisch mit einer vierfach Therapie über 2 Monate (Rifampicin, Isoniazid, Ethambutol, Pyrazinamid) therapiert. Anschließend erfolgt für 4 Monate eine Erhaltungstherapie mit Rifampicin und Isoniazid. Bei Unverträglichkeiten (Anstieg der Leberwerte) oder bei Resistenzen stehen weitere Medikamente zur Verfügung

14. Serologie / Infektiologie

233

1015 Prüfer:
Welche serologischen Untersuchungen kennen Sie für das **Aspergillom** oder die **TBC**?

Kommentar:
· Bei der allergisch-bronchopulmonalen Aspergillose werden ggf. Aspergillus spezifische IgE-Antikörper bestimmt
· **Aspergillom:** Antigenbestimmung aus Blut oder BAL, evtl. ergänzend auch die Aspergillus AK aus dem Blut
· Der **Ausschluss** einer **Tuberkulose** ist mittels IGRA-Test (= QuantiFERON-TB oder ELISpot.TB) möglich. Klassische serologische Verfahren zur Antikörperbestimmung gibt es bei der TBC nicht. Auch eine *Immunitätsbestimmung* nach einer BCG-Impfung ist nicht möglich

1016 Prüfer:
Was ist der **Reaktionstyp der Intrakutantests**? Was liegt ihnen zugrunde?

Kommentar:
Bei dem **Mendel-Mantoux-Test**, einem intrakutanen Tuberkulin-Test, handelt es sich um eine **verzögerte Immunreaktion** (Typ IV), bei der T-Zellen auf das Antigen reagieren und eine lokale Reaktion hervorrufen.

MB **14.7.4. Kala-Azar**

1017 Prüfer:
In Ihrem Zeugnis steht, dass Sie sich auch mit tropenmedizinischen Themen befasst haben. Was können Sie mir über die Ursache, Verbreitung und Diagnosestellung von **Kala-Azar** sagen?

Antwort:
· Viscerale Leishmaniose, Erreger: Leishmania donovani
· Diagnose aus Knochenmarkspräparaten mit z. B. Giemsa-Färbung

Kommentar:
· **Kala-Azar** ist das Dum-Dum-Fieber oder das schwarze Fieber. Das ist die sogenannte innere, also **viszerale Leishmaniose.** Daneben gibt es auch die kutane Form, das ist die Orientbeule
· Erreger: **Leishmania donovani** und in Europa Leishmania infantum

· Diagnose: Leishmanien-AK aus Blut, PCR oder Ausstrich aus Knochenmarkpräparat mit Nachweis von intrazellulären Erregern nach Giemsa

1018 Prüfer:
Handelt es sich bei den dabei sichtbaren Formen um **bewegliche oder unbewegliche Formen der Leishmanien**?

Antwort:
Da diese Formen intrazellulär leben, sicherlich *amastigot.*

Kommentar:
Amastigot bedeutet *ohne Geisel* und ist die Anpassung eines Parasiten an die intrazelluläre Lebensweise.

1019 Prüfer:
Welche **Zellen** sind von den **Leishmanien** befallen?

Anm. Prüfling: Ich rate richtig Makrophagen . . .

Kommentar:
Durch den Stich der **Sandmücke** werden geißeltragende Formen abgegeben. Diese werden von Makrophagen phagozytiert und wandeln sich in Makrophagen in eine unbegeißte Form um. In den Makrophagen findet auch die weitere Vermehrung statt.

14.7.5. Lepra +

1020 Prüfer:
Welche **Lepra Diagnostik** kennen Sie? +

Kommentar:
· Mikroskopischer Erregernachweis des Erregers **Mycobacterium leprae**
· Mikroskopischer Nachweis säurefester Stäbchen in Gewebeproben (Haut), Histologie ggf. PCR

1021 Prüfer:
Welche **Formen der Lepra** gibt es?

Antwort:
Therapie bei der lepromatösen Lepra ist aussichtsreicher als bei der tuberkuloiden Form.

Kommentar:

Am häufigsten ist die **tuberkuloide Lepra** (*Nervenlepra*, langsamer Verlauf), die **lepromatöse Lepra** (*Knotenlepra*, progr. Verlauf, noch infektiöser) ist seltener!

1022 Prüfer:

Wie ist die **klinische Symptomatik der Lepra**?

Kommentar:

· Die Ansteckung geschieht von Mensch zu Mensch über intensiven Haut- / Schleimhautkontakt sowie über blutigen Schnupfen
· Die Inkubationszeit beträgt Monate bis Jahre
· Die **tuberkuloide Lepra** führt zu einer ausgeprägten zellulären Immunreaktion mit wenigen granulomatösen Läsionen und hat eine geringe Keimzahl. Langsamer Verlauf, bei etwa 90 % der Fälle kommt es zur Regression:
  - Nervenverdickungen (gut tastbar)
  - Solitäre scharf begrenzte anästhetische (bei dunkler Haut hypopigmentierte) Maculae mit zentraler Abheilung
  - Sensibilitätsstörungen und Lähmungen
  - Sensibilitätsstörungen führen im Verlauf zu Verstümmelungen bzw. zu unbemerkten Verletzungen, die Eintrittspforte für Erreger sein können
  - **Facies antonina**: Maskengesicht durch Fazialisausfall
  - Keratomalazie und später Erblindung
  - *Mal perforant du pied* (trophische Störungen am Fuß)
· Die **lepromatöse Lepra** hat einen progressiven Verlauf mit zahlreichen Läsionen und vielen Bakterien (ähnlich Miliartuberkulose). Damit ist sie hoch infektös!
  - typische Hautknoten (Leprome) an Rumpf und Gesicht (enthalten massenhaft Mykobakterien), vergrößern sich im Verlauf stark und ulzerieren
  - Facies leonina – durch Knoten löwenhaftes Gesicht
  - Madarosis: chronische Lidrandentzündung mit Verlust der Wimpern
  - Lucio-Phänomen: Verlust von Augenbrauen und Wimpern
  - Möller-Christensen-Phänomen mit Lockerung der vorderen Schneidezähne und Fehlstellung

- Sattelnasenbildung
- raue Stimme durch Larynxbefall
- Haarausfall
- Abnahme der Schweißsekretion
- Nervenschädigungen: entwickeln sich langsam, im Spätstadium kann es wie bei der tuberkuloiden Form zu Verletzungen, Verstümmelungen und Infektionen kommen
- Glomerulonephritis und Amyloidose
- im Spätstadium kann jedes Organ befallen sein

Prüfer: 1023

Welche **Therapiemöglichkeiten der Lepra** gibt es? +

Antwort:

Therapie mit Dapsone, Clofazimin, Rifampicin, IFN-γ

Kommentar:

· Die **Therapie der paucibacillären Form der Lepra** erfolgt mit einer Zweifachkombination aus Rifampicin und Dapson für 6 Monate
· Bei der multibacillären Form erfolgt eine Dreifachkombination aus Rifampicin, Dapson und Clofazimin für mindestens 24 Monate

14.7.6. Typhus +

Prüfer: 1024

An welche Infektionskrankheit denken Sie bei **Fieber und relativer Bradykardie**?

Antwort:

Typhus (S. Typhi)

Kommentar:

· **Typhus abdominalis** (= S. Typhi) oder **Paratyphus** (S. Paratyphi)
· **Relative Bradykardie** bedeutet, dass im Verhältnis zu der erhöhten Temperatur (Fieber) die Herzfrequenz zu niedrig ist. Lehrbuchtypisch ist das für den **Typhus abdominalis**, die Hepatitis, die Brucellose und die Salmonellose

Prüfer: 1025

Welche **Diagnostik erfolgt bei V. a. Typhus**?

Antwort:
· Blutkultur! KEINE Stuhldiagnostik
· Gruber / Widal-Reaktion?

Kommentar:
· Bei klinischem Verdacht einer Typhusinfektion
! muss eine **Blutkultur** erfolgen!
· Eine **Typhusserologie** kann ggf. hilfreich sein bei einem Titeranstieg im Verlauf! Gefordert wird üblicherweise ein 4-facher Titeranstieg. Ein älterer Test ist die **Widal-Reaktion** mit Bestimmung der agglutinierenden Antikörper gegen die O- und H-Antigene von S. Typhi
· Stuhlkulturen werden erst spät, in der zweiten oder dritten Krankheitswoche, positiv

1026 Prüfer:
Wann werden **Typhus-Blutkulturen** abgenommen?

Kommentar:
Sobald Fieber besteht (Kontinua), ggf. erneute Abnahme im Verlauf!

1027 Prüfer:
Wie ist der **klinische Verlauf des Typhus**?

Antwort:
Phasenhafter Verlauf: Zyklische Allgemeininfektion, Septische Phase, Gastroenteritis, (Dauer-)ausscheider

Kommentar:
Der **Typhus** zeigt einen **typischen phasenhaften Verlauf** mit einem Prodromalstadium, einem Stadium Kontinua (Fieber hoch) mit einer Gastroenteritis und der Rekonvaleszenz → Bis zu 5–10 % bleiben jedoch Dauerausscheider!

1028 Prüfer:
Wie ist der genaue **Verlauf einer Typhusinfektion**?

Antwort:
· 1.–2. Woche **Stadium incrementi:** langsamer Fieberanstieg (ASS refraktär), Bradykardie, Obstipation, Splenomegalie, Erregernachweis im Blut (Blutkultur)!
· 3.–4. Woche: **Stadium fastigii** (Fastigium = Gipfel), erbsbreiartiger Stuhl, Erregernachweis im Stuhl, Roseolen

· **Stadium decrementi:** Reinigung der Darmgeschwüre
· Typhus Myokarditis?

Kommentar:
· **Typhus abdominalis:**
  - Beginnt mit dem **Prodromalstadium** mit unspezifischen Beschwerden (Kopf- und Gliederschmerzen, subfebrile Temperaturen)
  - Nach 2–3 Tagen liegt ein **hochfieberhaftes Krankheitsbild** mit 39–41 °C Fieber und ausgeprägtem Krankheitsgefühl (Kopf- und Gliederschmerzen, beginnende Somnolenz, Abdominalbeschwerden) vor
  - **Kontinua:** Das Fieber um 40 °C hält bis zu 3 Wochen an. Zuerst Obstipation und erst später im Verlauf tritt der bekannte **erbsbreiartige Durchfall** auf. Selten, aber typisch, sind hellrote stecknadelkopfgroße nicht juckende **Roseolen** an der Bauchhaut. Auffällig ist eine für das hohe Fieber *zu niedrige* Herzfrequenz. Das bezeichnet man als **relative Bradykardie**
  - Ohne Therapie verlängert sich die Rekonvaleszenz-Phase. Rezidive können auftreten!
  - **Komplikationen** sind Darmblutungen, Darmperforation mit Peritonitis, nekrotisierende Cholezystitis, thromboembolische Ereignisse, Osteomyelitis, Endokarditis und Meningitis

· Der **Paratyphus** hat einen ähnlichen, aber meist milderen Verlauf als der Typhus abdominalis. Typisch sind gastroenteritische Verläufe mit Diarrhö, Übelkeit, Erbrechen, abdominellen Schmerzen und Fieber bis 39 °C über 4–10 Tage

· Bis zu 10 % der unbehandelten Patienten scheiden über 3 Monate Bakterien aus (Stuhl oder Urin). Etwa 5 % sind durch eine Persistenz der Salmonellen in Gallenblase und Gallenwegen sogenannte Dauerausscheider (> 1 Jahr)

Frage: **1029**
Wie ist die **Therapie des Typhus**?

Kommentar:
· Gyrasehemmer wie Ciprofloxacin oder Cephalosporine wie Ceftriaxon über 2 Wochen
· Dauerausscheider: Ciprofloxacin über 4 Wochen

1030 Frage:
Wie sollte man mit **Dauerausscheidern** umgehen?

Kommentar:
· Eine Wiederaufnahme in Gemeinschaftseinrichtungen ist nach **3 negativen Stuhlproben** möglich

· Ausscheider dürfen nicht in Lebensmittelbetrieben tätig sein

· Eine namentliche Meldung ans Gesundheitsamt erfolgt immer (IfSG)

14.8. Malaria

> **Malaria**
>
> Die **Malariadiagnostik** ist zwingend (mehrfach), bei Fieber bis zu 3 Monate nach Reiserückkehr aus Malariagebieten, **auch** bei korrekt durchgeführter Chemoprophylaxe, durchzuführen! Die **Basisdiagnostik** besteht aus dem Blutausstrich und einem dicken Tropfen, ergänzend kann ggf. auch ein Malaria-Schnelltest und eine Malaria-PCR hilfreich sein. Die Malaria-Antikörper werden bei epidemiologischen Fragestellungen oder zum Screening von Blutspendern bestimmt. Zur Akutdiagnostik sind Antikörperbestimmungen nicht geeignet!
>
> Plasmodien
> **Plasmodium ovale:** ovale, franzige Erythrozyten mit Schüffnerscher Tüpfelung
>
> **Plasmodium vivax:** vergrößerte Erythrozyten mit Schüffnerscher Tüpfelung
>
> **Plasmodium falciparum:** mehrere Ringformen pro Erythrozyt, Gametozyten sind Sichel- oder Bananenförmig

14.8.1. Hintergründe, Symptome

1031 Frage:
Warum ist die **Malaria** so bedeutend?

Kommentar:
2015 sind weltweit mehr als **200 Millionen Menschen** an einer **Malaria** erkrankt und etwa 438.000 Menschen an der Malaria verstorben!

Frage: 1032
Welche Symptome treten bei der **Malaria** auf? Ist die Malaria auch bei uns ein Problem?

Kommentar:
· An die Malaria wird leider immer noch zu spät gedacht. Schuld sind unspezifische Symptome wie **Fieber** (LEITSYMPTOM), Kopfschmerzen, Abgeschlagenheit, Durchfall und Erbrechen

· Bei schwerem oder kompliziertem Verlauf kommt es auch zu Krampfanfällen und Bewusstseinsstörungen bis zum Tod

14.8.2. Diagnostik, Plasmodien, Morphologie

> **Fallbeispiel**
>
> Ein Patient mit Fieber und einer positiven Reiseanamnese (Ostafrika): Dia eines Blutausstrichs von einem kürzlich verstorbenen Patienten mit Plasmodium falciparum.
> *Anm.: Mikroskopisch sichtbar sind Ringform, Schizont, Geschlechtsformen*

Prüfer: 1033
Wie hoch kann ein **massiver Befall bei Plasmodium falciparum** werden?

Kommentar:
Bei schwerer **Malaria tropica** liegt eine massive Parasitämie vor. Mehr als 5 % der Erythrozyten sind dann mit Plasmodien befallen oder es gibt mehr als 100.000 Plasmodien pro µl!

Prüfer: 1034
Welche **Malariadiagnostik** kennen Sie?   +

Antwort:
· Mikroskopischer Nachweis: Dicker Tropfen und Blutausstrich

· Ggf. immunologischer Schnelltest, AK als Ergänzung . . .

Kommentar:

· Der **Dicke Tropfen** dient der Anreicherung mit 20–40 mal mehr Plasmodien als im dünnen Blutausstrich. Nach der Lufttrocknung des dicken Tropfens erfolgt sofort die Färbung ohne Fixierung. Dadurch werden die Erythrozyten hämolysiert und die Plasmodien freigesetzt. Der Blutausstrich dient der Speziesbestimmung. Es müssen mindestens 200 Gesichtsfelder (Öl-Immersion, 100 x Objektiv, 10 x Okular) im dicken Tropfen mikroskopiert werden. Das sind etwa 0,5 μl Blut und würde eine **Parasitendichte** von mindestens 2–4 pro μl erfassen

· Der verwendete Schnelltest sollte das Antigen **Histidin-rich-protein** und die **Plasmodien-spezifische LDH** nachweisen

1035 Frage:
Warum lysieren **Erythrozyten** beim Färben des dicken Tropfens und beim Blutausstrich nicht?

Kommentar:

· Der luftgetrocknete **Blutausstrich** wird mittels Fixierlösung (Methylalkohol) vor dem Färben fixiert. Dadurch bleiben die Erythrozyten erhalten

· Der luftgetrocknete **dicke Tropfen** wird sofort gefärbt und dadurch die Erythrozyten lysiert. Die Parasiten bleiben (angereichert) erhalten

> **Fallbeispiel**
>
> Bilder von Blutausstrichen: *Anm.: u. a. Plasmodium vivax (Schizont)*

1036 Frage:
Wie ist eine **mikroskopische Unterscheidung der Plasmodien** möglich?

Kommentar:

· Bei **Plasmodium vivax** sind infizierte Erythrozyten vergrößert und haben eine Schüffnersche Tüpfelung. Schizonten finden sich im peripheren Blut!

· Bei **Plasmodium falciparum** finden sich mehrere Plasmodien in einem Erythrozyten. Typisch ist die Ringstruktur mit zwei Chromatinpunkten und halbmondförmigen Gametozyten

· Bei **Plasmodium malariae** kommen Schizonten im peripheren Blut vor!

Prüfer: 1037
Wie sehen die Geschlechtsformen der Plasmodien, die **Gamonten**, speziell bei **Plasmodium falciparum** aus?

Antwort:

· Mikrogametozyten (abgerundete Banane) = männlich

· Makrogametozyten (zugespitzte Banane) = weiblich

Kommentar:
Gamonten oder **Gametozyten** sind bei Plasmodium falciparum halbmondförmig. Bei Plasmodium malariae, vivax und ovale sind die Gametozyten rund und ähneln den Schizonten.

> **Fallbeispiel**
>
> Prüfer zeigt ein mikroskopisches Präparat. Dabei ist eine Stelle eingestellt, bei der ein Erythrozyt mit **Siegelring** sichtbar ist.

Prüfer: 1038
Was sehen Sie im Präparat?

Antwort:
Erythrozyt mit intrazellulärem **Siegelring**.

Prüfer: 1039
Auf was weist der **Siegelring** hin?

Kommentar:

· Ein intraerythrozytärer Siegelring ist typisch für Plasmodium falciparum und muss sofort zur **Verdachtsdiagnose Malaria** führen!

· Differentialdiagnostisch kommen bei intraerythrozytären Erregern noch die **Babesien** in Betracht: **Babesia microti** oder **Babesia divergens** (Übertragung durch Zecken). Babesien führen ebenfalls zu einer fieberhaften Erkrankung mit Hämolyse. In Europa spielt fast nur Babesia divergens bei splenektomierten Patienten eine relevante Rolle. Charakteristisch für Babesien ist das sogenannte **Malteserkreuz** (Tetramer) im Erythrozyt. Es zeigen sich gelegentlich aber auch malariaähnliche Ringformen. Die **Diagnostik** erfolgt analog der Malariadiagnostik mit einem Blutausstrich und einem dicken Tropfen als Suchtest. Ggf. auch mit einer Bestimmung der Babesien-Antikörper (IIFT) und vor allem zur genauen Typbestimmung auch einer Babesien-PCR. **Therapie:** Chinin und Clindamycin

1040 Frage:
Wie können die **Plasmodienarten** morphologisch unterschieden werden?

Kommentar:
· **Plasmodium falciparum:**
  - Typisch ist eine hohe **Parasitenlast** und das gleichzeitige Vorkommen mehrerer Ringformen in einem Erythrozyten
  - Trophozoiten: normal große befallene Erythrozyten, mehrere Ringformen und **Maurersche Flecken** (Malaria-Pigment durch abgebautes Hb)
  - sichelförmige Gametozyten

· **Plasmodium vivax:**
  - Trophozoiten in vergrößerten und verformten Erythrozyten, **Schüffnersche Tüpfelung** (viel feiner und mehr Punkte)
  - Schizonten mit 12–24 Merozoiten = Kerne
  - Die Gametozyten füllen verformte Erythrozyten fast vollständig aus mit viel Schüffnerscher Tüpfelung

· **Plasmodium ovale:**
  - Trophozoiten haben viel Schüffnersche Tüpfelung. Bei alten Trophozoiten kommt es zur länglich ovalen Verformung der Erythrozyten
  - Schizonten mit bis zu 12 Merozoiten = Kerne, verformter Erythrozyt
  - Gametozyten: verformte Erythrozyten, viel Schüffnersche Tüpfelung

· **Plasmodium malariae:**
  - Trophozoit im verkleinerten Erythrozyt mit klarem Zytoplasma (keine Granulation oder Flecken). Bandförmige Trophozoiten mit grobem Pigment kommen vor
  - Reifer Schizont mit zentralem Pigment und randständigen Merozoiten
  - Gametozyt in verkleinertem Erythrozyt

Fallbeispiele

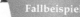
Fallbeispiel

DIA: Blutausstrich mit einem Monozyten, einem eigenartigen geformten Thrombozyten und einem Malariaparasiten (in **Gänseblümchenform**)

Frage: 1041
Was versteht man unter einer **Gänseblümchenform**?

Kommentar:
Bei **Plasmodium malariae** kommen Schizonten mit 6–12 Merozoiten vor. Die Merozoiten lagern sich teilweise rosettenförmig wie ein **Gänseblümchen** aneinander.

Prüfer: 1042
Dieser Blutausstrich wurde bei einem Patienten angefertigt, der mit seiner Freundin aus **Kenia** zurückkehrte. Was unternehmen Sie, nachdem Sie den Ausstrich begutachtet haben?

Kommentar:
Die Verdachtsdiagnose **Malaria** ist immer eine **Notfallsituation**, daher ist eine sofortige telefonische Kontaktaufnahme mit dem Einsender notwendig!

Prüfer: 1043
Der Patient wurde ins Krankenhaus eingewiesen. Mit welchem Medikament sollte er im Falle einer **Malaria tropica** behandelt werden?

Antwort:
Chinin

Kommentar:
· Bei einer **unkomplizierten Malaria** ist ggf. eine Therapie mit Artemether + Lumefantrin (= Riamet) oder alternativ Atovaquon + Proguanil (= Malarone) ausreichend
· Bei **schweren Verläufen**, also bei einer **komplizierten Malaria** mit einer hohen Parasitenlast, ist eine intravenöse Therapie mit Artesunat oder Chinin notwendig. Der Patient ist intensivpflichtig!

1044 Prüfer:
Der Patient liegt auf der Intensivstation und wird behandelt, was müssen Sie unbedingt machen?

Antwort:
Freundin untersuchen!

> **Fallbeispiel**
>
> Fallbeispiel: Dia mit Blutausstrich

1045 Prüfer:
Um welche **Erkrankung** handelt es sich? Wie heißt der **Erreger**?

Antwort:
Malaria, Plasmodium falciparum

Kommentar:
Malaria tropica, beweisend für Plasmodium falciparum ist ein Mehrfachbefall eines Erythrozyten mit mehreren randständigen Ringformen (= junge Trophoblasten)!

1046 Prüfer:
Gibt es eine **autochthone Malaria** in Deutschland?

Antwort:
Nein, da die Anophelesmücke nicht in Deutschland lebt

Kommentar:
· **FALSCH!** Die Anophelesmücke kommt in Europa und Deutschland vor

· Der Höhepunkt der **Malaria-Epidemie** in **Deutschland** war in der ersten Hälfte des 19. Jahrhunderts. Nach dem 2. Weltkrieg kam es dann zu einem Wiederaufleben der Malaria. Erst seit Mitte der 50er Jahre ist die Malaria bei uns ausgerottet! Die Ausrottung geschah aber nicht durch das Klima, sondern durch eine Vernichtung der Lebensräume der Anophelesmücken (u. a. durch Trockenlegen von Feuchtgebieten), durch einen Rückgang der Landwirtschaft, durch bessere Wohnbedingungen auf dem Land und Umzug der Menschen in die Städte

· Aktuell gibt es in Deutschland nur noch **importierte Malariafälle** (2014 > 1.000). Autochthone Fälle gab es z. B. 2011 in Griechenland

1047 Prüfer:
Wie ist der **Entwicklungszyklus der Malaria**?

Kommentar:
Sexueller Vermehrungszyklus der Plasmodien in der Anopheles Mücke (Endwirt) und **asexuelle Vermehrung** im Menschen (Zwischenwirt) mit einem Zyklus in der Leber und im Erythrozyten.

> **Fallbeispiel**
>
> Blutausstrich mit Plasmodien in der **Schizonten**-Phase. *Anm.: Hier Plasmodium vivax / ovale*

1048 Frage:
Wie können Sie die Diagnose **Malaria tertiana** stellen?

Kommentar:
· **Malaria tertiana** mit Fieberschüben alle 48 Stunden (jeder 3. Tag = tertiana), selten tödliche Verläufe, Erreger ist Plasmodium vivax oder ovale

· Bei Plasmodium vivax und ovale besteht in der Regel kein Mehrfachbefall wie bei Plasmodium falciparum. Zur Unterscheidung dienen folgende Kriterien:
  - Bei **Plasmodium vivax** sind die Erythrozyten vergrößert und hypochrom, im Zytoplasma findet sich die Schüffnersche Tüpfelung
  - Bei **Plasmodium ovale** sind die infizierten Erythrozyten vergrößert, oval und mehr oder weniger stark deformiert (*Sternschnuppen*). Ein weiteres wichtiges Merkmal um Plasmodium ovale zu erkennen, ist die hohe Anzahl von Erythrozyten mit Schüffnerscher Tüpfelung im Zytoplasma

14.8.3. Malariaprophylaxe

1049 Prüfer:
Welche **Malariaprophylaxe** gibt es?
++

Antwort:
Mückenabwehr, Stand-By-Therapie, ggf. Chemoprophylaxe je nach Risiko

Kommentar:

· **Expositionsprophylaxe** – kann die Übertragungswahrscheinlichkeit um 90 % reduzieren!

· bei hohem Risiko auch **Chemoprophylaxe** oder **Stand-By-Therapie** (A-B-C-Einteilung)

· ggf. zukünftig oder insbesondere in Hochendemiegebieten für Kinder auch eine **Malaria-Impfung**

1050   Frage:
Was versteht man unter der **Malaria-Expositionsprophylaxe**?

Kommentar:

· Eine **Expositionsprophylaxe** kann die Übertragungswahrscheinlichkeit um 90 % reduzieren. **Wichtig**: 90 % der Infektionen werden nachts zwischen 22–2 Uhr übertragen! Deshalb bietet der Aufenthalt abends und nachts in klimatisierten Räumen (Fenster zu!) einen guten Schutz vor Ansteckung

· IMMER **konsequenter Mückenschutz der Haut** mit Repellents (auch wegen Dengue, Chikungunya, Zika-Virus) mit Diethyltoluamid (DEET) (z. B. Nobite) oder Icaridin (Bayrepel, Autan active). Wirkdauer je nach DEET-Konzentration (20–50 %) 3 bis 12 Stunden

· **Moskitonetze** möglichst mit Imprägnierung des Netzes mit Pyrethroiden oder anderen Insektiziden (NOBITE Kleidung)

· **Insektizide** wie Permethrin als Raumspray, für die Wände oder zur Imprägnierung von Kleidungsstücken und Moskitonetzen

· **Biozidverdampfer oder Räucherspiralen** (mosquito coils) sind hilfreich. Sie können aber Reizungen der Augen, der Haut und der Luftwege verursachen

· **wichtig ist körperbedeckende Kleidung**, möglichst zusätzlich imprägniert mit Pyrethroiden

1051   Prüfer:
+   Wie wird die **Malaria-Chemoprophylaxe** durchgeführt?

Kommentar:

· Eine **Expositionsprophylaxe** mit Mückenschutz durch Moskitonetze, mückenabweisende Mittel wie DEET, hautbedeckende Kleidung und mückensichere klimatisierte Räume ist immer notwendig!

· **Ergänzend** erfolgt bei **hohem Malariarisiko** eine **Chemoprophylaxe** mit:
  - Atovaquon + Proguanil (= **Malarone**) Einnahme 1–2 Tage vor bis 7 Tage nach Aufenthalt im Malariagebiet
  - Mefloquin (= **Lariam**) 1–3 Wochen vor bis 4 Wochen nach Aufenthalt im Malariagebiet
  - *Off-Label-Use* von **Doxycyclin** (NW: Phototoxische Reaktionen und gastrointestinale Beschwerden), Vorteil: sehr günstig! Einnahme 1–2 Tage vor und bis 4 Wochen nach Aufenthalt im Malariagebiet!

Prüfer: 1052
Was besagt die Einteilung in **A, B, C Malaria-Risikogebiete**?

Kommentar:

A In **Gebieten mit minimalem Malariarisiko** erfolgt nur eine Expositionsprophylaxe. Keine Chemoprophylaxe und keine Notfall-Selbstbehandlung (Stand-By-Therapie)

B In **Gebieten mit mittlerem Malariarisiko** erfolgt eine Expositionsprophylaxe und eine Notfall-Selbstbehandlung, aber keine Chemoprophylaxe

C In **Gebieten mit einem hohen Malariarisiko** erfolgt eine Expositionsprophylaxe und eine Chemoprophylaxe

Frage: 1053
Gibt es eine **Malariaimpfung**?

Kommentar:

· Seit 2015 empfiehlt die Europäische Arzneimittel Agentur (EMA) den Malaria-Impfstoff **Mosquirix** bei Kindern im Alter von 6 Wochen bis 17 Monate (außerhalb von Europa)

· Die Uni Tübingen hat in einer Studie Probanden mit **lebenden Plasmodien** infiziert und **gleichzeitig Chloroquin** gegeben. Nach drei dieser *Impfungen* bestand über mehrere Wochen ein 100 % Schutz. Größere Studien sind in Gabun geplant[4]

[4] www.nature.com/articles/nature21060

14. Serologie / Infektiologie

1054 Frage:
Was für ein **Malaria Impfstoff** ist **Mosquirix**?

Kommentar:
· Es ist ein sogenannter **RTS,S-Impfstoff** der Firma Glaxo Smith Kline

· **RTS.S** ist ein Proteinimpfstoff aus dem Cirumsporozoiten Protein (CSP) und dem Oberflächenprotein des HBV-Virus (S). **CSP** ist das häufigste Oberflächenprotein der **Sporozoiten** (Parasitenstadium aus der Mücke) und ist essentiell für die Einnistung in die Leberzellen. Die Impfung induziert einen Schutz gegen CSP

1055 Frage:
Für wen ist dieser **Malaria Impfstoff** sinnvoll?

Kommentar:
· Der **Malaria Impfstoff** hat eine **geringe Schutzrate** und ist deshalb keine Reiseimpfung! Die Schutzrate liegt bei Kindern zwischen 26–36 % über einen Zeitraum von 4 Jahren. Evtl. sind jährliche Auffrischungen sinnvoll

· Der Impfstoff ist sinnvoll für **Kinder und Kleinkinder**, die in **Endemiegebieten** leben, wenn Auffrischimpfungen möglich sind

1056 Frage:
Wird dir Impfung bereits irgendwo eingesetzt?

Kommentar:
Die WHO startete 2017 / 18 in Ghana, Kenia und Malawi ein Pilotprojekt, um insgesamt 750.000 Kinder im Alter von fünf bis 17 Monaten mit vier Dosen des Impfstoffs **RTS,S** zu impfen.

1057 Prüfer:
+ Welche Maßnahmen raten Sie jemanden, der in ein **Malariagebiet reist**?

Antwort:
Bei Reisen in ein Malariagebiet je nach Risiko (abhängig von Dauer und Art der Reise, Malariaverbreitung in dem Reiseland, medizinische Versorgung): prophylaktische Chemotherapie, Stand-By-Therapie oder nur Mückenprophylaxe.

Kommentar:
· Eine **Expositionsprophylaxe** ist IMMER notwendig. Mückenschutz durch weite Kleidung, Repellents (DEET), Moskitonetze und klimatisierte Räume reduzieren das Risiko einer Malaria um mehr als 90 %! Auch die Gefahr anderer über Stechmücken übertragene Erkrankungen sinkt (Dengue-, Chikungunya-, Gelbfieber- und Zika-Virus)

· In Ländern mit einem **hohen Malariarisiko** erfolgt zusätzlich eine **Chemoprophylaxe** mit z. B. Malarone, Lariam oder Doxycyclin

· In Ländern mit einem **mittleren Malariarisiko** und einer schlechten medizinischen Infrastruktur kann eine **Stand-By-Therapie**, d.h. Mitnahme eines Malariamedikaments und dann ggf. Selbstmedikation vor einem Arztbesuch erfolgen

· In Länder, mit **niedrigem Malariarisiko** oder bei sehr kurzen Reisen und anschließender Rückkehr nach Deutschland ist nur eine **Expositionsprophylaxe** notwendig

14.8.4. Chemoprophylaxe

Frage: **1058**
Welche **Malaria-Chemoprophylaxe** kennen Sie?

Kommentar:
· **Malarone** besteht aus **Atovaquon und Proguanil**. Personen ab 40 kg Körpergewicht (KG) 250 mg/100 mg nehmen 1 Tablette pro Tag, 1–2 Tage vor bis 7 Tage nach Aufenthalt im Malariagebiet

· **Chloroquin (Resochin, Quensyl)**. Personen bis 75 kg KG nehmen 2 Tabletten pro Woche (300 mg), 1 Woche vor Abreise bis 4 Wochen nach Rückkehr. Achtung: Chloroquin Resistenzen beachten!

· **Doxycyclin** als *Off-Label-Use*, aber nicht bei Schwangeren oder Kindern < 8 Jahren! 100 mg/Tag (ab 90 kg KG 200 mg/Tag), 1–2 Tage vor bis 4 Wochen nach Aufenthalt im Malariagebiet. NW sind die Phototoxizität und Magen-Darm-Beschwerden

· **Mefloquin (Lariam):** 250 mg = 1 Tablette pro Woche, 1–3 Wochen vor bis 4 Wochen nach Aufenthalt im Malariagebiet: **KI: psychische Erkrankungen!**[5]

1059 Prüfer:

Wann empfehlen Sie **Lariam**?

Kommentar:

· **Lariam (Wirkstoff Mefloquin)** hat den Vorteil, dass es nur einmal pro Woche eingenommen werden muss. Daher vorteilhaft insbesondere bei Langzeitaufenthalten in Malariagebieten (z. B. bei beruflichen Aufenthalten)
· **Vorteil** sind die deutlich günstigeren Kosten als z. B. bei Malarone! 8 Tabletten Lariam reichen für 8 Wochen und kosten 41,30 €. 12 Tabletten Malarone reichen für 12 Tage und kosten 55 € → Lariam kostet daher etwa 5,20 € pro Woche und Malarone mit etwa 35 € pro Woche fast das Fünffache!
· Aufgrund der NW wird Mefloquin aktuell ausschließlich für Reisende empfohlen, die in Gebiete mit mehrfach resistenten Plasmodium falciparum-Stämmen reisen. *Anm.: Langfristig wird Lariam vom Markt verschwinden.*

1060 Prüfer:

Was sind die **Risiken bzw. Kontraindikationen von Lariam**?

Kommentar:

· **Lariam** kann schwerwiegende neuropsychiatrische Störungen induzieren[6]. Die häufigsten neuropsychiatrischen Reaktionen sind ungewöhnliches Träumen, Insomnie, Angst und Depressionen auch Halluzinationen, Psychose, Suizid, suizidale Gedanken und selbstgefährdendes Verhalten
· Mefloquin ist immer **kontraindiziert bei:**
  - Überempfindlichkeit gegen Mefloquin, Chinin oder Chinidin
  - Schwarzwasserfieber in der Anamnese
  - einer schweren Leberfunktionsstörung
  - aktueller Therapie mit Halofantrin oder Ketoconazol. Beide Medikamente dürfen frühestens 15 Wochen nach der letzten Mefloquin-Dosis eingenommen werden

---

[5]Stand Frühjahr 2016: Roche möchte Lariam vom deutschen Markt nehmen
[6]Roter Hand Brief, Roche Sept. 2013

· Zusätzlich ist **Mefloquin** zur Chemoprophylaxe und zur Stand-By-Notfallbehandlung kontraindiziert bei anamnestischen Krampfanfällen sowie bei einer psychischen oder neuropsychiatrischen Störung (Depression, generalisierte Angstzustände, Psychose, Schizophrenie, Suizidversuch, suizidale Gedanken, selbstgefährdendes Verhalten)

> **Merke: Malaria Chemoprophylaxe**
>
> Eine Chemoprophylaxe bietet NIE einen 100 %-igen Schutz → daher muss, auch wenn eine Malariaprophylaxe durchgeführt wurde, bei entsprechenden Symptomen eine Malaria ausgeschlossen werden!

14.8.5. Stand-By-Therapie

Prüfer: **1061**

Was empfehlen Sie als **Malaria Stand-By-Therapie**?

Kommentar:

· Für die **Stand-By-Therapie**, also die Notfallselbstbehandlung, kommt am ehesten **Malarone** (= Atovaquon + Proguanil) in Frage. Es hat eine gute Wirksamkeit und nur geringe NW (= große therapeutische Breite): Einnahme von 4 Tabletten pro Tag über 3 Tage (12 Tabletten in einer Packung)
· Alternativ wäre evtl. **Riamet** (= Artemether + Lumefantrin) denkbar, hier ist aber ein EKG vor der Einnahme empfohlen (Kontraindikation ist eine vorbestehende Verlängerung des QTc-Intervalls)[7]
· **Eine Notfallselbstbehandlung** ersetzt keinen Arztbesuch. Sie darf nur begonnen werden
  - wenn innerhalb von 24 Stunden keine ärztliche Hilfe erreichbar ist
  - bei Fieber axillär > 37.5 °C
  - während eines Aufenthaltes von mindestens 6 Tagen in einem Malariagebiet

Frage: **1062**

Was würden Sie zur notfallmäßigen Selbstbehandlung, also **Stand-By-Therapie**, nehmen?

---

[7]Ostschweizer Infostelle für Reisemedizin, Malaria Notfallbehandlung 2015/2016: www.osir.ch/PDF/merkblnotfall6.pdf

Kommentar:

Malarone ist (relativ) gut verträglich, hat ein einfaches Schema und kann auch noch bei last minute Reisen genommen werden. Es eignet sich für die Prophylaxe, als **Stand-By-Therapie** und zur Therapie bei unkomplizierten Fällen der Malaria tropica und der Akutbehandlung anderer Malariaformen.

> **Merke: Stand-By-Therapie**
>
> Eine **Stand-By-Therapie**, also eine Notfallselbstbehandlung, kann niemals den Arztbesuch ersetzen. Durch eine Stand-By-Therapie wird nur Zeit gewonnen, um einen Arzt aufzusuchen. Sinnvoll ist sie daher in Gebieten mit einem **hohen Malaria-Risiko** und so **schlechter medizinischer Infrastruktur**, dass ein Arzt innerhalb von 24 Stunden nicht erreichbar ist.

14.8.6. Malariatherapie

1063
++

Prüfer:
Welche **Malariatherapie** kennen Sie?

Kommentar:

· **Artemether + Lumefantrin = Riamet:** 80 / 480 mg = 4 Tabletten initial, nach 8 Stunden weitere 4 Tabletten, dann 2x täglich 4 Tabletten am Tag 2 und 3 (Summe = 24)

· **Atovaquon + Proguanil = Malarone:** 1.000 / 400 mg = 4 Tabletten als Einmaldosis / pro Tag 3 Tage lang = 12 Tabletten bzw. 1 Packung

· **Chloroquin (Resochin, Quensyl):** 600 mg = 4 Tabletten, je 2 Tabletten 6, 24 und 48 Stunden nach Therapiebeginn

! · **Doxycyclin nur zur Prophylaxe !**

· **Mefloquin (Lariam):** Initial 750 mg = 3 Tabletten, nach 6–8 Stunden weitere 2 Tabletten, falls KG > 60 kg nach weiteren 6–8 Stunden 1 Tablette

· **Dihydroartemisinin + Piperaquintetraphosphat (Eurartesim):** 120 / 960 mg = 3 Tabletten als Einmaldosis an 3 aufeinander folgenden Tagen. Bei KG > 75 kg je 4 Tabletten!

· **Bei schweren Verläufen:** Artesunat i. v. oder Chinin i. v.

14.8.7. Malaria

MB

Prüfer:
Welche **Formen der Malaria** gibt es?

1064
++

Kommentar:

· **Plasmodium falciparum** verursacht die **Malaria tropica**. Das ist die gefährlichste Form und ist für 75 % der nach Deutschland importierten Fälle verantwortlich. In Deutschland kommt es bei etwa 1 % d. Fälle zu einem letalen Verlauf!

· **Plasmodium knowlesi** verursacht die Malaria knowlesi. Ansteckungsgefahr besteht vor allem in Südostasien. Sie ist zwar selten, aber wie bei der Malaria tropica gibt es fulminante Verläufe!

· **Plasmodium vivax und ovale** verursachen die Malaria tertiana

· **Plasmodium malariae** die Malaria quartana

Prüfer:
Wie sind die **Stadien der Plasmodien**?

1065
++

Kommentar:

· Die **Anopheles-Mücke** überträgt mit ihrem Speichel beim Stich die **Sporozoiten**. Diese gelangen über die Blutbahn zur Leber. Aus den **Leberschizonten** entstehen durch Teilung (Schizogonie) die **Merozoiten**. Diese Merozoiten gehen in die Blutbahn, haften an Erythrozyten und dringen in sie ein. In den Erythrozyten reifen die Merozoiten zu **Trophozoiten** (Erythrozytäre Schizogonie), dann zu Schizonten und durch Teilung entstehen wieder viele Merozoiten. Sobald die Erythrozyten platzen, werden Merozoiten freigesetzt!

· Die **Schizogoniezyklen** laufen synchronisiert ab und ergeben die typischen Fieberverläufe mit 48 Stunden bei Plasmodium vivax und ovale (bei Plasmodium falciparum etwa 48 Stunden, aber unsynchronisiert) und 72 Stunden bei Plasmodium malariae

· Ein kleiner Teil der **Merozoiten** reift zur Geschlechtsform, den **Gametozyten**, heran. Diese werden von einer anderen Anophelesmücke bei einem Stich aufgenommen

· In der **Anopheles-Mücke** kommt es zur geschlechtlichen Vermehrung (Makro- und Mikrogametozyten). Es bildet sich eine Oozyste, diese platzt auf und setzt die Sporozoiten frei

1066
++

Prüfer:
Welche Krankheitsbilder werden durch **Plasmodien** verursacht?

Kommentar:

· Die **Malaria tropica** durch **Plasmodium falciparum** ist die schwerste Form mit einer hohen Parasitämie, ausgeprägter Anämie und häufigen neurologischen Komplikationen (zerebrale Malaria). Es muss keine typische Fieberrhythmik vorliegen. Zum Krankheitsausbruch kommt es etwa 12 Tage nach dem Stich

· Die **Malaria tertiana** durch **Plasmodium vivax oder ovale** ist eine gutartige Verlaufsform. Inkubationszeit 12 bis 18 Tage. Typische Fieberrhythmik: Tag 1 Fieber → Tag 2 fieberfrei → Tag 3 Fieber. Fieberattacken mit Froststadium (1 Stunde), Hitzestadium (4 Stunden) und Schweißstadium (3 Stunden). Plasmodium vivax und ovale bilden Ruheformen, die sogenannten **Hypnozoiten**, die in der Leber persistieren und zu einem erneuten Krankheitsausbruch nach Monaten oder Jahren führen können!

· Die **Malaria quartana** durch Plasmodium malariae ist ebenfalls eine gutartige Malariaform. Sie hat mit 16–50 Tagen die **längste Inkubationszeit**. Außerdem können noch **nach 50 Jahren Rezidive** auftreten, obwohl keine Hypnozoiten vorkommen → die Parasiten persistieren wohl im Blut! Fieber tritt in einer 4-Tages-Rhythmik auf. Eine schwere Nierenbeteiligung ist möglich bei der sogenannten **Malarianephrose**. Das ist ein **nephrotisches Syndrom** mit niedrigem Albumin, Ödemen, Aszites und erhöhtem Serumcholesterin

1067
+

Prüfer:
Was ist die typische **Malaria-Diagnostik**?

Kommentar:

· Goldstandard bei V. a. eine **Malaria** ist die mikroskopische Untersuchung eines **dicken Tropfens** (mindestens 200 Gesichtsfelder) und eines **Blutausstrichs** nach Giemsa-Färbung. Wichtig ist die Parasitenlast (vor allem bei Plasmodium falciparum und knowlesi) und die morphologische Bestimmung der Plasmodien Spezies

· **Immunologische Schnelltests** weisen parasitenspezifische Antigene nach (**Histidin-rich-protein** und **Plasmodien-spezifische LDH**)

· Ein **molekularbiologischer Direktnachweis** mittels **PCR** ist möglich, aber nur in wenigen Labors verfügbar (z. B. im NRZ)

· Ein negativer Test muss bei relevantem Verdacht (Fieber!) wiederholt werden

1068

Frage:
Welche weitere **Labordiagnostik** empfehlen Sie bei Nachweis einer **Malaria**?

Kommentar:

· Großes Blutbild mit Thrombozytenzahl, bei Anämie auch Retikulozyten-Index

· Blutzucker

· Creatinin oder Cystatin C

· Transaminasen, Bilirubin, LDH (Höhe korreliert mit Schwere der Hämolyse)

· Elektrolyte

· Insbesondere bei Plasmodium falciparum und knowlesi ist die Quantifizierung der Parasiten wichtig (= Parasitämie), also die Parasiten pro µl oder die Angabe des prozentualen Anteils der infizierten Erythrozyten

· Bei einer **komplizierten Malaria** zusätzlich: Gerinnungsparameter, Blutgasanalyse, Lactat, Calcium und Phosphat, Harnmenge, Blutkulturen

1069

Prüfer:
Gibt es bei den verschiedenen **Formen der Malaria** unterschiedliche Therapien?

Kommentar:

· Die Therapie der **Malaria tertiana** erfolgt mit Riamet oder Malarone und anschließend oder parallel eine Therapie mit Primaquin zur Eradikation der Hypnozoiten in der Leber! Wichtig: NACH vorherigem Ausschluss eines G6PDH-Mangels, da sonst die Gefahr einer hämolytischen Anämie besteht

· Die **Malaria quartana** wird mit Chloroquin behandelt

· Die **unkomplizierte Malaria tropica (Plasmodium falciparum)** und **Knowlesi-Malaria** mit Malarone, Riamet oder Eurartesim (= Dihydroartemisinin / Piperaquin)

· Bei der **komplizierten Malaria tropica oder knowlesi** ist das Mittel der Wahl eine intravenöse Gabe von Artesunat oder Chinin i. v. (Cave Resistenzen in Südostasien)

14 Serologie / Infektiologie

1070 Prüfer:

Welche **Resistenzen** sind bei **Plasmodien** wichtig?

Kommentar:

Chloroquin-Resistenzen sind weit verbreitet, deshalb wird Chloroquin nicht mehr zur Therapie der Malaria tropica eingesetzt! Chloroquin (Resochin, Quensyl) darf nur in Gebieten ohne relevante Chloroquin-Resistenz zur Prophylaxe, Therapie oder notfallmäßigen Selbstbehandlung eingesetzt werden.

+ **14.8.8. Klinik, Symptome**

1071 Prüfer:
++ Wie ist die **Klinik der Malaria**?

Antwort:

Laborchemische Veränderungen: Thrombopenie, Anämie, hohes LDH; Festhaften der mit Plasmodien infizierten Erythrozyten in den Kapillaren → Durchblutungsstörungen.

Kommentar:

· Die **Malaria** beginnt mit grippeähnlichen unspezifischen Symptomen wie Kopfschmerzen, Schwäche, Schwindel, Fieber und Übelkeit
· **Leitsymptom** ist **Fieber nach Auslandsreise**: Die Fieberanfälle dauern bis zu 12 Stunden und verlaufen in 3 Phasen: Schüttelfrost, Hitzestadium mit Fieber und Entfieberung mit Schweißausbrüchen. Die Fieberanfälle kommen durch synchrone Freisetzung von Merozoiten (alle 48 Stunden bei Malaria tertiana bzw. alle 72 Stunden bei Malaria quartana) aus den Erythrozyten zustande
· Alle Malariaformen führen zu einer Anämie mit einer histologischen Dyserythropoese. Meist mit einer Splenomegalie
· Bei einer **komplizierten Malaria** kommt es zu **zentralnervösen Erscheinungen**, z. B. Krampfanfällen und Bewusstseinstrübungen bis zum Koma (= zerebrale Malaria), zu akutem Nierenversagen, zu pulmonalen Verlaufsformen, Kreislaufkollaps, zur hämolytischen Anämie und zu **disseminierten intravasalen Koagulopathien**
· **Kritischster Krankheitsverlauf bei Malaria tropica** durch mit Plasmodium falciparum infizierte Erythrozyten. Elektronenmikroskopisch haben die infizierten Erythrozyten eine pockenartige

Oberflächenstruktur. Diese **Knobs** bilden hier leichte Ausstülpungen der Zellmembran. Durch diese Strukturen haften die befallenen Erythrozyten an den Wänden feiner Kapillaren fest und führen **zur Stase, Azidose, zu perivaskulären Ödemen, petechialen Blutungen und schließlich zu Organläsionen**. Wenn das Gehirn betroffen ist, liegt eine zerebrale Malaria vor — dies ist die häufigste Todesursache der Malaria tropica! Betroffen können die Nieren, die Lungen, das Herz und der Magen-Darm-Trakt sein
· Vor allem bei der Malaria tropica besteht häufig (> 60 %) eine Thrombopenie. Durch Hämolyse ist auch die LDH erhöht!

Prüfer: **1072**
Welche **Komplikationen** können bei der **Malaria tropica** auftreten?

Antwort:

Gehirn, Niere, Leber, Milzruptur, Sludge-Phänomen durch knops an der Erythrozytenmembran (vorgewölbt), dadurch haften sie an Kapillarendothel (kardiale Komplikationen), Rechtsherzinsuffizienz durch ARDS (Sludge in der Lunge)

Kommentar:

· Häufig kommt es zu schweren klinischen Verläufen bei der **Malaria tropica** durch Ausschüttung von TNF. Zu dem **Sludge-Phänomen** kommt es durch Verklumpen der Erythrozyten. Die häufigste Todesursache ist die zerebrale Malaria, aber auch Mikrozirkulationsstörungen in Leber, Niere und anderen inneren Organen können zu lebensgefährlichen Komplikationen führen
· Die **Malaria tropica** stellt in der Schwangerschaft für Mutter und Kind ein hohes Risiko dar. Es kommt zur Sequestrierung von Parasiten in der Plazenta und zur Behinderung des diaplazentaren Austausches → das führt zu Fehl- und Frühgeburtlichkeit

Komplizierte Malaria

Frage: **1073**
Was sind die Kriterien einer **komplizierten Malaria** gemäß der AWMF-Leitlinie[8]?

---

[8]Diagnostik und Therapie der Malaria, Stand Oktober 2015, AWMF-Register Nr. 042/001

Kommentar:
· Bewusstseinseintrübung, zerebraler Krampfanfall
· Respiratorische Insuffizienz, unregelmäßige Atmung, Hypoxie
· Hypoglykämie (**Blutzucker < 40 mg/dl**)
· Schocksymptomatik (systolischer Blutdruck < 90 mmHg oder mittlerer Blutdruck < 70 mmHg trotz Volumentherapie)
· Spontanblutungen
· Azidose oder Lactaterhöhung (**Bikarbonat < 15 mmol/l, Lactat > 5 mmol/l**), **Hyperkaliämie > 5,5 mmol/l**
· Schwere Anämie mit **Hb < 6 g/dl**
· Niereninsuffizienz (Ausscheidung < 400 ml/24 Stunden oder **Creatinin > 2,5 mg/dl** bzw. im Verlauf rasch ansteigende Creatinin- oder Cystatin C-Werte)
· Hämoglobinurie ohne bekannten G6PDH-Mangel
· Hyperparasitämie (5 % der Erythrozyten von Plasmodien befallen bzw. > **100.000 Parasiten/µl Blut**)

1074 Frage:
Was bedeutet es, wenn eine **komplizierte Malaria** vorliegt?

Kommentar:
· Eine **komplizierte Malaria tropica oder knowlesi** wird immer intravenös mit Artesunat (nur ausnahmsweise i. v. mit Chinin) therapiert
· Wegen der möglichen Komplikationen und des schweren Krankheitsverlaufs ist eine intensivmedizinische Überwachung notwendig. An Komplikationen kann eine Hypoglykämie, eine Anämie, Gerinnungsprobleme, eine zerebrale Malaria, ein Nierenversagen, eine Lungenfunktionsstörung, eine metabolische Azidose, Elektrolytstörungen sowie Herz- und Kreislaufstörungen auftreten
· **Sinnvolle Laborkontrollen:** Blutbild mit Thrombozyten, Gerinnung (PTT und Quick-Wert ggf. AT, Fibrinogen, D-Dimere), Blutzucker, 24-Stunden-Sammelurin, Creatinin, Natrium, Kalium, Chlorid, Calcium und die Blutgasanalyse

1075 Frage:
Wann wird eine **Malaria ambulant**, wann **stationär therapiert**?

Kommentar:
· Eine **ambulante Malariatherapie** erfolgt bei einer Malaria tertiana oder Malaria quartana, wenn keine Komplikationen oder Anzeichen einer Milzruptur vorliegen
· Eine **stationäre Therapie** mit **intensivmedizinischer Überwachung** ist bei einer komplizierten Malaria tropica oder Malaria knowlesi (Kriterien s. S. 247) notwendig
· Bei einer bestehenden **Sichelzellanämie** wird auch von einer schweren Malaria ausgegangen

14.8.9. Borreliose-Diagnostik

Prüfer: 1076
Welche **Laboruntersuchungen** führen Sie bei V. a. **Borreliose** durch?

Kommentar:
· Direkter Erregernachweis (Anzucht in Nährmedium oder NAT) ist aus Blut oder Liquor nicht mit ausreichender Sensitivität möglich → Möglich ist aber ein direkter Erregernachweis aus Gewebeproben (Haut) im Bereich des **Erythema migrans**
· Vorrangig ist die **Borrelien-Serologie** also die Antikörperbestimmung als indirekter Erregernachweis

Prüfer: 1077
Wie gehen Sie bei der **Borreliose-Diagnostik** vor?

Kommentar:
Primär werden als Suchtest die **Borrelien-IgG- und IgM-Antikörper** z. B. mittels ELISA (höhere Sensitivität, geringere Spezifität) bestimmt. Bei positivem Antikörpernachweis folgt ein **IgG- / IgM-Immunoblot** zur Klärung der Spezifität und zur Differenzierung zwischen einer akuten Infektion, einer länger zurückliegenden Infektion und einer chronischen Infektion.

Frage: 1078
Wie ist der Laborbefund bei einer akuten, chronischen oder zurückliegenden **Borreliose**?

Kommentar:

· Bei einer **akuten Infektion** finden sich noch wenig Banden im Immunoblot, typischerweise eine positive **OspC-Bande** (früher und wichtigster Marker der IgM-Antwort) und eine positive **VlsE-Bande** (AK bereits im Frühstadium im IgG-Blot nachweisbar)
· **Chronische Infektionen** führen zu hohen IgG-Antikörpertitern mit einem breiten Bandenmuster im IgG-Blot, da sich der Körper seit langem mit dem Erreger beschäftigt und AK gegen viele verschiedene Antigene bildet
· **Zurückliegende Infektionen** haben meist hohe IgG-Antikörper mit eher unspezifischen Banden wie der p100 (treten spät auf) und der p41 (Kreuzreaktionen zu anderen Spirochäten und geißeltragenden Bakterien)

1079 Frage:

Wo liegen die Probleme in der **Borreliose-Diagnostik**?

Kommentar:

· Die **Seroprävalenz** von Borreliose-Antikörpern liegt bei Kindern im einstelligen Prozentbereich, aber bei (beruflich) Exponierten und älteren Menschen kann sie bis 20 % betragen. Bei gesunden Blutspendern haben etwa 8 % Borrelien-AK
· Problematisch sind insbesondere lang persistierende Antikörper. **IgM-Antikörper persistieren** u.U. auch nach einer erfolgreichen Therapie und einer ausgeheilten Infektion teils Jahre oder Jahrzehnte lang → dies darf aber nicht als chronische Infektion fehlinterpretiert werden
· Häufige Meldungen in der Laien-Presse und Selbsthilfegruppen im Internet vermitteln den Eindruck, dass **unspezifische Allgemeinsymptome** wie chronische Schmerzen, Müdigkeit, Konzentrationsstörungen und ein *chronisches Fatigue Syndrom* (Depressionen?) häufig Ausdruck einer chronischen Borreliose sind. Von diesen Kreisen werden diese unspezifischen Symptome oft als Hinweis auf eine *chronische* EBV-Infektion gesehen. Das ist jedoch zu hinterfragen!
· Die **Serologie** hat nur einen **geringen prädiktiven Wert** bei einer ungezielten Diagnostik (nur Allgemeinsymptome ohne Hinweis auf eine Borreliose). D.h. Antikörper können bei Z.n. ausgeheilter Infektion gefunden werden oder Ergebnisse können auch falsch positiv sein (die Spezifität ist immer kleiner 100 %). Dadurch werden Gesunde krank gemacht und unnötig therapiert

Frage: 1080

Wann würden Sie also eine **Borreliose-Diagnostik** veranlassen?

Kommentar:

· Wenn ein **Zeckenstich** erinnerlich ist und die **Zeckenanhaftdauer > 12 (–24) Stunden** gewesen ist. Bei einer kürzeren Anhaftdauer besteht nur ein sehr geringes Übertragungsrisiko
· Wenn typische Symptome vorliegen (**Lyme-Arthritis**) oder wenn anamnestisch ein **Erythema migrans** bestanden hat
· Bestimmung der BLS mit Bestimmung des **spezifischen Antikörperindex** (Ausschluss einer intrathekalen Antikörpersynthese) bei V. a. **Neuroborreliose**. Borrelien-PCR aus Liquor nicht sinnvoll, da (fast) immer negativ!
· Serologische Untersuchungen sind **frühestens 3–4 Wochen nach Zeckenstich** sinnvoll. Bei Auftreten des Erythema migrans (10–14 Tage nach Zeckenstich) sind die AK meist noch negativ!

Frage: 1081

Welche Therapie empfehlen Sie bei einer **Borreliose** bzw. **Neuroborreliose**?

Kommentar:

· **Bei einer einfachen Borreliose** ist eine Therapie für 2 Wochen mit Doxycyclin 200 mg/Tag ausreichend. Bei einer **Lyme-Arthritis** wird eine längere Doxycyclin-Therapie (meist 3–4 Wochen) durchgeführt
· **Bei Schwangeren und Kindern < 8 Jahre** ist Doxycyclin kontraindiziert. Daher erfolgt die Therapie hier mit Amoxicillin über 2–3 Wochen
· Die Neuroborreliose wird normalerweise intravenös mit Ceftriaxon (Rocephin), einem Cephalosporin der 3. Generation behandelt

15. Virologie

Inhalt

Randspalte: (+) = häufige Frage, (++) = sehr häufige Frage, (MB) = Frage aus einer Mikrobiologie-Prüfung.

15.1. Verlaufsformen von Viruserkrankungen

1082 **Frage:**
Welche verschiedenen **Verlaufsformen** können **Viruserkrankungen** haben und was sind die typischen Erreger?

Kommentar:
- **Akute Infektion** mit temporärer Virämie und anschließender virusfreier Ausheilung → Beispiele sind die Influenza oder die Enteroviren
- **Persistierende oder chronische Infektionen** sind Infektionen mit einer permanenten (ggf. im Verlauf schwankenden lebenslangen Virämie wie, z. B. die chronische Infektion mit HCV oder HBV)
- Bei einer **latenten Infektion mit möglichen Reaktivierungen** kommt es nach einer initialen temporären Virämie zu einem Rückgang der Viruslast auf eine Hintergrundaktivität und zur lebenslangen Viruspersistenz im Körper. Es kann mehrfach zu Reaktivierungen mit dann wieder

hoher temporärer Virämie kommen → Dieser Verlauf ist typische für humane **Herpesviren** wie CMV, EBV, HSV (Lippenherpes), VZV (Windpocken bzw. Herpes Zoster), HHV-6, HHV-7 und HHV-8

- Bei **Slow-Virus-Infektionen** kommt es nach akuter Erkrankung mit Virämie zur klinischen Ausheilung. Nach langer Latenzzeit kommt es zum Wiederauftreten der Virämie mit einer klinischen Symptomatik. Ein Beispiel ist die Maserninfektion mit nachfolgender SSPE als Spätkomplikation!

Frage: 1083
Was ist ein **Manifestationsindex**?

Kommentar:
Der **Manifestationsindex** gibt die Wahrscheinlichkeit an, mit der eine mit einem Erreger infizierte Person erkennbar (= manifest) erkrankt. Bei einem niedrigen Manifestationsindex verlaufen viele Infektionen klinisch inapparent. Einen sehr hohe Manifestationsindex von > 95 % haben die Masern oder die Windpocken (VZV).

Frage: 1084
Was ist ein **Kontagiositätsindex**?

Kommentar:
Der **Kontagiositätsindex** ist ein Maß dafür, bei wie viel nichtimmunen Personen es nach Kontakt mit dem Krankheitserreger zu einer Infektion kommt. Krankheitserscheinungen müssen nicht vorliegen, siehe Manifestationsindex! Masern hat mit > 95 % einen sehr hohen, die Poliomyelitis mit < 0,003 % einen sehr niedrigen Kontagiositätsindex.

15.2. Kanzerogene Viren

Frage: 1085
Was sind **kanzerogene Viren**?

Kommentar:

Humane **kanzerogene Viren** sind weltweit für etwa 10–15 % aller Krebserkrankungen verantwortlich.

1086 Frage:

Welche **kanzerogenen Viren** kennen Sie?

Kommentar:

· **HTLV-1** → adulte T-Zell-Leukämie
· **HBV, HCV** → **HBV** ist (weltweit) für 50 % der HCC auf der Basis einer Zirrhose verantwortlich
· **EBV** → EBV-assoziierte B-Zell-Lymphome (HIV-Patienten), Nasopharynxkarzinom, Burkitt-Lymphom
· **HPV** → 99 % der Zervixkarzinome sowie Karzinome an Penis, Anus, Mund- und Rachenraum
· **HHV-8** → Kaposi-Sarkom bei HIV-Positiven

MB **15.3. Virologische Methoden**

1087 Frage:

Was kann man bei der **virologischen Diagnostik** prinzipiell nachweisen?

Kommentar:

· Bereits im Frühstadium ist der **Nachweis von Virusantigenen** (z. B. p24-Antigen von HIV-1, HBsAg), der direkte Erregernachweis (Plaque-Assay, IFT, . . .) oder Virusgenomnachweis mittels NAT (PCR, TMA) möglich
· Etwas später gelingt der **serologische Nachweis** erregerspezifischer IgG-, IgM- und IgA-AK

1088 Frage:

Welche **direkten Erregernachweise** außer den NATs kennen Sie?

Kommentar:

· Bei dem **Plaque-Assay** nutzt man den **zytopathischen Effekt** (CPE), durch den bestimmte Viren charakteristische morphologische Veränderungen in einer infizierten Zelle verursachen. Beispiele sind die Bildung einkerniger Riesenzellen (Cytomegalieviren), die Bildung von Einschlusskörperchen (Adenoviren, Tollwutviren, Pocken) sowie die Abrundung der Zellen und Loslösung aus dem Zellverband mit Lyse (Picornaviren).

Vorteile: Im Plaque-Test werden nur die funktionsfähigen Viren quantifiziert (bei NATs auch abgestorbene Erreger bzw. DNA RNA)

· Der **Neutralisationstest** ist eine Variante des Plaque-Assays. Er wird auch als Plaque-Reduktions-Assay bezeichnet und weist neutralisierende Antikörper nach. D.h. im Gegensatz zum EIA werden schützende spezifische AK nachgewiesen, die eine Infektion der Zelle verhindern können!
· Bei der **Elektronenmikroskopie** können Viren mittels Fixierung und Kontrastierung (Uranylacetat) im Transmissionselektronenmikroskop betrachtet werden
· **Antigen-Direktnachweis** z. B. mittels EIA bei Adenovirus-Ag, Rotavirus-Ag im Stuhl, HBsAg, p24-Ag von HIV-1 im Blut
· Im **Westernblot** können virale Proteine aufgetrennt und dann mit spezifischen Antikörpern als Banden sichtbar gemacht werden
· Bei dem **direkten Immunfluoreszenztest (IFT)** werden fluoreszensmarkierte spezifische Antikörper in eine fixierte Zellkultur gegeben und das Antigen mittels Fluoreszenzmikroskop quantifiziert
· Der **Immunperoxidasetest** erfolgt analog zum IFT. Der Unterschied ist, dass die Antikörper nicht Fluoreszenz markiert sind, sondern stattdessen über ein Reporterenzym (z. B. Meerrettichperoxidase) verfügen

Prüfer: 1089

Welche **Genomnachweise** gibt es?

Antwort:

PCR

Kommentar:

· Zum **Genomnachweis** gibt es verschiedene Techniken, die entweder direkt DNA oder RNA nachweisen oder diese zuerst amplifizieren und dann nachweisen. Bei dieser Nukleinsäure amplifizierende Technik (NAT) ist die **Polymerase-Kettenreaktion (PCR)** am weitesten verbreitet, zunehmend wird aber auch die **Transcription Mediated Amplification (TMA)**, insbesondere zum Nachweis von HIV, HBV und HCV eingesetzt
· **RNA-Viren** werden zuerst durch **reverse Transkription** mittels Reverser Transkriptase (= RT-PCR) in DNA umgeschrieben. Mit einer PCR

ist auch eine Quantifizierung (Viruslastbestimmung) möglich. Eine Unterscheidung zwischen totem Virus (Genom) und infektiösem Virus ist nicht möglich.

· **DNA-Sequenzierung:** unbekannte Viren können identifiziert werden, die (bekannte) mRNA der Wirtszelle wird sequenziert und herausgerechnet, übrig bleibt das Genom des Erregers

Antwort:
In-situ-Hybridisierung

Kommentar:
Mittels **In-situ-Hybridisierung** wird in Gewebeschnitten durch Hybridisierung mit radioaktiv oder Digoxigenin-markierten DNA-Fragmenten (komplementäre Sequenz) das Genom nachgewiesen. Einsatz z. B. bei der Bestimmung oder Typisierung von **HPV**.

MB   ### 15.3.1. Mikroskopie

1090   Prüfer:
Welches **Virus** ist lichtmikroskopisch sichtbar?

Kommentar:
· Das größte Virus ist das **Pockenvirus**. Der letzte Fall trat in Somalia 1977 (in DE 1972) auf. Heute sind Pockenviren eine gefährliche Biowaffe. Ein Impfstoff ist weiterhin verfügbar, aber keine Therapie! Die Übertragung erfolgt durch Tröpfcheninfektion und das Einatmen von infektiösem Staub: Nach 12–14 Tagen Inkubation kommt es zu einem schweren Krankheitsgefühl mit Rückenschmerzen, Fieber, Schüttelfrost und Rachenkatarrh. Nach 1–5 Tagen sinkt das Fieber und steigt nach 1 Tag wieder an mit typischen Hauterscheinungen: Makula → Papel → Vesikel → Pustel (Eiterbläschen) → Kruste. Erblindung, Gehörlosigkeit, Lähmungen, Hirnschäden und Pneumonie. Die Letalität liegt bei etwa 30 %

· Direktbeobachtung der *lebenden Zellkultur* ist im Mikroskop möglich. Hier sind typische Änderungen der Zellmorphologie als Folge der Virusinfektion sichtbar. Das ist der sogenannte **zytopathische Effekt**

1091   Frage:
+   Welche **zytopathischen Effekte** kennen Sie?

Kommentar:
· **Zellabkugelung:** nicht-infizierte Zellen sehen polygonal mit Fortsätzen oder sternförmig aus, die infizierten Zellen runden sich ab (beispielsweise bei mit Poliovirus infizierten Affennierenzellen)

· **Riesenzellbildung:** Einkernige, normal große Zellen fusionieren zu sehr großen, mehrkernigen Riesenzellen. (Beispiel: Kaninchennierenzellen nach Infektion mit Herpesvirus hominis)

· **Einschlusskörperchen:** Im Kern oder Zytoplasma der infizierten Zelle zeigen sich kugelige Strukturen, die anfärbbar und mikroskopisch sichtbar sind (2–10 µm) (Beispiel: **Negrische Körperchen** bei Tollwut, Einschlusskörperchen im Kern bei Masern)

· **Elementarkörperchen:** Intrazellulär gelegene lichtmikroskopisch sichtbare Einzelpartikel großer Viren (Beispiel: Paschensche Elementarkörperchen bei Pocken)

· **Chromosomenbrüche:** mit speziellen Methoden lichtmikroskopisch darstellbar (Beispiel: Leukozyten nach Masern-Infektion)

15.4. Poliovirus

MB

Prüfer: 1092
Stellen Sie sich vor, Sie würden eine **Polio** bekommen. In welchem Alter hätten Sie das lieber, mit 3 oder mit 14 Jahren? Warum?

Kommentar:
(Schwierige Frage) bei Kindern gibt es primär wohl mildere Verläufe als bei Erwachsenen. Aber bei beiden Altersklassen kommt das **Post-Polio-Syndrom** als Zweiterkrankung vor. D.h. bei bis zu 70 % der Patienten, die in der Kindheit an Polio erkrankt sind, treten nach Jahrzehnten Symptome wie Lähmungen, Erschöpfung und Schmerzen auf. **Tipp:** am besten thematisieren, dass es keine klare Antwort gibt und den Prüfer damit zum Erzählen bringen!

Frage: 1093
Ätiologie und Epidemiologie der **Polio**?

Kommentar:
- **Polioviren** gehören zur Gattung der Enteroviren (Pico-RNA-Viren). 3 Serotypen Typ I–III ohne Kreuzimmunität
- Seit 1990 gibt es keine Polio-Fälle mehr in Deutschland
- Schluckimpfung mit Lebendimpfstoff oder i. m. mit Totimpfstoff nach **Salk** → *Anm.: das Poliovirus Typ 2 ist laut WHO eradiziert. Daher wird seit April 2016 weltweit nur noch der bOPV-Impfstoff (Typ 1 und 3) anstatt dem tOPV-Impfstoff (Typ 1, 2 und 3) eingesetzt (s. auch S. 218)*
- 2015 Polio bei 4-jährigem und 10-Monate altem Kind in der Ukraine!

1094 Frage:
Wie ist die Pathogenese und der Verlauf von **Polio**?

Kommentar:
- **Fäkal-orale Übertragung** mit anschließender Vermehrung im Darm → lokale Lymphknoten → Blutbahn. Als neurotropes Virus befällt das Poliovirus die Beta-Motorneuronen (Vorderhorn des Rückenmarks) und führt zur Zerstörung der Nervenzellen durch entzündliche Prozesse mit anschließenden beinbetonten schlaffen Lähmungen
- Über **90 % der Infektionen verlaufen asymptomatisch** (vor allem im Kleinkindalter?)
- Die Inkubationszeit beträgt etwa 7–14 Tage, danach treten bei 4–8 % der Erkrankten Fieber, Halsschmerzen, Abgeschlagenheit, Durchfall und Erbrechen für 1–3 Tage auf. Bei ZNS-Befall kommt es etwa eine Woche später zu einem zweiten Erkrankungsgipfel mit Fieber und neurologischen Symptomen. Bei 2–4 % als abakterielle Meningitis
- Nur **0,5–1 %** entwickeln eine **klassische paralytische Poliomyelitis, die Kinderlähmung**
- Sehr selten, aber schwerwiegend ist die bulbopontine / bulbäre Polio mit hohem Fieber und Hirnnervenlähmungen (Schluck-, Atem- und Kreislaufdysfunktionen) mit einer Letalität von bis zu 20 %

1095 Prüfer:
Können **Polioviren aus Liquor** angezüchtet werden?

Antwort:
Nicht aus Liquor anzüchtbar

Kommentar:
Eine Poliovirus-Anzucht ist aus Stuhl, Rachenabstrich oder Liquor prinzipiell möglich. Es zeigt sich dabei der deutlich sichtbare zytopathische Effekt (CPE). Die Anzucht aus Liquor gelingt aber im Gegensatz zu Stuhl wohl nur selten.

1096 Prüfer:
Wie erfolgt die Diagnostik bei **Polioviren**?

Antwort:
Virusanzucht

Kommentar:
- Möglich ist die **Poliovirus-Anzucht** mit nachfolgender Typisierung mittels Antikörper (ELISA) oder einer molekularbiologischen Sequenzierung
- Schnelldiagnostik mit **Enterovirus-PCR** und anschließender Sequenzierung

15.5. Parvovirus B19

Fallbeispiel

Eine 20-Jährige hat eine **Bizytopenie** (Anämie und Thrombozytopenie). Im Knochenmarkausstrich ist die rote Reihe vermehrt.

1097 Prüfer:
Was kann das sein?

Antwort:
Z.n. Parvovirusinfektion

Kommentar:
Parvovirus B19, der Erreger der Ringelröteln (**Erythema infectosum**), hat einen ausgeprägten Tropismus für die erythropoiden Vorläuferzellen. Nach intrazellulärer Vermehrung kommt es zur Zelllyse und damit zur Anämie.

1098 Frage:
Wie ist die **Morphologie der Parvoviren**?

Kommentar:

- **Parvoviren** sind kleine unbehüllte Einzelstrang-DNA-Viren. Der Durchmesser beträgt 23 nm. Parvoviren sind damit die kleinsten humanpathogenen Viren. Der Name leitet sich von lateinisch Parvus = *klein* und der Entdeckung in Laborprobe *B19* ab
- Das Viruskapsid besteht aus zwei Proteinen (VP1 und VP2) und umschließt die lineare Einzelstrang DNA. Da Parvoviren keine Hülle haben, sind sie sehr umweltstabil!
- Es gibt drei Genotypen, die sich aber serologisch nicht unterscheiden lassen

1099 Frage:
Beschreiben Sie die Epidemiologie und die Ansteckungswege bei den **Ringelröteln**.

Kommentar:

- **Ringelröteln** treten hauptsächlich im Winter und Frühjahr auf
- Infektionen sind häufig bei Kindern mit danach bestehender lebenslanger Immunität
- 79 % der Personen zwischen 65–69 Jahren sind seropositiv
- Bei Parvovirus-B19-Infektionen kommt es zu einer hohen Virämie (10^{12} bis 10^{14} Genomkopien/ml im Blut) und Ausscheidung über Speichel und Urin. Eine Übertragung ist durch eine Tröpfcheninfektion, aber auch durch Blutprodukte möglich
- Hohes Ansteckungsrisiko besteht in der Familie mit bis zu 70 %, WICHTIG: **Virusausscheidung** beginnt **bereits 7–10 Tage vor Symptombeginn (z. B. Exanthem)**
- **Inkubationszeit** (Zeit zwischen Ansteckung und Symptomen) etwa **13–18 Tage**

1100 Frage:
Wie ist der Krankheitsverlauf bzw. die **Symptomatik bei Ringelröteln**?

Kommentar:

- Bei **Kindern** zeigen sich **Ringelröteln** mit einem Wangenerythem und einem girlandenförmigen Exanthem an den Gliedmaßen und am Rumpf
- Bei den **Schwangeren** sind etwa 30 % beschwerdefrei, 20 % haben unspezifische Symptome und 50 % haben Exantheme oder Arthralgien (Polyarthritis symmetrisch oder der kleinen Gelenke)

- **Parvovirus B19** vermehrt sich in den erythropoiden Vorläuferzellen (Erythroblasten) im Knochenmark und führt zur vorübergehenden Anämie. Bei Immunsupprimierten ist eine chronische Anämie möglich, bei vorbestehender hämolytischer Anämie kann es zur gefährlichen aplastischen Krise kommen (transfusionspflichtig)
- Nach der hochvirämischen Phase kann die Infektion in einen dauerhaften Zustand mit niedrigen Viruslasten bis 10^4 Kopien/ml und Befall von anderen Zellen wie Lymphozyten, Makrophagen, Synovialzellen, Endothelzellen aufgrund des Tropismus auch Herz, Leber und Haut übergehen

Frage: **1101**
Was ist bei einer **Parvovirus-Infektion in der Schwangerschaft** zu beachten?

Kommentar:

- Präkonzeptionell seropositive Schwangere (60–70 %) sind vor einer Primärinfektion geschützt
- Bei Seronegativen kann es bei **Primärinfektion in der Schwangerschaft** zur vertikalen Transmission kommen. Die Transmissionsrate beträgt etwa 30–50 % ansteigend gegen Ende der Schwangerschaft auf bis zu 80 %
- 95 % der fetalen Komplikationen treten innerhalb von 10 Wochen nach mütterlicher Infektion auf. Am häufigsten kommt es zum Abort (erstes Trimester) oder zum **Hydrops fetalis** (13. bis 20. SSW) durch eine Herzinsuffizienz bei ausgeprägter fetaler Anämie. Aufgrund des Tropismus von Parvovirus B19 kann es auch zur Enzephalopathie oder z. B. zur kongenitalen Myokarditis kommen
- Zum Schutz des Ungeborenen wird im Regelfall bei gefährdeten Schwangeren (Kinderbetreuung unter 10 Jahren) ein **Beschäftigungsverbot** für Seronegative in den ersten 20 SSW ausgesprochen!
- Bei einer Infektion in der Schwangerschaft erfolgt eine engmaschige Duplexsonographische Überwachung des Blutflusses in der Arteria cerebri media. Damit soll frühzeitig eine relevante Anämie erkannt werden und dann ggf. mittels Nabelschnurpunktion und Austauschtransfusion das Kind vor dem Hydrops fetalis bewahrt werden!

15. Virologie

1102 Frage:
Welche Diagnostik führen Sie bei V. a. **Ringelröteln** durch?

Kommentar:
· Bei Kindern reicht bei einem **girlandenförmigen Exanthem** normalerweise die klinische Blickdiagnose
· Weitere Abklärung ist in der Schwangerschaft und bei gefährdeten Personen notwendig (z. B. Immunsupprimierte oder bei hämatologischen Erkrankungen)
· **Parvovirus-B19-Serologie** mittels IgG- und IgM-Antikörper. Parvovirus-B19-Aviditätsbestimmungen sind verfügbar, aber teils schwierig zu interpretieren
· Zum Ausschluss einer akuten Infektion (IgM-AK positiv), bei einem vorliegenden **Hydrops fetalis** oder festgestellten IgG-Antikörpern nach der 8. SSW ergänzende Parvovirus-B19-PCR aus mütterlichem Blut, da IgM-Antikörper nach 8 Wochen wieder negativ sein können
· Direkter Erregernachweis (Parvovirus-B19-PCR) ist auch aus Fetalblut oder Fruchtwasser möglich

15.6. Influenza

1103 Prüfer:
Was sind die Besonderheiten des **Influenza-A-Genoms**? Wo findet das **Reassortment** der Viren statt?

Antwort:
Segmentiertes Genom bedingt durch Antigenaustausch einen Antigenshift. Dies findet vor allem im Schwein (China) statt, wo mehrere Typen von Influenza A gleichzeitig vorliegen.

Kommentar:
· Das **Reassortment** ist der Austausch oder die Neukombination von genetischen Material (DNA- oder RNA-Segmente) zwischen verschiedenen Viruslinien eines Genus. Typisch ist das Reassortment bei Viren mit segmentiertem Genom (Rotaviren, Hantaviren). Bei der Influenza A und B besteht das Genom aus 8-RNA-Segmenten, bei der Influenza C sind es nur 7 RNA-Segmente

· Das **Reassortment** ist nur möglich, wenn sich beide Virustypen in derselben infizierten Zelle vermehren und wenn sie ein segmentiertes Genom besitzen
· Als Ergebnis tritt plötzlich eine genetisch stark abweichende Virusvariante mit u.U. auch Veränderung der Epitope auf der Virusoberfläche auf. Das ist der sogenannte **Antigenshift**!
· Die Wahrscheinlichkeit für ein **Reassortment** steigt an, wenn zwei Populationen mit verschiedenen Virusvarianten eng zusammenleben und es zu gegenseitigen Infektionen kommt: Menschen und Schweine, (wilde) Wasservögel und Hühnervögel

1104 Prüfer:
Ist mehr als eine Pandemie mit dem gleichen **Influenza-Subtyp** möglich?

Antwort:
Grundsätzlich sind mehrere Pandemien mit einem bestimmten Typ möglich, allerdings müssen größere Zeitintervalle zwischen beiden Pandemien liegen, in denen sich der Anteil der immunogenen Bevölkerung verringert.

Kommentar:
· Das Besondere an der **Pandemie** ist, dass durch die plötzliche und stark veränderte Virusvariante (Antigenshift) keine ausreichende Immunität (mehr) in der Bevölkerung vorhanden ist. Dadurch kann es zu großen Krankheitsausbrüchen, also zur Pandemie kommen!
· In der Saison nach der **Pandemie** wird das Virus dann zum saisonalen Virus mit deutlich weniger Erkrankungsfällen. Viele Jahre später, wenn die betroffenen Personen immungeschwächt sind (sehr alte Personen) oder verstorben sind, fehlt u.U. wieder eine breite Immunität und es kann erneut zu großen Ausbrüchen kommen

1105 Prüfer:
Nennen Sie ein Beispiel für eine **Pandemie**.

Antwort:
· Kurz vor dem Ersten Weltkrieg die Spanische Grippe – 50 Mio. Opfer
· 2009 / 2010 Schweinegrippe mit etwa 18.000 Toten

Kommentar:

2009/2010 kam es zur **Schweinegrippe** mit einer Variante des Influenza A H1N1-Virus (A/California77/2009). Damals erfolgte eine Alarmierung durch die WHO mit der höchsten Pandemiewarnstufe, da 1919 / 1920 ein anderer H1N1-Subtyp (die **Spanische Grippe**) weltweit 50 Mio. Todesopfer verursacht hatte! Glücklicherweise verlief die Schweinegrippe mit *nur 18.446 Todesfällen* deutlich harmloser!

1106 Prüfer:

Welche Folgen hat das **segmentierte Genom** für die Influenza Impfstoffentwicklung

Kommentar:

· Das segmentierte Genom ist vor allem problematisch bei der Influenza A!

· Das Influenzavirusgenom und die Oberflächenepitope ändern sich teils sehr stark und machen vorhandene Antikörper wirkungslos. Daher muss jährlich mit einem neuen an die zirkulierenden Viren angepassten Impfstoff geimpft werden. Der Impfstoff der Nordhalbkugel wird an die zirkulierenden Subtypen der Südhalbkugel angepasst. Da für die Impfstoffproduktion eine Vorlaufzeit benötigt wird, kann nicht abgewartet werden, welche Subtypen tatsächlich zirkulieren

· Bei der **Influenza B** zirkulieren zwei verschiedene Stämme. Die Influenza B/Victoria- und die B/Yamagata-Linie. In der Vergangenheit haben sich diese Stämme abgewechselt, aktuell kommen sie aber gleichzeitig vor. Deshalb gibt es alternativ zu dem trivalenten Impfstoff einen tetravalenten Impfstoff, der beide Influenza-B-Stämme enthält!

1107 Prüfer:

Wie erfolgt die **Influenza-A-Diagnostik**? Serologie?

Antwort:

· Direkter Erregernachweis mittels PCR aus Nasen- / Rachenabstrich

· Serologie (EIA, KBR) obsolet, ggf. Influenza NT zur Abklärung der Immunität

Kommentar:

· Klinisch relevant ist nur der direkte Erregernachweis aus dem tiefen Nasen-Rachen-Abstrich, da bei früher Diagnosestellung bei gefährdeten Personen ggf. eine antivirale Therapie durchgeführt werden kann. Dadurch können bakterielle Folgeerkrankungen und Komplikationen verringert und der Krankheitsverlauf verkürzt werden

· Für epidemiologische Untersuchungen oder bei Risikopersonen nach einer Impfung können mittels NT die neutralisierenden Antikörper bestimmt werden. Im akuten Erkrankungsfall können nur Titeranstiege zwischen zwei Blutentnahmen diagnostisch verwertet werden

Frage: **1108**

Welche Substanzen stehen zur **Influenza-Therapie** zur Verfügung?

Kommentar:

· Die Influenzatherapie erfolgt mit **Neuraminidase-Hemmern** entweder mit inhalativ angewendeten Medikamenten wie Zanamivir (Relenza) oder als orale Therapie mit Oseltamivir (**Tamiflu**)

· Ältere Medikamente wie die Hemmer des M2-Membranproteins (Amantadin, Rimantadin) werden nicht mehr eingesetzt. Problematisch sind die schnelle Resistenzentwicklung und die schlechte Verträglichkeit

Frage: **1109**

Was ist die **Vogelgrippe**?

Kommentar:

· Seit 1997 ist in Asien (Hongkong) die sogenannte **Vogelgrippe** verbreitet, mit Übertritt von **H5N1-Influenza-A-Viren** von Hühnern auf den Menschen. Durch Eindämmung bei den Tieren (Massenschlachtung) kam es zu keiner größeren Pandemie. Problematisch wäre eine Mutation des Virus mit einer Mensch-zu-Mensch Übertragung. Laut WHO (Stand 17.07.15) gibt es weltweit 844 Erkrankungsfälle und 449 Todesfälle (vor allem Indonesien, Ägypten, China, Kambodscha)

· Bei der Vogelgrippe mit **H7N9** traten erste Fälle beim Menschen Februar 2013 in China nach Kontakt mit Geflügel (Hühnern) auf

15. Virologie

15.7. Enteroviren

1110 Prüfer:

Welche Viren verursachen eine **Myokarditis**?

Antwort:

Enteroviren, Coxsackie A und B

Kommentar:

· In Europa wird wohl bis zu jede zweite Myokarditis durch Enteroviren, vor allem Coxsackie-B1–B5, auch Coxsackie-A- und ECHO-Viren verursacht
· Seltener durch Parvovirus B19, Adenoviren, Influenzaviren und Mumpsviren

1111 Prüfer:

Was schlagen Sie als Diagnostik bei V. a. **Myokarditis** vor?

Antwort:

Neutralisationstest, Virusanzucht zur Typisierung

Kommentar:

· Eine **Enterovirus-Serologie** ist nicht ausreichend sensitiv oder spezifisch (wegen ubiquitärer Verbreitung und Kreuzreaktionen der unterschiedlichen Serotypen), besser ist der direkte Erregernachweis. Das Myokard ist nicht zugänglich (Biopsie geplant?), daher Stuhluntersuchung
· Ggf. auch andere Virus-Serologien, also Adenovirus-AK, Parvovirus-B19-AK, HHV-6-AK, CMV-AK, Influenzavirus-AK (NT) und EBV-Serologie

1112 Prüfer:

Wie kann man eine **Infektion mit Coxsackie A- und B-Viren** nachweisen?

Kommentar:

Der Nachweis von **Coxsackie-Viren**, also der Enteroviren, erfolgt aus Stuhl oder bei zerebraler Symptomatik ggf. ergänzend auch aus Stuhl mittels PCR oder Virusanzucht. Der Vorteil der Virusanzucht ist, dass anschließend auch eine Typisierung möglich ist.

1113 Prüfer:

Wie viele Subtypen gibt es bei **Coxsackie-Viren**?

Antwort:
Coxsackie A: 24, Coxsackie B: 6

Kommentar:

· **Enteroviren** sind humanpathogene, kleine unbehüllte RNA-Viren aus der Familie der **Picornaviridae**
· Einteilung in 5 Spezies mit 71 Typen: Humanes Enterovirus A–D und Poliovirus
· Die Viren, die ursprünglich in Coxsackie A- und B-Viren, ECHO-Viren und Parecho-Viren eingeteilt wurden, werden heute teilweise ganz unterschiedlichen Spezies zugeordnet

Frage: **1114**

Welche Krankheitsbilder verursachen die **Enteroviren**?

Kommentar:

· Bei Kleinkindern sind Enteroviren die häufigsten Meningitis-Erreger! Bei Neugeborenen sind schwere, auch tödliche Infektionen möglich
· ZNS-Infektionen (Meningitiden, Enzephalitiden, Poliomyelitis), Myo- oder Perikarditis, **Sommergrippe** = grippeähnliche Symptome mit und ohne Exanthem, Herpangina, akute hämorrhagische Konjunktivitis, **Hand-Fuß-Mund-Krankheit**, Pleurodynie
· Sehr selten gastrointestinale Erkrankungen wie eine Diarrhö

15.8. Rotaviren

Prüfer: **1115**

Welche Erkrankungen sind bei **vielen Infekten auf der Neugeborenenstation** denkbar?

Antwort:
Rotaviren

Kommentar:

Rotaviren sind unbehüllte Doppelstrang-RNA-Viren. Sie sind die häufigsten Erreger bei ambulant und stationär erworbenen Durchfallerkrankungen in den ersten beiden Lebensjahren!

Prüfer: **1116**

Was sind die **Übertragungswege bei Rotaviren**?

Kommentar:

· Die Übertragung von **Rotaviren** geschieht von Mensch zu Mensch durch eine **fäkal-orale Übertragung** (Schmierinfektion)
· Bei kurzer Inkubationszeit von 1–3 Tagen scheiden Immungesunde das Virus etwa 1–2 Wochen aus. Frühgeborene oder Immunsupprimierte ggf. länger!
· Selten durch kontaminierte Lebensmittel

1117 **Prüfer:**

Wie ist die **Diagnostik bei Rotaviren**?

Antwort:

Rotavirus-Antigennachweis aus dem Stuhl (ELISA)

1118 **Prüfer:**

Welche **Präventionsmaßnahmen** sind bei **Rotaviren** erforderlich?

Antwort:

Hygienemaßnahmen

Kommentar:

· Im Krankenhaus sollten an Rotaviren erkrankte Kinder kohortiert werden und wenn möglich, durch eine separate Pflegeperson betreut werden
· Handschuhe und Schutzkittel sind nur bei Windelwechsel notwendig, ansonsten ist eine **konsequente** normale **Händedesinfektion** ausreichend!

1119 **Prüfer:**

Gibt es eine **Desinfektion gegen Rotaviren**?

Antwort:

Maßnahmen Windelwechsel + Saugerwechsel

Kommentar:

· Bei Rotaviren erfolgt eine hygienische Händedesinfektion mit viruzidem Mittel. **Rotaviren sind als unbehüllte Viren** resistent gegenüber normalen alkoholischen Desinfektionsmitteln. Ein geeignetes Desinfektionsmittel wäre z. B. **Sterillium virugard**
· Laut DGPI bedarf es bei Rotavirusinfektionen unter Neugeborenen mit wenigen Erkrankungen pro Station und Monat keiner zusätzlichen Hygienemaßnahmen, da es Neugeborenenstämme mit niedriger Virulenz sind

15.9. Antivirale Therapie

Frage: 1120

Bei welche Viren ist eine **antivirale Therapie** verfügbar?

Kommentar:

· **Humane Herpesviren:** Alphaherpesviren (HSV-1 und -2, VZV) mit Aciclovir, CMV mit Ganciclovir, HHV-6 evtl. mit Ganciclovir oder Foscarnet

· **Influenzaviren A / B** mit Oseltamivir

· **Hepatitisviren:** HBV z. B. Tenofovir, HCV (seit kurzem sind Interferonfreie Therapien (12–24 Wochen) mit einer Heilungsquote von bis zu 99 % verfügbar!)

· HIV mit Reverse Transkriptase Hemmern, Proteaseinhibitoren etc.

Frage: 1121

Wie wirken **antivirale Medikamente** allgemein?

Kommentar:

· Antivirale Medikamente sind **nicht viruzid** (= keimabtötend), sie wirken **virostatisch** (= vermehrungshemmend). Die eigene Immunabwehr muss daher zumindest teilweise noch funktionieren!

· Viren haben keinen eigenen Stoffwechsel und nutzen daher den zellulären Stoffwechsel

· **Angriffspunkt antiviraler Medikamente ist die Virusvermehrung**
  - Andocken des Virus an die Wirtszelle
  - Eindringen in die Wirtszelle → **uncoating** = aus der Virushülle wird Kapsid und Genom freigesetzt
  - Synthese viraler Nukleinsäuren und Proteine
  - **Assembly** = Zusammenfügen der synthetisierten Virusbestandteile zu neuen Viren
  - Freisetzung der neuen Viren aus der Wirtszelle

Prüfer: 1122

Welche **antiviralen Mittel** kennen Sie?

Kommentar:

· Bekanntestes Beispiel ist sicher **Aciclovir**. Aciclovir wirkt bei **Alphaherpesviren**. Es hat eine gute Wirksamkeit gegen HSV-1 und -2 (Lippen- und Genitalherpes) und eine schlechtere Wirksamkeit bei VZV. Daher ist bei Herpes Zoster eine deutlich höhere Dosis notwendig

· **Ganciclovir** (Valganciclovir) wird bei einer CMV-Infektion eingesetzt

· **Azidothymidin (AZT)** ist bekannt als erstes HIV-Medikament

1123 Prüfer:

Wie ist der prinzipielle Wirkungsmechanismus von **Aciclovir**?

Kommentar:

· **Aciclovir** ist ein **Nukleosidanalogon** und wird gezielt bei Infektionen mit HSV und VZV eingesetzt. Bei VZV, z. B. Herpes Zoster, ist es schwächer wirksam und muss höher dosiert werden

· Aciclovir entspricht Guanosin, aber ohne die Ribose (Zuckerteil), dadurch wird Aciclovir anstelle des Guaninnukleotids in die Virus-DNA eingebaut. Das Fehlen der Ribose führt dann aber zum Kettenabbruch. Die viruseigene Polymerase bleibt am Aciclovir fixiert

1124 Prüfer:

Wie ist der Wirkmechanismus bei **Aciclovir**? Was macht die Thymidinkinase?

Kommentar:

· **Aciclovir** ist ein Virostatikum. Es entspricht Guanosin, aber deren Zuckeranteil der Ribose. Damit ist es ein Nukleosidanalogon

· Die **virale Thymidinkinase der Alphaherpesviren (HSV-1, HSV-2, VZV)** erkennt fälschlicherweise Aciclovir als Thymidin und aktiviert es. Die aktivierte Form von Aciclovir ist für die DNA-Synthese unbrauchbar. Das führt zum Kettenabbruch und die Virusvermehrung stoppt

· **Aciclovir** wird nur durch die virale Thymidinkinase in die Monophosphatform überführt. Die virale Thymidinkinase ist 3.000-mal effizienter bei der Phosphorylierung als die zelluläre Thymidinkinase. Die Monophosphatform wird durch die zelluläre Kinase in die aktive Triphosphatform (= Acyclo-Guanosintriphosphat (GTP)) weiterphosporyliert. Acyclo-GTP wird anstelle

von GTP durch die DNA-Polymerase der Wirtszelle zur DNA-Replikation verwendet und führt zum Strangabbruch, da Acyclo-GTP keine 3'-OH-Gruppe hat, an die ein folgendes Desoxynucleosid-Triphosphat (dNTP) anknüpfen könnte. Acyclo-GTP hat eine 100-mal höhere Affinität zur **viralen DNA-Polymerase** als zur zellulären DNA-Polymerase. Die Monophosphatform des Aciclovirs wird auch in die virale DNA eingebaut, was bei der DNA-Synthese zum Kettenabbruch führt

· EBV und CMV produzieren nicht die gleiche virale Thymidinkinase wie HSV und VZV. Deshalb können EBV- und CMV-infizierte Zellen Aciclovir nicht in die pharmakologisch aktive Triphosphat-Form überführen → **Aciclovir ist daher bei EBV und CMV unwirksam!**

Frage: **1125**

Welche **Nebenwirkungen** hat Aciclovir?

Kommentar:

· Da **Aciclovir** auch in die zelluläre DNA eingebaut werden kann, ist es ein **chromosomales Mutagen**. Daher sollte es theoretisch nicht während der Schwangerschaft zum Einsatz kommen. In der Praxis ist es aber Mittel der Wahl bei HSV- und VZV-Infektionen (Potentere Mittel wie Brivudin sind kontraindiziert bei Kindern und Schwangeren). Aciclovir wurde bisher sehr häufig eingesetzt, ohne dass ein teratogener oder karzinogener Effekt aufgetreten ist[1]

· Wegen der geringen Absorption im Magen-Darm-Trakt liegt die akute Giftigkeit (LD50) von Aciclovir bei einer oralen Gabe bei über 1 g/kg (i. v. > 80 mg/kgKG)

· Häufigste Nebenwirkungen sind Kopfschmerzen, Schwindelgefühl, Gastrointestinale Beschwerden nach oraler und intravenöser Verabreichung sowie stechende oder brennende Empfindungen bei äußerlicher Anwendung

Frage: **1126**

Was sind die **Nachteile von Aciclovir**?

Kommentar:

Schlecht ist die **geringe orale Bioverfügbarkeit** von nur 25 % und die mit etwa 2,5 Stunden **sehr kurze HWZ** von Aciclovir. Dadurch sind insgesamt 5 Einzelgaben in 24 Stunden notwendig!

[1]siehe hierzu www.embryotox.de

1127 **Prüfer:**

Gibt es **Resistenzen bei Zovirax?**

Kommentar:

Eine Resistenzentwicklung von HSV gegenüber **Zovirax** (Wirkstoff ist Aciclovir) ist bislang ohne klinische Relevanz. Bei Herpes labialis sind es wohl weniger als 1 % resistente Stämme, bei Herpes genitalis bis zu 8 %.

1128 **Prüfer:**

Wie ist der **Resistenzmechanismus bei Aciclovir?**

Kommentar:

Die **Aciclovir-Resistenz** kommt meist durch eine Mutation der **Thymidinkinase** zustande. Die Thymidinkinase ist notwendig, um Aciclovir bzw. Ganciclovir zu aktivieren. → Foscarnet und Cidofovir sind daher meist noch wirksam.

1129 **Prüfer:**

Wodurch unterscheidet sich **AZT vom Thymidin?**

Kommentar:

· **Azidothymidin (AZT),** also **Zidovudin** gehört zu den **Nukleosidanalogen Reverse-Transkriptase-Inhibitoren (NRTI)** und wurde als erstes Medikament zur Behandlung von HIV eingesetzt

· AZT ist ein Nukleosid aus Thymin und einer modifizierten Desoxyribose mit einer Azidfunktion statt der Hydroxygruppe an 3'-Position

· Schwere NW wie **Anämie, Neutropenie, Leukopenie** treten evtl. durch Hemmung der **DNA-Polymerase** in Mitochondrien, vor allem bei hohen Dosen auf

· **Wirkungsweise AZT:** Zelluläre Enzyme wandeln AZT in drei Schritten in das wirksame 5'-Triphosphat (AZTTP) um. AZT-5'-Triphosphat wirkt zweifach: als Nukleosidanalogon und als konkurrierendes Substrat zum Thymidintriphosphat führt es zur kompetitiven Hemmung der reversen Transkriptase von HIV. Durch Einbau in die DNA stoppt die virale DNA-Synthese, da die 3'-Hydroxygruppe im AZT fehlt und das Anfügen weiterer Nukleotide in die DNA-Kette verhindert wird. Dieser Kettenabbruch ist entscheidend für die inhibitorische Wirkung des AZT. AZT hemmt die virale reverse Transkriptase etwa hundertmal effektiver als die zelluläre DNA-Polymerase. AZT hydrolysiert außerdem zum 3'-Amino-2'-desoxythymidin, dessen Triphosphat ein Substrat der DNA-Polymerase-α ist

1130 **Prüfer:**

Kennen Sie neben AZT andere **antivirale Mittel?**

Kommentar:

· **Polymerase-Inhibitoren** stören den Aufbau viraler Nukleinsäurestränge, da Polymerasen ein freies 3'-Hydroxy-Ende am Nukleotid benötigen, um einen komplementären Strang zu bilden. Wenn das 3'-Ende nur vorgetäuscht wird, kann die Polymerase gehemmt werden

· **Nukleosid- oder Nukleotid-Analoga:**
  - Aciclovir bei HSV, VZV
  - Ganciclovir für CMV
  - Nicht-Nukleosidische Polymerase-Inhibitoren wie Foscarnet

· **Fusions-Inhibitoren** wie Enfuvirtide zur Hemmung des Viruseintritts

· Hemmung viraler Proteine:
  - **Proteaseinhibitoren** bei HIV, HCV
  - **Integrase-Inhibitoren** bei HIV

· **Hemmung der Virusfreisetzung:** Oseltamivir, Zanamivir bei Influenzavirus

· **Interferon** (α): Zur Stimulierung der körpereigenen Virusabwehr

15.10. Humane Herpesviren

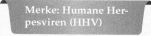
Merke: Humane Herpesviren (HHV)

HSV-Typ-1 und -2, EBV, CMV, VZV, HHV-6, HHV-7, HHV-8
→ Humane Herpesviren sind **DNA-Viren!**

15. Virologie

15.10.1. Epstein Barr Virus (EBV)

> **Fallbeispiel**
>
> Junger Patient mit Lymphknotenschwellung, Tonsillitis und Fieber.

1131 Prüfer:

Was ist Ihre Verdachtsdiagnose?

Kommentar:

Verdachtsdiagnose EBV, bei typischen weißen Auflagerungen, **Stippchen**, auch bakterielle Infektion (A-Streptokokken u. a.)

1132 Prüfer:

Welche **Diagnostik** führen Sie bei V. a. **EBV** durch?

Kommentar:

· Im Blutbild finden sich häufig **gereizte Lymphozyten** (atypische Lymphozyten)
· EBV-Serologie: Virus Kapsid Antigen (VCA)-IgG-AK, VCA-IgM-AK, Epstein Barr Nukleäres Antigen (EBNA)-1-IgG-AK, Goldstandard ist die Immunfluoreszenz für die Serologie
· Bei akuter Symptomatik ggf. Virusabstrich zum direkten Erregernachweis (PCR)
· Bei V. a. bakterielle Tonsillitis: bakterieller Abstrich in (Gel-) Transportmedium

1133 Frage:

Wie ist die **Ätiologie und Epidemiologie von EBV**?

Kommentar:

· **EBV** gehört zu der Familie der humanen Herpesviren. Diese infizieren lymphoepitheliales Gewebe im Rachenraum, dann Gedächtnis-B-Zellen, dort ist eine lebenslange Persistenz mit Reaktivierungen möglich
· Erkrankungsgipfel zwischen 15–19 Jahren, ab 30 Jahren **Seroprävalenz > 90 %**

1134 Frage:

Welche **Komplikationen** können bei **EBV** auftreten?

Kommentar:

· **Malignome:** Burkitt-Lymphom, Nasopharynxkarzinom, T-Zell-Lymphome, Haarleukoplakie
· Infektion der Haut: z. B. **Ampicillin-induziertes Exanthem** → klassisch ist das Exanthem nach Ampicillingabe bei V. a. bakterielle Pharyngitis → Exanthem ist beweisend für eine EBV-Infektion

> **Fallbeispiel**
>
> Präparat: Blutausstrich → Blutbild bei **Mononukleose** (Lymphomonozyten)

1135 Frage:

Wie sieht das **Differentialblutbild bei der Mononukleose** aus?

Kommentar:

· Die **infektiöse Mononukleose** ist ein akutes infektiöses Krankheitsbild durch eine Infektion mit EBV
· Im Blutbild finden sich **atypische mononukleäre Zellen** bzw. **atypische Lymphozyten**: Eine Lymphozytose, meistens auch Leukozytose durch atypische Lymphozyten. Teilweise auch eine Thrombozytopenie und Anämie. Vielgestaltige, große atypische Lymphozyten (Durchmesser von 15–30 µm, basophiles Zytoplasma, Vakuolen, gelappter großer Kern) = **gereizte Lymphozyten**
· Thrombopenie bei $1/3$ der Patienten (Thrombozyten < 150.000/µl). Schwere Thrombopenie durch immunologisch bedingte Thrombozytenzerstörung
· Etwa bei 10 % Neutropenie < 10^9/µl
· Hämolytische Anämie durch Kälteantikörper → Im Ausstrich zeigen sich Erythrozytenagglutinate, Sphärozyten und eine Polychromasie

1136 Frage:

Wie ist die **Klinik** bei einer **EBV-Infektion**?

Kommentar:

· **EBV** verursacht die **infektiöse Mononukleose** mit einer akuten Tonsillitis, einer Lymphknotenschwellung oder einer Hepatosplenomegalie
· **Durchseuchung** bei Erwachsenen > 90 %
· EBV ist ein behülltes Doppelstrang-DNA-Virus. Die Übertragung erfolgt als Tröpfchen- oder Schmierinfektion. Die **Inkubationszeit** beträgt

etwa **10–50 Tage** (Deutsche Gesellschaft für Pädiatrische Infektiologie e.V. (DGPI))

1137 Frage:
Welche **EBV-Diagnostik** führen Sie durch?

Kommentar:

· Bei einer akuten Erkrankung ist ein direkter Erregernachweis (PCR) mittels Rachenabstrich möglich (wird in der Praxis selten gemacht)

· Großes Blutbild mit sichtbaren **gereizten Lymphozyten**, den sogenannten atypischen Lymphozyten, und mononukleäre Zellen

· **Diagnostik:**
   - **Serologie** mit VCA-IgG- und -IgM-AK, EBNA-1-IgG-AK als IIFT (Goldstandard), ELISA, CLIA, CMIA
   - **Virusdirektnachweis** (NAT, PCR aus EDTA-Blut oder Rachenabstrich)

· Ein Anstieg der **EBV-Viruslast** im Blut und eine positive Serologie spricht für eine **Reaktivierung**. Eine Reaktivierung ist vor allem bei immunsupprimierten Patienten problematisch. Serologisch ist eine Reaktivierung nicht sicher zu erkennen!

1138 Frage:
Welche **Zielantigene** werden bei dem **EBV-Antikörpernachweis** verwendet?

Kommentar:

· Nachgewiesen werden IgG- und IgM-AK gegen das **Virus Kapsid Antigen (VCA)** (Antigen p18 und p23) sowie IgG-Antikörper gegen das nukleäre Antigen von EBV (EBNA-1-IgG-AK)

· **EBNA-1-IgG-AK** werden erst Wochen oder Monate nach einer durchgemachten Infektion gebildet und schließen eine akute Infektion aus. Nach durchgemachter Infektion sind in etwa 95 % der Fälle EBNA-1-IgG-AK nachweisbar

· Möglich ist auch der Nachweis weiterer Antikörpern gegen **Early Antigen (EA)** p54, p138 und Membran Antigen (MA) gp85, gp250, gp350 mittels Immunoblot

· VCA-IgG-Antikörper können bei der Entstehung eines **Nasopharynxkarzinoms** nachgewiesen werden und haben eine prognostische Bedeutung

· Die Relevanz von AK gegen EA (restricted Antigen und EA-D für diffuses Antigen) ist umstritten. Sie sind 3–4 Wochen nach Infektion positiv und bleiben es etwa 3–4 Monate, selten auch Jahre. Evtl. ist eine Unterscheidung zwischen einer Primärinfektion und einer Reaktivierung möglich!? Hohe Titer sprechen wohl für eine Reaktivierung

Frage: 1139
Welche Antikörper weist der **EBV-Blot** nach?

Kommentar:

· **EBV-Blots** werden von unterschiedlichen Herstellern angeboten. Heutzutage sind es **meist rekombinante Line-Blots** teilweise mit ergänzender Aviditätsbestimmung

· **Typische Blot-Antigene** sind p72 (EBNA-1), p18 (VCA), p23 (VCA), p54 (EA), p138 (EA), gp350 / 250 (MA), ZEBRA (IEA = Immediate Early Antigen)

Frage: 1140
Ihr Einsender möchte die **kostengünstigste EBV-Diagnostik**. Was empfehlen Sie?

Kommentar:

· Bei der **EBV-Stufendiagnostik** bestimmt man zuerst die **EBNA-1-IgG-Antikörper**:
   - **EBNA-1-AK positiv** → (länger) zurückliegende Infektion, keine akute Infektion
   - **EBNA-1-AK negativ** → Bestimmung der VCA-IgG-AK, da ein Teil der Patienten nach einer durchgemachten Infektion keine EBNA-1-AK entwickelt – bei diesen Patienten könnte sonst eine zurückliegende Infektion übersehen werden:
      - **VCA-IgG-AK negativ**, damit hat der Patient keine zurückliegende Infektion = er ist seronegativ (Cave: Eine hochakute Infektion mit isoliert positiven IgM-AK würde so evtl. übersehen!)
      - **VCA-IgG-AK positiv:** Ergänzende Bestimmung der VCA-IgM-AK:
         * **positive VCA-IgM-AK** → akute Infektion
         * bei **negativen VCA-IgM-AK** weitere Abklärung, z. B. mittels Immunoblot und Avidität

Anm.: Bild einer akuten Tonsillitis. Die Tonsillen sind stark gerötet mit **Eiterstippchen**. Sie kommen auf Station, der Stationsarzt zeigt Ihnen den Rachen dieses Patienten.

1141
MB

Prüfer:

Was sagen Sie zur geplanten **Therapie mit Ampicillin**?

Antwort:

Penicillin ist besser

1142 Prüfer:

Zwischenfrage: Kann es sich hierbei um einen Virusinfekt handeln?

Antwort:

Mononukleose ist häufig mit einer Ampicillin-Allergie verbunden.

Kommentar:

Bei einer **EBV-Infektion** und einer **Therapie mit Ampicillin** oder Amoxicillin tritt häufig ein Masern-ähnliches Exanthem auf (es ist wahrscheinlich keine Allergie). Dieses Exanthem nach Amoxicillin-Gabe ist (fast) beweisend für eine EBV-Infektion!

15.10.2. Humane Herpesviren (HHV)

1143 Frage:

Welche **Humanen Herpesviren** gibt es? Einteilung? Systematik?

Kommentar:

· Es gibt insgesamt sieben Humane Herpesviren. Das sind HSV-1 und HSV-2, CMV, EBV, HSV, VZV, HHV-6, HHV-7 und HHV-8

· **Alphaherpesviren**
  - Genus Simplexvirus: HSV-1 (syn. HHV-1), HSV-2 (syn. HHV-2)
  - Genus Varicellovirus: Spezies VZV (syn. HHV-3)

· **Betaherpesviren**
  - Genus Zytomegalovirus: Spezies Humanes CMV (syn. HHV-5)

  - Genus Roseolovirus: Spezies HHV-6 (3-Tage-Fieber im Kleinkindalter, Erythema subitum, *Sechste Krankheit*), Spezies HHV-7 (ebenfalls 3-Tage-Fieber beim Kleinkind)

· **Gammaherpesviren**
  - Genus Lymphocryptovirus: Spezies EBV (syn. HHV-4)
  - Genus Rhadinovirus: Spezies HHV-8 (entdeckt 1994 im Gewebe von Kaposi-Sarkomen bei HIV-Infizierten)

Aciclovir ist nur bei **Alphaherpesviren**, also bei HSV und VZV wirksam. Bei anderen Humanen Herpesviren wie z. B. CMV aus der Gruppe der Betaherpesviren ist die Aciclovir-Gabe daher nicht sinnvoll!

Frage: **1144**

Wie sind die **Humanen Herpesviren** aufgebaut?

Kommentar:

Humane Herpesviren (HHV) sind umhüllte DNA-Doppelstrang-Viren mit einer linearen DNA. Durch die Hülle haben sie eine geringe Resistenz gegenüber Desinfektionsmitteln!

Frage: **1145**

Was ist das Besondere an einer **Infektion mit Herpesviren**?

Kommentar:

Bei **Herpesviren** geht die akute Infektion in eine **latente Infektion** über! Nach einer temporären (hohen) Virämie, geht die Virusreplikation auf eine Hintergrundaktivität zurück und es kommt zur lebenslangen Viruspersistenz im Körper. Es kann zu (wiederholten) Reaktivierungen, mit dann erneuter temporärer Virämie, kommen. In der Regel sind Reaktivierungen lokal begrenzt bzw. zeigen einen milderen Krankheitsverlauf als die Primärinfektion.

400.000 Zosterfälle jährlich in Deutschland

Seit 2004 wird von der STIKO die VZV-Impfung empfohlen, davor waren es etwa

700.000 Windpockenfälle jährlich (entspricht in etwa der Geburtenrate) → leider auch sehr schwere Fälle und etwa 20 Todesfälle jährlich

Zoster-Komplikationen:
- Zoster oticus → Fazialisparese
- Zoster opthalmicus → Cave: ZNS-Komplikationen!

Problematisch sind **Post-Zoster-Neuralgien** durch zerstörte Nervenzellen. Bei Frauen über 70 Jahren sind sie wohl der häufigste Grund für einen Suizid! Eine Schmerztherapie ändert vor allem die Qualität der Schmerzen und dauert oft 1–2 Jahre!

Therapie (s. auch S. 264) möglichst in den ersten 48 – 72 Stunden! Am wirksamsten ist **Brivudin** (1 Tabl./Tag) → antivirale Wirkung gegenüber Aciclovir 200 – 1.000-fach höher! Bei Kindern oder Schwangeren ist nur Aciclovir zugelassen. Nachteil: geringe orale Bioverfügbarkeit und kurze HWZ (5 Einzelgaben notwendig).

Zosterprävention:
- Wahrscheinlichkeit, dass ein H. Zoster auftritt, ist bei im Kindesalter VZV-Geimpften 4–12 mal geringer!
- Problem: die geringere Wildviruszirkulation führt zur selteneren Boosterung der (geimpften) Erwachsenen → Zosterwahrscheinlichkeit steigt!
- **Zosterimpfung** ist ab 50 Jahren zugelassen. Wiederholungsimpfungen sind umstritten, daher eher später impfen (ab 70 Jahren)

15.10.3. Herpes Zoster (VZV)

1146 Prüfer:
Was für eine Erkrankung ist der **Zoster**?

Antwort:
Reaktivierung von VZV. Primärinfektion Windpocken, Persistenz in Spinalganglien

Kommentar:
- Der **Herpes Zoster**, umgangssprachlich die **Gürtelrose**, ist die Reaktivierung bzw. die Zweitmanifestation des VZV
- Nach durchgemachter Erstinfektion (**Windpocken**) verbleibt das Virus im Körper und persistiert in den Spinalganglien. Zu einem späteren Zeitpunkt kann es zur Virusreaktivierung mit einer erneuten Krankheitssymptomatik, dem Herpes Zoster, kommen
- Gefährdet sind Patienten mit einem geschwächten Immunsystem und ältere Menschen. Jährlich erkranken bei den 50-Jährigen etwa 6 / 1.000 und bei den 90-Jährigen etwa 13 / 1.000 Personen

Frage: **1147**
Welche Symptome liegen bei einem **Herpes Zoster** vor?

Kommentar:
- Typisch ist ein brennender Schmerz und eine halbseitige, bandartige Ausbreitung von Bläschen = **Gürtelrose**
- Manifestation oft am Rumpf oder thorakal, aber auch am Kopf. Gefährlich kann ein **Zoster opthalmicus** mit einer Manifestation im Gesicht und an den Augen (Nervus opthalmicus, Gefahr der Erblindung durch Hornhautnarben) sein
- Als Komplikation kann es zu einer Monate bis Jahre dauernden **postherpetischen Neuralgie** in der betroffenen Hautregion kommen

Prüfer: **1148**
Kann man mehrmals einen **Zoster** haben?

Antwort:
Ja – Viruspersistenz lebenslang, wiederholte Reaktivierungen möglich, z. B. bei Immunsuppression oder älter werden

Prüfer: **1149**
Gibt es eine **Herpes-Zoster-Impfung**?

Antwort:
Ja, ein attenuierter Lebendimpfstoff. Indikation, z. B. bei immundefizienten Kindern oder vor geplanter Schwangerschaft bei seronegativen Frauen.

Kommentar:

Zoster-Impfung: Seit Ende 2013 ist in Deutschland ein Impfstoff gegen Herpes Zoster verfügbar. Zugelassen ist er für Personen ab 50 Jahren (abnehmende Wirksamkeit bei älteren) und reduziert einerseits das Risiko an Herpes Zoster zu erkranken um 50 % und senkt das Risiko einer **postherpetischen Neuralgie** bei Erkrankten. Immunsupprimierte oder Personen mit geschwächtem Immunsystem dürfen nicht mit dem Lebendimpfstoff geimpft werden!

Kommentar:

· Aciclovir ist gut und billig sowie tausendfach erprobt. Einsatz auch bei Schwangeren, Kindern oder Neugeborenen möglich
· **Wichtigster Nachteil** von Aciclovir ist die **sehr kurze HWZ** → damit sind fünf Einzelgaben (alle 5 Stunden!) notwendig – dadurch kann die Compliance schwierig sein!
· Als gesunder Erwachsener würde ich **Brivudin** bevorzugen, da es eine bessere Wirksamkeit hat und eine tägliche Einzelgabe ausreicht!

1150 **Frage:**

Wie sieht die **Herpes Zoster-Therapie** aus?

Kommentar:

· Prinzipiell ist eine **lokale** (Aciclovir-Salbe) oder **systemische antivirale Therapie** möglich
· Eine systemische Therapie reduziert das Risiko einer **postherpetischen Neuralgie**. Indikationen zur Therapie sind:
  - Patienten, die älter als 50 Jahre sind
  - Herpes Zoster im Kopf-Hals-Bereich
  - Schwerer Zoster (hämorrhagische Läsionen, mehr als ein Segment befallen, aberrierende Bläschen, Schleimhautbeteiligung)
  - am Stamm und an den Extremitäten
  - bei (schwerer) Immundefizienz
  - Patienten mit schwerer Dermatitis atopica und ausgedehnten Ekzemen
  - Herpes Zoster bei Kindern und Jugendlichen, die Salicylate oder Kortikosteroide als Dauertherapie erhalten

1151 **Frage:**

Welche Medikamente empfehlen Sie zur **systemischen Zostertherapie**?

Kommentar:

· **Aciclovir oral:** mit 5 x 800 mg über 7 Tage
· Valaciclovir oral: 3 x 1.000 mg über 7 Tage
· **Aciclovir i. v.** 3x täglich bei schwerer Krankheit oder Immunsuppression
· **Brivudin oral:** 125 mg 1 x täglich über 7 Tage
· Famciclovir oral: 3 x täglich über 7 Tage

1152 **Frage:**

Welches Medikament würden Sie persönlich bei **Herpes Zoster** nehmen?

16. HIV und Hepatitis

Inhalt

Randspalte: (+) = häufige Frage, (++) = sehr häufige Frage,
(MB) = Frage aus einer Mikrobiologie-Prüfung.

16.1. Retroviren

Frage: 1153

Was sind **Retroviren**?

Kommentar:

· **Retroviren** sind RNA-Viren, die ihre Doppelstrang-RNA in Virus-DNA umschreiben und in das Wirtsgenom integrieren können. Dadurch können sie lebenslang persistieren

· Nach Verschmelzung des Virus mit der infizierten Zelle wird im Zytoplasma die virale RNA mit Hilfe der **reversen Transkriptase** in DNA umgeschrieben. Durch eine Integrase wird diese virale DNA als **Provirus** in das Wirtsgenom integriert. Nach der Translation trennt die Protease die einzelnen Viruskomponenten heraus

Frage: 1154

Wie werden **Retroviren** eingeteilt? Was sind **bekannte humanpathogene Erreger**?

Kommentar:

Einteilung der **Retroviren** in 3 Untergruppen:
- **Onkoviren**: HTLV-1 und HTLV-2
- **Lentiviren**: HIV-1 und HIV-2
- **Spumaviren**: infizieren Primaten

Frage: 1155

Wie ist die **Morphologie** und der **Aufbau** der **Retroviren**?

Kommentar:

· **Retroviren** sind kleine hüllentragende Viren mit einem Kapsid

· Das **Kapsid** enthält zwei RNA-Stränge und die wichtigen Enzyme: Reverse Transkriptase, Integrase und Protease

· Das Kapsid ist von einer Proteinmatrix umgeben und diese von einer Virushülle!

· Die **Virushülle** entspricht der Doppel-Lipidmembran der infizierten Zelle. Dadurch sind Retroviren empfindlich gegenüber lipidlöslichen Desinfektionsmitteln!

16.1.1. HTLV

1156 Frage:
Was ist das **HTLV**?

Kommentar:

HTLV ist ein Retrovirus. Die Abkürzung steht für humanes T-lymphotropes Virus (früher auch: Humanes T-Zell-Leukämie-Virus).

1157 Frage:
Welche **HTLV-Varianten** gibt es?

Kommentar:

· **HTLV-1** wurde 1979 / 80 noch vor HIV entdeckt, kurz danach dann HTLV-2
· Ursprünglich wurde daher chronologisch HIV-1 und HIV-2 als HTLV-3 bzw. HTLV-4 bezeichnet
· 2005 wurden in Kamerun (bei Buschwildjägern) eng verwandte Retroviren entdeckt und mit HTLV-3 / HTLV-4 bezeichnet

1158 Frage:
Wie unterscheiden sich **HTLV-1** und **-2**?

Kommentar:

· Die **Übertragung** von HTLV-1 und –2 erfolgt vertikal, perinatal (Muttermilch), über infizierte Blutprodukte und durch Sexualkontakte
· **HTLV-1** infiziert primär **CD4+T-Lymphozyten** und kann neurologische Erkrankungen (tropische spastische Paraparese) oder eine T-Zell-Leukämie verursachen. Es wurde als erstes humanpathogenes Retrovirus bei Patienten mit einer T-Zell-Leukämie 1979/80 entdeckt. Weltweit gibt es etwa **15–20 Mio. Infizierte**, vor allem in Japan, in der Karibik, in Mittelamerika, in Äquatorialafrika, in Südamerika und den USA – in Europa ist das Virus sehr selten
· **HTLV-2** infiziert **CD8+T-Lymphozyten**. Unklar ist, ob überhaupt Krankheiten mit HTLV-2 assoziiert sind (*fraglich* T-Zell-Lymphome). Die Zahl der Infizierten ist deutlich geringer als bei HTLV-1. In den USA besteht die Hauptverbreitung vor allem bei i. v. Drogenabhängigen, in Europa ist das Virus extrem selten

1159 Frage:
Welche **HTLV-Diagnostik** ist verfügbar?

Kommentar:
Die **serologische Bestimmung** der HTLV-1-/2-Antikörper ist mittels EIA (ELISA, CLIA, CMIA) möglich. Zur Bestätigung der AK sind im Nationalen Referenzzentrum (NRZ) für Retroviren (seit 2016 Max von Pettenkofer-Institut für Hygiene und Medizinische Mikrobiologie, München) auch Immunoblots sowie PCRs verfügbar. Nachgewiesen wird molekularbiologisch das integrierte Genom, also die provirale DNA! In DE wurde bisher faktisch nur HTLV-1 nachgewiesen (Typ 2 ist eine absolute Rarität).

16.1.2. Provirus

Frage: **1160**
Was ist ein **Provirus**?

Kommentar:

· Als **Provirus** wird **Virus-DNA** bezeichnet, die in das Genom der Wirtszelle integriert ist. Dadurch kann das Virus in einem latenten (= passiven) Zustand im Organismus bleiben und an die Tochterzellen weitervererbt werden. Die provirale Form ist Teil des normalen Replikationszyklus von Retroviren wie beispielsweise HIV oder HTLV. Diese RNA-Viren benötigen eine **reverse Transkriptase** zum Umschreiben der RNA in DNA

· Ein beträchtlicher Teil des menschlichen Genoms (etwa 8 %) sind **Provirus-Gene** von fast ausschließlich *humanen endogenen Retroviren*. Insgesamt 31 Gruppen sind bekannt und manche stehen im Verdacht Autoimmunkrankheiten oder die MS zu verursachen

· Die **Erstbeschreibung eines Provirus** erfolgte 1935 bei dem Papillomvirus des Kaninchens durch Richard Shopebei – das DNA-Virus verblieb als Provirus in latenter Form im Organismus. Erst durch die Entdeckung der reversen Transkriptase wurden die Vorgänge dafür klar

16.2. Human Immunodeficiency Virus (HIV)

16.2.1. Fallbeispiele HIV

> **Fallbeispiel**
>
> Ein Patient war vor Kurzem in Kenia und hat nun eine generalisierte Lymphknotenschwellung und Fieber.

1161   Prüfer:
An was denken Sie?

Antwort:
HIV

Kommentar:
· Viele Differentialdiagnosen sind bei Fieber, Lymphknotenschwellung und Afrikareisen denkbar. Erster Gedanke bei **Fieber nach Reiserückkehr** ist die **Malaria**. Zur Differenzierung ist die Anamnese sehr wichtig! (Vorerkrankungen, Reiseverhalten, Insektenstiche u. a.). Dabei unbedingt auch nach Sexualkontakten fragen!
· Bei einer **akuten HIV-Infektion** treten Symptome typischerweise zwischen der 2. und 3. Woche nach Infektion auf und dauern 7 bis 10 Tage. **Leitsymptome** sind **Fieber (80 %)**, Abgeschlagenheit (68 %), makulopapulöses Exanthem (51 %), Gelenkschmerzen, Appetitverlust, Gliederschmerzen, Hals- / Rachenentzündung, Lymphknotenschwellung (35 %)

1162   Frage:
Bei welchen **Markererkrankungen** denken Sie an **HIV**?

Kommentar:
· **HIV-Infektionen** kommen gehäuft mit einer **Syphilis** (syn. Lues) vor! STDs mit lokalen Läsionen erhöhen die Übertragungswahrscheinlichkeit für HIV. Außerdem sprechen STDs für eine erhöhte Promiskuität und damit für erhöhtes HIV-Risiko
· Ein **HIV-Ausschluss** ist sinnvoll bei Syphilis, Gonorrhö, Chlamydien, Lymphogranuloma venereum, HPV, HSV-2, Trichomonaden sowie Hepatitis B und C

· Auch bei rezidivierenden, lang andauernden **Virusinfekten** ist ein HIV-Ausschluss sinnvoll!

1163
++
Prüfer:
Wie ist die Diagnostik der **HIV-Infektion**?

Antwort:
p24-Antigennachweis, Antikörper-ELISA

Kommentar:
Standard ist ein **HIV-Suchtest** der 4. Generation zum Nachweis von HIV-1- und -2-Antikörpern sowie dem p24-Antigen von HIV -1!

1164
+
Prüfer:
Welche **HIV-Bestätigungstests** kennen Sie? Methodik des Westernblots?

Kommentar:
· Klassischer Bestätigungstest ist der HIV-1- / -2-Blot. Bei kürzlichem Kontakt oder isoliert positivem p24-Antigen ist eine hochsensitive HIV-NAT indiziert

· Beim **Westernblot** werden Proteine des lysierten und inaktivierten HI-Virus durch eine Polyacrylamid-Gel-Elektrophorese nach ihrem Molekulargewicht aufgetrennt und elektrisch auf eine Nitrocellulosemembran übertragen

· Die **Blot-Durchführung** im Labor ähnelt dem Testprinzip eines ELISA. Bei der Inkubation des Teststreifens mit Patientenserum binden Anti-HIV-Antikörper an das korrespondierende Virusantigen auf dem Teststreifen. Nach Waschschritten erfolgt die Konjugation mit Anti-human-IgG-Antikörpern, die mit alkalischer Phosphatase als Konjugat markiert sind. Das Konjugat bindet an die gebundenen Anti-HIV-AK und überschüssiges Konjugat wird durch Waschen entfernt. Substrat wird zugegeben und durch das Konjugat (AP) in einen Farbstoff umgesetzt. Dies führt zu sichtbaren Banden an den Antigenen, gegen die AK im Patientenblut vorhanden sind

1165
Prüfer:
Welche **HIV-Banden** sind zu erwarten?

Kommentar:

Bei HIV-1 treten die p24-/25- und gp105-/gp120-Banden früh und die p31 üblicherweise erst spät im Infektionsverlauf auf. Im Verlauf kommt es zu einem **vollständigen Bandenmuster** im Immunoblot.

1166 Prüfer:

Welche **HIV-Banden** haben die höchste Spezifität?

Kommentar:

Die Bandenmuster werden unterschiedlich interpretiert. Wichtig sind aber immer die Glykoprotein-Banden (gp-Banden). Nach WHO ist der HIV-1-Blot positiv zu bewerten, wenn **mindestens zwei Envelope-Banden** (gp160, gp120, gp41) **positiv** sind!

1167 Prüfer:
++ Wie verändert sich der **HIV-Blot** beim Vollbild **AIDS**?

Antwort:

Anti-p24-AK

Kommentar:

Bei ausgebrochenem **Acquired Immunodeficiency Syndrome (AIDS)** verschwinden zuerst die (freien) p24-Antikörper (durch die hohe Viruslast gibt es auch viel p24-Antigen) und dann verschwinden nach und nach fast alle Antikörper-Banden durch Versagen des Immunsystems. Der Suchtest bleibt aufgrund seiner hohen Sensitivität trotzdem reaktiv.

1168 Prüfer:

Wie kommt es zum **Wiederauftauchen des p24-Antigens**?

Kommentar:

Gemessen wird nur das **freie p24-Antigen**. Das ist messbar, wenn entweder die Viruslast sehr hoch ist (akute Infektion) oder nicht ausreichend Anti-p24-Antikörper zur Verfügung stehen, um das komplette p24-Antigen zu binden (Immundefekt, AIDS).

Fallbeispiel

Ein Patient ist HIV positiv, es besteht der klinische Verdacht, dass bei dem Patienten das Vollbild von AIDS ausbrechen könnte.

1169 Prüfer:

Was schlagen Sie an **HIV-Diagnostik** vor, um den Verdacht zu erhärten?

Kommentar:

Bestätigung des reaktiven HIV-Suchtests mit einem Immunoblot sowie die Bestimmung der HIV-Viruslast (**quantitative HIV-1-RNA**) und Bestimmung der **CD4+ und CD8+Zellen** (zellulärer Immunstatus), um die Krankheitsaktivität zu klären. Auch Ausschluss weiterer Infektionen wie CMV, Toxoplasmose und TBC.

1170 Prüfer:

Welche **HI-Virusnachweismethoden** gibt es?

Kommentar:

· Früher erfolgte eine Virusanzucht zum direkten HIV-Nachweis, Nachteile waren dabei das zeitaufwendige Verfahren sowie das Hantieren mit infektiösem Virus
· Heute erfolgt stattdessen der Nachweis von **p24-Antigen** (HIV-1) oder der **molekularbiologische Erregernachweis** mittels NAT (HIV-1-RNA)

1171 Prüfer:

Welche anderen **Parameter** zur klinischen Verlaufsüberwachung bei **HIV-Infektion** kennen Sie?

Antwort:

Lymphozytensubpopulationen T4/T8, abs. T4-Zellzahlen, Neopterin, β-2-Mikroglobulin als Zeichen der Aktivierung des zellulären Immunsystems, wird von Lymphozyten gebildet, erhöht bei Stadien der HIV-Infektion, die nicht mehr vom Immunsystem beherrscht werden. LAS in 80 % d.F. AID in 100 % d. F.

Kommentar:

Die wichtigsten Parameter zur Verlaufskontrolle, auch unter Therapie, sind die Viruslast (HIV-1-RNA) und der zelluläre Immunstatus (**CD4+/CD8+Zellen**). Die Therapieindikation

! wurde früher von der Zahl der CD4+Zellen abhängig gemacht! **Neu:** Heute sollte jede (virämische) HIV-Infektion frühest möglichst (sofort) behandelt werden. Die **Langzeitprognose** der HIV-Infektion hängt auch von dem **viralen Setpoint** ab, also der Höhe der Viruslast in der latenten Phase!

16.2.2. Ätiologie und Epidemiologie

1172 Frage:

Wann wurde **HIV** zum ersten Mal beschrieben?

Kommentar:

HIV ist der Erreger des AIDS. Die Erstbeschreibung erfolgte 1981 bei einem Erwachsenen. 1983 dann die erste Publikation von einer Mutter und einem Neugeborenen mit unbekanntem Immundefekt und V. a. konnataler Infektion bzw. perinataler Übertragung.

1173 Prüfer:

Wie viele **HIV-Infizierte** gibt es in Deutschland?

Kommentar:

· Die **HIV-Prävalenz** beträgt weltweit etwa 0,8 %, in Deutschland 0,1 %. Ende 2015[1] gab es geschätzt mehr als **84.700 Menschen mit einer HIV-Infektion in Deutschland**

· 84 % der neu Infizierten sind Männer und nur 16 % sind Frauen. Die Übertragung geschieht meist durch **Männer, die Sex mit Männern** (MSM) haben mit **69 %**, durch heterosexuelle Kontakte mit 23 % und durch i. v. Drogenabusus 8 %. Mutter-Kind-Übertragungen spielten mit 4 Fällen 2015 eine sehr geringe Rolle. Weitere 22 Kinder sind bereits infiziert eingereist!

· In DE sind weniger als 100 HIV-2-Infektionen bekannt. Die meisten davon sind Doppelinfektionen. Eine sichere Bestätigung mittels positivem Virusdirektnachweis (HIV-2-PCR) fehlt meist

1174 Frage:

Gibt es in Deutschland **HIV infizierte Kinder**?

[1] Geschätzte Zahl der HIV-Neuinfektion in Deutschland im Jahr 2015, RKI Epid. Bulletin Nr. 45

Kommentar:

Laut DGPI werden **jährlich** etwa **180 HIV-exponierte Kinder** geboren. Die Erstdiagnose HIV wird jährlich bei **15–20 Kindern** unter 15 Jahren gestellt.

1175 Frage:

Welche **HIV-Gruppen** gibt es bei uns?

Kommentar:

· In **Deutschland / Europa** kommt fast ausschließlich **HIV-1** vor. Bei HIV-1 gibt es 4 Untergruppen: M, N, O, P. HIV-2 kommt in Westafrika vor. Evtl. wird durch die Migrationsbewegungen (aus Afrika) auch HIV-2 zunehmend in Europa vorkommen

· Die **Gruppe M** = Major Group (Hauptgruppe) umfasst 90 % aller HIV-Infektionen (M hat durch das VPU-Protein eine höhere Infektiosität). Die M-Gruppe lässt sich weiter in die Subtypen A, B, C, D, F, G, H und J unterteilen. Subtyp B ist in Nordamerika und Europa am häufigsten, A und D in Afrika und C in Afrika und Asien.

· Die **Gruppe N** = new (neu) und P sind selten

· Die **Gruppe O** kommt vor allem in Westafrika vor

1176 Frage:

Wie unterscheidet sich **HIV-2** von **HIV-1**?

Kommentar:

· **HIV-2** kommt hauptsächlich in Westafrika vor und hat einen milderen und langsameren Krankheitsverlauf. Vertikale Übertragungen sind seltener als bei HIV-1!

· **HIV-2-Antikörper** werden auch im HIV-Suchtest erfasst. Das p24-Antigen fehlt aber bei HIV-2. Damit ist bei HIV-2 das diagnostische Fenster größer! Eine HIV-2-NAT ist bisher nur in wenigen Laboren, wie z. B. dem Nationalen Referenzzentrum (NRZ) für Retroviren (München) möglich

· Die **Therapie** ist bei HIV-2 ähnlich wie bei HIV-1. Es kommen aber wohl häufiger Resistenzen vor und auch das Therapieansprechen soll bei HIV-2 schlechter sein als bei HIV-1!

1177 Frage:

Wie hoch ist das **HIV-Übertragungsrisiko**?

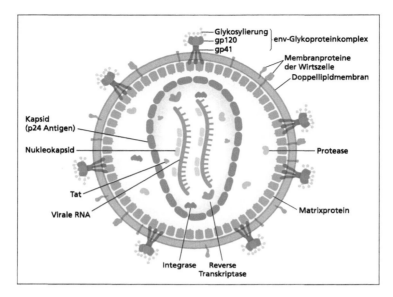

Abb. 16.1.: Aufbau HI-Virus, Copyright Dr. Thomas Splettstößer (www.scistyle.com).
gp41 und gp120 sind Abkömmlinge des gespaltenen Proteins gp160.

Kommentar:
· Laut CDC beträgt das **HIV-Übertragungsrisiko**[2] bei . . .
  - Nadelstichverletzungen etwa 0,23 %
  - Drogenabusus und Nadeltausch etwa 0,63 %
  - Bluttransfusion 92,5 %
  - empfangendem (passivem) Analverkehr 1,38 % und bei aktivem Analverkehr 0,11 %
  - Vaginalverkehr für Frauen 0,08 % und für Männer 0,04 %
· Bei **Oralverkehr** besteht ein sehr geringes Risiko, bei Küssen und Ähnlichem besteht *kein* (messbares) Risiko

1178 **Prüfer:**
Welche **HIV-Infektionswege** gibt es?

Antwort:
Sexuelle Übertragung, Bluttransfusion, Drogen, prä- / perinatal, Muttermilch

Kommentar:
· Die **HIV-Übertragung** geschieht vor allem:

[2]CDC, HIV Transmission Risk: www.cdc.gov/hiv/policies/law/ risk.html

- bei ungeschütztem sexuellen Kontakt mit HIV infiziertem Partner (Viruslast positiv). Dabei besteht bei einem Analverkehr das höchste Transmissionsrisiko (für den aufnehmenden Partner)
- bei Verwendung gleicher Spritzen bei Drogenabhängigen mit i.v. Abusus
- durch infizierte Mütter auf ihr Kind während Schwangerschaft, Geburt oder Stillen
· Besondere Risikogruppen sind: Männer die Sex mit Männer haben (MSM), Sexarbeiter(innen), Partner HIV-Positiver (= diskordante Paare), häufig wechselnde Partner (> 5 pro Jahr), Drogenabhängige, Reisende (Thailandreisen) oder Migranten aus Hochprävalenzländern (Afrika südlich der Sahara oder Südostasien)

16.2.3. HIV-Suchtest   MB

Prüfer: 1179
Erklären Sie die verschiedenen **Testgenerationen der HIV-Suchtests.**

Kommentar:
· Aktuelle **HIV-Screeningtests** sind Testsysteme der 4. Generation zum gleichzeitigen Nachweis von HIV-1- und -2-AK sowie dem p24-Antigen (nur HIV-1). Die p24-Antigensensitivität muss ≤ 2 IU/ml sein
   1. Generation (1985): Viruslysat, erfasst werden nur HIV-IgG-AK
   2. Generation (1989): Rekombinante Antigene, nur Nachweis von HIV-IgG-AK
   3. Generation (1995): Rekombinante Antigene zum Nachweis von HIV-IgG- und -IgM-AK, HIV-2, HIV-O
   4. Generation (2002): zusätzliche Erkennung von p24-Antigen → diagnostisches Fenster wird für HIV-1 weiter verkürzt. HIV-2 wird aber weiterhin erst durch den Nachweis von Anti-HIV-2-AK entdeckt!

! · **NEU seit Juni 2015:** Neue Empfehlungen, dass HIV-Suchtests der 4. Generation bereits 6 Wochen nach Risikokontakt ausreichend sicher sind. Für Suchtests der 3. Generation gelten weiterhin die 12 Wochen (3 Monatsfrist)![3]

1180 Frage:
Was möchte man bei Weiterentwicklungen der **HIV-Suchtests** erreichen?

Kommentar:
Ziele sind eine verbesserte Sensitivität, eine bessere Subtypenerkennung, eine Verkürzung des diagnostischen Fensters und eine bessere Standardisierung.

1181 Prüfer:
Welche Bedeutung hat das **p24-Antigen**?

Kommentar:
· Das **p24-Antigen** ist ein Strukturprotein (Kernhülle) von HIV-1. Es ist jedoch nicht nachweisbar, wenn die Viruslast sehr hoch ist (> 10.000 Kopien/ml). Da nur freies p24-Ag durch den Test erfasst wird, ist das Ag nicht nachweisbar, wenn es genügend Antikörper gibt, um es zu binden (analog zu HBsAg). Eine hohe Viruslast und wenig Antikörper gibt es bei der akuten Infektion oder bei einer fehlenden Immunantwort (AIDS)!

---

[3]siehe Stellungnahme der Deutschen Vereinigung zur Bekämpfung von Viruskrankheiten e.V. (DVV e.V.) und der Gesellschaft für Virologie e.V. (GfV e.V.), Juni 2015

· In den **4. Generationstests** wurde der Nachweis des p24-Antigens eingeführt, um das **diagnostische Fenster** zwischen Infektion und Antikörper-Serokonversion zu verkürzen
· Das **p24-Antigen** wird etwa 5–7 Tage vor dem Auftreten spezifischer Anti-HIV-1-AK nachgewiesen. Die **HIV-RNA** wird sogar 1 Woche (12 Tage vor Serokonversion) vor dem p24-Ag nachgewiesen und oft bereits in der zweiten Woche nach Infektion (12–14 Tage) positiv. Damit ist eine Bestimmung der HIV-RNA (Viruslast) sinnvoller als eine isolierte Bestimmung des p24-Antigens

1182 Prüfer:
++ HIV-Serologie? Wie ist das Vorgehen zur **HIV-Diagnostik**?

Antwort:
EIA, WB, PCR, quantitative PCR

Kommentar:
· Standard ist ein HIV-Suchtest der 4. Generation zum gleichzeitigen Nachweis von HIV-1- und HIV-2-Antikörpern sowie dem p24-Antigen
· Einem **reaktiven Suchtest** folgt zur Bestätigung ein **Westernblot** oder eine **HIV-NAT** (bei akuten Infektionen und zur Viruslastbestimmung)
· Zur Bestätigung und zum Ausschluss einer Probenverwechslung wird eine zweite Probe aus einer neuen Blutentnahme untersucht
· Zur weiterführenden Diagnostik folgt ein **zellulärer Immunstatus** mit u.a. Anzahl und Verhältnis der CD4+ / CD8+Zellen

1183 Prüfer:
MB Neueste Testentwicklungen zum Nachweis von **HIV-Infektionen**?

Kommentar:
Molekularbiologische direkte Erregernachweise (NAT = PCR, TMA) haben die Virusanzucht und den isolierten **p24-Antigen** Nachweis abgelöst. Das p24-Antigen ist im 4. Generations-HIV-Suchtest enthalten, um das (erste) **diagnostische Fenster** (Zeit bis zum Auftreten der AK) zu verkürzen.

1184 Prüfer:
Diskussion serologischer Parameter in Bezug auf Schwere und Dauer der **HIV-Erkrankung**?

Kommentar:

Bei positivem p24-Antigen und negativen / niedrigen HIV-Antikörpern (negativer Blot) liegt eine akute / frische Infektion vor. Bei hohen Antikörperwerten und einem WB mit vollständigem Bandenmuster liegt die Infektion bereits ein paar Monate zurück. Bei Ausbruch von AIDS verschwinden durch die Immunschwäche nach und nach wieder Antikörperbanden (p24-Bande zuerst).

1185 Prüfer:

Welche Diagnostik außer ELISA und WB kann man noch durchführen?

Antwort:

CDT4+ / CD8+Lymphozyten, p24-Antigen

Kommentar:

· Zielführender als die Serologie zur Bestimmung der Krankheitsaktivität ist die quantitative Bestimmung der **HIV-1-RNA** (= Viruslast z. B. mittels PCR), insbesondere unter Therapie

· Ergänzend wird regelmäßig die **zelluläre Immunität** beurteilt:
  - CD4+T-Zellen und CD8+T-Zellen, wichtig ist die absolute Zahl und das Verhältnis zueinander (normalerweise ist die CD4+/CD8+Ratio > 1!)
  - CD19+Zellen → B-Zellen
  - CD16+CD56+Zellen → Natürliche Killerzellen
  - CD8+CD38+Zellen → als Prognosemarker, Anstieg ist schlecht!

Diagnostisches Fenster

1186 Frage:

Was versteht man unter dem **diagnostischen Fenster**?

Kommentar:

Das **diagnostische Fenster** ist der Zeitraum zwischen der Infektion und dem positivnm Testergebnis (ähnlich der Inkubationszeit). Bei 3. Generationstests ist das die Zeit bis zu dem AK-Nachweis, bei 4. Generationstests verkürzt sich das **diagnostische Fenster** durch den frühen p24-Antigennachweis!

Frage: **1187**

Was ist das **zweite diagnostische Fenster**?

Kommentar:

Denkbar ist eine Konstellation, in der das p24-Antigen nicht mehr nachweisbar ist und HIV-AK noch nicht (ausreichend hoch) nachweisbar sind. Allerdings sind in den meisten Fällen zu dem Zeitpunkt, an dem die AK das p24-Antigen binden können, auch genügend Antikörper für den Antikörpernachweis vorhanden.

Prüfer: **1188**

Was sind die Ursachen für **falsch-reaktive HIV-ELISAs**?

Kommentar:

Falsch-reaktive Ergebnisse kommen im HIV-Suchtest bei Virus-Infektionen, in der Schwangerschaft, bei Impfungen oder bei Autoimmunerkrankungen durch eine Immunstimulation vor. Dies liegt auch an der sehr hohen Sensitivität, die zu Lasten der Spezifität geht. Zur weiteren Abklärung stehen daher **Bestätigungstests** zur Verfügung!

Prüfer: **1189**

Wie viel **falsch-reaktive Ergebnisse** gibt es im HIV-Suchtest?

Kommentar:

· Zugelassene **HIV-Screeningtests** müssen eine **Spezifität > 99,5 %** haben! Damit darf maximal 1 von 200 Testergebnissen falsch-reaktiv sein!

· Wichtig für die Aussage mit welcher Wahrscheinlichkeit ein positiver Suchtest wirklich bedeutet, dass der Patient **HIV-positiv** ist, ist die Prävalenz in der untersuchten Gruppe. D.h. in einem Hochrisikokollektiv (junge Männer in Afrika) spielen die falsch-reaktiven Ergebnisse faktisch keine Rolle, da sehr viele richtig positiv sind

· Beim **HIV-Screening in der Schwangerschaft** gibt es zwei Probleme. Durch die Immunstimulation in der Schwangerschaft treten vermehrt unspezifische Reaktionen auf (falsch-reaktive) und die HIV-Prävalenz ist in diesem Kollektiv sehr niedrig – das ergibt einen schlechten PPW

· Beispiel **PPW für HIV-Screeningtest**: In DE beträgt die HIV-Prävalenz etwa 0,1 %. Es gibt also etwa 80.000 HIV-Infizierte bei 80 Mio. Einwohnern. Wenn mit einem Test mit 100 % Sensitivität und 99,5 % Spezifität alle Deutschen getestet werden (Screening), ergeben sich 80.000 richtig-reaktive Ergebnisse und 400.000 falsch-reaktive Ergebnisse. PPW = 80.000 / (400.000 + 80.000) = 16,6%. Damit ist nur jeder sechste reaktive Test richtig!

· Durch geeignete Vorauswahl des Untersuchungskollektivs lässt sich die Prävalenz (MSM, Drogenabhängig) und damit auch der PPW steigern oder bei Kollektiven mit sehr niedrigem Risiko (Schwangere, Kinder) auch senken

> **Merke: positiv ≠ reaktiv**
>
> Ein Suchtest kann reaktiv oder nicht reaktiv sein (Beispiel HIV-Suchtest oder LSR). Nach einem reaktiven Suchtest folgt ein Bestätigungstest (bei HIV: Immunoblot oder HIV-RNA). Lässt sich das reaktive Ergebnis des Suchtests im Bestätigungstest bestätigen, dann ist der Test positiv. Wenn nicht, dann ist der Test negativ und der Suchtest unspezifisch.

16.2.4. HIV-Bestätigungstests

1190 Prüfer:
Wie ist das weitere **Vorgehen** bei einem **positiven HIV-Test** (ELISA)?

Antwort:
Wiederholung des ELISAs – wenn positiv → WB, wenn WB positiv, Ausschluss Probenverwechslung durch Kontrolle aus neu abgenommener Blutprobe!

Kommentar:
· Ein **reaktiver HIV-Suchtest** wird (meist in Doppelbestimmung) gemäß Herstelleranleitung wiederholt. Bestätigt sich das Ergebnis in einer Doppelbestimmung, dann folgt ein Westernblot (HIV-1- und HIV-2-Blot). Bei V. a. akute HIV-1-Infektionen (z. B. p24-Antigen positiv) kann alternativ auch die HIV-1-RNA (ggf. auch HIV-2-RNA) bestimmt werden
· In besonderen Situationen erfolgt ein abweichendes Vorgehen je nach HIV-Prävalenz! In **Hochrisikogebieten** (mit geringem medizinischem Standard) wird teilweise ein zweiter HIV-Suchtest (4. Generation) durchgeführt. Wenn

dieser ebenfalls reaktiv ist, gilt die Infektion als bestätigt! Dies ist nur vertretbar bei sehr hoher Prävalenz, da hier wenig falsch-positive Befunde zu erwarten sind. Bei uns kann in **niedrig Risiko-Kollektiven** (= Schwangerenscreening) nach einem schwach reaktiven Suchtest ein zweiter HIV-Suchtest durchgeführt werden. Ist dieser eindeutig nicht-reaktiv, kann das Gesamtergebnis als *negativ* mitgeteilt werden, da falsch-negative Testergebnisse (aufgrund der hohen Testsensitivität und der sehr geringen Prävalenz) in diesem Kollektiv äußerst unwahrscheinlich sind

1191 Prüfer:
Welche **Vorteile** hat der **HIV-WB** gegenüber dem ELISA?

Antwort:
Mehrere Antigene werden im WB einzeln dargestellt, damit höhere Spezifität!

Kommentar:
Der **HIV-Westernblot** hat eine geringere Sensitivität als der Screeningtest, aber dafür eine *sichtbare Spezifität*. D.h. man sieht, was positiv reagiert. Ein Blot mit vollständigem Bandenmuster hat eine sehr hohe Spezifität, (schwache) Einzelbanden eine fragliche Spezifität. Schwache Banden können unspezifisch sein oder auf eine sehr frühe Infektion mit noch geringer Antikörperkonzentration hindeuten.

1192 Prüfer:
Wie interpretieren Sie einen Anti-HIV-Westernblot mit einer isolierten **p24-Bande**?

Antwort:
P24 kann bei gesunden Personen positiv sein.

Kommentar:
· Ein Blot mit einer isolierten p24-Bande ist nach **WHO-Interpretation** (mindestens 2 gp-Banden) und nach **deutscher Interpretation** (mindestens 1 gp- UND gag- oder pol-Bande) nur als fraglich-positiv zu bewerten. Eine Blot-Wiederholung in 2 Wochen ist notwendig
· Bei **hohem Risiko** ist ggf. die sofortige Bestimmung der HIV-1-RNA mittels NAT (PCR, TMA) zum Ausschluss einer akuten Infektion sinnvoll

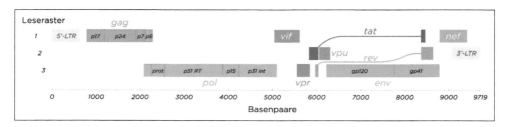

Abb. 16.2.: Aufbau des aus neun Genen bestehenden RNA-Genoms von HIV-1, Copyright Dr. Thomas Splettstößer (www.scistyle.com)

1193 Prüfer:

Welche Möglichkeiten gibt es für einen **HIV-Erregernachweis**?

Antwort:

P24-Antigen, PCR, Virusanzüchtung

Kommentar:

· Inzwischen spielt die **Virusanzucht** in der Routinediagnostik keine Rolle mehr!

· Ein **p24-Antigennachweis** ist Teil des 4. Generations-HIV-Suchtests, damit wird der Suchtest noch sensitiver. Etwas früher als das p24-Antigen ist die HIV-RNA sensitiver NAT nachweisbar

1194 Prüfer:

Wie ist das Vorgehen bei einem **reaktiven HIV-Test**?

Kommentar:

· Gemäß Stellungnahme zur **HIV-Stufendiagnostik** (6/2015) kann bei einem reaktiven HIV-Screeningtest gleichwertig der bisher übliche **HIV-WB** (Immunoblot mit nativen oder rekombinant hergestellten HIV-1- und HIV-2-spezifischen Proteinen) zur immunologischen Bestätigung oder der direkte Nachweis der viralen Nukleinsäure mittels sensitiver (Nachweisgrenze < 50 RNA-Kopien/ml) **HIV-NAT** abgeklärt werden. Bei Verzicht auf den Immunoblot muss ggf. auch eine HIV-2-Infektion mittels NAT ausgeschlossen werden, da der Screeningtest HIV-1- und HIV-2-Antikörper erfasst

· Insbesondere **bei akuten Infektionen**, bei denen die Antikörper erst in geringer Konzentration vorhanden sind, kann der Westernblot aufgrund der geringeren Sensitivität noch falsch-negativ

sein. Eine Kontrolluntersuchung bzw. eine ergänzende HIV-NAT ist erforderlich

1195 Prüfer:

Welche **HIV-Bestätigungstests** gibt es?

Antwort:

WB, Immunfluoreszenz

Kommentar:

· **HIV-Bestätigungstests** müssen optimalerweise eine Spezifität von 100 % haben, damit keine falsch-positiven Befunde vorkommen!

· Klassischerweise ist der **HIV-1-/-2-Westernblot** (Immunoblot) der Bestätigungstest für einen reaktiven HIV-Suchtest

· Bei akuten / frischen Infektionen ist der WB oft noch negativ (höhere Nachweisgrenze). Hier ist ein molekularbiologischer Nachweis sinnvoll → **HIV-1-NAT** ggf. auch **HIV-2-NAT**

1196 Prüfer:

Wie ist das Vorgehen bei einem **positiven HIV-Westernblot**?

Antwort:

Wiederholung des Tests mit neuer Blutprobe!

Kommentar:

· Bei bisher unbekannter HIV-Infektion muss zwingend eine **zweite Probe** aus einer **neuen Blutentnahme** zum Ausschluss einer Probenverwechslung untersucht werden

· Vorgehen: reaktiver HIV-Suchtest → Bestätigungstest → positiv? → Wenn ja, wird eine zweite Blutprobe (Suchtest, WB, PCR) untersucht

· Aus der zweiten Probe prinzipiell gleiche Untersuchungen (Suchtest, WB), ergänzende HIV-Viruslastbestimmung und zellulärer Immunstatus (CD4+ / CD8+T-Zellen) sinnvoll, um eine evtl. bestehende Therapieindikation zu klären

· Bei **bestätigter Neuinfektion** erfolgt eine **anonyme Meldung** des Patienten (verschlüsselt um Doppelmeldungen zu vermeiden) an das RKI!

1197 **Prüfer:**
Wie gehen Sie vor, wenn manche Banden im **HIV-WB** nicht kommen?

Antwort:
Anderen WB verwenden, Herstellerspezifische Unterschiede.

Kommentar:
· Bei V. a. kürzliche Infektion **Kontrolle in 2–3 Wochen** oder gleich **HIV-NAT** zum direkten Erregernachweis durchführen

· Verfügbar sind Line-Blots mit rekombinanten Antigenen, z. B. recomLINE mit HIV-1- und HIV-2- Proteine gp120, gp41, p51, p31, p24, p17, gp105, gp36 und Westernblots mit Lysat-Antigenen

· Vorteil des **Line-Blots** ist das leichtere Ablesen, da alle Banden an definierten Positionen sind. Vorteile des **Lysat-Blots** ist, dass mehr Banden vorhanden sind. Nachteile des Lysat-Blots sind stärkere Chargenschwankungen und Störeffekte wie der *smile-Effekt* durch die elektrophoretische Auftrennung des Lysatantigens und ein wannenförmiges Gel

1198 **Prüfer:**
MB Welche **HIV-Banden** sind für die Diagnostik entscheidend im WB?

Antwort:
Envelope gp41

Kommentar:
· Wichtig sind die Hüllproteine = Envelope (env)
  - Bei **HIV-1** das gp160 (Vorläufer der Hüllproteine), gp120 (äußeres Hüllprotein) und gp41 (Transmembranprotein)
  - Bei **HIV-2** das gp140 (Vorläufer der Hüllproteine), gp125 (äußeres Hüllprotein) und gp36 (Transmembranprotein)

· Je nach Interpretationsschema müssen mindestens 2 gp-Banden da sein (WHO) oder 1 gp-Bande plus einer pol- oder gag-Bande

16.2.5. HIV-Immunoblots

Frage: 1199
Welche Bedeutung haben die **HIV-Banden**?

Kommentar:
· Die Banden eines HIV-Blots lassen sich in drei funktionelle Gruppen einteilen (p = Protein, gp = Glykoprotein):
  - **Hüllproteine** (Envelope (env)) gp41, gp160, gp120
  - **Polymerase-Proteine** (Polymerase (pol)) p31/34, p39/p40, p51/p52, p66/p68
  - **Kernproteine** (group specific antigen (gag)) p17/p18, p24/p25, p55
· Antikörper gegen p24/p25 und gp120 sind früh nachweisbar, p31/p34 erst später

Frage: 1200
Wie wird der **HIV-Blot** interpretiert?

> **Merke:**
> Es sind unterschiedliche Interpretationen des HIV-Blots möglich und gebräuchlich! Bei einem positiven Blot muss aber immer mindestens eine **env-Bande** (Hüllprotein) und eine zweite Bande (env, gag, pol) vorhanden sein.

Kommentar:
· **WHO-Kriterien:**
  - Positive Bewertung bei **zwei** positiven **env-Banden** mit oder ohne gag oder pol
  - Fragliche Bewertung bei weniger als zwei positiven env-Banden, also eine positive env-Bande ± gag ± pol oder gag + pol oder nur gag oder nur pol
  - Negative Bewertung, wenn keine Banden zu sehen sind
· **CRSS-Kriterien** (= Consortium for Retrovirus Serology Standardization)[4] bzw. DIN 58 969 Teil

---
[4]JAMA, Aug. 5, 1988 – Vol 260, No5: Serological Diagnosis of Human Immunodeficiency Virus Infection by Western Blot Testing, The Consortium for Retrovirus Serology Standardization www.omsj.org/wp-content/uploads/Consortium-Western-Blot-19-labs.pdf

41 (Serodiagnostik von Infektionskrankheiten –
Immunoblot)
   - Positive Bewertung mit einer positiven env-
   Bande und einer gag- oder pol-Bande
   - Fragliche Bewertung bei nur einer env-
   Bande oder gag + pol oder nur gag oder
   nur pol
   - Negative Bewertung, wenn keine Banden
   zu sehen sind
· Der **HIV-2-Blot** wird positiv bewertet bei einer
positiven env-Bande und einer positiven gag-
und pol-Bande!

1201 Frage:
Können Sie die Banden anhand des BIO-RAD
HIV-1-Blots erklären?

*Anm.: Aufbau des HI-Virus s. auch S. 270 bzw.
Übersicht über die kodierenden Gene s. auch S. 274!*

Kommentar:
· **env = Hüllproteine** (das env-Gen kodiert die
Glykoproteine der Virushülle gp41 und gp120):
   - **gp160** (diffuse breite Bande) = Glykoprote-
   invorläufer von **gp110/120** und **gp41**
   - **gp110/120** (diffuse breite Bande) = Hüllgly-
   koprotein (Knöpfe, die das Virus an das CD4
   der T-Zelle binden)
   - **gp41** (diffuse Bande) = Transmembrangly-
   koprotein (verankert das p120 in der Virushülle)
· **gag = Kernproteine** (das gag-Gen kodiert für
die Proteine des Kapsids):
   - **p55** (Doppelbande) = Vorläufer des Core-
   Proteins
   - **p40** (scharfe Bande) = Vorläufer des Core-
   Proteins
   - **24/25** (scharfe Bande) = Core-Protein (Protein, das die Hülle um den Viruskern bildet)
   - **p18/17** (manchmal Doppelbande) = Core-
   Protein (Protein, das die Virushülle im Inneren auskleidet)
· **pol = Polymerase-Proteine** (pol-Gen kodiert für
alle enzymatischen Virusproteine):
   - **p68/66** (Reverse Transkriptase)
   - **p52/51** (Reverse Transkriptase)
   - **p34/31** (Endonuklease / Integrase)

1202 Frage:
Welche Banden hat der **HIV-2-Blot** (Beispiel BIO-
RAD)?

Kommentar:
· **env-Banden:**
   - **gp140** (diffuse Bande) = Vorläufer von gp105
   und gp36
   - **p105/gp125** (diffuse Bande) = Hüllglykopro-
   tein
· **gag-Banden:**
   - **p56** (scharfe Bande) = Vorläufer der Core-
   Proteine
   - **p26** (scharfe Bande) = Core-Protein
   - **p16** (scharfe Bande) = Core-Protein
· **pol-Banden:**
   - **p68** (scharfe Bande) = reverse Transkriptase
   - **p34** (scharfe Bande) = Endonuklease

Frage: 1203
Nennen Sie ein Beispiel eines **rekombinanten
HIV-Blots**!

Kommentar:
· Mikrogen recomLINE HIV-1 & HIV-2 IgG mit
den Banden:
   - **gp120** (env HIV-1) = Externes Glykoprotein,
   Teil der Hülle von HIV-1
   - **gp41** (env HIV-1) = Teil der Virushülle von
   HIV-1
   - **p51** (pol) = reverse Transkritase von HIV-1
   - **p31** (pol) = Integrase von HIV-1
   - **p24** (gag) = Capsidprotein von HIV-1
   - **p17** (gag) = Capsidprotein von HIV-1
   - **gp105** (env HIV-2) = Externes Glykoprotein,
   Teil der Hülle von HIV-2
   - **gp36** (env HIV-2) = Transmembranes Glykoprotein, Teil der Virushülle von HIV-2
· **Positiv**, wenn zwei env-Banden des gleichen
HIV-Typs (gp120 + gp41 oder gp105 + gp36)
≥ Cut-off oder eine env-Bande (nur gp41 oder
gp36) und mindestens eine gag-Bande (p17, p24)
oder pol-Bande (p31, p51) ≥ Cut-off sind
· Differenzierung von HIV-1 und HIV-2:
   - **HIV-1:** Testergebnis ist positiv und gp41
   reagiert ≥ Cut-off und gp41 reagiert deutlich
   stärker als gp36
   - **HIV-2:** Testergebnis ist positiv und gp36
   reagiert ≥ Cut-off und gp36 reagiert deutlich
   stärker als gp41

Frage: 1204
Welche **Vorteile** haben die **rekombinanten
Blots**?

Kommentar:

· Banden sind immer an definierten Stellen (z. B. **kein Smile-Effekt**)! Eine automatisierte Ablesung (mittels Scanner) ist dadurch gut möglich!

· Banden können mit einer Reaktionsstärke bezogen auf den Cut-off abgelesen werden

· **Nachteile:** keine Zwischenbandenmuster! Nur Detektion der Antikörper, deren rekombinant hergestelltes Antigen aufgetragen wurde! Beim Lysat-Blot theoretisch Detektion aller vorhandenen Antikörper, da das lysierte Vollvirus aufgetragen wird. Vergleichende Profile (Mutter / Kind) wie bei der Toxoplasmose sind nur mit einem Lysat-Blot sinnvoll!

16.2.6. HIV-Nukleinsäurenachweise

1205 Prüfer:

Wann kommt die **PCR bei der HIV-Infektion** zum Einsatz? Sensitivität? Spezifität?

Kommentar:

· **HIV-NATs** (PCR, TMA) sind für die Bestimmung der Viruslast bei bekannter HIV-Infektion und zur Beurteilung des Therapieerfolges validiert. Sie sind (normalerweise) von den Herstellern nicht als Suchtest validiert!

· Kommerziell sind nur Tests für die Bestimmung der **HIV-1-RNA** verfügbar

· Problematisch für die Sensitivität ist die hohe Mutationsrate des Virus. Erkennt die PCR aber zu viele allgemeine Strukturen, sinkt die Spezifität!

· Notwendig ist die **Erkennung der M-Gruppe** (Genotyp A-H) und der O-Gruppe. Beispielsweise werden bei dem TaqMan-Test (Roche) mittels Dual-Target-Technologie zwei hochkonservierte Zielregionen (5' NCR-Target und gag-Target) verwendet. Diese sind normalerweise nicht von (Medikamenten induzierten) Mutationen betroffen und sollen damit eine hohe Sensitivität bei einem sich ständig verändernden Virus ermöglichen → COBAS TaqMan: Sensitivität = 20 Kopien/ml, Spezifität ≥ 99,5 % → trotzdem gibt es **O-Typen**, die in den verfügbaren NAT-Verfahren nicht erkannt werden!

1206 Prüfer:
 +

· Wie funktioniert prinzipiell eine **PCR**?

Kommentar:

· Eine **PCR** verläuft als zyklischer Prozess in drei Schritten auf unterschiedlichen Temperaturniveaus, die sich mehrfach wiederholen:

1. Schmelzen der Doppelstrang-DNA (= **Denaturierung**): Bei einer Temperatur von 92 °C für 30 s bilden sich zwei komplementäre DNA-Stränge

2. Binden kurzer Oligonukleotide an die nun einzelstrangig vorliegende DNA (Primer-**Annealing**): Primer bindet an komplementäre Einzelstrang-DNA und bildet kurzen Doppelstrang, Temperatur 50–60 °C für 30 s

3. Verlängerung des Primers durch die DNA-Polymerase (Primer-**Extension**): Die DNA-Polymerase ergänzt die Einzelstrang-DNA zum Doppelstrang und beginnt bei dem 3' Ende des Primers, Temperatur 72 °C für 60 s

· Bei RNA-Viren erfolgt durch eine reverse Transkriptase vor der PCR eine **reverse Transkription** der RNA in DNA

Frage: 1207
Welche Zielsequenz erfasst beispielsweise die **Roche HIV-1-PCR**?

Kommentar:

Es ist eine **Dual-Target-PCR** mit Zielsequenzen in der gag- und pol-Region.

Frage: 1208
Warum macht ein **Dual-Target** Sinn?

Kommentar:

Da das HI-Virus eine sehr hohe Mutationsrate hat, ist für eine hohe Detektionsrate, also eine gute Sensitivität, mehr als eine Zielsequenz notwendig.

Frage: 1209
Welche **HIV-Typen** werden erkannt?

Kommentar:

Die Roche-PCR ist validiert für die M- und O-Typen, aber nicht validiert für die N-Typen.

Frage: 1210
Welche Sequenzen werden bei der **HIV-TMA** detektiert?

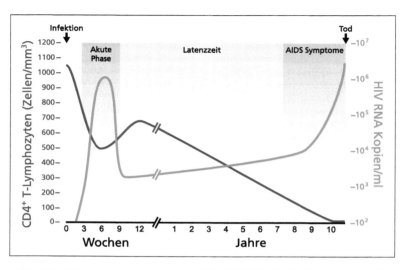

Abb. 16.3.: Verlauf einer typischen **unbehandelten HIV-Infektion** in Abhängigkeit von der T-Helferzellzahl (CD4+), Copyright Dr. Thomas Splettstößer (www.scistyle.com)

Kommentar:
LTR und pol-Region

16.2.7. HI-Virusvermehrung

1211 Prüfer:
Wie ist der **Ablauf einer HIV-Infektion**?

Antwort:
· Mechanismen des CD4 Verlustes
· Grund für hohen Lymphozytenturnover

Kommentar:
· Die **Infektion mit HIV** führt durch eine starke Aktivierung zellulärer und humoraler Immunreaktionen zur (teilweisen) Viruselimination. Durch die sehr hohe Viruslast und hohe Mutationsrate kann das Immunsystem die Infektion nicht vollständig abwehren. Es kommt zu einer chronischen HIV-Persistenz mit andauernder Hyperreaktivität des Immunsystems und nachfolgender zunehmender Immundefizienz
· HIV gelangt meist über Schleimhäute in den Körper, wird dann durch dendritische Zellen aufgenommen und führt zur massiven Stimulation von T-Zellen. In der chronischen Phase benutzt HIV CD4+Zellen zur Vermehrung. Die

Aktivierung der CD4+Zellen führt zu einer Integration der viralen DNA in den Zellkern
· Eine **Immunstimulation durch Infektionen** (M. tuberculosis) oder Impfungen (Tetanus-Toxoid) kann durch CD4+Zellen zu einer vermehrten Virusproduktion und Proliferation von zytotoxischen CD8+T-Zellen führen. CD8+Zellen, Natürliche Killerzellen und Monozyten führen zur *Kontrolle* von HIV
· Initial spielen **CD8+Zellen** eine wesentliche Rolle, indem spezialisierte CD8+Zellen HIV-infizierte CD4+Zellen lysieren. Langfristig (nach 10–15 Jahren) führt das wiederum zur verminderten Funktion der HIV spezifischen zytotoxischen CD8+Zellen, da die Hilfe der CD4+Zellen fehlt
· Zusammen mit der Produktion von Chemokinen und Blockade der Chemokinrezeptoren, die von HIV selbst beim Eintritt in die CD4+Zellen benötigt werden, kommt es zur Kontrolle der HIV-Replikation in der ersten Phase der Virämie. CD8+Zellen können ein immunologisches Gedächtnis ausbilden und bei Zweitkontakt mit den HIV-Proteinen (gag, pol, env und nef) spezifisch reagieren
· Durch **vermehrte CD4+Aktivierung** kommt es zur gesteigerten Apoptose und durch Präsentation der Virusproteine auf der Oberfläche auch

zur Zerstörung durch Killerzellen. Das führt zu einem sehr hohen Umsatz an CD4+Zellen (2×10^9 Zellen/Tag, HWZ infizierter CD4+Zellen beträgt etwa 1,6 Tage). Durch diesen unphysiologisch hohen Umsatz wird das Immunsystem vorzeitig erschöpft – ein fortschreitender Immundefekt entsteht

- Der **kontinuierliche Verlust von CD4+T-Lymphozyten** durch hohe Viruslasten (CD4 < 350/µl und > 50.000 HIV-RNA Kopien/ml Plasma) führt zur deutlichen Störung der Thymusfunktion

- **CD4** als Teil des T-Zellrezeptors findet sich auf 60 % der T-Lymphozyten, T-Vorläuferzellen (Knochenmark, Thymus), Makrophagen, Monozyten, eosinophilen / dendritischen Zellen und Mikrogliazellen des ZNS und wurde bereits 1984 als primärer Rezeptor für HIV erkannt. Der **Eintritt von HIV in die CD4+Zelle** erfolgt über drei Schlüsselstellen: Nach Bindung von HIV über das Hüllprotein gp120 an den CD4-Rezeptor (= Attachment) kommt es zur Bindung an Korezeptoren und dann zur Fusion von Virus und Zelle

Antwort:

Lymphokinverschiebungen?

Kommentar:

Im Krankheitsverlauf werden die für T-Helferzellen (TH1) spezifischen Zytokine (IL-2, IFN-γ, IL-12, TNF-α) zugunsten der TH2 spezifischen Zytokine (IL-4, IL-5) vermindert synthetisiert. Durch die Effekte von IL-4 und IL-5 kommt es zu einer Hypergammaglobulinämie und zur vermehrten Allergieneigung in fortgeschrittenen Stadien der HIV-Infektion.

1212 **Prüfer:**

Änderungen des Verhaltens in Zellkultur?

Kommentar:

In der **HIV-Diagnostik** sind **Zellkulturen** durch die Molekularbiologie (PCR, TMA) **obsolet** geworden. Neben dem zeitlichen Aufwand ist bei der Virusanzucht vor allem das hohe Infektionsrisiko für die Labormitarbeiter problematisch!

1213 **Prüfer:**

Wie dringt das **HI-Virus in die Zelle** ein?

Kommentar:

Der Eintritt von HIV in die CD4+Zelle geschieht über drei Schlüssel-Stellen: Nach der **Bindung von HIV** über das Hüllprotein gp120 an den CD4-Rezeptor (= **Attachment**) erfolgt die **Bindung an den Korezeptor (CCR5 oder CXCR4)** und zum Schluss dann die **Fusion von Virus und Zelle (= Verschmelzung).**

Prüfer: **1214**

Was passiert mit der **HIV-RNA**?

Kommentar:

Die **HIV-RNA** muss in **DNA** umgeschrieben werden. Erst danach kann das Virusgenom in das Wirtsgenom (DNA) integriert werden – **Provirus**! Zur Transkription der RNA hat HIV die sogenannte **reverse Transkriptase.**

Prüfer: **1215**

Wie wird das **HI-Virus latent**?

Kommentar:

HIV repliziert als sogenanntes **Provirus.** Nach reverser Transkription der Virus-RNA in -DNA kann das Virus-Genom in das Genom der Wirtszelle integriert werden. So bleibt das Virus in einem latenten (= passiven) Zustand im Organismus und kann an Tochterzellen weitervererbt werden.

Prüfer: **1216**

Wie wird das Virus wieder **aktiv**?

Kommentar:

- Die **HIV-Infektion** führt durch starke Aktivierung zellulärer und humoraler Immunreaktionen zur Viruselimination – CD8+Zellen, Natürliche Killerzellen und Monozyten führen zur *Kontrolle* von HIV. Durch die sehr hohe Viruslast und hohe Mutationsrate kann das Immunsystem die Infektion aber nicht vollständig abwehren. Es kommt zu einer **chronischen HIV-Persistenz** mit andauernder Hyperreaktivität des Immunsystems und nachfolgender **zunehmender Immundefizienz**

- Initial spielen **CD8+Zellen** eine wesentliche Rolle. Spezialisierte CD8+Zellen lysieren HIV-infizierte CD4+Zellen. Langfristig (nach 10–15 Jahren) führt das zu einer verminderten

Funktion der HIV spezifischen zytotoxischen CD8+Zellen, da die Hilfe der CD4+Zellen fehlt

· **CD4+Zellen** können vom Immunsystem bzw. dem Thymus nicht schnell genug nachgebildet werden – es kommt zur **Erschöpfung des Immunsystems** mit starkem Anstieg der Viruslast!

1217 Prüfer:
Wie und wo wird das **HIV** in das menschliche Genom integriert?

Kommentar:
· Nach Eintritt von **HIV** in die Zelle kommt es zur Verschmelzung von Virus und Zelle
· Die **virale RNA** muss in DNA umgeschrieben werden, damit das Virusgenom in das Wirtsgenom (DNA) integriert werden kann – **Provirus**! Hierzu besitzt das HI-Virus die sogenannte **reverse Transkriptase**

1218 Prüfer:
Welche Fehler können bei der **reversen Transkription** auftreten? Wie wirken sich diese aus?

Antwort:
Vergleich reverse Transkriptase – humane DNA-Polymerase: reverse Transkriptase ist viel ungenauer als die humane DNA-Polymerase, daher höhere Mutationsrate beim HIV!

Kommentar:
· Die **virale reverse Transkriptase** hat eine **Fehlerrate von 1:1.000 bis 1:10.000** und hat keine Korrekturfunktion (**proof-reading**). Das führt zu einer sehr hohen Mutationsrate von HIV!
· Die humane Polymerase kann durch Fehlerkorrektur (z. B. proof-reading mit einer 3'-5'-Exonuklease) die Genauigkeit um 2–3 Zehnerpotenzen steigern
· Die Hemmung der reversen Transkriptase von HIV wird therapeutisch durch verschiedene Wirkstoffe (Nicht-nukleosidische Reverse-Transkriptase-Inhibitoren (NNRTI), Nukleotidanaloge Reverse-Transkriptase-Inhibitoren (NtRTI), Nukleosidanaloge Reverse-Transkriptase-Inhibitoren (NRTI)) ausgenutzt. **Reverse-Transkriptase-Hemmer** waren bis 1994 die einzigen zur HIV-Therapie zugelassenen wirksamen Medikamente

16.2.8. Akute HIV-Krankheit

1219 Prüfer:
Haben alle Infizierten eine **akute HIV-Krankheit**?

Antwort:
Nein

Kommentar:
Die akute **HIV-Krankheit** tritt bei 40 bis 90 % der Patienten ein bis vier Wochen nach Infektion auf. Da es sehr unspezifische Symptome sind, können sie leicht übersehen werden.

1220 Prüfer:
Was sind erste **klinische Zeichen** einer **HIV-Infektion**? Akute **HIV-Krankheit**?

Kommentar:
· Häufigste **klinische Zeichen** sind **Fieber**, Pharyngitis, Lymphknotenschwellungen und Hautausschlag (fleckig mit kleinen Knötchen). Die Symptome dauern meist 7 bis 10, selten 14 Tage
· Während der **symptomatischen Phase** kommt es zu starker Virusvermehrung (mehr als 100 Mio. Kopien/ml) mit Zerstörung der CD4+T-Helferzellen (Lunge und Darm) und zur Virus-Aussaat in verschiedene Gewebe. Die Viruslast fällt mit dem Auftreten von Anti-HIV-Antikörpern wieder ab
· Letztlich pendelt sich die Viruslast auf eine individuelle Höhe ein (= **viraler Setpoint**). Die Höhe des Setpoints hängt von genetischen Faktoren (Mutationen an Chemokin-Rezeptor-Genen, HLA) und der Immunantwort ab und ist prognostisch verwertbar als **Prädiktor** für die spätere **Krankheitsprogression**

1221 Prüfer:
Wird der **Übergang des latenten HIV-Stadiums in die produktive Phase** durch andere Infektionen ausgelöst?

Kommentar:
Es ist umgekehrt: Eine **zunehmende Erschöpfung des Immunsystems** mit Abfall der CD4+Zellen führt zur **zellulären Immunschwäche** und dadurch zur Begünstigung anderer Infektionen, wie z. B. der zerebralen Toxoplasmose.

1222 Prüfer:
Welche Zellen infiziert **HIV**?

Antwort:
Makrophagen, T-Helferzellen, Megakaryozyten, Gliazellen

Kommentar:
HIV infiziert alle **CD4+Zellen**, d.h. alle Zellen, die CD4 an ihrer Oberfläche tragen, das sind z. B. T-Lymphozyten, T-Vorläuferzellen (Knochenmark, Thymus), Makrophagen, Monozyten, Eosinophile, dendritische Zellen und Mikrogliazellen des ZNS.

1223 Prüfer:
Wie repliziert sich **HIV**?

Antwort:
Provirus

Kommentar:
· **HIV repliziert** sich als **Provirus**. Nach reverser Transkription der Virus-RNA in DNA kann das Virus-Genom in das Genom der Wirtszelle integriert werden. Dadurch bleibt das Virus in einem latenten (= passiven) Zustand im Organismus und wird an die Tochterzellen weiter gegeben:
  - Bindung an gp120 von CD4+Zellen
  - Bindung von gp120 an Korezeptoren (CCR5 oder CXCR4)
  - Beginn der Fusion (= Verschmelzung), hierzu verändern gp120 und gp41 ihre Form
  - Nach der Fusion gelangt die RNA ins Zytoplasma
  - Mittels reverser Transkription erfolgt ein Umschreiben der HIV-RNA in DNA
  - Integration des viralen Genoms in die menschliche DNA
  - Bildung und Aktivierung (Proteasen) von Virusproteinen
  - Ausknospung der Viren (Budding)

· **Entstehung von Virusvarianten:** Vor allem bei der reversen Transkription passieren viele Fehler, die nicht korrigiert werden und dann das Genom verändern

16.2.9. Verlauf der HIV-Infektion (AIDS)

Prüfer: **1224**
Wie verläuft die **HIV-Infektion** (grob, keine genaue Klassifikationen der Stadien)?

Kommentar:
· Eine **klinische Einteilung** der HIV-Infektion ist in **drei Stadien** möglich:
  - **Akute Phase:** Akute HIV-Krankheit (meist maximal 4 Wochen) mit unspezifischen Allgemeinsymptomen wie Fieber, Hautausschlag, Lymphknotenschwellung, Pharyngitis und Abgeschlagenheit
  - **Chronische Phase** als Latenzphase, meist symptomloser Verlauf (Monate bis Jahre)
  - **AIDS** ist die klinisch manifeste Immunschwäche (Median 8 bis 10 Jahre nach Erstinfektion)
· Einteilung anhand der **CD4+Lymphozyten**:
  1. Stadium bei > 500/µl CD4+Lymphozyten
  2. Stadium bei 200 bis 499/µl CD4+
  3. Stadium bei < 200/µl CD4+
  - Abfall der CD4+Zellen hängt von der Viruslast ab. Ab Stadium 2: Auftreten von Herpes Zoster, Mundsoor, Tuberkulose, evtl. Kaposisarkom und ab Stadium 3: Pneumocystose, Toxoplasmose, Kryptokokkose, Kryptosporidiose, Atypische Mykobakterien, CMV, Lymphom = AIDS!
· **Klinische Einteilung** in Kategorie A bis C:
  A asymptomatische HIV-Infektion, akute / symptomatische HIV-Infektion, persistierende generalisierte Lymphadenopathie
  B keine AIDS-definierenden Erkrankungen, aber Erkrankungen mit Bezug zu HIV, wie z. B. persistierender Durchfall, Herpes Zoster oder oropharyngeale Candida-Infektion
  C AIDS-definierende Erkrankungen

Frage: **1225**
Welche **AIDS-definierenden Erkrankungen** kennen Sie?

Kommentar:
· **Tumore:**
  - (invasives) Zervix-Karzinom
  - Non-Hodkin-Lymphom
  - Kaposi-Sarkom
· **Bakterielle Infektionen:**
  - Tuberkulose

- Infektionen mit M. tuberculosis oder M. kansasii, disseminiert oder extrapulmonal
- Rezidivierende Salmonellen-Septikämien
- Rezidivierende Pneumonien (häufiger als zweimal innerhalb eines Jahres)
· **Virusinfektionen:**
  - CMV-Retinitis oder generalisierte CMV-Infektion (nicht von Leber oder Milz)
  - Chronische HSV-Ulcera oder Herpes-Bronchitis, -Pneumonie oder -Ösophagitis
  - JCV (Polyoma Virus) → Progressiv multifokale Leukenzephalopathie
· **Parasitäre Infektionen:**
  - Toxoplasma gondii bedingte Enzephalitis
  - Kryptosporidien-Diarrhö (> 1 Monat)
  - Atypische disseminierte Leishmaniose
· **Pilzinfektionen:**
  - Ösophageale Candida-Infektion oder Befall von Bronchien, Trachea oder Lunge
  - Disseminierte oder extrapulmonale Histoplasmose
  - Extrapulmonale Kryptokokken-Infektionen
  - Pneumocystis jirovecii-Pneumonie (früher Pneumocystis carinii)
· **Sonstiges:**
  - HIV-Enzephalopathie
  - Wasting-Syndrom (ungewollter Gewichtsverlust > 10 % und chronische Diarrhoe)

16.2.10. HIV-Therapie

1226 Frage:
Wie sind die **HIV-Therapieindikationen** nach Leitlinie?

Kommentar:
· Therapie erfolgt bei einer symptomatischen HIV-Infektion, d.h. Kategorie B oder C nach CDC!
· Die **Therapie bei asymptomatischen Patienten** ist abhängig von der CD4+Zahl:
  - Therapie bei CD4+ < 350/μl, da ein deutliches Progressrisiko besteht
  - Therapie sollte bei CD4+Zellen zwischen 350 und 500/μl erfolgen, da auch hier ein höheres Progressrisiko besteht (nicht AIDS definierende Erkrankungen treten vermehrt auf)
· Indikation ist auch eine Senkung der Virämie und damit Reduktion der Infektiosität und die Transmissionsprophylaxe in der Schwangerschaft!

· **NEU:** Seit September 2015 empfiehlt die WHO eine HIV-Therapie für alle Infizierten, unabhängig von der CD4+Zahl. Studien deuten darauf hin, dass eine Therapie die Mortalität auch bei > 500 CD4+Zellen/μl senkt. Außerdem soll so die Infektiosität reduziert und die HIV-Epidemie eingedämmt werden !

> ### Nukleosid- / Nukleotidanaloga
>
> **Nukleosidanaloge Reverse-Transkriptase-Inhibitoren (NRTI)** (z. B. Entecavir, Lamivudin, Zidovudin) und **Nukleotidanaloge Reverse-Transkriptase-Inhibitoren (NtRTI)** (z. B. Adefovir, Tenofovir) bewirken eine Hemmung der **reversen Transkriptase**. NRTI müssen im Gegensatz zu NtRTI nach der Aufnahme in die Zelle erst noch phosphoryliert werden. NRTIs und NtRTIs konkurrieren mit den echten Nukleotiden und verdrängen diese von ihren Bindungsstellen an der reversen Transkriptase. Werden nun diese *falschen* Bausteine in die DNA eingebaut, führt das zum Strangabbruch und zur Verhinderung der Virusreplikation.

Frage: 1227
Nach welchem Prinzip erfolgt die **HIV-Therapie**?

Kommentar:
· HIV-Monotherapien führen häufig zur Resistenzentwicklung. Daher erfolgt immer eine **Kombinationstherapie** mit mindestens drei Medikamenten. Beispielsweise mit zwei NRTI oder NtRTI und einer dritten Substanz (Proteaseinhibitoren (PI), NNRTI, Integrase-Inhibitoren (INI))
· Eine lebenslange kontinuierliche und regelmäßige Einnahme aller Medikamente ist notwendig
· Für eine **gute Compliance** sind Fixkombinationen, also eine Tablette mit mehreren Wirkstoffen, die nur einmal täglich eingenommen werden muss, notwendig
· Mindestens alle 3 Monate erfolgt eine Laborkontrolle mit Bestimmung der Viruslast, der CD4+ / CD8+Zellen und ein Routinelabor
· Eine konsequente Senkung der Virämie vermindert die Morbidität, Mortalität und vor allem die Infektiosität. Die Reduktion der Viruslast

< 50 RNA-Kopien/ml verhindert die Resistenzentwicklung

· Therapiepausen fördern die Resistenzentwicklung → engmaschige Kontrolle der Viruslast und des Immunstatus

· **Resistenztestung** vor Therapieeinleitung – in DE sind etwa 10–12 % resistente HIV-Varianten vertreten!

· Die Viruslast muss innerhalb von 3–6 Monaten nach Therapieeinleitung unter die Nachweisgrenze kommen

1228 Frage:
Welche **HIV-Medikamente** gibt es?

Kommentar:
· Es sind mehr als **30 Medikamente** aus **5 Wirkstoffklassen** verfügbar:[5]

· In Abbildung 16.4 (Seite 284) ist die HIV-Replikation dargestellt. Ansatzpunkte einer Anti-Retroviralen-Therapie (ART) ist die Verhinderung der Fusion des Virus mit der CD4+Zelle (Fusionsinhibitoren), eine Behinderung der reversen Transkription (Reverse Transkriptase Hemmer), das Verhindern des Einbaus der viralen DNA in das Wirtsgenom (Integrase-Inhibitoren) oder die Hemmung der Protease (Proteaseinhibitoren)
  - **Nukleosidanaloge Reverse-Transkriptase-Inhibitoren (NRTI)** und **Nukleotidanaloge Reverse-Transkriptase-Inhibitoren (NtRTI)**
  - **Proteaseinhibitoren (PI)** (NW: Lipodystrophie = dicker Bauch, Büffelnacken, Storchenbeine, schmales Gesicht)
  - **Nicht-nukleosidische Reverse-Transkriptase-Inhibitoren (NNRTI)**
  - **Integrase-Inhibitoren (INI):** von HIV-pol-Gen kodiertes Enzym wird gehemmt, die Integrase ist wichtig für die Integration der viralen DNA in die Wirts-DNA. Erstes Medikament Raltegravir (2007)
  - **Entry-Inhibitoren:** Attachment-Inhibitoren, Fusion-Inhibitoren (CCR5- und CXCR4-Antagonisten)

---
[5]Deutsch-Österreichische Leitlinien zur antiretroviralen Therapie der HIV-Infektion, AWMF-Register-Nr.: 055-001

16.2.11. HIV-Pneumonie

Fallbeispiel

Sie werden konsiliarisch zu einem **HIV-positiven Patienten** gerufen, bei dem im Röntgenthorax **pneumonische Infiltrate** zu sehen sind.

Prüfer: 1229
Was schlagen Sie an **mikrobiologischen Untersuchungen** vor?

Antwort:
TBC, Pneumocystis carinii

Kommentar:
· Auch bei HIV-Patienten unterscheidet man zwischen ambulant und nosokomial erworbenen Pneumonien. Bei ambulant erworbenen Pneumonien auch die Reiseanamnese erheben!
· Die häufigsten Erreger ambulant erworbener Pneumonien sind **Pneumokokken, Haemophilus influenza und Mykoplasmen** (besonders bei jüngeren Patienten!). Ebenfalls häufig sind: Klebsiellen, Staphylococcus aureus (S. aureus) und Pseudomonas aeroginosa – Legionellen sind selten
· Besonders gefährdet sind Patienten in einer Therapiepause (niedrige CD4+Zellen), i. v. Drogenabhängige, Alkoholabhängige und Patienten mit vorbestehenden Lungenerkrankungen (auch Nikotinabusus – Nikotinkarenz reduziert das Risiko einer bakteriellen Pneumonie)
· **Nosokomiale Pneumonien** werden häufig durch typische Hospitalkeime (Klebsiellen, Staphylokokken oder Pseudomonas) verursacht. Bei der Therapie müssen Resistenzen (Methicillin-resistenter Staphylococcus aureus (MRSA), Extended-Spectrum-Betalaktamasen (ESBL) etc.) bedacht werden
· Klassischer Pneumonie-Erreger bei AIDS ist **Pneumocystis jirovecii**. Die Diagnosestellung erfolgt molekularbiologisch (PCR) aus BAL
· Zusätzlich muss bei HIV-Patienten immer eine Tuberkulose ausgeschlossen werden. Dies geschieht mittels IGRA-Test, Nachweis von säurefesten Stäbchen oder Kultur aus BAL

Prüfer: 1230
Wo kommen **Legionellen** vor?

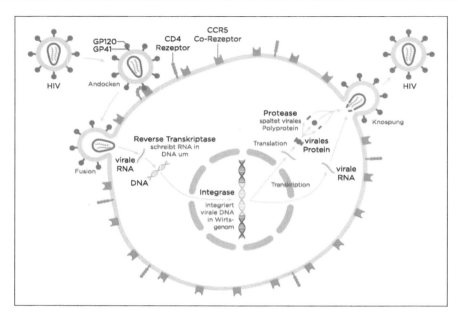

Abb. 16.4.: HIV-Replikation, Copyright Dr. Thomas Splettstößer (www.scistyle.com)

Kommentar:
· **Legionellen** vermehren sich optimal bei 30 bis 45 °C, Ansteckung durch Aerosole (Einatmen von legionellenhaltigem Wasser)
· Hauptgefährdung besteht durch **warmes Stagnationswasser**, also Warmwasser bei langen Standzeiten und zu niedrigen Warmwassertemperaturen (> 60 °C tötet Legionellen); z. B. in öffentlichen Duschen in Schwimmbädern, Whirlpools, Krankenhäusern, bei Luftwäschern von Klimaanlagen, Kühltürmen und zu warmen Kaltwasserleitungen (> 20 °C)

1231 Frage:
Was war der schwerste **Legionellen-Ausbruch** in Deutschland?

Kommentar:
· **2013** kam es zu einem Legionellenausbruch in Warstein mit **165 Erkrankungsfällen** und 3 Toten. Die wahrscheinlichste Ursache war ein Rückkühlwerk
· **2010** kam es zu einem Ausbruch in Ulm mit **65 Erkrankungsfällen** und 5 Toten

Prüfer: 1232
Wie viele **Legionellen-Serotypen** gibt es?

Kommentar:
· Unterschieden wird die **Legionärskrankheit** (Legionellenpneumonie) von dem **Pontiac-Fieber** (grippeähnlich, keine Pneumonie)
· Gattung Legionella umfasst 51 Spezies und 73 Serogruppen
· Am wichtigsten sind die Serotypen 1, 4 und 6 von Legionella pneumophila

Prüfer: 1233
Wie werden **Legionellen** angezüchtet und differenziert?

Kommentar:
· Die **Legionellenanzucht** erfolgt auf Spezialnährböden mit verlängerten Bebrütungszeiten (bis zu 10 Tage)
· Die **Legionellendifferenzierung** erfolgt mittels cysteinfreiem Medium (Nähragar low, hier kein Legionellenwachstum) und Durchführen des Legionella Latex Tests (Antikörpertest)

· Legionellen kolonisieren nicht den Respirations-trakt, daher ist der kulturelle Nachweis aus respiratorischen Sekreten immer gleichbedeutend mit einer Infektion (oder Probenkontamination)

· Geeignete Kulturmaterialien sind Trachealsekret, BAL und Lungengewebe

· Die Sensitivität des kulturellen Legionellen-Nachweises liegt zwischen 10 % und 80 % bei hoher Spezifität von 100 %

· **Vorteil der Anzucht** gegenüber der PCR ist neben der Resistenztestung, dass ein Vergleich der Legionellen-Isolate aus verschiedenen Patientenproben und Umgebungsmaterialien (Wasserproben, Abstriche von Kühlsystemen) möglich ist. Das ist wichtig bei Ausbruchgeschehen!

1234 Prüfer:
Aus welchem Material kann **Pneumocystis carinii** diagnostiziert werden?

Kommentar:
· Seit einigen Jahren wird der Erreger der Pneumocystis Pneumonie als **Pneumocystis jirovecii** bezeichnet. Es ist ein Schlauchpilz

· Die **mikrobiologische Diagnostik** erfolgt durch einen Ausstrich und Färbung (z. B. Giemsa-Färbung) aus BAL, transbrochialer Biopsie oder induziertem Sputum (nach Inhalation mit 3 % NaCl). Eine Anzucht auf üblichen Kulturmedien ist nicht möglich

· Meist erfolgt ein **molekularbiologischer direkter Erregernachweis** mittels PCR

1235 Prüfer:
Welche Färbungen kommen bei **Pneumocystis carinii / jirovecii** in Frage?

Kommentar:
Mikroskopie eines Direktpräparats und Färbung mit Giemsa, Grocott-Silberfärbung oder Immunfluoreszenz.

1236 Prüfer:
Woher bekommen Sie die Antikörper, wenn Sie einen **direkten IFT** machen?

Kommentar:
· Bei der **direkten Immunfluoreszenz** wird das Patientenmaterial aufgearbeitet und das Antigen auf einem Objektträger fixiert. Nach Zugabe von Fluorchrom markierten Antikörpern binden diese an das entsprechende Antigen. Nicht gebundene AK werden ausgewaschen. Im Fluoreszenzmikroskop werden durch *Leuchten* Antigene sichtbar gemacht

· Die Antikörper werden mit Fluorchromen konjugiert, d.h. die Farbstoffe sind chemisch an Antikörper gebunden und können eventuell auch die AK-Struktur und Immunreaktivität beeinflussen

· Typische Farbstoffe sind Fluoreszeinisothiocyanat (FITC), Tetramethylrhodamin Isothiocyanat (TRITC)

1237 Prüfer:
Welche bakteriellen Erreger spielen bei **HIV-Positiven** eine wichtige Rolle?

Kommentar:
· **HIV** ist der wichtigste Risikofaktor für eine TBC, geschätzt 40 Mio. HIV-Patienten haben eine TBC-Koinfektion

· Infektionen mit M. tuberculosis oder kansasii, disseminiert oder extrapulmonal

1238 Prüfer:
Wie viel und welche **Typen** an **Mykobakterien** gibt es? (Einteilung und Differenzierung?)

Kommentar:
· Unter dem Begriff **Tuberkulose** werden die Krankheiten verstanden, die durch einen Erreger des **Mycobacterium-tuberculosis-Komplexes** verursacht werden: M. tuberculosis, M. bovis inkl. BCG-Impfstamm, M. africanum, M. canetti, M. microti, M. pinnipedii

· Nichttuberkulöse Mykobakterien (NTM) wurden früher auch atypische Mykobakterien genannt und werden in 4 Gruppen eingeteilt. Die Gruppe III enthält M. avium und M. intracellulare. Diese sind besonders häufig bei **AIDS** (erworbene Immundefizienz)

1239 Prüfer:
Wie ist die **Therapie** bei **atypischen Mykobakterien**?

Antwort:
Tuberkolostatika, Streptomycin, Gyrasehemmer

Kommentar:
- **HIV-Patienten** sind häufig mit Mycobacterium tuberculosis kolonisiert (Sputum, Stuhl), aber es erkranken nur Patienten mit weniger als 50 CD4+Zellen/ μl (früher waren das bis zu 40 % der AIDS-Patienten)
- **3-fach Therapie** unter Anti-Retrovirale-Therapie (ART) mit Clarithromycin, Rifabutin und Ethambutol (EMB) für mindestens 6 Monate und bis die CD4+Zellen > 100/μl sind → bei disseminierter Erkrankung sollten Kontrollen mit regelmäßigen Blutkulturen durchgeführt werden

1240 **Frage:**
Wann muss man an eine **(disseminierte) Mycobacterium tuberculosis-Infektion** denken?

Kommentar:
- **Mycobacterium tuberculosis** verursacht unspezifische Symptome wie Fieber, Gewichtsverlust, Diarrhöen und Bauchschmerzen, aber auch bei lokalisierten Infektionen vor allem Lymphknotenabszesse!
- **Diagnostik:** Blutkulturen, evtl. Stuhl oder BAL, AP ist fast immer erhöht und verdächtig auf ein Mycobacterium-avium-Komplex (MAK), bei Abszess → Untersuchung aus Punktionsmaterial

MB **16.2.12. Pilzinfektion bei AIDS**

1241 **Prüfer:**
Bei AIDS-Patienten sehen wir häufiger eine **Pilzinfektion im ZNS.** An was denken Sie?

Antwort:
Cryptococcus neoformans beziehungsweise Filobasidiella neoformans, wie die vollständige Form dieses Pilzes heißt.

Kommentar:
- **Cryptococcus neoformans** ist ein rundlicher etwa 1–5 μm großer, hefeähnlicher, bekapselter Pilz. Er ist weltweit verbreitet und gehört zu den Ständerpilzen (Basidiomycota). 1976 wurde das geschlechtliche (teleomorphe) Stadium

von Cryptococcus neoformans mit Filobasidiella neoformans beschrieben
- Eine Extrapulmonale **Kryptokokkose** ist eine AIDS-definierende Erkrankung (CDC Kategorie C), die in Europa selten ist. In den USA und Südostasien ist die Kryptokokkose deutlich häufiger

1242 **Prüfer:**
Wie gehen Sie diagnostisch bei V. a. eine **Kryptokokkose** vor?

Kommentar:
- Die Bestimmung des **Kryptokokken-Antigens** sollte vor allem bei neurologischen Symptomen und niedrigen CD4+Zellen erfolgen. Der Antigentest im Serum hat einen hohen PPW!
- Blutkulturen sind ebenfalls häufig positiv
- Bei Liquorpunktion erfolgt eine Tuschefärbung, eine Pilzkultur und die Bestimmung des Kryptokokken-Antigens
- Bei CD4+Zellen > 100/μl eher unwahrscheinlich!

1243 **Prüfer:**
Wie ist die **Therapie** bei einer **Kryptokokkose?**

Kommentar:
- Eine **Kryptokokken-Therapie** erfolgt mit Amphotericin B plus Fluconazol und wenn noch nicht erfolgt, wird eine ART begonnen
- Wegen möglichen NW **Laborkontrolle** der Elektrolyte (Hypokaliämie), Creatinin (Nephrotoxisch), Harnstoff, GPT, Blutbild

16.2.13. Meldepflicht

1244 **Prüfer:**
Wie ist der aktuelle Stand der **AIDS-Meldepflicht?** Wer ist wann, wo und wie meldepflichtig?

Kommentar:
- Nach **§ 7 Abs. 3 Nr. 2 des IfSG** ist der Nachweis der HIV-Infektion **nicht namentlich meldepflichtig!** Die Meldung erfolgt hierzu kodiert direkt an das RKI

· Bei Diagnosestellung ist primär das Labor meldepflichtig. Es schickt dem einsendenden Arzt einen Durchschlag des Meldebogens. Dieser ist verpflichtet, dem Labor nicht bekannte Informationen wie demographische, anamnestische und klinische Angaben auf dem Durchschlagmeldebogen zu ergänzen und dann die ergänzte Meldung direkt an das RKI zu senden
· Jeder Meldebogen ist mit einer Meldenummer versehen, so dass später eine Zuordnung des Meldebogens zu einem bestimmten Patienten im Labor möglich ist

1245 Prüfer:
Was wird auf dem **HIV-Meldebogen** kodiert?

Kommentar:
· Um **Mehrfachmeldungen eines Patienten** zu erkennen und gleichzeitig die Anonymität des Patienten zu sichern, wird eine fallbezogene Verschlüsselung aus Elementen des Vor- und Zunamens generiert:
  - Geburtsdatum Monat und Jahr (ohne Tag)
  - Geschlecht m/w
  - Erste drei Ziffern der PLZ (Patient, Arzt und Labor)
  - Anzahl der Buchstaben jeweils von Vor- und Nachname sowie jeweils der dritte Buchstabe (Beispiel *Sabine Mayer* ergibt 6b und 5y)
· Enthalten sind auch **Angaben zur Diagnosestellung** (Blot, NAT, p24-Ag), Angaben zum **Infektionszeitpunkt**, CD4+Zellzahl und klinisches Stadium (CDC A–C), Angaben zum **Infektionsweg** (MSM, Drogenabusus), Ansteckung in DE? Herkunftsland des Patienten?

16.3. Hepatitis

16.3.1. Fallbeispiel Hepatitis

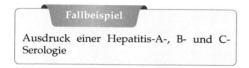

Fallbeispiel

Ausdruck einer Hepatitis-A-, B- und C-Serologie

1246 Prüfer:
Wie unterscheidet man eine **abgelaufene Hepatitis-B-Infektion** von einer **Impfung**?

Kommentar:
· Bei einer **Hepatitis-B-Impfung** werden nur Antikörper gegen das Virus-Hüll-Antigen (**HBsAg**), also **Anti-HBs-AK** gebildet
· Bei einer **akuten oder chronischen HBV-Infektion** (HBsAg positiv) oder einer durchgemachten Infektion sind auch **Anti-HBc-Antikörper** nachweisbar, die gegen das Hepatitis-B-Core-Antigen (HBcAg) gerichtet sind

1247 Prüfer:
HCV-IgG-AK und HCV-Blot sind positiv. Wozu dient der **HCV-Blot**?

Antwort:
Spezifität des EIA absichern

Kommentar:
Ähnlich dem HIV-Suchtest werden **positive HCV-Antikörper** mit einem Immunoblot bestätigt. Der Suchtest hat eine hohe Sensitivität bei etwas geringerer Spezifität, der Bestätigungstest (Blot) hat durch den Nachweis spezifischer Antikörper gegen definierte (rekombinante) Antigene eine hohe Spezifität bei ggf. etwas geringerer Sensitivität.

1248 Prüfer:
Wozu dient die **HCV-PCR**?

Antwort:
Virusquantifizierung (Viruslastbestimmung) zur Klärung der Infektiosität

Kommentar:
Eine **HCV-NAT** (z. B. als PCR) wird zur Viruslastbestimmung insbesondere im Rahmen einer HCV-Therapie zur Therapiekontrolle und zur Bestimmung der Infektiosität durchgeführt. Die HCV-AK lassen keine Aussage auf den Status der Krankheit (akut, chronisch, ausgeheilt) zu!

16.3.2. Hepatitis-Serologie und Differentialdiagnosen

1249 Prüfer:
Sind **Hepatitis-Viren** RNA- oder DNA-Viren?

Kommentar:

· Das **Hepatitis-B-Virus** (Hepadnaviren) ist das einzige **Hepatitis-DNA-Virus**

· Alle anderen **Hepatitis-Viren** sind **RNA-Viren**: HAV (Gruppe Picornaviren), HCV (Hepaciviren aus den Flaviviren), Hepatitis-D-Virus (HDV) und Hepatitis-E-Virus (HEV) (Hepeviridae)

1250 Prüfer:

Welche nicht viralen **Hepatitiden** gibt es?

Antwort:

Alkohol

Kommentar:

Alkoholtoxische Hepatitis, Hämochromatose (Eisenspeicherkrankheit), Morbus Wilson (Kupferspeicherkrankheit), α-1-Antitrypsin-Mangel, Autoimmunhepatitis

1251 Prüfer:

Nennen Sie **bakterielle Erreger der Hepatitis**.

Antwort:

Leptospiren (Morbus Weil = Hepatitis + Nephritis), TBC, Brucellosen, S. Typhi, Früher Lues

Kommentar:

· **Bakterien:** Brucellen, Leptospiren, Mycobacterium tuberculosis, Borrelien, Chlamydien, T. pallidum (= Syphilis), Gonokokken, Rickettsien, Salmonellen, Shigellen

· **Protozoen:** Toxoplasma gondii (= Toxoplasmose), Amöben, Leishmanien, Plasmodien

· **Helminthen (= Würmer):** Ascaris, Bilharziose, Leberegel, Trichinen

16.3.3. Hepatitis-Diagnostik

Fallbeispiel

Ein Patient kommt in die Ambulanz mit gelben Skleren und erhöhten Transaminasen nach einem Chinaaufenthalt.

1252 Prüfer:

An was denken Sie?

Kommentar:

China ist ein **Hochprävalenzengebiet** für das Hepatitis-B-Virus (etwa ⅓ der weltweit 400 Mio. Infizierten stammen aus China!). Anamnestisch Impfstatus Hepatitis B erfragen!

Frage: 1253

Was wäre noch denkbar?

Kommentar:

Prinzipiell kommt auch das **HAV** oder **HEV** (fäkal-orale Übertragung = Lebensmittel) und das **HCV** (parenteral) in Frage.

Frage: 1254

Was gehört zur **Hepatitis-B-Diagnostik**?

Kommentar:

· Suchtests: HBsAg, Anti-HBc- und Anti-HBs-AK

· Sinnvoll bei V. a. Hepatitis: Transaminasen (GOT, GPT, γ-GT)

· Bei positiven HBsAg und Anti-HBc-AK komplette Diagnostik mit: Anti-HBe-AK, HBeAg, Anti-HBc-IgM-AK (Unterscheidung chronisch / akut)

· Viruslastbestimmung (quantitative HBV-NAT) zur Klärung der Infektiosität

Frage: 1255

Was sollte man bei festgestellter **HBV-Infektion** noch untersuchen?

Kommentar:

Ausschluss einer Ko- / Superinfektion mit **HDV**, deshalb HDV-AK Bestimmung, wenn positiv, dann ggf. HDV-PCR.

Frage: 1256

Warum sollte eine **HDV-Infektion** ausgeschlossen werden?

Kommentar:

Der klinische Verlauf einer Hepatitis-B-Infektion ist deutlich ungünstiger bei einer Doppelinfektion mit HDV.

Prüfer: 1257

Was bestimmen Sie bei V.a. eine **akute Hepatitis**?

Antwort:
Anti-HAV-IgM, HBsAg, Anti-HBc-IgM, Anti-HCV-AK

Kommentar:
· Bei erhöhten Leberwerten erfolgt meist zuerst der **Ausschluss einer Hepatitis A, B und C**. Sinnvoll ist vor allem bei Risikopersonen (Immunsupprimierten, Z.n. Transplantation, Schwangeren) auch der Ausschluss einer Hepatitis E. In zweiter Linie erfolgt der Ausschluss einer **EBV- und CMV-Infektion**, einer bakteriellen oder autoimmunbedingten Hepatitis

· **Hepatitis A:** Anti-HAV-AK (gesamt also IgG und IgM) – wenn positiv, dann ergänzend Bestimmung von HAV-IgM-AK und der HAV-RNA mittels NAT (PCR), bevorzugt aus Stuhl, alternativ aus Blut

· **Hepatitis B:** HBsAg, Anti-HBc-AK, wenn beides positiv ist, dann erfolgt eine erweiterte Serologie mit HBeAg, Anti-HBe- und Anti-HBc-IgM-AK zur Differenzierung zwischen einer akuten und chronischen Infektion. Ergänzende Bestimmung der HBV-DNA (Viruslast) mittels NAT (PCR, TMA) zur Klärung der Infektiösität bzw. Therapieindikation

· **Hepatitis C:** HCV-AK, ggf. Bestätigung mit Blot und Bestimmung der HCV-RNA (NAT)

1258 Prüfer:
Warum bestimmen Sie auch **Anti-HBc-IgM**?

Kommentar:
Bei positiven HBsAg und positiven Anti-HBc-AK ist eine **Unterscheidung** der **akuten von einer chronischen Infektion** durch positive Anti-HBc-IgM-Antikörper möglich. Der normale Anti-HBc-AK-Test erfasst die Gesamtantikörper, d.h. IgG- und IgM-AK.

1259 Prüfer:
Genügt bei einer **Posttransfusionshepatitis** der einmalige Anti-HCV-AK-Test?

Antwort:
Diagnostische Lücke bis zur Serokonversion. Escapemutationen vermutlich auch bei HCV

Kommentar:
· Die **Posttransfusionshepatitis** war früher, bevor Blutprodukte und Spender auf HCV getestet wurden (vor 1990, besonders bei gepoolten Präparaten), sehr häufig. Durch Bestimmung der Anti-HCV-AK und der GPT beim Spender ist sie sehr selten geworden. Mit einer ergänzenden HCV-RNA-Bestimmung können Infektionen in der Frühphase noch vor einer Serokonversion entdeckt werden und infizierte Spender bzw. Blutprodukte ausgeschlossen werden

· Die **Serokonversionszeit** liegt zwischen 2 Wochen und 6 Monaten. Bei asymptomatischen Patienten schließen negative HCV-AK erst nach 6 Monaten eine Infektion sicher aus!

1260 Prüfer:
Welche gentechnischen Methoden gibt es zur **Hepatitis-Diagnostik**?

Antwort:
· HBV-DNA-Nachweis früher mittels RIA mit DNA Hybridisierung (Trennung der Hybride durch Säulenchromatographie), HBV-PCR (etwa 1/3 der isoliert Anti-HBc-Positiven: **low level carrier**)

· Hepatitis-C-Virus-PCR

Kommentar:
Aktueller Stand ist der Nachweis der HBV-DNA oder HCV-RNA mittels NAT (PCR oder TMA). Bei HBV oder HCV erfolgt auch häufig eine Genotypisierung, da der Genotyp wichtig für die Prognose und das Therapieregime ist. HAV- und HEV-RNA wird ebenfalls molekularbiologisch mittels NAT (hier meist PCR) aus Blut bestimmt. Bevorzugt sollte Stuhl untersucht werden, da hier länger eine Virusausscheidung vorliegt.

1261 Frage:
++ Was untersuchen Sie zum **Ausschluss einer Hepatitis**?

Kommentar:
· Aus Kostengründen meist als **Stufendiagnostik**:

  - **Basisdiagnostik:** Transaminasen (GOT, GPT), γ-GT, Bilirubin, AP, CHE
  - **Ausschluss infektiöse Hepatitis**

- HAV: HAV-AK, HAV-IgM-AK (HAV-PCR aus Blut oder Stuhl)
- HBV: Anti-HBs-AK, Anti-HBc-AK, HBsAg (ggf. HBeAg, Anti-HBe-AK, HBV-DNA, Anti-HBc-IgM)
- HCV: HCV-AK ggf. Blot und HCV-RNA
- HDV-AK bei pos. HBS-Ag (Ausschluss einer Hepatitis D Ko- / Superinfektion)
- HEV: Anti-HEV-IgG-AK und –IgM-AK (ggf. PCR aus Blut oder Stuhl)
- **Andere hepatotrophe Viren:** CMV, EBV, HSV, Adenovirus, Enterovirus, Mumpsvirus, Rötelnvirus, VZV
+ - **Bakterien:**
  - Brucellen, Leptospiren, T. pallidum, M. tuberculosis, Borrelien, Chlamydien, Gonokokken, Rickettsien, Salmonellen, Shigellen
- **Protozoen:** Toxoplasmose, Amöben, Leishmanien, Plasmodien
- **Helminthen:** Ascaris, Bilharziose, Leberegel, Trichinen
- **Hepatotoxische Substanzen:**
  - Alkohol! → CDT-Bestimmung!
  - Medikamente: α-Methyldopa, Chlorpromazin, Diclofenac, Fenofibrat, Isoniazid (INH), Methotrexat, Nitrofurantoin, Phenytoin, Salicylate
- Transferrinsättigung / Ferritin erhöht? $\xrightarrow{\text{Ja}}$ V. a. Hämochromatose → Genanalyse durchführen!
- Ausschluss **Autoimmunhepatitis**
  - Autoimmunhepatitis Typ I (lupoide Hepatitis): ANA
  - Autoimmunhepatitis Typ II (LKM-AK-positive Hepatitis): SMA, LKM-AK
  - Autoimmunhepatitis Typ III (SLA-AK-positive Hepatitis): SLA-AK
  - PBC: AMA
  - PSC: pANCA
- Kupfer erhöht, Coeruloplasmin erniedrigt? $\xrightarrow{\text{Ja}}$ V. a. Morbus Wilson = Kupferspeicherkrankheit (ggf. Leberbiopsie)
- α-1-Antitrypsin erniedrigt? $\xrightarrow{\text{Ja}}$ α-1-Antitrypsin-Mangel → Phänotypisierung

1262 Frage:
Welche Diagnostik veranlassen Sie zum **Ausschluss einer infektiösen Hepatitis?**

Antwort:
· HAV: RNA-Virus, früher Enterovirus 72, Übertragung fäkal-oral, Inkubationszeit 2–6 Wochen, Nachweis der akuten Erkrankung durch HAV-IgM-Antikörper

· HBV: DNA-Virus, Übertragung durch Blut und Blutprodukte, Intimkontakte, perinatal, Inkubationszeit 4–25 Wochen

· HCV: RNA-Virus, Übertragung durch Blut und Blutprodukte, selten durch Intimkontakt und perinatal, Inkubationszeit 1–20 Wochen

· HDV: Defektes RNA-Virus, als Ko- und Superinfektion von HBV, Übertragung durch Blut und Blutprodukte, selten perinatal oder durch Intimkontakt, Inkubationszeit bei Koinfektion wie HBV, bei Superinfektion 1–7 Wochen

· HEV: RNA-Virus, Übertragung fäkal-oral, Inkubationszeit 3–9 Wochen

· Hepatitis G: (syn. GBC-Virus) macht keine Hepatitis, fälschlicherweise als Hepatitis G bezeichnet

· Sonstige: CMV, EBV, HSV

Kommentar:
· Erreger der **klassischen Virushepatitis** sind: HAV, HBV (ggf. HDV), HCV, HEV, ebenfalls häufig sind EBV und CMV

· Andere in Frage kommende **Viren** sind Adenovirus, Coxsackie-Virus (Enteroviren), HSV, Mumps-Virus, Röteln-Virus, VZV

· **Bakterielle** Ursachen einer Hepatitis sind Brucellen, Leptospiren, M. tuberculosis, Treponema pallidum, Borrelien, Chlamydien, Gonokokken, Rickettsien, Salmonellen und Shigellen +

· **Protozoen:** Toxoplasmose, Amöben, Leishmanien, Plasmodien

· **Helminthen:** Scaris, Bilharziose, Leberegel, Trichinen

Frage: 1263
Welche **nicht infektiösen** Ursachen einer Hepatitis gibt es?

Antwort:
Alkohol bedingte Hepatitis! Autoimmunhepatitis, Morbus Wilson, Hämochromatose

Kommentar:
- **Hepatotoxische Substanzen?**
  - **Alkoholmissbrauch!** → CDT bestimmen, MCV, γ-GT, im Akutfall ggf. auch den Alkoholspiegel bestimmen
  - **Medikamente:** α-Methyldopa, Chlorpromazin, Diclofenac, Fenofibrat, INH, Methotrexat, Nitrofurantoin, Phenytoin, Salicylate
- Bei auffälliger **Transferrinsättigung** und erhöhtem **Ferritin** besteht der V. a. eine Hämochromatose. Zum Ausschluss erfolgt eine Genanalyse
- **Ausschluss Autoimmunhepatitis**
  - Autoimmunhepatitis Typ I (lupoide Hepatitis): ANA
  - Autoimmunhepatitis Typ II (LKM-AK-positive Hepatitis): SMA, LKM-AK
  - Autoimmunhepatitis Typ III (SLA-AK-positive Hepatitis): SLA-AK
  - PBC: AMA
  - PSC: pANCA
- Ein **erhöhter Kupferwert** und ein **erniedrigtes Coeruloplasmin** spricht für einen **Morbus Wilson**, also eine Kupferspeicherkrankheit. Diagnoseabsicherung ggf. mittels Leberbiopsie
- Ein **erniedrigter α-1-Antitrypsin-Wert** zeigt einen α-1-Antitrypsin-Mangel an (ggf. Phänotypisierung)

16.3.4. Hepatitis-B-Virus

1264
+ Prüfer:
Wie sieht die **Routinediagnostik** bei der **Hepatitis B** aus?

Antwort:
- HBeAg, Anti-HBe, HBV-DNA (PCR)
- 20 % der isoliert Anti-HBc-Positiven sind HBV-DNA-positiv

Kommentar:
- Die Routinediagnostik bei der Hepatitis B besteht aus der Bestimmung der **Anti-HBs-Antikörper**, der **Anti-HBc-Antikörper** und des HBs-Antigens **(HBsAg)**
- Bei positivem HBsAg oder positiven Anti-HBc-Antikörpern erfolgen weitere Untersuchungen zur Unterscheidung zwischen einer chronischen und einer akuten Hepatitis-B-Infektion: Anti-HBc-IgM-Antikörper, HBe-Antigen und Anti-HBe-Antikörper

- Ggf. ergänzende Bestimmung der **HBV-DNA** (Viruslastbestimmung) zur Abklärung der Krankheitsaktivität bzw. der Infektiosität (z. B. bei Schwangerschaft oder unter Therapie)

1265
Prüfer:
Wann sind die **Anti-HBs-AK** isoliert positiv?

Antwort:
Impfung aktiv oder passiv, bei 0,7 % nach Infektion

Kommentar:
Anti-HBs-Antikörper werden nach einer Hepatitis-B-Impfung oder einer durchgemachten und ausgeheilten Infektion (Serokonversion) gebildet. Nach einer Infektion sind im Regelfall auch Anti-HBc-AK und Anti-HBe-AK nachweisbar. Diese fehlen immer nach einer Impfung, da hier mit dem Oberflächenantigen (HBsAg) geimpft wird, werden nur Anti-HBs-AK gebildet!

1266
Prüfer:
Wie ist die **Inkubationszeit** der **Hepatitis B**?

Kommentar:
- Die **Hepatitis B** hat mit **45–180 Tagen** eine sehr lange Inkubationszeit. Im Durchschnitt sind es etwa 60–120 Tage, also 2–4 Monate
- Die Inkubationszeit hängt von der Erregerdosis ab
- Wichtig ist, dass eine **hohe Infektiosität** in der Regel bereits einige Wochen **vor Krankheitsausbruch** besteht. Daher kann die Durchführung einer NAT sinnvoll sein, z. B. bei Stammzellspendern oder nach einer Nadelstichverletzung   !

1267
Prüfer:
Wie ist der **Verlauf** einer **Hepatitis B**?

Kommentar:
- Krankheitssymptome werden vorwiegend durch die Immunabwehr, nicht durch das Virus verursacht! Bei fehlender oder schwacher Immunabwehr vermehrt sich das Virus sehr stark
- Ein **Drittel der Infektionen** verläuft als **akute ikterische Hepatitis**, ein Drittel anikterisch und ein Drittel der Infektionen verläuft asymptomatisch

· Etwa **0,5–1 %** aller Infektionen können **fulminant** mit der Entwicklung eines akuten Leberversagens verlaufen
· In der Frühphase treten unspezifische Symptome auf. Das **Hepatitis-B-Prodromalstadium** beginnt mit Appetitlosigkeit, Gelenkschmerzen, Unwohlsein, Übelkeit, Erbrechen und Fieber → 3–10 Tage später beginnt ggf. die ikterische Phase. Der Urin verfärbt sich dunkel und ein Ikterus tritt auf. Der Ikterus erreicht seinen Höhepunkt nach 1–2 Wochen und blasst innerhalb von 2–4 Wochen ab

1268
+

Prüfer:

Wie ist es mit der **transfusionsbedingten** Hepatitis B?

Kommentar:

· Früher war die **transfusionsbedingte** Hepatitis B häufig, insbesondere bei Menschen mit vielen Bluttransfusionen (z. B. bei Hämophilie) aufgrund der hohen Infektiosität von HBV
· Seit 1969 erfolgt eine Testung auf **HBsAg**! Eine ergänzende Testung mittels NAT verkürzt das diagnostische Fenster deutlich! In der Schweiz liegt das Restrisiko durch NAT-Testung wohl bei 1:600.000
· In **Entwicklungsländern** geht weiterhin eine Infektionsgefahr von Blutprodukten aus (Hepatitis-B-Impfung als Reiseimpfung wichtig)

!

1269

Frage:

Was ist eine **chronische Hepatitis B**?

Kommentar:

· Definitionsgemäß liegt eine chronische Infektion bei einer **HBsAg-Persistenz** über mehr als **6 Monate** vor!
· Häufig entwickelt sich eine chronische Infektion, ohne dass eine akute Erkrankung bemerkt wurde
· Folge einer chronischen Hepatitis B kann eine **Leberzirrhose** oder ein **Leberzellkarzinom** sein
· Das Risiko bei **HBeAg-Positiven** für eine Leberzirrhose liegt geschätzt bei etwa 8–10 % jährlich, bei HBe-Negativen nur bei 2–5,5 %. Das Risiko für ein Leberzellkarzinom ist gegenüber der Normalbevölkerung um den Faktor 100 erhöht
· Bei bestehender **Zirrhose** liegt das Risiko eines **Leberzellkarzinoms** bei 2–7 % pro Jahr, ohne Zirrhose nur bei etwa 0,1–0,6 %

1270

Frage:

Können Sie im Labor eine **chronische** und eine **akute Hepatitis-B-Infektion** unterscheiden?

Kommentar:

Nur mit Einschränkungen. Eher für eine **akute Infektion** sprechen positive Anti-HBc-IgM-AK, eine hohe HBV-DNA (HBeAg positiv) und hohe Transaminasen. **Chronische Hepatitis-B-Infektionen** sind häufig niedrig-replikativ mit geringer HBV-DNA (Anti-HBe-AK positiv), negativen Anti-HBc-IgM-AK und normalen Transaminasen. Chronische Infektionen sind im Regelfall asymptomatisch und eher Zufallsbefunde, z. B. im Schwangerschaftsscreening.

1271

Frage:

Wie häufig ist die **chronische Hepatitis B**?

Kommentar:

· Bei Erwachsenen **heilen > 90 %** der akuten Hepatitis-B-Erkrankungen vollständig aus und führen zu einer lebenslangen Immunität → Serokonversion von HBsAg zu Anti-HBs-AK. Die Anti-HBc-AK bleiben aber bestehen und zeigen den Unterschied zur durchgemachten Impfung (Anti-HBc-AK negativ) an
· Bis zu **10 %** der HBV-infizierten Erwachsenen entwickeln eine **chronische Hepatitis B** – Bei Kleinkindern entwickeln bis zu 90 % eine chronische Hepatitis B!
· Möglich ist bei **asymptomatischen HBsAg-Trägern** eine *Reaktivierung* der HBV-Replikation (da die HBV cccDNA in den Hepatozyten persistiert) mit einem entzündlichen Schub → kritisch ist die Reaktivierung unter Immunsuppression bei Patienten mit serologisch *ausgeheilter* Infektion (Anti-HBs-AK positiv und Anti-HBc-AK positiv). Bei Rekonstitution des Immunsystems (z. B. nach Stammzell-Transplantationen) kann es dann zur fulminanten Hepatitis kommen

1272

Prüfer:

Was bedeutet ein **positiver Anti-HBc-** und Anti-HBc-IgM-AK-Nachweis **bei negativem HBsAg**?

Antwort:

· Unspezifische Anti-HBc-AK, ggf. mit weiteren Anti-HBc-Tests Spezifität überprüfen

· Eventuell **Escape-Variante** mit verändertem HBsAg, das im Test nicht erkannt wird

1273 Prüfer:

Weitere **Hepatitis-B-Diagnostik?**

Antwort:

HBV-PCR, Identifizierung mittels Sequenzierung

1274 Frage:

Warum ist auch bei niedriger Viruslast soviel **HBs-Antigen** vorhanden?

Kommentar:

· Das **HBsAg** ist ein 22 nm großer Partikel (= **Australia Antigen**) ohne DNA. Diese Partikel werden in sehr hoher Zahl (bis zu 10.000 mal so viele wie HBV-Partikel) produziert und fangen dadurch die Anti-HBs-Antikörper ab → diese stehen daher nicht mehr zur *Virusneutralisation* zur Verfügung (Abwehrmechanismus)

· Das Hepatitis-B-Virus wird auch als **Dane-Partikel** (42 nm) bezeichnet

· Das HBsAg kann diagnostisch genutzt werden und ist der erste Marker einer HBV-Infektion

1275 Frage:

Was ist das **HBe-Antigen?**

Kommentar:

· Das **HBeAg** (= Envelope-Antigen) ist ein frisch produziertes, dann gekürztes Hepatitis-B-Core-Protein, das vom Virus während der Virusreplikationsphase in das Blut abgegeben wird

· Zweck ist eventuell, die Balance zwischen HBV und dem Wirt günstig für das Virus zu verändern

· Das HBeAg ist nur während der **aktiven Replikationsphase** des Hepatitis-B-Virus nachweisbar. In 10 % kommt es allerdings zur Mutation (**Precore-Mutation**), die zum Verschwinden von HBeAg (und Auftreten von Anti-HBe-AK) führt, ohne dass es eine HBV-Elimination anzeigt

1276 Frage:

Wozu wird das **HBe-Antigen** bestimmt?

Kommentar:

Das **HBeAg** dient einerseits als prognostischer Marker und andererseits als Surrogat Marker für die Menge an HBV-DNA in Hepatozyten. Durch die Bestimmung des HBeAg bzw. der Anti-HBe-AK wird die Diagnose einer HBV-Infektion gesichert. Zusätzlich kann abgeschätzt werden, wie gut der Patient auf die Therapie ansprechen wird.

Frage: **1277**

Welche Bedeutung haben die **Anti-HBe-AK?**

Kommentar:

Die **Anti-HBe-AK** sind interessant als Zeichen der Ausheilung der akuten HBV, es sei denn, es liegt eine **Precore-Mutation** vor. Eine fehlende Serokonversion innerhalb von 6 Monaten von HBeAg zu Anti-HBe-AK spricht für einen chronischen Verlauf!

Frage: **1278**

Was versteht man unter dem **Anti-HBc-only-Status?**

Kommentar:

Bei einem **Anti-HBc-only-Status** sind nur Anti-HBc-AK nachweisbar bei negativem HBsAg und negativen Anti-HBs-AK.

Frage: **1279**

Welche Bedeutung hat dieser **Anti-HBc-only-Status?** Welche Ursachen gibt es dafür und wie gehen Sie im Labor damit um?

Kommentar:

· Bei **isoliert positiven Anti-HBc-AK** sollte immer die Spezifität mit einem zweiten Anti-HBc-AK-Test und einer vollständigen Hepatitis-B-Serologie (mit Anti-HBe-AK und HBeAg) überprüft werden

· Denkbare Ursache ist eine **HBsAg-Mutante**, die von dem HBsAg-Test nicht erkannt wird. Sinnvoll ist auch hier ein zweiter HBsAg-Test und bei kritischen Proben (Spender) auch ein Nachweis der HBV-DNA mittels NAT

· Klinische Bedeutung hat der **Anti-HBc-only-Status** als latent-chronische Infektion. Übertragungen von Schwangeren aufs Neugeborene und Übertragungen bei Spendern sind möglich

→ HBV-Virämie ausschließen und bei Neugeborenen ggf. aktive / passive Prophylaxe!

Impfung und Immunität

1280 Prüfer:

Wie ist die **Sensitivität** von **Anti-HBs-** und **Anti-HBc-AK**-Tests?

Kommentar:

· **Anti-HBc-Tests** werden häufig als Inhibitionstests (AK-Bindungstests an HBcAg) durchgeführt und bieten eine gute Sensitivität bei mittlerer Spezifität (falsch Positive kommen vor)
· **Anti-HBc-IgM-AK** helfen bei positivem HBsAg bei der Differenzierung akuter und chronischer (Anti-HBc-IgM-negative) HBV-Infektionen
· **Anti-HBs-AK** werden quantitativ bestimmt. Üblicherweise sind sie am 2nd WHO-Standard kalibriert und werden in IU/l angegeben. Bei Anti-HBs-AK-Tests ist vor allem die Diskriminierung zwischen negativ (< 10 IU/l) und positiv geschützt (≥ 10 IU/l) wichtig. Da im unteren Bereich (10–30 IU/l) auch unspezifische Ergebnisse vorkommen, wird für einen **längerfristigen Schutz** ein Zielwert ≥ **100 IU/l** angestrebt (Titerkontrollen sind bei beruflich Exponierten oder Risikogruppen notwendig)

1281 Prüfer:

Gibt es eine **HBV-Immunität**?

Kommentar:

· Gegenüber dem **Hepatitis-B-Virus** besteht eine **Immunität** bei ausreichend hohen Anti-HBs-AK nach einer Impfung oder durchgemachten oder *ausgeheilten* Infektion (Anti-HBs-AK und Anti-HBc-AK positiv). Als Grenze gelten 10 IU/l bzw. für einen langfristigen Schutz Werte ≥ 100 IU/l
· **Titerbestimmungen** erfolgen normalerweise nur bei beruflich exponierten Personen, bei hoher Gefährdung (bei bestehender HIV-/ HIV-Infektion, bei HBV positiven Haushaltskontaktpersonen) oder nach einem Risikokontakt zur Klärung, ob eine Postexpositionsprophylaxe notwendig ist

1282 Prüfer:
+

Wie wird der **Hepatitis-B-Impfstoff** hergestellt?

Antwort:

· Die Impfstoffherstellung erfolgte früher aus HBsAg-positiven Seren – humanes Präparat = Infektionsgefahr
· Der heutige gentechnologisch hergestellte Impfstoff (in Candida exprimiert) hat ein geringes Infektionsrisiko (keine Kontamination)

Kommentar:

· Der **Hepatitis-B-Impfstoff** ist ein sogenannter rekombinanter Impfstoff, d.h. er wird biotechnologisch hergestellt
· Aus dem HBV-Genom wird der DNA-Anteil für die Herstellung des HBsAg ausgeschnitten und in ein Plasmid (Minichromosom) integriert. In Hefezellen wird dann das Virusprotein hergestellt. Nach Aufreinigung wird daraus der Impfstoff hergestellt

Prüfer: **1283**
Wie erfolgt ein **Screening der HBV-Impflinge**? **M B**

Antwort:

· Anti-HBc, weil sicherster Marker einer HBV-Infektion
· Anti-HBc-positiv: Bestimmung von Anti-HBs und HBsAg (Erfassung von HBsAg-Trägern)

Kommentar:

· Im Regelfall erfolgt **kein Screening** vor einer Hepatitis-B-Impfung. Das kann dazu führen, dass unbewusst Patienten mit einer chronischen Hepatitis-B-Infektion (HBsAg positiv und Anti-HBc-AK positiv) geimpft werden. Auffällig sind diese Patienten dann in einer **HBV-Impferfolgskontrolle** (Bestimmung von Anti-HBs-AK 4–6 Wochen nach Impfung), da sie keine Anti-HBs-AK bilden!
· Ein Screening vor einer Impfung ist sinnvoll bei älteren Patienten, Patienten aus HBV-Endemiegebieten und Risikogruppen
· Bei einem **Impfversager** ohne Anti-HBs-AK muß *immer* eine **chronische Infektion** mittels Anti-HBc-AK-Bestimmung (ggf. auch HBsAg) ausgeschlossen werden **!**

Prüfer: **1284**
Was können Sie zur **Hepatitis B-Impferfolgskontrolle** sagen?

Antwort:

Anti-HBs-Titer (Grenzwert 10 IU/l), Zeitabstand zwischen Erst- und Wiederimpfung von Titerhöhe abhängig (gemessen 4 Wochen nach 3. Impfung)

Kommentar:

· **Anti-HBs-AK > 100 IU/ml** werden als langfristiger Schutz angesehen. Bei Anti-HBs-AK zwischen 10 und 100 IU/ml ist ein langfristiger Schutz nicht gewährleistet. Eine Auffrischung sollte innerhalb von 12 Monaten erfolgen

· **Titerkontrollen** erfolgen nur bei beruflicher Exposition / Indikation (u. a. medizinisches Personal, Laborpersonal) oder bei erhöhtem Risiko (Kontakt zu HBsAg Trägern in Familie, i. v. Drogenkonsum, HCV- / HIV-Patienten)

· Laut STIKO 2016 erfolgen bei Menschen mit einer humoralen Immundefizienz jährliche Titerkontrollen. Hier wird bereits bei Anti-HBs-AK < 100 IU/l nachgeimpft

Genotyp und Therapie

> **Merke:**
>
> In Europa sind **A** (A2) und **D** die wichtigsten HBV-Genotypen. Insgesamt sind es 8 Genotypen (A bis H, teilweise werden auch I und J beschrieben) und 24 Subtypen.

1285 Frage:

Welche **Hepatitis-B-Genotypen** gibt es?

Kommentar:

· Genotypen A bis H (A1, A2, Bj/B1, Ba/B2, Cs/C1, Ce/C2, D1–D7, E, F1–F4, G, H) evtl. auch I und J. Noch ist unklar, ob dies Genotypen oder Varianten (von Subtypen) sind

· Genotyp B und C in den asiatischen Ländern

· **In Europa / USA vor allem Genotyp A2 und D** (vor allem in mediterranen Ländern)

1286 Frage:

Warum ist der **Hepatitis-B-Genotyp** wichtig?

Kommentar:

· Die unterschiedlichen **Hepatitis-B-Genotypen** haben eine unterschiedlich gute Prognose und Therapienansprechen

· Beispielsweise kommt es beim Genotyp D häufiger zu einem HCC sowie zur Fibroseprogression als beim Genotyp A

· Das **Ansprechen** auf IFN-γ verschlechtert sich von Genotyp A zu Genotyp D: A > B > C > D

Frage: **1287**

Warum ist die Heilung der **Hepatitis B** schwieriger als bei der Hepatitis C?

Kommentar:

· **Antivirale Medikamente** (Entecavir, Tenofovir, Lamivudin, Telbivudin, Adefovir) können nur die Virusvermehrung bekämpfen. Aber die **cccDNA** verbleibt im Zellkern der Hepatozyten und kann nach Therapieende eine neue Virämie verursachen!

· Mit **IFN-γ-2a** wird versucht, eine so starke körpereigene Immunantwort zu induzieren, dass auch die intrazelluläre cccDNA zerstört wird. Problematisch ist die lange Therapiedauer (min. 48 Wochen) bei starken NW (z. B. Grippeähnliche Symptome, gastrointestinale Beschwerden, Hepatoxizität, kardiale und hämatologische NW, Stoffwechselstörungen, Depressionsneigung)

16.3.5. Hepatitis-C-Virus

Prüfer: **1288**

Welche **neuen Tests** wurden in den letzten Jahren in der **Hepatitis Diagnostik** eingeführt?

Kommentar:

· Das **Hepatitis-C-Virus** wurde erst 1989 entdeckt (1990 Sequenzierung), davor gab es die Ausschlussdiagnose **Non-A- / Non-B-Hepatitis**

· **Reihenfolge der Entdeckung:** 1960er Jahre HBV, dann HAV, 1980 HEV (Indien) und 1989/90 HCV → 1996 *Hepatitis G*. Diese sogenannten GB-Viren Typ C kommen beim Menschen vor, sie verursachen aber keine Hepatitis!

Frage: **1289**

Was bewirkt eine Infektion mit **GB-Virus C**?

Kommentar:
· Bis zu 60 % der Normalbevölkerung sind mit dem **GB-Virus C** infiziert! Bisher wurde aber kein Zusammenhang zu einer bestimmten Erkrankung hergestellt. Da insbesondere keine Hepatitis verursacht wird, wurde der Begriff *Hepatitis-G-Virus* wieder aufgegeben!
· Aber: **HIV-Infizierte** mit einer GB-C-Koinfektion haben eine niedrigere HIV-Replikationsrate. GB-Virus C scheint also einen suppressiven Effekt auf HIV zu haben

1290 Prüfer:
+ Worin besteht der Unterschied im molekularbiologischen Aufbau und der Aussagefähigkeit des **HCV 2. Generationstests**?

Kommentar:
· Der **Zweitgenerationstest** enthält Proteine der Core, NS3- und NS4-Region (c22, c33c, 5-1- oder c100-3) – der Erstgenerationstest nur Proteine der NS4-Region (c100-3)
· **Aktueller Stand:** Tests der 3. Generation, die AK gegen die Proteine der Core, NS3- und NS5-Region (NS5-Region: Replikase) nachweisen

1291 Prüfer:
Gibt es neuere epidemiologische Daten zur **Hepatitis C** und den **Risikogruppen**?

Kommentar:
· Die **Hepatitis-C-Übertragung** erfolgt parenteral durch kontaminiertes Blut (ungetestete Blutprodukte, i. v. Drogenabusus), geringes Risiko für sexuelle Übertragung (Analverkehr mit HIV-Positiven), vertikale Virusübertragung von Mutter auf Kind seltener als bei HBV je nach Viruslast zwischen 1–6 %, bei HIV-Koinfektion bis zu 36 %.
· Risiko bei **Nadelstichverletzungen** < 1 % (HBV 6–30 %)
· Übertragung durch Piercing oder Tätowierungen möglich
· Ansteckung durch Speichel, Schweiß, Tränen und Sperma eher unwahrscheinlich

1292 Prüfer:
Welche Verifikationsmöglichkeiten gibt es für den **HCV-Antikörpertest**?

Kommentar:
· Ein **positiver HCV-AK-Test** wird im Regelfall mit einem **HCV-Blot** abgesichert (analog zu einem reaktiven HIV-Test)
· Zur Klärung der **Krankheitsaktivität** wird die HCV-RNA bestimmt – sinnvollerweise quantitativ zur Viruslastbestimmung. *Anm.: Qualitative Bestimmungen der HCV-RNA kommen aber weiterhin vor und haben sogar eine eigene Abrechnungsziffer (günstiger!)*
· Niedrige HCV-AK können in dem HCV–Blot nur zu schwachen Banden führen und als fraglich oder negativ bewertet werden. Daher ist auch bei einem negativen HCV-Blot eine HCV-RNA-Bestimmung sinnvoll

Frage: 1293
Wann ist eine Sectio caesarea bei einer **Hepatitis-C-Infektion** indiziert?

Kommentar:
Es gibt keine generelle Empfehlung zur Sectio bei HCV-infizierten Frauen. Bei HIV-koinfizierten Frauen mit einer nachgewiesenen HIV-Virämie wird jedoch zur Vermeidung einer HIV-Infektion eine Sectio empfohlen[6].

Frage: 1294
Wann und wie kann eine **Hepatitis-C-Infektion beim Neugeborenen** nachgewiesen bzw. ausgeschlossen werden?

Kommentar:
Beweisend für eine **Hepatitis-C-Infektion** ist eine Antikörperpersistenz über den 18. Lebensmonat hinaus oder der positive Nachweis von HCV-RNA in zwei unabhängigen Blutproben zu verschiedenen Entnahmezeitpunkten.

Frage: 1295
Darf eine Frau mit **Hepatitis C stillen**?

Kommentar:
Bei einer alleinigen **Hepatitis-C-Infektion** muss nicht vom Stillen abgeraten werden. **Nicht stillen bei** Entzündungen oder Verletzungen der Mamillen oder bei einer HIV-Koinfektion. Der HCV-Nachweis aus der Muttermilch ist in (allen)

---

[6] AWMF-Leitlinie HCV-Infektion; Prophylaxe, Diagnostik und Therapie. www.awmf.org/leitlinien/detail/ll/021-012.html

Studien negativ! Eine Bestimmung der HCV-RNA ist daher zwar naheliegend, aber meist nicht hilfreich!

1296 Frage:
Wie ist die **Epidemiologie** von **Hepatitis C**?

Kommentar:
· Die **Hepatitis C** ist weltweit verbreitet, laut WHO sind etwa 130–170 Mio. Menschen weltweit mit dem Hepatitis-C-Virus infiziert. Das wären dann 2–3 % der Bevölkerung
· Es gibt jedoch deutliche regionale Unterschiede. So sind in Ägypten 22 % der Bevölkerung infiziert, **in Deutschland nur etwa 0,5 % der Bevölkerung**. Durch die neuen interferonfreien kurativen Medikamente wird die Hepatitis C Prävalenz weiter zurückgehen und insbesondere in den Industrieländern evtl. ganz eliminiert werden.

1297 Prüfer:
Wie ist die **HCV-Prävalenz** bei **Blutspendern**?

Kommentar:
· In alten US-Studien lag die Inzidenz einer Non-A-Non-B-Hepatitis, also der **Hepatitis C** bei Transfusionsempfängern bei etwa 30 %! Nach Ausschluss von Risikospendern (Drogenabhängige spenden Blut gegen Bezahlung) ging sie auf 5 % zurück.
· Problematisch waren vor allem gepoolte Blutprodukte, z. B. nicht virusinaktiviertes Frischplasma
· Zu einem weiteren deutlichen Rückgang der Hepatitis-C-Übertragung kam es durch die Testung der Anti-HCV-AK ab 1992. Wohl praktisch keine Übertragung mehr seit Einführung der **HCV-RNA-Testung ab 1995**

1298 Frage:
Wie ist die **Inkubationszeit der Hepatitis C**?

Kommentar:
Die **Inkubationszeit von Hepatitis C** ist sehr variabel von 2 bis 26 Wochen (= 6 Monate). Häufig beträgt sie wohl 7 bis 8 Wochen, so dass hier bereits eine Serologie sinnvoll sein kann!

1299 Prüfer:
+ Welche **HCV-Diagnostik** kennen Sie?

Antwort:
Antikörper, PCR, Genotypisierung

Kommentar:
· Die **Hepatitis-C-AK** werden als Suchtest bestimmt und danach wird zur Bestätigung ein HCV-Blot durchgeführt
· Bei V. a. eine **akute Infektion** ist die **HCV-RNA** deutlich früher nachweisbar als die AK
· Bei festgestellter Infektion erfolgt eine Viruslastbestimmung (quantitative PCR oder TMA) und eine Genotypisierung zur Therapieplanung und Prognoseabschätzung

Frage: **1300**
Wie ist der Aufbau bzw. die Struktur des **Hepatitis-C-Virus**?

Kommentar:
· Das **HCV-Genom** lässt sich in die Strukturproteine (Core, E1, E2) und die Nicht-Struktur-Proteine (NS2, NS3, NS4A, NS4B, NS5B) einteilen
  - E1 und E2 sind Glykoproteine der Virushülle
  - AK gegen den variablen Teil von E2 sind wahrscheinlich neutralisierend
  - NS2 = Transmembranprotein
  - NS3 = Protease, RNA-Helikase
  - NS4A und NS4b = membranassoziierte Cofaktoren
  - NS5A = Phosphoprotein (evtl. wichtig für die Interferonsensitivität)
  - NS5B = RNA-abhängige RNA-Polymerase

Frage: **1301**
Welche **Banden** haben die **HCV-Blots**?

Kommentar:
· Kommerziell sind heute fast ausschließlich rekombinante Blots (Lineblots) verfügbar:
  - Beispiel **INNO-LIA HCV Score**: Kontrollbande (Streptavidin), Cut-off Banden, C1, C2, E2, NS3, NS4, NS5
  - Beispiel **recomLine HCV IgG**: Reaktionskontrolle, Konjugat-Kontrolle IgG, Cut-off Banden C1, C2, Helikase, NS3, NS4, NS5

Frage: **1302**
Welche **HCV-Genotypen** gibt es?

Kommentar:

· Es gibt verschiedene **HCV-Genotypen** (1a, 1b, 2a, 2b, 3a, 3b, 4, 5 und 6) und etwa 100 Subtypen mit unterschiedlicher Nukleotidsequenz

· In DE ist der Genotyp 1 mit 78 %, Genotyp 2 und 3 mit 18 %, Genotyp 4 mit 3 %, Genotyp 5 und 6 mit etwa 1 % vertreten. Mehrfachinfektionen sind genauso wie Re-Infektionen möglich! Vorhandene Hepatitis-C-AK bieten keinen Schutz vor Re-Infektion mit dem gleichen oder einem anderen Genotypen!

1303 **Prüfer:**

Ist die **HCV-PCR** bei länger zurückliegenden negativen HCV-AK vor einer Knochenmarkspende sinnvoll?

Kommentar:

· Ja, die Bestimmung der **HCV-RNA** ist auch bei aktuell negativen HCV-AK sinnvoll, da die Inkubationszeit bis zu 26 Wochen lang sein kann. Im Mittel wohl 7–8 Wochen, davor ist eine negative Serologie nicht aussagekräftig genug. Negative HCV-AK schließen eine Hepatitis C nur sicher aus, wenn eine symptomatische Hepatitis besteht (z. B. erhöhte Transaminasen, Ikterus)

· Die PCR ist bereits nach **10–14 Tagen** aussagekräftig. Bei positiven AK und einer negativen PCR wird meistens eine PCR-Kontrolle in 6 Monaten empfohlen, da bei manchen Patienten nur intermittierend eine Virämie vorliegt

Hepatitis-C-Therapie

1304 **Frage:**

Was ist neu an der **Hepatitis-C-Therapie** (Stand Frühjahr 2015)[7]?

Kommentar:

· Durch viele neue **antivirale Medikamente** gegen verschiedene Virusproteine steht nun eine hocheffiziente und nebenwirkungsarme, weil Interferonfreie Kombinationstherapie mit kurzer Therapiedauer für fast alle Patienten mit einer chronischen Hepatitis C zur Verfügung

· **Neu** ist, dass Interferonbasierte Therapien nicht mehr Standardtherapie sind!

[7] Addendum (18.02.2015) zur S3-Leitlinie 021/012 Hepatitis-C-Virus-Infektion

Frage: 1305

Welche **Hepatitis-C-Medikamente** gibt es?

Kommentar:

· Je nach bestehender Vorbehandlung, bestehender Zirrhose, viralen Resistenzen sowie Genotyp und Subtyp stehen verschiedene Therapieregime zur Verfügung

· Die **Hepatitis-C-Medikamente** bestehen aus Pegyliertem-Interferon-α, Ribavirin und direkt antiviral wirksamen Substanzen:
  - **Konventionelle Substanzen:** PEG-Interferon-α, Ribavirin (RBV)
  - **Protease-Inhibitoren:** Simeprevir (SMV), Paritaprevir (PTV), Telaprevir (TVR), Boceprevir (BOC)
  - **NS5A-Inhibitoren:** Daclatasvir (DCV), Ledipasvir (LDV), Ombitasvir (OMV)
  - **Nicht-nukleosidische Polymerase (NS5B)-Inhibitoren:** Dasabuvir (DSV)
  - **Nukleos(t)idische Polymerase (NS5B)-Inhibitoren:** Sofosbuvir (SOF)

Frage: 1306

Wie sieht die **Hepatitis-C-Standardtherapie** in Abhängigkeit vom Genotyp aus?

Kommentar:

· Die **Hepatitis-C-Standardtherapie** ist immer vom Subtyp, einer evtl. bestehenden Zirrhose, Vorbehandlung und Resistenzen abhängig. Standardtherapie ist ansonsten laut Leitlinie:
  - **bei Genotyp 1 (= häufigster Genotyp in Deutschland!):**
    - Bei dem Genotyp 1b finden sich im Vergleich zum Genotyp 1a im Regelfall bessere Ansprechraten, so dass bei 1a häufig eine längere Therapie (24 Monate) als bei 1b notwendig ist
    - Ledipasvir plus Sofosbuvir ± Ribavirin für 8, 12 oder 24 Wochen
    - Paritaprevir plus Ombitasvir plus Dasabuvir ± Ribavirin für 12 oder 24 Wochen
  - **bei Genotyp 2:**
    - Sofosbuvir und Ribavirin für 12 Wochen
  - **bei Genotyp 3:**
    - Sofosbuvir plus Ribavirin für 24 Wochen
    - Daclatasvir plus Sofosbuvir für 12 Wochen bei Patienten ohne Leberzirrhose

1307 Frage:
Welche **Hepatitis-C-Therapien** kennen Sie?

Kommentar:
· Bisher erfolgte eine Therapie bei Hepatitis C mit einem pegylierten Interferon (PEG-Interferon), als Kombination aus PEG-Interferon und Ribavirin oder als Triple-Therapie mit einem Proteasehemmer, PEG-Interferon und Ribavirin

! · **Neu** sind direkt antiviral wirkende Substanzen, die auch ohne Interferon als **Interferonfreie Therapie** eingesetzt werden können:
  - **Blockade der viralen Protease:** Boceprevir, Telaorevir
  - **Polymerasehemmer:** Sofosbuvir (mit Ribavirin ± Interferon)
  - **NS5A-Proteasehemmer:** Daclatasvir

· Beispiel: Interferonfreie Therapie bei Genotyp 1 (Nicht-nukleosidischer Polymerasehemmer + NS5A-Hemmer): Kombinationstherapie mit Sofosbuvir und Ledipasvir für 8 / 12 Wochen je nach Vorbehandlung und Vorliegen einer Zirrhose

1308 Frage:
Wann ist eine **Hepatitis C ausgeheilt?**

Kommentar:
Als (Aus-) Heilung wird die sogenannte **Sustained Virological Response (SVR)** angesehen, also das anhaltende virologische Ansprechen. Von SVR spricht man bei einer über 24 Wochen (6 Monate) nicht nachweisbaren HCV-RNA nach Therapieende! **Achtung:** die Nachweisgrenze ist natürlich methodenabhängig. D.h. beim Wechseln auf eine empfindlichere Methode mit einer geringeren Nachweisgrenze kann dann auf einmal kein SVR mehr vorliegen. Daher ist auch bei den Therapiestudien darauf zu achten, welche NAT eingesetzt wird → *Umso unempfindlicher die*
! *NAT, umso wirksamer erscheint die Therapie!*

16.3.6. Hepatitis D

1309 Prüfer:
Welches Risiko besteht für **HBsAg-Träger?**

Antwort:
Infektion mit HDV (Delta)

Kommentar:
· Bei einer akuten oder chronischen Hepatitis B kann es zur Simultan- bzw. Superinfektion mit dem **Hepatitis-D-Virus** kommen. Das HDV benötigt als defektes Virus die HBsAg-Hülle, um infektiöse Viruspartikel zu bilden

· Eine **HDV-Superinfektion** verläuft deutlich schwerer als eine alleinige HBV-Infektion. Die HDV-Superinfektion nimmt bei über 90 % der Infizierten einen chronischen Verlauf und führt häufiger zur Leberzirrhose und zu einem früheren Auftreten von Leberzellkarzinomen

· Infektionen in Deutschland sind selten. Die Übertragung des Hepatitis-D-Virus ist analog zu dem Hepatitis-B-Virus meist parenteral, durch enge persönliche Kontakte, Benutzung infizierter Nadeln, Geschlechtsverkehr oder kontaminiertes Blut oder kontaminierte Blutprodukte

1310 Prüfer:
Welche Tests kennen Sie für die **Delta-Hepatitis?**

Antwort:
Kommerziell nur Anti-HDV-Gesamt-AK

Kommentar:
Die Delta-Hepatitis, also die Hepatitis D, wird durch das **Hepatitis-D-Virus** verursacht. Serologisch werden die **HDV-Gesamtantikörper** gemessen. Sind diese positiv, erfolgt die Differenzierung zwischen einer zurückliegenden und einer akuten oder aktiven Infektion durch Bestimmung der **HDV-RNA** (meist PCR).

1311 Prüfer:
Was ist der Unterschied zwischen einer **Hepatitis D Ko- und Superinfektion?**

Kommentar:
· Es handelt sich um eine Simultan- bzw. Superinfektion vom Hepatitis-B-Virus und Hepatitis-D-Virus. HDV benötigt als defektes Virus zwingend die HBsAg-Hülle des Hepatitis-B-Virus, um infektiöse Viruspartikel zu bilden

· Bei einer **Simultaninfektion** kommt es zum gleichen Zeitpunkt zu einer Infektion mit HDV und HBV (gleicher Übertragungsweg). Diese Simultaninfektionen verlaufen meist als schwere akute Hepatitiden, aber mit häufiger Ausheilung.

Meist tritt eine akute Hepatitis mit zwei **Transaminasengipfeln** auf, da die Inkubationszeiten von HDV (30–180 Tage) und HBV (60–120 Tage) verschieden sind!

· Bei einer **Superinfektion** eines HBV positiven Patienten (hauptsächlich chronische Hepatitis-B-Infektionen) erfolgt die Infektion mit HDV zu einem späteren Zeitpunkt und führt häufiger zu einer **fulminanten Hepatitis** mit einer Neigung zur Chronifizierung. Hierbei kommt es häufig zu einer Serokonversion mit Verschwinden des HBe-Antigens und Auftreten von Anti-HBe-AK. Der replikative Zyklus des HBV wird somit unterbrochen, jedoch bleibt das HBsAg persistent

1312 **Prüfer:**
Wie ist die geographische Verbreitung des **Hepatitis-D-Virus?**

Kommentar:
· Das **Hepatitis-D-Virus (HDV)** ist **weltweit verbreitet.** Es gibt etwa 10 Mio. Infizierte, besonders häufig ist das HDV im Mittelmeerraum (Süditalien), in Rumänien, in der Mongolei und in Zentralafrika sowie in Südamerika (Venezuela, Kolumbien, östliches Brasilien).
· In **Deutschland** gibt es laut RKI nur 40 labordiagnostisch nachgewiesene gemeldete Fälle, obwohl etwa 7 % der HBsAg-positiven Patienten Anti-HDV-AK haben *(was man nicht sucht, findet man nicht!)*

1313 **Prüfer:**
Welche **Risikogruppen** sind besonders gefährdet für **Hepatitis D**?

Kommentar:
· Laut RKI ist eine **Übertragung** perkutan durch engen Kontakt, Sexualkontakte und durch kontaminiertes Blut oder kontaminierte Blutprodukte möglich
· Die **Prävalenz von HDV** ist in entwickelten Ländern in der Gesamtpopulation gering. Sie erhöht sich bei Personen mit einem hohen Risiko einer parenteralen Übertragung – vor allem bei i. v.-Drogenabhängigen

1314 **Frage:**
Gibt es verschiedene Formen des **Hepatitis-D-Virus?**

Kommentar:
Bei dem **Hepatitis-D-Virus** lassen sich anhand der Genomsequenz drei Genotypen unterscheiden: **Genotyp 1 ist weltweit** vorhanden, Typ 2 ist in Asien (v.a. Taiwan und Japan) dominant und Typ 3 ursprünglich nur in Südamerika.

1315 **Prüfer:**
Welche Bedeutung hat das **Hepatitis-D-Virus** für Bluttransfusionen?

Kommentar:
Eine **Übertragung von Hepatitis D** ist durch eine Blutspende möglich. Da nur Hepatitis-B-positive Patienten erkranken können (HDV benötigt zwingend HBsAg), reicht es aus, HBsAg-positive bzw. Patienten mit einer Risikoanamnese für Hepatitis B (z. B. i. v. Drogenabusus) von einer Blutspende auszuschließen.

16.3.7. Hepatitis E

> **Steckbrief Hepatitis E**
>
> **Einzelstrang RNA-Virus** aus der Familie der Hepeviridae (Orthohepeviridae), unbehüllt (hohe Umweltresistenz)
>
> **Humanpathogen** ist nur der Typ A (Genotypen 1–4 und 7), Typ B–C spielen nur bei Tieren eine Rolle
>
> In **Hochendemiegebieten** (Tropen, Entwicklungsländer) v.a. Genotyp 1 und 2, fäkal-orale Übertragung über kontaminiertes Trinkwasser und Nahrung
>
> Weltweit jährlich 3 Mio. Fälle und > 50.000 letale Verläufe
>
> In **Niedrigendemiegebieten** (Industrieländer, Europa) v.a. Genotyp 3 und 4, zoonotische Übertragung durch Schweine- und Wildfleisch. Selten durch Blutprodukte, Organtransplantationen, Meeresfrüchte
>
> **Virusinaktivierung** bei 71 °C für 20 Minuten
>
> **Seroprävalenz** in Deutschland bis zu 30 %, besonders hoch bei Schlachthauspersonal und Schweinezüchtern.

Geschätzte **100.000 Neuinfektionen** jährlich, davon etwa 1 % symptomatische Verläufe. 2017 wurden über 4.000 HEV-Fälle gemeldet

Chronische Verläufe (HEV-RNA-Persistenz > 6 Monate) bei **Immunsupprimierten** (Z. n. Organtransplantation) in bis zu 60 % d.Fälle

HEV-Virämie bei etwa 0,1 % der Blutspender!

Schwangere (3. Trimenon) mit Genotyp 1 und 2 haben wohl eine hohe Letalität von 15–20 %

1316 Prüfer:
+

Hepatitis-E-Virus – Gruppenzugehörigkeit? Vertreter?

Kommentar:
· Das **HEV** wurde früher zu der Familie Caliciviridae (Caliciviren) mit den Noroviren als typischer Vertreter gezählt
· Seit 2006 gehört das HEV in die **Familie der Hepeviridae**, die nur eine einzige Gattung, die Hepeviren, umfasst
· Hepatitis-E-Viren sind wie Hepatitis-A-Viren **unbehüllte** Viren mit **Einzelstrang-RNA**

1317 Prüfer:
Wo kommt **Hepatitis E** vor?

Kommentar:
· In **Hochendemiegebieten**, vor allem in Ländern mit geringen Hygienestandards, wird **Hepatitis E** vorrangig fäkal-oral übertragen ähnlich Hepatitis A. Das Hepatitis-E-Virus wird über kontaminierte Nahrung oder kontaminiertes Trinkwasser (Düngung mit Ausscheidungen) aufgenommen und gelangt in die Leber. Nach Replikation kommt das Virus über die Gallengänge in den Darm
· In **Niedrigendemiegebieten**, also bei uns, spielt vor allem der **Kontakt zu Schweinen** oder Wildschweinen und das Essen von nicht ausreichend (> 70 °C) gegartem Schweinefleisch eine große Rolle. Die Allgemeinbevölkerung hat eine Seroprävalenz von etwa 17 % und Schlachter oder Schweinezüchter sogar eine Seroprävalenz von bis zu 40 %

· Eine **Virämie** besteht bereits vor Ausbruch der Hepatitis E, die Viruskonzentration im Stuhl erreicht kurz vor Auftreten eines Ikterus das Maximum

1318 Prüfer:
Welche Nachweismöglichkeiten gibt es für die **Hepatitis E**?

Kommentar:
· Serologisch ist im Blut der Nachweis der **HEV IgG- und IgM-Antikörper** möglich
· Als direkter Erregernachweis wird die **HEV-RNA** aus Stuhl oder Blut bestimmt, ein HEV-Nachweis im Stuhl ist etwa 3–4 Wochen positiv

1319 Prüfer:
Wie ist die geographische Verbreitung des **Hepatitis-E-Virus**? Übertragungsweg?

Kommentar:
· Das **Hepatitis-E-Virus** ist weltweit verbreitet und es lassen sich 5 Genotypen unterscheiden, die Genotypen 1 bis 4 sind humanpathogen
· Die **fäkal-orale Übertragung** von Mensch zu Mensch ist bei **Genotyp 1 und 2** in Ländern mit sehr schlechter Hygiene (Afrika) relevant
· In **Deutschland** sind die **Genotypen 3 und 4** wichtig, die vor allem durch den Kontakt mit Schweinen (= Zoonose) oder den Genuss von nicht ausreichend gegartem Schweinefleisch übertragen werden
· Eine **hohe Seroprävalenz** findet sich daher bei Schweinezüchter und Schlachter

1320 Prüfer:
Wie ist die **Seroprävalenz**, der Nachweis, die Klinik und die Therapie der **Hepatitis E**?

Kommentar:
· Die **Seroprävalenz** von Hepatitis E (HEV-AK) liegt bei etwa 16,8 %. Laut RKI müssen es daher 100.000 Infektionen jährlich in DE sein. Bei Kontakt mit Schweinen (Schweinezüchter, Metzger) steigt die Seroprävalenz auf bis zu 40 %
· Inkubationszeit etwa **30–40 Tage**
· Eine Hepatitis E verläuft ähnlich der Hepatitis A als selbstlimitierende akute Hepatitis. **Chronische Verläufe** kommen bei Immunsupprimierten und **fulminante Verläufe** bei Schwangeren vor

· Eine spezifische **Hepatitis-E-Therapie** ist nicht bekannt und bei normalen Verläufen auch nicht notwendig. Bei schweren Verläufen (z. B. unter Immunsuppression) wird **Ribavirin** eingesetzt!

1321 Prüfer:

Was sind die Besonderheiten der **Hepatitis E bei Schwangeren?**

Kommentar:

· **Fulminante Verläufe** kommen vor allem bei Schwangeren und **chronische Verläufe** gehäuft nach Organtransplantationen (bei immunsupprimierten Patienten) vor!
· In klassischen Hepatitis-E-Endemiegebieten kommt es häufig zu fulminanten Verläufen bei Schwangeren und dadurch zu einer Letalität von bis zu 20 %
· Bei organtransplantierten Patienten entwickeln bis zu 2/3 eine **chronische Hepatitis E!**

16.4. Nadelstichverletzungen

16.4.1. Vorgehen bei Exposition

1322 Frage:
+
Welches Vorgehen empfehlen Sie nach einer **Stich- oder Schnittverletzung** bzw. Kontamination geschädigter Haut?

Kommentar:

· Wunde bluten lassen, **desinfizieren** (3 Minuten mit alkoholischen Desinfektionsmitteln) oder notfalls mit Wasser und Seife spülen
· Entscheidung über systemische, medikamentöse **Postexpositionsprophylaxe**
· **Unfalldokumentation** (D-Arzt / Betriebsarzt)
· **Verletzten** untersuchen: Erster HIV-Antikörper-Test, Hepatitis-Serologie (B, C)
· **Indexpatient** untersuchen: Wenn positiv (Viruslast?), dann sofortige orale antiretrovirale PEP: Standard ist **Raltegravir** (Isentress) 1 Tablette zweimal täglich plus **Tenofovir / Emtricitabin** (Truvada) 1 Tablette täglich über 4 Wochen

1323 Frage:

Was ist bei einer **Verletzung** durch eine gefundene benutzte Drogenspritze, z. B. auf dem **Spielplatz** zu tun?

Kommentar:

· Laut DGPI ist nur jeder zehnte Drogenabhängige HIV-positiv. Da das Übertragungsrisiko durch einen Nadelstich < 1 % ist und das HI-Virus nur für 4–6 Stunden im Freien infektiös bleibt, wird bei dem sehr geringen Gesamtrisiko **keine** Empfehlung für eine **PEP** gegeben
· Wichtig ist zu klären, ob ein **HBV-Impfschutz** besteht, da die Infektiosität von HBV bis zu 100-mal höher als bei HIV ist!
· Laut Experten (auch DGPI) gab es **bisher noch keine gesicherte HIV-Infektion** durch eine Verletzung an einer *gefundenen* Drogenspritze

Frage: **1324**
Wie ist das allgemeine Vorgehen nach einer **Nadelstichverletzung?**

Kommentar:

· **Infektionsrisiko:** Das Risiko einer Transmission liegt im Durchschnitt laut RKI unter 1 % (teilweise werden als zu 3 % genannt) für HCV, für HIV bei 0,3 % und bei HBV bei 6–30 %!
· Aufgrund des sehr **hohen Transmissionsrisikos bei Hepatitis B** ist eine Impfung bei Tätigkeiten mit Blutkontakt (Krankenhaus, Rettungsdienst, Labor etc.) zwingend erforderlich
· **Allgemeine Maßnahmen:** Desinfizieren und Spülen der Wunde. Vorstellung beim Betriebsarzt oder D-Arzt. Serologische Untersuchungen und Status des Indexpatienten sowie des Betroffenen als Ausgangswert und zur Überprüfung, ob ein Hepatitis-B-Schutz besteht (Anti-HBs-AK > 10 IU/l)! Besteht kein Schutz, wird eine PEP durchgeführt (s. auch S. 302)!

Frage: **1325**
Wie hoch ist das **HIV-Infektionsrisiko** nach
- **perkutaner Exposition?**
- **Schleimhautexposition?**
- **Exposition entzündlich veränderter Hautpartien?**

Kommentar:

Das **Infektionsrisiko** wird bei einer Nadelstichverletzung mit etwa **0,3 %** angegeben. D.h. nur eine von 330 Verletzungen durch eine HIV-kontaminierte Kanüle führt zu einer HIV-Infektion! Bei Kontakt mit der Schleimhaut oder mit entzündlich veränderten Hautpartien führt sogar nur eine von 3.330 Kontakten (**0,03 %**) zu einer Infektion.

16.4.2. Postexpositionsprophylaxe (PEP) bei HIV

1326   Frage:

Wie hoch ist der Schutzeffekt einer **alleinigen Prophylaxe mit Zidovudin** nach Verletzungen mit HIV-kontaminierten Instrumenten?

Kommentar:

Man geht bei einer **Zidovudin-Prophylaxe** von einem Schutzeffekt von ungefähr 80 % aus. Es sind aber auch Serokonversionen selbst bei frühzeitig durchgeführter Monoprophylaxe bekannt.[8]

1327   Frage:

Wie hoch ist die **Wirksamkeit** einer **HIV-PEP** nach Sexualkontakten?

Kommentar:

Die **Wirksamkeit** einer **HIV-PEP** lässt sich nicht abschätzen, da es nur Studien mit kleinen Fallzahlen *ohne* Kontrollgruppen gibt. Man kann sich daher nur an den beruflich bedingten Expositionen orientieren.

1328   Frage:

Ist eine **HIV-PEP** nach Sexualkontakten *immer* sinnvoll?

Kommentar:

· Nein, meist ist keine **HIV-PEP** zur Prophylaxe sinnvoll. Bei ungeschütztem heterosexuellen Oral-, Vaginal-, oder Analverkehr ist die Wahrscheinlichkeit auf einen unbehandelten HIV-Positiven (mit hoher Viruslast) zu treffen < 1:10.000. Auf eine Prophylaxe wird daher auch nach Kontakt mit einer Sexarbeiterin verzichtet

· Eine **PEP** wird bei unbekanntem HIV-Status und homosexuellem Analverkehr, heterosexuellem Vaginal- oder Analverkehr mit erhöhtem Risiko (Partner hat i. v. Drogenkonsum, ist bisexuell oder kommt aus Hochprävalenzregion) angeboten

---

[8]Deutsch-Österreichische Leitlinien zur Postexpositionellen Prophylaxe der HIV-Infektion, AWMF-Nr.: 055/004

· Bei **HIV-positiven Geschlechtspartnern** wird bei Vaginal- und Analverkehr eine PEP empfohlen, wenn die Indexperson unbehandelt ist oder Viruslast > 1.000 Kopien/ml ist. *Angeboten* wird eine PEP bei einer Index-Viruslast von 50–1.000 Kopien/ml, keine PEP-Indikation besteht bei einer Viruslast < 50 Kopien/ml

· Strittig ist das Vorgehen nach **Vergewaltigungen**

Frage: 1329

Mit welchen Medikamenten erfolgt die **Standard-HIV-PEP**?

Kommentar:

Die **Standard-HIV-Postexpositionsprophylaxe** ist eine Kombitherapie mit einer Tablette **Isentress (Raltegravir)** zweimal täglich plus eine Tablette **Truvada (Tenofovir-DF/Emtricitabin)** einmal täglich über 28–30 Tage.

16.4.3. Hepatitis-B-PEP

Frage: 1330

Welche **PEP** steht bei einer **Hepatitis-B- oder Hepatitis-C-Exposition** zur Verfügung?

Kommentar:

· Bei der **Hepatitis C** gibt es aktuell noch keine (etablierte) antivirale PEP. Insbesondere bei hochvirämischen Indexpatienten sollte daher der Exponierte sehr engmaschige kontrolliert werden (ggf. HCV-RNA-Bestimmung alle 7–14 Tage) und bei Ansteckung frühzeitig eine Therapie erfolgen!

· Für die **Hepatitis-B-PEP** steht ein Hepatitis-B-Impfstoff zur aktiven Immunisierung sowie ein Hepatitis-B-Immunglobulin zur passiven Immunisierung zur Verfügung

Frage: 1331

Wie genau erfolgt die **PEP** nach **Hepatitis-B-Exposition**?

Kommentar:

· **Ungeimpfte** oder **Non-Responder** (Anti-HBs-AK dauerhaft < 10 IU/ml) bekommen Impfstoff und Immunglobulin

· **Unvollständig geimpft**: Anti-HBs-AK innerhalb von 48 Stunden messen

- Anti-HBs-AK ≥ 100 IU/ml: keine Maßnahmen
- Anti-HBs-AK 10–99 IU/ml: nur Impfstoff
- Anti-HBs-AK < 10 IU/ml: Impfstoff und Immunglobulin bzw. nur Impfstoff, wenn früher einmal Anti-HBs-AK ≥ 100 IU/ml waren
· **Vollständig geimpft** (Regelfall bei beruflich Exponierten):
  - Anti-HBs-AK jemals ≥ 100 IU/ml: nur Impfstoff, wenn nein, dann Impfstoff und Immunglobulin
  - Anti-HBs-AK in den letzten 10 Jahren ≥ 100 IU/ml: keine Maßnahmen
  - Anti-HBs-AK 10–99 IU/ml, jetzt messen wenn ≥ 100 IU/ml → keine Maßnahme, 10–99 IU/ml → Impfstoff, < 10 IU/ml → Impfstoff und Immunglobulin

16.4.4. Laborkontrollen nach Exposition

1332 Frage:
Wann machen Sie eine **HIV-Diagnostik** bei einer **Nadelstichverletzung**?

Kommentar:
· **HIV-Suchtest** sofort als Ausgangswert (bereits HIV-positiv vor Nadelstichverletzung? → wichtig aus versicherungsrechtlichen Gründen für die Berufsgenossenschaft) sowie **nach 6 Wochen und 3 Monaten**[9]
· Medizinisch gesehen ist der HIV-Suchtest bereits nach 6 Wochen (früher 3 Monate) ausreichend sicher → bei beruflicher Exposition ist jedoch eine längere Nachbeobachtung notwendig!

1333 Frage:
Wann erfolgen die **Verlaufskontrollen**, wenn eine **HIV-PEP** durchgeführt wurde?

Kommentar:
Normalerweise wird eine **HIV-PEP** über 4 Wochen durchgeführt. Die Kontrolluntersuchungen verschieben sich um diese Zeit. D.h. die Kontrollen erfolgen 10 Wochen (6+4) und 4 Monate nach Exposition.

1334 Frage:
Welche serologischen Untersuchungen empfehlen Sie zum **Ausschluss einer Hepatitis C**?

---

[9] gemäß BGWinfo, Stand 27.02.2016

Kommentar:
· **Beim Indexpatienten** werden die GPT, die Anti-HCV-AK und ggf. die HCV-RNA (bei Risikopersonen) bestimmt
· **Beim verletzten Mitarbeiter**[10]:
  - Initial: GPT, Anti-HCV-AK
  - Nach 2–4 Wochen: Anti-HCV-AK, HCV-RNA, GPT. Bei negativem Ergebnis Wiederholung 6–8 Wochen nach Exposition!
  - Nach 12 und 24 Wochen: GPT (+ HCV-AK), bei Auffälligkeiten HCV-RNA
· **Achtung:** Wenn beim Indexpatient eine hohe Viruslast (HCV-RNA in hoher Kopienzahl) nachweisbar ist, dann sollte bei dem Mitarbeiter bereits nach 12 (–14) Tagen die HCV-RNA zusammen mit der GPT bestimmt werden. Es folgen engmaschige Kontrollen in 1–2 wöchentlichen Abständen. Eine **HCV-PEP** wird nicht empfohlen, sinnvoll ist aber eine frühe Diagnosestellung, um eine **frühe Therapie** zu ermöglichen! !

1335 Frage:
Welche Diagnostik führen Sie nach bestätigter **HIV-Erstdiagnose** durch?

Kommentar:
· HIV-Viruslast
· Lymphozytendifferenzierung (CD4+ / CD8+-Quotient, ggf. B-Zellen und NK-Zellen)
· Ausschluss weiterer Infektionskrankheiten mittels Hepatitis-Serologie (HBV, HCV), Syphilis-Serologie, Toxoplasmose-Serologie, CMV-Serologie und IGRA-Tests zum Ausschluss einer Tuberkulose
· Allgemeine Laboruntersuchungen wie Blutbild, Leberwerte, Nierenwerte, Elektrolyte, Gesamteiweiß, Elektrophorese, IgA, IgM, IgG, CRP
· Klinische Untersuchungen wie Sonographie und Röntgen-Thorax. Konsile sind ggf. sinnvoll in Dermatologie, Neurologie und Ophthalmologie

---

[10] www.deutsche-leberstiftung.de/hilfe/informationen-fuer-aerzte/nadelstich-und-hcv

17. Schwangerschaftsrelevante Infektionen

Inhalt

Randspalte: (+) = häufige Frage, (++) = sehr häufige Frage, (MB) = Frage aus einer Mikrobiologie-Prüfung.

17.1. Empfängnisregelung

1336 Frage:
Welche Untersuchungen sind im Rahmen der **Empfängnisregelung** vorgesehen?

Kommentar:
· Die Untersuchungen sind geregelt in der **Richtlinie** des Gemeinsamen Bundesausschusses zur **Empfängnisregelung und zum Schwangerschaftsabbruch** von 1985, aktualisiert am 21.07.2011
  - Bei unklarer **Varizellen-Immunität** erfolgt eine VZV-AK-Bestimmung. Bei fehlender Immunität wird eine Impfung empfohlen. Bei Vorlage eines früheren Ergebnisses mit Nachweis von spezifischen VZV-AK ist eine Testung nicht notwendig
  - **Pertussis-Impfung**, wenn nicht in den letzten 10 Jahren erfolgt
  - Sexuell aktiven Frauen bis zum abgeschlossenen 25. Lebensjahr wird ein **Chlamydien-Screening** (NAT aus Urin, bis zu 5 Proben können gepoolt werden) angeboten

  - Die bisherige Bestimmung der **Röteln-Immunität** ist in der neusten Fassung nicht mehr vorgesehen. Laut Richtlinie ist nach zwei dokumentierten Impfungen von einer Immunität auszugehen. Bei fehlender oder einmaliger Impfung erfolgt eine Röteln-Impfung ohne vorherige AK-Bestimmung

17.2. Mutterschaftsvorsorge gemäß Mutterschafts-Richtlinie

17.2.1. Vorsorgeuntersuchungen

Prüfer:
Welche Untersuchungen sind in der **Schwangerschaftsvorsorge** obligat?

1337
+

Antwort:
Blutgruppe mit Rh und AKS

Kommentar:
· Die Bestimmung der **Blutgruppe** und des **Rhesusfaktors** bei Feststellung der Schwangerschaft entfällt, wenn sie bereits bekannt sind, z. B. aus einer Vorschwangerschaft
· Ein **Antikörpersuchtest** erfolgt bei Feststellung der Schwangerschaft und in der 24.–27. SSW
· Die **Blutgruppe**, der **Rhesusfaktor** sowie der AKS werden aus einer gesonderten EDTA-Monovette bestimmt. D.h. neben dem kleinen *Blutbildröhrchen* sollte gemäß **Hämotherapie-Richtlinie** ein großes EDTA-Röhrchen eingeschickt werden. Wichtig ist die korrekte Beschriftung des Röhrchens mit Vor- und Nachname sowie dem Geburtsdatum

Antwort:
Röteln-Titer (HAH)

Kommentar:
· Zur Bestimmung der **Röteln-Antikörper** war früher der Röteln-HAH verpflichtend bei Feststellung der Schwangerschaft durchzuführen.

Jetzt erfolgt eine Überprüfung der Röteln-Immunität nur, wenn keine Vorbefunde einen Immunschutz belegen. Bei fehlendem Immunschutz oder bei einer fraglichen Immunität erfolgt eine AK-Kontrolle in der 16.–17. SSW

! · **Neu ist,** dass die Methode HAH nicht mehr verpflichtend ist. Andere Immunoassays (z. B. ELISA, CLIA) dürfen auch zur Immunitätsbestimmung eingesetzt werden

Antwort:
TPHA

Kommentar:
Mittels **Lues-Suchreaktion** (TPHA-Test) wird bei Feststellung der Schwangerschaft eine Lues (syn. Syphilis) ausgeschlossen. Bei einer positiven LSR werden Bestätigungtests (FTA-Abs, VDRL) durchgeführt. Im Mutterpass wird wie bei HIV nur die Durchführung der LSR und nicht das Ergebnis dokumentiert. Eine Therapie ist bei einer aktiven Infektion zur Vermeidung einer konnatalen Syphilis mit Schädigung des Kindes wichtig.

Antwort:
Chlamydien Ag

Kommentar:
Zum Ausschluss einer Infektion durch **Chlamydia trachomatis** erfolgt ein (molekularbiologischer) Antigennachweis aus Urin oder Zervixabstrich bei Feststellung der Schwangerschaft.

Antwort:
HBsAg in der Spätschwangerschaft

Kommentar:
· Eine Hepatitis-B-Infektion wird durch eine **HBsAg-Bestimmung** nach der 32. SSW ausgeschlossen

· Bei Erkrankungsverdacht oder bekannter Hepatitis B ist bereits in der Frühschwangerschaft eine komplette Hepatitis-B-Serologie inklusive der HBV-DNA sinnvoll, da eine Therapie in der Schwangerschaft die Viruslast und damit neben der Infektiosität vor allem auch die Transmissionsrate reduzieren kann. Die Transmissionsrate kann bei hohen Viruslasten bis zu 30 % betragen!

· Die HBsAg-Bestimmung kann entfallen, wenn eine Immunität nachgewiesen ist → Logischerweise macht bei Geimpften die HBsAg wenig Sinn! Hier kann durch positive Anti-HBs-AK eine Immunität nachgewiesen und diese im Mutterpass dokumentiert werden

· Bei einem **positiven HBsAg der Mutter** muss unmittelbar nach der Entbindung eine aktive und passive Immunisierung des Kindes erfolgen!

Antwort:
Anbieten HIV

Kommentar:
· Der Ausschluss einer **HIV-Infektion** erfolgt nach einer vorherigen ärztlichen Beratung der Schwangeren (Durchführung muss seit 2015 im Mutterpass dokumentiert werden – *wichtig:* nicht ! das Ergebnis!)

· **AFP** bei Risikoschwangerschaften im Serum oder Fruchtwasser

· **Hb** bei Feststellung der Schwangerschaft, ab der 21. SSW monatlich und 6–8 Wochen post partum

· **Urinstatus** bei Feststellung der Schwangerschaft, dann monatlich und 6–8 Wochen post partum

· **Screening auf Gestationsdiabetes** erfolgt zwischen 24+0 und 27+6 SSW. Hierzu wird die Plasmaglukosekonzentration 1 Stunde nach oraler Gabe von 50 g Glukose (= acfoGTT) gemessen

Antwort:
VZV bei Kinderwunsch

Kommentar:
Eine **VZV-Immunitätsbestimmung** erfolgt bei Kinderwunsch im Rahmen der Empfängnisregelung. Bei fehlender Immunität wird vor Eintritt der Schwangerschaft geimpft und nach 4–6 Wochen eine serologische Impferfolgskontrolle durchgeführt!

Prüfer: 1338
Welche zusätzlichen **IGEL-Untersuchungen** sind sinnvoll?

Antwort:
CMV, Toxo, Parvo B19

Kommentar:

· Die Bestimmung des CMV-Immunstatus ist sinnvoll, da CMV die **häufigste schwangerschaftsrelevante Infektion** ist. Bei seronegativen Schwangeren hilft eine gezielte Aufklärung über Risiken und Prophylaxe zur Infektionsvermeidung. Bei einer Infektion in der Schwangerschaft kann durch eine Hyperimmunglobulingabe versucht werden, die Transmission zu verhindern. Bei CMV-positivem Fruchtwasser wird in speziellen Zentren in Einzelfällen auch während der Schwangerschaft eine (orale) antivirale Therapie mit Valaciclovir durchgeführt

· Die **Toxoplasmose** ist ebenfalls eine häufige Infektion mit hohem Schädigungspotential beim Kind. Eine Therapie ist in der Schwangerschaft möglich

· **Parvovirus-B19-AK** werden meist nicht routinemäßig, sondern nur bei Kontakt (z. B. im Kindergarten) bestimmt. **Ringelröteln** verlaufen häufig asymptomatisch und führen in der ersten Schwangerschaftshälfte zu schweren Kindsschädigungen (Hydrops fetalis) bis zum möglichen Abort

· **Immunstatus** von **Mumps-Masern-Röteln-Windpocken** (MMRV) bei beruflicher Indikation sinnvoll (Lehrerinnen, Erzieherinnen etc.), dann meist über den Betriebsarzt

1339 Prüfer:
Welches Material wird für die **Mutterschaftsuntersuchungen** benötigt?

Kommentar:

· **Serum** für die Antikörperbestimmungen (Röteln, HBsAg, HIV, LSR)

· **EDTA-Blut** für das Blutbild mit dem Hb-Wert. Für die Blutgruppe, den Rh-Faktor und den AKS gemäß Richtlinie aber eine **gesonderte, große EDTA-Monovette**

· **GlucoEXACT** oder **NaF-Blut** für den oGTT

· **Urin** für den Urinstatus und die Urinsedimente

1340 Prüfer:
Gibt es Richtlinien, die die **Mutterschaftsuntersuchungen** regeln?

Kommentar:
Ja, es gibt die Richtlinien des Gemeinsamen Bundesausschusses über die ärztliche Betreuung während der Schwangerschaft und nach der Entbindung (**Mutterschafts-Richtlinie**), Erstfassung 1985, letzte Aktualisierung am 20.08.15.

Prüfer: 1341
Welche Richtlinien regeln die **Röteldiagnostik**? MB

Kommentar:
Laut **Mutterschafts-Richtlinie** ist bei zweimaliger Impfung oder früherem Antikörpernachweis von einem Schutz auszugehen. Nur wenn beides *nicht* zutrifft, erfolgt eine Immunitätsbestimmung.

Frage: 1342
Was ist bei diesem Vorgehen zu beachten?

Kommentar:
Auch nach **zweimaliger Röteln-Impfung** gibt es ungeschützte Personen – Impfungen bieten nie einen 100 % Schutz. Da aktuell Röteln in DE sehr selten sind, erscheint der (Kosten-) Aufwand zu groß, um die wenigen Prozent ungeschützter Schwangeren zu identifizieren. Das kann man aktuell machen, da die Wahrscheinlichkeit, dass eine Schwangere mit fehlender Röteln-Immunität auf Röteln trifft, sehr gering ist. Trotzdem sollte bei bekannter fehlender Immunität eine weitere Impfung nach der Schwangerschaft erfolgen (mit anschließender Impferfolgskontrolle).

Prüfer: 1343
Existiert ein **Grenzwert für Rötelnschutz**? ++

Kommentar:

· Bei dem **Röteln-HAH** war ein Schutzwert von ≥ **1:32** etabliert

· Für die Röteln-IgG-Tests existiert *noch* kein Hersteller-übergreifender Schutzwert. Dies ist schwierig, da die IgG-Tests bisher keine vergleichbaren Werte ergeben. Daher muss das Labor bzw. der Testhersteller eine Schutzgrenze festlegen. Üblich sind IgG-Werte von ≥ 10 IU/ml, ≥ 15 IU/ml oder sogar 35 IU/ml!

1344 **Frage:**
Was ist in der **Schwangerenvorsorge** für **Röteln und Toxoplasmose** vorgesehen?

Kommentar:

+ · Die Bestimmung der **Röteln-Immunität** ist aktuell in der **Mutterschafts-Richtlinie** nur noch vorgesehen, wenn kein Immunschutz dokumentiert ist (2 Impfungen sind ausreichend oder bereits früher dokumentierter schützender Titer)

· Die Bestimmung der **Toxoplasmose-Immunität** ist eine IGEL-Leistung und wird nicht von der GKV getragen. Sie ist dennoch sinnvoll, da es eine häufige und schwangerschaftsrelevante Infektion mit einer hohen Schädigungsrate beim Ungeborenen ist. Eine Besserung ist durch eine Therapie möglich

! · Noch relevanter als die Toxoplasmose ist die Infektion mit dem **humanen Cytomegalievirus (CMV)**. Bei etwa 0,5–1,5 % der Schwangerschaften tritt eine CMV-Primärinfektion auf und etwa 0,3–0,5 % der lebendgeborenen Kinder haben eine konnatale CMV-Infektion

17.2.2. Röteln-Immunität

1345 **Frage:**
Was würden Sie bei niedrigen, aber messbaren **Röteln-Antikörperwerten** machen?

Kommentar:

· Ein grundsätzliches Problem bei der **Immunitätsbestimmung** ist, dass durch die Antikörperbestimmung immer nur der humorale Teil des Immunsystems untersucht wird. Die **zelluläre Immunität** ist noch keiner routinemäßigen Untersuchung zugänglich. Gerade bei Lebendimpfstoffen führen weitere Impfungen häufig nicht zu höheren AK-Werten, da die Impfviren sofort durch die gute zelluläre Immunität bekämpft werden

· Als Praxislösung kann bei niedrigem positivem Titer (1:8) im HAH ergänzend die Röteln-IgG-AK und die **Röteln-Avidität** bestimmt werden. Bestätigen sich die Röteln-AK im IgG-Test und sind sie hochavide, ist Schutz anzunehmen, besonders bei 2 dokumentierten Impfungen unter der Annahme, dass eine zelluläre Immunität besteht und vor einer symptomatischen Erkrankung bei erneutem Röteln-Kontakt schützt

· Bei nicht-Schwangeren kann ein Antikörperanstieg durch eine erneute Impfung und eine Impferfolgskontrolle nach 4–6 Wochen eine Immunität beweisen. Diese erhöhten AK-Werte können im Verlauf auch wieder abfallen! Durch den Anstieg nach der Impfung ist auch dann von einem Schutz auszugehen

Frage: 1346
Ab welchem **Röteln-HAH-Titer** erfolgt eine ergänzende IgM-Bestimmung?

Kommentar:

· Der **Röteln-HAH-Test** erfasst Antikörper der Klasse IgG und IgM, daher muss bei einem hohen Titer eine akute Infektion durch ergänzende IgM-Antikörperbestimmung ausgeschlossen werden

· In der Praxis erfolgt bei einem HAH-Titer ≥ 1:256 eine ergänzende IgM-Bestimmung und immer dann, wenn ein Kontakt oder Symptome angegeben wurden

· **Cave:** Bei einer akuten Infektion, wenn nur IgM- ! und noch keine IgG-AK gebildet wurden, kann der HAH-Titer sehr niedrig sein. Daher ist bei einem HAH von 1:8 oder 1:16 ebenfalls eine ergänzende IgM-AK Bestimmung sinnvoll!

Prüfer: 1347
Was wissen Sie über die **passive und aktive Immunisierung bei Röteln**?

Antwort:
Lebendimpfung nicht in Schwangerschaft

Kommentar:

· Eine **aktive Immunisierung**, also eine Impfung mit einem Rötelnimpfstoff, ist in der Schwangerschaft nicht möglich, da es ein Lebendimpfstoff ist (aktuell ist nur noch der Mumps-Masern-Röteln (MMR)-Impfstoff verfügbar)

· Eine **passive Immunisierung** mit Immunglobulinen ist nach Röteln-Kontakt zwar theoretisch möglich, es steht aber kein Röteln-spezifisches Immunglobulin zur Verfügung. Seit 2002 wird aufgrund der geringen Röteln-Prävalenz keine Immunglobulingabe mehr empfohlen

17.2.3. Berufliche Kinderbetreuung in der Schwangerschaft

1348 Frage:

Welche Infektionen sind relevant für **Schwangere**[1] in der vorschulischen Kinderbetreuung?

Kommentar:

· **Röteln** und **Ringelröteln** (Parvovirus B19) – bei nicht ausreichender Immunität Beschäftigungsverbot bis zur 20. SSW

· **Varizellen** (Windpocken), Masern, Mumps – bei nicht ausreichender Immunität Beschäftigungsverbot während der gesamten Schwangerschaft

· **CMV** – bei nicht ausreichender Immunität erfolgt ein Beschäftigungsverbot bei der Betreuung von Kindern bis zum vollendeten 3. Lebensjahr, bei Kindern ab 3 Jahren sollte ein engerer Kontakt (Wickeln!) vermieden werden!

· **Pertussis** (Keuchhusten) – bei Erkrankungsfällen in der Betreuungseinrichtung erfolgt ein befristetes Beschäftigungsverbot bis 3 Wochen nach Auftreten des letzten Erkrankungsfalls

· **Hepatitis B** – bei nicht ausreichender Immunität erfolgt ein Beschäftigungsverbot bei Tätigkeiten in Behindertenkindergärten. Ansonsten sollte ein Blutkontakt (z. B. Versorgung von Verletzungen) durch Tragen von Handschuhen vermieden werden. Laut Hepatitis-B-Leitlinie ist eine Impfung in der Schwangerschaft möglich, da es sich um einen Totimpfstoff handelt

1349 Frage:

Welche Infektionen gefährden schwangere **Lehrerinnen**[2]?

Kommentar:

· **Röteln** und **Ringelröteln** (Parvovirus B19) – bei nicht ausreichender Immunität Beschäftigungsverbot bis zur 20. SSW bei der Betreuung von Kindern bis 18 Jahren (Röteln) bzw. bis zum vollendeten 10. Lebensjahr bei Ringelröteln

---

[1] Empfehlungen je nach Bundesland abweichend, hier Baden-Württemberg: Regierungspräsidien, Fachgruppe Mutterschutz, Merkblatt *Werdende Mütter bei der vorschulischen Tagesbetreuung von Kindern*

[2] Baden-Württemberg, Regierungspräsidien, Fachgruppe Mutterschutz, Merkblatt *Werdende Mütter in der Kinder- und Jugendarbeit sowie im Angestelltenverhältnis an Schulen*

· **Varizellen** (Windpocken) – bei nicht ausreichender Immunität Beschäftigungsverbot während der gesamten Schwangerschaft beim beruflichen Umgang mit Kindern bis 10 Jahren, bei älteren Kindern nur bei Auftreten von Erkrankungen in der Einrichtung

· **Masern** und **Mumps** – Beschäftigungsverbot bei nicht ausreichender Immunität bei Auftreten von Erkrankungen in dieser Einrichtung!

17.3. Infektionen in der Schwangerschaft

Frage: **1350**

Was versteht man unter einer **TORCH-** bzw. **STORCH**-Serologie?

Kommentar:

· Die **TORCH-** bzw. **STORCH-Serologie** dient dazu, die häufigsten schwangerschaftsrelevanten Infektionen auszuschließen, z. B. bei auffälligem Ultraschallbefund (Polyhydramnion, Hydrops, Verkalkungen etc.)

· **TORCH**-Serologie: **T**oxoplasmose, **O**thers (u. a. HBV, HCV, Listeriose, HIV, VZV, Masern, Parvovirus B19, Mumps, Coxsackie Enteroviren, Influenza, EBV, Syphilis, lymphozytäres Choriomeningitis-Virus (LCMV)), **R**öteln, **C**MV, **H**SV

· Die **STORCH**-Serologie enthält zusätzlich die **S**yphilis-Serologie (LSR)

Frage: **1351**

Was ist ein **Hydrops fetalis**?

Kommentar:

Unter einem **Hydrops fetalis** versteht man *Ergüsse in Körperhöhlen*. D.h es kommt zu einer generalisierten Flüssigkeitsansammlung in Pleura (Pleuraerguss), Peritoneum (Aszites), Perikard (Perikarderguss) und den Weichteilen. Die unmittelbare Ursache dafür ist fast immer eine schwere fetale Anämie!

Frage: **1352**

Welche Abklärung empfehlen Sie bei **Hydrops-Zeichen**?

Kommentar:

· Wichtig ist der Ausschluss einer fetalen Anämie durch eine **Parvovirus-B19-Infektion** (Ringelröteln), insbesondere bei Vorliegen eines Polyhydramnions **(Hydrops fetalis)**

· Genetische Störungen wie ein **Turner-Syndrom** (Monosomie X) oder ein **Edwards-Syndrom** (Trisomie 18) sind ebenfalls möglich. Daher erfolgt ggf. auch eine Karyotypisierung

· Möglich ist auch eine immunologisch bedingte fetale Anämie durch Hämolyse bei z. B. **Rh-Unverträglichkeit** → **AKS** durchführen!

1353 Frage:
Welche Abklärung führen Sie bei **zerebralen Verkalkungen** durch?

Kommentar:

· **Periventrikuläre Verkalkungen** sind ein häufiges Zeichen einer frühen CMV-Infektion (CMV-IgG- und -IgM-AK ggf. auch Avidität und Blot)

· Bei der Toxoplasmose finden sich eher **intrazerebrale** Verkalkungen (Toxoplasma gondii IgG- und IgM-AK sowie ggf. Blot und Avidität)

· Verkalkungen im ZNS können auch bei anderen Infektionen nach Untergang von Gewebe auftreten → eine akute Infektion führt normalerweise (noch) nicht zu sichtbaren Verkalkungen

1354 Frage:
Welche **pränatalen Infektionen** sind wichtig?

Kommentar:

· **CMV** ist die häufigste Infektion und etwa 50 % der Schwangeren sind seronegativ, d.h. empfänglich! Eine konnatale Infektion führt zu zerebralen Einschränkungen (geistige Behinderung, Entwicklungsverzögerung), Hörstörungen und Chorioretinitis

· **Parvovirus B19** (Ringelröteln) kann v.a. in den ersten 20 SSW über eine ausgeprägte fetale Anämie zu einem (letalen) Hydrops fetalis führen

· **Toxoplasma gondii** führt zur konnatalen Toxoplasmose mit intrazerebralen Verkalkungen, Hydrocephalus und einer Retinochorioiditis

· Infektion mit **T. pallidum** (Syphilis syn. Lues) führt zur **Syphilis connata**. Durch Screening in der Frühgravidität und konsequente Therapie (Penicillin i. m.) ist die Syphilis connata sehr selten geworden (0–3 Fälle pro Jahr)

· **Röteln** führen zur Rötelnembryopathie mit typischer **Greggscher Trias** (mit Herzfehler, Taubheit und Katarakt) – durch Impfung sehr selten!

· **VZV** (Windpocken): Das fetale Varizellensyndrom ist sehr selten geworden, da durch Impfungen > 98 % der Schwangeren immun sind und für die ungeschützten Schwangeren ein Windpocken-Hyperimmunglobulin zur Verfügung steht

· **HSV 1 / 2**: fetales Herpessyndrom

· **Listeria monocytogenes:** Granulomatosis infantiseptica = **intrauterine Listerieninfektion** mit Sepsis und multiplen granulomatösen Organschäden. Intrauteriner Fruchttod oder hohes Letalitätsrisiko von 50 % nach Geburt

Frage: 1355
Was sind wichtige **perinatale Infektionen**?

Kommentar:

· **Hepatitis B und C**: chronische Verläufe, Leberzirrhose und hepatozelluläres Karzinom

· **HIV-1/-2**: führt unbehandelt langfristig zu AIDS

· **VZV (Windpocken):** schwere neonatale Windpocken

· **HSV-1/-2**: Herpes neonatorum, als Komplikation kann eine Herpes Enzephalitis, teils als Meningoenzephalitis auftreten

· **B-Streptokokken:** Sepsis

· **Neisseria gonorrhoeae (N. gonorrhoeae):** Ophthalmia neonatorum, Sepsis, Arthritis

· **Chlamydia trachomatis:** Konjunktivitis, Pneumonie

· **Enteroviren:** Myokarditis, Sepsis-ähnliches Krankheitsbild (*virale Sepsis*) und Enzephalitis

· **CMV** kann bei Frühgeborenen zu schweren Verläufen (z. B. als CMV-Colitis) führen

Frage: 1356
Machen **Borrelien konnatale Infektionen**?

Kommentar:

Theoretisch ja. Auffällig ist aber, dass obwohl **Borreliosen** häufig sind und Infektionen in der Schwangerschaft vermutlich regelmäßig vorkommen, bisher keine Übertragung mit einer Schädigung des Kindes belegt ist. In sehr seltenen Fällen wurden bei Kindern von Schwangeren mit einer akuten Borreliose in der Schwangerschaft Borrelien-IgM-Antikörper festgestellt. Diese Kinder waren klinisch jedoch asymptomatisch!

1357 **Frage:**
Was sind **häufige konnatale Infektionen?**

Kommentar:
- Die **CMV-Prävalenz** beträgt etwa 3–5 pro 1.000
! Lebendgeborene. Damit ist CMV die häufigste Ursache für eine infektiöse mentale Retardierung und Taubheit! Etwa jedes 8. konnatal infizierte Kind ist symptomatisch
- Die **Toxoplasmose-Prävalenz** liegt nach den Meldungen etwa bei 0,03/1.000. Schwere Folgeschäden wie Hydrocephalus, mentale Retardierung und Erblindung sind mit < 5 % selten

17.3.1. CMV

**Transmissionsrate prä-
nataler Infektionen**

Bei den meisten Infektionen (CMV, Toxoplasmose und Parvovirus B19) nimmt mit zunehmender Schwangerschaftswoche auch die **Transmissionsrate** zu – die **Schädigungsrate** nimmt aber ab! Bestimmte Schädigungen wie die Rötelembropathie treten nur bis zur 18. SSW bzw. der Hydrops fetalis durch Parvovirus B19 nur bis zur 20. SSW auf.

1358 **Frage:**
Wie unterscheiden sich prä- und perinatale **CMV-Infektionen?**

Kommentar:
- **Pränatale CMV-Infektionen** werden während der Schwangerschaft von der Mutter auf das Kind übertragen (= **vertikale Transmission**). Das Übertragungsrisiko und die Art der Schädigung hängt von dem Gestationsalter (SSW) ab und davon, ob es eine Primärinfektion, eine Reaktivierung oder Re-Infektion ist
- **Perinatale Infektionen** (= **horizontale Transmission**) werden während der Entbindung auf das Neugeborene übertragen
- **Postnatale CMV-Infektionen** werden durch das Stillen übertragen oder durch Speichel- oder Urinkontakt mit anderen Kleinkindern

1359 **Frage:**
Welche Folgen hat eine **CMV-Infektion?**

Kommentar:
- Beim **Immunkompetenten** verläuft die Infektion meist inapparent oder mit geringen Symptomen: Fieber, Lymphknotenschwellungen und erhöhte Leberwerte
- Problematisch sind Infektionen bei immunsupprimierten Patienten, Schwangeren (→ konnatale Infektionen: Hörschädigungen, zerebrale Schädigungen etc.) und Frühgeborenen. Reif geborene Kinder sind normalerweise nicht durch eine CMV-Infektion gefährdet. Eine seltene Komplikation bei Neugeborenen ist die CMV-Colitis

Prüfer: 1360
Wie erfolgt der **CMV-Erregernachweis beim Neugeborenen?**

Antwort:
CMV-Nachweis aus dem Urin

Kommentar:
- **CMV-Diagnostik** aus Blut, Urin, Liquor und +
ggf. Rachensekret. Standard ist die Bestimmung der CMV-IgM-AK sowie der Virus-DNA (CMV-PCR) aus Nabelschnur- oder kindlichem Blut UND aus Urin!
- *Anm.: Die Bestimmung der CMV-DNA aus dem kindlichen Urin ist weiterhin der Goldstandard. Zunehmend etabliert sich auch ein Abstrich von der Wangeninnenseite (Speichel) als Alternative. Vorteil ist die schnelle Abstrichnahme bereits im Kreißsaal, es können aber auch falsch-positive Ergebnisse durch Kontamination mit mütterlichen Sekreten vorkommen. Daher Kontrolle im Urin bei positivem Abstrich!*

Frage: 1361
Welche **therapeutische Optionen** bestehen bei der **CMV?**

Kommentar:
- Bei **akuten Infektionen in der Schwangerschaft** kann ein Therapieversuch mit einer (pro- +
phylaktischen) Hyperimmunglobulingabe erfolgen, in Ausnahmefällen erfolgt ggf. eine orale antivirale Therapie der Mutter mit dem plazentagängigen Valaciclovir
- Bei **konnatal infizierten Neugeborenen** mit einer nachgewiesenen Schädigung (Hörscreening auffällig, periventrikuläre Verkalkungen oder Hinweise auf eine Chorioretinitis) erfolgt eine

i. v. antivirale Therapie mit Ganciclovir oder oral mit Valganciclovir

1362 Prüfer:
Wieso sind **CMV-Infektionen** bei **HIV-Patienten** als Komplikation gefürchtet?

Kommentar:
· Bei einem **relevanten Immundefekt** (CD4+Zellen < 50/µl) kann eine CMV-Reaktivierung zur Entzündung der Netzhaut, zur sogenannten CMV-Retinitis führen

· Die **CMV-Retinitis** war eine häufige **AIDS-definierende Erkrankung**, an der bis zu 30 % der Patienten erblindet sind. Heute tritt dies nur noch bei unbehandelten HIV-Patienten auf!

· Andere CMV-Manifestationen sind die Colitis, die Enzephalitis und die Pneumonie

1363 Prüfer:
Wie hoch ist die **CMV-Durchseuchung**?

Kommentar:
Die **CMV-Seroprävalenz** beträgt in Deutschland 50–70 % je nach Kollektiv (Bei Schwangeren in DE etwa 50 %). In Entwicklungsländern ist die Seroprävalenz noch höher!

1364 Prüfer:
+ Welche **Nachweismöglichkeiten** gibt es für **CMV**?

Kommentar:
· **Serologischer Nachweis** von CMV-IgG- und IgM-AK. Weitere Abklärung mittels CMV-IgG-Avidität, CMV-IgG- und IgM-Blot

· **Direkter Erregernachweis** durch Virusanzucht oder CMV-DNA. Nachweis aus Blut, Liquor, Urin, Fruchtwasser, ggf. ergänzt durch einen pp65-Antigen-Nachweis aus EDTA-Blut

· Bei V. a. CMV-Colitis kann auch ein Erregernachweis aus einer Darmbiopsie oder aus einer BAL bei V. a. eine CMV-Pneumonie erfolgen

1365 Prüfer:
Gibt es **endogene CMV-Infektionen**?

Kommentar:
CMV gehört zu den Humanen Herpesviren (synonym ist daher auch HHV5). CMV persistiert lebenslang im Körper in hämatopoetischen Zellen und Makrophagen. Es kann jederzeit zu lokalen (z. B. in der Brust mit Übertragung in der Muttermilch) oder systemischen (z. B. bei schwerer Immunsuppression) **Reaktivierungen** kommen!

Prüfer: **1366**
Wie kann man **CMV in T-Zellen** nachweisen?

Antwort:
In situ Hybridisierung

Kommentar:
· Möglich ist ein Nachweis von **pp65-Antigen** in Granulozyten

· **Standarddiagnostik** ist die Bestimmung der **CMV-DNA** (NAT) in Blut, Urin, Liquor, Abstrichen oder Gewebe

· Ein **indirekter Nachweis** ist mittels T-Zelltest möglich. Bei dem QuantiFERON-CMV-Test wird Patientenblut mit CMV-Antigenen inkubiert, woraufhin CD8+Zellen IFN-γ bilden. Das IFN-γ wird mittels ELISA gemessen und ist ein Maß für die CMV-spezifischen T-Zellen

Prüfer: **1367**
Welche prophylaktischen Maßnahmen gegen **CMV-Infektionen bei immunsupprimierten Patienten** kennen Sie?

Kommentar:
· Die einfachste **Vorsichtsmaßnahme** ist das Meiden von Kindern unter 3 Jahren. Infektiös ist vor allem Speichel und Urin. Seronegative Schwangere in der Kleinkindbetreuung werden im Regelfall freigestellt. Im privaten Umfeld ist eine gute Händehygiene wichtig!

· **Bluttransfusionen** sollten von CMV-negativen Spendern (ggf. leukozytenfrei, gefiltert) stammen

· CMV-negative Patienten sollten **Spenderorgane** von einem CMV-negativen Spender bekommen

· **Frühgeborene** (vor der 32. SSW geboren) von CMV-IgG-positiven Müttern werden üblicherweise nicht gestillt, da die Gefahr einer (lokalen) Reaktivierung mit einer Virusausscheidung in die Muttermilch besteht. Abpumpen der Muttermilch und Pasteurisierung vor der Gabe ist möglich, bietet jedoch keinen vollständigen Schutz vor einer Virusübertragung

· Bei **einer Primärinfektion** in der Schwangerschaft kann die Gabe von CMV-Hyperimmunglobulin die Transmissionsrate und damit die Rate an schweren Schädigungen verringern. Bei immunsupprimierten Patienten ist die Wirksamkeit von CMV-Hyperimmunglobulingaben nicht gesichert

1368   Prüfer:
Gibt es eine **antivirale CMV-Therapie**?

Kommentar:
· **Antivirale CMV-Therapien** erfolgen in der Regel nicht in der Schwangerschaft (selten wird in Pränatalzentren eine orale antivirale Therapie der Mutter mit Valganciclovir durchgeführt)
· Postnatal werden **klinisch auffällige Kinder** (auffälliger Hörtest, auffälliges Schädelsono oder auffälliger Augenhintergrund) meist zuerst i. v. mit Ganciclovir therapiert (z. B. 6 Wochen), dann folgt für 6–12 Monate eine weitere (ambulante) orale Therapie mit Valganciclovir. Valganciclovir ist ein gut resorbierbares Prodrug von Ganciclovir

1369   Prüfer:
Was sind die **Therapieindikationen für CMV**?

Antwort:
CMV-Chorioretinitis, CMV-Colitis

Kommentar:
· Eine **CMV-Therapie** erfolgt bei einer nachgewiesenen **konnatalen Infektion** (= CMV-DNA positiver Urin und positive CMV-IgM-AK im Blut unmittelbar nach Geburt) und CMV-bedingten klinischen Auffälligkeiten (intrazerebrale Verkalkungen, auffälliges Hörscreening, Chorioretinitis oder zu früh oder zu klein geboren)
· Bei **asymptomatischen** und reif geborenen klinisch gesunden Kindern mit einer konnatalen CMV-Infektion erfolgt keine Therapie, da Ganciclovir weitreichende Nebenwirkungen (Granulozytopenie, Thrombopenie) hat

· **Postnatal infizierte Kinder** werden im Regelfall ebenfalls nicht therapiert. Eine Ausnahme können sehr schwer verlaufende Infektionen sein, z. B. eine CMV bedingte Colitis
· Bei Immunschwäche (HIV) wird neben der Ganciclovirtherapie auch eine ART durchgeführt

1370   Prüfer:
Gibt es therapeutische Erfolge mit **Ganciclovir**?

Kommentar:
· Bei **klinisch symptomatischen konnatalen CMV-Infektionen** ist das Ziel, den Krankheitsprogress zu stoppen und langfristige Schädigungen zu vermeiden (z. B. Taubheit) oder zu verringern
· Studien zeigen, dass bei einer längeren antiviralen Therapie (6–12 Monate) das Outcome besser ist als bei einer kurzen Therapie von 6 Wochen Dauer. Bestehende schwere Schädigungen sind jedoch nicht reversibel

1371   Prüfer:
MB   Wie wird **CMV übertragen**?

Kommentar:
· **CMV** wird hauptsächlich als **Schmierinfektion** durch Speichel und Urin übertragen, selten durch Genitalsekrete, Sperma sowie über Blutprodukte oder Organtransplantationen. Bei Schwangeren ist es meist der Kontakt zu ausscheidenden Säuglingen und Kleinkindern unter 3 Jahren (z. B. älteres Geschwisterkind)
· Während der Schwangerschaft kann es zu einer **vertikalen transplazentaren Übertragung** von der Mutter auf das Kind kommen. Die Übertragungsrate, also das Transmissionsrisiko, ist abhängig von der SSW im ersten Trimenon < 30 %, im zweiten Trimenon 30–70 % und im dritten Trimenon > 70 %!

1372   Prüfer:
MB   Was ist die **CMV-Embryopathie**?

Antwort:
Gefährdung während der Schwangerschaft

Kommentar:

· **(Schwere) Schädigungen** des Kindes treten hauptsächlich bei einer Primärinfektion der Mutter in der Frühschwangerschaft und perikonzeptionell auf. Gegen Ende der Schwangerschaft (letztes Trimenon) ist die Transmissionsrate zwar deutlich höher, dafür treten jedoch meist nur schwächere Schädigungen mit einer Monosymptomatik wie den Hörstörungen auf → **Transmissionsrisiko nimmt zu, Schädigungsrate ab mit der Schwangerschaftswoche**

!

· Etwa 7/8 der **konnatal infizierten Kinder** sind bei Geburt unauffällig, davon entwickeln 5–10 % Spätschäden (hauptsächlich Hörstörungen, selten eine Chorioretinitis, geistige Retardierung etc.)

· **Lediglich 1/8** der **konnatal infizierten Kinder** sind bei Geburt **klinisch auffällig** und haben Petechien, einen Ikterus, eine Hepatosplenomegalie, eine Wachstumsretardierung, eine Mikrozephalie (Verkalkungen, Ventrikelveränderungen) und entwickeln häufiger Spätschäden:
  - Sensorineuronaler **Hörverlust** (50–60 %)
  - Intelligenzquotient auf < 70 verringert (45 %)
  - Mikrozephalie (30–40 %)
  - Chorioretinitis (20–30 %)
  - Zerebralparesen (20 %)

1373 MB Prüfer:

Welche Rolle spielt die **perinatale CMV-Infektion**?

Kommentar:

Eine **perinatale bzw. intrapartale** (= während der Geburt erworbene) CMV-Infektion durch Kontakt des Kindes mit mütterlichen Genitalsekreten hat wahrscheinlich keine große Bedeutung. Viel wichtiger ist die **postnatale Infektion** durch die Mutter! 2/3 der CMV-positiven stillenden Mütter scheiden das Virus in der Muttermilch (lokale Reaktivierung) aus und infizieren so die Säuglinge → CMV-IgG-positiven Frauen wird abgeraten, **Frühgeborene** vor der 32. Woche zu stillen.

!

1374 MB Prüfer:

Sind **Kleinkinder und Neugeborene** durch CMV-positive Krankenschwestern und Erzieherinnen gefährdet?

Kommentar:

Bei reifgeborenen Kindern sind **postnatale CMV-Infektionen** etwas Häufiges und verlaufen normalerweise komplikationslos. Eine Gefährdung besteht für schwerkranke Kinder, Immunsupprimierte und Frühgeborene.

Prüfer: **1375 MB**

Welche Rolle spielen **postnatale CMV-Infektionen**?

Kommentar:

· Peri- / postnatale Infektionen (z. B. durch Stillen) sind nichts Ungewöhnliches und verlaufen bei reifgeborenen Kindern in der Regel komplikationslos, seltene Komplikation kann eine CMV-Colitis (bei Immundefekt?) sein

· Bei Frühgeborenen treten gehäuft Komplikationen auf. Deshalb sollten CMV-IgG-positive Mütter bei Kindern, die vor der 32. Woche geboren sind, nicht stillen → Anforderung von CMV-IgG-AK im Labor als **Stillfrage**.

Prüfer: **1376 MB**

Was ist mit **CMV-Re-Infektionen**?

Kommentar:

· **Problem:** Obwohl bei CMV-IgG-positiven Schwangeren von *Schutz* gesprochen wird und keine serologischen Kontrollen folgen, muss klar sein, dass humane Herpesviren lebenslang im Körper persistieren und damit auch reaktivieren können!

!

· Deutlich seltener als bei einer Primärinfektion ist eine materno-fetale intrauterine CMV-Übertragung durch eine **CMV-Reaktivierung** oder durch eine **Re-Infektion** mit einem anderen Virusstamm

· Eine **CMV-Reaktivierung** ist serologisch ggf. durch einen IgG-AK Anstieg zu erkennen (Parallelmessung mit Vorserum). Ein sicherer Ausschluss ist nur durch eine Bestimmung der CMV-DNA möglich. Bei einer niedrigen Viruslast kann evtl. nur ein Anstieg in einer Verlaufskontrolle eine Reaktivierung sicher beweisen!

Prüfer: **1377 +**

Welche Unterschiede bestehen bezüglich der Embryopathie bei einer **CMV-Primärinfektion** und einer **CMV-Re-Infektion** der Mutter?

Kommentar:

· Bei einer **CMV-Primärinfektion** und Transmission sind bei Entbindung
  - ⅛ der Kinder **symptomatisch**, die Hälfte davon mit Spätschäden!
  - ⅞ der Kinder sind **asymptomatisch**, davon haben nur etwa ⅛ Spätschäden (vor allem Hörschäden)

· Bei **CMV-Rekurrenz** (= Reaktivierung) und vorbestehender Immunität (IgG positiv) wird das Risiko für eine fetale Infektion mit kleiner < 1 % angegeben. In der Praxis gelten daher CMV-IgG–positive Schwangere als *geschützt* und werden in der Schwangerschaft nicht weiter beobachtet!

1378
MB **Prüfer:**
Welche **CMV-Therapien** gibt es in der Schwangerschaft?

Kommentar:

· Während der Schwangerschaft ist keine systemische antivirale Therapie der Mutter etabliert. Möglich ist eine prophylaktische Off-Label-Gabe von **CMV-spezifischem Hyperimmunglobulin**, das kann laut Studien eine relative Risikoreduktion der CMV-Transmission um bis zu 30 % bewirken. Entscheidend ist, dass eine Infektion möglichst rasch diagnostiziert und die Therapie begonnen wird!

· In seltenen Fällen erfolgt in einigen Pränatalzentren nach gesicherter Infektion des Feten (Fruchtwasser CMV-positiv) eine Nabelschnurpunktion mit **Fetalblutanalyse** (Leberwerte, CMV-Viruslast, usw.) und dann ggf. intravasale Gabe von CMV-Hyperimmunglobulin bzw. eine orale antivirale Therapie der Mutter und des Feten (plazentagängig) mit **Valganciclovir**. Das ist aber kein Standardvorgehen!

· Bei klinisch auffälligen **konnatal infizierten Neugeborenen** ist eine (Off-Label) Therapie mit Ganciclovir (iv) oder Valganciclovir (oral) möglich. Problematisch ist die lange Therapiedauer von 6–12 Monaten und die Medikamententoxizität (Agranulozytose, Transaminasenanstieg, Thrombopenie), die regelmäßige Bestimmungen der Medikamentenspiegel, der CMV-Viruslast, der Leberwerte und des großen Blutbilds erfordern

17.3.2. Röteln

Prüfer: 1379
Welche **Labordiagnostik** schlagen Sie einer +
Schwangeren nach **Rötelnkontakt** vor?

Kommentar:

· Zuerst **Überprüfung der Immunitätslage** – sind im Impfpass zwei Röteln-Impfungen dokumentiert?
· **Serologischer Immunstatus** mittels Röteln-HAH oder der Röteln IgG-AK (z. B. EIA, CLIA)
· Bei seronegativen oder nicht geimpften Schwangeren ggf. direkter Erregernachweis mittels Röteln-PCR (Abstriche, Urin)
· **Verlaufskontrolle** nach 3–4 Wochen: Röteln-Antikörper (HAH oder IgG- und IgM-Test), um auch bei Immunen, eine Re-Infektion durch Titeranstiege zu erkennen

Prüfer: 1380
Warum erwähnen Sie gerade den **Röteln-HHAT** an erster Stelle?

Kommentar:

· Synonyme für den **Röteln-HHAT** sind HAH oder HHT. Die hämagglutinierende Wirkung der Rötelnviren wird durch Antikörper (im Patientenserum) gehemmt. Der Titer entspricht der Verdünnung, bei der diese Hemmung gerade noch besteht
· Der **Röteln-HAH** war bis 2011 obligater Bestandteil der Mutterschafts-Richtlinie, dann wurde die Beschränkung auf den HAH aufgegeben. Nun sind auch Röteln-IgG-Tests wie ELISAs oder andere automatisierte Messsysteme wie CLIA oder CMIA zulässig

Prüfer: 1381
Gibt es beim **Röteln-HAH** einen relevanten Grenzwert?

Kommentar:

· Ja, das ist der große Vorteil des **Röteln-HAH** gegenüber anderen Röteln IgG-Tests. Ein HAH-Titer von 1:32 (teilweise auch schon 1:16) ist mit einem Schutz gleichzusetzen
· Die verfügbaren **Röteln-IgG-Tests** unterscheiden sich zum Teil sehr stark, obwohl eine *Standardisierung* an einem internationalen Standard besteht (Meßwert in IU/ml). Dadurch sind die

Ergebnisse nicht vergleichbar. Ein einheitlicher Grenzwert existiert nicht. Jeder Hersteller bzw. jedes Labor muss selbst einen Grenzwert festlegen, bei dem Immunität besteht!

1382
+

Prüfer:
Gibt es Richtlinien für die **Röteln-Diagnostik** in der Schwangerschaft?

Kommentar:
· Früher war der **Röteln-HAH** verpflichtend bei Feststellung der Schwangerschaft durchzuführen. Jetzt nur noch, wenn keine Vorbefunde eine Röteln-Immunität belegen bzw. keine zwei Impfungen dokumentiert sind. Bei festgestelltem fehlendem Immunschutz oder fraglicher Immunitätslage erfolgt eine Kontrolle in der 16.–17. SSW
· **Bei Kinderwunsch** ist seit der neuen Empfängnisregelung nur noch die Bestimmung der VZV-Immunität vorgesehen. Bei fehlender Röteln-Immunität (keine zwei Impfungen dokumentiert oder negativer Vortiter) soll ohne Testung **VOR** der Schwangerschaft geimpft werden

1383

Prüfer:
Bei welcher Labor-Konstellation besteht für das Kind keine Gefahr der Missbildung durch **konnatale Röteln**?

Kommentar:
· Besteht laut dem testenden Labor bereits zum Zeitpunkt des Kontakts eine **Röteln-Immunität** (z. B. HAH ≥ 1:32), besteht keine Infektionsgefahr, da die Schwangere *geschützt* ist
· Sind keine Antikörper nachweisbar, muss eine Verlaufskontrolle der Schwangeren in SSW 16 / 17 erfolgen und nach Entbindung das Neugeborene (Nabelschnurblut, Rachenabstrich und Urin) untersucht werden

> **Gregg´sche-Trias**
>
> Bei Rötelninfektion in der Frühschwangerschaft (bis zur 18. SSW) kommt es zur typischen **Rötelnembryopathie** mit einer:
> - Herzbeteiligung (offener Ductus botalli),
> - Augenbeteiligung (Katarakt),
> - und Ohrenbeteiligung (Innenohrschwerhörigkeit).

1384
MB

Prüfer:
Beschreiben Sie das **Krankheitsbild der Röteln**.

Kommentar:
· Röteln sind weltweit verbreitet. In **Deutschland** ist die **Prävalenz < 1/100.000**. Die Inkubationszeit bis zum Exanthembeginn beträgt etwa 16–18 Tage (14–21), **Infektiosität** besteht **5 Tage vor bis 7 Tage nach Exanthembeginn**
· Typisch ist ein kleinfleckiges, hellrotes Exanthem, das nach 2–3 Tagen erblasst. Lymphknotenschwellungen kommen zervikal, nuchal und retroaurikulär vor
· Asymptomatische Verläufe bei bis zu 50 % der Kinder und 20–30 % der Erwachsenen
· Komplikationen sind die thrombozytopenische Purpura und Arthropathien. Sehr selten auch eine Hepatitis oder Enzephalitis

1385
MB

Prüfer:
Beschreiben Sie die **Rötelnembryopathie**.

Kommentar:
· Die **Rötelnembryopathie** ist eine vorgeburtliche Schädigung des Kindes im Mutterleib durch eine akute Röteln-Infektion in der Schwangerschaft
· Das **Röteln-Embryopathierisiko** sinkt mit zunehmender SSW: Hauptrisiko besteht vor der 12. SSW mit 25–65 %, Risiko zwischen 12. und 18. SSW noch 8–20 %. Nach der 18. SSW besteht kein relevantes Risiko mehr!
· Die klassische Symptom-Trias mit Herzfehler, Taubheit und Katarakt wird nach dem Entdecker (1941) als **Gregg´sche Trias** bezeichnet

1386
MB

Prüfer:
Welche Indikationen bestehen zum Schwangerschaftsabbruch bei **Röteln**?

Kommentar:
· Durch Impfungen und Kontrolle des Impfstatus sind Röteln in DE aktuell extrem selten, daher ist es sehr wichtig, eventuell nachweisbare IgM-Antikörper in der Schwangerschaft weiter abzuklären und nicht vorschnell (falsch) zu deuten. **Wichtig:** Häufigster Grund einer IgM-AK Persistenz über Monate bis Jahre ist eine Rötelnimpfung. Sinnvoll ist, im Impfpass zu überprüfen, ob die Patientin *kürzlich*, z. B. vom Hausarzt, geimpft wurde. Zur weiteren Abklärung positiver

!

IgM-AK dienen u. a. die Röteln-IgG-Aviditätsbestimmung und der Röteln-IgG-Blot (E2-Bande vorhanden?)

· Vor Einführung der Impfung gab es etwa 10–20 % **seronegative Schwangere** in Deutschland, aktuell sind es **unter 3 %**

1387
MB

Prüfer:

Was ist die **Begründung** für den Einsatz des **Röteln-HAHT?**

Kommentar:

· Der **HAH** misst funktionelle Antikörper, d.h. Antikörper, die die Hämagglutination hemmen können

· Für den Röteln-HAH existiert ein laborübergreifender Grenzwert für Schutz (1:32)

· Außerdem ist der **HAH robuster**, d.h. der Variationskoeffizient (VK) ist geringer und er erfasst IgG und IgM-AK

· Bei hohen HAH-Titern müssen ergänzend die IgM-AK bestimmt werden, um eine akute Infektion auszuschließen

1388
MB

Prüfer:

Welche weiteren Testverfahren kennen Sie zur **Röteln-Diagnostik?**

Antwort:

ELISA

Kommentar:

· Röteln-IgG- und IgM-AK können neben dem HAH auch mittels Enzymimmunoassay (ELISA, CLIA, CMIA und ECLIA) bestimmt werden

· Ggf. ergänzende **Spezialserologie** wie Röteln-IgG-Aviditätsbestimmung und -Immunoblot (E2-Bande) zur Abklärung positiver IgM-Werte und zur Eingrenzung des Infektionszeitpunkts

· Rachenabstrich und Urin zum **direkten Erregernachweis** (PCR) bei Neugeborenen, bei Schwangeren ggf. Röteln-PCR aus EDTA-Blut

+ **17.3.3. Toxoplasmose**

1389

Prüfer:

Wie ist die **serologische Diagnostik** der **Toxoplasmose?**

Antwort:

· KBR, IFT, ELISA

· Nachweis akuter Infektionen mittels IgM-AK

· KBR unempfindlicher als IFT, zeigt daher akute Infektion an

Kommentar:

· Ein **serologisches Screening** ist in der Mutterschaftsrichtlinie *nicht* vorgesehen. Es kann als IGEL-Leistung angeboten werden. Meist Bestimmung der Toxoplasma gondii IgG-AK und wenn positiv, auch IgM-AK

· Bei **positiven IgG-AK** und negativen IgM-AK in der Frühgravidität liegt eine frühere Infektion vor, weitere Kontrollen sind nicht erforderlich. Da **IgM-AK** nur 6–8 Wochen nachweisbar sind, ist bei Ersttestung zu einem späteren Zeitpunkt eine weitere Eingrenzung des Infektionszeitpunkts mittels Aviditätsbestimmung notwendig

· Bei **seronegativen Schwangeren** erfolgt eine IgG-Kontrolle alle 8 Wochen. Eine dokumentierte Serokonversion beweist eine akute / kürzliche Infektion!

Prüfer:

Wie führen Sie eine **Schwangerenberatung** hinsichtlich der **Toxoplasmose** durch?

1390

Kommentar:

· Wichtig ist **Aufklärung** über die Hauptinfektionsrisiken, da weniger als 25 % der Schwangeren eine Toxoplasmose-Immunität haben → ¾ der Schwangeren sind empfänglich!

· **Ansteckung** durch nicht ausreichend erhitztes zystenhaltiges Fleisch oder Wurst und durch Aufnahme von Oozysten mit kontaminierten Nahrungsmitteln (typisch sind Salate oder Obst). Etwa 1 % der Katzen scheiden Oozysten aus

· Im Verlauf der Schwangerschaft steigt die **Transmissionsrate** an, bei gleichzeitiger rückläufiger Schädigungsrate:
  - Im ersten Trimenon ist die Transmissionsrate < 15 %. Bei Übertragung treten schwere Schädigungen auf (klassische Trias) bei 65–85 % der Neugeborenen sowie häufige Spontanaborte
  - Im zweiten Trimenon kommt es bei etwa 30 % zu einer Übertragung auf das Kind und bei etwa 30 % zu dem Vollbild einer

Toxoplasmose-Schädigung oder zu Einzelsymptomen
- Im dritten Trimenon kann es bei > 60 % zu einer Übertragung kommen, aber meistens sind die Neugeborenen asymptomatisch, selten (etwa 10 %) treten Einzelsymptome auf. Spätschäden, vor allem Hörschäden sind möglich!

1391 Frage:
Was ist die typische Trias bei der **konnatalen Toxoplasmose**?

Kommentar:
Die typische Trias bei der **konnatalen Toxoplasmose** besteht aus intrazerebralen Verkalkungen, einem Hydrocephalus und der Retinochorioiditis, die bis zur Erblindung gehen kann.

1392 Prüfer:
MB **Pränatale Diagnostik** beim V. a. intrauterine Infektion mit **Toxoplasma gondii**?

Kommentar:
Bei positiver Toxoplasmose-Serologie und auffälligem Ultraschallbefund (Ventrikulomegalie, hyperdense intrakranielle Läsionen, Aszites, intrahepatische Läsionen) kann eine **invasive Diagnostik** mittels Amniozentese (Toxoplasma gondii-PCR aus Fruchtwasser) erfolgen. Möglich ist ggf. auch der Nachweis von Toxoplasma gondii spezifischen IgM- und IgA-Antikörpern aus Fetalblut (nach der 21. / 22. SSW).

1393 Prüfer:
Welche Krankheitssymptome zeigen sich bei der Schwangeren mit einer **Toxoplasmose**?

Kommentar:
· Eine Infektion mit **Toxoplasma gondii** ist der häufigste Grund für eine **Retinochorioiditis** beim Menschen
· Weniger als 10 % haben **grippeähnliche Beschwerden** oder **Lymphknotenschwellungen**. Typische Stellen sind am Kieferwinkel, aurikulär, nuchal und am M. sternocleidomastoideus. Selten tritt ein makulopapulöses Exanthem auf
· Bei Immunsupprimierten sind schwere Krankheitsverläufe meist mit einer Enzephalitis (HIV-Patienten) möglich

1394 Prüfer:
Wann ist die Missbildungsrate bei einer **konnatalen Toxoplasmose** am höchsten?

Antwort:
Höchste Missbildungsrate bei Infektionen während des 1. Trimenons

Kommentar:
Bei einer Toxoplasmose in der Schwangerschaft kommt es im ersten Trimenon nur bei etwa 15 % zu einer Übertragung auf das Kind. Wenn es zur Übertragung kommt, dann treten schwere Schäden mit der **klassischen Trias intrazerebrale Verkalkungen, Hydrocephalus und Retinochorioiditis** bei bis zu 85 % der Neugeborenen auf.

1395 Prüfer:
Wie erfolgt die **Toxoplasmose-Therapie** in der **Schwangerschaft**?

Kommentar:
· Die **Toxoplasmose-Therapie** erfolgt in der Frühschwangerschaft **bis SSW 14+6** mit **Spiramycin** 3 g/Tag (9 Mio. IE/Tag)
· **Ab 15+0** dann als **Kombinationstherapie** mit Pyrimethamin (erster Tag 50 mg, dann 25 mg), Sulfadiazin (50 mg/kgKG bis max. 4 g/d) und Folinsäure (10–15 mg/d) für mindestens 4 Wochen
· Bei **auffälligem Ultraschall** oder einem **PCR-positiven Toxoplasmose** Nachweis im Fruchtwasser erfolgt die Therapie bis zum Ende der Schwangerschaft – eventuell intermittierend!
· Wichtig sind regelmäßige **Medikamentenspiegel**!

1396 Prüfer:
Wie wird die **Toxoplasmose** therapiert?

Kommentar:
· Normalerweise wird die **postnatal erworbene** unkomplizierte Toxoplasmose nicht therapiert!
· Ausnahmen sind immunsupprimierte Patienten (AIDS), Schwangere und Neugeborene mit einer konnatalen Toxoplasmose
· Neugeborene werden analog zu den Schwangeren therapiert: Kombinationstherapie mit Pyrimethamin, Sulfadiazin und Folinsäure bzw. Schwangere im ersten Trimenon mit Spiramycin

1397 Prüfer:
Wie weisen Sie eine **Toxoplasmose** nach?

Antwort:
Serologisch: ELISA, IFT, KBR

Kommentar:
Serologischer Nachweis von Toxoplasma gondii IgG-, IgM- und IgA-Antikörpern mittels ELISA, CLIA, Immunosorbent-Agglutination-Assay (ISAGA) und einem IgG-Blot. Ergänzend ist eine IgG-Aviditätsbestimmung möglich. Insbesondere bei V. a. eine konnatale Toxoplasmose kann auch mittels ELISpot eine T-zelluläre Immunantwort auf das Toxoplasma gondii Antigen nachgewiesen werden.

1398 Prüfer:
Welches Antigen wird bei dem **Toxoplasmose-ELISA** eingesetzt?

Kommentar:
Entweder Toxoplasma gondii Vollantigen oder rekombinante Antigene.

1399 Prüfer:
Wie zeigt sich eine **Toxoplasmose-Infektion** im Verlauf?

Kommentar:
Nach einer akuten oder kürzlichen Infektion kommt es bei Verlaufskontrollen zum Anstieg der IgG-Antikörper und zur Zunahme der Avidität. Bei akuten Infektionen finden sich meist auch IgA- und IgM-AK, diese können bereits nach 6–8 Wochen wieder verschwinden oder auch länger persistieren.

1400 Prüfer:
Wie wird das **Toxoplasmose-Antigen** nachgewiesen?

Kommentar:
Der Nachweis von **Toxoplasma gondii-DNA** mittels PCR erfolgt aus **Fruchtwasser** (nicht vor der 18. SSW und frühestens 4 Wochen nach Infektion) oder bei Entbindung aus Plazenta oder Liquor.

Frage: **1401**
Was versteht man unter einem **vergleichenden immunologischen Profil**?

Kommentar:
· Bei V. a. eine **konnatale Toxoplasmose** werden beim Kind die IgG-, IgM- und IgA-Antikörper bestimmt. Zusätzlich wird ein **vergleichendes immunologisches Profil** angefertigt. D.h. es wird parallel ein Immunoblot (IgG und IgM) von Mutter und Kind angefertigt. Sind bei dem Kind Blot-Banden vorhanden, die nicht bei der Mutter zu sehen sind, dann ist das Profil auffällig und spricht für eine kindliche Infektion
· **Prinzip:** IgG-AK der Mutter sind plazentagängig und finden sich daher im mütterlichen und kindlichen Blut identisch. Sind beim Kind zusätzliche Bande vorhanden, dann müssen diese autochthon, d.h. vom Kind gebildet worden sein. Das spricht für einen Erregerkontakt!

17.3.4. Hepatitis B und Schwangerschaft

Frage: **1402**
Wie gehen Sie bei einem **positiven HBsAg in der Schwangerschaft** vor?

Kommentar:
Wichtig ist die Abklärung der Infektiösität. Sinnvoll ist eine **vollständige Hepatitis-B-Serologie** (Anti-HBc-AK, HBeAg, Anti-HBe-AK inklusive der Delta-AK), die **Viruslastbestimmung** (HBV-DNA) und die Bestimmung der **Leberwerte** (GOT, GPT und γ-GT).

Frage: **1403**
Welche Bedeutung hat das **HBe-Antigen** bzw. die **Anti-HBe-Antikörper**?

Kommentar:
Das **HBe-Antigen** und die **Anti-HBe-Antikörper** haben einen prognostischen Wert für die Übertragungswahrscheinlichkeit auf das Kind. Während der Geburt infizieren sich laut DGPI 70–95 % der Kinder von HBeAg-positiven Müttern, 20–25 % der HBeAg-negativen Mütter und nur 10 % der Anti-HBe-AK-positiven Mütter.

Frage: **1404**
Welche Rolle spielt die **HBV-Viruslast**?

Kommentar:

Von der Höhe der **HBV-DNA** (Viruslast) hängt maßgeblich das Übertragungsrisiko ab. Das Transmissionsrisiko kann bei hoher Viruslast (> 100.000) auf bis zu 32 % steigen! Eine frühe antivirale Therapie, z. B. mit **Tenofovir**, und das Senken der Viruslast unter 100.000 IU/ml senkt die Transmissionsrate deutlich. Bei einer hohen Viruslast am Geburtstermin kann eine elektive Sectio erwogen werden.

18. Autoimmundiagnostik

Inhalt

Randspalte: (+) = häufige Frage, (++) = sehr häufige Frage, (MB) = Frage aus einer Mikrobiologie-Prüfung.

18.1. Fallbeispiel Hep-Zellen

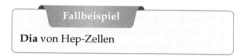

Fallbeispiel

Dia von Hep-Zellen

1405   Prüfer:

Welche **Autoantikörper** kann man an **Hep-Zellen** untersuchen?

Kommentar:

Mit einem IIFT auf sogenannten **Hep-2-Zellen** (Humane Epitheliomzellen Typ 2 eines Larynxkarzinoms) können Antinukleäre Antikörper (ANA) untersucht werden. Dabei wird der **Antikörper-Titer** und das **Immunfluoreszenz-Muster** bestimmt. Durch das Immunfluoreszenz-Muster ergeben sich Hinweise auf das Zielantigen und die zu Grunde liegende Autoimmunerkrankung. Positive ANAs werden dann mit definierten Antigenen durch ein ENA-Screening (ENA = Extrahierbare nukleäre Antigene) abgeklärt.

1406   Prüfer:
+

Wie ist das **ANA-Muster** bei **Lupus erythematodes**?

Antwort:
Homogen

Kommentar:

Bei einem **Systemischen Lupus Erythematodes (SLE)** finden sich in mehr als 95 % der Fälle positive Antinukleäre Antikörper (ANA)!

Prüfer: 1407

Gegen was können **Autoantikörper** gerichtet sein?

Antwort:
dsDNA, Histone

Kommentar:

· **Homogene Zellkern-Fluoreszenzmuster** kommen bei Doppelstrang-DNA (dsDNA), ssDNA, Histonen und Nukleosomen vor
· **Homogene Zytoplasma-Fluoreszenzmuster** kommen bei Ribosomen vor

Prüfer: 1408

Wie kann man **Autoantikörper gegen DNA** noch nachweisen?

Antwort:
RIA, Crithidia

Prüfer: 1409

Wie lässt sich ein **SLE von einem medikamenteninduzierten Lupus** abgrenzen?

Antwort:
AAK gegen Histone, niedriger dsDNA-Titer

18.2. ANA

Frage: 1410

Welches Vorgehen empfehlen Sie bei der **Autoimmundiagnostik**?

Kommentar:

· Meist ist ein **Stufenschema** sinnvoll. Nach dem ANA-Screening mit der Immunfluoreszenz als Suchtest erfolgt eine weitere Abklärung abhängig von dem morphologischen Bild:

- **Kernfluoreszenz mit gesprenkelter und homogener Kernfluoreszenz** → Antikörper gegen **Extrahierbare nukleäre Antigene (ENA)** (SS-A, SS-B, U1-RNP, Sm, Scl-70)
- **Kernfluoreszenz mit positiver Färbung der Chromosomen** im Mitosestadium → Antikörper gegen **dsDNA, Histone, Nukleosomen**
- **Fein gesprenkelte cytoplasmatische Fluoreszenz** → Ribosomen-Antikörper und Anti-Jo-1-Antikörper
- **Grob gesprenkelte oder filamentöse cytoplasmatische Fluoreszenz** → AMA und SMA

· Daneben gibt es auch noch die **antineutrophilen cytoplasmatischen Antikörper (ANCA)**, die gegen cytoplasmatische (cANCA) oder perinukleäre (pANCA) Antigene gerichtet sind. Atypische Muster werden als **xANCA** bezeichnet. pANCAs sind vor allem gegen die **Myeloperoxidase** gerichtet und kommen häufiger bei der mikroskopischen Polyangiitis und bei einer **nekrotisierenden Glomerulonephritis** vor. cANCAs sind typisch für die **Wegener Granulomatose**

1411 **Frage:**
Wie bewerten Sie einen **ANA-Titer von 1:160**?

Kommentar:
Bei etwa 80 % der Patienten mit niedrigen ANA-Titern ≤ 1:320 liegt keine Autoimmunerkrankung vor → primär erfolgt eine kurzfristige Kontrolle, da ANAs auch unspezifisch im Rahmen einer banalen akuten Infektion erhöht sein können.

1412 **Frage:**
Schließt ein **niedriger ANA-Titer** eine **Autoimmunerkrankung** sicher aus? Welche weitere Abklärung gibt es?

Kommentar:
Ein **niedrig-positiver ANA-Titer** schließt eine Autoimmunerkrankung – also z. B. einen SLE oder eine Autoimmunhepatitis – *nicht* sicher aus, auch wenn typischerweise bei Kollagenosen höhere ANA-Titer vorliegen. **Weitere Abklärung** durch Bestimmung der Antikörper gegen dsDNA, Histone, Nukleosomen und ENAs.

18.3. Systemischer Lupus Erythematodes

Frage: 1413
Welche **ACR-Laborkriterien** kennen Sie für den **Systemischen Lupus Erythematodes**?

Kommentar:
· Es gibt **11 Hauptkriterien** der American Colleague of Rheumatology (ACR) bei dem **Systemischen Lupus Erythematodes** (SLE) – für die Diagnosestellung müssen mindestens 4 positiv sein!

· **Laborkriterien:**
  - Auto-immunologische Befunde: Anti-dsDNA-Antikörper oder Anti-SM-AK oder Anti-Phospholipid-AK z. B. Anti-Cardiolipin IgG- oder IgM-AK, Lupus-Antikoagulans, falsch positiver VDRL-Test für mindestens 6 Monate
  - hochtitrige ANAs
  - Nephritis: Zylinder oder Proteinurie > 500 mg/Tag
  - Blutbild: Anämie, Leukopenie oder Thrombopenie

18.4. Paraneoplastische Antikörper

Frage: 1414
Was sind **paraneoplastische Antikörper**?

Kommentar:
· **Paraneoplastische Antikörper** sind Autoantikörper (AAK), die als diagnostische Marker bei paraneoplastischen (neurologischen) Erkrankungen eingesetzt werden. Sie finden sich bis zu 5 Jahre vor einer Tumordiagnose. Insgesamt sind sie selten, z. B. 1–2 % bei dem kleinzelligen Bronchialkarzinom, ABER bei neurologischen Symptomen kommen sie bei etwa jedem Zweiten vor!

· **Paraneoplastische Syndrome** sind Erkrankungen des ZNS, die im Zusammenhang mit einer Tumorerkrankung auftreten, aber nicht durch den Tumor oder Metastasen direkt verursacht werden

1415 Frage:

Welche **wichtigen paraneoplastischen Antikör-per** kennen Sie?

Kommentar:

Wichtige **paraneoplastische Antikörper** sind **Anti-Hu-AK**, **Anti-Ri-AK** und **Anti-Yo-AK**, benannt nach den Anfangsbuchstaben der Patienten, bei denen diese AK entdeckt wurden oder alternativ nach der immunfluoreszensoptischen Färbung, dann sind Anti-Hu-AK = **Antinukleäre Neuronale Antikörper (ANNA) 1**, Anti-Ri-AK = **ANNA 2**, Anti-Yo-AK = **Purkinje-Zell-Antikörper (PCA) 1**.

1416 Frage:

Für was sprechen positive **paraneoplastische Antikörper**?

Kommentar:

· **Anti-Hu-AK** kommen beim kleinzelligen Bronchialkarzinom (SCLC) (Spezifität > 95 %) und beim **Neuroblastom** vor. Die neurologische Manifestation ist die limbische Enzephalitis und die sensorische Neuropathie

· **Anti-Ri-AK** kommen beim Mammakarzinom und dem kleinzelligen Bronchialkarzinom (SCLC) (Spezifität 100 %) vor. Neurologische Manifestation ist die Ataxie, der Opsoklonus und der Myoklonus

· **Anti-Yo-AK** (vor allem bei Frauen), beim Ovarial- und Mammakarzinom (Spezifität 70–100 %), Uterus → Neurologische Manifestation ist die zerebelläre Degeneration (Yo-Syndrom)

1417 Frage:

Wie werden üblicherweise **paraneoplastische Antikörper** nachgewiesen?

Kommentar:

Der Nachweis von **paraneoplastischen Antikör-pern** erfolgt meist mittels eines IIFTs auf neuronalem Gewebe (Primatenkleinhirn). Bei positiven AK folgt zur **Bestätigung** ein Westernblot (Line Blot) mit spezifischen Zielantigenen!

18.5. AMA

Fallbeispiel

Foto von Anti-Mitochondrialen-Antikörper.

Frage: **1418**

Worauf deuten diese **Anti-Mitochondrialen-Antikörper** hin?

Antwort:

PBC

Kommentar:

· **Anti-Mitochondriale-Antikörper (AMA)** kommen am häufigsten bei der **primär biliären Zirrhose (PBC)** vor, seltener auch bei einer Autoimmunhepatitis, bei der systemischen Sklerodermie oder bei einer Polymyositis oder beim Lupus erythematodes

· **AMA** werden mittels Immunfluoreszenz bestimmt. Die Antikörper können gegen 9 verschiedene mitochondriale Antigene gerichtet sein (M1 bis M9). Am wichtigsten sind **AMA**-M2, die gegen die E2-Einheit der Pyruvat-Dehydrogenase gerichtet sind und bei 95 % der Patienten mit **PBC** vorkommen

Fallbeispiel

Auf dem Dia zu sehen: AMA in klassischer Ausprägung

Antwort:

Mitos + nuclear dots

Anm.: FALSCH!

Kommentar:

Bei den **Anti-Mitochondrialen-Antikörpern (AMA)** findet sich ein perinukleäres cytoplasmatisches Fluoreszenzmuster.

Prüfer: **1419**

Für welches Krankheitsbild sprechen **AMA**?

Antwort:

PBC

Kommentar:

Am wichtigsten sind **AMA**-M2, die gegen die E2-Einheit der Pyruvat-Dehydrogenase gerichtet sind und bei 95 % der Patienten mit **PBC** vorkommen!

1420 **Prüfer:**

Welche **Subtypisierung der AMA** spielt bei der **PBC** eine Rolle?

Antwort:

M2

Kommentar:

Es werden **9 AMA-Subtypen** unterschieden:
- Die **AMA-M2-AAK** haben eine 95 %-ige Sensitivität und hohe Spezifität. Sie sind für die Diagnostik der **primär biliären Zirrhose** besonders wichtig
- Zu Beginn einer PBC treten wohl zuerst AMA-**M9**-AAK auf
- AMA-**M4**-AAK sprechen für einen progredienten Verlauf der PBC

1421 **Prüfer:**

Welche weiteren **AAK** sind bei der **Autoimmunhepatitis** wichtig?

Antwort:

LKM-AK, SLA-AK, SMA

Kommentar:

Ausführlicher Kommentar zur Autoimmunhepatitis s. S. 290.

1422 **Frage:**
+ Welche **AAK** sind beim **Sjögren-Syndrom** wichtig?

Kommentar:

Anti-SS-A und Anti-SS-B.

18.6. Morbus Wegener

1423 **Prüfer:**
+ Welche AK sind beim **Morbus Wegener** wichtig?

Antwort:
· cytoplasmatische antineutrophile cytoplasmatische Antikörper (cANCA) (IF, EI, Proteinase 3)
· pANCA bei rapid progressiver Glomerulonephritis
· xANCA bei Morbus Crohn

Kommentar:

pANCAs spielen auch bei dem **Churg-Strauss-Syndrom** eine Rolle!

18.7. Immunologie

1424 **Prüfer:**

Bei welchen Erregern treten **immunologisch bedingte Folgeerkrankungen** auf?

Kommentar:
· Ein typisches Beispiel ist die **postinfektiöse Arthritis**, man spricht auch von der **reaktiven Arthritis**, nach einem gastrointestinalen oder urogenitalen Infekt:
  - **Urogenital** durch Chlamydia trachomatis, Mycoplasma hominis und Ureaplasma urealyticum
  - **Gastrointestinal** durch Salmonellen, Yersinien, Shigellen und Campylobacter jejuni

1425 **Prüfer:**

Wie äußern sich diese **immunologisch bedingten Folgeerkrankungen**?

Kommentar:
· Man spricht von einer *reaktiven Arthritis*, das ist eine **symptomatische Arthritis**, die sich frühestens 2 Wochen nach einem Infekt entwickelt
· Bei weiteren Symptomen, also einer Arthritis mit Urethritis, einer Konjunktivitis und einer Reiter-Dermatose spricht man vom **Reiter-Syndrom**

1426 **Prüfer:**

Welche **Diagnostik** ist bei einer **reaktiven Arthritis** ist zu veranlassen?

Kommentar:

- **80 %** der Patienten mit einer **reaktiven Arthritis** sind **HLA-B27** positiv (in der *gesunden* Bevölkerung sind nur etwa 8 % HLA-B27 positiv)!
- Ein **Erregernachweis** ist meist nicht *mehr* möglich, da der Erkrankungsbeginn zu lange her ist → es handelt sich um eine *postinfektiöse* Erkrankung! Die Serologie ist wegen der hohen Durchseuchung (Chlamydien, Mykoplasmen) und der geringen Spezifität (Salmonellen) allenfalls als Ausschlussdiagnostik sinnvoll. D.h. negative AK sprechen eher gegen eine **reaktive Arthritis**, positive AK schließen sie nicht aus!
- **Rheumatische Erkrankungen** sollten ebenfalls, z. B. mittels Anti-CCP-AK, RF und Anti-Streptolysin-Titer (ASL-Titer) ausgeschlossen werden. Sinnvoll kann u.U. die Borrelien-Serologie sein, um eine **Lyme-Arthritis** auszuschließen

Krankheitsausbruch. Bei dem molekularen Mimikry besteht nun das Problem, dass manche Erreger (Viren, Bakterien, Parasiten) körperähnliche Strukturen (Pathogene) haben. **Mimikry** wird hier im Sinne von *Tarnung* der Erreger verstanden. Die Pathogenfragmente werden durch antigenpräsentierende Zellen den T-Zellen präsentiert. Leider können diese T-Zellen auch zu Autoreaktivität und Autoimmunerkrankungen führen, wenn das Pathogenepitop einem humanen Epitop zu stark ähnelt

1427   Prüfer:

Welche **Krankheiten** sind mit bestimmten **HLA-Muster** vergesellschaftet?

Kommentar:

- Mehr als 30 Krankheiten sind mit HLA-Merkmalen assoziiert
- Am bekanntesten ist **HLA-B27** beim **Morbus Bechterew** (> 90 % der Betroffenen sind HLA-B27 positiv, relatives Risiko (RR) 87!), bei der akuten vorderen Uveitis, der Psoriasis arthropathica und der postinfektiösen Arthritis
- **HLA-DR3** beim Morbus Addison, Morbus Basedow, Sjögren-Syndrom (RR 9), SLE, bei Zöliakie, idiopathischer Glomerulonephritis (RR 12), Autoimmunhepatitis und bei Sklerodermie (RR 16)

1428   Prüfer:

Welche **Theorien** gibt es für diese **Krankheitsassoziationen** (z. B. Rezeptortheorie)?

Kommentar:

- Es gibt neben der **Rezeptortheorie** auch ein **molekulares Mimikry**, das die Krankheitsentstehung von z. B. Morbus Bechterew bei **HLA-B27** positiven Menschen erklären soll
- Es gibt Hinweise darauf, dass **HLA-B27** besser als andere HLA-Proteine virale Antigene binden kann und dadurch eine effektivere Immunantwort vermittelt. Bei HIV-Patienten, die HLA-B27 positiv sind, kommt es wohl zu einem späteren

18. Autoimmundiagnostik

325

19. Mikrobiologie — Bakteriologie

Inhalt

19. Mikrobiologie

Randspalte: (+) = häufige Frage, (++) = sehr häufige Frage, (MB) = Frage aus einer Mikrobiologie-Prüfung.

19.1. Urindiagnostik

19.1.1. Präanalytik

1429 Prüfer:
Welchen Harn benötigen Sie für die **Diagnostik einer Harnwegsinfektion**?

Kommentar:
Üblicherweise erfolgt die Diagnostik aus frisch gewonnenem, nativem Mittelstrahlurin → möglichst schnell und gekühlt ins Labor transportieren.

1430 Prüfer:
+ Wie lange darf **Urin** maximal **transportiert bzw. gelagert** werden?

Kommentar:
· Nativharn ungekühlt max. 4 Stunden und gekühlt bei **4 °C bis zu 48 Stunden**
· **Ungekühlter Harn** mit Stabilisatorzusatz ist 48 Stunden stabil!

Prüfer: 1431
Wie unterscheiden sich **Urinproben von der Intensivstation**?

Kommentar:
· Auf der **Intensivstation** haben Patienten oft einen transurethralen oder suprapubischen Dauerkatheter. Dadurch kann der Urin durch die Hautflora z. B. mit koagulase-negativen-Staphylokokken (KNS) oder koryneformen Bakterien kontaminiert sein oder der Katheter z. B. mit Candida und Enterokokken, insbesondere nach einer Antibiotikatherapie, besiedelt sein
· Bei klinischer Symptomatik spricht für eine Harnwegsinfektion eine **Leukozyturie** und der Nachweis gram-negativer Stäbchen (nur ein Keim) in Keimzahlen ab 10^5 **Koloniebildende Einheit (KbE)/ml**, Keimzahlen zwischen 10^4 und 10^5 KbE/ml sind verdächtig

Prüfer: 1432
Was ist bei der **Uringewinnung** wichtig?

Kommentar:
· **Urin-Kontaminationen** sind häufig durch Bakterien aus der Urethra, dem Vaginaltrakt oder dem Präputialbereich. Daher sollten Hände und die Geschlechtsteile vor der Abnahme gereinigt werden. Der Urin der ersten drei Sekunden wird verworfen (**Mittelstrahlurin**). Optimal wäre die **Uringewinnung mittels Einmalkatheter**, vor allem bei Frauen
· Entnahme 3–5 Stunden nach der letzten Miktion
· **Urinuntersuchung** *vor* geplanter Antibiotikatherapie *oder* 3 Tage nach letzter Antibiotikaeinnahme

Prüfer: 1433
Welche **Lagerungstemperatur** gilt für **Urine**?

Kommentar:
· **Urin** möglichst immer **kühl lagern**, d.h. Proben sofort in den Kühlschrank stellen und gekühlt transportieren
· Nativharn **ungekühlt** max. 4 Stunden lagern / transportieren
· Nativharn **gekühlt** bei 4 °C bis zu 48 Stunden
· Harn mit Stabilisatorzusatz ebenfalls bis zu 48 Stunden
· Urineintauchkulturen (**Uricult**) nach 24 Stunden, Bebrütung max. 48 Stunden

1434 Prüfer:

Welche Problematik besteht beim **Postversand von Urinproben**?

Kommentar:

· Während des **Postversands** kommt es zu starker Keimvermehrung bei nicht ausreichender Kühlung und langer Transportzeit. Daher sollte bei Transportzeiten > 12 Stunden ggf. ein Eintauchnährboden (Uricult) angefertigt und eingeschickt werden

· Beim Postversand von ungekühltem Nativharn sind **Stabilisatoren** notwendig (grüne Urin-Monovetten mit Borsäure)

19.1.2. Keimzahlbestimmung

1435 Prüfer:
+

Erklären Sie die quantitative **Keimzahlbestimmung mit Öse** nach DIN?

Kommentar:

· Zur **Urindiagnostik** wird eine Columbia- und eine MacConkey-Platte in 3-Ösen-Technik beimpft

· Zusätzlich wird zur **Keimzahlbestimmung** eine weitere Columbia-Platte halbiert und eine Hälfte mit einer **kalibrierten Impföse** (Volumen 10 μl) beimpft. Mit physiologischer Kochsalzlösung wird eine 1:100 Verdünnung hergestellt und die zweite Hälfte mit 10 μl aus dieser Verdünnung beimpft

1436 Frage:

Gibt es **Alternativen zur kalibrierten Öse**?

Kommentar:

· Ja, es gibt die **Flooding- oder Spatelverfahren**. Dabei werden nach Herstellen einer 1:100-Verdünnung aus durchmischtem Urin und physiologischer Kochsalzlösung 100 μl davon mit einer Pipette in die Mitte der Nährmedien pipettiert und mit einem Glasspatel verteilt

· Die **Keimzahlbestimmung** erfolgt getrennt nach Spezies nach 16–24 Stunden Bebrütung bei 36 °C

1437 Prüfer:

Welche **Keimzahl im Urin** ist bei **wem** signifikant?

Kommentar:

· **Keimzahlen < 10^3 KbE/ml** sprechen bei negativem Hemmstoffnachweis gegen eine HWI

· Keimzahlen zwischen 10^3–10^4 **KbE/ml** machen eine HWI bei Erwachsenen unwahrscheinlich. Meist wird als Grenze 10^5 KbE/ml festgelegt

· Bei Kindern ist die Entscheidungsgrenze niedriger, hier sprechen Keimzahlen um 10^4 KbE/ml bereits für eine bestehende HWI

· **Achtung:** 1. bei Katheterurin gilt eine um eine Zehnerpotenz niedrigere Grenze und 2. unter einer Antibiotikatherapie (Hemmstofftest positiv) sind die Keimzahlen niedriger!

19.1.3. Harnwegsinfektion

Prüfer: 1438

Was können Sie zur **Urin-Diagnostik** sagen?

Antwort:
Uricult

Kommentar:

· Der sogenannte **Uricult** ist ein **Eintauchnährboden**. Es ist ein Plastikstab, der mit den Nährböden **Cystein-Lactose-Electrolyt-Defizienter Agar (CLED-Agar)** und **MacConkey-Agar** beschichtet ist. Nach 24 Stunden Bebrütung wird er abgelesen

· **Vorteile:**

  - Die Keimzahl zum Zeitpunkt der Harngewinnung wird dokumentiert

  - Es ist eine einfache Screening-Methode. Nach 24 Stunden werden negative Uriculte verworfen, die positiven gehen ins Labor zur Differenzierung

  - Der **Uricult** ist relativ robust gegenüber Verzögerungen bei Transport und Verarbeitung. Dadurch hat er gegenüber dem Nativurin bei langen Transportzeiten ins Labor Vorteile

· **Nachteile:**

  - Eine Aussage über die makroskopische und mikroskopische Beschaffenheit der Probe ist im Labor nicht mehr möglich

  - Evtl. vorhandene antibakterielle Substanzen werden nicht entdeckt (Hemmtest nicht möglich) und können das Anwachsen von Kolonien verhindern (= falsch negativer Befund)

  - Eine Keimzahlbestimmung bei Vorliegen konfluierender Kolonien ist nicht zuverlässig

19 Mikrobiologie

1439 Frage:

Was ist der **Goldstandard** zur Diagnose eines **Harnweginfekts** und welchen **Grenzwert** kennen Sie für eine **Bakteriurie**?

Kommentar:

· Als **Goldstandard** gilt der **Erregernachweis aus Mittelstrahlurin** → bakteriologische Urinkultur mit Erregeridentifikation, -quantifizierung und -empfindlichkeitsprüfung
· Ein fester **Grenzwert** existiert nicht. Ein Praxiswert sind 10^5 kolonienbildende Einheiten pro ml Urin (= KbE/ml). Bei anderen (sehr) pathogenen Erregern kann ein niedrigerer Schwellenwert von 10^3 KbE/ml angesetzt werden

1440 Frage:

Welche anderen Testverfahren gibt es zur **Diagnostik eines Harnweginfekts**?

Kommentar:

· **Urinteststreifen** zum Nachweis von Nitrit (Stoffwechselprodukt von typischen Harnwegserregern), Leukozytenesterase, Eiweiß und Blut
· **Urinmikroskopie** zur direkten Mikroskopie nach Gramm-Färbung. Jedoch geringe Sensitivität bei Keimzahlen $< 10^5$!
· **Eintauchnährboden** sind Plastikstäbe, die mit Nährböden (CLED-Agar und MacConkey-Agar) beschichtet sind und nach 24 Stunden Bebrütung abgelesen werden

1441 Frage:

Was ist eine **asymptomatische Bakteriurie**?

Kommentar:

· Von einer **asymptomatischen Bakteriurie** spricht man, wenn in zwei aufeinanderfolgenden, sachgerecht entnommenen Urinproben (Mittelstrahlurin) die Grenze von 10^5 KbE/ml bei **fehlenden Zeichen** einer HWI bei Frauen nachgewiesen wurde
· Bei **asymptomatischen Männern** genügt ein einmaliger Keimnachweis
· Eine **asymptomatische Bakteriurie** wird nur in Ausnahmefällen, z. B. bei Schwangeren oder vor urologischen Eingriffen therapiert

1442 Frage:

Was sind typische **Symptome** einer **Harnwegsinfektion**?

Kommentar:

· **Dysurie** = erschwerte, schmerzhafte Blasenentleerung
· **Pollakisurie** = häufiges Wasserlassen in kleinen Mengen
· **Nykturie** = vermehrtes nächtliches Wasserlassen
· Inkontinenz
· Makrohämaturie
· suprapubischer Schmerz
· Geruch, Trübung des Urins
· Ausfluss / vaginale Irritation

1443 Frage:

Wann liegt eine **komplizierte Harnwegsinfektion** vor?

Kommentar:

· **Immer bei:** Kindern, Männern und Schwangeren !
· Bei funktionellen oder anatomischen Besonderheiten
· Bei immunsupprimierten Patienten
· Bei urologischen / renalen Erkrankungen oder Nierensteinen
· Nach Anlage eines Urinkatheters oder einer stationären Behandlung in den letzten 2 Wochen

1444 Frage:

Was ist ein **Hemmstoffnachweis**? Was passiert, wenn er positiv ist?

Kommentar:

· Urinproben stammen häufig von Patienten, die eine **begleitende antibiotische Therapie** (insbesondere Krankenhauspatienten) haben. Das kann zu **sterilem Urin** führen
· Mit Hilfe des **Hemmstoffnachweises** erfolgt die Bestimmung der antibakteriellen Aktivität im Urin. Dazu macht man einen kulturellen Wachstumshemmtest mit Sporen von **Bacillus subtilis** und der Urinproben. Vorhandene Antibiotika im Urin hemmen das Bakterienwachstum
· Bei einem **positiven Hemmtest** können auch niedrigere Keimzahlen relevant sein!

1445 Prüfer:

Was sind **typische Erreger** einer **Harnwegsinfektion**?

Kommentar:

· Bei einer **akuten unkomplizierten HWI** finden sich häufig E. coli, Proteus mirabilis, Klebsiellen und Staphylococcus saprophyticus

· Bei einer **nosokomialen** oder **komplizierten Harnwegsinfektion** sind es neben E. coli, Proteus Species (spp.) und Klebsiellen auch Enterobacter spp., Morganella morganii, Pseudomonas aeruginosa (P. aeruginosa), Enterococcus faecalis und S. aureus

1446 **Prüfer:**

Was bedeutet der **Nachweis von 3 Enterobacteriaceae** in signifikanter Keimzahl im Urin?

Antwort:

Infekt oder eher Kontamination

Kommentar:

· **Enterobacteriaceae** (= Enterobakterien) sind z. B. E. coli, Citrobacter, Klebsiellen, Morganella, Proteus, Serratia, Salmonellen, Shigellen und Yersinien

· Nachweis von 3 verschiedenen Erregern in hoher Keimzahl spricht auch bei pathogenen Keimen am ehesten für eine Kontamination! Liegt eine klinische Symptomatik vor? → Kontrolle notwendig!

· **Für eine Kontamination sprechen:**
  - Koagulase-negative-Staphylokokken (Ausnahme Staphylococcus saprophyticus)
  - vergrünende Streptokokken
  - Enterokokken
  - Corynebacterium-Arten
  - Propionibakterien

1447 **Prüfer:**
MB
Bitte schildern Sie den genauen Ablauf in der **Untersuchung einer Harnwegsinfektion** (am besten anhand der DGHM[1]-Richtlinie).

Kommentar:

· Zum **Abschätzen der Entzündungsreaktion** dienen Urinteststreifen (Leukozytenesterase, Nitrit)

· **Gram-Färbung des** unzentrifugierten Harns:

[1] Deutsche Gesellschaft für Hygiene und Mikrobiologie

- Urin gründlich durchmischen und einen Tropfen des unzentrifugierten Materials auf einen Objektträger geben – nicht verteilen. Nach Lufttrocknung und Fixierung mit der Flamme erfolgt die Gram-Färbung
- **Beurteilung** (Ölimmersionsobjektiv, Vergrößerung etwa 1.000-fach) der Bakterien (ein Bakterium pro Gesichtsfeld entspricht etwa einer Keimzahl von 10^5/ml) und zellulärer Elemente (Leukozyten, Erythrozyten, Uroepithelien und typische Vaginalepithelien)
- (Viele) Leukozyten sprechen für eine Entzündung, Vaginalepithelzellen und Mischflora für eine Kontamination der Probe

· **Zellzahlbestimmung mittels Zählkammer:**
- Bestimmung der genauen Leukozyten- und Erythrozytenzahlen durch Auszählen von frisch gewonnenem nativem und unzentrifugiertem Urin in einer Zählkammer (Phasenkontrastmikroskope sind dafür geeignet)
- Bis zu 10 Leukozyten/µl Urin sind normal
- Bei der Untersuchung können auch verschiedene Zylinder, z. B. Leukozytenzylinder beurteilt werden

· **Urinkultur:**
- Grundsätzlich ist es sinnvoll, zwei Nährmedien anzulegen, vor allem bei Hinweisen auf erhöhte Keimzahlen (trüber Harn, Grampräparat positiv): Ein **Universalmedium** (Blutagar, Columbia-Blutagar, CNA-Blutagar) für das Wachstum von gram-negativen und gram-positiven Bakterien und ein Selektivmedium für Enterobakterien
- Als **Selektivmedium** z. B. ein Medium mit Laktose-Indikator (**MacConkey**) oder ein Medium mit niedrigem Elektrolytgehalt (**CLED-Agar**) zur Hemmung des Schwärmphänomens bei Proteus. Alternativ auch eine Chromogenplatte (CHROMagar Orientation), damit kann der häufigste Erreger einer HWI, also E. coli, direkt identifiziert werden
- Inkubationsdauer 16–24 Stunden, bei gezielter Fragestellung nach Pilzen verlängert auf 48 Stunden

· **Keimzahlbestimmung:**
- **Keimzahlbestimmung mit kalibrierter Öse:** Zur Keimzahlbestimmung wird eine Columbia-Platte halbiert und eine Hälfte mit einer kalibrierten Impföse (Volumen 10 µl) beimpft. Mit physiologischer Kochsalzlösung wird eine 1:100 Verdünnung hergestellt

und die zweite Hälfte mit 10 µl aus dieser
Verdünnung beimpft
- **Flooding- oder Spatelverfahren:** Herstellen
einer 1:100-Verdünnung aus durchmischtem
Urin und physiologischer Kochsalzlösung.
100 µl dieser Verdünnung werden mit einer
Pipette in die Mitte des Nährmediums pipet-
tiert und mit einem Glasspatel verteilt. Nach
16–24 Stunden Bebrütung bei 36 °C wird die
Keimzahl getrennt nach Spezies bestimmt
- Prüfung auf **antibakterielle Hemmstoffe:**
Der Hemmstoffnachweis dient der Bestim-
mung der antibakteriellen Aktivität im Urin.
Dazu erfolgt ein kultureller Wachstumshemmtest gegen Sporen von **Bacillus subtilis** mit dem Patientenurin

19.2. Stuhldiagnostik

19.2.1. Rationelle Stuhldiagnostik

1448   Frage:
Welche Erreger berücksichtigen Sie bei einer
rationellen Stuhldiagnostik?

Kommentar:
· Sinnvoll ist eine Stufendiagnostik anhand der
Erregerhäufigkeit in Deutschland, des Patien-
tenalters (Kleinkind?), abhängig davon, ob es
ein ambulanter oder stationärer Patient ist und
abhängig von der klinischen Symptomatik und
der Anamnese (Reiseanamnese?)
· **Stufe 1,** wenn keine klinischen Angaben zur
Diarrhö vorliegen:
- **Basisdiagnostik:** Salmonellen, Shigellen
- **PLUS bei Kleinkindern < 3 Jahre:** Entero-
pathogene Escherichia coli (EPEC) / Entero-
hämorrhagische Escherichia coli (EHEC),
Rota-, Adeno- und Astroviren
- **PLUS bei Säuglingen < 12 Monate:**
S. aureus
- **PLUS bei Reiseanamnese:** Parasiten
· **Stufe 2** bei breiigem bis wässrigem Stuhl und
Angaben zur Symptomatik oder bei der Anfor-
derung *Stuhl auf darmpathogene Erreger*
- **Basisdiagnostik:** Salmonellen, Shigellen,
Yersinien, Campylobacter
- **PLUS bei Kleinkindern < 3 Jahre:** EPEC /
EHEC, Rota-, Adeno- und Astroviren,
S. aureus

- **PLUS bei Reiseanamnese:** Parasiten, Aeromonas, Vibrio cholerae
- **PLUS nach Antibiotikatherapie:** Clostridi-
um difficile (Kultur und Toxin)
· **Stufe 3** bei stark wässrigem und blutig-schlei-
migem Stuhl mit einer gravierenden klinischen
Symptomatik. Anforderung *erweiterte Stuhldia-
gnostik*
- **Basisdiagnostik:** Salmonellen, Shigellen,
Yersinien, Campylobacter, EHEC, Clostri-
dium difficile (Kultur, Toxin), Clostridium
perfringens (Kultur, Toxin), Rota-, Adeno-
und Astroviren, Aeromonas, Vibrio cholerae
- **PLUS bei Kleinkindern < 3 Jahre:** EPEC,
Parasiten, S. aureus
- **PLUS bei Reiseanamnese:** Parasiten
- **PLUS bei Immunsuppression:** atypische
Mykobakterien, EPEC, Pilze (semiquanti-
tativ), fakultativ darmpathogene Bakterien
(z. B. Enterobacter, Haemophilus), Parasiten
(Mikrosporidien)

Prüfer: 1449
Welchen Plattensatz legen Sie bei einer **Stuhlkultur** an?

Antwort:
MacConkey, XLD, Leifson, Cefsoludin-Irgasan-
Novoniocin-Agar (CIN-Agar) Campylobacter

Kommentar:
· **Stufe 1:** Salmonellen-Shigellen-Agar und Xylose-
Lysine-Desoxycholate-Agar (XLD-Agar) für
gram-negative, vor allem Salmonellen und
Shigellen, Selenit (Selenit-F-Bouillon): Anrei-
cherungsmedium für Salmonellen und einige
Shigellen-Spezies
· **Stufe 2:** Stufe 1 + Yersinien-selektiv-Agar =
CIN-Agar (35 °C), BD Campylobacter Agar
(40 °C), Blut mit Nalidixin, MacConkey (Lak-
tose positiv = E. coli) bei Kindern < 3 Jahre, bei
Schwangeren für Listerien XLD direct
· **Stufe 3:** Stufe 2 + Thiosulfate-citrate-bile-salts-
sucrose-Agar (TCBS-Agar) (Selektivmedium
für Vibrio), Columbia Naladixic Acid-Agar
(CNA-Agar) (Streptokokken, Staphylokokken),
Rambach (Selektivagar für Salmonellen, mit
Chromogenzusatz), MacConkey, EHEC (z. B.
Sorbitol-MacConkey-Agar (SMAC-Agar) zum
Nachweis E. coli O157)

· **Clostridien:** Schaedler-Platte (nährstoffreiches Medium zur Anzucht obligater Anaerobier wie Clostridien) + Blutplatte

19.2.2. Diagnostik nach Erkrankungsdauer

1450 Frage:
Welche Laboruntersuchungen veranlassen Sie bei **Durchfall seit gestern**?

Kommentar:
Ursachen für eine **akute Diarrhö** sind häufig Lebensmittelvergiftungen durch bakterielle Toxine, Infektionen, Medikamente (Laxantien), Antibiotika, Clostridium difficile assoziierte Diarrhöen oder virale Diarrhöen! Oft ist es ein selbstlimitierender milder Verlauf. Daher ist meist keine Diagnostik erforderlich bzw. dem Patient geht es schon wieder gut, bis die Ergebnisse vorliegen!

1451 Frage:
Der Einsender wünscht eine **Abklärung der Diarrhö**. Welche Diagnostik bieten Sie an?

Kommentar:
· **Virusdiagnostik aus Stuhl:** Rotavirusantigen-ELISA, Adenovirus-Antigennachweis, Norovirus-RNA-PCR, Astrovirus-Antigennachweis
· **Bakteriologische Stuhlkultur:** häufig sind Campylobacter und Salmonellen

1452 Frage:
Was empfehlen Sie bei **Durchfall seit 10 Wochen**?

Kommentar:
Chronische Diarrhöen (> 2 Wochen) sind häufig durch Darminfektionen (Yersinien, Amöben, Lamblien) bedingt. Bei AIDS häufig durch Kryptosporidien, CMV und atypische Mykobakterien. Denkbar sind auch HIV bedingte Enteropathien, Malabsorptionen, chronisch entzündliche Darmerkrankungen und Exotisches, wie z. B. Isosora belli.

1453 Frage:
Welche Diagnostik führen Sie bei der **chronischen Diarrhö** durch?

Kommentar:
· Stuhluntersuchung auf Bakterien, Viren (Norovirus, Rotavirus), Parasiten (Giardia lamblia)
· Ausschluss der einheimischen Sprue (bei Kindern: Zöliakie) mittels IgA-Gewebstransglutaminase-AK (Endomysium-AK) im Blut
· Antibiotika-induzierte **pseudomembranöse Colitis:** Nachweis des Clostridium difficile Toxine-A und -B im Stuhl
· Eine Abgrenzung chronisch-entzündlicher Darmerkrankungen zum **Reizdarmsyndrom** ist v.a. durch die Leukozytenproteine **Calprotectin** und **Lactoferrin** möglich. Eine etwas geringere Sensitivität hat die Polymorphonuklear-Elastase (PMN-Elastase). Alle 3 zusammen erkennen mit 95 %-iger Wahrscheinlichkeit eine Colitis ulcerosa
· Mittels **Pankreas-Elastase** kann eine exokrine Pankreasinsuffizienz ausgeschlossen werden

19.2.3. Intestinaler Wurmbefall

Prüfer: 1454
Woran denken Sie bei einem **intestinalen Wurmbefall in unseren Breiten**?

Antwort:
Askariden

Kommentar:
Am häufigsten ist der Spulwurm, also **Ascaris lumbricoides**. Er gehört zu den Fadenwürmern (Nematoden).

Prüfer: 1455
Was wissen Sie über **Ascaris lumbricoides:** Zyklus? Größe? Präpatenz? ++

Kommentar:
· **Zyklus:** Nach oraler Aufnahme der Ascaris-Eier schlüpfen die Larven im Dünndarm, gelangen durch die Darmwand in die Blutbahn und dann zur Leber. Dort häuten sie sich und wachsen zum dritten Larvenstadium (L3-Larve) heran. Danach gelangen sie über die Vena cava inferior, das Herz und die Lungenarterien in das Kapilarnetz um die Alveolen. Dort brechen sie durch die Blutgefäße in die Atemwege (Alveolen) und häuten sich wieder (viertes Larvenstadium). Die rund 1,4 mm lange L4-Larve gelangt, unterstützt vom Flimmerepithel, über die Bronchiolen, die

Bronchien und die Luftröhre zum Kehlkopf. Dort löst die Larve einen Hustenreflex aus und wird ausgehustet oder verschluckt. So gelangen Larven wieder in den Dünndarm und wachsen zu erwachsenen Tieren heran

- **Größe:** Die Eier sind etwa 70–80 μm groß, die Weibchen bis zu 40 cm lang! Typisch für Ascaris ist, dass der **Patient den Wurm im Glas selbst mitbringt**

- **Präpatenzzeit:** Etwa zwei Monate nach der Infektion sind Eier im Stuhl nachweisbar. Weibchen legen bis zu 200.000 Eier am Tag

1456 Prüfer:
+ Welche anderen **Würmer** kennen Sie noch? Größe? Form?

Kommentar:
- Würmer werden eingeteilt in: **Cestoden** (= Bandwürmer), **Nematoden** (= Faden- oder Rundwürmer), **Trematoden** (= Saugwürmer)
- Nematoden sind neben Ascaris lumbricoides:
  - **Enterobius vermicularis:** Der Madenwurm ist ein 1 cm langer weißer Wurm. Die Weibchen legen nachts auf der Analhaut ihre Eier ab (**Klebefilmpräparat** auf Objektträger). Das führt zu starkem Juckreiz, Kratzen und bei mangelnder Händehygiene zur erneuten oralen Aufnahme der Eier!
  - **Trichuris trichiura:** Der Peitschenwurm wird bis zu 50 mm lang. Der Peitschenwurm sitzt mit seinem langen dünnen Schwanz auf der Darmschleimhaut fest und führt bei starkem Befall zu Bauchschmerzen (Nahrungskonkurrent). Er legt Eier in die Darmschleimhaut und führt durch Aufnahme der Eier mit der Nahrung zur Ansteckung
  - **Ancylostoma duodenale / Necator americanus** (Hakenwurm, 10 mm lang), **Strongyloides stercoralis** (Zwergfadenwurm nur 1–3 mm lang): Die Larven können bei einer Kontaktzeit > 20 Minuten die Haut durchdringen (Barfußgehen in kontaminiertem Wasser!). Der Zwergfadenwurm vermehrt sich ähnlich Ascaris mit Durchdringung der Darmwand und Autoinfektion. Ansonsten schlüpfen im Darm die Larven und werden ausgeschieden
  - **Trichinella spiralis** (Trichinen) wird bis zu 4 mm lang. Die Larven durchdringen

die Darmwand. Es kommt zur hämatogenen Ausbreitung mit Zystenbildung in der Muskulatur. Der Vermehrungszyklus ähnelt dem des Schweinebandwurms. Ansteckung durch Essen von befallenem Fleisch

Fallbeispiel

Präparat mit Deckgläschen.

Prüfer: 1457
Was ist das für ein Präparat? Bitte mikroskopieren Sie es, um welches Material handelt es sich? Was sehen Sie?

Antwort:
Stuhlpräparat mit Wurmeiern.

Prüfer: 1458
Um welche **Wurmeier** handelt es sich?

Antwort:
Bandwurmeier vom Schweinebandwurm.

Kommentar:
Eier von Taenia solium (**Schweinebandwurm**) und T. saginata (**Rinderbandwurm**) lassen sich kaum unterscheiden. Sie haben einen Durchmesser von etwa 30 μm und haben eine dünne Schale.

Prüfer: 1459
Wie bekommen Sie die **Bandwürmer** zur Diagnostik ins Labor geschickt?

Kommentar:
- **Adulte Würmer** oder Teile davon (Proglottiden) sollten in einem bruchsicheren, fest verschlossenen Gefäß (z. B. Stuhlröhrchen) mit etwas NaCl in das Labor geschickt werden. Wichtig sind Angaben zur Herkunft des Wurms – z. B. Toilette, Unterwäsche, Stuhlauflagerung
- Für eine **Stuhluntersuchung** auf Parasiten und Wurmeier werden etwa 5 g Stuhl oder ein zu 1/3 gefülltes Stuhlröhrchen aus den weicheren Anteilen des Stuhls benötigt. Wurmeier und Protozoenzysten werden nicht konstant ausgeschieden → daher mindestens 3 Stuhlproben im Abstand von 1–3 Tagen untersuchen! Bevorzugt Proben aus Stuhl mit schleimigen und blutigen Beimengungen entnehmen, da hier am ehesten

die vegetativen Stadien von Protozoen enthalten sind

1460 Prüfer:

Wie kann man **Schweine- und Rinderbandwürmer unterscheiden**?

Kommentar:

Nach einer Farbinjektion lassen sich anhand ihrer Uterusverzweigungen **Taenia solium** (5–10) und **Taenia saginata** (15–35) unterscheiden.

1461 Prüfer:

Worauf ist bei der **Therapie des Bandwurms** ganz besonders zu achten?

Kommentar:

· Die Therapie mit **Mebendazol** und **Praziquantel** wirkt nur gegen den Bandwurm!
· Die **infektiösen Eier** bleiben erhalten und können zu einer Autoinfektion führen. D.h. normalerweise nimmt der Mensch die Finnen eines Zwischenwirts (Schwein) auf. Nimmt er nun die Eier auf, wird er Zwischenwirt und entwickelt eine **Zystizerkose**

1462 Prüfer:

Welches ist der **längste Bandwurm**? Ist der Rinder- oder der Schweinebandwurm länger?

Kommentar:

Der **Schweinebandwurm** (Taenia solium) wird maximal 3–4 m lang, der **Rinderbandwurm** (Taenia saginata) wohl bis zu 20 m und länger!

1463 Prüfer:

Was ist wichtig bei der **Bandwurm-Therapie**?

Antwort:

Bei der Therapie muss der Kopf ausgeschieden werden.

MB **19.2.4. Stuhlpräparate**

> **Fallbeispiel**
>
> Prüfer zeigt ein Dauerpräparat im mitgebrachten Diskussionsmikroskop, das als Stuhlpräparat zu erkennen ist.

Anm. Prüfling: Beim Durchmustern mit der 10er Vergrößerung fällt gleich ein Spulwurm-Ei auf. Wichtig war dann weiterzusuchen: **Peitschenwurmei!**

> **Fallbeispiel**
>
> Nativpräparat –– Schauen Sie sich bitte das Präparat unter dem Mikroskop an und erzählen Sie mir etwas dazu. *Anm.: Stuhlpräparat mit Askarideneiern.*

Kommentar:

Der **Spulwurm** = Ascaris lumbricoides ist ein Fadenwurm (Nematoden) und wird bis 40 cm lang! Das Regenwurmartige Aussehen (lumbricus = Regenwurm) gibt ihm seinen Namen.

Prüfer: **1464**

Wie lange dauert es nach **Ascaris-Infektionen**, bis Eier im Stuhl auftreten?

Kommentar:

· Etwa zwei Monate nach der Infektion sind Eier im Stuhl nachweisbar = **Präpatenzzeit**. Nur Weibchen legen Eier! Bis zu 200.000 Eier am Tag!

· **Klinik:** Gelegentlich kommt es zu allergischen Reaktionen oder auch zu einer **Ascaris-Pneumonie** mit Husten, Verschleimung und Fieber. Bei starkem Befall auch zu Darmverschluss und Mangelernährung

· **Diagnostik:**
  - Stuhluntersuchung zum Nachweis von **Ascaris-Eiern** mittels Mikroskopie und **Flotationsverfahren**. Bei dem Flotationsverfahren schwimmen die Eier mit geringer Dichte in Lösungen mit höherem spezifischem Gewicht an der Oberfläche. Die Eier sind dickwandig und etwa 70–80 μm groß
  - Serologie: Darm-Nematoden-Antikörper werden mittels IFT bestimmt. Leider ist keine sichere Differenzierung zwischen Ascaris, Hakenwürmern und Strongyloides möglich
  - Im Blutbild findet sich eine typische **Eosinophilie**, außerdem ist das **Gesamt-IgE** erhöht

Zusatzfrage Internist: **1465**

Kann man bei einer **Askariden-Infektion** etwas im Röntgen-Thorax sehen?

335

Kommentar:

· Die **Parasiteninfektionen** führt zum **Löffler-Syndrom** einer passageren Lungenerkrankung mit eosinophilen Infiltraten im Lungengewebe und einer Blut-Eosinophilie. Die Infiltrate können auch in Herz, ZNS, Gastrointestinaltrakt, Haut und Auge auftreten.

· Im **Röntgen-Thorax** zeigen sich bilaterale, flüchtige und milchglasartige Verdichtungen, sogenannte Infiltrate

1466
+

Frage:
Was versteht man unter **Präpatenz**?

Kommentar:

Analog zur Inkubationszeit wird bei Parasiten-Infektionen die Zeit zwischen dem Parasitenbefall und dem Sichtbarwerden von Larven oder Eiern im Stuhl als **Präpatenz**-Zeit bezeichnet.

> **Fallbeispiel**
>
> Stuhlpräparat mit modifizierter Ziehl-Neelsen-Färbung – **Kryptosporidien** (*Anm.: Bei Kryptosporidien immer an HIV denken!*)

1467

Prüfer:
Was fällt Ihnen zu **Kryptosporidien** ein?

Kommentar:

· **Kryptosporidien** sind einzellige Parasiten (Cryptosporidium parvum) und verwandt mit Plasmodien und mit Toxoplasma gondii

· Der direkte und indirekte Nachweis ist meldepflichtig

· weltweite Übertragung über das Trinkwasser! **Geschätzt scheiden 3 % der Europäer Sporen aus**

· Klinisch relevant sind Kryptosporidien bei Immunsuppression oder HIV (AIDS)

1468

Frage:
Wie äußert sich klinisch eine **Kryptosporidiose**?

Kommentar:

Normalerweise ist die **Kryptosporidiose** eine selbst limitierende Erkrankung mit Fieber, Schwindel, Bauchkrämpfen und Gewichtsverlust. Bei AIDS oder einer anderen Immunschwäche kommt es auch zu chronisch-wässrigem Durchfall mit Malabsorption!

Frage: 1469
Welchen **Lebenszyklus haben Kryptosporidien**?

Kommentar:

· Im Darm werden aus den Oozysten die **Sporozoiten**, diese dringen in den Bürstensaum der Darmzellen ein und entwickeln sich weiter zu **Trophozoiten** und Meronten

· Die **Meronten** teilen sich ungeschlechtlich in Merozoiten und befallen neue Wirtszellen

· Aus jedem Merozoit bildet sich eine zweite Merontengeneration. Daraus entwickeln sich die Geschlechtszellen (Gamonten). Nach Befruchtung der weiblichen **Makrogameten** durch männliche **Mikrogameten** entsteht eine Zygote und schließlich eine Oozyste

· Es werden zwei Typen von Oozysten gebildet: Rund 80 % sind dickwandig und werden mit dem Kot ausgeschieden, die restlichen 20 % sind dünnwandig und verbleiben im Wirt, wo sie eine erneute Infektion auslösen

· **Oozysten** sind sehr widerstandsfähig und können unter günstigen Bedingungen (Feuchtigkeit und Temperatur) mehrere Monate infektiös bleiben. Sie sind unempfindlich gegenüber vielen Desinfektionsmitteln

Frage: 1470
Welche **Kryptosporidien-Diagnostik** gibt es?

Kommentar:

· Ein mikroskopischer Nachweis von **Kryptosporidium-Oozysten** ist im Stuhl mit einer modifizierten Ziehl-Neelsen-Färbung möglich. Zum sicheren Ausschluss sollten drei Proben an verschiedenen Tagen untersucht werden

· Zusätzlich existieren auch ELISAs oder IFTs für den Antigennachweis aus dem Stuhl

19.3. Diarrhö

Campylobacter jejuni

Campylobacter jejuni (C. jejuni) ist der **häufigste (bakterielle) Durchfallerreger** – häufiger als die Salmonellen!

Infektionsrisiko durch **Rohmilch** und rohes **Geflügelfleisch** (Küchenhygiene ist wichtig), Katzen oder Hundewelpen mit Durchfall und Oberflächengewässer → Menschen mit täglichem Kontakt zu Hunden haben ein 4-fach erhöhtes Risiko!

Achtung: **geringe Infektionsdosis** ≥ 500 Keime! Bei Salmonellen ist die Infektionsdosis 10.000–100.000 Keime!

Ausscheidungsdauer 2–4 Wochen

Komplikationen: Miller-Fisher-Syndrom (Nachweis von Autoantikörpern gegen GQ1b) als Sonderform des Guillain-Barré-Syndroms

Nachweis mit blutfreiem Campylobacter Agar (CCDA), mittels MALDI-TOF, Antigen- bzw. PCR-Nachweis aus dem Stuhl, Direktnachweis mittels Phasenkontrastmikroskop → hier spiralig gekrümmte, begeißelte Bakterien

Therapie nicht notwendig außer bei sehr schweren Fällen mit hohem Fieber > 3 Tage, Immunsuppression oder blutigen Stuhlgängen → dann Azithromycin!

MB **19.3.1. Diarrhö**

1471 Prüfer:
Welche **bakteriellen Durchfallerreger** gibt es?

Antwort:
Salmonellen, Campylobacter, Shigellen, Yersinien, EPEC, Enterotoxische Escherichia coli (ETEC), EHEC

1472 Prüfer:
Können Sie die **Enterohämorrhagischen E. coli** näher erläutern?

Antwort:
- Hämorrhagische Colitis
- Assoziation zum HUS
- Produziert **Shiga-like-toxin** (SL1, SLT2, SL2 V)
- Bakterielles Screening mit SMAC-Agar, Agglutination mit O157
- Erfassen anderer toxinogener Serogruppen nur mit Gensonde / Zytotoxizitätstests

Kommentar:
- Die **Enterohämorrhagischen E. coli (EHEC)** sind als gram-negative Stäbchen eine pathogene Variante der *normalen* E. coli der Darmflora
- **3-Pathogenitätsfaktoren** sind wichtig:
  - **Intimin:** Durch spezielle Proteinkomponenten der EHEC-Bakterienhülle kann der Erreger sich leichter an die Epithelzellen der Darmwand heften
  - **Shigatoxin:** EHEC produziert ein stark zytotoxisch wirkendes Exotoxin, dieses wird als Shigatoxin oder Verotoxin bezeichnet. Die Folge ist eine Colitis mit blutigen Diarrhöen
  - **Hämolysin:** EHEC produziert auch Exotoxine, die zur Hämolyse führen = Zerstörung der Erythrozyten. Dadurch wird der Erreger u. a. mit Eisen versorgt
- Weltweite **EHEC-Ausbrüche** sind möglich. 2011 gab es in Deutschland eine große Infektionswelle mit der **Serogruppe O104:H4**
- Das **Erregerreservoir von EHEC** sind **Nutztiere, vor allem Rinder**. Es kommt zur Infektion nach oraler Aufnahme von nicht ausreichend gewaschenem Gemüse, rohem Fleisch oder Rohmilchprodukten
- Eine **geringe Infektionsdosis** von etwa **10–100 Bakterien** reicht zur Ansteckung!
- **Komplikation:** HUS = hämorrhagische Colitis mit anschließendem Nierenversagen. Am häufigsten mit den schwersten Verläufen bei Kindern unter 4 Jahren. Letalität bis zu 10 %!
- **Diagnostik:** Erregeranzucht aus dem Stuhl auf SMAC-Agar. Die exakte Diagnose erfolgt durch den Nachweis des Toxin-codierenden Gens mittels Southern-Hybridisierung oder PCR
- **Keine Antibiotika-Therapie**, da sonst verstärkt Toxin freigesetzt wird!

1473 Prüfer:
Welche **viralen Durchfallerreger** sind relevant?

Antwort:
Rotaviren, Norwalkviren, Adenoviren 40/41

1474 Prüfer:
Welche **Nachweismethoden** werden bei der **Virus-Stuhldiagnostik** eingesetzt?

Antwort:
ELISA (Stuhl), Elektronenmikroskop

Kommentar:
Virus-Stuhldiagnostik mit Antigen-ELISA oder PCR: Rotavirusantigen-ELISA, Adenovirus-Antigennachweis, Norovirus-RNA-PCR und ggf. Astrovirus-Antigennachweis. Theoretisch können alle Erreger mittels PCR nachgewiesen werden, leider sind bisher aber nur die Antigennachweise mittels ELISA Kassenleistungen.

1475 Prüfer:
Werden die **Erreger** in geringer Menge im Stuhl ausgeschieden?

Antwort:
Nein, in großer Menge! Deshalb ist ein elektronenmikroskopischer Direktnachweis möglich.

Kommentar:
Bei einer viralen Diarrhö führt die deutliche Virämie und die **lang andauernde Ausscheidung** zu einer hohen Infektiosität!

1476 Prüfer:
Was ist die **epidemiologische Problematik auf Station?**

Antwort:
Säuglingsstation, hohe Erregerausscheidung, Resistenz gegen lipidlösende Desinfektionsmittel (fehlende Lipidhülle der Viren)

1477 Frage:
Welche **Durchfallerreger** (Untersuchung immer aus Stuhl) kennen Sie?

Kommentar:
- **Viren:**
  - Rotavirusantigen-Nachweis (Winter / Frühling, Erkrankungsgipfel März / April)
  - Adenovirus-Antigennachweis oder -Kultur
  - Norovirus-RNA-Nachweis (Oktober bis Februar)
  - Astrovirus-Antigennachweis
- **Bakterien** (normalerweise Stuhlkultur):
  - Campylobacter
  - Salmonellen
  - Shigellen allgemein und Differenzierung von Shigella dysenteriae, S. sonnei, S. boydii und S. flexneri
  - Yersinia enterocolitica
  - ETEC
  - EPEC
  - Toxinnachweis: VTEC stx1 / 2, EHEC-Toxin, Clostridium difficile Toxin
- **Parasiten** (mikroskopisch): Giardia lamblia, Entamoeba, Cryptosporidium
- **Würmer und Wurmeier**

1478 Frage:
Was sind die häufigsten Ursachen für **Lymphknotenschwellungen?**

Kommentar:
- **Viren:** EBV, CMV, HIV (akute HIV-Krankheit)!
- **Bakterien:**
  - Streptokokken oder Staphylokokken
  - Tuberkulose!
  - Bartonellose = Katzenkratzkrankheit
  - Treponema pallidum (Syphilis)
  - Brucellose
  - Yersinien
  - Tularämie = Hasenpest
  - Chlamydien
- **Parasiten:**
  - Toxoplasmose!
  - Reiseanamnese? Leishmaniose, Trypanosomen, Mikrofilarien
- **Pilze:** Histoplasmose, Blastomykose, Kokzidioidomykose
- **Maligne Erkrankungen:**
  - Leukämie
  - Non-Hodgkin- oder Hodgkin-Lymphom
  - Metastasen

19.3.2. Epidemieartige Durchfallerkrankungen

MB

1479

Prüfer:

In einer Tageszeitung wurde von **epidemieartigen Durchfallerkrankungen** geschrieben. Was ist damit gemeint?

Antwort:
· Seit etwa 2 Jahren treten gehäuft Salmonellosen auf, fast immer **Salmonella Enteritidis**
· Zumeist enteritische Verläufe, jedoch auch typhöse Krankheitsbilder mit verschiedenen Komplikationen (Abszesse, rheumatische Arthritiden)

1480

Prüfer:

Wie werden **Salmonellen übertragen?**

Antwort:
Generell durch Haustiere (Zoonose), Nahrungsmittel, Ausscheider. Die eigentliche Ursache für diese Epidemie ist unbekannt.

Kommentar:
· **Übertragung von Salmonellen** meist durch infektiöse tierische Nahrungsmittel (Zoonose): Geflügel, Eier und Eiprodukte, nicht durchgegartes Fleisch, Eiscreme und Pudding
· Auch eine **fäkal-orale Übertragung** von Mensch zu Mensch ist möglich

1481

Prüfer:

Was gibt es neben den Salmonellen noch für **wichtige Durchfallerreger?**

Antwort:
· Shigellen, selten, nur bei Reiseanamnese
· Yersinien, auch selten
· Campylobacter, häufiger!

Kommentar:
Neben den Salmonellen sind **Campylobacter** die wichtigsten bakteriellen Durchfallerreger! Bei den Viren spielen die Rota-, Noro- und Adenoviren eine große Rolle.

1482

Prüfer:

Was wissen Sie über **Campylobacter?**

Antwort:
· Mehrere Arten, zumeist **Campylobacter jejuni**
· Isolierung mit Selektivnährboden nach Butzler oder Skirrow in mikroaerophilem Milieu
· Kolonien mit typischer Morphologie

Kommentar:
· **Campylobacter jejuni** ist ein korkenzieherartiges gram-negatives Bakterium
· Medizinisch wichtige Arten (vor allem **Campylobacter jejuni**) sind Katalase-positiv und Oxidase-positiv!
· Der Übertragungsweg ähnelt dem der Salmonellen. Es ist auch eine Zoonose durch rohes Geflügelfleisch, Schwein und Rind
· Die Anzucht ist auf Selektivnährböden nach Butzler oder Skirrow möglich

Prüfer: **1483**

Ein **ähnlicher Erreger wie C. jejuni** wird aus dem Magen isoliert. Welcher ist das?

Antwort:
· H. pylori
· Häufig mit Antrumgastritis und Duodenalulcus assoziiert

Kommentar:
· Es besteht eine enge Verwandtschaft zwischen den beiden mikroaerophilen Bakterien **Helicobacter pylori** und **Campylobacter jejuni**. Daher wurde früher H. pylori auch als **Campylobacter pylori** bezeichnet
· **Helicobacter pylori** ist die **zweithäufigste bakterielle Infektion** des Menschen, etwa 50 % der Menschen sind weltweit mit H. pylori infiziert!

Prüfer: **1484**

Welche Rolle spielt dabei der **Harnstoff?**

Antwort:
Positiv, Schnellnachweis

Kommentar:
· Mittels **Helicobacter-Urease-Test (HU-Test)** wird eine Helicobacter-Besiedlung nachgewiesen. Dafür wird bei einer Magenspiegelung eine Gewebeprobe entnommen

· **Testprinzip:** Eine Bakteriensuspension wird mit Harnstoff gemischt. H. pylori kann Harnstoff zu Ammoniak und CO_2 abbauen, im HU-Test färbt sich daraufhin der Indikator rot

1485 Prüfer:
Was ist die **Therapie** bei nachgewiesenem **Helicobacter pylori**?

Kommentar:
Standard ist eine **Eradikationstherapie** mit einem Protonenpumpenhemmer (PPI) und zwei Antibiotika:
- **Französische Tripeltherapie:** PPI, Amoxicillin und Clarithromycin
- **Italienische Tripeltherapie:** PPI, Amoxicillin und Metronidazol
- 3. Wahl: PPI, Metronidazol und Clarithromycin

1486 Prüfer:
Bei einer bestimmten Problem-Patienten-Gruppe verursacht ein anderer **Erreger eine Diarrhö** und bereitet v.a. therapeutische Probleme.

Antwort:
Kryptosporidien bei AIDS-Patienten

1487 Prüfer:
Was sind **Kryptosporidien**?

Antwort:
· Vermehren sich ähnlich wie Toxoplasmen
· In der Veterinärmedizin schon lange als Ursache einer Durchfallerkrankung bei Kälbern bekannt
· Kann beim Menschen – sofern immunkompetent – eine kurze, selbstlimitierende Diarrhö verursachen
· Bei Immungeschwächten monatelange profuse und therapieresistente wässrige Durchfälle

Kommentar:
· **Kryptosporidien** sind einzellige Parasiten, die mit Plasmodien sowie Toxoplasma gondii verwandt sind
· Der direkte und indirekte Nachweis ist **meldepflichtig**
· Weltweit kommt es zur Übertragung über das Trinkwasser, **etwa 3 % der Europäer scheiden Sporen aus**!

· Klinisch relevant sind die Kryptosporidien bei Immunsuppression oder AIDS. Beim Gesunden ist es eine selbstlimitierende Erkrankung mit Fieber, Schwindel, Bauchkrämpfen und Gewichtsverlust. Bei Immunschwäche kommen chronischwässrige Durchfälle mit Malabsorption vor!

Prüfer: **1488**
Welcher weitere **Problemerreger** kommt bei **AIDS** vor?

Antwort:
· Pneumocystis carinii
· (wird jetzt wieder) zu den Pilzen gezählt
· Nachweis mit bestimmten Färbemethoden (Silber, Giemsa). Unabhängig von der Taxonomie wird eine Infektion mit Cotrimoxazol behandelt. Zur Prophylaxe Pentamidin-Inhalationen einmal monatlich

Kommentar:
· Der humanpathogene Erreger unterscheidet sich von **Pneumocystis carinii**, der bei Ratten vorkommt, daher ist schon seit längerer Zeit die korrekte Bezeichnung **Pneumocystis jirovecii**
· Moderne Diagnostik: PCR aus BAL oder induziertem Sputum

Prüfer (Zusatzfrage des Internisten): **1489**
Was sind **Nachteile** der **Pentamidin-Prophylaxe**?

Antwort:
Extrapulmonale Infektionen, erschwerter Erregernachweis

Prüfer Internist: **1490**
Müssen diese Patienten **zur Therapie in die Klinik** kommen?

Antwort:
Die Therapie wird vorzugsweise ambulant durchgeführt, um das Infektionsrisiko für andere Patienten zu mindern.

19.3.3. Salmonellen und Identifizierung

Frage: **1491**
Wie identifiziert man **Salmonellen**?

Kommentar:

· Salmonellen werden unterschieden in **typhöse Salmonellen** (Salmonella Typhi und Paratyphi) und **enteritische Salmonellen** (vor allem Salmonella Enteritidis und Typhimurium):
  - Bei **S. Typhi und Paratyphi** ist die **Blutkultur** vorrangig!
  - Bei **S. Enteritidis und Typhimurium** die **Stuhluntersuchung!**

· **Kultur:**
  - Anzucht von Salmonellen auf Selektivmedien: MacConkey-Agar, Xylose-Lysine-Desoxycholate-Agar (XLD-Agar), Salmonella Shigella Agar (SS-Agar)
  - Biochemische Differenzierung mittels Zweizucker-Eisen-Agar nach Kligler, API-32-E
  - Die Salmonellen-Serotypisierung erfolgt mit spezifischen Antiseren nach dem **Kauffmann-White-Schema**. Mit poly- und monovalenten Antiseren werden die spezifischen O-Antigene (LPS der Zelloberfläche) und H-Antigene (Geißelproteine) der Salmonellen per Agglutinationsreaktion ermittelt
  - Neben O- und H-Antigenen gibt es nur bei S. Typhi, S. Paratyphi und Salmonella Dublin auch die **Vi-Antigene**. Die Vi-Antigene verhindern eine Reaktion der Bakterien mit O-Antikörpern

1492 Prüfer:
Welche Krankheiten verursachen **Salmonellen?**

Kommentar:

· Über 2.500 verschiedene Serovare an **Salmonellen** bekannt! Einteilung erfolgt nach Oberflächen-(O)- und Geißel-(H)-Antigenen

· nicht-typhoidale Salmonellen werden umgangssprachlich Salmonellen genannt und verursachen die bekannte Gastroenteritis (= Salmonellose). S. Typhi und S. Paratyphi machen eine systemische Infektion mit Darmbeteiligung!

· Eine **Salmonellose** führt zu plötzlichem Durchfall, Erbrechen, Bauchschmerzen, Unwohlsein, Kopfschmerzen und leichtem Fieber. Selten gibt es auch septische Verläufe mit lokalen Absiedlungen, dann Abszesse, septische Arthritis, Cholezystitis, Endokarditis, Perikarditis, Meningitis und Pneumonie

Prüfer: 1493
Welche **Salmonellen Diagnostik** gibt es?

Kommentar:

· Labor, Blutkultur, Gruber-Widal-Reaktion

· Kulturelle Anzucht aus Stuhl oder Erbrochenem. Bei einer Infektion mit S. Typhi, also bei **Typhus**, muss immer eine **Blutkultur** angelegt werden! Biochemische und serologische (O- und H-Antigene) Typisierung des Erregers ist möglich

19.3.4. Differentialdiagnosen bei Durchfällen

MB

Prüfer: 1494
Welche **Differentialdiagnosen** sind bei **Durchfällen** wichtig?

Antwort:
Virus, Bakterien

Kommentar:
Neben Viren und Bakterien kommen auch Parasiten in Frage. An Reiseanamnese denken!

Prüfer: 1495
Welche **Nährböden** werden **bei der Stuhldiagnostik** eingesetzt? Wie erkennt man die Keime? Morphologie?

Kommentar:

· Auf dem **Xylose-Lysine-Desoxycholate-Agar (XLD-Agar)** erscheinen Salmonellen rot mit einem schwarzen Zentrum (H_2S negative ohne schwarzes Zentrum)

· Der **Salmonella Shigella Agar (SS-Agar)** ist ein selektives Medium, das gram-positive Mikroorganismen und Enterobacteriaceae, mit Ausnahme von Salmonellen und Shigellen, durch Gallensalze, Brillantgrün und Citraten hemmt. Salmonellen sind farblos, üblicherweise mit schwarzem Zentrum

Prüfer: 1496
Warum agglutiniert bei den **Salmonellen häufig nur eine Phase?** Sind beide **H-Phasen** genetisch in jeder Salmonelle vorhanden?

Kommentar:

Die meisten Salmonella-Spezies können zwei verschiedene Geißelformen (**H-Phasen**) ausbilden. Durch eine genetische Regulation wird immer nur eine Geißelform oder H-Phase ausgeprägt. Welche der Geißelformen phänotypisch ausgeprägt ist, wird durch die H-Phasen-Variation bestimmt.

1497 Prüfer:

Was passiert durch das Zugeben von **Antischwärmserum** in den Schwärmagar?

Antwort:

Expression der anderen H-Phase

Kommentar:

· Verschiedene **Salmonella-Spezies** einer Gruppe können häufig nur durch die Geißelantigene unterschieden werden (Salmonella Paratyphi und Typhimurium). Daher müssen die Antigene beider **H-Phasen** serologisch bestimmt werden.

· Die Ausprägung der vorhandenen H-Phase wird durch eine **Schwärmplatte** (Antikörper gegen die vorhandene Phase im Agar) unterdrückt → durch die Ausbildung der zweiten H-Phase bleiben die Bakterien beweglich und können vom Rand der Schwärmzone isoliert werden

1498 Prüfer:

Welche **Toxine** gibt es bei **Durchfallerregern**?

Antwort:

ETEC, Campylobacter, Cholera

Kommentar:

· **Enterotoxine** sind Gifte, die den Darm angreifen und häufig Lebensmittelvergiftungen verursachen

· **Enterotoxische Escherichia coli (ETEC)** haben ein hitzelabiles Enterotoxin LT ähnlich dem Choleratoxin (Cholera Impfstoff schützt kurzzeitig) und die bis 100 °C hitzestabilen Toxine STa und STb. STa stimuliert die Guanylatcyclase der Darmepithelzellen und führt zur gesteigerten Flüssigkeitssekretion

· **Enterohämorrhagische Escherichia coli (EHEC)** haben ein stark zytotoxisch wirkendes Exotoxin, das auch als Shigatoxin oder Verotoxin bezeichnet wird. Die Folge

ist eine Colitis mit einer blutigen Diarrhö. Zusätzlich haben EHEC auch Hämolysine.

· **Campylobacter** haben ein hitzestabiles Enterotoxin

· **Vibrio cholerae (Cholera)** haben ein Exotoxin (Choleratoxin), das die Adenylatzyklase in den Dünndarmzellen aktiviert und so zu einer verstärkten Sekretion von Chlorid-Ionen und vermehrten Wasserausscheidung führt. Das sind dann die sogenannten reiswasserartigen Durchfälle

· **S. aureus** hat die Enterotoxine A und B. Symptome treten 2–4 Stunden nach Aufnahme auf. Typisch ist eine emetische Wirkung mit Durchfall

Prüfer: 1499
+
Welche Methoden gibt es zum **Nachweis von Kryptosporidien**?

Antwort:

Nativ doppelte Lichtbrechung, Ziehl-Neelsen-Färbung

Kommentar:

Standard ist der mikroskopische Nachweis von Kryptosporidium-Oozysten mit einer **modifizierten Ziehl-Neelsen-Färbung im Stuhlausstrich**. Zum sicheren Ausschluss sollten drei Proben an verschiedenen Tagen untersucht werden (Ggf. Antigen-ELISA oder –IFT aus Stuhl)

Prüfer: 1500

Wie sieht der Darm bei einer **Cholera** bzw. bei einer **Salmonellose** aus?

Antwort:

toxisch nicht invasiver Erreger versus invasiv

Kommentar:

· Die bakteriellen Gastroenteritiden lassen sich in drei Gruppen einteilen:
  - Beim **Sekretionstyp** kommt es durch bakterielle Toxine zur vermehrten Sekretion im Dünndarm und zur wässrigen Diarrhö: Vibrio cholerae, Giardia lamblia, EPEC, ETEC, S. aureus, Bacillus cereus
  - Beim **Penetrationstyp** führt eine Penetration der Dünndarmschleimhaut zur Entzündung der Submukosa. Meist wässrige bis leicht blutige Durchfälle mit Fieber: Salmonellen, Yersinien

- Beim **Invasionstyp** kommt es zur Invasion in die Colonmukosa mit Epithelschädigung und blutig-schleimigen Durchfällen: Shigellen, Campylobacter jejuni, Entamoeba histolytica, Clostridium difficile (verursacht pseudomembranöse Colitis), Enteroinvasive Escherichia coli (EIEC), EHEC
- **Cholera** verursacht wässrige Diarrhöen (Sekretionstyp), **Salmonellen** wässrig-blutige Durchfälle vom Penetrationstyp

19.3.5. Cholera

1501
MB

Prüfer:

(Aktuelle) **Durchfallerkrankung in Peru?**

Antwort:
- Cholera
- Toxisches Krankheitsbild, nicht invasive Erreger, **Choleratoxin** (A- und B-Untereinheit, c-AMP-Erhöhung in den Darmschleimhautzellen, Wasser- und Chlorverlust, verminderte Natrium-Reabsorption)

Kommentar:
- Die letzte große **Cholera-Epidemie** gab es 1991 in Peru. Es kam zur Ausbreitung in Südamerika (Ecuador, Kolumbien, Mexiko und Nicaragua) mit 400.000 Erkrankten und 12.000 Todesfällen
- Eine Choleraepidemie trat auch ab **Oktober 2010 in Haiti** nach einem großen Erdbeben im Januar 2010 auf. 2010 sind etwa 170.000 Menschen erkrankt und 2011 sogar 340.000 – gestorben sind wohl mehr als 8.000 Menschen an der Cholera in Haiti! Im Oktober 2016 bestand nach dem Hurrikan Matthew wieder eine erhöhte Cholera-Gefahr
- 2013 gab es eine **Choleraepidemie in Mexiko**
- Der Erreger **Vibrio cholerae** ist ein kommaförmig gekrümmtes Stäbchen. Es ist gram-negativ (rot), Katalase-positiv und Oxidase-positiv. Vibrio cholerae ist **salzliebend**. Daher ist die Anzucht auf Nährboden mit hohem Salzgehalt möglich. Anzucht auf TCBS-Agar mit hoher Konzentration an Natriumthiosulfat und Natriumcitrat. Diese hemmen weitgehend das Wachstum von gram-negativen Enterobacteriaceae. Ochsengalle (im Englischen bile) hemmt das Wachstum der gram-positiven Begleitflora, vor allem der Enterokokken

Prüfer: 1502

Warum lassen sich die **Cholera-Erreger** schlecht kultivieren?

Antwort:

Abkühlung durch Transport! Bleiben infektiös, sind aber nicht mehr kultivierbar.

Kommentar:

Ein direkter Nachweis von **Vibrio cholerae** (gram-negative, kommaförmige, stark bewegliche aerobe Stäbchen), dem Erreger der Cholera, ist in Stuhl oder Erbrochenem mittels Dunkelfeldmikroskop möglich. Ein kultureller Nachweis gelingt in geeignetem Selektivmedium (Sicherheitslabor Stufe 2). Eine Serotypisierung ist ebenfalls möglich.

Prüfer: 1503

Neuere Entwicklungen beim **Cholera-Impfstoff?**

Kommentar:
- Bei direktem Kontakt zu Choleraerkrankten (z. B. für Katastrophenhelfer) steht ein wirksamer Schluck-Impfstoff (**Dukoral**) zur Verfügung. Bei Kindern in Endemiegebieten zeigt er eine Wirksamkeit von 85 %
- Der **Cholera-Injektionsimpfstoff** wird in Deutschland wegen einer zu geringen Wirksamkeit und mäßiger Verträglichkeit nicht mehr eingesetzt

19.3.6. Yersinien

Prüfer: 1504

Was ist der **Erreger** der **intestinalen Lymphadenitis** und **Pseudoappendizitis?**

Antwort:

Yersinia pseudotuberculosis ist ein invasiver enteropathogener Keim, penetriert die Dünndarmschleimhaut und repliziert in regionalen Lymphknoten.

Prüfer: 1505

Welche **Möglichkeiten** des **Yersiniennachweis** gibt es?

19. Mikrobiologie

Antwort:
Erregernachweis durch Lymphknotenpunktion (nicht im Stuhl / Blut), ggf. Serologie

1506 Frage:
Welche **Yersinien-Infektion** kennen Sie?

Kommentar:
· **Yersinien** sind gram-negative stäbchenförmige (kokkoide Stäbchen) Bakterien aus der Familie der Enterobacteriaceae (= Enterobakterien)
· In Europa kommen **Yersinia enterocolitica** und **Yersinia pseudotuberculosis** (eher in Osteuropa und Russland) vor
· **Yersinia pestis** gehört ebenfalls zu den Yersinien und ist der Erreger der Pest!

1507 Frage:
Wie äußert sich eine **Yersinien-Infektion**?

Kommentar:
· Verschiedene Verlaufsformen der **Yersinien-Infektion** sind möglich, ¾ der symptomatischen Darminfektionen treten bei Kindern < 15 Jahre auf
· **Gastroenteritis** ähnlich der Salmonellose mit wässrigen, schleimigen, auch blutigen Durchfällen mit Schmerzen im rechten Unterbauch. Mittlere Erkrankungsdauer beträgt etwa 9 Tage. Betroffen sind vor allem Kinder unter 5 Jahren
· **Enterokolitis:** bakterielle Gastroenteritis mit Durchwanderung der Colonschleimhaut und Entzündung der Submukosa (Peyer-Plaques = Teil des lymphatischen MALT-Systems) → akute Erkrankung etwa 2 Wochen, aber auch chronisch rezidivierende Symptomatik mit Schmerzen und Diarrhö möglich
· **Pseudoappendizitis** = mesenteriale Lymphadenitis, klinisch wie eine Appendizitis mit Schmerzen im rechten Unterbauch (McBurney-Punkt), Fieber und Leukozytose! Jedoch vergrößerte mesenteriale Lymphknoten, teils entzündetes Ileum und unauffälliger Appendix. Bis 10 % der Verdachtsfälle *akute Appendizitis* sind eigentlich Yersinien-Infektionen

1508 Frage:
Welche typische Komplikation gibt es nach einer ausgeheilten **Yersinien-Infektion**?

Kommentar:
Nach einer **Yersinien-Infektion** kann es zur **reaktiven Arthritis** kommen. Dabei tritt mehrere Tage bis Wochen nach Erkrankung eine Oligoarthritis der großen Gelenke (Knie), selten auch der kleinen Gelenke auf. Etwa 10–20 mal häufiger kommt es zur reaktiven Arthritis bei **HLA-B27** positiven Patienten. Postinfektiös nach Yersiniosen haben **vor allem Kinder zwischen 3–7 Jahren** eine reaktive Arthritis.

1509 Frage:
Welche **Yersinien-Diagnostik** kennen Sie?

Kommentar:
· **Erregeranzucht** bei der Gastroenteritis aus Stuhl, bei der Sepsis aus der Blutkultur, ggf. auch aus mesenterialen Lymphknoten
· **Serologie:** Nachweis von IgG-, IgM- und IgA-AK mittels ELISA (Lysatantigen). Zum Ausschluss einer Kreuzreaktion mit Brucellen oder Salmonellen ergänzende Durchführung eines IgG-, IgM- und IgA-Immunoblots. Spezifische Banden sind AK gegen YOP-Antigene. Ein Titeranstieg ist beweisend (häufig persistierende Antikörper) für eine frische Infektion

1510 Frage:
Welcher **Yersinien-Serotyp** kommt am häufigsten vor?

Kommentar:
· Die Differenzierung erfolgt nach den somatischen O-Antigenen
· Am häufigsten sind in Europa:
  - **Yersinia enterocolitica:** O:3, O:9, O:5, O:27 und O:8 (nordamerikanischer Typ)
  - **Yersinia pseudotuberculosis:** 1a, 1b, 2a, 2b, 2c, 3, 4a, 4b, 5a, 5b, 6

1511 Frage:
Wie werden **Yersinien** übertragen?

Kommentar:
· Typischerweise geschieht die **Ansteckung über kontaminierte Nahrung** wie nicht-chloriertes Wasser, Rohmilchprodukte, Salate, rohes Fleisch etc. Yersinien vermehren sich auch noch bei 4 °C (Kälteanreicherung im Kühlschrank ähnlich wie bei Listerien)

· Mögliche **fäkal-orale Übertragung** von Mensch zu Mensch (Familie, Schule, Krankenhaus)
· Yersinien sind wohl der häufigste mit Blutkonserven übertragene gram-negative Erreger!
· **Infektiosität** besteht noch Wochen nach Durchfallende
· Achtung: **Yersinia pestis** = Pest über Ratten bzw. den Rattenfloh

19.4. Kulturmedien und Färbungen

19.4.1. Gram-Färbung

1512 **Frage:**
Wie ist der Ablauf bei der **Gram-Färbung**?

Kommentar:
· Die Bakteriensuspension wird auf dem Objektträger ausgestrichen und luftgetrocknet
· Hitzefixierung des luftgetrockneten Präparats durch dreimaliges zügiges durch die Flamme eines Bunsenbrenners Ziehen mit der Schichtseite nach oben
· 3 Minuten mit Karbol-Gentianaviolett (oder Kristallviolett) färben, danach den Farbstoff abgießen
· **Lugolsche Lösung** (Jod-Kaliumjodid-Komplex) auftropfen und 2 Minuten einwirken lassen, dann abgießen
· Entfärben mit 96 %-igem Alkohol, bis keine Farbe mehr abgeht. Anschließend gründliches Abspülen mit Wasser
· 1 Minute mit Fuchsin oder Eosin gegenfärben und danach mit Wasser abspülen und trocknen
· Ergebnis: **gram-Positive sind blau / violett, gram-Negative rot** (durch die Gegenfärbung mit Fuchsin)!

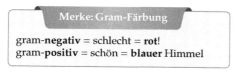

Merke: Gram-Färbung

gram-**negativ** = schlecht = **rot**!
gram-**positiv** = schön = **blauer** Himmel

19.4.2. Bebrütung der Kultur

1513 **Frage:**
Wie müssen **Nährböden bebrütet** werden?

Kommentar:
· Die optimale **Temperatur für die Kultur ist Erregerabhängig**: Bakterien werden meist bei 36 °C, Pilze eher bei 22 °C (Raumtemperatur) kultiviert
· Die Kultur erfolgt unter aeroben oder anaeroben Bedingungen: anaerob durch Begasen mit 90 % Stickstoff und 10 % CO_2

Frage: 1514
Wie herum werden **Petrischalen** bebrütet?

Kommentar:
Deckel nach unten! Bei Petrischalen muss der Deckel unten sein, damit kein Kondenswasser auf die Kultur tropft!

19.4.3. Nährböden

Frage: 1515
Welche **Nährböden** kennen Sie?

Kommentar:
· Flüssige Nährböden und feste Nährböden
· **Universalnährböden** dienen der Anzucht möglichst vieler Mikroorganismen und bieten hierfür ein komplexes Nährstoffangebot. pH-Wert zwischen 7,2 und 7,6. Bebrütung bei 36 °C
· **Anreicherungsmedium:** Beim Beimpfen (Fachbegriff Inokulation) einer Nährbrühe mit verschiedenen Bakterien setzen sich normalerweise die schnell wachsenden Bakterien durch. Um langsam wachsende Keime zu fördern, können die Kulturbedingungen geändert, Hemmstoffe hinzugefügt oder der pH-Wert verändert werden
· Mit **Selektivnährboden** (auch feste Nährböden) können durch Zusatz von Hemmstoffen Bakterien selektiv angezüchtet werden
· In **Differentialnährböden** können durch Zusatz von Indikatorreagenzien biochemische Eigenschaften sichtbar gemacht werden. Häufig gibt es auch Kombinationen aus Selektiv- und Differentialnährböden

Frage: 1516
Welche **Universalnährböden** gibt es?

19. Mikrobiologie

Kommentar:
- **Blutagar:**
  - Optimal für fast alle Bakterien
  - Beurteilbar: Kolonieform und -größe
  - Unterscheidung von α- und β-Hämolyse
- **Kochblut-Agar:**
  - Sehr nährstoffreich
  - Geeignet für Haemophilus und anspruchsvolle Neisserien
- **Müller-Hinton-Agar:**
  - Referenzmedium zur in-vitro Empfindlichkeitstestung
  - Bei anspruchsvollen Bakterien, z. B. Streptokokken, wird 5 % Schafblut zugesetzt

1517 Frage:
Was sind **Anreicherungsnährböden?**

Kommentar:
- **Selenit-Brühe** zur Anreicherung von Salmonellen aus Stuhlproben
- **Kälteanreicherung** mit Inkubation bei 4 °C bei Anreicherung von Listerien
- **Mykoplasmen-Nährlösung** mit Penicillin und / oder Thalliumacetat → andere Bakterien werden unterdrückt

1518 Frage:
Kennen Sie Beispiele für **Selektivnährböden?**

Kommentar:
- **MacConkey-Agar**
  - als Selektivnährboden für gram-negative Erreger wie E. coli, Salmonellen und Shigellen
  - **Kristallviolett** unterdrückt Wachstum von gram-positiven Bakterien! Laktose und Neutralrot (pH-Indikator) als Nachweis des Laktoseabbaus
  - Laktose-positive Bakterien bilden rote Kolonien. Vor allem **E. coli Kolonien** haben einen trüben Hof durch Gallensäuren, die durch pH-Erniedrigung (Säurebildung aus Laktose) ausfallen
  - **Proteus** schwärmt normalerweise nicht auf MacConkey-Agar!
- **CLED-Agar:**
  - Nährstoffreich und elektrolytarm → kein Schwärmen von Proteus
  - Enthält als **Laktose-Indikator** bzw. pH-Indikator Bromthymolblau:

- **Laktose positiv:** Laktose-fermentierende Bakterien bilden **gelbe Kolonien**. Beispiele sind E. coli oder S. aureus
- **Laktose negativ:** nicht Laktose-fermentierende Bakterien bilden **blaue Kolonien** z. B. Proteus

- **Sabouraud-Dextrose-Agar** (mit Chloramphenicol):
  - Selektivnährboden zur Anzucht von Schimmelpilzen, Dermatophyten und Hefen (Candida) aus bakteriell kontaminierten Proben
  - enthält: 2 % Agar, 2 % Pepton, 4 % Glukose
  - Saurer pH-Wert (5,6) unterdrückt Bakterienwachstum, Antibiotikazugabe, z. B. Chloramphenicol, Penicillin, Streptomycin, steigert die selektive Wirkung
  - Bebrütung bei Raumtemperatur (22 °C) für 2 Tage bis 3 Wochen

- **Löwenstein-Jensen-Medium** und **Stonebrink-Medium**: Malachitgrün unterdrückt das Wachstum anderer gram-positiver Bakterien zugunsten von Mykobakterien

- **Martin-Lewis-Medium:** enthält Wachstumsfaktoren, die das Wachstum pathogener Neisserien fördern und verschiedene Antibiotika, die das Wachstum der Flora unterdrücken

- **CNA-Agar:**
  - Entspricht dem Columbia-Blutagar (inkl. 5 % Schafsblut) mit Zusatz von 10 mg/l Antibiotika, Colistin und Nalidixinsäure
  - Die Antibiotika unterdrücken das Wachstum gram-negativer Erreger! → Selektivmedium für gram-positive Erreger, z. B. Streptokokken, Staphylokokken

Frage: 1519
Was sind **Differentialnährböden?**

Kommentar:
- **CHROMagar** Orientation:
  - Der CHROMagar ist ideal für die Urin-Diagnostik. Der häufigste Erreger E. coli kann direkt differenziert und identifiziert werden ohne weiteren Bestätigungstest!
  - **E. coli** bilden mittelgroße bis große dunkelrosa bis pinkfarbene Kolonien, evtl. mit transparenten Höfen
  - **Enterokokken** bilden kleine blaugrüne Kolonien

· Verschiedene Spezial-CHROMagar-Platten zum direkten Nachweis von MRSA, S. aureus, Salmonellen, E. coli O157:H7, Candida

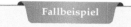

> **Merke:**
>
> **MacConkey-Agar** → gram-negative Erreger!
> **Columbia-CNA-Agar** → gram-positive Erreger!

19.4.4. Präparat: Mannit-Kochsalz-Platte

> **Fallbeispiel**
>
> Mannit-Kochsalz-Platte mit S. aureus

Prüfer: 1520
Was für ein Keim ist es, wenn die **Mannit-Kochsalz-Platte** rosa bleibt?

Antwort:
Staphylococcus epidermidis (S. epidermidis)

Kommentar:
· S. aureus bildet gelbe Kolonien mit gelbem Hof
· **S. epidermidis** bildet rote Kolonien mit rotem / purpurem Hof
· Die Mannit-Kochsalz-Agarplatte = **Chapman-Agar** ist ein Medium zur Isolierung mutmaßlich pathogener Staphylokokken. Eine hohe NaCl-Konzentration hemmt viele Bakterien
· Mannitol-fermentierende pathogene Staphylokokken wachsen mit einem großen Hof. Da sie Mannitol abbauen, wird das Medium sauer und wechselt die Farbe von Pink nach Gelb. Kolonien nicht-pathogener Staphylokokken wachsen meist als kleine Kolonien mit einem roten oder purpurfarbenen Hof

19.4.5. Präparat: Schrägagar

> **Fallbeispiel**
>
> Zwei Röhrchen mit grünem **Schrägagar** – sichtbar ist ein Wachstum von gelben und blassen Kolonien

Prüfer: 1521
Welcher **Agar** ist es?

Antwort:
LJ (= Löwenstein-Jensen-Agar)

Prüfer: 1522
Was wächst im **Löwenstein-Jensen-Agar**?

Antwort:
M. tuberkulosis-Komplex, Atypische Mykobakterien (chromogen)

Kommentar:
Im **Löwenstein-Jensen-Agar** unterdrückt **Malachitgrün** das Wachstum anderer gram-positiver Bakterien zugunsten von Mykobakterien.

Prüfer: 1523
Weiteres Vorgehen?

Kommentar:
· Identifizierung und ggf. Resistenztestung mit konventioneller Technik (biochemische und physiologische Eigenschaften, aber vitale Erreger der Risikogruppe 3!) oder mit molekularbiologischen Methoden
· **M. tuberculosis** bei typischem Wachstum auf Löwenstein-Jensen-Agar, positiver Nachweis der Nikotinsäurebildung und der Nikotinreduktase
· **Kommerzieller Streifenhybridisierungstest:** GenoType MTBC (Hain Lifescience) untersucht das Gyrase-B-Gen und die RD1-Region. Differenzierung zwischen M. tuberculosis, M. bovis spp. Bovis / caprae / BCG, Mycobacterium africanum (M. africanum) und Mycobacterium microti (M. microti)

19.4.6. Kligler-Agar   MB

Prüfer: 1524
Kligler-Agar Wie? Wofür?

Anm. Prüfling: Das musste für den Internisten 3x buchstabiert werden, überhaupt war der Internist sehr redefreudig und fiel durch zahlreiche Zwischenfragen auf, z. B. was heißt noch mal CMV?

Antwort:
· Nachweis bzw. Unterscheidung Fermenter / Nonfermenter, Wachstum in der Tiefe beweist Fermentierung / Glukoseverwertung
· Kligler wird auch als **Mehrkammernsystem** bezeichnet, Glukose und Laktose im Verhältnis 10:1 drin

Anm. Prüfling: als Antwort wäre wohl zusätzlich erwünscht gewesen: Unterscheidung Glukose / Laktose-Fermentierung durch Wachstum bzw. Farbumschlag, ... war aber wohl nicht notwendig zu sagen

Kommentar:
· Der **Kligler-Agar** dient der Differenzierung gram-negativer Bakterien, vor allem der Enterobakterien (Enterobacteriaceae). Kligler–Agar ist ein Differentialmedium, um Stoffwechseleigenschaften wie Fermentation von Glukose und Laktose, Bildung von Schwefelwasserstoff (H_2S) und CO_2 abzuklären
· Das **Kligler-Röhrchen** ist ein Reagenzglas mit **schrägem Nährboden**, einer aeroben Zone oben und einer anaeroben Zone unten
· Ein **pH-Indikator** zeigt indirekt die Stoffwechselvorgänge an: anaerobe Fermentation von Zuckern senkt pH-Wert, im aeroben Bereich werden Peptone zu alkalischen Stoffwechselprodukten (pH-Wert steigt) umgesetzt

1525 Prüfer:
Was kann man noch im **Kligler-Agar** nachweisen? Ist ja auch Eisen drin!

Antwort:
H_2S-Bildung durch Sulfatnachweis

Anm.: Sulfat = Schwarz!

1526 Prüfer:
Welche **Bakterien** bilden H_2S?

Antwort:
Salmonellen, Shigellen S. Typhi

Anm. Prüfer: falsch: S. Typhi sind H_2S negativ!

Kommentar:
· H_2S **bilden:** Salmonellen, Shigellen
· Kein H_2S bilden: E. coli, Yersinien, Pseudomonas, S. Typhi

Prüfer: 1527
Was kann man noch nachweisen?

Antwort:
Gas

Kommentar:
· Gas (CO_2)-positiv sind E. coli
· Negativ: Yersinien, Salmonellen, Pseudomonas

> **Fallbeispiel**
>
> Unterschiedliche **Kligler-Agar**-Röhrchen mit Proteus, Shigellen, E. coli, Pseudomonas, Acinetobacter, Klebsiellen

Frage: 1528
Wie unterscheiden sich die jeweiligen Erreger bezüglich **Glukose, Laktose, Gasbildung und H_2S**?

Kommentar:
Zu sehen müsste Folgendes sein:

Erreger	Glukose	Laktose	Gas	H_2S
Proteus	+	+	+	+
Shigellen	+	-	-	+
E. coli	+	+	+	-
Klebsiellen	+	+	+	-
Pseudomonas	-	-	-	-
Acinetobacter	-	-	(+)	-

19.4.7. Nonfermenter

Frage: 1529
Was sind **Nonfermenter**?

Kommentar:
· **Nonfermenter** sind Bakterien, die Zucker nicht fermentieren können. Fermentation ist Gärung, also die Umwandlung von organischem Material durch Mikroorganismen
· **Nonfermenter** sind gram-negative Stäbchen oder Kokken *und* strikte Aerobier. Die oxidative Glukoseverwertung senkt den pH-Wert. Das wird durch einen Farbumschlag sichtbar
· **Beispiele für Nonfermenter** sind Acinetobacter, Bordetella, Burkholderia, Legionella, Moraxella, Pseudomonas und Stenotrophomonas

19.4.8. Präparat: Campylobacter Selektivplatte

Campylobacter Selektivplatte mit Campylobacter

1530 Prüfer:

Um welchen Keim handelt es sich?

Kommentar:

- **Campylobacter-Agar** nach Butzler oder Skirrow
- Nach 48 Stunden Inkubation in einer mikroaeroben Atmosphäre werden die Platten auf typische Campylobacter-Kolonien untersucht. Frische Isolate, besonders von **Campylobacter jejuni**, neigen auf Campylobacter-Medien zum Schwärmen. Andere Spezies können konvexe Kolonien bilden
- positiver Oxidase-Test und Gram-Färbung mit gebogenen bis flügelförmigen gram-negativen Stäbchen

1531 Prüfer:

Wie weisen Sie nach, dass es sich um **Campylobacter jejuni** handelt?

Antwort:

Wachstum bei 42 °C, Cefatoxin resistent

Kommentar:

- Isolierung mit **Selektivnährboden** nach Butzler oder Skirrow in mikroaerophilem Milieu
- **Inkubation bei 42 °C** führt zu verbesserter Selektivität und hemmt Campylobacter jejuni subspecies doylei und eine Vielzahl anderer Spezies
- Korkenzieherartige gram-negative Bakterien
- medizinisch wichtige Arten, vor allem **Campylobacter jejuni** sind Katalase und Oxidase positiv!
- Ähnliche Übertragungswege wie Salmonellen, auch als Zoonose durch Genuss von rohem Fleisch (Geflügel, Schwein, Rind)
- z. B. API CAMPY oder MALDI-TOF zur genauen Identifizierung

19.5. Keimidentifizierung

Katalase und gram-positive Kokken
- Katalase-positiv sind Staphylokokken
- Katalase-negativ sind Streptokokken

Koagulase und Staphylokokken
- Koagulase-negative-Staphylokokken (KNS) sind *harmlose* Hautkeime wie S. epidermidis
- Koagulase-positive-Staphylokokken wie S. aureus als invasiver Erreger! Problematisch sind vor allem MRSA!

19.5.1. Katalase ±

Frage:

Wobei ist die **Katalase-Reaktion** hilfreich?

1532

Kommentar:

Die **aeroben gram-positiven Kokken** lassen sich in Katalase-positive Staphylokokken und Katalase-negative Streptokokken unterscheiden!

Frage:

Wie funktioniert die **Katalase-Reaktion**?

1533

Kommentar:

Das Enzym **Katalase** spaltet das toxische Wasserstoffperoxid (H_2O_2) in Wasser und Sauerstoff (O_2 = Gasbildung, Blasenbildung).

Frage:

Erklären Sie die **Katalase-Reaktion**.

1534

Kommentar:

- Ein Tropfen des **Katalase-Reagenz** (3-prozentige Wasserstoffperoxid-Lösung) wird auf einen Objektträger gegeben und eine Öse mit Bakterienmaterial kurz hineingehalten. Alternativ wird verdünntes Wasserstoffperoxid direkt auf eine Bakterienkolonie der Agarplatte getropft
- Eine **positive Reaktion** zeigt sich durch eine Sauerstoffbildung mit direktem Sprudeln und Blasenbildung
- Bei einer **negativen Reaktion** gibt es kein oder nur ein verzögertes Sprudeln

19.5.2. Koagulase ±

1535
+
Frage:
Warum ist die **Koagulase** wichtig?

Kommentar:
· Mit der **Koagulase** kann man pathogene und (meist) apathogene Staphylokokken unterscheiden. **Pathogene Staphylokokken** wie S. aureus sind koagulase-positiv (produzieren Koagulase), die **apathogenen Staphylokokken** wie S. epidermidis sind koagulase-negativ
· **Koagulase-negative-Staphylokokken** haben keine Virulenzfaktoren und sind im Regelfall wenig pathogen und kommen in Haut und Schleimhäuten vor. Typischer Vertreter ist S. epidermidis. Ausnahme ist jedoch **Staphylococcus saprophyticus**, der als Erreger von HWI bei jungen Frauen die sogenannte Honeymoon-Zystitis (Therapie mit Cotrimoxazol) verursacht
· **Koagulase-positive-Staphylokokken** haben viele Virulenzfaktoren und verursachen invasive Infektionen. Wichtigster Vertreter ist S. aureus. Er verursacht Abszesse, Furunkel, Wundinfektionen, Osteomyelitis, Gefäßprotheseninfektionen, Impetigo contagiosa, Pneumonie, Sepsis und Endokarditis. Problematisch sind vor allem die etwa 20 % Methicillin-resistenten S. aureus (die MRSA)!

1536
Frage:
Wie wird die **Koagulase-Reaktion** im Labor durchgeführt?

Kommentar:
· Bakterien werden mit fibrinogenhaltigem Plasma vermischt. **Koagulase-positive Bakterien** geben Koagulase ab und führen über die Aktivierung von Prothrombin zum Ausbilden und Ausfällen von Fibrin (Gerinnung, Klumpen)
· Die **Koagulase** ist ein Pathogenitätsfaktor, da sich Bakterien bei Eintritt in den Körper durch die Koagulase (und dem **Clumping-Faktor A**) mit einer Schutzschicht aus Fibrin als Phagozytoseschutz umgeben
· Da der Nachweis der **Plasmakoagulase** sehr zeitaufwendig (24 Stunden, frisches Kaninchenblut) ist, bevorzugt man den einfacheren Nachweis des **Clumping-Faktors A**. Clumping-Faktor A wird nicht sezerniert wie die Plasmakoagulase,

sondern ist ein zellwandständiges Protein, das direkt an Fibrinogen bindet. Die physiologische Funktion ist analog der Plasmakoagulase

1537
Frage:
Wie wird der **Objektträgertest zum Nachweis von Clumping-Faktor A** durchgeführt?

Kommentar:
· Anstatt des aufwendigen Koagulase-Röhrchentests wird der **Clumping-Faktor A** mit einer Latex-Agglutination nachgewiesen
· Eine Bakterienprobe aus einer Kolonie wird mit einem Tropfen Reagenz, das Fibrinogen-beschichtete Latexpartikel enthält, verrieben. Wenn der Clumping-Faktor A vorhanden ist, entstehen beim Verreiben sichtbare Agglutinate und die Koagulase-Reaktion ist positiv (= Staphylococcus aureus). Eine milchige Trübung spricht für eine negative Koagulase-Reaktion (z. B. Staphylococcus epidermidis)
· Zur Spezifitätssicherung bzw. zum Ausschluss einer spontan auftretenden Agglutination wird parallel Bakterienmaterial in 3,5 %-iger Kochsalzlösung verrieben (Negativkontrolle)
· Zur Verbesserung der Sensitivität und Spezifität gibt es einen Kombi-Test, der zusätzlich auch den Pathogenitätsfaktor Protein A von S. aureus nachweist

19.5.3. Oxidase

1538
Frage:
Wo wird der **Oxidase-Test** häufig eingesetzt?

Kommentar:
Der **Oxidase-Test** wird häufig eingesetzt zur Unterscheidung von Enterobakterien und Nonfermenter wie Pseudomonaden:
- Enterobakterien sind Oxidase-negativ
- Pseudomonaden sind Oxidase-positiv = blaue Färbung

1539
Frage:
Wie funktioniert der **Oxidase-Test**?

Kommentar:

· Der **Oxidase-Test** dient der Differenzierung von Bakterien. Untersucht wird, ob der Bakterienstamm das Enzym **Cytochrom-C-Oxidase** hat

· Eine farblose Indikatorsubstanz wie TMPD (=N,N,N',N'-Tetramethyl-1,4-Phenylendiamin) ist auf einen Teststreifen aufgebracht. 2–3 Bakterienkolonien werden mit einer sterilen Impföse vom Nährboden auf den Teststreifen aufgetragen. Anhand der Farbreaktion, die sich innerhalb einer Minute einstellen muss, kann zwischen Oxidase-positiven und -negativen Isolaten unterschieden werden. **Oxidase-positive** Bakterien führen zu einem Farbumschlag von farblos zu **blau / violett**

1540 Frage:
Welche Untersuchung führen Sie nach dem **Oxidase-Test** durch?

Kommentar:
Nach der Vordifferenzierung mit der Oxidase erfolgte die biochemische Charakterisierung mit Hilfe von Schnelltestverfahren. Die Oxidase-positiven und gram-negativen Isolate werden weiter mittels **API 20NE** (für Nonfermenter) und die Oxidase-negativen Isolate mit dem **API 20E** (für Enterobakterien) differenziert.

19.5.4. API

1541 Frage:
Was versteht man unter **API**?

Kommentar:

· API ist die Abkürzung für **Analytical Profile Index**. Es handelt sich dabei um ein kommerzielles System der Fa. Biomerieux zur Bakterien-Identifizierung und ist Gold-Standard der manuellen mikrobiologischen Identifikation

· API basiert wie die **Bunte Reihe** auf physiologischen und biochemischen Eigenschaften der Erreger

· Der kleinste Streifen hat 10 (API 10) und der größte Streifen hat 50 (API 50) Vertiefungen

· Verfügbar sind Systeme für verschiedene Erreger und Gruppen:
  - **Gram-negative Stäbe:**
    - Enterobacteriaceae: API 20E, API 10S, RapID 20E, ID32 E

    - Non Enterobacteriaceae: API 20NE
    - Campylobacter: API CAMPY
  - **Gram-positive Bakterien:**
    - Bacillus & Lactobacillus: API 50CH
    - Listeria: API Listeria
    - Staphylococcus: API Staph
    - Streptococcus: API Strep
    - Sporulated anaerobes A: API 20A

Frage: 1542
Was versteht man unter **MALDI-TOF**?

Kommentar:

· **MALDI-TOF** steht für **Matrix-Assistierte Laser-Desorption-Ionisierung Time-of-flight** und erlaubt die Identifizierung und Differenzierung von Mikroorganismen bis auf Subspeziesebene

· Notwendig sind isolierte Reinkulturen von kultivierten Bakterien oder Pilzen

· Durch kurze (2–5 ns) hoch energetische Laserpulse erfolgt die Anregung eines Kristallgitters, nach Relaxation im Kristallgitter führt das zu explosionsartigen Teilchenablösungen an der Oberfläche des Kristalls. Gemeinsam werden die Matrix und die darin eingeschlossenen Analytmoleküle in das Vakuum des Massenspektrometers überführt und massenspektrometrisch analysiert (TOF = Time of Flight, die Zeit ist dabei umgekehrt proportional zur Masse)

· Die erhaltenen Peptid-Massenspektren werden mittels Software visualisiert. Durch Abgleich mit einer Datenbank können die Keime identifiziert werden

19.5.5. Präparat: Ziehl-Neelsen-Färbung

Fallbeispiel

Präparat (**Ziehl-Neelsen-Färbung** aus Flüssigkultur)

Prüfer: 1543
Was sehen Sie?

Antwort:
Säurefeste Stäbchen in Haarlockenförmiger Anordnung

1544 Prüfer:
Warum? Welche **Mykobakterien** kommen in Frage?

Antwort:
Cordfaktor? Mycobacterium tuberculosis, Mycobacterium bovis, weitere?

1545 Prüfer:
Wie funktioniert die **Ziehl-Neelsen-Färbung**?

Antwort:
Karbolfuchsin, 3 % HCL in 90 % Ethanol, Gegenfärben mit Methylenblau

Anm.: Detaillierte Erklärung s. S. 376.

1546 Prüfer:
Warum heißen die **Bakterien säurefest**?

Kommentar:
Sie heißen **säurefest**, da sie sich durch 3% HCL-Ethanol entfärben lassen. **Wichtig:** Sie sind aber nicht wirklich säurefest (Magensaft für Kultur vorher mit NaOH neutralisieren!).

1547 Prüfer:
Welche Bakterien sind noch **säurefest**?

Antwort:
Mykobakterien, **Nocardien**, Corynebakterien, Kryptosporidien (Oozysten), Rhodococcus

1548 Prüfer:
Welche Konsequenz ziehen Sie daraus?

Antwort:
Mikroskopischer Befund lautet korrekterweise **säurefeste Stäbchen** positiv und nicht *Mykobakterien* positiv

Bakterienkulturen in der Prüfung erkennen

- stinkt und ist dunkel: **Proteus**
- Blutplatte und Keim *schwärmt*: **Proteus**
- Porzellanartiges Aussehen und riecht nach Hefe: **Candida**
- Schale verschlossen: **Aspergillus niger** (schwarz) oder **A. flavus** (eher gelb)
- Riecht nach Lindenblüten (aromatisch süßlich, auch Gummibärchengeruch) und sieht grün-blau-glänzend aus: **Pseudomonas**
- Blutagarplatte (hellrot) mit dickem Impfstrich in der Mitte und feinen Kolonien um den Impfstrich (S. aureus) → **Ammenwachstum** von **H. influenzae**!
- Riecht wie *Sperma* → **Shigellen**

19.5.6. Indol

Frage: 1549
Wie funktioniert die **Indol-Reaktion**?

Kommentar:
Dimethylaminobenzaldehyd (**Ehrlich-Reagenz, Kovacs-Reagenz**) wird zu einer Bakteriensuspension gegeben. Es kommt zu einer Rotfärbung, wenn Tryptophan zu Indol abgebaut wurde → **Indol-positiv**!

Frage: 1550
Welche Erreger sind **Indol-positiv**?

Kommentar:
· E. coli, H. influenzae, Klebsiella oxytoca und Proteus spp. (nicht Proteus mirabilis und penneri)
· Aeromonas hydrophila / punctata, Bacillus alvei, Edwardsiella spp., Flavobacterium spp., Plesiomonas shigelloides, Pasteurella multocida, Pasteurella pneumotropica, Enterococcus faecalis, und Vibrio spp.

Frage: 1551
Welche Bakterien sind **Indol-negativ**?

Kommentar:
· Klebsiellen, Proteus mirabilis und penneri, Pseudomonaden, Salmonellen, Serratia spp., Yersinien
· Actinobacillus spp., Aeromonas salmonicida, Alcaligenes spp., die meisten Bacillus spp., Bordetellen, Enterobacter spp., Lactobacillen, Haemophilus spp., die meisten Neisserien, Pasteurella haemolytica, Pasteurella ureae

19.5.7. Proteus

1552 Prüfer:

Wie lassen sich **Proteus mirabilis** und **Proteus vulgaris** differenzieren?

Antwort:

Tetracyclin-Resistenz und Indol

Kommentar:

Proteus vulgaris hat eine natürliche Tetracyclin-Resistenz und ist Indol-positiv!

1553 Prüfer:

Keimidentifizierung: Glukose +, alle anderen Zucker -, Indol -, H_2S +?

Antwort:

Proteus mirabilis → Proteus vulgaris wäre Maltose + und Indol +

1554 Frage:

Welche Eigenschaften hat **Proteus**?

Kommentar:

· **Proteus** ist Teil der Darmflora und kann vor allem nosokomiale Infektionen wie HWI, Zystitis und Pneumonie verursachen:
  - Gram-negative Stäbe, fakultativ anaerob, nicht sporenbildend, stark peritrich begeißelt, bewegen sich lebhaft und zeigen ein terrassenförmiges Schwärmphänomen
  - **Urease-positiv** → spalten Harnstoff zu Ammoniak, dadurch erhöht sich der pH-Wert (alkalisch)
  - **Oxidase-negativ, Katalase-positiv** und reduzieren Nitrat zu Nitrit

19.5.8. Platten erkennen

1555 Prüfer:
++
Zeigt **Platte mit Proteus** spp.

Antwort:

Schwärmt aus

Kommentar:

· **Proteus schwärmt** und **riecht übel!** Kreisförmige, wellenförmige Ausbreitung. Morganella (früher Proteus morganii) schwärmt auch!

· **Proteus vulgaris** zeigt ganz deutliche Terrassen, **Proteus mirabilis** schwärmt die ganze Platte voll

· Medium mit niedrigem Elektrolytgehalt (z. B. CLED-Agar) hemmt das **Schwärmphänomen** von Proteus

1556
+
Prüfer:

Ältere Blutplatte, Keim übel riechend, Keim soll eigentlich schwärmen. Was ist das?

Antwort:

Proteus spp.

> **Merke: Proteus**
>
> Beim **Stichwort schwärmen** immer **Proteus** sagen!

1557 Prüfer:

Escherichia coli?

Kommentar:

Führt auf **CHROMagar** (CSP-Agar) rot-rosa Kolonien (grün / grau Klebsiellen und Enterokokken).

1558 Prüfer:

Staphylococcus aureus?

Antwort:

Hämolyse

Kommentar:

Auf Blutagar wachsen gelb-weißliche Kulturen meist mit β-Hämolyse (= vollständige Hämolyse).

1559 Prüfer:

Haemophilus?

Antwort:

Ammenphänomen

Kommentar:
Blutagarplatte (hellrot) mit dickem **Impfstrich** in der Mitte und feinen Kolonien um den Impfstrich (S. aureus) → **Ammenwachstum** von **H. influenzae.**

19.5.9. Ammenphänomen bei Haemophilus

1560
+
Prüfer:
Bitte erklären Sie das **Ammenphänomen.**

Antwort:
Faktor V (NAD, wird von S. aureus gebildet und bei Hämolyse freigesetzt), X (Hämin wird durch Hämolyse freigesetzt)

Kommentar:
Haemophilus influenzae Typ b (Hib) benötigt zum Wachsen Hämin (Faktor X) und NAD bzw. NADPH (Faktor V). Daher erfolgt die Kultur auf Kochblutagar oder auf Blutplatten, die mit S. aureus beimpft sind. Dieser stellt durch Hämolyse NAD und Hämin zur Verfügung. Deshalb wächst Hib in den Hämolysehöfen der Staphylokokken. Das bezeichnet man als **Ammenphänomen.**

1561
Prüfer:
Faktorentest zur Unterscheidung H. influenzae und parainfluenzae?

Kommentar:
Haemophilus parainfluenzae benötigt nur Faktor V (NAD, NADPH) und nicht unbedingt Faktor X (Hämin). Daher wächst auf Nährmedien ohne Faktor X nur Haemophilus parainfluenzae und nicht influenzae!

19.5.10. Salmonellenplatte

1562
Prüfer:
Was ist eine **Salmonellenplatte**?

Kommentar:
Mit **XLD-Agar** können gram-negative Bakterien differenziert werden.

1563
Prüfer:
Wie werden **Salmonellen** identifiziert?

Kommentar:
· E. coli, Enterobacter und Klebsiellen fermentieren Kohlenhydrate, das führt im **XLD-Agar** zu einem Farbumschlag nach gelb! Bei Salmonellen und Shigellen nicht → Phenolrot = rot
· **Salmonellen** metabolisieren das Natriumthiosulfat zu Schwefelwasserstoff (H_2S). Das führt bei Salmonellen-Kolonien zu einer zentralen Schwarzfärbung (bei Shigellen nicht!)

19.5.11. Präparat: XLD-Agar

Fallbeispiel

Platte zum Anschauen mit XLD-Agar und E. coli und Salmonella spp.

1564
Prüfer:
Was kann man anhand der Platte bereits sagen?

Antwort:
· H_2S-Bildung, Ansäuerung und Neutralisierung bei Salmonellen (Neutralisierung Phenolrot = rot, spaltet Xylose und Lysin)
· Nur Ansäuerung bei E. coli, spaltet Xylose und Laktose = alles sauer, Phenolrot als Indikator = gelb

Kommentar:
Bei **Salmonellen** bildet sich **Schwefelwasserstoff** (bei Shigellen und E. coli nicht) und führt zur zentralen Schwarzfärbung.

1565
Prüfer:
Welches weitere Procedere gibt es bei den **Salmonellen**?

Antwort:
Agglutinieren: Poly I, II, III etc. nach Kauffmann-White

Kommentar:
· Eine **Salmonellen-Serotypisierung** ist mittels spezifischer Antiseren nach dem **Kauffmann-White-Schema** möglich. Mit poly-und monovalenten Antiseren werden die spezifischen **O-Antigene** (Lipopolysaccharide der Zelloberfläche) und **H-Antigene** (Geißelproteine) der Salmonellen per Agglutinationsreaktion ermittelt

· Neben O- und H-Antigenen gibt es bei S. Typhi, S. Paratyphi C und Salmonella Dublin auch die **Vi-Antigene**. Diese verhindern eine Reaktion der Bakterien mit Antikörpern gegen O-Antigen

MB   **19.5.12. Salmonellen vs. Proteus**

1566   Prüfer:
Wie kann man durch einfache Untersuchungen **Salmonellen** von **Proteus** unterscheiden?

Antwort:
Phenylalanin, Urease

Kommentar:
· Das im **XLD-Agar** enthaltene Natriumthiosulfat wird von Salmonellen und Proteus zu Schwefelwasserstoff metabolisiert und führt zur **Schwarzfärbung der Bakterienkolonien**
· Salmonellen führen zu keinem Farbumschlag des Phenolrots. Bei Proteus sinkt durch die Kohlenhydrat-Metabolisierung der pH-Wert (= Farbumschlag nach Gelb)!
· **Urease-positiv** sind Klebsiellen, Proteus und Helicobacter pylori
· **Urease-negativ** sind Salmonellen, Shigellen und Escherichia coli

19.5.13. Präparat

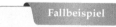
Fallbeispiel

Hellrosa Nährboden mit glasigen, großen Kolonien.

1567   Prüfer:
Wie heißt dieser **Agar**?

Antwort:
Yersinien Agar nach Schiemann

Kommentar:
· **Yersinien-Selektiver-Agar** (CIN-Agar) – Erstbeschreibung durch Schiemann als Alternative zum MacConkey-Agar

· Yersinia enterocolitica-Kolonien haben nach 24 Stunden Inkubation tiefrote Zentren und sind von einem transparenten blassen Ring umgeben. Nach 48 Stunden Inkubation sind sie oft vollständig rosafarben
· **Aeromonas** produziert blassere Kolonien mit einem rosafarbenen bis roten Zentrum. Unterscheidung von Yersinen durch Oxidase-Test: Aeromonas ist Oxidase-positiv, Yersinien sind Oxidasenegativ

Prüfer: 1568
Welche **Nährböden und Anreicherungsmedien** für die **Stuhldiagnostik** sind Ihnen bekannt?

Kommentar:
· **Yersinien-Selektiver-Agar** (CIN-Agar) nach Schiemann: Yersinien-Kolonien haben tiefrote Zentren mit transparentem blassem Ring
· **Selektivmedien**, wie z. B. MacConkey-Agar, XLD-Agar, SS-Agar
· **Thiosulfate-citrate-bile-salts-sucrose-Agar** (TCBS-Agar) mit hohen Konzentrationen an Natriumthiosulfat und Natriumcitrat. Dadurch weitgehende Wachstumshemmung von gramnegativen Enterobacteriaceae, Ochsengalle (engl. bile) hemmt das Wachstum der gram-positiven Begleitflora, vor allem der Enterokokken → für Vibrio Cholera!
· Auf **Xylose-Lysine-Desoxycholate-Agar (XLD-Agar)** erscheinen Salmonellen rot mit schwarzen Zentren (H_2S Negative ohne schwarzes Zentrum)
· **Salmonella Shigella Agar (SS-Agar)** ist ein selektives Medium durch Hemmung von gram-positiven Mikroorganismen und Enterobacteriaceae, mit Ausnahme von Salmonellen und Shigellen, durch den Gehalt an Gallensalzen, Brillantgrün und Citraten. Salmonellen sind farblos üblicherweise mit einem schwarzen Zentrum
· **BD Campylobacter Agar** (40 °C)
· **MacConkey-Agar** (Laktose positiv sind E. coli)
· **CNA-Agar**: Streptokokken, Staphylokokken
· **Rambach-Agar** (Selektivagar für Salmonellen, mit Chromogenzusatz)
· **MacConkey-Agar**, z. B. SMAC-Agar zum Nachweis von **E. coli O157**
· Die **Schaedler-Platte** ist ein nährstoffreiches Medium zur Anzucht obligater Anaerobier wie Clostridien

1569 Prüfer:
Worin unterscheiden sich **Selenit- und Tetrathionat-Bouillon** beim Wachstum pathologischer Darmkeime voneinander?

Antwort:
Selektiv für Salmonellen / Shigellen

Kommentar:
· **Tetrathionat-Bouillon** ist das Standard-Medium zur Anreicherung von Salmonellen aus Nahrungsmitteln und menschlichen Stuhlproben – es ist aber *nicht* für die Shigellen Anreicherung geeignet!
· **Selenit-Bouillon** ist ein Anreicherungsmedium für Salmonellen und einiger Shigellen (z. B. Shigella sonnei)

1570 Prüfer:
Wie differenzieren Sie **Campylobacter**?

Antwort:
Oxidase, Katalase, Nativpräparat, Grampräparat, Hippurat, IAH, Aerobes / mikroaerophiles Wachstum, Wachstum bei verschiedenen Temperaturen

Kommentar:
· **Campylobacter** sind korkenzieherartige gramnegative Bakterien
· Medizinisch wichtige Arten (vor allem Campylobacter jejuni) sind Katalase- und Oxidase-positiv!
· Anzucht über Selektivnährböden nach Butzler oder Skirrow
· Ähnliche Übertragungswege wie bei Salmonellen als Zoonose, vor allem durch rohes Geflügelfleisch, Schweine- und Rindfleisch

19.5.14. Präparat: Blut- und MacConkey-Platte

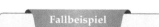

Fallbeispiel

Blut- und MacConkey-Platte mit Klebsielle

*Anm.: Wichtigster Virulenzfaktor von **Klebsiellen** ist die **Polysaccharid-Kapsel**, dadurch schleimig, muköses Wachstum in Kultur → beim Abnehmen der Kolonie von der Agarplatte kann sich ein **Schleimfaden** bilden*

19.5.15. Präparat: Agardiffusionsplatten

Fallbeispiel

Zwei Agardiffusionsplatten, Ampicillin resistent, sonst sensibel

Prüfer: **1571**
Was für ein Keim könnte das sein? Welche Formen gibt es?

Antwort:
Klebsiella pneumoniae, Klebsiella oxytoca, Klebsiella ozaenae

Kommentar:
· **Klebsiellen** haben eine natürliche Resistenz gegenüber Benzylpenicillin (Penicillin G) und Aminopenicilline (Ampicillin)
· Carbapenemresistente Klebsiella pneumoniae-Stämme mit einer Resistenz gegenüber Imipenem und Meropenem kommen vor

Prüfer: **1572**
Wie werden **Klebsiellen differenziert**?

Antwort:
Indol

Kommentar:
· Eine **Differenzierung der Klebsiellen** erfolgt mittels der **Indol-Reaktion**:
  - **Indol-positiv** ist Klebsiella oxytoca
  - **Indol-negativ** ist Klebsiella pneumoniae und Klebsiella ozaenae

Prüfer: **1573**
Wie können **Klebsiellen von anderen Enterobacteriaceae** abgegrenzt werden?

Antwort:
z. B. zu E. coli mittels Citrat, Urease

Kommentar:
· **E. coli** kann kein Citrat verwerten, alle anderen Enterobakterien (auch Klebsiellen) können Citrat verwerten!
· Eine **Differenzierung der Enterobakterien** ist anhand der Urease-Produktion (Harnstoff-Agar nach Christensen) möglich:

- **Urease-positiv** sind Klebsiella pneumoniae und Proteus vulgaris
- **Urease-negativ** sind E. coli, Enterobacter aerogenes, Salmonella typhimurium
· Klebsiellen und E. coli sind **Laktose-positiv**, also laktosespaltend. **Laktose-negativ** sind Salmonellen, Shigellen und Proteus

1574 Prüfer:
Wie viel Prozent der **Klebsiellen** sind **Ampicillin resistent**?

Antwort:
100 %

Kommentar:
Alle der Klebsiellen sind Ampicillin-resistent! Es handelt sich um eine **natürliche Resistenz** durch plasmidcodierte Penicillinasen.

1575 Prüfer:
Wo ist die **Ampicillin-Resistenz** bei E. coli codiert?

Antwort:
Plasmid

1576 Prüfer:
Wie heißt die durch **Klebsiella pneumoniae** hervorgerufene Erkrankung?

Antwort:
Friedländer-Pneumonie

Kommentar:
Die durch **Klebsiella pneumoniae** verursachte Pneumonie wird auch **Friedländer-Pneumonie** genannt. Früher kam sie auch im ambulanten Bereich vor, heute dominiert die nosokomiale Klebsiellen-Pneumonie.

19.5.16. Bakterienstämme Differenzierung

1577 Prüfer:
Wie können **Bakterienstämme der gleichen Spezies** unterschieden werden?

Antwort:
· Antibiogramm

· Biochemie (Stoffwechseleigenschaften)

· Serologische Gruppen

· Phagentypisierung

· Bacteriocin-Typisierung

Kommentar:
Die **Bacteriocin-Typisierung** basiert auf der Empfindlichkeit von Bakterienstämmen gegenüber toxischen Produkten, die von Stämmen der gleichen Spezies produziert werden. Sie ist kostengünstig und für Pseudomonas aeruginosa standardisiert (Pyocine). **Nachteil:** Bacteriocin-Typisierung ist kompliziert und die Diskriminationsfähigkeit nicht hoch!

Antwort:
· Proteincharakterisierung (z. B. Extraktion und elektrophoretische Auftrennung der Proteine der äußeren Zellmembran)

· DNA- und RNA-Typisierung (v.a. r-RNA und genomische DNA) (Extraktion der DNA bzw. RNA, Spaltung durch Restriktionsenzyme, Auftrennen der Bruchstücke in Gelelektrophorese)

· **Plasmid-Fingerprinting** (Extraktion der Plasmide aus Zelllysaten, elektrophoretische Auftrennung der Plasmid-DNA)

Prüfer: 1578
Wie funktioniert die **Phagentypisierung**?

Antwort:
· Phage erkennt minimale Unterschiede der Rezeptoren (z. B. auf dem serologischen nicht unterscheidbaren Vi-Antigen von Salmonella typhi)

· Nachteil Phagentypisierung: hoher Aufwand, Stämme z.T. nicht typisierbar

19.6. Streptokokken, Staphylokokken und Pneumokokken

19.6.1. Fallbeispiel

> **Fallbeispiel**
>
> Ein Patient klagt über eine seit einer Woche *entzündete* und stark juckende Kopfhaut – nach Kratzen haben sich schmerzhafte Herde gebildet. Seit ein paar Tagen zunehmende schmerzhafte Lymphknotenschwellung im Verlauf des M. sternocleidomastoideus. Der Dermatologe sieht ein kirschgroßen Abszess am Hinterkopf.

1579 Frage:

Was empfehlen Sie diagnostisch?

Kommentar:

Die *Schwellung* ist wahrscheinlich ein Abszess mit Lymphadenopathie. Es sollte eine systemische Antibiose erfolgen. Sinnvoll ist, vor Therapiebeginn einen Abstrich für einen Keimnachweis zu machen. Bei positivem Keimnachweis sollte ein Antibiogramm erfolgen.

1580 Frage:

Welche **kalkulierte Antibiose** würden Sie empfehlen? Welche Keime sind zu erwarten?

Kommentar:

Häufig basiert eine Follikulitis mit Abszessbildung auf einer Infektion mit Staphylokokken. Kalkulierte Therapie daher mit **Amoxicillin und Clavulansäure**, bis das Antibiogramm vorliegt.

1581 Frage:

Was ist, wenn **gehäuft Abszesse** beim Patienten oder in der Familie vorkommen?

Kommentar:

Es wurden schwere, rezidivierende Hautabszesse durch **Panton-Valentine-Leukozidin (PVL)-positive Staphylococcus aureus**, vor allem in Familien mit Kindergartenkindern, beschrieben. Dabei liegt meist eine Besiedelung der Nasenvorhöfe oder des Rachenraums vor. Ergänzender molekularbiologischer Nachweis des **PVL-Gens** ist hier notwendig.

1582 Frage:

Welche Konsequenz hat der **positive Nachweis des PVL-Gens**?

Kommentar:

Bei einer **Häufung von Abszessen** (nach banalen Verletzungen), insbesondere in der Familie, sollte eine Untersuchung der Nasenvorhöfe / Rachenräume aller Haushaltsmitglieder erfolgen. Bei positivem Befall ist eine **ausgedehnte Sanierung** sinnvoll (Nasenvorhöfe mit Mupirocin-Nasensalbe, Rachenraum mit Chlorhexidin 0,1 %, Körperreinigung mit Octenisan-Lösung, Desinfektion von Zahnbürsten, Handtüchern, Wäsche etc.).

19.6.2. Endokarditis

1583 Prüfer:

Was sind die **häufigsten Erreger einer Endokarditis**?

Kommentar:

· **Bakterielle Endokarditis:**
  - (hoch) **akute Endokarditis**: S. aureus, Streptokokken, Enterokokken
  - Subakute Endokarditis = **Endokarditis lenta**: Viridans-Streptokokken (Streptococcus sanguinis), S. equinus (früher S. bovis), S. mutans

· **Virale Endokarditis:** (sehr) selten! Viren verursachen eher eine Perimyokarditis. Dafür verantwortlich sind meist Enteroviren (Coxsackie-Viren), Influenzaviren, EBV u. a.

· **Mykotische Endokarditis:** Candida albicans, Aspergillus

1584 Prüfer:

Welche **seltenen Erreger** der bakteriellen Endokarditis kennen Sie?

Antwort:

HACEK-Keime, Brucellen, Erysipelothrix, Coxiella burnetii (Q-Fieber)

Kommentar:

· Brucellen, Coxiella burnetii (Q-Fieber), Bartonellen, Pseudomonas
· **HACEK:** Gruppe gram-negativer bakterieller Endokarditiserreger, wachsen in Kultur erst nach längerer Bebrütungszeit: H. influenzae, H. parainfluenzae, Haemophilus aphrophilus, Haemophilus (Actinobacillus) actinomycetemcomitans, Cardiobacterium, Eikenella, Kingella

1585   **Frage:**

Was gehört zur **Endokarditis-Diagnostik?**

Kommentar:

· Diagnosestellung durch **Blutkultur**! Wichtig ist die Angabe der klinischen Verdachtsdiagnose **Endokarditis**, damit eine längere Bebrütung erfolgt und auch langsam wachsende Erreger erfasst werden!
· Evtl. ergänzende PCRs aus Blut. Kommerziell erhältlich sind Multiplex-PCRs zum Sepsis-Screening, z. B. Fa. Roche, LightCycler SeptiFast-Test
· Serologie: Q-Fieber, Bartonellen, Legionellen-Antigen im Urin, Brucellen

1586   **Prüfer:**

Wie wird die **Endokarditis**[2] bei den verschiedenen Erregern **therapiert**?

Kommentar:

· **Viridans-Streptokokken:** i. v. Benzylpenicillin und Gentamicin für 2–4 Wochen
· **Enterokokken und Streptokokken** (MHK von Penicillin ist > 0,5 µg/ml): Ampicillin i. v. und Gentamicin i. v. über 4–6 Wochen
· **Staphylokokken-Endokarditis** (S. aureus, Koagulase-negative-Staphylokokken): Oxacillin oder Flucloxacillin i. v. und Gentamicin i. v. über 4–6 Wochen
· **MRSA:** Vancomycin i. v. mit Rifampicin und Gentamicin
· **Pseudomonas aeruginosa:** Piperacillin und β-Laktamase-Inhibitor mindestens 6 Wochen
· **HACEK:** Ceftriaxon i. v. über 4 Wochen
· **Enterobakterien:** Ceftriaxon 2 g/Tag i. v. für 4 Wochen
· **Pilz-Endokarditis:**

[2]S2-Leitlinie zur Diagnostik und Therapie der infektiösen Endokarditis: www.chemotherapie-journal.de/uploads/media/ CTJ_2004_06_Endokarditis.pdf

- Candida: Amphotericin B i. v. und Flucytosin i. v. mindestens 6 Wochen
- Aspergillus: Amphotericin B i. v. mindestens 6 Wochen
· **Coxiella burnetii:** Doxycyclin und Cotrimoxazol für mindestens 18 Monate!
· **Brucellen:** Doxycyclin und Aminoglykosid und Rifampicin oder Cotrimoxazol mindestens 8 Wochen
· **Bartonellen:** Doxycyclin oder Erythromycin oder Azithromycin und Gentamicin oder Ceftriaxon

19.6.3. Eiter

Prüfer: 1587

Welche Erreger führen hauptsächlich zur **Eiterbildung?**

Antwort:

Streptokokken, Staphylokokken

Kommentar:

· **Pseudomonas:** blau-grüner Eiter
· **E. coli oder Anaerobier:** fötider Geruch = faulig, überriechender Geruch nach Schwefelverbindungen

Prüfer: 1588

Was ist **Eiter?**

Antwort:

· **Eiter** ist eine dünnflüssige bis rahmige Flüssigkeit
· Eiter entsteht durch Gewebeeinschmelzung (besteht aus Proteinen und Zelltrümmern) und Untergang von Leukozyten

Prüfer: 1589

Was gilt bei **Eiter?**

Kommentar:

Ubi pus, ibi evacua – *Wo Eiter ist, dort entleere ihn* → also chirurgische Sanierung (Drainage, Exzision der Abszesshöhle) und (systemische) antibiotische Therapie.

Prüfer: 1590

Was sind **typische Eiter-Erkrankungen?**

Kommentar:

· **Abszess:** Eiter in einer nicht präformierten Körperhöhle

· **Empyem:** Eiter in einer präformierten Körperhöhle (z. B. Kniegelenk oder Peritonealhöhle)

· **Phlegmone:** Eiter mit diffuser Ausbreitung im Bindegewebe (Hyaluronidase zerstört das Bindegewebe)

· **Panaritium:** Eitrige Entzündung am Finger oder Zeh

· **Furunkel:** Eitrige Entzündung eines Haarbalgs

1591 Prüfer:

Wie unterscheiden sich **Staphylokokken und Streptokokken** bei **eitrigen Prozessen**?

Antwort:

Streptokokken = glasiger Eiter

Kommentar:

Streptococcus pyogenes (Pyogen = Eiter bildend) verursacht eine Tonsillitis, Pharyngitis und auf der Haut Impetigo, Erysipel oder Phlegmone. Bei schlechter Abwehrlage generalisierte Infektionen und Sepsis.

Antwort:

Staphylokokken = rahmiger Eiter

Kommentar:

· **Staphylokokken:** Gelber, rahmiger Eiter

· Vor allem Entzündungen der Haut und Hautanhangsgebilde: **Mastitis puerperalis, Furunkel** und **Karbunkel**

MB **19.6.4. Fallbeispiel: goldgelbe Krusten**

Fallbeispiel

Kind mit scharf begrenzten goldgelben Krusten im Gesicht, die wohl zuerst im Nasen-Mund-Bereich aufgetreten sind.

1592 Frage:

Um was handelt es sich hierbei?

Kommentar:

Impetigo contagiosa. Das ist eine häufige und ansteckende Infektion der Haut. Typisch bei Kindern mit Beginn im Bereich des Mundes, der Nase oder den Händen → Ausbreitung durch Schmierinfektion.

1593 Frage:

Welche Erreger bestimmen Sie bei der Anforderung Viren und Bakterien bei V. a. **Impetigo contagiosa**?

Kommentar:

· Normalerweise ist das eine bakterielle Infektion: **β-hämolysierende Streptokokken** bei der kleinblasigen Form und **Staphylococcus aureus** bei der großblasigen Form

· An Viren kommen am ehesten HSV und VZV bei kleinen Bläschen in Frage

19.6.5. Scharlach

1594 Frage:
+
Welcher Erreger verursacht **Scharlach**?

Antwort:

β-hämolysierende Streptokokken der Lancefield Gruppe A (Streptococcus pyogenes)

Kommentar:

Die Einteilung in **Lancefield Gruppen** geschieht anhand von Antikörpern gegen das **C-Polysaccharid** (C-Substanz) der Bakterienzellwand:

A: β-Hämolyse: Streptococcus pyogenes (Scharlach, Tonsillitis, Pharyngitis, Erysipel, Phlegmone, Sepsis) → akute Glomerulonephritis, rheumatisches Fieber durch Immunkomplexe

B: Streptococcus agalactiae (Neugeborenen Sepsis = early onset / late onset, Meningitis)

C: Streptococcus anginosus (Abszesse, Endokarditis, Atemwegsinfekte)

D: Enterococcus faecalis, Enterococcus faecium, Enterococcus equinus (Darmflora, Endokarditis bei Enterococcus faecalis)

K: Streptococcus salivarius (Endokarditis, Karies)

1595 Prüfer:

Wie oft kann man **Scharlach** bekommen?

Kommentar:
Mehrfach!

1596
+

Prüfer:
Warum kann man **Scharlach** mehrmals bekommen?

Antwort:
Es gibt verschiedene Toxine (A, B, C). Nach einer Infektion besteht nur eine Immunität gegen das jeweilige Toxin.

Kommentar:
Nach durchgemachter **Scharlach-Infektion** besteht nur eine Immunität gegenüber dem **erythrogenen Toxin** und da gibt es verschiedene.

1597

Frage:
Was ist die **Standardtherapie bei Scharlach**?

Antwort:
Penicillin ist Therapie der Wahl! Ampicillin nur in höherer Dosis

Kommentar:
Bei **Penicillin G** sind keine relevanten Resistenzen bekannt. Therapie über 10 Tage, um Folgeerkrankungen zu vermeiden.

1598

Frage:
Gibt es **asymptomatische Überträger** bei Scharlach?

Antwort:
Überträger etwa 10–20 % asymptomatisch

Kommentar:
Bei Kindern sind bis zu 25 % asymptomatische Keimträger (Nase-Rachen). Erreger sind β-hämolysierende Streptokokken der **Serogruppe A** (Lancefiled-Schema).

1599

Frage:
Welche **Diagnostik** empfehlen Sie bei **Scharlach**?

Antwort:
Abklatsch und Rachenabstrich

19.6.6. Streptokokken

+

Prüfer:
Wie werden **Streptokokken** eingeteilt?

1600

Kommentar:
· Einteilung der Streptokokken nach Hämolyse:
  - **α-Hämolyse**: das Hb im Agar wird nur teilweise hämolysiert und erscheint grün (Biliverdin ähnliches Abbauprodukt) → deshalb **vergrünende Streptokokken**, z. B. Viridans-Streptokokken, Streptococcus pneumoniae, auch Enterokokken
  - **β-Hämolyse**: vollständiger Abbau des Hbs zu Bilirubin, z. B. Streptococcus pyogenes, Streptococcus agalactiae
  - **γ-Hämolyse**: keine Hämolyse, z. B. Enterokokken

· **Allgemeine Einteilung** der Streptokokken:
  - **Streptococcus pyogenes** (Lancefield Gruppe A, β-Hämolyse): Scharlach, Tonsillitis, Pharyngitis, Erysipel, Phlegmone, Puerperal-Sepsis = Kindbettfieber
  - **Streptococcus agalactiae** (Lancefield Gruppe B, β-Hämolyse): Neugeboreneninfektion, Sepsis, Meningitis, HWI
  - **Streptococcus bovis** (Lancefield Gruppe D): Endokarditis
  - **Enterokokken** (α-, β-, γ-Hämolyse, Lancefield Gruppe D): HWI, Uro-Sepsis, Endokarditis, Peritonitis, Cholezystitis, Wundinfekte
  - **Streptococcus pneumoniae** (α -Hämolyse, keine Lancefield Zuordnung): Pneumonie und Meningitis! Sepsis, Sinusitis
  - **Viridans-Streptokokken** (α -hämolysierende sind die sogenannten **vergrünenden Streptokokken**): Karies und Endokarditis

Frage:
Welche **Virulenzfaktoren** haben **Streptokokken**?

1601

Kommentar:
· Wichtiger Virulenzfaktor ist die Bakterienkapsel bei B-Streptokokken und Pneumokokken, dadurch wird die Phagozytose effizient verhindert!
· **C-Substanz** (Einteilung nach Lancefield)
· Das **M-Protein** wirkt antiphagozytär – vor allem A-Streptokokken

· Das **F-Protein** bewirkt die Anheftung an das Rachenepithel
· **Hämolysin** → zelltoxisch
· Gewebeinvasivität durch Hyaluronidase, DNase und Streptokinase (= Fibrinolysin)
· **Erythrogene Toxine**, z. B. bei Scharlach

19.6.7. Testverfahren

1602

Frage:
Wie werden die **DNase-AK** gemessen?

Kommentar:
Das Patientenserum wird mit **DNase** inkubiert und Toluidinblau-gekoppelte DNA dazugegeben. Wenn keine Patienten-AK die DNase inaktivieren, fällt der Farbstoff flockig aus und entfärbt sich. Bleibt die blaue Färbung, dann spricht das dafür, dass Antikörper vorhanden sind. Durch Verdünnungsreihen ergibt sich ein Titer.

1603

Frage:
Bitte erklären Sie den **ASL-Titer**?

Kommentar:
· Der **ASL-Titer** wird beim Verdacht einer rezidivierenden A-Streptokokkeninfektion (obere Atemwege) bestimmt
· Das Patientenserum wird mit Streptolysin inkubiert. Zeigt sich bei Zugabe von Kaninchenerythrozyten keine Hämolyse, dann sind Anti-Streptolysin-AK beim Patienten vorhanden, da Streptolysin Erythrozyten lysieren kann

19.6.8. A-Streptokokken

1604

Prüfer:
Was sind die **klinischen Krankheitsbilder von A-Streptokokken**?

Kommentar:
· Streptokokkeninfektion des Rachenrings, Pyodermie (Impetigo contagiosa, Erysipel, Phlegmone, Puerperalfieber (Kindbettfieber))
· Durch erythrogene Toxine wird **Scharlach** verursacht
· **Fasciitis necroticans**, STSS = Streptococcal Toxic Shock Syndrome
· Folgeerkrankungen sind die akute Glomerulonephritis und das rheumatische Fieber

1605

Prüfer:
Welche **Virulenzfaktoren** haben **A-Streptokokken**?

Kommentar:
· Phagenkodierte erythrogene Toxine (A, B, C)
· **Streptolysin O und Streptolysin S** sind sauerstoffstabil und verantwortlich für die β-Hämolyse
· **Spreading-Factors** zur Ausbreitung im Gewebe: Streptokinase (Auflösung von Fibrin), Hyaluronidase und DNase
· **M-Protein** wirkt antiphagozytär
· **C5a-Peptidase**
· Eine **Kapsel aus Hyaluronsäure** dient vielen A-Streptokokken-Stämmen als Phagozytoseschutz

1606

Prüfer:
Wie viele **M-Protein-Typen** gibt es?

Kommentar:
· Es gibt über 100 verschiedene M-Protein-Typen
· Das **M-Protein** ist der wichtigste Virulenzfaktor von A-Streptokokken. **M-Protein** hemmt die alternative Komplementaktivierung und verhindert dadurch die Phagozytose
· Kreuzreaktivität mit Antigenen des Endo- und Myokards können vor allem bei A-Streptokokken zwei Wochen nach Infektion zur Endokarditis und Myokarditis führen

1607

Prüfer:
Warum gibt es **Re-Infektionen bei A-Streptokokken**?

Kommentar:
Bei **A-Streptokokken** besteht nur eine Immunität gegen die erythrogenen Toxine (es gibt verschiedene) und gegen die M-Proteine. Da es sehr viele verschiedene M-Proteine gibt, kann es immer wieder zu Neuinfektionen mit Bakterien mit einem anderen M-Typen kommen.

1608

Prüfer:
Was ist die **Standardtherapie bei A-Streptokokken**?

Kommentar:

· Seit den 50er Jahren gilt die 10-tägige Behandlung mit **Penicillin V** als Therapie der Wahl für die A-Streptokokken (GAS)

· Alternativen wären eine 5-tägige Therapie mit Cefuroxim (Cefuroxim-axetil) oder mit einem Makrolid, z. B. Clindamycin (etwa 5 % Makrolid Resistenzen in Deutschland)

MB

19.6.9. Staphylokokken

1609   Prüfer:

Welche **Diagnostik** führen Sie bei **Staphylokokken** und speziell bei **S. aureus** durch?

Antwort:

Clumping-Factor, Plasmakoagulase, Protein A

Kommentar:

· **Staphylokokken** sind gram-positive Haufenkokken, fakultativ anerob, Katalase-positiv (Katalase-negativ sind Streptokokken) und Oxidase-negativ

· **Staphylococcus aureus** macht eine Hämolyse auf Blutplatte (keine Hämolyse bei KNS)

· Plasmakoagulase-positiv, **Clumping-Faktor A** positiv: Fibrinogen-beschichtete Latexpartikel werden mit S. aureus Kolonien verrieben. Wenn der **Clumping-Faktor A** vorhanden ist, entstehen sichtbare Agglutinate → Koagulase-Reaktion ist positiv. Milchige Trübung = negative Koagulase-Reaktion (KNS)

· Eine manuelle Differenzierung ist z. B. mittels API-ID32-Staph oder automatisch mittels Vitek möglich

1610   Prüfer:

Wie gelingt die Unterscheidung von **Staphylococcus epidermidis** und **Staphylococcus saprophyticus**?

Antwort:

Novobiocin

Kommentar:

· **Staphylococcus saprophyticus** hat eine natürliche Resistenz gegenüber dem Antibiotikum Novobiocin (= Glykosid Antibiotikum)

· Vorläufige Identifizierung als Staphylococcus saprophyticus: gram-positive Kokken, Katalase-positiv, Hämolyse-negativ und Koagulase-negativ, Pigmentbildung (weiß oder gelb) und Resistenz gegenüber **Novobiocin**

· Endgültige Differenzierung mittels manueller und automatischer Bunten Reihe (API), MALDI-TOF oder molekulargenetischer **16S-rRNA-Sequenzierung**

1611   Prüfer:
+

Wie ist die klinische Bedeutung von **Staphylococcus epidermidis und saprophyticus**?

Antwort:

· Staphylococcus epidermidis: Plastikinfektionen

· Staphylococcus saprophyticus: HWI bei jüngeren Frauen

Kommentar:

· Beides sind KNS und damit weniger pathogen als z. B. S. aureus

· **Staphylococcus epidermidis:**
  - Staphylococcus epidermidis sind als Koagulase-negative-Staphylokokken im Regelfall unproblematische Hautkeime – sog. Kommensale. Klinische Bedeutung besitzt S. epidermidis bei der Kathetersepsis oder bei künstlichen Herzklappen. **Staphylococcus epidermidis** hat eine besondere **Kunststoffadhärenz** und bildet durch Mikrokolonien einen Biofilm auf Kunststoffoberflächen. Dadurch wird die körpereigene Abwehr behindert und Antibiotika wirken nicht ausreichend → ggf. kann eine Katheterentfernung notwendig werden

· **Staphylococcus saprophyticus:** Verursacht ambulant erworbene HWI, vor allem bei sexuell aktiven jungen Frauen → **Honeymoon-Zystitis** (Therapie mit Cotrimoxazol)

1612   Prüfer:
+

Wie ist die **Bedeutung von MRSA**?

Kommentar:

· **MRSA** ist vor allem in medizinischen Einrichtungen als **HA-MRSA** (= hospital-acquired) verbreitet. Seit Mitte der 90er Jahre auch als **CA-MRSA** (= community-acquired). Das sind MRSA-Stämme, die ambulant auftreten. Seit 2004 gibt es auch zunehmend **LA-MRSA**

(= livestock-associated MRSA) durch MRSA-kolonisierte landwirtschaftliche Nutztiere mit Übertragung auf den Menschen

- **CA-MRSA** exprimieren das porenbildende Toxin **PVL** , das Granulozyten und Monozyten lysiert und zu nekrotisierenden Haut- und Weichteilinfektionen führt

- **HA-MRSA** sind vor allem bei abwehrgeschwächten Patienten problematisch. Gegenüber Methicillin-sensibler Staphylococcus aureus (MSSA) ist die Therapie schwieriger, dadurch dauert es evtl. länger, bis eine effiziente Therapie begonnen wird und das Outcome verschlechtert sich!

1613 **Prüfer:**
Welche **Hygienemaßnahmen** gelten bei **MRSA?**

Kommentar:
- **MRSA-Screening** mit gepoolten Abstrichen bei Risikopatienten
- Barrieremaßnahmen für eine MRSA-Übertragung
- Basishygiene, Unterbringung von MRSA-Positiven im Einzelzimmer
- Tragen zusätzlicher Schutzkleidung (Handschuhe, Schutzkittel, Mund-Nase-Schutz)

1614 **Prüfer:**
Wie ist die **Therapie bei MRSA?**

Kommentar:
- Eine **MRSA-Therapie** erfolgt nur bei klinischer Relevanz nach Antibiogramm. Häufig wirksam ist Vancomycin (hohe Nephrotoxizität), da Vancomycin-resistente Staphylococcus aureus (VRSA) selten sind. Alternativ zu Vancomycin ist auch Linezolid (Oxazolidinone) möglich. Linezolid ist teurer, hat aber eine geringere Nephrotoxizität

- Ggf. **Dekolonisierung**: Oropharyngeale Dekolonisierung (Chlorhexidin, Octenidin), Dekolonisierung der Haut (antiseptische Waschungen), nasale Dekolonisierung (Verwendung von Mupirocin-Nasensalbe, topische MRSA-wirksame Antibiotika oder Antiseptika wie PVP-Jod oder Octenidin)

1615 **Prüfer:**
+
Wie unterscheiden sich **Staphylococcus aureus** und **Staphylococcus saprophyticus?**

Kommentar:
- Wichtig ist die Differenzierung der Staphylokokken anhand der Koagulase:
    - **Koagulase-negative-Staphylokokken** haben keine Virulenzfaktoren. Es sind im Regelfall wenig pathogene Kommensale auf Haut und Schleimhäuten → S. epidermidis
    - **Koagulase-positive-Staphylokokken**, also S. aureus, haben viele Virulenzfaktoren und verursachen invasive Infektionen. S. aureus verursacht Abszesse, Furunkel, Wundinfektionen, Osteomyelitis, Gefäßprotheseninfektionen, Impetigo contagiosa, Pneumonie, Sepsis und Endokarditis. Problematisch sind die etwa 20 % MRSA!

- **Staphylococcus saprophyticus** bildet eine Ausnahme bei den normalerweise harmlosen KNS, da S. saprophyticus vor allem bei sexuell aktiven jungen Frauen eine HWI, die sogenannte **Honeymoon-Zystitis** verursacht (Therapie mit Cotrimoxazol)

1616 **Prüfer:**
Welche **Pathogenitätsfaktoren von Staphylococcus aureus** kennen Sie?

Kommentar:
- **In der Zellwand:** Protein A (verhindert Phagozytose), Clumpingfaktor (Fibrinschutzwall)
- **Sezernierte Virulenzfaktoren:** Plasmakoagulase, Staphylokinase (Fibrinolyse), Hyaluronidase und DNase (Gewebeinvasivität), Hämolysine (Zerstörung von Erythrozyten und Phagozyten), Exfoliativtoxine A/B (Staphylococcal Scaled Skin Syndrome), Toxin-1- (toxisches Schocksyndrom), Enterotoxine A–E (Lebensmittelvergiftung)

19.7. Gram-positive Sonstige

> **Clostridium difficile**
>
> Gram-positive Sporenbildner
>
> C. difficile heißen *difficile*, weil Sie schwer anzüchtbar sind!

Hohe Umweltresistenz: Lebensdauer der vegetativen Erreger 1 Woche, Sporen jedoch > 100 Jahre!

Etwa 2–5 % asymptomatische Träger, bei Säuglingen 25–80 %!

Wichtigster Virulenzfaktor ist **Toxin B (CdtB)**

Hauptrisikofaktor für C. difficile sind Fluorchinolone, z. B. Monofloxacin

19.8. Gram-negative Erreger

19.8.1. Haemophilus

1617 **Frage:**
Welche Konsequenzen erbgeben sich aus der **Differenzierung von Haemophilus?**

Kommentar:
· Bei Haemophilus gibt es eine harmlose Variante, den **Haemophilus parainfluenzae (H. parainfluenzae)**, und den invasiven Stamm **H. influenzae**, also Haemophilus influenzae Typ b (Hib)
· Bei **H. parainfluenzae** ist keine Therapie und damit auch kein Antibiogramm erforderlich Der **invasive Hib** wird therapiert, daher muss auch ein Antibiogramm angefertigt werden!

MB **19.8.2. Escherichia coli (E. coli)**

1618 **Prüfer:**
Welche **unterschiedlichen Arten von pathogenen E. coli** gibt es?

Antwort:
· **EPEC:** Säuglinge
· **ETEC:** Cholera ähnlich (typische Reisediarrhoe)
· **EIEC:** Shigellen ähnlich
· **EHEC–Verotoxinbildner** (hämmorhagische colitis): v.a. 0157, phagencodiert, assoziiert mit HUS

1619 **Prüfer:**
Wie ist das **Choleratoxin** aufgebaut?

Kommentar:
· Das **Choleratoxin** ist ein etwa 85 kDA bzw. 755 Aminosäuren großes **Enterotoxin**
· Es besteht aus 5 identischen B-Untereinheiten und einer A-Untereinheit. Die A-Untereinheit besteht aus einem katalytischen A1-Peptid, das mit einer Disulfidbrücke mit dem A2-Peptid verbunden ist

1620 **Frage:**
Wie wirkt das **Choleratoxin?**

Kommentar:
· Die Bindung des **Choleratoxins** an Enterozyten erfolgt durch die B-Untereinheiten, die an das GM1-Gangliosid der Enterozyten binden
· Nach Abspaltung der katalytischen A1-Untereinheit und dem Transport ins Zytosol hemmt es dort die GTPase des G-Proteins
· Das G-Protein führt durch eine Dauerstimulation der Adenylatzyklase zu einem hohen cAMP-Spiegel und vermehrtem Einbau der CFTR-Chloridkanäle in die Zellmembran → Das führt zu einem **Chloridverlust** in das Darmlumen mit einem **starken Flüssigkeitsverlust**

19.8.3. EHEC

1621 **Prüfer:**
Was versteht man unter **EHEC** bzw. **EPEC?**

Kommentar:
· **Enterohämorrhagische Escherichia coli (EHEC)** produzieren phagenkodiert ein *Shiga-like-toxin*, das die Proteinsynthese hemmen kann und ein Hämolysin. Durch das Hüllprotein Adhäsin haften die EHEC an der Darmwand fest. Etwa 60 % der Serotypen sind O157, O103 und O26 (Merke O wie Oberfläche)
· **Enteropathogene Escherichia coli (EPEC)** sind vor allem bei Kleinkindern für schwere Durchfälle verantwortlich. Durch einen Adhäsionsfaktor heften sich die EPEC an die Epithelzellen des Dünndarms und führen zu einer Aktinkondensation. Das zerstört die Mikrovilli und reduziert die Oberfläche des Darmepithels

1622 **Frage:**
Was wissen Sie über die **HUS-Epidemie 2011?**

19 Mikrobiologie

Kommentar:

Ausgelöst durch den Stamm **O104:H4** gab es laut RKI zwischen Mai und Juli 2011 insgesamt 4.321 Erkrankte, davon wohl 3.469 mit EHEC und 853 mit HUS – 50 Menschen starben!

19.9. Anaerobier

1623 Prüfer:

Welche **Anaerobier** sind relevant?

Kommentar:

· **Anaerobier** sind Erreger, die ausschließlich in Abwesenheit von Sauerstoff wachsen (= obligate Anaerobier), und Erreger, die mit oder ohne Sauerstoff wachsen können (fakultative Anaerobier):

- **Fakultativ anaerob** sind Enterobakterien wie E. coli und Klebsiellen
- **Obligat anaerob** sind Clostridien (sporenbildende Stäbchen, gram-positiv), Bacteroides (gram-negative Stäbchen, physiologische Darmflora), Fusobakterien (gram-negative, unbewegliche Stäbchen), anaerobe Kokken, Aktinomyces-Arten

1624 Prüfer:

Was sind typische **anaerobe Infektionen**?

Kommentar:

· Abszedierende Infektionen im Respirations- oder Gastrointestinaltrakt sowie im weiblichen Genitaltrakt
· Septikämie, Organabszesse (Hirnabszess, Leberabszess, usw.) und Empyeme
· Typisch ist der fötide Eiter!

1625 Prüfer:

Welche **Pathogenitätsfaktoren** haben **Anaerobier**?

Kommentar:

· **Clostridien:** Hyaluronidase, Lipase
· **Bacteroides:** Agglutinine, Kollagenasen, Hyaluronidasen hemmen Granulozyten und bilden eine Polysaccharidkapsel zum Schutz vor Phagozytose

19.10. Intrazelluläre Erreger

19.10.1. Mykoplasmen und Chlamydien   MB

Prüfer: 1626

Welche Erreger wurden früher zwischen Bakterien und Viren eingeordnet?

Kommentar:

· **Mykoplasmen:** fehlende Zellwand
· **Chlamydien:** ATP-Stoffwechsel-Defekt
· **Rickettsien:** Stoffwechseldefekt – NAD, CoA, Nukleotide
· Chlamydien und Rickettsien sind auf Wirtszellen angewiesen!

Prüfer: 1627

Wie werden **Mycoplasma hominis** und **Ureaplasma urealyticum** nachgewiesen?

Antwort:

Kultur auf Spezialmedium

Prüfer: 1628

Wie wird **Mycoplasma pneumoniae** nachgewiesen?

Antwort:

Serologie, Anzüchtung schwierig

Kommentar:

· **Mycoplasma pneumoniae** ist vor allem bei Kindern ein wichtiger Erreger von respiratorischen Infekten
· Serologischer Nachweis von **Mycoplasma pneumoniae** (IgG- und IgM-AK) mittels ELISA oder IFT, früher auch häufig mit einer KBR. Ein direkter Erregernachweis ist aus Rachenabstrich oder BAL mittels PCR möglich
· Für **Mycoplasma hominis** und **Ureaplasma urealyticum** sind sowohl serologische (NT) Tests als auch molekularbiologische Erregernachweise verfügbar (aus Genitalabstrich, Urin etc.)

Prüfer: 1629

Wie wird eine **Chlamydien-Infektion** nachgewiesen?

Antwort:

ELISA, Zellkultur auf McCoy-Zellen

Kommentar:

Aufgrund der hohen Durchseuchung (viele Seropositive) ist die Bestimmung der Chlamydien-AK meist nicht sinnvoll. Stattdessen erfolgt häufig ein direkter Erregernachweis mittels hochsensitivem NAT aus Abstrich, Urin oder BAL!

1630 Prüfer:

Allgemeine Grundlagen zu **Chlamydien**?

Kommentar:

· Zu unterscheiden sind **Chlamydia trachomatis** (Geschlechtskrankheit), **Chlamydia pneumoniae** (Pneumonie) und **Chlamydia psittaci** (verursacht die Vogelzüchterlunge)
· **Chlamydien** sind gram-negative Bakterien, die sich nur intrazellulär vermehren. Deshalb ist eine Anzucht nur in einer Zellkultur möglich
· **Zwei Formen:** Außerhalb der Wirtszelle als umweltstabile, metabolisch inaktive infektiöse **Elementarkörperchen (EK)** und nach der Infektion in der Wirtszelle als metabolisch aktive **Retikularkörperchen (RK)**
· Dritte Form sind aberrante Körperchen als intrazellulär persistierende Dauerform → evtl. relevant für die reaktive Arthritis

1631 Frage:

Wie erfolgt die **Chlamydien-Diagnostik**?

Kommentar:

· **Chlamydien** sind auf unbelebten Nährböden nicht kultivierbar. Daher ist der Nachweis mittels Zellkultur mit HeLa-Zellen (humane Epithelzellen) möglich
· **Serologie** z. B. mittels IIFT. Zu beachten sind die hohen *Durchseuchungstiter* und die Kreuzreaktionen (vor allem zwischen Chlamydia pneumoniae und Chl. psittaci), die die Diagnostik erschweren
· **Direkter Erregernachweis** von Chl. trachomatis aus erstem Morgenurin (kein Mittelstrahlurin!), Harnröhrenabstrich oder Zervixabstrich mittels NAT. Chl. pneumoniae und Chl. psittaci aus Respirationsmaterial (tiefer Nasen-Rachen-Abstrich oder BAL)

Merke:

Elementarkörperchen (EK) können den *Elementen* trotzen → EKs sind die **sehr umwelt**resistente und **infektiöse Form** der Chlamydien.

1632 Prüfer:

Allgemeine Grundlagen zu **Mykoplasmen**?

Kommentar:

· **Mykoplasmen** und **Ureaplasmen** sind verwandte, zellwandlose Bakterien. Es sind die kleinsten extrazellulär vermehrungsfähigen Bakterien!
· **Mykoplasmen** haben keine Zellwand und sind damit **resistent gegen zellwandwirksame Antibiotika** wie Penicilline und Cephalosporine
· **Mycoplasma pneumoniae** verursacht respiratorische Erkrankungen und atypische Pneumonien
· **Mycoplasma hominis** und **Ureaplasma urealyticum** sind nur fakultativ pathogen und besiedeln den Urogenitaltrakt. Symptomatische Infektionen kommen als Zervizitis oder Urethritis beim Mann vor. Übertragung erfolgt sexuell oder bei der Geburt als Neugeboreneninfektion

1633 Frage:

Welche **Mykoplasmen-Diagnostik** gibt es?

Kommentar:

· **Mycoplasma pneumoniae:** IgG- und IgM-Antikörper, PCR aus Rachenabstrich oder BAL
· **Mycoplasma hominis / Ureaplasma urealyticum:** Serologie (Neutralisationstest), PCR aus Abstrichen

19.11. Pilze

19.11.1. Systematik der Pilze   MB

1634 Prüfer:

Wie werden **Pilze in Risikogruppen** eingeteilt?

Antwort:

Dimorphe Pilze gehören zur Gruppe III

1635 Prüfer:

Welche **Dimorphen Pilze** gibt es?

Kommentar:

· **Dimorphe Pilze** ändern ihre Morphologie abhängig von der Temperatur. Bei 37 °C bilden sie Sprosszellen (Hefe) und bei Raumtemperatur (25 °C) Myzelen aus

· **Humanpathogen sind** vor allem Blastomyces dermatitidis, Coccidioides immitis, Histoplasma capsulatum und Paracoccidioides brasiliensis

1636 Prüfer:
 +   Wie ist die **Systematik der Pilze**?

Kommentar:

· In der Medizin werden Pilze nach dem **DHS-Schema** in **Dermatophyten** (Fadenpilze), **Hefen** (Sprosspilze, z. B. Candida) und **Schimmelpilze** (Aspergillus) eingeteilt. Daneben gibt es auch *Dimorphe* Pilze, die in der Hefe- oder Schimmelform vorkommen können

· Die **biologische Einteilung** der Pilze ist deutlich komplizierter: Myxomyceten (Schleimpilze), Phycomyceten (niedere Pilze), Eumyceten (höhere Pilze). Eumyceten mit Ascomyceten (Protoascomyceten = Hefe- / Sprosspilze, Euascomyceten = Schlauchpilze, Kleistothecium Apergillus, Penicillium) und Basidiomyceten (Ständerpilze)

1637 Prüfer:
 +   Wie wird **Candida** differenziert?

Kommentar:

· Die **Differenzierung von Candida** erfolgt durch einen Spezial-Agar, z. B. Chromagar Candida oder Candida Select (Zuordnung durch Farbe)

· Die Speziesbestimmung erfolgt auf **Reisextraktagar** (nach Taschdjian) durch die Mikromorphologie. Reisextraktagar führt als Mangelnährboden bei verschiedenen Spezies zu einem typischen Wachstumsmuster von (Pseudo-) Myzel und Blastosporen. Dickwandige Dauersporen (= Chlamydosporen) sind typisch für Candida albicans bei 22 °C. Bei 37 °C und kurzer Inkubation treten stattdessen Keimschläuche (Vorformen von Hyphen) auf

MB **19.11.2. Aspergillus-Diagnostik**

1638 Prüfer:
Wie erfolgt die **Aspergillus-Diagnostik** und wie ist deren Validität?

Antwort:
Kultur, Serologie, PCR; Wertigkeit oft unklar, Kultur unergiebig, Serologie häufig unspezifisch, immunkompromitierte Patienten, etc.

Kommentar:

· Die Serologie bzw. die Antikörperbestimmung ist wenig aussagekräftig, am ehesten gelingt die Diagnostik mit Verlaufsseren bei Nachweis eines signifikanten Titeranstiegs

· Besser geeignet als sensitiver Marker einer (invasiven) Aspergillusinfektion ist der **Aspergillus Antigennachweis** (**Galactomannan**) mittels ELISA. Dies ist im Blut und ggf. auch im Liquor und BAL möglich. Sinnvoll ist der Antigennachweis vor allem bei Schwerkranken auf der Intensivstation

· Ein mikrobiologischer Aspergillus Nachweis ist durch Mikroskopie aus einem Direktpräparat oder durch kulturelle Anzucht aus Sputum, BAL oder einer Biopsie möglich. Ergänzend sind auch PCRs verfügbar

19.12. Sonstige Erreger

Prüfer: 1639
Welche Infektion führt zur **Erblindung**?

Antwort:
Onchozerkose, Trachom, Herpes, Endophthalmitis bei Sepsis *Anm. Prüfling: Prüfer wollte noch Gonokokken hören.*

Prüfer: 1640
Wie wird die **Endophthalmitis kontrolliert**?

Antwort:
Routinemäßige Augenspiegelungen auf der Intensivstation.

Prüfer: 1641
Wie wird die **Onchozerkose** übertragen?

Antwort:
Durch einen Stich der **Kriebelmücke**!

Prüfer: 1642
Wie viele Menschen sind von der **Onchozerkose** betroffen?

Anm. Prüfling: – falsch geraten 50 Mio.

Kommentar:
Weltweit gibt es etwa 18 Mio. Erkrankte, aber **nur 2 Mio. haben eine Augenbeteiligung**

+ **19.12.1. Helicobacter pylori**

1643 **Prüfer:**
Nennen Sie den **Erreger der Gastritis.**

Antwort:
H. pylori

1644 **Prüfer:**
Was sind die **Pathogenitätsfaktoren** von **Helicobacter pylori?**

Antwort:
· Vakuolisierendes Toxin, Flagellen
· CagA
· Beziehung zu MALT-Lymphomen, Magen-Ca

1645 **Prüfer:**
Wie schützt sich **H. pylori** vor der Magensäure?

Antwort:
Urease

1646 **Prüfer:**
Welche Bedeutung hat **Campylobacter pylori** als Ursache der Gastritis?

Kommentar:
Campylobacter pylori ist ein veralteter Begriff für Helicobacter pylori, dem Erreger der Gastritis!

1647 **Prüfer:**
Kann eine **Campylobacter pylori Gastritis** behandelt werden? Womit?

*Anm.: Die aktuelle Bezeichnung ist **Helicobacter pylori**, Campylobacter pylori wurde der Erreger ursprünglich aufgrund seiner Campylobacter Ähnlichkeiten genannt. Das ist inzwischen aber obsolet*

Kommentar:
Eine **Eradikation** ist mit einer Kombination aus zwei Antibiotika und einem Protonenpumpenhemmer möglich. Sie wird bei einem positiven Erregernachweis durchgeführt! Erfolgskontrolle der Therapie durch erneute Gastroskopie, einen Atemtest oder Antigennachweis im Stuhl

1648 **Prüfer:**
Wie erfolgt der **Nachweis von H. pylori?**

Antwort:
· ^{13}C-Harnstoff Atemtest
· Antigennachweis im Stuhl
· Serologie, aber kein Nachweis einer akuten Infektion
· Urease Schnelltest
· Histologie
· Kultur, wird interessanter für die Resistenzbestimmung

1649 **Prüfer:**
Wie wird die sogenannte **Eradikationstherapie** durchgeführt?

Antwort:
· **Italienische Tripel-Therapie:** Omeprazol 2x20 mg/d, Clarithromycin 2x250 mg/d, Metronidazol 2x400 mg/d
· **Französische Tripel-Therapie:** Omeprazol 2x20 mg/d, Clarithromycin 2x250 mg/d, Amoxicillin 2x1 g/d
· **Quadrupel Therapie:** Omeprazol 2x20 mg/d, Wismutsalz 4xtäglich, Tetracyclin 4x500 mg/d, Metronidazol 3x400 mg/d

19.12.2. BSE   MB

1650 **Prüfer:**
Was ist die **Ursache von BSE?**

Antwort:
Prionen

1651 **Prüfer:**
Wie ist die **Epidemiologie und Infektionsbiologie** der **Prionen?**

369

Kommentar:

- **Prionen** steht für **Proteinaceous Infectious Particles**. Das sind Proteine, die im Körper physiologischerweise vorkommen, aber bei Fehlfaltung wasserunlösliche β-Faltblatt-Strukturen bilden können und dadurch Prionenerkrankungen auslösen. Dadurch, dass falsch gefaltete Proteine weitere Proteine falsch falten können, entsteht eine Kettenreaktion!

- Gängige Hypothese ist, dass es im Nervensystem zelluläre Prionen-Proteine, sogenannte **Prion Protein cellular (PrPc)** gibt. Der Kontakt mit dem pathogenen Prionen-Protein (Prion Protein Scrapie (PrPSc)) führt zu einer Konformitätsänderung und das PrPc wird selbst zum unlöslichen PrPSc. Das führt zum Absterben der Zellen. Die entstehenden schwammartigen Löcher sind namensgebend für die **spongiforme Enzephalopathie**!

1652 **Prüfer:**

Gibt es andere **Prionen** assoziierte Erkrankungen?

Kommentar:

- Bei der **Creutzfeldt-Jakob-Krankheit** gibt es neben einer sporadischen und einer genetischen Prionenerkrankung auch eine übertragbare Form mit einer Mensch-zu-Mensch-Übertragung durch infektiöses Gewebe (am häufigsten bei Hirnhauttransplantationen) oder einer Übertragung durch infiziertes Rindfleisch (v.a. in Großbritannien)

- **Gerstmann-Sträussler-Scheinker-Syndrom** (spongiforme Enzephalopathie)

- Die **fatale familiäre Insomnie** ist eine erbliche und tödlich verlaufende spongiforme Enzephalopathie

- **Kuru** ist eine Prionenkrankheit mit Bewegungsstörungen, Tod tritt nach 2 Monaten ein. In Papua-Neuguinea Übertragung wahrscheinlich durch Kannibalismus

19.12.3. Risikogruppen

1653 **Prüfer:**

Durch welche Erreger besteht im **Labor Infektionsgefahr**?

Antwort:

HIV, HBV, HCV, Brucellen, Corynebakterien, Diptherie, TBC

Prüfer: 1654

Welche **Schutzmaßnahmen** müssen zum **Infektionsschutz** getroffen werden?

Antwort:

Handschuhe, Sicherheitswerkbank in bestimmten Fällen

Kommentar:

- **Immunität** bei impfpräventablen Erregern: HBV (hohe Infektiösität!), HAV, bei der Virusanzucht auch FSME, Polio, ggf. Tollwut

- Bei aerogenen Erregern (TBC) entsprechende **bauliche Maßnahmen** wie Lüftungsanlagen und Schleusensysteme

- **Persönliche Schutzausrüstung** wie Schutzkleidung (Schutzkittel), Handschuhe und Schutzbrillen

- Probenmaterialien und Kulturmedien müssen vor der Entsorgung autoklaviert werden

19.13. Meningitis

19.13.1. Fallbeispiel: Meningitis

> **Fallbeispiel**
>
> 70-Jährige mit V. a. bakterielle Meningitis

Prüfer: 1655

Welche Laborbefunde erwarten Sie bei einer **bakteriellen Meningitis**?

Kommentar:

Liquor-Pleozytose (Zellzahlvermehrung), vor allem granulozytär und Nachweis von Bakterien im Liquor. Im Liquor-Grampräparat finden sich häufig **gram-positive Kokken** (Pneumokokken) oder **gram-negative intrazelluläre Diplokokken** (Meningokokken).

Prüfer: 1656

Was ist der **häufigste Erreger** der **bakteriellen Meningitis**?

Antwort:
Pneumokokken

Kommentar:
· Häufigste Erreger einer **Meningitis** sind: **Meningokokken** (Neisseria meningitidis), Pneumokokken, Staphylokokken und H. influenzae
· **seltener auch** E. coli, Proteus, Pseudomonas, Klebsiellen, Listerien, Streptococcus agalactiae

1657 Prüfer:
Wie lassen sich **Pneumokokken identifizieren**?

Antwort:
Gram-Färbung, kulturelle Anlage, Schnelltest, Kulturmorphologie, Resistenzsituation Deutschland

Kommentar:
· **Pneumokokken** sind gram-positive Kokken! Häufig in Form von **Diplokokken** gelagert, aber auch als lange Ketten (Streptococcus pneumoniae). In Kultur als vergrünende Streptokokken (α-Hämolyse)
· Abgrenzung zu Viridans-Streptokokken (vergrünende Streptokokken) durch Hemmhof > 13 mm im **Optochin-Test** (Optochin-Plättchen auf Blutagar)

Fallbeispiel

Dia von Liquor mit Granulozyten und **Diplokokken**

1658 Prüfer:
Welche Diagnose?

Antwort:
Pneumokokken-Meningitis

Kommentar:
Pneumokokken, also Streptococcus pneumoniae, sind gram-positive Kokken, häufig in Form von Diplokokken gelagert, aber auch als lange Ketten. In der Kultur zeigen sie sich als vergrünende Streptokokken (α-Hämolyse).

1659 Prüfer:
Was ist die **Standardtherapie bei Pneumokokken**?

Kommentar:
Penicillin

1660 Prüfer:
In welchen Ländern gibt es **Resistenzen bei Pneumokokken**?

Kommentar:
Pneumokokken haben in Südeuropa hohe **Resistenzraten** von 50–60 % gegenüber Makroliden und Penicillin G!

1661 Prüfer:
Wie hoch ist der Prozentsatz an **resistenten Pneumokokken in Deutschland**?

Antwort:
5 %

Kommentar:
Bei invasiven Infektionen von Kindern besteht bei mehr als 20 % der Pneumokokken eine Erythromycin-Resistenz. Bei einer Pneumokokken-Pneumonie sind die Resistenzraten geringer. Penicillin intermediär sind etwa 7,5 %, **Erythromycin resistent sind etwa 17 % in Deutschland**. Hochgradig Penicillin-resistente Pneumokokken (Minimale Hemmkonzentration (MHK) $\geq$ 2 mg/L) sind selten in Deutschland!

1662 Prüfer:
Welche **Erkrankungen verursachen Pneumokokken**?

Kommentar:
Pneumonie, Meningitis, Otitis media, Sinusitis

1663 Prüfer:
Wie ist die Diagnostik der **Pneumokokken-Meningitis**?

Kommentar:
· **Liquorpunktion**: granulozytäre Pleozytose mit gram-positiven Diplokokken
· Antigennachweis als Schnelltest
· PCR und Kultur (auch Blutkultur)
· Blutbild, Entzündungswerte CRP und PCT als Ausdruck einer schweren bakteriellen Entzündung

19 Mikrobiologie

1664 Prüfer:

Wie funktioniert der **Pneumokokkenantigen-Nachweis**?

Antwort:

Latex-Agglutination

1665 Prüfer:

Welche Vorteile bietet der **Pneumokokkenanti-gen-Nachweis**?

Antwort:

Schnell durchführbar und auch möglich, wenn durch Antibiotikatherapie ein kultureller Nachweis nicht mehr möglich ist.

Kommentar:

Auch ein negativer Agglutinationstest schließt eine Pneumokokkeninfektion nicht aus!

19.13.2. Antibiotische Therapie bei bakterieller Meningitis

1666 Prüfer:

Welche Therapie empfehlen Sie bei **bakterieller Meningitis** und unbekanntem Erreger?

Kommentar:

Die Therapie hängt vom Allgemeinzustand und dem Lebensalter ab.

1667 Prüfer:

Welche **kalkulierte Meningitis Therapie** empfehlen Sie in Abhängigkeit vom Lebensalter?

Kommentar:

· **Neugeborene:** Cefotaxim kombiniert mit Ampicillin
· **Kleinkinder / Kinder:** Cephalosporin der 3. Generation, z. B. Ceftriaxon (Rocephin)
· **Erwachsene mit ambulant erworbener Meningitis:** Cephalosporin der 3. Generation kombiniert mit Ampicillin
· **Erwachsene mit nosokomial erworbener Meningitis** (postoperativ oder nach Trauma): Vancomycin mit Meropenem oder Vancomycin mit Ceftazidim

1668 Prüfer:

Wie ist die **Erregerprävalenz** bei der **bakteriellen Meningitis** je nach Alter?

Kommentar:

· Bei **Erwachsenen** ist der häufigste Erreger der Meningoenzephalitis **Streptococcus pneumoniae** (= Pneumokokken) und **Neisseria meningitidis** (= Meningokokken), seltener auch Listerien, Staphylokokken, gram-negative Enterobakterien und P. aeruginosa, H. influenzae
· Bei **Kindern** sind es hauptsächlich **Neisseria meningitidis** und **Streptococcus pneumoniae**. Die invasive H. influenzae-Meningitis ist durch die gute Impfquote bei Kindern sehr selten (etwa 5 Kinder pro Jahr laut DGPI). Impfungen führen häufig zu Verschiebungen der Erreger. Beispielsweise werden bei guter Impfquote die Pneumokokken-Impfstämme seltener, andere Pneumokokken-Serotypen jedoch häufiger Ursache von Pneumonien

1669 Prüfer:

Was sind die häufigsten Erreger der **Meningitis bei Neugeborenen**?

Kommentar:

· Eine Infektion in den ersten drei Tagen nach Geburt (**early-onset Meningitis**) wird meist durch Erreger aus der mütterlichen Vaginalflora, also den B-Streptokokken (deshalb B-Streptokokken Screening in Schwangerschaft sinnvoll), E. coli, seltener auch S. aureus, Listerien und Anerobier verursacht
· Eine Infektion ab dem 4. Lebenstag (= **late-onset Meningitis**) ist eine nosokomiale Infektion (eigene Flora oder Krankenhausflora): Koagulase-negative-Staphylokokken, Enterobacter, Enterokokken und Klebsiellen
· Nach antibiotischer Behandlung der Mutter finden sich bei Frühgeborenen auch Enterobacter, Klebsiellen und Pseudomonas

19.13.3. Präparate (Dias) MB

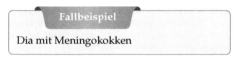

Fallbeispiel

Dia mit Meningokokken

1670 Prüfer:

Wie äußert sich eine **Meningokokkeninfektion**?

Antwort:
Waterhouse-Friderichsen-Syndrom

Kommentar:
· Die **Meningokokken-Meningitis** beginnt mit einer kurzen Prodromalphase (wenige Tage) mit hohem Fieber, Schüttelfrost, Abgeschlagenheit, Muskelschmerzen und starkem Krankheitsgefühl. Danach tritt der Meningismus mit Kopfschmerzen, Erbrechen, Schläfrigkeit und Bewusstseinsstörung auf
· Das **Leitsymptom Meningismus** haben nur etwa 60 % der Patienten
· Bei der **Meningokokkensepsis** kommt es neben Fieber, Schüttelfrost und Schockzeichen (blasse schmerzhafte Extremitäten) meist auch zu Hautveränderungen (Petechien und Purpura)
· Das **Waterhouse-Friderichsen-Syndrom** kommt bei schwerer bakterieller Infektion durch Meningokokken, Pneumokokken oder invasive Hib vor. Zerfallene Erreger führen zu einem Endotoxinschock mit Kreislaufversagen und Aktivierung des Gerinnungssystems. Das führt zum Verschluss peripherer Gefäße durch massive Thrombenbildung und zu starken Blutungen durch den Verbrauch sämtlicher Gerinnungsfaktoren (Verbrauchskoagulopathie)

> **Fallbeispiel**
>
> Dia mit Granulozyten und intrazellulären Kokken aus dem Liquor dieses Patienten (Methylenblau).

1671 Prüfer:
Welche Diagnose stellen Sie bei **intrazellulären Kokken im Liquor**?

Kommentar:
· Diese **gram-negativen intrazellulären Diplokokken** sind die sogenannten **Meningokokken** (andere gram-negative Diplokokken sind N. gonorrhoeae)
· Es handelt sich hier also um eine Meningokokken-Meningitis durch **Neisseria meningitidis (N. meningitidis)**!

1672 Prüfer:
Welche **Pathogenitätsfaktoren** hat Neisseria meningitidis?

Kommentar:
· Bei Meningitiserregern ist meist die **Kapsel** der **wichtigste Virulenzfaktor** (syn. Pathogenitätsfaktor): Streptococcus pneumoniae, Hib, Streptococcus agalactiae, N. meningitidis
· Bei **N. meningitidis** werden 90 % der Infektionen durch den Kapsel-Typ A, B, C und Y verursacht – in DE vor allem B und C!
· Weitere Virulenzfaktoren sind die IgA-Protease und das Opc-Protein (bewirkt Eindringen in die Schleimhaut)
· Die Meningokokkensepsis mit DIC und Verbrauchskoagulopathie (**Waterhouse-Friderichsen-Syndrom**) kommt durch die LPS zustande → Meningokokken sind gram-negative Bakterien!

19.14. Tuberkulose

Prüfer: 1673
Was können Sie zur **Tuberkulose** sagen?

Kommentar:
· Die Tuberkulose ist eine chronische Infektionskrankheit mit weltweit 8,6 Mio. Neuerkrankungen und 1,3 Mio. Todesfällen im Jahr 2012! Gefährlich sind Koinfektionen mit HIV
· **Mykobakterien** verursachen die Tuberkulose. Es sind aerobe, unbewegliche, langsam wachsende, stäbchenförmige Bakterien
· Durch eine spezielle Zellwand mit einer Peptidoglykanschicht und einem sehr hohen Lipidanteil werden Mykobakterien **säurefest** und mit einer üblichen Gram-Färbung nicht anfärbbar → Spezialfärbung mittels **Ziehl-Neelsen-Färbung**
· Mykobakterien haben keine speziellen Virulenzfaktoren oder Exotoxine. Sie sind so pathogen, weil ihre Lipidschicht sie vor dem Abbau in Makrophagen und der dadurch vermittelten zellulären Immunantwort (über T-Lymphozyten) schützt!
· Infektion aerogen durch Einatmen tröpfchenhaltiger Aerosole. **Inkubationszeit** Wochen bis Monate. Nur 10 % haben im Verlauf Symptome. Meist als Lungentuberkulose mit Husten, subfebrilen Temperaturen, Abgeschlagenheit, Nachtschweiß und Gewichtsverlust

19 Mikrobiologie

19.14.1. Mykobakterien

1674
+

Prüfer:
Wie lassen sich **Mykobakterien einteilen**?

Kommentar:
· Einteilung in zwei Gruppen:
  - **Mycobacterium-tuberculosis-Komplex** mit den von Mensch zu Mensch übertragbaren Erregern wie M. tuberculosis, M. africanum, M. bovis, BCG (M. bovis verwandter Impfstamm mit geringer Virulenz) und M. microti
  - **atypische, nichttuberkuläre Mykobakterien (Mycobacteria Other than Tuberculosis (MOTT))** sind Mycobacteriumarten, die gewöhnlich nicht von Mensch zu Mensch übertragen werden (M. kansasii, M. ulcerans, M. marinum)

1675

Prüfer:
Welche **Mykobakterien** sind bei **AIDS-Patienten** von besonderer Bedeutung?

Antwort:
Mycobacterium avium intracellulare

Kommentar:
Infektionen mit Mycobacterium-avium-Komplex (MAK) oder Mycobacterium kansasii, disseminiert oder extrapulmonal!

19.14.2. Präparat mit Ziehl-Neelsen-Färbung

> **Fallbeispiel**
>
> Präparat mit Ziehl-Neelsen-Färbung und säurefesten Stäbchen, TBC-Kultur (Löwenstein-Jensen-Medium bewachsen)

1676

Prüfer:
Was ist der **Cord-Faktor**?

Kommentar:
· Der **Cord-Faktor** ist ein Glykopeptid und bildet die äußere Zellwandschicht pathogener Mykobakterien. Er ist ein zytotoxischer Pathogenitätsfaktor und dient auch der Immunevasion,

indem er die Phagozytose durch Makrophagen erschwert!

· Er hemmt die Wanderung von Leukozyten und verursacht eine Granulombildung

· Mykobakterien die den **Cord-Faktor** haben, lagern sich im mikroskopischen Präparat zu strangförmigen Zellaggregaten (engl. Strang = cord) zusammen

1677

Prüfer:
Können Sie die **Einteilung der Mykobakterien in pathogen / apathogen** (Runyon-Einteilung) erläutern?

Kommentar:
· Nach **Runyon** erfolgt die Unterteilung der Mykobakterien anhand der Wachstumsgeschwindigkeit und der Pigmentbildung bei Belichtung (sogenannte Photochromogenität) in 4 Gruppen:

I Photochromogene, langsam wachsende (slow growers) Mykobakterien, die nur unter dem Einfluss von Licht gelbe Farbpigmente bilden. Beispiele: Mycobacterium kansasii, M. marinum, M. asiaticum und M. simiae

II Skotochromogene slow growers bilden auch im Dunkeln Pigmente. Beispiele: Mycobacterium scrofulaceum, M. szulgai und M. xenopi

III Nichtchromogene slow growers bilden niemals Pigmente. Beispiele: Mycobacterium ulcerans, der Erreger des Buruli-Ulcus und der MAK, bestehend aus M. intracellulare und M. avium

IV Schnellwachsende Mykobakterien, die auf Agarmedien schon innerhalb einer Woche gut sichtbare Kolonien bilden, z. B. Mycobacterium fortuitum

· Der gesamte **Mycobacterium-tuberculosis-Komplex** und **Mycobacterium leprae** zählen zu der Gruppe III. Apathogene, nicht krankheitserregende Mykobakterien wie M. moriokaense stammen überwiegend aus der Gruppe der schnellwachsenden NTM (Gruppe IV)

1678

Prüfer:
Welche Bedeutung haben **Tierversuche bei der TBC-Diagnostik**?

Kommentar:

Der **Tierversuch** mit Meerschweinchen (das zu untersuchende Material wurde in die Bauchhöhle gespritzt) wird in der Routinediagnostik nicht mehr durchgeführt. Vor allem das Flüssigmedium-System ist nahezu gleich empfindlich, jedoch um Wochen schneller. Noch schneller sind molekularbiologische Verfahren!

1679 Prüfer:

Wie weit **spuckt** sich die **TBC**?

Kommentar:

· Die **Hauptübertragung** der TBC findet **von Mensch zu Mensch** statt. Bei einer offenen Lungentuberkulose werden die Erreger beim Husten und Niesen ausgeschieden. Feinste erregerhaltige **Tröpfchenkerne** gelangen in die Luft und können von anderen Menschen eingeatmet werden. Tuberkulosebakterien überleben einige Stunden im Raum! Ob es zu einer Ansteckung kommt, hängt davon ab, wie lange und intensiv der Kontakt mit dem Erkrankten war

· Bei der **Risikoabschätzung** werden 5 Minuten mit einem Hustenstoß gleichgesetzt!

· Theoretisch reicht ein Bakterium für die Infektion. Die Infektiosität ist aber geringer als beispielsweise bei Masern oder Windpocken

1680 Prüfer:

Mycobacterium bovis war früher häufig. Warum ist es heute selten geworden?

Kommentar:

· **Mycobacterium bovis** ist der Erreger der Rindertuberkulose. Aus M. bovis wird durch jahrelange Kultivierung auch der **BCG-Impfstoff** hergestellt

· Zu einem Rückgang der Infektion beim Menschen kam es durch die Bekämpfung der Rindertuberkulose. In Deutschland waren 1952 noch 38 % der Rinder infiziert, 1967 nur noch 0,09 %! In Entwicklungsländern ist M. bovis immer noch verbreitet. Außerdem reduzierte die Einführung der Milch-Pasteurisierung (tötet normalerweise Erreger ab) die Übertragung auf den Mensch!

1681 Prüfer:

Sputum auf TBC: Wie oft? Was ist zu beachten?

Antwort:

Aus der Tiefe, 3x

Kommentar:

· Da **Sputum** eine variable und meist geringe Bakteriendichte hat, sollten drei Proben (an verschiedenen Tagen) gewonnen werden!

· Das **erste Morgensputum** wird durch *Abhusten aus den tiefen Atemwegen* mit möglichst geringer Speichelkontamination gewonnen

· Eine Mundspülung vor der Sputumgewinnung oder ein Sammelsputum ist nicht akzeptabel

· Eine Sputuminduktion mit 5–10 % NaCl-Inhalation ist möglich, dabei besteht aber eine erhöhte **Infektionsgefahr durch Aerosole!**

· Besser geeignet ist Trachealsekret aus einer Bronchoskopie (BAL) oder das Magennüchternsekret bei Kindern

Prüfer: **1682**

Gibt es **TBC-Resistenzen**?

Kommentar:

· Weltweit kommt es zum **Anstieg der Resistenzen** gegen Antituberkulotika der ersten Wahl: **Isoniazid (INH)**, **Rifampicin (RMP)**, **Ethambutol (EMB)**, **Streptomycin (SM)**, **Pyrazinamid (PZA)**

· Besonders problematisch ist die **multidrugresistant (MDR)-Tuberkulose** mit Resistenz gegen die wirksamsten Medikamente INH und RMP. Nachweis der MDR-Tuberkulose mittels PCR aus Untersuchungsmaterial möglich

· Noch gefährlicher sind die **extensive-drug-resistant (XDR)-Tuberkulose-Stämme**. Diese Erreger haben eine MDR und zusätzlich eine Resistenz gegen ein Fluorchinolon (Levofloxacin) und mindestens ein intravenöses Medikament wie Amikacin, Kanamycin oder Capreomycin

Prüfer: **1683**

Welche Medikamente werden zur **Tuberkulosetherapie** eingesetzt?

Kommentar:

Eine **Lungentuberkulose** wird standardmäßig 6 Monate lang behandelt. Mit **INH**, **RMP**, **EMB** und **PZA** über 2 Monate, anschließend über weitere 4 Monate mit **INH** und **RMP**.

1684 Prüfer:
Was ist bei **Streptomycin** zu beachten?

Antwort:
Ototoxisch

Kommentar:
· **Streptomycin** ist ototoxisch und nephrotoxisch
· **Isoniazid** kann zu einem intrahepatischen Ikterus führen
· **Pyrazinamid** hat eine Lebertoxizität (Transaminasenkontrollen) und kann zur Hyperurikämie (Harnsäurekontrollen) führen
· **Ethambutol** kann eine retrobulbäre Neuritis verursachen

1685 Prüfer:
Ist eine **TBC-Immunität** möglich?

Kommentar:
· Bei der **Tuberkulose (TBC)** handelt es sich um eine latente Infektion. Nur 5–10 % der Infizierten habe Krankheitssymptome. Es kann bei Schwächung des Immunsystems (AIDS, Mangelzustände, Drogenmissbrauch, Alter) zum Ausbruch der Erkrankung kommen
· Blutuntersuchungen mittels IGRA-Tests oder der Tuberkulin-Hauttest zeigen nur an, dass bereits Kontakt mit Mykobakterien bestanden hat und dass spezifische T-Zellen vorhanden sind. Positive Tests sagen aber nichts über eine Immunität aus! Inwieweit die Erreger eliminiert sind, kann ebenfalls nicht getestet werden

1686 Prüfer:
Gibt es Empfehlungen zur **BCG-Impfung**?

Kommentar:
· Die **BCG-Impfung** gegen Tuberkulose wird seit 1998 nicht mehr von der STIKO empfohlen. Gründe sind erstens die günstige epidemiologische Situation in Deutschland (wenig TBC) und zweitens die fragliche Wirksamkeit der Impfung. Impfschutz besteht in Metaanalysen nur etwa 50 % bezogen auf eine pulmonale Erkrankung. Außerdem gibt es häufig unerwünschte NW bei der BCG-Impfung
· Nach den WHO-Empfehlungen sollte in einem Land keine BCG-Impfung mehr durchgeführt werden, wenn das Infektionsrisiko für Tuberkulose unter 0,1 % liegt

· Ein Impfstoff ist in Deutschland nicht mehr für diese Indikation zugelassen – international ist ein Impfstoff verfügbar

Prüfer: **1687**
Wie funktioniert die **Ziehl-Neelsen-Färbung**? ++

Kommentar:
· Das Färbeprinzip basiert darauf, dass **Mykobakterien** *säurefest* **sind**! Freie (wachsartige) Mykolsäuren in der Zellwand gehen mit Karbolfuchsin (Fuchsin + Phenol) eine Komplexbindung ein, die einer Entfärbung mit HCl-Alkohol standhält, während nicht-säurefeste Bakterienarten durch HCl-Alkohol entfärbt werden
· Der **Bakterien-Ausstrich wird hitzefixiert**, mit wässriger alkoholischer Karbolfuchsinlösung überschichtet und mit dem Bunsenbrenner dreimal zum Dampfen gebracht
· Durch die Hitze dringt der Farbstoff in die Bakterien ein – auch bei den lipidhaltigen Zellwänden der *säurefesten* Bakterien
· Bei der **Entfärbung mit 3 % Salzsäure** behalten die *säurefesten* Mykobakterien durch die lipidhaltige Zellwand den Farbstoff bei, die anderen werden entfärbt und werden daher als *nicht säurefest* bezeichnet!
· Nach Abspülen mit Wasser erfolgt eine **Gegenfärbung** mit 1 %-igem Methylenblau (oder Malachitgrün)
· **Säurefeste Bakterien** sind dadurch **rot** gefärbt, nicht säurefeste Bakterien nehmen nur den blauen Farbstoff der Gegenfärbung auf

19.14.3. Sputumgewinnung

Frage: **1688**
Was ist wichtig bei der **Sputumgewinnung**?

Kommentar:
Sputum muss aus der Tiefe des Bronchialsystems gewonnen werden. Um Kontaminationen mit der Mund- und Rachenflora zu reduzieren, sollte erst der Mund mit lauwarmen Leitungswasser gespült werden. Nach mehrmaligem tiefem Ein- und Ausatmen wird nach dem Einatmen die Luft für 3–4 Sekunden angehalten und dann erst das Sputum abgehustet.

1689 Frage:

Was ist **präanalytisch** bei **Sputumproben** zu beachten?

Kommentar:

Bei **Sputum** darf die Lagerungs- und Transportzeit 4 Stunden nicht überschreiten. Bei der **Tuberkulosediagnostik** aus Sputum sind auch längere Transportzeiten akzeptabel.

19.14.4. Tuberkulose-Sero-Diagnostik

1690 Prüfer:
+
Welche **Mykobakterien-Diagnostik** gibt es?

Kommentar:

· **IGRA-Test** (QuantiFERON-TB oder ELISpot) als Ersatz für Tuberkulin-Hauttests
· **Direktnachweis** aus BAL oder Sputum: Säurefeste Stäbchen nach Anreicherung und Ziehl-Neelsen-Färbung im Präparat
· **PCR** oder **kulturelle Anzucht** (Löwenstein-Jensen-Medium bis 8 Wochen, Flüssigmedium z. B. modifiziertes Kirchner-Medium) und Resistenzbestimmung

1691 Frage:

Welche **Nachweisverfahren für die Tuberkulose** gibt es aus Blut?

Kommentar:

Eine Bestimmung von Antikörpern gegen Mykobakterien ist nicht möglich. Früher war die Durchführung eines **Tuberkulin-Hauttests** Standard. Heute wird stattdessen ein **IGRA-Test** zur Detektion einer T-Zellvermittelten Immunantwort der TBC-Infektion aus peripherem Blut durchgeführt.

1692 Frage:

Was heißt **IGRA** und welche Tests gibt es?

Kommentar:

· **IGRA** steht für **Interferon-Gamma-Release-Assay**
· **Testprinzip:** Patientenblut wird mit TBC-Antigenen (Peptiden) inkubiert. Bei TBC-infizierten Menschen reagieren die T-Zellen auf diesen Antigenkontakt mit einer IFN-γ-Sekretion. Das IFN-γ wird danach mittels ELISA oder ELISpot gemessen

· **T-SPOT.TB (ELISpot):**
  - Großer Nachteil des T-SPOT.TB ist die Präanalytik! Das Lithium-Heparin-Blut muss innerhalb von 24 Stunden im Labor sein
  - Ablauf: Ficoll-Dichtegradientenzentrifugation aus Heparin-Blut, Lymphozytenbande aufnehmen, Lymphozyten zählen und waschen, Lymphozyten in 96-Mikrotiterplatte überführen, TBC-Antigene zugeben (ESAT-6 und CFP-10) und über Nacht inkubieren. Danach Platte waschen, Detektionsreagenz zugeben, 60 min. inkubieren, waschen, Farbreagenz (Konjugat) zugeben, waschen, Substratzugabe und 7 Minuten inkubieren. Danach Platte waschen und trocknen
  - Spot-Zählung (dunkelblaue Punkte) unter dem Mikroskop oder mit einem ELISpot-Reader (erfasst Größe und Anzahl der Spots)
  - Bewertung: ≥ 6 Spots ist positiv (Graubereich = 6–8 Spots)

· **QuantiFERON-Gold:**
  - Blutabnahme in drei QuantiFERON-TB-Röhrchen:
    - Negativkontrolle (IFN-γ-Spiegel vor TBC-Stimulation)
    - Teströhrchen mit Stimulation durch TBC-Antigenen (ESAT-6, CFP-10, TB7.7)
    - Positivkontrolle oder auch Mitogenkontrolle zum Test, ob die T-Zellen durch Phythämagglutinin (PHA) stimulierbar, sprich vital sind
  - Nach der Blutentnahme wird das Blut innerhalb von 16 Stunden ins Labor transportiert und erst dort inkubiert!
  - Alternativ erfolgt die Inkubation in der Arztpraxis (37 °C für 16–24 Stunden). Dann bleiben für den Transport ins Labor 3 Tage Zeit. Damit ist ein Postversand problemlos möglich!
  - Nach Inkubation und Zentrifugation in der Arztpraxis kann die Probe im Kühlschrank (IFN-γ ist bei 4 °C stabil) 8 Wochen gelagert werden!
  - Die Messung des IFN-γ erfolgt mittels ELISA (Extinktionsmessung) im Labor!

Frage: 1693
Wann sind **IGRA-Tests** sinnvoll?

Kommentar:

· Im Gegensatz zum **Tuberkulin-Hauttest** ergeben **IGRA-Tests** keine falsch positiven Ergebnisse bei vorherigem Kontakt mit BCG-Impfstämmen sowie den meisten atypischen Mykobakterien (Ausnahmen: M. kansasii / szulgai / marinum / gastri und flavescens)
· Bei der **Untersuchung immunsupprimierter Patienten** haben IGRA-Tests eine deutlich höhere Sensitivität (etwa 90 % statt 77 %) und Spezifität (etwa 93 % statt 59 %) im Vergleich zum Tuberkulin-Hauttest
· Sinnvoll sind IGRA-Tests beim Nachweis einer latenten Tuberkulose. **Cave:** Bei der Diagnostik einer aktiven Tuberkulose dürfen IGRA-Tests nur ergänzend zur bakteriologischen und radiologischen Diagnostik eingesetzt werden!
· Eine weitere Indikation ist der Ausschluss einer **latenten TBC** vor einer prophylaktischen Therapie oder vor der Gabe einer immunsuppressiven Therapie, insbesondere vor Einsatz von TNF-Inhibitoren (Rheuma-Behandlung bei Kindern)
· Eingesetzt werden IGRA-Tests auch zum **TBC-Screening** von Risikogruppen (Flüchtlinge) oder bei Umgebungsuntersuchung von Personen nach TBC-Kontakt (z. B. Krankenhauspersonal)

19.14.5. Kultureller Nachweis

1694 **Prüfer:**
Wie ist die **diagnostische Sensitivität und Spezifität** der TBC-Nachweismethoden?

Kommentar:

· **IGRA-Tests aus Blut**, z. B. T-SPOT.TB mit einer Sensitivität > 90 %, Spezifität > 98 %
· Die **Mikroskopie** mit Nachweis der säurefesten Stäbchen nach einer Ziehl-Neelsen-Färbung ist schnell und einfach durchzuführen, sie hat aber eine geringe Sensitivität und Spezifität. Beispielsweise sind auch **Nocardien** säurefest!
· Goldstandard ist die bis zu 8 Wochen dauernde **TBC-Kultur**
· Möglich ist auch der molekularbiologische Nachweis des **Mycobacterium-tuberculosis-Komplexes**

1695 **Prüfer:**
Welche **Amplifikationsmethoden** werden bei der **TBC** eingesetzt?

Kommentar:
Häufig wird eine PCR zum Nachweis des **Mycobacterium-tuberculosis-Komplexes** eingesetzt. Die Sensitivität liegt bei etwa 80–90 %. Alternativ wird auch die Strand Displacement Amplification (SDA) eingesetzt.

Prüfer: **1696**
Was wissen Sie über die **Mykobakterien-Kultur**?

Kommentar:

· Die **Mykobakterien-Kultur** ist der **Goldstandard**, aber sie dauert sehr lange! Vorteilhaft ist, dass aus einer Kultur auch eine Resistenzbestimmung möglich ist
· Tuberkelbakterien teilen sich in der Log-Phase nur alle 20 Stunden! Kulturen müssen deshalb über mehrere Wochen beobachtet werden
· Häufig ist eine **Vorbehandlung (Dekontamination)** notwendig, da die meisten Materialien (Sputum, BAL, Urin) schnell wachsende Begleitkeime enthalten und diese die sehr langsam wachsenden Mykobakterien überwuchern können. Das Abtöten der Begleitflora ist notwendig und möglich, da Mykobakterien eine erhöhte Widerstandsfähigkeit gegen Säuren und Laugen haben. Je nach Einwirkdauer und Mykobakterienart können aber auch Mykobakterien geschädigt werden. Die Vorbehandlung erfolgt mit N-Acetyl-L-Cystein-NaOH oder Natriumlaurylsulfat-NaOH. **Vorteil**: zähes Sputum wird verflüssigt, Anreicherung von Mykobakterien durch Zentrifugieren möglich
· Bei der **Kultur** sind charakteristische Kolonien auf festem Nährboden auch bei einer gewissen Kontamination mit Begleitkeimen zu erkennen und zu isolieren. Kolonien frühestens nach 3–4 Wochen. Agarnährböden (z. B. Middlebrook 7H10 Agar) haben nur geringe Pufferwirkung und inaktivieren toxische Stoffe wenig. **Eiernährböden** haben eine gute Pufferkapazität (Löwenstein-Jensen-Medium enthält Malachitgrün zur Unterdrückung von Begleitkeimen, Stonebrink-Medium enthält kein Glycerin, das M. bovis hemmt)
· In **Flüssigmedien** wachsen Mykobakterien meist schneller als auf festen Nährböden, sie werden jedoch leichter von schnell wachsenden Begleitkeimen überwuchert. Außerdem ist die

Infektionsgefahr bei der Verarbeitung im Labor höher!

1697 Prüfer:

Welche **TBC-Kulturmedien** gibt es?

Antwort:

Feste und flüssige, Löwenstein-Jensen, Stonebrink

Kommentar:

· **Kultureller Nachweis:** Optimal ist die Dekontamination des Untersuchungsmaterials mit N-Acetyl-L-Cystein-NaOH und einer Kombination von Flüssig- und Festmedien. Da Tuberkulosebakterien eine lange Generationszeit von 16–20 Stunden haben, sind auf Festmedien lange Anzuchtzeiten von 3–4 Wochen notwendig. Durch Flüssigmedien und Indikatoren für das Erregerwachstum wird die Sensitivität erhöht und die Detektionszeit verkürzt. Kulturen müssen bis zu 6 Wochen (Flüssigmedien) bzw. 8 Wochen (Festmedien) bebrütet werden

· **Middlebrook 7H12-Medium** ist zur Primärisolierung mit der Antibiotika-Mischung PANTA (Polymyxin B, Amphotericin B, Trimethoprim und Azlocillin) supplementiert

· **Löwenstein-Jensen-Medium** enthält Malachitgrün zur Unterdrückung der Begleitkeime

· **Stonebrink-Medium** ist auch für glycerinempfindliche Mykobakterien wie M. bovis geeignet, da es kein hemmendes Glycerin enthält

· **Kirchner-Medium** ist in einer Kombination mit einem festen Nährboden als MB-Check erhältlich (ähnlich wie die Eintauchnährböden *Uricult*)

1698 Prüfer:

LJ-Röhrchen. Was bewirkt **Malachitgrün**?

Kommentar:

Das **Löwenstein-Jensen-Medium** enthält **Malachitgrün** zur Unterdrückung der Begleitkeime. Es ist ein Eiernährboden mit guter Pufferkapazität.

1699 Prüfer:

Wie bestimmen Sie die **Antibiotika-Empfindlichkeit der Mykobakterienstämme**?

Kommentar:

· **Proportionsmethode** mit dem Löwenstein-Jensen-Nährboden (Zeitdauer 3–4 Wochen)

· Verfahren mit Flüssigmedien (Dauer etwa eine Woche)

· **Schnellresistenzverfahren** (automatisierter Real-Time-PCR-basierter Schnellresistenztest, Line Probe Assay oder DNA-Sequenzierungsverfahren von einer bereits bewachsenen Kultur oder von mikroskopisch positivem Material, Zeitdauer ein Tag, liefern Informationen über Rifampicin-Resistenz bzw. je nach Test gegenüber weiteren Antituberkulotika)

Prüfer: **1700**

Was können Sie zur **Proportionsmethode** sagen?

Kommentar:

· Die **Empfindlichkeitsprüfung** nach der konventionellen **Proportionsmethode** auf Löwenstein-Jensen-Medium ist die anerkannte Standard- und Referenzmethode für langsam wachsende Mykobakterien aus dem Mycobacterium-tuberculosis-Komplex

· Bei der Proportionsmethode wird bestimmt, wie stark die Anzahl der koloniebildenden Einheiten auf einem Nährboden mit definierter Konzentration eines Antituberkulotikums (= **kritische Konzentration**) im Vergleich zum Nährboden ohne Antituberkulotikum reduziert wird. Der Prozentsatz, ab dem der Stamm als resistent gilt, ist die **kritische Proportion**

· Ein schnelleres Verfahren (5–12 Tage früher) ist die Empfindlichkeitsprüfung in flüssigen 7H12 Kulturmedien (BACTEC 460 TBC System). Für schnell wachsende Mykobakterien ist die Durchführung eines **Bouillon-Mikroverdünnungstests** empfohlen

19.14.6. TBC-Resistenzbestimmung

Prüfer: **1701**

Wie funktioniert die **Resistenzbestimmung bei der TBC**?

Kommentar:
· Relevante Medikamente sind: INH, RMP, PZA, EMB, SM
· Die **kritische Konzentration** ist die niedrigste Konzentration, die das Wachstum empfindlicher Wildtypen hemmt
· Die **kritische Proportion** ist das Verhältnis resistenter Mutanten zur Gesamtheit der geprüften Erreger (für die meisten Medikamente 1 %)
· **Löwenstein-Jensen-Medien** werden mit Endkonzentrationen der kritischen Konzentration hergestellt, evtl. eine weitere Konzentration mit und ohne Wirkstoff
· Keimsuspensionen nach Bariumsulfatstandard herstellen, davon Verdünnungen von 10^2 bis 10^4
· Testmedien mit Suspension 10^2 beimpfen
· Kontrollmedien mit Suspension 10^2, 10^3 und 10^4 beimpfen
· 4 Wochen bei 36 °C bebrüten
· Beurteilung als
  - **empfindlich** bei fehlendem Wachstum
  - **resistent** bei einem Wachstum $\geq$ dem Kontrollwachstum 10^4
  - **grenzwertig** bei einem Wachstum < der kritischen Proportion
· Die kritische Proportion von 1 % gilt auch für die Testung auf Middlebrook Agar (Koloniezahl < 1 % der Kontrolle wird als empfindlich gewertet) und mit dem Bactec-System

1702 Prüfer:
Bitte erklären Sie das **BACTEC Kultursystem** zur **TBC-Empfindlichkeitstestung.**

Kommentar:
· Anstatt mit der Proportionsmethode im Löwenstein-Jensen-Medium ist die Resistenztestung von Tuberkulosebakterien auch im radiometrischen Bactec-System möglich – Dauer nur 1 Woche anstatt 4 Wochen
· Middlebrook 7H12-Medium enthält die Antibiotika-Mischung PANTA (Polymyxin B, Amphotericin B, Trimethoprim, Azlocillin) und wird im Bactec-System zur radiometrischen Mykobakteriendiagnostik benutzt. Die Palmitinsäure des Mediums ist ^{14}C markiert. Bei der Metabolisierung entsteht $^{14}CO_2$, das bereits mit einem Detektor gemessen werden kann, bevor eine sichtbare Trübung da ist. Das ist die schnellste Kulturmethode mit einer durchschnittlichen Nachweiszeit von 2 Wochen

· Die Resistenz von Tuberkulosebakterien gegen Tuberkulostatika kann in einer Woche bestimmt werden. Das Wachstum von Mykobakterien wird in Anwesenheit unterschiedlicher Tuberkulostatika geprüft
· **Nachteile des Bactec-Systems** sind die Strahlenschutzauflagen, der radioaktive Abfall sowie die relativ hohen Kosten

19.15. Antibiotikatherapie

19.15.1. Wirkungsweise von Antibiotika

Frage: 1703
Was sind **bakteriostatische Antibiotika**?

Kommentar:
· **Bakteriostatische Antibiotika** sind Antibiotika, die Bakterien an der Vermehrung hindern können. Wenn das bakteriostatische Mittel entfernt wird, sind die Erreger wieder vermehrungsfähig, daher muss eine gewisse Grundkompetenz des Immunsystems, die Erreger zu vernichten, (noch) vorhanden sein
· **Bakteriostatische Antibiotika** sind z. B. Erythromycin, Clindamycin, Tetracycline, Sulfonamide, Trimethoprim, Chloramphenicol, EMB

Frage: 1704
Was versteht man unter **Bakterizidie**?

Kommentar:
· **Bakterizidie** ist die Eigenschaft eines Antibiotikums Bakterien abzutöten
· Nach gängiger Definition spricht man von **Bakterizidie**, wenn nach einer Einwirkzeit von 6 Stunden **mindestens 99,9 %** der Bakterien in der Kultur abgetötet sind
· Unterschieden wird eine **primäre** und eine **sekundäre Bakterizidie**:
  - bei der **primären Bakterizidie** werden ruhende und proliferierende Bakterien abgetötet, z. B. durch Desinfektionsmittel und Polymyxine (Polymyxin B, Colistin)
  - bei der **sekundären Bakterizidie** werden nur proliferierende Bakterien abgetötet. Beispiele sind β-laktam-Antibiotika (Penicilline, Cephalosporine, Carbapeneme, Aztreonam), Glykopeptide, Aminoglykoside, Isoniazid, Rifampicin und Chinolone

19.15.2. Resistenzmechanismen von Bakterien

1705 Prüfer:

Welche allgemeinen **Resistenzmechanismen** haben Bakterien?

Kommentar:

- **Resistenzen** lassen sich in eine **primäre Resistenz** (z. B. **Enterokokkenlücke** von Cephalosporinen), eine **sekundäre Resistenz** (erworbene Resistenz durch Mutation oder Übertragung von Resistenzgenen), eine **Kreuzresistenz** (Parallelresistenz, z. B. Penicilline und Cephalosporine) und eine **Multiresistenz** (Resistenz gegenüber mehreren Antibiotikaklassen, z. B. 3 MRGN oder 4 MRGN) einteilen

- **Resistenzmechanismen** sind die Bildung von β-Laktamasen gegen β-Laktam-Antibiotika (Penicillin), Veränderungen der Zielstrukturen, z. B. der Ribosomen, Veränderungen der Membranpermeabilität (Antibiotika werden nicht mehr aufgenommen) und Veränderungen im Stoffwechsel der Bakterien

1706 Prüfer:

Welcher **Resistenzmechanismus** ist speziell bei S. aureus entscheidend?

Kommentar:

Wenn bei Staphylococcus aureus die **Penicillinbindenden Proteine** verändert sind, dann wird daraus ein Methicillin-resistenter Staphylococcus aureus (**MRSA**)!

19.15.3. Antibiotika in Schwangerschaft

1707 Frage:

Welche Antibiotika können prinzipiell bei Schwangeren eingesetzt werden?

Kommentar:

Sicher sind Penicilline und Cephalosporine. Cave: Bei *Penicillin-Allergie* auch Vorsicht bei Cephalosporinen. Erythromycin wird ebenfalls häufig komplikationslos bei Schwangeren eingesetzt – laut schwedischem Geburtenregister kommen im 1. Trimenon vermehrt Fehlbildungen (Septumdefekte und Pylorusstenose) vor.

Erythromycinestolat wird wegen einer Hepatotoxizität nicht im 2. und 3. Trimenon eingesetzt.

19.15.4. Cephalosporine

1708 Prüfer:

Wie unterscheiden sich **Cephalosporine** der 1. bis 3. Generation?

Kommentar:

- **1. Generation:** orale Cefalexin-Gruppe (Cefalexin, Cefadroxil, Cefaclor) mit guter Staphylokokkenwirksamkeit (S. aureus) und die Cefazolin-Gruppe als parenterale **Basis-Cephalosporine** mit etwas schwächerer Wirkung bei grampositiven Bakterien und besserer gramnegativen Wirkung

- **2. Generation:** Cefuroxim- (Cefuroxim, Cefamandol, Cefotiam) und Cefoxitin-Gruppe (Cefoxitin). Erweiterte Wirkung im gram-negativen Bereich mit guter Wirkung gegenüber Staphylokokken, Streptokokken, H. influenzae, E. coli und Klebsiellen

- **3. Generation:** gute Wirkung bei gramnegativen und schlechte Wirkung gegenüber Staphylokokken. Cefotaxim-Gruppe (3a: Cefotaxim, Ceftriaxon, Cefixim) und Ceftazidim-Gruppe (3b). Cefotaxim / Ceftriaxon (parenteral) wirksam gegen H. influenzae, Neisserien, Klebsiellen und Anaerobier, Cefixim (oral) zusätzlich bei gram-negativen Stäbchen wirksam. Ceftazidim ist wie Cefotaxim zusätzlich gegen Pseudomonas wirksam

1709 Prüfer:

Was kann man mit **Cephalosporinen** nicht behandeln?

Antwort:

Listerien

1710 Prüfer:

Wie ist die **Klinik einer Listeriose**?

Kommentar:

- Bei Immunkompetenten führen Listerien meist nur zur lokalen Darmbesiedelung, selten zu Infektionen, dann meist als leichte fieberhafte Erkrankungen. In seltenen Fällen können sie auch zu einer schweren selbstlimitierenden Gastroenteritis führen!

- **Listerien** sind bei abwehrgeschwächten Personen, also Schwangeren, Neugeborenen, alten Menschen, Immunsupprimierten (nach Transplantation) oder Menschen mit chronischen Erkrankungen problematisch. Neben der fieberhaften Gastroenteritis kann es zur Sepsis kommen
- Bei Schwangeren verlaufen die meisten Infektionen ebenfalls grippeähnlich oder asymptomatisch, bei einer Listerienübertragung auf das Kind kann es aber zur Frühgeburt oder zum septischen Abort kommen

1711 Prüfer:

Wie ist die **Therapie einer Listeriose** in der Schwangerschaft?

Antwort:

Amoxicillin

Kommentar:

Standardtherapie ist **Amoxicillin** oder **Ampicillin kombiniert mit einem Aminoglykosid** (nicht in der Schwangerschaft!) über mindestens 3 Wochen (bei Endokarditis oder Hirnabszess bis 6 Wochen).

1712 Prüfer:

MB Welche **Cephalosporine der dritten Generation** kennen Sie?

Kommentar:

- Ceftriaxon (Rocephin) i. v., z. B. bei einer Neuroborreliose bei Kindern
- Ceftibuten (Keimax) oral
- Cefpodoximproxetil (Orelox, Podomexef) oral
- Cefixim (Cephoral) oral
- Ceftazidim = Fortum
- Cefotaxim i. v.

1713 Prüfer:

Welche Keime sprechen auf **3. Generationscephalosporine** nicht an?

Antwort:

Schlecht bei Staphylokokken, nicht bei Enterokokken, Listerien, Mykoplasmen, Rickettsien, Chlamydien.

1714 Prüfer:

Was ist der Unterschied von **Cephalosporinasen** und **Penicillinasen**?

Kommentar:

Sie werden nach ihrem Substrat, also Cephalosporinen bzw. Penicillinen benannt und spalten hydrolytisch den β-Laktamring.

1715 Prüfer:

Was ist der Mechanismus für die **Resistenzentwicklung bei Cephalosporinen**?

Kommentar:

- Verschiedene Mechanismen spielen bei der **Resistenzentwicklung von Cephalosporinen** eine Rolle:
    - β-Laktamasen wie SHV-1 oder TEM-1
    - **CTX-M** als Cefotaximase wurde bei Cephalosporin-resistenten E. coli entdeckt. **CTX-M-ESBL** ist die Hauptursache für Resistenzen von E. coli und Klebsiella pneumoniae gegen 3. Generations-Cephalosporine. Aktuell sind über 90 CTX-M Varianten bekannt!

19.15.5. Vancomycin und Teicoplanin   MB

1716 Prüfer:

Zu welcher Antibiotikagruppe gehören **Vancomycin und Teicoplanin**?

Antwort:

Glykopeptidantibiotika

1717 Prüfer:

Wie wirken **Glykopeptidantibiotika**?

Kommentar:

- **Glykopeptide** wirken bakteriolytisch und sind nur bei gram-positiven Erregern wirksam!
- **Glykopeptide** hemmen die Murein-Synthese durch Komplexierung der endständigen D-alanyl-D-Alanin-Sequenzen und der Quervernetzung und Verlängerung der Peptidoglycane. Dadurch bilden sich Löcher in der Zellwand. Durch den hohen osmotischen Druck kann dann Wasser in die Zelle eindringen und sie dadurch zum Platzen bringen

1718 Prüfer:

Gibt es bei **Glykopeptiden** Unterschiede bezüglich der **Resistenzen**?

Kommentar:

Resistenzen kommen vor allem bei **Vancomycin** vor. Typisch sind Vancomycin-resistente Enterokokken (VRE).

19.15.6. Cotrimoxazol

1719 Prüfer:

Wie wirkt **Bactrim**?

Kommentar:

· **Bactrim** ist ein Handelsname für **Cotrimoxazol**. Es besteht aus Trimethoprim und Sulfamethoxazol

· Beide Substanzen wirken synergistisch und hemmen als Sulfonamide die Synthese von Folsäure (genauer: sie hemmen die Biosynthese der Tetrahydrofolsäure) in Bakterien. Typisches Einsatzgebiet sind Harnwegsinfektionen

1720 Prüfer:

Wie ist der Wirkmechanismus von **Cotrimoxazol**?

Antwort:

· **Sulfonamide** hemmen die Folsäurebildung aus Paraaminobenzoesäure

· **Trimethoprim** hemmt Reduktion der Folsäure zu Tetrahydrofolsäure

1721 Prüfer:

Wer ist der **Erfinder der Sulfonamide**?

Antwort:

Dogmack

19.15.7. Spiegelbestimmungen

1722 Prüfer:

Bei welchen **Antibiotika** sind **Serumspiegelbestimmungen** indiziert und warum?

Kommentar:

· u. a. Amikacin, Vancomycin, Gentamycin

· **Ziel** der Spiegelbestimmungen ist die Überwachung der therapeutischen Konzentration zur Reduktion der NW bzw. Toxizität durch Vermeidung zu hoher Spiegel und Gewährleistung ausreichend hoher Spiegel für einen Therapieerfolg (Prophylaxe von Resistenzen)

1723 Prüfer:

Welche Messmethoden gibt es für die **Antibiotika-Spiegelbestimmung**?

Kommentar:

Fluoreszenz-Polarisation-Immuno-Assay (FPIA), Liquid-Chromatographie-Massenspektometrie (LCMS) oder High Performance Liquid Chromatography (HPLC).

1724 Prüfer:

Wann sollte das Blut für die **Medikamentenspiegel** abgenommen werden?

Kommentar:

· Sinnvoll ist meist die Bestimmung des Tal- und des Spitzenspiegels:
  - Das Blut für den **Talspiegel** wird immer unmittelbar vor der Medikamenteneinnahme abgenommen
  - Das Blut für den **Spitzenspiegel** wird 30 Minuten nach der i. v. Gabe oder 2 Stunden nach der oralen Gabe abgenommen

· Die Zeit zwischen Medikamentengabe und Abnahme des Spitzenspiegels ist abhängig von dem jeweiligen Medikament (Pharmakokinetik) bzw. davon, mit welchen Proben die *Referenzwerte* erhoben wurden

1725 Prüfer:

Wie sind die **Medikamentenspiegel** zu beurteilen?

Kommentar:

Anhand eines therapierten Kollektivs (optimale Medikamentendosierung, d.h. keine relevanten NW bei guter bakterizider / virusstatischer Medikamentenwirkung) muss ein Zielbereich definiert werden!

1726 Prüfer:
Wie ist die Bedeutung von Antibiotika **Berg- und Talspiegel** im Patienten?

Kommentar:
· **Talspiegel** (Blutentnahme unmittelbar vor der Antibiotikagabe) als guter Indikator einer möglichen Toxizität

· **Spitzenspiegel** im Regelfall 30 Minuten nach i. v. Gabe des Antibiotikums → Spitzenspiegel für die Wirkspiegelkontrolle!

· Spiegelbestimmungen sind u.a. wichtig bei: **Vancomycin** (vor allem bei Nierenfunktionseinschränkungen), Amikacin, Gentamycin, Tobramycin oder antiviralen Medikamenten wie **Ganciclovir** (CMV-Therapie)

1727 Frage:
Wie werden die **Medikamentenspiegel** interpretiert?

Kommentar:
· Talspiegel normal, Spitzenspiegel zu hoch: Dosis reduzieren

· Talspiegel zu hoch, Spitzenspiegel zu hoch: Dosis verringern oder Dosisintervall verlängern

· Talspiegel zu hoch, Spitzenspiegel normal: Dosisintervall verlängern

Fallbeispiel

Sie bekommen von Station ein Röhrchen, das nur mit dem Patiennamen beschriftet ist für eine **Antibiotika-Spiegelbestimmung**. Sonstige Angaben fehlen und sind auch auf Rückfrage nicht zu erhalten.

1728 Prüfer:
Was können Sie mit dem Messwert anfangen?

Kommentar:
Wenig aussagekräftig. Es muss klar sein, ob es ein Spitzen- oder Talspiegel ist, also: Wann genau war die letzte Medikamenteneinnahme? Mit welcher Dosis und wann war die Blutentnahme?

19.15.8. Beispielhafte Antibiotikatherapien

Prüfer: **1729**
Wie ist die (kalkulierte) Therapie eines **Hirnabszesses**?

Kommentar:
· Normalerweise sind es Mischinfektionen mit Aerobier (S. aureus, KNS, Streptococcus milleri, Enterobakterien und Pseudomonas spp.) und Anaerobier (Bacteroides Spezies)
· **Therapie:** Metronidazol i. v. + Cefotaxim / Ceftriaxon + Staphylokokkenwirksames Antibiotikum

Prüfer: **1730**
Nennen Sie Erreger und Therapie einer **Pneumonie**.

Kommentar:
· Therapie nach Antibiogramm bzw. kalkuliert nach zu erwartenden Erregern[3]:
  - **Patienten < 65 Jahre** mit **ambulant erworbener Pneumonie**: Streptococcus pneumoniae, Mycoplasma pneumoniae, Chlamydia pneumoniae, H. influenzae
  - **Patienten > 65 Jahre** mit **ambulant erworbener Pneumonie**: Streptococcus pneumoniae, H. influenzae, Enterobacteriaceae, S. aureus
  - **Patienten > 65 Jahre** mit **schwerer Pneumonie**: Streptococcus pneumoniae, H. influenzae, S. aureus, Enterobacteriaceae, Legionellen, Anaerobier
  - **Schwere Pneumonie mit Sepsis**: Streptococcus pneumoniae, H. influenzae, S. aureus, Enterobacterien, Legionellen, Anaerobier, Pseudomonas aeruginosa
  - **Nosokomiale Pneumonie**: endogene grampositive Bakterien (Streptococcus pneumoniae, S. aureus auch MRSA), H. influenzae, Enterobacteriaceae (E. coli, Klebsiellen, Enterobacter, Serratia, Proteus), Pseudomonas aeruginosa, Acinetobacter, Stenotrophomonas

Frage: **1731**
Wo spielen **Anaerobier** vor allem eine Rolle?

[3] www.infektliga.de/empfehlungen/atemwegsinfektionen/pneumonien/

Kommentar:

Anaerobier spielen vor allem bei der Aspirationspneumonie (Fusobakterien, Bactroides, Prevotella) eine Rolle.

1732 **Prüfer:**

Welche Erreger verursachen ein **Empyem**?

Kommentar:

· Unter einem **Empyem** versteht man eine Eiteransammlung in einem *bestehenden* Hohlraum. Beispiele sind Pleuraempyeme, Gelenkempyeme, Kieferhöhlenempyeme usw.
· **Pleuraempyeme** werden häufig durch Streptococcus pneumoniae, S. aureus, Pseudomonas aeruginosa und E. coli verursacht

1733 **Prüfer:**

Welche Erreger verursachen eine **Peritonitis**?

Kommentar:

· Mischinfektion mit einer frühen Phase durch aerobe Bakterien wie E. coli, die zur Peritonitis führt, und einer späten lokalen Phase durch anaerobe Bakterien wie Bacteroides, die zum Abszess führt
· Postoperativ sind häufig Enterokokken, durch hämatogene Streuung auch Streptokokken die Ursache

19.15.9. Empfindlichkeitsprüfung von
MB   Bakterien

1734 **Prüfer:**
  +

Welche wichtigen Methoden zur **Empfindlichkeitsprüfung von Bakterien** gegenüber Antibiotika kennen Sie?

Antwort:

MHK

Kommentar:

· Die **Minimale Hemmkonzentration (MHK)** ist die niedrigste Konzentration eines Antibiotikums, bei der das Bakterienwachstum über eine bestimmte Zeit in vitro gerade noch gehemmt wird. Angabe der MHK erfolgt in µg/ml
· Grundlage der **MHK-Bestimmung** ist die DIN 58940 zur *Empfindlichkeitsprüfung von mikrobiellen Krankheitserregern gegen Chemotherapeutika* mit drei verschiedenen Methoden:

- **Mikrodilutionstest:** Flüssigmedium mit Antibiotikum und Keim in 96er Mikrotiterplatte
- **Agardiffusionstest:** Agar beimpft mit Keim und Antibiotika-Plättchen
- **Agardilutionstest:** Agar mit Antibiotikum und Keim

· Zur Bestimmung der in-vitro-Wirksamkeit eines Antibiotikums wird die MHK, die 50 % oder 90 % der (untersuchten) Stämme einer Spezies hemmt, angegeben (MHK50 bzw. MHK90)
· Eingruppierung in Empfindlichkeitsbereiche (nach DIN 58940):
- **sensibel** = empfindlich: Ein Therapieerfolg ist zu erwarten mit üblicher Dosierung
- **intermediär** = mäßig empfindlich: Ein Therapieerfolg ist nur bedingt zu erwarten unter Berücksichtigung spezieller Kriterien (Infektlokalisation, medizinisch vertretbare Höchstdosierung u. a.)
- **resistent** = unempfindlich: Ein Therapieerfolg ist nicht zu erwarten, auch nicht mit zugelassener Höchstdosierung

Prüfer: 1735

Was versteht man unter der **Breakpoint-Methode**?

Kommentar:

· Bei den **Dilutionsmethoden** wird eine Verdünnungsreihe des Antibiotikums in festen oder flüssigen Kulturmedien hergestellt und das Wachstum eines Bakterienstammes bei den unterschiedlichen Konzentrationen bestimmt
· Für praktische Zwecke reicht eine verkürzte Verdünnungsreihe mit 3 Stufen zur Unterscheidung zwischen sensiblen (keine Vermehrung), intermediären und resistenten (Vermehrung selbst bei hohen Wirkstoffkonzentrationen) Keimen = **Breakpoint-Methode**

Prüfer: 1736

Wie ist die Funktionsweise von **Agardiffusions- und –dilutionstests**?

Kommentar:

· Im **Agardilutionstest** wird als Verdünnungsmedium Agar verwendet. Diesem Agar wird im flüssigen Zustand ein Antibiotikum beigemischt. Anschließend wird er in Petrischalen gegossen. Nach Erstarren des Agars wird die Bakteriensuspension auf die Oberfläche aufgetragen. Nach

der Inkubation kann das makroskopisch sichtbare Wachstum abgelesen werden
- **Vorteile** sind die einfache und serielle Testung vieler Erreger, Kontaminationen werden einfach erkannt
- **Nachteile** sind der hohe zeitliche Aufwand (viele Platten), die schlechte Automatisierbarkeit und unübersichtliche Ablesung durch die vielen Platten bei Testung verschiedener Substanzen und Konzentrationen
- Die Agardilution eignet sich besonders zur Testung der Empfindlichkeit vieler Erreger (Mischkultur) gegen ein Antibiotikum

· Im **Agardiffusionstest** wird ein Wirkstoffträger (Testplättchen) mit einer definierten Menge Antibiotikum auf die Oberfläche einer zuvor homogen beimpften Agarplatte gelegt. Durch Diffusion des Wirkstoffs in den Agar entsteht ein nach außen hin abfallender Konzentrationsgradient mit der höchsten Konzentration am Wirkstoffträger. Empfindliche Erreger wachsen daher unter Bildung eines Hemmhofs. Diese Hemmhofgröße hängt von der Erreger-Empfindlichkeit ab und ist damit ein Maß für die MHK
- **Vorteile:** wenig arbeitsintensiv und technisch einfache Abarbeitung, die **Antibiotika-Plättchen** werden einfach *aufgestempelt.* Kontaminationen und Mischkulturen können visuell erkannt werden. Es sind viele verschiedene Wirkstoffträger erhältlich. Auch Interaktionen (z. B. Synergie zwischen β-laktam und Aminoglykosid) können untersucht werden
- **Nachteil:** Hauptproblem ist die visuelle Ablesung mit teilweise unscharfen Hemmhofgrenzen, die eine Einstufung in sensibel, intermediär und resistent erschweren. Der Hemmhofdurchmesser ist kein direktes Maß der MHK, sondern steht mit diesem in einem bestimmten Verhältnis

1737 **Frage:**
Wie funktioniert der **Mikrodilutionstest?**

Kommentar:
· Der **Mikrodilutionstest** gilt als Referenzmethode und ist eine **Bouillon-Dilutionsmethode**, die in Mikrotiterplatten durchgeführt wird. Bei dem **Reihenverdünnungstest** werden geometrische Verdünnungen (z. B. 1, 2, 4, 8, 16, 32 mg/L) des zu testenden Antibiotikums in einem flüssigen Nährmedium mit dem zu testenden Erreger inokuliert. Nach der erregerabhängigen Inkubationszeit (18–24 Stunden) erfolgt die visuelle Bewertung gegen die mitgeführte Negativkontrolle (als Sterilitätskontrolle) und der Positivkontrolle (als Wachstumskontrolle). Die Konzentration, bei der gerade kein sichtbares Wachstum (= keine Trübung) erkennbar ist, gilt als MHK

· **Vorteil:** automatisierbar mit kommerziell erhältlichen Mikrotiterplatten. Auch die Bestimmung der minimalen bakteriziden Konzentration (MBK) ist möglich

· **Nachteile:** Reinkultur ist zwingend – eine Unterscheidung bei Mischkulturen ist nicht möglich. Die Ablesung erfolgt visuell und ist damit *subjektiv!*

Präparat: Agardiffusionstest

Fallbeispiel
Platte mit Resistenztestung

Prüfer: 1738
Hilfestellung: Keim riecht nach **Lindenblüten** – was ist es?

Antwort:
Pseudomonas

Prüfer: 1739
Wie kann man anhand der **Durchmesser der Hemmhöfe** auf die Resistenz bzw. Empfindlichkeit schließen?

Antwort:
Man muss die MHK einer Vielzahl bekannter Keime (> 300) bestimmen und dann die Konzentration des Antibiotikums auf den Plättchen so optimieren, dass der **Hemmhof** gut ablesbar ist (etwa > 4 mm und < 20 mm).

Fallbeispiel
Agardiffusionstest mit S. aureus / Resistenzplatte mit S. aureus

1740 Prüfer:

Welcher Erreger ist **Penicillin resistent** und **Oxacillin empfindlich**?

Kommentar:

· Das ist quasi ein normal empfindlicher **S. aureus**, aber eben kein MRSA! (Oxacillin bzw. Methicillin empfindlich)

· Die meisten (> 80 %) S. aureus-Isolate bilden β-Laktamase (Penicillinase) und sind dadurch Penicillin-resistent, die meisten sind aber empfindlich gegenüber dem β-laktamasestabilen Methicillin (Oxacillin, Flucloxacillin). Das sind die sogenannten **Methicillin-sensiblen S. aureus (MSSA)**!

E-Test

1741 Frage:

Was ist ein **Epsilometertest (E-Test)**?

Kommentar:

Mit einem **E-Test** kann relativ einfach die **Minimale Hemmkonzentration (MHK)** eines Antibiotikums für das zu untersuchende Bakterium bestimmt werden.

1742 Frage:

Wie funktioniert der **E-Test**?

Kommentar:

· Ein **Kunststoffstreifen** ist auf einer Seite mit einem **Antibiotikum** versehen. Die Konzentration dieses Antibiotikums fällt von oben nach unten exponentiell ab (Gradientenstreifen)

· **Beispiel:**
(oben) 32 – 24 – 12 – 8 – 6 – 4 – 3 – 2 – 1.5 – 1.0 – 0.75 – ... – 0.002 (unten)
Endet die Hemmzone beispielsweise bei 0,094, dann beträgt die MHK 0,094 µg/ml

· Der **E-Test-Streifen** wird auf eine Bakterienkultur mit ausgestrichenem Bakterienrasen gelegt. Bei der Inkubation (meist 24 Stunden bei 37 °C) diffundiert das Antibiotikum in den Agar und hemmt in einer bestimmten Zone das Bakterienwachstum. Anhand der Hemmhof-Ellipse kann an der Streifenskala die MHK des Erregers abgelesen werden

Frage: **1743**

Was sind die **Vorteile des E-Tests**?

Kommentar:

Der **E-Test** liefert trotz einfacher Abarbeitung genauere Aussagen über das Resistenzverhalten eines Bakteriums als der Agardiffusionstest.

19.16. Pneumonie

19.16.1. Legionellen   MB

Prüfer: **1744**

Wie diagnostizieren Sie eine **Legionellen-Pneumonie**?

Kommentar:

· Goldstandard ist der Nachweis des **Legionellen-Antigens** im Urin, eine Legionellen PCR aus BAL ist ebenfalls möglich

· Serologie (AK im Blut) eher nur bei epidemiologischen Fragestellungen bei länger zurückliegendem Erkrankungsbeginn

Prüfer: **1745**

Was wissen Sie zur **Epidemiologie** der **Legionellen-Pneumonie**?

Kommentar:

· Die **Legionellen-Pneumonie** wird durch Aufnahme von erregerhaltigen Aerosolen verursacht. Legionellen vermehren sich im Stagnationswasser in Warmwasserleitungen, vor allem bei Temperaturen zwischen 25–50 °C

· Gefährlich sind vor allem große Wassersysteme (Duschen in Turnhallen, Hotels etc.) mit ungenügendem Durchfluss = Stagnation

Prüfer: **1746**

Was ist bei den **Legionellen geschichtlich** interessant?

Kommentar:

1976 kam es bei einem **US-Veteranen-Treffen** in einem Hotel zu 181 gefährlichen Lungenentzündungen. Als Erreger wurde **Legionella pneumophila** in der Klimaanlage identifiziert. Man spricht daher auch von der **Legionärskrankheit**.

Anm.: Legionellen-Pneumonie = Legionärskrankheit

1747 Prüfer:
Wie ist die **Therapie bei der Legionellen-Pneumonie?**

Kommentar:
Levofloxacin 5–10 Tage, bei abwehrgeschwächten Patienten bis zu 3 Wochen.

19.16.2. Atypische Pneumonie

1748 Prüfer:
Wie ist die **atypische Pneumonie** definiert?

Antwort:
Pneumonie, die nicht mit Penicillin behandelbar ist. Klinisch keine Lobärpneumonie, Erreger ist nicht mit klassischen Methoden anzüchtbar.

1749 Prüfer:
Nennen Sie **Erreger der atypischen Pneumonie** mit kurzer Charakterisierung.

Antwort:
Mycoplasma pneumoniae, Chlamydia psittaci, Chlamydia pneumoniae, Coxiella burnetti, Viruspneumonie (u. a. Masern, Influenza), Chlamydia trachomatis bei Neugeborenen bzw. bei Resistenzminderung, Legionellen

1750 Prüfer:
Wie ist die **Diagnostik** bei der **atypischen Pneumonie?**

Antwort:
· Mycoplasma pneumoniae: Anzucht schwierig und langwierig, Serologie

· Chlamydia pneumoniae: Serologie, z. B. ELISA

· **Chlamydia psittaci:** Serologie

· **Coxiella burnetii:** Serologie, z. B. KBR

Kommentar:
· Wegen der hohen Seroprävalenz von **Chlamydia pneumoniae** ist die Bestimmung der Antikörper meist nicht hilfreich. Deshalb ist der direkte Erregernachweis aus der BAL (alternativ: aus tiefem Nasen-Rachen-Abstrich) mittels PCR vorrangig. Die **Mycoplasma pneumoniae Serologie** ist gut geeignet zur Hustenabklärung bei Kindern (DD z. B. Pertussis). Bei einer schweren Pneumonie direkter Erregernachweis (PCR) aus BAL

· Problematisch sind deutliche Kreuzreaktionen zwischen **Chlamydia pneumoniae** und **Chlamydia psittaci.** Der IFT ist etwas spezifischer als ein ELISA. Sinnvoller ist aber auch hier ein direkter Erregernachweis (NAT) aus BAL

· Beim **Q-Fieber** kommt es durch infektiösen Staub zur Infektion mit Coxiella burnetii. Die Diagnosestellung erfolgt meist serologisch mittels ELISA oder IFT. Aber auch eine PCR ist möglich

Prüfer: **1751**
Beschreiben Sie die **Epidemiologie und die Klinik der atypischen Pneumonie?**

Antwort:
· **Mycoplasma pneumoniae:** Tröpfcheninfektion von Mensch zu Mensch. Epidemien in Gruppen (Schule, Kindergarten)

· **Chlamydia pneumoniae:** Tröpfcheninfektion von Mensch zu Mensch, wahrscheinlich weit verbreitet (hohe Seroprävalenz = d.h., man findet häufig IgG-AK), Symptome aber weniger stark ausgeprägt

· **Coxiella burnetii:** aerogen durch infektiösen Staub, von Schafen ausgehend

· **Chlamydia psittaci:** aerogen von Vögeln ausgehend

Prüfer: **1752**
Wie wird die **atypische Pneumonie therapiert?**

Antwort:
· Chlamydien / Mykoplasmen: Tetracyclin, Erythromycin

· Legionellen: Erythromycin + Rifampicin

· Rickettsien: Tetracyclin

1753 Prüfer:

Warum werden bei der **atypischen Pneumonie keine β-Laktamantibiotika** eingesetzt?

Kommentar:

Die **Erreger der atypischen Pneumonie** haben entweder keine Zellwand wie die **Mykoplasmen** oder sie haben eine Murein-freie Zellwand wie die **Chlamydien**, so dass Medikamente, die an der Zellwand angreifen (wie Penicilline oder Cephalosporine) wirkungslos sind!

Pertussis

Bordetella pertussis ist ein bekapseltes, gram-negatives Stäbchen

Weltweit gibt es etwa 30–50 Mio. Fälle/Jahr → 300.000 Todesfälle

Aktuelles Problem ist die Ansteckung von (noch) nicht geimpften Säuglingen durch Erwachsene! Erkrankungsalter steigt von durchschnittlich 15 Jahren (1995) auf etwa 40 Jahre (2016) an!

Komplikationen im 1. Lebensjahr: Apnoe, Plötzlicher Kindstod und Hyperleukozytose (> 20.000/μL)

Impfquote in Haushalten mit Säuglingen nur 22 % trotz **Kokon-Strategie** → Impfung der Mutter in der Schwangerschaft wird diskutiert (USA, GB)

Inkubationszeit 1–3 Wochen, dann stadienhafter Verlauf: **Stadium catarrhale** (1–2 Wochen), **Stadium convulsium** (4–6 Wochen) und **Stadium decrementi** (6–10 Wochen)

Goldstandard frühzeitig PCR aus nasopharyngealem Abstrich in den ersten 1–3 Krankheitswochen (bei Kindern etwas länger nachweisbar), danach nur Serologie: Antikörper gegen Pertussistoxin (PT-IgG- und -IgA-AK) und gegen Filamentöses Hämagglutinin (FHA) (FHA-IgG- und -IgA-AK)

Kürzlicher Kontakt bei PT-IgG-AK ≥ 100 IU/ml oder PT-IgG-AK 40–100 IU/ml und PT-IgA-AK ≥ 12 IU/ml (häufig werden altersabhängige Referenzwerte verwendet, um AK aus zurückliegenden Impfungen

oder durchgemachten Infektionen zu berücksichtigen!)

19.16.3. Lobärpneumonie — MB

Fallbeispiel

Dia: Röntgenbild einer Lobärpneumonie

Prüfer: **1754**

Welche **Erreger** führen zur **Lobärpneumonie**?

Kommentar:

· Die ambulant erworbene **Lobärpneumonie** (*typische Pneumonie*) wird meist durch Streptococcus pneumoniae, also den Pneumokokken, oder durch Klebsiellen verursacht

· Die **interstitielle Pneumonie**, also die *atypische Pneumonie*, wird durch Viren, Chlamydien oder Legionellen verursacht

19.16.4. Pneumokokken — MB

Fallbeispiel

Dia: gram-positive Zweierkokken und Granulozyten
(*Anm.: zu sehen sind Pneumokokken*)

Prüfer: **1755**

Wie ist die **Diagnostik der Pneumokokkeninfektion**?

Antwort:

· Vorrangig ist der kulturelle direkte Erregernachweis aus BAL, Abstrich, Liquor

· Pneumokokkenserologie aufgrund der Vielzahl an verschiedener Serotypen wenig sinnvoll (weder zur Immunitätsbestimmung noch zur Krankheitsdiagnostik)

Prüfer: **1756**

Welche **Krankheiten werden durch Pneumokokken** hervorgerufen?

Kommentar:

- Klassisch ist die **Lobärpneumonie**, etwa ein Drittel der ambulant erworbenen Pneumonien werden durch Pneumokokken verursacht!
- Pneumokokken können auch eine Meningitis, Sinusitis, Otitis media, Pneumokokkensepsis oder Konjunktivitis verursachen
- **Hauptvirulenzfaktor der Pneumokokken ist die Kapsel** – unbekapselte Pneumokokkenstämme sind nicht virulent. Die Kapsel schützt die Pneumokokken vor der Phagozytose durch Makrophagen!

1757 Prüfer:

Gibt es **Pneumokokken-Resistenzen**?

Kommentar:

- Bei den **Pneumokokken** kommen β-**laktam- und Makrolid-Resistenzen** gehäuft vor. Im Vergleich zum Ausland sind die Resistenzraten in Deutschland niedriger, sie steigen aber an
- Die Resistenz besteht aufgrund veränderter **Penicillin-bindender Proteine** → Wirksamkeit besteht daher auch nicht bei Zugabe eines β-Laktamasehemmers!
- **Makrolidresistenz** wohl durch veränderte Zielmoleküle, Methylasegene oder einen Effluxpumpmechanismus (mef-Gen)

1758 Prüfer:

Methodik der Resistenztestung? **Prävalenz von Penicillin-resistenten Pneumokokken** in Spanien? In den USA? In DE?

Kommentar:

- **In Deutschland sind Resistenzen (noch) selten:** Resistenzrate bei β-Laktamantibiotika etwa 5 %, bei Makroliden mit etwa 15 % höher
- In **Spanien** sind β-Laktamresistenzen mit **etwa 50 %** häufig bei noch höheren Makrolidresistenzraten!
- **USA?** Wohl Anstieg in den letzten Jahren auf etwa **40 %** β-laktamresistente Stämme
- Negativbeispiel ist oft **Asien** mit Resistenzraten von **50 %** bei β-Laktamen bzw. bis zu **90 %** in Südostasien und etwa **80 %** bei Makroliden

1759 Prüfer:

Wo sind in Europa noch **resistente Pneumokokken** zu finden?

Kommentar:

Ungarn, Südosteuropa und natürlich Frankreich!

Prüfer: 1760

Wie ist eine **Pneumokokkenmeningitis** zu therapieren?

Kommentar:

- **Empirische Therapie bei Erwachsenen:** Makrolid (Erythromycin, Clarithromycin, Azithromycin), Doxycyclin, β-laktamantibiotikum (Cefuroxim, Amoxicillin, Amoxicillin mit Clavulansäure) oder Fluorchinolone (Levofloxacin)
- Bei Kindern keine Fluorchinolone und unter 8 Jahren kein Doxycyclin!

19.17. Meldepflicht – Infektionsschutzgesetz

Infektionsschutzgesetz

Das **Infektionsschutzgesetz (IfSG)** ist seit dem 01.01.2001 gültig und ersetzt verschiedene andere Gesetze und Verordnungen:
- Bundes-Seuchengesetz
- Gesetz zur Bekämpfung der Geschlechtskrankheiten
- Laborberichtsverordnung
- Verordnung über die Ausdehnung der Meldepflicht auf die humanen spongiformen Enzephalopathien
- Erste Verordnung und Zweite Verordnung zur Durchführung des Gesetzes zur Bekämpfung der Geschlechtskrankheiten

Das **IfSG** ist eine **bundesrechtliche Regelung,** da sich Seuchen und Infektionskrankheiten sehr schnell über Ländergrenzen hinaus verbreiten können! Normalerweise sind aber für die Gefahrenabwehr die Bundesländer zuständig. Das **IfSG** regelt die gesetzlichen Pflichten zur Verhütung und Bekämpfung von Infektionskrankheiten beim Menschen. Übertragbare Krankheiten beim Menschen sollen vorgebeugt werden, Infektionen frühzeitig erkannt und ihre Weiterverbreitung verhindert werden. Ziel ist, die übermittelten Daten zusammenzufassen, infek-

tionsepidemiologisch auszuwerten und die
Ergebnisse den Landesärztekammern und
der kassenärztlichen Bundesvereinigung zur
Verfügung zu stellen. Zentrale Instanz hierfür ist das RKI.

19.17.1. Meldepflichtige Erkrankungen

1761 Prüfer:
Besteht eine **Meldepflicht bei Salmonellen**?

Kommentar:
· Nach § 7 IfSG besteht die Verpflichtung einer
  namentlichen Meldung an das Gesundheitsamt
  bei direktem Erregernachweis

· Für den behandelnden Arzt besteht ebenfalls
  eine namentliche Meldepflicht (§ 6 IfSG)

1762 Prüfer:
Welches sind die internationalen **Quarantäneer-
krankungen** nach WHO 1974?

Antwort:
· Pest, Cholera, Gelbfieber, Pocken

Kommentar:
· Ursprünglich waren die **6 Weltseuchen** Pocken,
  Pest, Cholera, Gelbfieber, Fleckfieber und Rück-
  fallfieber die **Quarantänekrankheiten**

· 1972 hat die WHO das Rückfallfieber und das
  Fleckfieber gestrichen

· Seit 1981 (Pocken wurden gestrichen, letzter
  Fall 1977) gelten nur noch **Cholera, die Pest
  und das Gelbfieber als internationale Quaran-
  täneerkrankungen**. Reale Bedeutung haben davon aber nur Cholera und **Gelbfieber**, da Be-
  hörden hier teilweise Impfnachweise vor der
  Einreiseerlaubnis fordern

1763 Prüfer:
Was sind **meldepflichtige Erkrankungen**? Welche Regelung gilt?

Kommentar:
· **Meldepflichtige Erkrankungen** werden seit
  2001 im Infektionsschutzgesetz (IfSG) geregelt
· Das IfSG unterscheidet meldepflichtige Krankheiten (§ 6 IfSG) und meldepflichtige Nachweise
  von Krankheitserregern (§ 7 IfSG). Hier meldet
  das nachweisende Labor die Erkrankung unabhängig davon, ob der anfordernde Arzt dies
  bereits gemeldet hat (duales Meldesystem)
· Grundsätzlich muss zwischen namentlich meldepflichtigen Erkrankungen und nicht namentlich
  meldepflichtigen Erkrankungen unterschieden
  werden
· Zu den nicht **namentlich meldepflichtigen Erkrankungen** mit direkter Meldung an das RKI
  gehören hauptsächlich die sexuell übertragbaren Krankheiten (STD) **Syphilis** und **HIV** sowie
  Echinokokkosen (Fuchs- und Hundebandwurm)
  und der Nachweis von Plasmodien. Toxoplasma gondii ist nur bei einer konnatalen Infektion
  meldepflichtig

Frage: 1764
Welche Krankheiten sind für den **behandelten
Arzt meldepflichtig**?

Kommentar:
· Meldepflichtig ist der **Krankheitsverdacht, Er-
  krankung und Tod** bei dem Botulismus, der
  Cholera, der Diphtherie, der spongiformen Enze-
  phalopathie (z. B. Creutzfeldt-Jakob-Krankheit),
  der Virushepatitis, dem Enteropathischen HUS,
  einem virusbedingten hämorrhagischen Fieber,
  Masern, Mumps, Röteln einschließlich Rötelnem-
  bryopathie, Meningokokken-Meningitis oder -
  Sepsis, Milzbrand, Pertussis, Paratyphus, Pest,
  Poliomyelitis, Tollwut, Typhus abdominalis und
  Windpocken

· **Erkrankung und Tod** von jeder behandlungsbedürftigen Tuberkulose auch ohne bakteriologi-
  schem Nachweis ist meldepflichtig!

· Meldepflichtig ist der **Krankheitsverdacht und
  die Erkrankung**
  - bei mikrobiell bedingter Lebensmittelvergif-
    tung oder akuter infektiöser Gastroenteritis
    bei einer Tätigkeit in einem lebensmittelver-
    arbeitenden Betrieb (Küche)
  - bei mehreren gleichzeitig auftretenden
    gleichartigen Erkrankungen, die eine Epi-
    demie mit einer schwerwiegenden Gefahr

für die Allgemeinheit wahrscheinlich machen. Gilt für Krankheitserreger, die nicht in § 7 IfSG genannt sind
· Die Verletzung eines Menschen durch ein tollwutkrankes oder -verdächtiges Tier sowie die Berührung eines solchen Tieres oder Kadavers ist meldepflichtig

1765   **Frage:**

Welche direkten oder indirekten Nachweise von Krankheitserregern nach § 7 IfSG sind meldepflichtig?

Kommentar:

· Die **nicht namentliche Meldung** erfolgt direkt an das RKI bei T. pallidum (Syphilis), HIV und AIDS, Echinokokkose (Fuchsbandwurm, Hundebandwurm), Malaria und bei der konnatalen Toxoplasmose
· Die **namentliche Meldung an das Gesundheitsamt**[4] erfolgt bei
  - Krankheitserregern, deren örtliche und zeitliche Häufung auf eine schwerwiegende Gefahr für die Allgemeinheit hinweist
  - Adenoviren (nur bei direktem Nachweis im Augenabstrich), Bacillus anthracis (Milzbrand), Bordetella pertussis u. parapertussis, Borrelia recurrentis (Läuserückfallfieber), Brucella (Brucellose), darmpathogene Campylobacter, Chlamydia psittaci (Ornithose), Clostridium botulinum, Botulinumtoxinnachweis (Botulismus), toxinbildendem Corynebacterium diphtheriae (Diphtherie), Coxiella burnetii (Q-Fieber), humanpathogenem Cryptosporidium sp., Ebola-Virus, Marburg-Virus, EHEC, E. coli, Francisella tularensis (Tularämie), FSME-Virus (Frühsommer-Meningoenzephalitis), Gelbfieber-Virus, Giardia lamblia, H. influenzae, Hantaviren (hämorrhagische Fiebererkrankung), Hepatitis A – E Virus (unabhängig vom Nachweisverfahren), Influenzaviren, Lassa-Virus (Lassafieber), Legionellen (Legionärskrankheit und Pontiac-Fieber), humanpathogenen Leptospiren (Leptospirose) und Listeria monocytogenes (Listeriose)
  - Masernvirus, Mumps-Virus, Rubella-Virus, Mycobacterium leprae (Lepra),

M. tuberculosis / africanum und M. bovis besteht nur eine Meldepflicht für den **direkten Nachweis** aus Blut, Liquor oder normalerweise sterilen Materialien sowie aus Abstrichen von Neugeborenen
  - Neisseria meningitidis besteht nur eine Meldepflicht bei direktem Nachweis aus Liquor cerebrospinalis, Blut, hämorrhagischen Hautinfiltraten oder anderen normalerweise sterilen Substraten
  - Noroviren – nur bei einem direkten Nachweis aus Stuhl. Poliovirus (Kinderlähmung), Rabies-Virus (Tollwut), Rickettsia prowazekii (Fleckfieber), Rotavirus, S. Paratyphi (Paratyphus), S. Typhi (Typhus), sonstigen Salmonellen, Shigellen (Shigellenruhr), S. aureus, MRSA (Meldepflicht nur für den Nachweis aus Blut oder Liquor cerebrospinalis), Trichinella spiralis, VZV, Vibrio cholerae O 1 und O 139 (Cholera), Yersinia enterocolitica (enterale Yersiniose), Yersinia pestis (Pest), anderen Erregern des hämorrhagischen Fiebers

---

[4]In Klammer die verursachte Erkrankung

20. Hygiene

Inhalt

Randspalte: (+) = häufige Frage, (++) = sehr häufige Frage, (MB) = Frage aus einer Mikrobiologie-Prüfung.

20.1. Desinfektion und Sterilisation

20.1.1. Sterilisation

1766

+

Prüfer:

Sterilisation und Desinfektion – Zeiten? Drücke? Indikatoren?

Kommentar:

Siehe nachfolgende Fragen und Kommentare!

1767

Prüfer:

Was erfasst die **Desinfektion** und was die **Sterilisation**?

Antwort:

Desinfektion nur vegetative Keime!

Kommentar:

· Die **Desinfektion** entfernt und vermindert lebensfähige Mikroorganismen um mindestens 5 Zehnerpotenzen ($\geq 10^5$). Problematisch sind Bakterien- und Pilzsporen sowie unbehüllte Viren (z. B. Enteroviren)

· Die **Sterilisation** tötet alle Mikroorganismen inklusive Sporen und Viren ab

1768

Prüfer:

Wie wird die **Desinfektionswirkung kontrolliert**?

Antwort:

· **Dampfdesinfektion** Bacillus subtilis (oder S. aureus), 105 °C Programm

· **Chemothermische Desinfektion** Streptococcus faecium, 75 °C Programm

· **Flächendesinfektion** durch Scheuer-Wischen

· **Raumdesinfektion** (nur bei offener TBC durch Versprühen von Formaldehyd)

1769

Prüfer:

Welche **Arten der Sterilisation** gibt es?

Antwort:

· Hitze: 180–200 °C, 30 min. (ohne Luftumwälzung 60 min.)

· Dampf: 120 °C, 1 atü, 20 min. bzw. 134 °C 2 atü 5–10 min

· Ethylenoxid bis zu 2 Tage ausdampfen lassen

· Formaldehyd nicht für Plastik? (Hygiene Beck: dringt nicht in Kunststoff ein), braucht nicht ausdampfen

· Zerstörung von Pyrogenen durch Heißluftsterilisation 200 °C, 2 Stunden

Kommentar:

· Das **Autoklavieren** ist eine Sterilisation mit feuchter Hitze oder gesättigtem Wasserdampf (Flüssigkeiten, Textilien, Kunststoffe): 15 min. bei 121 °C und 2 bar oder 5 min. bei 134 °C und 3 bar

· Bei der **Trockensterilisation** erfolgt eine Sterilisation mit trockener Hitze (Metall, Glas, Keramik): 30 min. bei 180 °C, 10 min. bei 200 °C oder 3,5 Stunden bei 160 °C

· Unter der **Pasteurisierung** versteht man das Ultrakurzerhitzen von flüssigen Lebensmitteln. Es ist ein übliches Verfahren zur Haltbarmachung von Milch, welche für einige Sekunden auf 80–85 °C erhitzt wird

· **UV-Strahlen** beeinträchtigen die DNA-Replikation und reduzieren die Keimzahl in der Raumluft und in den Geräten

· **Ionisierende Strahlen** (γ-Strahlen) bewirken eine Schädigung von Nukleinsäuren und Proteinen. Verwendung findet die Bestrahlung bei Verbandsmaterial und Nahtmaterial

· Eine **Filtration** mittels Ultrafeinfilter entfernt Bakterien, Pilze und (größere) Viren aus Flüssigkeiten, wie z. B. Infusionslösungen oder Zellkulturmedien

· **Chemische Desinfektionsverfahren** bewirken meist eine irreversible Proteindenaturierung:
  - Formaldehyd oder Glutaraldehyd, die zur Gassterilisation eingesetzt werden, wirken bei hoher Konzentration auch gegen Bakteriensporen
  - **Ethylenoxid** zur **Gassterilisation** wird vor allem bei thermolabilen Einmalmaterialien aus Kunststoff eingesetzt

1770
\+
Prüfer:
Gibt es **Indikatoren** für eine erfolgreiche **Sterilisation**?

Antwort:
· Heißluft: Bacillus subtilis oder Sporenerde
· Dampf: Bacillus stearothermophilus oder Sporenerde
· Ethylenoxid: Bacillus subtilis in Blutmilieu
· Formaldehyd: Bacillus stearothermophilus in Blutmilieu

Kommentar:
Die Bioindikatoren **Bacillus subtilis** oder **Bacillus stearothermophilus** müssen nach einer adäquaten Sterilisierung abgetötet sein und dürfen in einem nachfolgenden Vitalitätstest (Kulturansatz) nicht mehr wachsen.

1771
Prüfer:
Wie ist der **Zeitablauf der Sterilisation**?

Kommentar:
· **Autoklavierung** mit gesättigtem Wasserdampf für 15 min. bei 121 °C und 2 bar oder für 5 min. bei 134 °C und 3 bar

· **Trockensterilisation** mit trockener Hitze für 30 min. bei 180 °C, für 10 min. bei 200 °C oder für 3,5 Stunden bei 160 °C

20.1.2. Desinfektion

Prüfer: 1772
Welche **Desinfektionsmittel-Stoffklassen** gibt es?

Antwort:
· **Alkohol** ist gut für die Hände, wirkt aber nicht bei unbehüllten Viren und ist nicht für die Flächendesinfektion geeignet. Nachteile: Alkohole verdampfen und ändern damit die wirksame Konzentration, Seifenfehler und Eiweißfehler kommen vor und Alkohol ist brennbar!

· **Aldehyde** wirken gut bei unbehüllten Viren, wirksam für Flächendesinfektion. Nachteile: Aldehyde sind kanzerogen, Allergisierung v.a. bei Formaldehyd

Prüfer: 1773
Weitere Stoffklassen?

Antwort:
Quartäre Ammoniumverbindungen, Biguanide, Chlorhexidin, Per-Verbindungen für Wäschedesinfektion

Prüfer: 1774
Was sind **wirksame Verbindungen**?

Antwort:
z. B. Wasserstoffperoxid, Chlor, Halogenverbindungen

Prüfer: 1775
Was noch?

Antwort:
Jod (das war wohl das gewünschte Stichwort)

Prüfer: 1776
Was sind die **Nachteile von Jod**?

Antwort:
Thyreotoxikose, Hyperthyreose, Anreicherung in Schilddrüse

1777 Prüfer:
Spezielle Verbindungen für die praktischen Anwendungen haben Sie sicher schon gehört?

Antwort:
Polyvinyl . . .

1778 Prüfer:
Polyvinylpyrrolidon. Welche Wirkung?

Antwort:
Jod könnte daraus aufgenommen werden.

1779 Prüfer:
FALSCH . . . früher bzw. bei literweiser Anwendung ja, aber der Vorteil sei ja, dass das Jod nur sehr langsam freigesetzt würde aus der Pyrrolidon-Verbindung

1780 Prüfer:
Gibt es **Kontraindikationen für PVP-Jod**?

Kommentar:
Hyperthyreote Schilddrüsenerkrankungen, Schwangerschaft, Stillzeit

1781 Prüfer:
Was sind die **Nachteile von PVP-Jod**?

Kommentar:
· PVP-Jod steht für **Polyvinylpyrrolidon-Jod** oder **Povidon-Jod**
· Durch den **Eiweißfehler** kann es zur Inaktivierung von PVP-Jod kommen, z. B. durch den Kontakt mit Wundsekret, Blut oder Eiter
· Selten gibt es wohl auch allergische Reaktionen

1782 Frage:
Was versteht man unter einer **Flächendesinfektion**?

Kommentar:
Unter einer **Flächendesinfektion** versteht man das Abtöten oder Inaktivieren von Mikroorganismen auf Oberflächen durch chemische Mittel.

Frage: **1783**
Welche Verfahren gibt es für die **Flächendesinfektion**?

Kommentar:
· **Wischdesinfektion** = Standardverfahren
· Bei der **Scheuer-Wisch-Desinfektion** gelangt das Desinfektionsmittel durch gleichzeitige mechanische Einwirkung besser an die Mikroorganismen und hat dadurch eine bessere Wirkung
· Die **Sprühdesinfektion** ist praktisch für kleine oder schwer zugängige Flächen, sie hat aber viele Nachteile:
   - Durch Tröpfchenbildung sind die Flächen oft nicht vollständig mit Desinfektionsmittel benetzt
   - Es fehlt die mechanische Einwirkung
   - Das Sprühen führt zur Aerosolbildung und gefährdet den Anwender beim Einatmen oder Augenkontakt!
   - Brandgefahr durch Verdunstung und Anreicherung der Desinfektionsmittel in der Luft, insbesondere bei alkoholischen Präparaten

Prüfer: **1784**
Welche **Desinfektionsmittel** gibt es?

Kommentar:
· Alkohole (Bacillol)
· Biguanide (Incidin Plus)
· Organische oder anorganische Substanzen mit aktivem Chlor
· Formaldehyd oder andere Aldehyde (Optisept)
· Laugen (Kalkmilch)
· Perverbindungen (Incidin active)
· Phenol oder Phenolderivate (Phenol)

Prüfer: **1785**
Was sind **Probleme** bei der **Desinfektion**?

Antwort:
Seifenfehler, Proteinfehler

Kommentar:
· **Seifenfehler**
   - Die Kombination von Desinfektionsmitteln mit Seifen (anionischen Tensiden) kann zu einer Verminderung oder zu einem kompletten Verlust der Reinigungs- oder Desinfektionswirkung führen

- Die anionischen Seifentenside können die kationischen Wirkstoffe der Desinfektionsmittel neutralisieren. Die gegenseitige Aufhebung der Wirksamkeit wird als Seifenfehler bezeichnet
- Zur Vermeidung des Seifenfehlers müssen Reiniger und Desinfektionsmittel verträglich aufeinander abgestimmt sein. Das gilt vor allem dann, wenn Desinfektionsmittel direkt in die Reinigungslösung gegeben werden!
· Eiweißfehler
- Bei einer schlechten Vorreinigung sind Mikroorganismen oft in Schmutz (Blut, Eiter) eingebettet. Das Desinfektionsmittel koaguliert das Eiweiß, dadurch werden die darin eingeschlossenen Krankheitserreger vor der Desinfektionsmittelwirkung geschützt
- Bei sichtbarer Verschmutzung sollte daher eine mechanische Vorreinigung mit einem mit Desinfektionsmittel getränkten Einmaltuch erfolgen
- Einen **starken Eiweißfehler** haben quartäre Ammoniumverbindungen und Alkohole, Phenole und Aldehyde haben nur einen eher **geringen Eiweißfehler**

1786
MB

Prüfer:

Welches **Desinfektionsmittel** eignet sich bei **Kontamination der Hand mit TBC-Sputum**?

Antwort:

70 % Isopropanol für 30 Sekunden

Kommentar:

· **Händedesinfektion** bei Tuberkulose nach direktem Kontakt mit infektiösem Material, nach direktem Patientenkontakt, nach Ausziehen der Handschuhe und nach Verlassen des Patientenzimmers
· Laut RKI wird die Händedesinfektion immer zweimal durchgeführt mit einer Einwirkzeit von mindestens zweimal 30 Sekunden
· **Wichtig:** Hände erst nach der Desinfektion waschen!

20.1.3. Viruzidie

1787

Frage:

Unterschied zwischen **begrenzt viruzid** und **Viruzidie**?

Kommentar:

· **Begrenzt viruzide Desinfektionsmittel** wirken gegen Bakterien und behüllte Viren. Das ist ausreichend für HIV, HBV, HCV, Herpesviren und Influenza – begrenzt viruzid sind praktisch alle Präparate
· **Viruzidie:** Die vollständige Viruzidie ist für unbehüllte Viren erforderlich, also für
- Rotaviren, Noroviren, Adenoviren, Papillomviren, Rhinoviren (= Erkältungsviren) sowie Hepatitis-A- und -E-Viren
- Mittel mit Viruzidie basieren in der Regel auf Sauerstoff-Abspaltern, z. B. Peressigsäure, Glutaraldehyd, Hypochlorit-Formulierungen oder z. B. Sterillium Virugard mit 99 % Ethanol (wirksam gegen Noroviren)

20.2. Krankenhaushygiene

20.2.1. Krankheitsübertragung

Frage: **1788**

Welche **Übertragungswege** spielen bei der Prävention von nosokomialen Infektionen eine Rolle?

Kommentar:

· Kontaktübertragung durch kontaminierte Oberflächen oder Geräte, Hände des Personals etc.
· Tröpfchenübertragung durch Sprechen, Niesen oder Husten und durch medizinische Eingriffe wie Bronchoskopien oder Endoskopien
· Aerogene Übertragung

Frage: **1789**

Wie unterscheidet sich die **Tröpfcheninfektion** von der **aerogenen Übertragung**?

Kommentar:

· Bei der **aerogenen Übertragung** können winzige, erregerhaltige, lungengängige Schwebeteilchen lange Zeit und über große Distanz (vor allem in Innenräumen!) infektiös bleiben. Einatmen führt zur Lungeninfektion. Seltener Übertragungsweg, aber wichtig bei **Windpocken** (VZV), Masern, Tuberkulose und ggf. Aspergillus-Sporen (durch Baustaub)!

· Wichtiger ist die **Tröpfcheninfektion**, also eine Kontaktübertragung durch erregerhaltige *große* Tröpfchen, die beim Sprechen, Niesen oder Husten in die Luft abgegeben werden. Die Tröpfchen fliegen nur eine kurze Distanz und verlieren rasch ihre Infektiösität, so dass 1–2 m Abstand bereits ausreichend sind! Wichtig bei respiratorischen Erregern wie Influenza oder Rhinoviren, aber auch bei anderen Flüssigkeiten wie Blut oder Erbrochenem (Noroviren-Übertragung!)

1790 **Frage:**
Wie können **Mensch-zu-Mensch-Infektionen** am wirkungsvollsten verhindert werden?

Kommentar:
Isolation des Patienten im Einzelzimmer, Schutzmaßnahmen des Personals (Mundschutz, Einmalkittel, Handschuhe etc.), ggf. Patientenzimmer mit Schleuse und Unterdruck.

1791 **Frage:**
Was sind die **Indikationen zur Raumdesinfektion**?

Kommentar:
· Verdampfen von Formaldehyd ist (heutzutage) nicht mehr üblich, da die Wirksamkeit fraglich ist! Stattdessen wird eine sorgfältige **Scheuer-Wisch-Desinfektion** durchgeführt
· Bei der **Raumdesinfektion** wird eine Desinfektion aller in einem umschlossenen Raum befindlichen Oberflächen und der Raumluft angestrebt. Das geschieht durch Vernebeln oder Verdampfen von Formaldehyd (niemand darf im Raum sein!), kommt aber überhaupt nur in Frage bei extrem seltenen hochkontagiösen und aerogen übertragbaren Krankheiten. Wird praktisch aber nicht durchgeführt, da Untersuchungen gezeigt haben, dass dieses Verfahren ohne zusätzliche **Scheuer-Wisch-Desinfektion** Krankheitserreger nicht sicher abtötet bzw. inaktiviert → ausgiebiges Lüften bringt wohl Keimreduktion der Luft um bis zu 80 %!

20.2.2. Klinikabfall

1792 **Prüfer:**
In welche Kategorien wird **Klinikabfall** eingeteilt?

Kommentar:
· **A-Abfall** ist ein hausmüllähnlicher Gewerbeabfall, auch Wertstoffe wie Glas, Papier, Pappe und Kunststoffe
· **B-Abfall** ist der Krankenhausspezifische Abfall wie Spritzen, Inkontinenzmaterial und mit Sekreten oder Exkreten kontaminierter Abfall
· **C-Abfall** ist Abfall, von dem eine Infektionsgefährdung mit einem meldepflichtigen Krankheitserreger ausgeht
· **D-Abfall** ist ein besonders überwachungsbedürftiger Abfall, z. B. Fixier- und Entwicklerflüssigkeiten oder Chemikalien
· **E-Abfall** ist menschliches Material (ethisch problematisch), z. B. Körperteile, Gewebereste oder Plazenta

1793 **Prüfer:**
Wie wird mit den einzelnen **Arten des Klinikabfalls** verfahren (Desinfektionsmethoden)?

Kommentar:
· **A:** normale Entsorgung wie Hausmüll
· **C:** Abfall wird nach Autoklavierung ebenfalls als A-Abfall (= Hausmüll) entsorgt
· **B:** Spitze und scharfe Gegenstände werden in durchstichsicheren Behältern gesammelt und mit den restlichen A-Abfällen entsorgt
· **D:** für die Umwelt problematische Abfälle wie Chemikalien oder Zytostatika werden als Sondermüll entsorgt

1794 **Prüfer:**
Welche **Prüfkeime** und welche **Temperaturen** kommen für das **Autoklavieren** zum Einsatz?

Kommentar:
· Das **Autoklavieren** ist eine Sterilisation mit feuchter Hitze oder gesättigtem Wasserdampf (Flüssigkeiten, Textilien, Kunststoffe). Üblich sind 15 min. bei 121 °C und 2 bar oder 5 min. bei 134 °C und 3 bar
· Als Prüfkeim dient **Bacillus subtilis**

1795 **Prüfer:**
Was ist **C-Müll**? Wie wird er entsorgt?

20. Hygiene

Kommentar:
- **C-Müll** ist Abfall, der unter das IfSG fällt und von dem eine Infektionsgefährdung ausgeht!
- Erst nach Autoklavierung oder Dampfsterilisation ist eine Entsorgung über Hausmüll zulässig

20.2.3. Krankenhaushygiene – Hospitalismus

> **Acinetobacter baumannii**
>
> **Acinetobacter baumannii** spielt eine wichtige Rolle bei nosokomialen Infektionen (Wundinfektionen, Pneumonien, Meningitis). Insbesondere die sehr resistenten 4-MRGN-Keime sind problematisch und führen häufig zu Ausbrüchen:
> So haben sich **2015** in Kiel 31 Patienten, vor allem ältere Intensivpatienten, mit einem **4-MRGN** Acinetobacter baumannii infiziert und 12 Patienten verstarben!

1796 Prüfer:
Welche Keime sind in Wasserleitungen als **Hospitalismuskeime** vor allem bei Intensivpatienten relevant?

Kommentar:
- **Pseudomonaden** (P. aeruginosa) sind für bis zu 30 % der nosokomialen Infektionen auf Intensivstationen verantwortlich, dabei ist die Letalität höher als bei anderen Infektionen. Durch Punktmutationen gibt es häufig Resistenzen gegenüber Carbapeneme und Fluorchinolonen
- **Acinetobacter baumannii** (gram-negative unbewegliche kokkoide Stäbchen) ist ein feuchtliebender Nonfermenter und verursacht bis zu 5–10 % der Pneumonien auf Intensivstationen
- **Stenotrophomonas maltophilia** (gram-negative bewegliche obligat aerob Stäbchen) kommt ebenfalls in feuchter Umgebung vor und verursacht bis zu 5 % der nosokomialen Pneumonien

1797 Prüfer:
Wie werden **Acinetobacter** und **Nonfermenter** differenziert?

Antwort:
Oxidase, Stoffwechsel

Kommentar:
- **Nonfermenter** können Glucose nicht fermentieren bzw. enzymatisch verwerten! Nonfermenter müssen daher Glucose oxidativ verwerten. Es sind damit **Aerobier** (negative Stäbchen oder negative Kokken)
- Nonfermenter (Pseudomonas, Acinetobacter) sind Oxidase-positiv (= Cytochrom-Oxidase vorhanden). Anhand der Biochemie (**Bunte Reihe**) können diese Isolate weiter, z. B. mittels **API 20NE** (für Nonfermenter) differenziert werden

1798 Prüfer:
Wie können **Pseudomonaden** und **Legionellen** differenziert werden?

Antwort:
D-N+

Kommentar:
- **Pseudomonaden:** negative Stäbchen, Oxidase-positiv, Nonfermenter, riecht nach Lindenblüten
- **Legionellen:** negative Stäbchen, Oxidase-positiv oder negativ, Katalase-positiv, Urease-negativ, Nitratase-negativ

1799 Prüfer:
Was kann gegen **Wasserkontamination** getan werden?

Antwort:
Chlorierung

1800 Prüfer:
Was ist die **zulässige Konzentration** von **Chlor im Leitungswasser**?

Antwort:
Max. 0,3 mg Chlor pro l Trinkwasser, vorübergehend in Ausnahmefällen (Trinkwasserdesinfektion) max. 0,6 mg Chlor/l

1801 Prüfer:
Was versteht man unter der **Puperalsepsis**?

Antwort:

β-hämolysierende Streptokokken bei der Mutter machen beim Kind das Kindbettfieber (Puerperalsepsis): Semmelweis (1861) → Chlorkalk

→ **FALSCH!**

Kommentar:

· Das **Puerperalfieber** ist keine Infektion des Kindes, sondern eine aszendierende Infektion (Uterus, Tuben, bis Sepsis) der Mutter im Wochenbett! Semmelweis hat als *Retter der Mütter* die Händedesinfektion mit Chlorwasser eingeführt und die Krankheit zurückgedrängt

· **Risikofaktoren für die Puerperalsepsis** sind vaginal operative Entbindung, Kaiserschnitt, vorzeitiger Blasensprung, häufige vaginale Untersuchungen, Retention von Plazentaresten und ein Lochialstau

· **Klinik** mit grippeartigem Beginn, Fieber > 39 °C, Blutdruckabfall, Tachykardie, Tachypnoe, Multiorganversagen, DIC mit einer Verbrauchskoagulopathie und ein fulminanter Verlauf

· **Erreger** sind hauptsächlich β-**hämolysierende A-Streptokokken** (auch Staphylokokken, Enterokokken und gram-negative Erreger wie E. coli und Proteus)

· Zur **Therapie** werden neben Kontraktionsmitteln auch Antibiotika, wie z. B. Amoxicillin mit Clavulansäure und Clindamycin evtl. auch als Dreierkombination mit Aminoglykosid gegeben

1802 Frage:
Welche **Infektion ist beim Kind** relevant?

Kommentar:

· Schwere Infektionen beim Kind verursachen **B-Streptokokken (GBS)**. Bis zu 30 % der Schwangeren sind mit GBS im Ano-Genitalbereich besiedelt und können unter der Geburt das Neugeborene infizieren

· Ein **B-Streptokokken-Screening** mit vaginal-rektalen Abstrichen zwischen SSW 35+0 und 37+0 kann das verhindern. Bei positiven Schwangeren erfolgt eine subpartale Antibiotikaprophylaxe (bei Wehenbeginn bzw. nach Blasensprung) mit Penicillin G i. v. einmalig 5 Mio. E, danach 2,5 Mio. E alle 4 Stunden bis zur Entbindung. Alternativen: z. B. Ampicillin i. v., Cefazolin i. v. oder Clindamycin i. v.

20.2.4. Nosokomiale Infektionen

Prüfer: 1803
Welches sind die Problemkeime bei **nosokomialen Infektionen**?

Antwort:
P. aeruginosa, Stenotrophomonas maltophilia, Acinetobacter spp.

Prüfer: 1804
Was sind häufig **Erreger von nosokomialen Pneumonien**?

Antwort:
P. aeruginosa, auch andere gram-negative, S. aureus

Kommentar:
Nach den Krankenhaus-Infektions-Surveillance-System (KISS) waren es 2012 gram-negative Erreger wie P. aeruginosa (18,1 %), Klebsiellen (12,6 %), E. coli (11,7 %) und Enterobacter (8,6 %).

Prüfer: 1805
Wie kommt es zur **nosokomialen Pneumonie**? Was sind prädisponierende Faktoren?

Antwort:
Endogene Infektionen, fehlende Magensäure, Kolonisation des Pharynx, minimale Aspirationen, Schädigung der Schleimhaut und Flimmerepithel durch Intubation, allgemein Immunsuppression

Prüfer: 1806
Was meinen Sie mit **allgemeiner Immunsuppression**?

Anm. Prüfling: Ich weiß nicht, worauf er hinaus will und rede von Grunderkrankungen, immunsupprimierender Therapie etc.

Prüfer: 1807
Wie kommt es zur **Pseudomonaspneumonie**?

Antwort:
Auch durch Kolonisierung. Keim ist Wasserkeim, kann z. B. beim Waschen übertragen werden oder Aerosolbildung am Wasserhahn, Luftbefeuchter, Beatmungsgerät.

1808 Prüfer:
Was ist die **SDD**?

Antwort:
Orale Behandlung mit wenig resorbierbaren Antibiotika zur Unterdrückung der Darmflora, dafür treten dann vermehrt gram-positive Pneumonien auf

Kommentar:
Unter der **SDD** versteht man die **selektive Darmdekontamination** mit oraler und systemischer Antibiose oder die selektive oropharyngeale Dekontamination (SOD) mit einer topischen Gabe. In einer Cochrane-Studie von 2009 zeigen sich weniger respiratorische Infekte unter einer SDD, jedoch ohne Reduktion der Mortalität!

1809 Prüfer:
Und wie ist der **klinische Erfolg** bzw. das **Outcome** nach **SDD**?

Antwort:
Weniger gram-negative Pneumonien, keine bessere Überlebensrate

Kommentar:
Neuere Studien zeigen teilweise eine Risikoreduktion von 3–6 % (Die Number needed to treat wären hierbei 17 Patienten).

1810 Prüfer:
Legionellen: Vorkommen, Historisches, Erkrankung?

Antwort:
Wasserleitungen, Oberflächenwasser, Akanthamöben, schwer dauerhaft aus den Leitungen zu bekommen.

Kommentar:
· Der häufigster Erreger der Legionellose ist **Legionella pneumophila**. Möglich Krankheiten sind die **Legionärskrankheit** (Pneumonie) und das **Pontiac-Fieber** (ohne Pneumonie). Hauptinfektionsquelle sind Aerosole beim Duschen durch besiedelte Wasserrohre. Problematisch sind Stagnationswasser < 60 °C und zu warme Kaltwasserleitungen, die wärmer als 10 °C sind

· Notwendig sind regelmäßige Kontrollen (Wasserproben) und ggf. eine thermische Desinfektion des kompletten Systems mit mindestens 70 °C

Prüfer: 1811
Diagnose der **Legionellose**?

Antwort:
Serologie, AG Nachweis aus BAL und mit dem Stichwort Urin war es dann überstanden

Kommentar:
· **Gemäß Leitlinie** ist die Bestimmung des **Legionellen-Antigens** im Urin der Goldstandard
· Anzucht oder PCR aus BAL, Bronchialsekret und eine Lungenbiopsie sind möglich
· Die Legionellen-Antikörper sind bei der Akutdiagnostik nicht geeignet und dienen eher epidemiologischen Fragestellungen: z. B. wie viele Menschen hatten bereits Kontakt mit Legionellen (Seroprävalenz)?
· Beim **Pontiac-Fieber** werden Blutkulturen (Pontiac-Fieber macht keine Pneumonie!) angefertigt

20.3. MRSA

Frage: 1812
Welches **Vorgehen bezüglich MRSA** empfehlen Sie Krankenhäusern?

Kommentar:
· Maßnahmen orientiert an den **Empfehlungen der Kommission für Krankenhaushygiene und Infektionsprävention (KRINKO)** beim RKI:
  - Gut etablierte und konsequent durchgeführte Basishygiene
  - Schulung des Personals
  - Aufnahmescreening (risikobasiert, Checkliste, Nase, Rachen, Wunden, vor elektiven Eingriffen)
  - Ärztliche Risikoanalyse
  - Festlegung von Dekolonisierungsmaßnahmen (z. B. vor invasiven Eingriffen)
  - Räumliche Unterbringung (Einzelzimmer, Aufhebung der Maßnahmen, Vorgehen beim Verlassen des Zimmers)

- Barrieremaßnahmen (Einzelzimmer, Handschuhe, Schutzkittel, Mund-Nasen-Schutz)
- Flächendesinfektion (täglich patientennahe Bereiche und Handkontaktflächen)
- Patienteninformation und Händedesinfektion für Besucher!
- Übergabebogen und Vorgehen bei Transporten regeln

1813 Frage:
Was versteht man unter **MRSA**?

Kommentar:
MRSA steht für Methicillin-resistenter Staphylococcus aureus. Erstbeschreibung 1961, dann deutlicher Anstieg in DE von MRSA-Isolaten von 1 % (1990) auf 20 % (2007)!

1814 Frage:
Wie unterscheiden sich **MRSA** und **MSSA**?

Kommentar:
- Mehr als 80 % der S. aureus Isolate bilden β-Laktamase (Penicillinase) und sind dadurch Penicillin-resistent, die meisten sind aber empfindlich gegenüber dem β-Laktamasestabilen **Methicillin** (Oxacillin, Flucloxacillin) = MSSA!
- Etwa 20 % der S. aureus Isolate sind durch ein verändertes Penicillin-bindendes Protein (PBP2a) zusätzlich resistent gegenüber Methicillin (= MRSA). Die Ursache dafür ist das sogenannte **mecA-Gen**
- Das bei MRSA veränderte **PBP2a** bewirkt eine Resistenz gegenüber allen Penicillinen, Cephalosporinen und Carbapenemen (Imipenem, Meropenem, Ertapenem)

1815 Frage:
Wie unterscheiden sich **ambulant und stationär erworbene MRSA-Infektionen**?

Kommentar:
- Neben den MRSA aus medizinischen Einrichtungen **HA-MRSA = hospital-acquired** gibt es seit Mitte der 90er Jahre auch **CA-MRSA = community-acquired** MRSA-Stämme, die ambulant auftreten
- Die **CA-MRSA** exprimiert das porenbildende Toxin **PVL**, das Granulozyten und Monozyten lysiert und zu nekrotisierenden Haut- und Weichteilinfektionen führt

- Die **LA-MRSA = livestock-associated** MRSA wird durch die seit 2004 zunehmenden MRSA-kolonisierten landwirtschaftlichen Nutztiere auf den Menschen übertragen

1816 Frage:
Welche Eigenschaften hat **Staphylococcus aureus**?

Kommentar:
- **S. aureus** sind gram-positive Haufenkokken, fakultativ aerob, Katalase-positiv, Koagulase-positiv und Oxidase-negativ
- **S. aureus** bewirkt eine Hämolyse auf der Blutplatte, **KNS** (Hautkeime, Kontamination, z. B. Staphylococcus saprophyticus verursacht HWI) machen aber *keine* Hämolyse
- **Pathogenitätsfaktoren bzw. Virulenzfaktoren** sind in der Zellwand das Protein A (verhindert Phagozytose) und der **Clumping-Faktor** (Fibrinschutzwall)
- **Sezernierte Virulenzfaktoren** sind die Plasmakoagulase, die Staphylokinase (Fibrinolyse), die Hyaluronidase und die DNase (Gewebeinvasivität), Hämolysin (Zerstörung von Erythrozyten und Phagozyten), Exfoliatintoxine A/B (Staphylococcal Scaled Skin Syndrome), Toxin-1- (toxische Schocksyndrom), Enterotoxine A–E (Lebensmittelvergiftung)
- Resistenzen auch gegen Chinolone, Makrolide, Lincosamide, Tetracycline → **Multiresistenz**
- Resistenzen gegen Glykopeptide wie Vancomycin und Teicoplanin sind selten < 1 %

1817 Frage:
Welche Krankheitsbilder werden von **Staphylococcus aureus** verursacht?

Kommentar:
- Hautinfektionen (Furunkel, Karbunkel und Abszess) und Wundinfektionen
- Osteomyelitis
- Gefäßprotheseninfektionen durch eine hohe Affinität zu Kunststoffen
- Impetigo contagiosa
- Pneumonie und Pharyngitis
- Sepsis und Endokarditis
- Staphylococcal Scalded Skin Syndrome
- Toxic Shock Syndrome
- Lebensmittelvergiftung durch Enterotoxine

20 Hygiene

20.3.1. MRSA-Übertragung

1818 Frage:
Wie werden **MRSA übertragen**?

Kommentar:
· Im Krankenhaus geschieht die Übertragung häufig über die Hände des medizinischen Personals oder alltägliche Geräte (Stethoskop)
· Bei **Besiedelung des Nasenvorhofs** kommt es zur Ausbreitung auf andere Bereiche und zur Ansteckung von Haushaltskontaktpersonen (Gesunde sind normalerweise nur kolonisiert), exponierte Berufsgruppen in der Tierhaltung sind besonders für die **LA-MRSA** gefährdet
· Empfänglich für MRSA sind vor allem Patienten mit chronischen Wunden, Kathetern, bestehender Antibiose und Komorbiditäten

1819 Frage:
Bei wem sollte ein **MRSA-Screening** durchgeführt werden?

Kommentar:
· Sinnvoll ist ein **MRSA-Screening** bei einem erhöhten Risiko für eine **Kolonisierung** bei
  - bekannter MRSA-Anamnese oder Kontakt zu MRSA-Trägern (Z.n. Unterbringung im gleichen Zimmer)
  - Herkunft aus Regionen oder Einrichtungen mit hoher MRSA-Prävalenz
  - Dialyse oder Krankenhausaufenthalt (> 3 Tage) in den letzten 12 Monaten
  - regelmäßigem beruflichen direkten Kontakt zu MRSA (z. B. durch landwirtschaftliche Nutztiere)
  - Patienten mit chronischen Hautläsionen
  - bei chronischer Pflegebedürftigkeit (Immobilität, Störungen bei der Nahrungsaufnahme, Inkontinenz, Pflegestufe) und
    - Antibiotikatherapie in den letzten 6 Monaten,
    - Aufenthalt auf einer Intensivstation oder liegendem Katheter (ZVKs, getunnelte Katheter, Shunts und Ports, Blasenkatheter, PEG-Sonde, Tracheakanüle),
    - Diabetikern und dialysepflichtigen Patienten oder
    - Z.n. invasiven Eingriffen und Operationen (besonders Gefäßchirurgie, Kardiologie, Unfallchirurgie und Orthopädie)

1820 Frage:
Wie wird das **MRSA-Screening** durchgeführt?

Kommentar:
Für das **MRSA-Screening** werden mikrobiologische Abstriche aus beiden vorderen Nasenvorhöfen, aus dem Rachen, aus vorhandenen Wunden und ggf. vom Perineum und der Leiste entnommen. Der kulturelle Erregernachweis ist günstig, gut und langsam. Ein *Schnelltest* mittels PCR ist möglich, aber teurer.

1821 Frage:
Was ist bei **MRSA-positiven Patienten** zu machen?

Kommentar:
· Barrieremaßnahmen für MRSA-Übertragung
· Basishygiene, Unterbringung von MRSA-Positiven im Einzelzimmer
· Zusätzliche Schutzkleidung (Handschuhe, Schutzkittel, Mund-Nasen-Schutz)

1822 Frage:
Wie erfolgt eine **MRSA-Dekolonisierung**?

Kommentar:
· **Oropharyngeale Dekolonisierung** mit Chlorhexidin und Octenidin
· **Dekolonisierung der Haut** mit antiseptischen Waschungen
· **Nasale Dekolonisierung** durch Verwendung von Mupirocin-Nasensalbe, alternativ wird bei Mupirocin-Resistenz ein topisches MRSA-wirksames Antibiotikum oder Antiseptikum, wie z. B. PVP-Jod oder Octenidin verwendet

20.3.2. Präparat: E-Test   MB

Fallbeispiel

Bild mit E-Test auf Müller-Hinton-Agar, Oxacillin, MHK

1823 Prüfer:
Was ist das für eine Methode, was ist das für ein Keim?

Kommentar:

· Beim **E-Test** wird ein Teststreifen mit einem Antibiotikagradienten versehen und auf einen beimpften Nährboden gelegt. Dort, wo der Bakterienrasen direkt an den Teststreifen heranwächst, kann an der Teststreifenskala direkt die MHK abgelesen werden

· Hier ist mutmaßlich eine vollständige Resistenz gegenüber Oxacillin zu sehen, damit ist es ein MRSA

Anm.: früher wurde Methicillin zum Testen verwendet, deshalb spricht man von MRSA und nicht ORSA

1824 Prüfer:

Was ist der **Resistenzmechanismus von Staphylokokken?**

Kommentar:

MRSA haben eine Beta-Laktam-Resistenz durch ein verändertes **Penicillin-bindendes Protein.** Durch verschiedene Gene (MecA, MecC) wird das veränderte PBP2a gebildet.

1825 Prüfer:

Wie wird die **Oxacillinresistenz** ermittelt?

Kommentar:

· Nach DIN 58940 ist die Bestimmung der MHK die Referenzmethode! Der **Agardiffusionstest** ist laut RKI nicht ausreichend sensitiv. Alternativen wären der Oxacillin-E-Test oder eine automatisierte Resistenztestung (VITEK-2, MicroScan)

· Eine genotypische Resistenzbestimmung (PCR) ist über das **mecA-Gen** und weitere Resistenzgene möglich

1826 Prüfer:

Welche Hygienemaßnahmen und welche Therapie sind wichtig beim **Management von MRSA-Infektionen?**

Kommentar:

· Personalschulung, **MRSA-Screening** von Risikopatienten bei bzw. vor der stationären Aufnahme, Isolierung oder Kohorten-Isolierung, striktes Einhalten der Hygienemaßnahmen und *Versuch* der MRSA-Sanierung

· **MRSA-Sanierung** durch antibiotische Nasensalbe (Mupirocin), Rachenspülung und desinfizierendes Shampoo

· Therapie erfolgt nach Antibiogramm!

Prüfer: **1827**

Ist die Resistenz bei **MRSA plasmidkodiert?**

Kommentar:

Ja, die Resistenz ist plasmidkodiert und kann daher durch Konjugation übertragen werden – oft gemeinsam mit weiteren Resistenzgenen.

Prüfer: **1828**

Wie können **Staphylokokken typisiert** werden?

Kommentar:

· Einteilung der Staphylokokken in **Koagulase-negativ** (S. epidermidis, Staphylococcus saprophyticus) und **Koagulase-positiv** (S. aureus), phänotypisch u. a. anhand der Hämolyse

· **Genetisch: spa-Typisierung,** das spa-Gen kodiert das Protein A der Zellwand

Prüfer: **1829**

Wie wird die **PFGE** durchgeführt?

Kommentar:

PFGE steht für **Pulsed-field-Gelelektrophorese.** Dabei wird anders als bei der Agarose-Gelelektrophorese die Spannung periodisch umgepolt. Dadurch werden kleinere DNA-Fragmente beim Wandern begünstigt – die größeren Fragmente verhaken sich wohl mehr im Gel und können sich nicht schnell genug lösen.

Prüfer: **1830**

Wie wird die **Mec-Gen-PCR** durchgeführt?

Kommentar:

Das **mecA-Gen** kodiert das Penicillin-Bindungsprotein PBP2a.

Anm.: Wenn nicht ganz klar ist, auf was der Prüfer hinaus will, am besten die Polymerase-Kettenreaktion grundsätzlich erklären: Nukleinsäure isolieren, amplifizieren und detektieren. Unterschiede darlegen zwischen RT-PCR, qualitativen und quantitativen Verfahren. Dann hoffen, dass das Thema gewechselt wird oder selbst zurückfragen, was denn eigentlich gemeint gewesen ist!

1831 Prüfer:
Wie ist der **Handelsname von Mupirocin**?

Antwort:
Bactroban

Kommentar:
Mupirocin wird im Rahmen der MRSA-Sanierung im Nasenraum eingesetzt. Wohl auch Einsatz zur lokalen Therapie bei Impetigo oder einer Follikulitis.

20.3.3. Multiresistente Keime

1832 Frage:
Was versteht man unter **Multiresistenz**?

Kommentar:
· Mehrfachresistente Bakterien werden auch als **Multiresistente Erreger** (MRE) bezeichnet. Sie spielen bei nosokomialen Infektionen eine große Rolle
· **Beispiele:** Methicillin-resistenter Staphylococcus aureus (MRSA), Vancomycin-resistente Staphylococcus aureus (VRSA), Vancomycin-resistenten Enterokokken (VRE), Multiresistente gram-negative (MRGN), Extended-Spectrum-Betalaktamasen (ESBL)-Bildner, multidrug-resistant (MDR)- oder extensive-drug-resistant (XDR)-Tuberkulose

1833 Frage:
Was kennzeichnet **multiresistente Keime**?

Kommentar:
· **Multiresistente Keime** verursachen häufig Pneumonien auf Intensivstationen: S. aureus, P. aeruginosa, Klebsiella pneumoniae, E. coli und Enterobacter → bis auf S. aureus sind alle gram-negativ
· Oft haben sie eine sehr **hohe Umweltresistenz** auf normalen Oberflächen:
  - Klebsiella pneumoniae und P. aeruginosa überleben mehrere Tage
  - Acinetobacter baumanii sogar mehrere Wochen!
· Die **Letalität steigt** bei einer Infektion mit einer multiresistenten Variante durch den späteren Beginn einer effizienten Therapie:

- Bei Infektion mit MRGN-Erregern ist die Letalität bis zu 21 % höher als bei *normalen* gram-negativen Erregern
- Bei allen multiresistenten P. aeruginosa steigt die Letalität von 17 auf 30 %
- Bei einer Klebsiella pneumoniae Infektion mit einem ESBL-Keim erhöht sich die Letalität von 14 auf 64 %

Frage: 1834
Was sind **MRGN**?

Kommentar:
· **MRGN** sind **Multiresistente gram-negative-Stäbchen**, die gegen drei (3-MRGN) oder vier (4-MRGN) der wichtigsten vier Antibiotikagruppen resistent sind. Die Klassifikation gilt für Enterobakterien, Pseudomonas und Acinetobacter baumanii
· Die vier Antibiotikagruppen sind (Leitsubstanz in Klammern):
  - **Acylureidopenicilline** (Piperacillin)
  - 3. / 4. Generations-**Cephalosporine** (Cefotaxim / Ceftazidim)
  - **Carbapeneme** (Imipenem / Meropenem)
  - **Fluorchinolone** (Ciprofloxacin)

Frage: 1835
Wie geht man bei **MRGN-Keimen** vor?

Kommentar:
· **4-MRGN**-Hygienemaßnahmen analog MRSA:
  - Auf Normalstation erfolgt bei 3-MRGN-Keimen eine Basishygiene und bei 4-MRGN-Keimen eine Isolierung des Patienten
  - In Risikobereichen (Intensivstationen, Neonatologie, Onkologie) erfolgt bereits bei 3-MRGN wie E. coli, Klebsiella pneumoniae, Pseudomans aeruginosa und bei Acinetobacter baumanii eine Isolierung. Bei anderen Enterobakterien erst bei 4-MRGN
  - Kohortenisolierung ist (nur) bei gleichem Erreger und identischem Resistenzprofil möglich!
  - Das Screening erfolgt bei 4-MRGN-Risikopatienten (Endemiegebiete Süd-Osteuropa, Nordafrika, Kontaktpatienten) durch rektale Abstriche, Hautabstriche und Urin
  - Da es Stuhlkeime sind, ist im Regelfall eine Sanierung nicht möglich

· Bei Kindern sind **3-MRGN**-Keime bereits problematisch, da Fluorchinolone (Ciprofloxacin erst ab 5 Jahren) nur in Ausnahmefällen eingesetzt werden können

20.3.4. Resistenzmechanismen: MRGN, ESBL- und AmpC-bildende Bakterien

1836 **Frage:**
Welche **Resistenzmechanismen** kennen Sie bei **MRGN-Erregern**?

Kommentar:
· **MRGNs** produzieren β-**Laktamase** mit einem breiten Wirkspektrum, z. B. ESBL, NDM-1 und KPC-1
· Weitere **Resistenzmechanismen** sind Mutationen in den Gyrase- und Topoisomerase-Genen sowie Veränderungen von Proteinen / Mechanismen, die die Antibiotika in die Zellen hinein oder aus der Zelle transportieren

1837 **Frage:**
Wie können β-**Laktamasen** eingeteilt werden?

Kommentar:
Klassifikation nach **Ambler** in Klasse A–D oder nach Bush in Typ 1–4.

1838 **Frage:**
Welche Resistenzen liegen bei sogenannten **ESBL-Bildnern** vor?

Kommentar:
· ESBL steht für **Extended-Spectrum-Betalaktamasen**
· Etwa 25 % der Enterobakterien haben β-Laktamasen mit stark erweitertem Spektrum. Sie spalten auch Cephalosporine der 3. Generation und fast alle nicht durch β-Laktamaseinhibitor geschützten Penicilline sowie Monobactame (Aztreonam)
· Die **Therapie erfolgt mit Carbapeneme** (Imipenem, Meropenem und Ertapenem)
· Die **ESBL-Gene** sind meist plasmidkodiert und damit leicht übertragbar. Sie unterliegen einem Selektionsdruck. Häufige Genotypen sind CTX-M, TEM, SHV

· Klinisch relevant sind vor allem die ESBL-bildenden E. coli, Klebsiellen und andere gramnegative Erreger

1839 **Frage:**
Was sind **AmpC**?

Kommentar:
AmpC-beta-Laktamasen sind Enzyme, die eine Resistenz gegenüber Penicillinen und Cephalosporinen der 2. und 3. Generation chromosomal codiert (teilweise auch plasmidkodiert = pAmpC) vermitteln.

1840 **Frage:**
Warum sind **AmpC-Resistenzen** weniger stark verbreitet als **ESBL**?

Kommentar:
Die **ESBL-Gene** liegen auf leicht übertragbaren Genabschnitten (**Resistenzplasmide**). Die Gene für die AmpC-β-Laktamase kommen aber als sogenanntes chromosomales AmpC vor. Deshalb ist die AmpC-Resistenz deutlich seltener! Aber: zunehmend gibt es auch Gene, die auf Plasmiden lokalisiert sind → *plasmidic* AmpC, damit werden die Gene leichter übertragbar!

1841 **Frage:**
Was ist ein **horizontaler Gentransfer**?

Kommentar:
· **Plasmide** können leicht zwischen Bakterien derselben Art ausgetauscht werden. Kommt es zu einem Austausch bei unterschiedlichen Arten, spricht man von einem **horizontalen Gentransfer**
· Gefährlich ist die Weitergabe von Resistenzgenen harmloser Darmkeime an pathogene Erreger, wie z. B. Salmonellen

20.3.5. VRE

1842 **Frage:**
Was sind **VRE**?

Kommentar:

- **Vancomycin-resistente Enterokokken (VRE)** sind **Glykopeptid-resistente Enterokokken (GRE)**
- **VRE** sind normalerweise **Enterococcus faecium** mit einer sekundären Resistenz gegenüber Vancomycin (Reserveantibiotikum)
- Es sind oppurtunistische Erreger, die vor allem bei abwehrgeschwächten Patienten zu klinisch relevanten Infektionen führen. Es sind nosokomiale Problemkeime!
- Anteil an VREs in Deutschland beträgt etwa 10 %. In Spanien jedoch 30 % und nur 1 % in den Beneluxländern!

1843   Frage:

Was sind die Risikofaktoren für eine **VRE-Kolonisation** → Indikation für Screening?

Kommentar:

- Immunsuppression (Intensivstationen, Hämato-Onkologie, Transplantationsabteilungen)
- Vorausgegangene Antibiotikatherapie
- Patientenübernahme aus Einrichtungen mit hoher VRE-Rate
- Intraabdominelle Operationen oder Herz-Thorax-Operationen
- Länger liegende Katheter (Blasenkatheder, ZVK)

1844   Frage:

Wie wird das **Screening** bei V. a. eine **VRE-Kolonisierung** durchgeführt?

Kommentar:

- Screening mit Rektalabstrich, ansonsten Wundabstriche, Urin, Kolostoma
- Kulturelle Untersuchungen auf VRE mit **selektivem Chromagarmedium** und Prüfung der Erregerresistenz
- Massenspektrometrie, z. B. MALDI-TOF zur Identifizierung
- Molekularbiologische Bestätigung mittels PCR auf **VanA-Gen oder VanB-Gen**

1845   Frage:

Wie unterscheidet sich der **VanA- von dem VanB-Genotyp**?

Kommentar:

- Der **VanA-Genotyp** hat eine Resistenz gegenüber Vancomycin und Teicoplanin
- Der **VanB-Genotyp** ist resistent gegenüber Vancomycin, aber sensibel auf Teicoplanin!
- Natürliche VanC1- und C2-Resistenz (chromosomale low-level Resistenz) bei Enterococcus gallinarum und casseliflavus (nicht übertragbar)

1846   Frage:

Wie erfolgt die **Therapie bei VRE**?

Kommentar:

- Nur klinisch relevante Infektionen werden therapiert!
- **VRE-Stämmen** haben meist eine Resistenz gegen alle β-Laktam-Antibiotika und eine Hochresistenz gegen Gentamicin und Streptomycin
- Zur Therapie von **Enterococcus faecium (VanA-Typ)** und bei den seltener vorkommenden Enterococcus faecalis-Isolaten (VanA-Typ) stehen Linezolid, Doxycyclin oder Tigecyclin sowie ggf. Daptomycin zur Verfügung
- Beim **VanB-Typ** ggf. zusätzlich Teicoplanin

21. Molekularbiologie

Inhalt

Randspalte: (+) = häufige Frage, (++) = sehr häufige Frage,
(MB) = Frage aus einer Mikrobiologie-Prüfung.

PCR = TMA = NAT?

Häufig wird bei einem molekularbiologi-schen direkten Erregernachweis von der PCR gesprochen. Auch in diesem Buch wird das so gehandhabt. Korrekter ist aber der Be-griff **Nukleinsäure amplifizierende Tech-nik (NAT)**, da es auch andere Nukleinsäure amplifizierende Verfahren gibt. Sehr häufig wird inzwischen auch die **Transcription Me-diated Amplification (TMA)** anstatt der Po-lymerase-Kettenreaktion (PCR) eingesetzt. TMA-Tests sind z. B. für HIV, HCV, HBV, Chlamydien und Gonokokken verfügbar. Eine gute deutschsprachige Erklärung zur TMA findet sich unter www.laborundme.com/archive/615462/. Auch andere NATs wie die **Strand Displacement Amplificati-on (SDA)** werden weiter eingesetzt.

21.1. Grundlagen Molekularbiologie

1847   Frage:

Was sind **Nukleinsäuren**? Was ist DNA oder RNA?

Kommentar:

· **Nukleinsäuren** bestehen aus einer Base (**DNA**: Adenin, Thymin, Guanin und Cytosin. **RNA**: Adenin, Uracil, Guanin und Cytosin), einem Zucker und einem Phosphat und bilden daraus lange Makromoleküle

· Bei der **DNA** ist der Zucker die Desoxyribose und die Nukleinsäure liegt als Doppelstrang vor!

· Bei der **RNA** ist der Zucker die Ribose und die RNA kommt als Einfach-Helix oder Einzelstrang vor

Frage: 1848

Was bedeutet **3' bzw. 5' Ende?**

Kommentar:

· Nukleinsäuren haben ein **5-Strich-Ende** (C5-Atom des Zuckers), an dieses Ende ist ein Phos-phatrest gebunden und ein **3-Strich-Ende** (C3-Atom) mit einer freien OH-Gruppe

· Sequenzen werden üblicherweise vom 5' zum 3' Ende aufgeschrieben

Frage: 1849

Welche **Basen** sind bei **Nukleinsäuren** wich-tig?

Kommentar:

· Bei der **DNA** sind es Adenin, Thymin, Guanin und Cytosin

· Bei der **RNA** sind es Adenin, Uracil, Guanin und Cytosin

· **Basenpaare** bilden Adenin und Thymin sowie Guanin und Cytosin

Frage: 1850

Wie unterscheiden sich **Nukleotide und Nu-kleoside?**

Kommentar:

· **Nukleoside** bestehen aus einer Base und einem Zucker

· **Nukleotide** bestehen aus einer Base, einem Zu-cker und einem Phosphat

21.2. Molekularbiologische Methoden

1851 Prüfer:
+ Welche **molekularbiologischen Methoden** gibt es? Welche Methoden gibt es **zur Amplifikation von Nukleinsäure?**

Antwort:
PCR, LCR, NASBA, Real-Time-PCR, TMA

Kommentar:
· Am häufigsten eingesetzt wird die **Polymerase-Kettenreaktion (PCR)**. Früher als PCR mit nachgeschalteter Detektion des Amplifikats im Agarose-Gel, heute fast nur noch als **Real-Time-PCR** mit Detektion des Amplifikats in Echtzeit – dabei ist auch eine Quantifizierung möglich → die sogenannte *quantitative PCR*
· Eine sehr empfindliche Alternative zur PCR ist die **Transcription Mediated Amplification (TMA)** als isothermes Verfahren, die als Target RNA und DNA erkennt. Inzwischen gibt es auch vollautomatisierte **Random Access Systeme**, die die Nukleinsäureextraktion, -amplifikation und -detektion in einem Gerät vereinen

1852 Prüfer:
Was sind die Unterschiede zwischen **PCR, LCR** und **NASBA?**

Kommentar:
· Bei der **Polymerase-Kettenreaktion (PCR)** wird in einem zyklischen Verfahren mit Hilfe von **unterschiedlichen Temperaturniveaus** eine Denaturierung, eine Hybridisierung und eine Verlängerung der DNA-Stränge erreicht (ausführliche Erläuterung s. S. 410). Da das Endprodukt bei jedem neuen Zyklus als Ausgangspunkt für eine neue Amplifikation dient, spricht man von einer **Kettenreaktion!**
· Die **Ligase-Kettenreaktion (LCR)** ist ebenfalls eine temperaturabhängige Methode, die aber mit einer Ligase anstatt einer hitzestabilen Polymerase (PCR) arbeitet. Als Primer werden vier komplementäre Nukleotide verwendet, deren Sequenzen genau nebeneinander auf der **Ziel-DNA** liegen. Sobald sie an die DNA binden, werden jeweils zwei der Primer kovalent verbunden. Die beiden anderen dazu komplementären Primer werden im nächsten Zyklus verbunden, sobald sie nebeneinander an die in der vorherigen Reaktion verbundenen Fragmente binden. Vorteil der LCR ist die kurze Zykluszeit. Um die kurzen Amplifikate zu erkennen, werden häufig markierte Oligonukleotide verwendet und die Ligationsprodukte mittels ELISA-Systemen detektiert
· Die **Nucleic Acid Sequence Based Amplification (NASBA)** ist eine isotherme Reaktion. Die einzelnen Schritte werden nicht durch unterschiedliche Temperaturen gesteuert wie bei der PCR, sondern durch drei verschiedene Enzyme: **reverse Transkriptase, RNase**-H, **T7-RNA-Polymerase**

1853 Prüfer:
Wofür eignet sich die **Methode NASBA** und wofür die **Methode LCR?**

Kommentar:
· Bei der **NASBA** wird direkt RNA amplifiziert. Sie ist deshalb vor allem für RNA-Viren sinnvoll. Die Methode ist schnell, aber relativ komplex und teuer
· Vorteil der **LCR** gegenüber der PCR ist, dass die Fehler, die bei der PCR durch die Taq-Polymerase auftreten (Basenfehlpaarungen = mismatches) nicht auftreten. Dadurch können mehr Zyklen als bei der PCR durchgeführt werden. Typisch sind 50–70, damit eignet sich die LCR neben dem Erregernachweis auch zur Detektion von **Single Nucleotide Polymorphism (SNP)**. SNPs werden beispielsweise bei der Untersuchung der **Cell-free fetal DNA (cffDNA)** zur vorgeburtlichen Untersuchung auf Trisomien und Chromosomenstörungen (nicht-invasive pränatale Tests (NIPT)) analysiert

1854 Prüfer:
Was weist der **Southern Blot** nach?

Antwort:
DNA

1855 Prüfer:
Was weist der **Northern Blot** nach?

Antwort:
RNA

1856 Prüfer:

Was weist der **Western Blot** nach?

Antwort:

Proteine (Immunglobuline = Antikörper), z. B. HIV-Blot, Borrelien-Blot

1857 Prüfer:

Beschreiben Sie den **Ablauf einer anderen Amplifikationsmethode** als der PCR?

Kommentar:

Beispielsweise gibt es als isotherme Verfahren die **NASBA** oder die **TMA**. Oder die **LCR** als temperaturabhängiges, sehr genaues Verfahren, bei der Basenfehlpaarungen wie bei der PCR nicht auftreten. Damit ist ein Einsatz bei genetischen Untersuchungen möglich (*Anm.: Ausführliche Erklärung zur LCR s. S. 408*).

1858 Frage:

Warum ist **RNA instabiler** in der Umgebung als DNA?

Kommentar:

Wir haben **RNasen** an unseren Händen, deshalb wird RNA schneller abgebaut und erfordert ein sorgfältigeres Arbeiten. Die **RNasen** auf der Haut sind Teil der angeborenen Immunantwort.

21.3. Grundlagen der Polymerase-Kettenreaktion (PCR)

1859 Prüfer:

Was ist eine **Sonde**?

Kommentar:

· Eine **Sonde** ist eine kurze Einzelstrang-DNA (seltener RNA), es sind also Poly- oder Oligonukleotide mit einer komplementären Basensequenz, die sich an die passende DNA-Sequenz im Gen anlagern = Gensonde

· Umso größer die Übereinstimmung ist, umso stärker ist auch die Bindung der Gensonden zur Zielsequenz. Durch Waschen werden schlecht passende Gensonden entfernt

· Ein direkter Nachweis ist über radioaktive oder mit Fluoreszenzfarbstoffen markierten Gensonden möglich, ein indirekter Nachweis durch Biotin oder Streptavidin

1860 Prüfer:

+ Was ist eine **Hybridisierung**?

Kommentar:

· Bei der PCR folgt die **Hybridisierung** der DNA-Denaturierung (Temperatur wird auf 55 °C reduziert). Dabei binden die Primer an die DNA (= Hybridisierung)! Nur wenn Primer und DNA-Abschnitt komplementär sind und sich Basenpaare bilden, ist die Verbindung stabil. Hier beginnt die Polymerase weitere komplementäre Nukleotide anzulagern

· **Allgemeine Definition von Hybridisierung**: Anlagerung eines Nukleinsäurestrangs (DNA oder RNA) an einen komplementären DNA- oder RNA-Strang. Dabei entstehen Wasserstoffbrückenbindungen zwischen den komplementären Nukleinbasen

1861 Prüfer:

Was ist eine **PCR**?

Kommentar:

Es gibt verschiedene Nukleinsäure amplifizierende Techniken zur Vervielfältigung (= Amplifikation) von DNA und RNA. Eine davon ist die **Polymerase-Kettenreaktion (PCR)**. Man spricht von Kettenreaktion, da die Produkte vorheriger Zyklen den Ausgangsstoff für den nächsten Zyklus bilden und es so zur exponentiellen Vermehrung kommt

1862 Prüfer:

Wann werden **PCR-Methoden** angewendet?

Antwort:

Erregernachweis, Mutationsanalyse

1863 Prüfer:

Was sind die **Vor- und Nachteile** der **PCR**?

Antwort:

· **Vorteile:** sehr sensitive Methode

· **Nachteile:** Laborabhängig, Auswahl der Primer, Kreuzreaktionen mit menschlicher DNA, langer Primer wegen Spezifität, Temperaturwahl für Alingment für optimale Spezifität, räumliche Trennung bei Testdurchführung, wenig Aussagekraft bei latent persistierenden Erregern

1864   **Frage:**
Aus welchen Teilschritten besteht die **PCR**?

Kommentar:
· Zur **PCR** werden die zu kopierende DNA, die **Polymerase** (= kopiert die DNA), die **Primer** (dienen als Start-DNA) und die **Nukleotide** (= werden an die Primer angehängt) benötigt
· **Bei der Denaturierung der DNA** wird der Reaktionsansatz auf 95 °C erhitzt. Dadurch trennen sich die komplementären DNA-Stränge und die DNA wird denaturiert!
· Zur **Hybridisierung** wird die Temperatur auf 55 °C reduziert. Dadurch binden die Primer an die DNA = Hybridisierung! Nur wenn Primer und DNA-Abschnitt komplementär sind und sich Basenpaare bilden können, ist die Verbindung stabil. Hier beginnt die Polymerase weitere komplementäre Nukleotide anzulagern
· Zur **Verlängerung** der DNA-Stränge wird die Temperatur auf 72 °C erhöht. Das ist die ideale Arbeitstemperatur der Polymerase. Die **DNA-Polymerase** lagert weitere Nukleotide an die entstehenden DNA-Stränge an. Nicht vollständig komplementäre Bindungen zwischen Primer und DNA brechen wieder auf
· In etwa 30–40 Zyklen wiederholen sich diese drei Schritte und führen jeweils zur Verdoppelung (deshalb Kettenreaktion) der DNA → z. B. ergeben sich so bei 40 Zyklen 2^{40} Kopien!

1865   **Prüfer:**
Was ist bei der **PCR** allgemein zu beachten?

Antwort:
· Trennung zwischen DNA-Isolierung, PCR-Ansatz, PCR-Amplifikation, Analyse
· Präanalytik = Nukleinsäureextraktion, Postanalytik = Amplifikation, Detektion
· Primerlänge 20 bp

1866   **Prüfer:**
Wie kann man bei der **PCR Kontaminationen** vermeiden?

Antwort:
Uracileinbau

Kommentar:
· **Räumliche Trennung** von 1. Probenaufarbeitung (Prä-PCR-Bereich), 2. Handling mit den Reagenzien (Master-Mix) und 3. der Amplifikation mit dem Nachweis der Nukleinsäuren (Post-PCR-Bereich)
· **Verschiedene Schutzkleidung** (andere Farben!) und **Pipetten**, um Verschleppungen von PCR-Produkten in den Master-Mix- oder Prä-PCR-Bereich zu vermeiden
· nukleasefreie Geräte, regelmäßige **Dekontamination** der Arbeitsflächen etc.
· **Uracil-N-Glykosylase** kann bei der DNA-PCR verschleppte PCR-Amplifikate im PCR-Ansatz abbauen. Im ersten Temperaturzyklus wird diese dann denaturiert!

Frage: 1867
Wie können **Kontaminationen** erkannt werden?

Kommentar:
Negativkontrollen bei der Probenextraktion und bei der PCR-Reaktion, z. B. als *no template control* oder *Master-Mixkontrolle*

Frage: 1868
Welche **räumlichen Bedingungen** müssen für eine PCR vorhanden sein?

Kommentar:
· Notwendig ist eine **räumliche Trennung** zwischen der Präanalytik und der Postanalytik, d.h. im Regelfall sind zwei verschiedene Räume und verschiedene Laborkittel (am besten verschiedene Farben) erforderlich.
  - In der **Präanalytik** erfolgt die Nukleinsäureextraktion und das Herstellen des Reaktionsansatzes
  - In der **Postanalytik** erfolgt die Nukleinsäureamplifikation und die Detektion (klassisch mittels Agarose-Gel und DNA-Farbstoffen oder automatisch mittels **Real-Time-PCR**)
· Zunehmend verschwindet die strikte Trennung zwischen Prä- und Postanalytik durch den Einsatz von Analysevollautomaten. In diesen geschlossenen Systemen erfolgt in Random-Access-Technik ohne menschliche Eingriffe die Nuklein-

säureextraktion, die Amplifikation und die Detektion. Das Kontaminationsrisiko ist dadurch deutlich reduziert!

1869 Frage:

Was ist in einem **PCR-Mastermix** enthalten?

Kommentar:

Der **PCR-Mastermix** besteht aus der Original-DNA als Template, zwei **Primern** (sense und Anti-sense), der **Taq-Polymerase** (oder einer anderen temperaturstabilen Polymerase), Mg^{2+}-Ionen für Funktion der Polymerase, der Puffer und den Nukleotiden für die Polymerase.

1870 Prüfer:

Wie detektiert man **Mutationen nach der PCR**?

Antwort:

Restriktionsenzyme, Sequenzierung

1871 Prüfer:

Wie kann man feststellen, ob überhaupt ein PCR-Produkt entstanden ist, wenn man einen Test neu aufbaut?

Antwort:

Gelelektrophorese mit einer klaren Bande

21.3.1. PCR-Detektion

1872 Frage:

Wie erfolgt der **Nachweis des PCR-Produkts**?

Kommentar:

· Bei der **Real-Time-PCR** erfolgt neben der Amplifikation gleichzeitig eine Messung und ggf. Quantifizierung

· Bei klassischen PCRs erfolgt nach der Amplifikation der Nukleinsäurenachweis auf einem **Agarose-Gel** oder einem Polyacrylamidgel

1873 Frage:

Wie funktioniert der **Nukleinsäurenachweis mittels Gel**?

Kommentar:

· Das PCR-Produkt wird auf ein Agarose-Gel oder Polyacrylamidgel übertragen

· Die Auftrennung im elektrischen Feld erfolgt anhand der Größe

· Danach Färbung mit einem Fluoreszenzfarbstoff (Ethidiumbromid)

· Betrachtung bzw. Fotografie unter UV-Licht und Identifizierung (Basenpaare) über parallel mitlaufende Größenmarker

21.3.2. PCR bei TBC

1874 Prüfer:

Wo hat die **PCR bei der TBC** ihre Berechtigung?

Antwort:

V. a. bei atypischen Mykobakteriosen, allgemein bei schwer anzüchtbaren Erregern, 16s-RNA-PCR, Vervielfältigung der 16S-RNA mit Primern für die konservierten Regionen

1875 Prüfer:

Wo wird die **PCR bei der Tuberkulose** normalerweise eingesetzt bzw. wann sollte sie dem Kliniker empfohlen werden?

Antwort:

Bei dringendem V. a. Mykobakteriose, wenn noch nichts gewachsen ist, im Liquor bei V. a. ZNS-Tuberkulose.

21.3.3. Real-Time-PCR

1876 Prüfer:

Bitte erklären Sie die **Real-Time-PCR**.

Kommentar:

· Bei einer **Real-Time-PCR** wird die Nukleinsäureamplifikation und Detektion gleichzeitig durchgeführt. Eine weiterer Schritt mit einem Agarose-Gel zur Detektion ist nicht erforderlich!

· Eine Quantifizierung ist durch Standards und Standardkurven möglich

21 Molekularbiologie

- Möglich ist das durch einen Fluoreszenzfarbstoff, der durch Einlagerung (Interkalation) in DNA-Doppelstrang aktiv wird, oder durch einen Farbstoff, der durch einen **Quencher** geblockt wird und erst, *wenn* der Quencher durch Amplifikation entfernt wird, aktiv ist
- Alternativ zu den Fluoreszenzfarbstoffen kann der Fluoreszenz-Resonanzenergietransfer (FRET) ausgenutzt werden. Dabei wird ein Donor-Fluochrom (Reporter) durch eine Lichtquelle angeregt und gibt seine Energie an ein Akzepter-Fluochrom (Quencher) ab. Der FRET bzw. das Akzeptorsignal ist hoch, wenn der Abstand zwischen Donor und Akzeptor gering ist!

21.3.4. Nested PCR

1877   Frage:

Was ist eine **Nested-PCR**?

Kommentar:

Die **Nested-PCR** ist eine verschachtelte PCR, um sehr geringe Mengen DNA zu amplifizieren. Eingesetzt wird die Nested-PCR z. B. für den Nachweis der CMV-DNA aus einer **Guthrie-Card** (Trockenblutkarte des Neugeborenen) oder bei V. a. eine HTLV-Infektion, um das integrierte Genom zu detektieren.

22. Genetik

Inhalt

Randspalte: (+) = häufige Frage, (++) = sehr häufige Frage, (MB) = Frage aus einer Mikrobiologie-Prüfung.

22.1. Gendiagnostikgesetz

1878 **Frage:**

Was ist das **Gendiagnostikgesetz**?

Kommentar:

· Am 01.02.2010 ist das **Gendiagnostikgesetz**[1] in Kraft getreten und regelt die genetischen Untersuchungen bei Menschen und die Verwendung genetischer Proben und Daten in Deutschland

· Es soll den Patienten bei genetischen Untersuchungen, u. a. gegenüber Versicherungen (Lebensversicherung, Krankenversicherung) und Arbeitgebern schützen

1879 **Frage:**

Was ist eine genetische Untersuchung im Sinne des **Gendiagnostikgesetzes**?

Kommentar:

· Eine **genetische Untersuchung** ist eine genetische Analyse zur Feststellung genetischer Eigenschaften oder eine vorgeburtliche Risikoabklärung einschließlich der Beurteilung der jeweiligen Ergebnisse

· Eine genetische Analyse ist eine zytogenetische Analyse (Zahl und Struktur der Chromosomen), eine molekulargenetische Analyse (molekulare Struktur der DNA / RNA) oder eine Genproduktanalyse (Produkte der Nukleinsäuren)

---

[1] Gendiagnostikgesetz: www.gesetze-im-internet.de/gendg

· Die vorgeburtliche Risikoabklärung ist eine Untersuchung des Embryos / Fötus zur Bestimmung der Wahrscheinlichkeit für das Vorliegen bestimmter genetischer Eigenschaften für eine Erkrankung oder gesundheitliche Störung, beispielsweise mittels nicht-invasiver pränataler Tests(NIPT)

1880 **Frage:**

Welche **Diagnostik** ist durch das **Gendiagnostikgesetz** betroffen?

Kommentar:

· **Diagnostische Untersuchungen** sind genetische Untersuchungen zur Abklärung einer bestehenden Erkrankung (z. B. Prothrombin-Mutation bei Thrombose) oder genetische Untersuchungen im Rahmen der Pharmakogenetik

· **Prädiktive Untersuchungen** sind genetische Untersuchungen zur Abklärung einer erst zukünftig auftretenden Erkrankung oder eines Anlageträgerstatus für Erkrankungen bei Nachkommen

1881 **Frage:**

Was ist vor **prädiktiven bzw. diagnostischen Untersuchungen** gemäß Gendiagnostikgesetz zu beachten?

Kommentar:

· Bei **prädiktiven Untersuchungen** muss die Patientenaufklärung zwingend durch einen Facharzt für Humangenetik oder einen Facharzt mit entsprechender Qualifikation erfolgen

· Bei **diagnostischen Untersuchungen** kann die Aufklärung durch jeden Arzt (auch einen Laborarzt) erfolgen

22.2. Morbus Meulengracht

1882 **Frage:**

Was ist der **Morbus Meulengracht**?

22 Genetik

Kommentar:

Der **Morbus Meulengracht** ist die häufigste Erkrankung des hepatischen Bilirubin-Stoffwechsels. Synonym wird auch vom Gilbert-Syndrom gesprochen.

1883 Frage:

Welche **klinischen Symptome** zeigen sich beim **Morbus Meulengracht**?

Kommentar:

Patienten mit **Morbus Meulengracht** sind in der Regel asymptomatisch oder entwickeln einen Ikterus (am Sklerenikterus erkennbar) unter Stresssituationen, Infektionen bzw. nach verminderter Nahrungsaufnahme. Im Labor zeigt sich eine leichte Hyperbilirubinämie mit bis zu 5-fach erhöhten Bilirubin-Werten.

1884 Frage:

Was ist die Ursache des **Morbus Meulengracht**?

Kommentar:

· Der **Morbus Meulengracht** ist eine autosomal-rezessiv vererbte Erkrankung! Die häufigste Ursache ist eine Insertion in der TATA-Box des Promotors des UDP-Glucuronosyltransferase 1A1 (UGT1A1)-Gens. UGT1A1 bewirkt die Konjugation von Bilirubin und einigen Medikamenten mit Glucuronsäure. Dadurch werden diese wasserlöslich und können renal ausgeschieden werden. Statt 6 TA-Repeats im Promotor findet man in den Allelen der Patienten 7 TA-Wiederholungen. Der Polymorphismus der Allele wird auch als **UGT1A1*28** bezeichnet. Er bewirkt eine Verminderung der Transkriptionsrate des Gens und damit eine Reduktion der Aktivität der UDP-Glucuronosyltransferase auf etwa 30 % im Vergleich zu einem gesunden Menschen. Insbesondere unter Belastung kommt es zu einem **erhöhten Spiegel des unkonjugierten Bilirubins**

· Bei dem **Crigler-Najjar-Syndrom** führen Mutationen im kodierenden Bereich des UGT1A1-Gens zu einer starken Abnahme der Enzymaktivität auf 0–10 %

1885 Frage:

Wann ist der Ausschluss eines **Morbus Meulengracht** relevant?

Kommentar:

· Vor der Gabe von **Irinotecan** muss ein Morbus Meulengracht ausgeschlossen werden. Irinotecan ist ein Chemotherapeutikum (Gruppe der Topoisomerase-Hemmer), das u. a. zusammen mit 5-Fluoruracil beim Kolonkarzinom oder Magenkarzinom eingesetzt wird

· Beim Vorliegen des **UGT1A1*28-Polymorphismus** ist der Abbau u. a. von Irinotecan vermindert. Das kann zu erhöhten Spiegeln im Blut und schweren Nebenwirkungen führen. Liegt dieser Polymorphismus vor, muss daher die Chemotherapie-Dosis reduziert werden

Frage: 1886

Wie häufig ist der **Morbus Meulengracht**?

Kommentar:

Der **Morbus Meulengracht** ist weit verbreitet. Die Häufigkeit der homozygoten Allel-Träger liegt bei etwa 5–20 % in verschiedenen Bevölkerungsgruppen, wobei die phänotypische Penetranz variabel ist.

22.3. Pränatales Screening

22.3.1. Ersttrimesterscreening

Frage: 1887

Was ist ein **Ersttrimesterscreening**?

Kommentar:

· Durch Messung von **PAPP-A** und des **freien β-hCG** kann zusammen mit der sonographischen Messung der Nackentransparenz (**NT**) das Risiko errechnet werden, dass eine fetale Trisomie 21 (Down-Syndrom) vorliegt

· Die **Risikoberechnung** wird über ein Computerprogramm auf der Basis vieler tausend Messungen durchgeführt. Dafür bietet die FMF-Deutschland und die FMF-London ein Programm an. Voraussetzung ist, dass die Ärzte (und das Labor) für die Nackentransparenz-Messung bei der FMF zertifiziert sind

Frage: 1888

Wie hoch ist die **Erkennungsrate beim Ersttrimesterscreening**?

Kommentar:

· Bei dem **Ersttrimesterscreening** zwischen SSW 11+1 und 13+6 werden etwa 89 % der **Trisomie 21**-Fälle erkannt, wenn 5 % falsch positive Ergebnisse akzeptiert werden. Diese positiven Ergebnisse müssen mittels Amniozentese abgeklärt werden

· Eine noch etwas höhere Erkennungsrate von etwa 95 % erreicht man bei dem **sequentiell-integrierten Screening**. Hierbei erfolgt in der SSW 10+3 bis 12+0 die Nackentransparenzmessung und die PAPP-A Bestimmung mit einer erweiterten Biochemie (AFP, hCG, freies Estriol, Inhibin A) folgt später zwischen der SSW 14+3 und 15+6

1889   Frage:
Welche Alternativen gibt es zu dem **Ersttrimesterscreening**?

Kommentar:

· Der Goldstandard ist die Amniozentese mit einer **Karyotypisierung**. Hier besteht aber ein Untersucherabhängiges Abortrisiko von etwa 1:100 bis 1:500

· Seit wenigen Jahren ist der **Nachweis zellfreier fetaler DNA** im mütterlichen Blut mittels nicht-invasiven pränatalen Tests **(NIPT)** möglich. Verschiedene NIPT-Systeme sind in Deutschland verfügbar, z. B. der Praena-Test, der Harmony-Test und der Panorama-Test. Je nach Test können die Trisomien 21, 18, 13 und auch Fehlanlagen bei den Geschlechtschromosomen XY (Turner-, Klinefelter-, Triple-X-Syndrom) erkannt werden. Die Erkennungsrate für die Trisomie 21 ist mit > 99,5 % sehr hoch und falsch positive Ergebnisse mit < 0,1 % sehr selten

· Nachteilig sind die **hohen Kosten** – beispielsweise kostet ein Harmony-Test Stand 07/2018 zwischen 249 € (nur Trisomie 21) und 299 € (Trisomie 13, 18, 21 und X/Y-Analyse)

1890   Frage:
Welche verschiedenen **NIPT-Testverfahren** gibt es auf dem deutschen Markt?

Kommentar:

· **Praena-Test:** Random Massively Parallel Sequencing (rMPS). Die Sensitivität für die Trisomie 21 liegt laut Sequenom bei 99,29 % und die Spezifität bei 99,99 %. Das ergibt eine Falsch-Positiv-Rate von 0,01 % und einen positiven Vorhersagewert (= PPW) von 99,04 %

· **Harmony-Test:** Digital Analysis of selected regions (DANSR)-Methode. Detektionsrate für die Trisomie 21 99,5 % bei einer Falsch-Positiv-Rate von 0,06 %

· Single Nucleotide Polymorphisms (SNPs) **(Panorama-Test)**[2]

1891   Frage:
Wie bewerten Sie diese **NIPTs** im Vergleich zum bisherigen Goldstandard bei **Risikoschwangerschaften**?

Kommentar:

· Bisher war der Goldstandard die Amniozentese mit Karyotypisierung

· Im Juni 2018 hat das **Institut für Qualität und Wirtschaftlichkeit im Gesundheitswesen (IQWiG)** mitgeteilt, dass NIPTs ähnlich sensitiv und spezifisch sind wie invasive Methoden. Vorteil gegenüber einer Fruchtwasseruntersuchung ist, dass ein Teil der untersuchungsbedingten Fehl- / Frühgeburten verhindert werden können

· Der **Gemeinsame Bundesausschuss (G-BA)** prüft seit Herbst 2016, ob ein NIPT eine Regelleistung der GKV bei Risikoschwangerschaften wird

· Ethisch-politisch ist die Sache schwierig, da bei NIPT die Hemmschwelle für eine pränatale Testung gegenüber invasiven Verfahren deutlich sinkt

---

[2] Die Leistungsdaten stammen von den Herstellerseiten: www.lifecodexx.com, www.cenata.de/der-harmony-test/, www.natera.com/panorama-test

23. Qualitätsmanagement, Qualitätssicherung und Qualitätskontrolle

Inhalt

Randspalte: (+) = häufige Frage, (++) = sehr häufige Frage, (MB) = Frage aus einer Mikrobiologie-Prüfung.

23.1. Grundlagen

23.1.1. Qualitätsmanagement und Qualitätssicherung

1892 Frage:
Wer muss am **Qualitätsmanagement (QM)** teilnehmen?

Kommentar:
Am **Qualitätsmanagement (QM)** teilnehmen müssen alle Vertragsärzte, Medizinische Versorgungszentren (MVZ), zugelassene Krankenhäuser, Erbringer von Vorsorgeleistungen oder Rehabilitationsmaßnahmen und Einrichtungen, mit denen ein Versorgungsvertrag besteht.

Frage: **1893**
Wie unterscheidet sich das **QM** von der **Qualitätssicherung (QS)**?

Kommentar:
· Das **Qualitätssystem** stützt sich auf die drei Säulen Qualitätskontrolle (QC), Qualitätssicherung (QS) und Qualitätsmanagement (QM)
  - Bei der **QC** wird nach der Testdurchführung überprüft, ob die Messwerte in den festgelegten Grenzen liegen (= **Endkontrolle**). Die Freigabe erfolgt dann, wenn die **Qualitätskontrollen** in Ordnung sind!
  - Die **QS** zielt vor allem darauf ab, ein Qualitätsniveau zu halten und ist heute daher nicht mehr ausreichend
  - Das **QM** ist mit der Aufrechterhaltung des bestehenden Zustands nicht zufrieden. Mit einem QM-System strebt man daher eine Verbesserung der Prozesse an. Es geht um eine **Qualitätsplanung**, eine **Qualitätslenkung** und eine **Qualitätssicherung** (Teil des QM). Zur Qualitätsverbesserung ist ein Fehlermanagement ein obligater Bestandteil!

Frage: **1894**
Bitte benennen Sie die **drei Ebenen der Qualitätssicherung**.

Kommentar:
· Die **Strukturqualität** wird durch die Kompetenz und die fachliche Qualifikation des Arztes und der Mitarbeiter, die Anforderungen an die apparative und räumliche Ausstattung und die Vorgaben an Organisation und Hygiene bestimmt

   Eine gute Struktur garantiert nicht automatisch gute Ergebnisse, sie ist

23. Qualitätsmanagement

417

aber dafür notwendig!

· Die **Prozessqualität** ist die Qualität der Abläufe im Labor und umfasst den Ablauf der Diagnostik und die Dokumentation – sie ist deutlich schwieriger zu bewerten als die Organisation in der Strukturqualität!

· Die **Ergebnisqualität** ist am schwierigsten zu bewerten! Die Ergebnisqualität ist das Ergebnis eines Prozesses (z. B. der Laboruntersuchung). Die Prozessqualität und Ergebnisqualität müssen im Einzelfall (stichprobenartig) geprüft werden, z. B. durch Kontrolle, ob alle Ringversuche bestanden wurden

23.1.2. Allgemeines zur Akkreditierung

1895 Frage:
Wer führt **Akkreditierungen** durch?

Kommentar:
Üblicherweise die **Deutsche Akkreditierungsstelle (DakkS)**.

1896 Frage:
Welche Norm regelt die **Akkreditierung**?

Kommentar:
Zuständig ist hierfür die **ISO 15189**. Sie hat höhere Anforderungen als die EN 45001 / ISO Guide 25.

1897 Frage:
Skizzieren Sie grob die **Inhalte der DIN 15189**.

Kommentar:
· Einen Überblick über die Anforderungen der **DIN 15189** bietet die Checkliste. Diese ist untergliedert in **5 Abschnitte und 4 Anhänge**:
  - **Abschnitte:** Anwendungsbereich, Normative Verweise, Begriffe, Anforderungen an das Management, Technische Anforderungen
  - **Anhänge:** Entsprechungen zu **ISO 9001:2000** und **ISO/IEC 17025:1999ISO 17025**, Empfehlungen zum Schutz von Laborinformationssystemen, ethische Aspekte in der Laboratoriumsmedizin, normative Verweisungen auf internationale Publikationen mit ihren entsprechenden europäischen Publikationen

1898 Frage:
Wie lange ist die **Akkreditierung** gültig?

Kommentar:
Bei der **DakkS** sind Akkreditierungen normalerweise **fünf Jahre** gültig. Sie müssen aber in regelmäßigen Abständen überwacht werden.

1899 Frage:
Was ist der **Unterschied** zwischen **Akkreditierung** und **Zertifizierung**?

Kommentar:
· Eine **Zertifizierung** ist das Resultat einer Prüfung durch einen unabhängigen Dritten, der die Übereinstimmung der Arbeitsabläufe mit anerkannten Standards oder Normen (z. B. der **ISO 9001**) für einen bestimmten Zeitraum bestätigt. Zertifizierer sind QM-Experten und prüfen vor allem die Strukturqualität

· Eine **Akkreditierung** ist die formelle Anerkennung der Kompetenz eines Labors unter Berücksichtigung der Struktur-, Prozess- und Ergebnisqualität, die für medizinische Labore in der Norm **ISO 15189** (Prüflabore **ISO 17025**) festgelegt sind. Die Fachgutachter bringen hierfür ihre QM-Kenntnisse und ihre Fachkenntnisse in die Prüfung ein

1900 Frage:
Beschreiben Sie den **Ablauf einer Neu-Akkreditierung**.

Kommentar:
· **Antragsphase:** Anfrage, Antrag, Prüfung des Antrags, Vorbegehung

· **Begutachtungsphase:** Auswahl der Begutachter, Beauftragung der Begutachter, Dokumentenprüfung, Begehung vor Ort, Begutachtungsbericht

· **Akkreditierungsphase:** Entscheidung durch den Akkreditierungsausschuss, Ausstellung des Akkreditierungsbescheids und der Akkreditierungsurkunde sowie Aufnahme in das Verzeichnis der akkreditierten Stellen

· **Überwachungsphase:** Überwachung, Erweiterung und Änderung der Akkreditierung, Reakkreditierung nach fünf Jahren

23.2. Validierung, Verifizierung und Testparameter

1901 Prüfer:

Wofür dient die **Präzisionskontrolle**, die **Richtigkeitskontrolle** und der **Ringversuch**?

Kommentar:

Die **Präzisionskontrolle** dient der Erfassung zufälliger (unvermeidbarer) Fehler. Mit der **Richtigkeitskontrolle** werden systematische (vermeidbare) Fehler erfasst. Durch **Ringversuche** wird die externe Qualitätssicherung durchgeführt, d.h. die Vergleichbarkeit von Laboratorien wird überprüft.

1902 Frage:

Was versteht man unter einer **Validierung**?

Kommentar:

In Übereinstimmung mit der **guten Herstellerpraxis (GMP)** beweist die **Validierung**, dass Verfahren, Prozesse, Geräte, Materialien, Systeme oder Arbeitsgänge zu den erwarteten Ergebnissen führen!

1903 Frage:

Was versteht man unter einer **Verifizierung**?

Kommentar:

Bei kommerziellen Geräten oder Testsystemen ist die **Validierung** bereits beim Hersteller erfolgt! Vor der Einführung wird daher nur noch eine **Verifizierung** durchgeführt, um die korrekte Übertragung in die Labor-Routine sicherzustellen. Beispielsweise kann man sich bei der Verifizierungen eines kommerziellen qualitativen Tests auf das Testen von 20 Proben beschränken (7 positive, 6 grenzwertige, 7 negative).

1904 Prüfer:

Wie gehen Sie im Zuge der **Etablierung eines Tests** im Qualitätsmanagementbereich vor?

Kommentar:

Das genaue Vorgehen hängt davon ab, ob es sich um einen **in-house-Test**, einen kommerziellen, also einen bereits vom Hersteller validierten Test **(CE-Test)**, oder um eine Methodenumstellung handelt. Ebenfalls ist wichtig, ob es sich um einen qualitativen oder quantitativen Test handelt.

1905 Frage:

Was machen Sie bei der **Einführung eines kommerziellen Tests**?

Kommentar:

· Die **Validierung** ist bereits beim Hersteller erfolgt! Vor der Test-Einführung wird eine **Verifizierung** durchgeführt, um die korrekte Übertragung in die Labor-Routine sicherzustellen

· **Bei qualitativen Tests:** Präzision (Intra-Assay und Inter-Assay), Richtigkeit (Messen von Ringversuchsproben), Methodenvergleich (alter vs. neuer Test)

· **Bei quantitativen Tests:** Präzision, Richtigkeit, Methodenvergleich, Linearität, Messbereich, berichteter Wertebereich, Normbereich

1906 Frage:

Wie gehen Sie bei einem **in-house-Test** vor?

Kommentar:

· Durchführung einer kompletten **Validierung**, es muss nachgewiesen werden, dass sich die Methode für die Anwendung eignet! Es wird ein Prüfplan erstellt, der die Akzeptanzkriterien beschreibt

· **Bei qualitativen Tests:** Präzision, Richtigkeit, Methodenvergleich, diagnostische Sensitivität und Spezifität, Cut-off, Robustheit / Probenstabilität

· **Bei quantitativen Tests:** Präzision, Richtigkeit, Methodenvergleich, diagnostische Sensitivität und Spezifität, Cut-off, Robustheit / Probenstabilität, Nachweisgrenze, Bestimmungsgrenze, Messbereich, berichteter Wertebereich, Normbereich

1907 Frage:

Was ist bei einer **Methodenumstellung** zu tun?

Kommentar:

Wenn der Parameter bereits mit einer anderen Methode (anderer Hersteller, anderer Test) im Labor bestimmt wird, muss eine Paralleltestung **(Methodenvergleich)** durchgeführt werden. Etwa 20 Proben werden parallel getestet und sollten den Entscheidungsbereich (Cut-off) und den

23. Qualitätsmanagement

oberen und unteren Messbereich abdecken (7 positive Proben, 6 grenzwertige, 7 negative)[1]. Danach erfolgt eine Regressionsanalyse.

23.2.1. Sensitivität und Spezifität

> **Fallbeispiel**
>
> Sie haben einen Test, der bei 100 getesteten Blutproben 50 positive Proben findet. Anhand eines Goldstandards wissen Sie, dass in Wahrheit nur 25 Proben positiv sind und von diesen wurden nur 20 von Ihrem neuen Test als positiv erkannt.

1908 Frage:
Wie hoch ist die **diagnostische Sensitivität** des Tests?

Kommentar:
· Am besten überträgt man die Angaben in eine **Vierfeldertafel**, siehe Tabelle 23.1 (Seite 421)

· Die **diagnostische Sensitivität** ergibt sich aus den richtig-positiven Testergebnissen geteilt durch die positiven Proben im untersuchten Kollektiv (= richtig positive und falsch-negative Ergebnisse)

· Die diagnostische Sensitivität berechnet sich hier also mit $^{20}/_{25} = 0{,}8$ bzw. **80 %**

1909 Frage:
Wie hoch ist die **diagnostische Spezifität**?

Kommentar:
· Die **diagnostische Spezifität** ergibt sich aus den richtig-negativen Testergebnissen geteilt durch die negativen Proben im untersuchten Kollektiv (richtig-negative und falsch-positive Ergebnisse)

· Damit beträgt die diagnostische Spezifität $^{45}/_{(45 + 30)} = 0{,}6$ bzw. **60 %**

---

[1] http://www.g-f-v.org/Virusdiagnostik

23.2.2. Prädiktiver Wert der Borreliose-Diagnostik

> **Fallbeispiel**
>
> Sie haben einen serologischen Test für die Borreliose-Diagnostik mit einer sehr guten Spezifität von 98 % und einer Sensitivität von 90 %.

1910 Frage:
Wenn Sie mit diesem Test die gesamte Bevölkerung *screenen*, wie wahrscheinlich ist es dann, dass ein Patient mit einem positiven Testergebnis auch wirklich eine Borreliose hat?

Kommentar:
Diese Frage zielt auf den positiven Vorhersagewert (syn. **Positiver Prädiktiver Wert (PPW)**) ab. Hierfür muss man die Prävalenz der Borreliose kennen!

1911 Frage:
Da keine exakten Zahlen bekannt sind, gehen Sie bitte von einer **Borreliose-Prävalenz** von 25/100.000 aus.

Kommentar:
· Bei einer **Prävalenz** von 25 / 100.000 haben von 100.000 Untersuchten nur 25 eine Borreliose. Bei einer **Sensitivität** von 90 % werden $25 \cdot 0{,}9 = 22$ der **Kranken** erkannt!

· Bei einer **Spezifität** von 98 % bekommen aber auch 2 % (100 % − Spezifität) der **Gesunden** fälschlicherweise ein positives Ergebnis: $(100.000 − 25) \cdot 2 \% = 2.000$!

· Insgesamt werden $22 + 2.000 = 2.022$ Personen positiv getestet → Der **PPW** liegt damit bei 22 / 2.022 also 1,1 %! D.h. nur rund **1 %** der positiv Getesteten sind wirklich **krank** und die große Mehrheit der positiv Getesteten (99 %) sind eigentlich gesund!

> **Merke: Prädiktiver Wert**
>
> Der PPW hängt stark von der Prävalenz der Krankheit in dem untersuchten Kollektiv ab! Das macht ungezielte Screening-Untersuchungen schwierig!

Tabelle 23.1.: Vierfeldertafel

	Probe positiv (25)	Probe negativ (75)
Test positiv (50)	richtig positiv (20)	falsch positiv (30)
Test negativ (50)	falsch negativ (5)	richtig negativ (45)

1912 **Frage:**
Wie lässt sich der **prädiktive Wert** verbessern?

Kommentar:
· Aufklären der Patienten und Einsender, dass Untersuchungen nur in Kollektiven mit einer hohen **Prävalenz** sinnvoll sind. Die Prävalenz im untersuchten Kollektiv ist dann höher, wenn z. B. erkrankungstypische Symptome vorliegen
· **Beispiel Borreliose:** Etwa 10 % (bei Kinder höher) der an einer akuten Fazialisparese Erkrankten haben eine (Neuro-) Borreliose!
  - Von 1.000 Erkrankten haben 100 eine Borreliose (1.000 · 10 % = 100). Bei einer **Sensitivität** von 90 % werden davon 90 gefunden (richtig positive: 100 · 0,9 = 90). Bei einer **Spezifität** von 98 % ergeben sich (1.000 − 100) · (100 − 98) = 18 falsch positive Ergebnisse → **PPW** = 90 / (90 + 18) also 83 %
  - Durch klinisch sinnvolle Vorselektion (Symptom: Fazialisparese) lässt sich in dem Beispiel der PPW von 1 % auf 83 % erhöhen!

23.2.3. Analytische Grenzen

1913 **Frage:**
Was ist die **Nachweisgrenze?**

Kommentar:
Die **Nachweisgrenze** ist eine Entscheidungsgrenze für das Vorhandensein eines Analyten. Es ist die kleinste Konzentration eines Analyten, die qualitativ noch erfasst werden kann.

1914 **Frage:**
Wie wird häufig die **Nachweisgrenze** bestimmt?

Kommentar:
Die **Nachweisgrenze** wird häufig aus dem **Signal-Rausch-Verhältnis** abgeleitet. Hierzu wird eine Leerprobe mehrmals gemessen und der Mittelwert (Grundrauschen) und die Standardabweichung bestimmt. Die Nachweisgrenze ist dann der Mittelwert plus der dreifachen Standardabweichung.

Frage: 1915
Was ist die **Bestimmungsgrenze?**

Kommentar:
· Die **Bestimmungsgrenze** ist die kleinste Konzentration, die **quantitativ** gemessen werden kann
· Ab der Bestimmungsgrenze erfüllt der Test die vorgegebenen Anforderungen an Präzision und Richtigkeit (z. B. Variationskoeffizient < 10 %)

Frage: 1916
Wie wird die **Bestimmungsgrenze** festgelegt?

Kommentar:
Gebräuchlich ist die Ableitung aus der Nachweisgrenze: Die **Bestimmungsgrenze** ist damit die dreifache Nachweisgrenze.

23.2.4. Sensitivität und Spezifität

Frage: 1917
Wie ist die **analytische Sensitivität** definiert?

Kommentar:
· Die **analytische Sensitivität** ist ein Maß für das Nachweisvermögen eines Tests. Davon abzugrenzen ist die **diagnostische Sensitivität** als Maß dafür, wie gut der Test alle Erkrankten erfassen kann
· Die **kleinste Konzentrationsdifferenz** innerhalb des Messbereichs, die noch sicher unterschieden werden kann, ist die analytische Sensitivität

Frage: 1918
Wie ist die **funktionelle Sensitivität** definiert?

421

23. Qualitätsmanagement

Kommentar:
· Die **funktionelle Sensitivität** wird bestimmt, indem verschiedene Patientenseren mehrfach (10–15 mal) gemessen und der **Variationskoeffizient (VK)** berechnet wird
· Umso niedriger die Konzentration ist, umso höher ist normalerweise der VK
· Die **funktionelle Sensitivität** ist die Konzentration, an der der **VK 20 %** nicht überschreitet

23.2.5. Messbereich und Linearität

1919 Frage:
Was ist der **Messbereich eines Tests**?

Kommentar:
Innerhalb des **Messbereichs** können die Anforderungen an die Genauigkeit (Präzision und Richtigkeit) eingehalten werden.

1920 Frage:
Wie definieren Sie den **Messbereich** in der Praxis?

Kommentar:
· Der **Messbereich** wird nach klinischen Erfordernissen festgelegt
· Für die **untere Grenze** kann die Bestimmungsgrenze verwendet werden oder sie wird höher angesetzt, z. B. kann der niedrigste Kalibratorwert genommen werden
· Die **obere Grenze** ist die höchste Konzentration, die in der **Linearitätsprüfung** noch erfasst wurde

1921 Frage:
Was ist die **Linearität eines Tests**?

Kommentar:
Im **linearen Bereich** liefert ein Test Ergebnisse, die direkt proportional zur Konzentration in der Probe sind. Die Abhängigkeit zwischen dem Messsignal und dem Analyt kann linear, quadratisch oder logarithmisch sein.

1922 Frage:
Welche Form haben häufig biochemische und immunologische Verfahren bei Auftragung der Kurve mit dem Signal oder der Konzentration?

Kommentar:
Häufig ist es eine **S-förmige Kurve**: zuerst kommt ein exponentieller Anstieg, dann der lineare Bereich und dann flacht sich die Kurve ab.

1923 Frage:
Wie wird die **Linearität bestimmt**?

Kommentar:
Optisch anhand des Kurvenverlaufs oder besser mittels einer **Regressionsanalyse**. Davon abweichende Kurvenverläufe begrenzen dann oben und unten den linearen Bereich (Messbereich).

23.2.6. Genauigkeit eines Tests

1924 Frage:
Was versteht man unter der **Genauigkeit eines Tests**?

Kommentar:
· Die **Genauigkeit** ist der Gesamtfehler eines Tests bestehend aus Präzision und Richtigkeit
· Systematische und zufällige Fehler verschlechtern die Genauigkeit

Richtigkeit

1925 Frage:
Wie ist die Definition der **Richtigkeit**?

Kommentar:
Laut der Rili-BÄK ist die **Richtigkeit** ein Maß für die Übereinstimmung des Mittelwerts aus einer größeren Serie ermittelter Messergebnisse und einem wahren Wert (Sollwert, Referenzwert, etc.). Siehe auch Abbildung 23.1 (Seite 424) und Abb. 23.2 (Seite 425).

1926 Frage:
Wie ermitteln Sie die **Richtigkeit**?

Kommentar:
· Vergleich der Messwerte mit Referenzwerten
· Verwendung einer unabhängigen Referenzmethode
· Verwendung von zertifizierten Referenzmaterialien (z. B. WHO-Standards)

- Inter-Labor-Vergleiche (Teilnahme an Ringversuchen)
- Aufstockung von Realproben

1927 Frage:

Wie gehen Sie bei der **Aufstockung** vor?

Kommentar:

Bei der **Aufstockung** wird eine Matrixprobe mit einer definierten Menge des Analyten aufgestockt – idealerweise mit einem internationalen Standard. Dazu müssen mindestens zwei Konzentrationen verwendet werden. Dann werden die aufgestockten Proben zusammen mit dem Blindwert mehrfach gemessen.

1928 Frage:

Wie führen Sie einen **Methodenvergleich** durch?

Kommentar:

Beim **Methodenvergleich** wird ein Panel an Patientenproben mit zwei verschiedenen Methoden gemessen. Dabei sollten die Proben den gesamten Messbereich (negativ, schwach-positiv, positiv) abdecken und die Vergleichsmethode eine zertifizierte Referenzmethode bzw. die *Standardmethode* sein. Anschließend erfolgt eine **Korrelationsanalyse**.

1929 Frage:

Was ist die **systematische Messabweichung**?

Kommentar:

Die **systematische Messabweichung** ist die **systematische Fehlerkomponente** eines quantitativen Tests. Wenn die systematische Fehlerkomponente klein ist, dann ist die **Richtigkeit** groß!

Präzision und Robustheit

1930 Frage:

Wie ist die **Präzision** definiert?

Kommentar:

Bei der **Präzision** geht es um die Streuung der Messwerte um einen Mittelwert durch **zufällige Fehler**! Bei einer *guten* Präzision stimmen die Wiederholungsuntersuchungen gut überein.

1931 Frage:

Was ist die **Robustheit**?

Kommentar:

- **Robustheit** ist ein Begriff für die **Störanfälligkeit** eines Test, d.h. der Unempfindlichkeit eines Analyseverfahrens gegenüber Änderungen der analytischen Rahmenbedingungen
- Eine **robuste Methode** ergibt bei kleinen, alltäglichen Schwankungen der Testbedingungen (z. B. Raumtemperatur) weitestgehend gleiche Messergebnisse

1932 Frage:

Wie bestimmen Sie die **Robustheit**?

Kommentar:

Die **Robustheit** kann beispielsweise durch einen Vergleich der **Inter-Assay-Variationskoeffizienten** des letzten Monats mit dem Inter-Assay-VK aus der Methodenvalidierung ermittelt werden.

23.2.7. Wiederfindung

1933 Frage:

Wo wird die **Wiederfindung** eingesetzt und was ist das?

Kommentar:

- Die **Wiederfindung** wird bei der Thyreoglobulinmessung regelmäßig eingesetzt. Antikörper gegen **Thyreoglobulin** kommen häufig bei Autoimmunerkrankungen wie der **Hashimoto-Thyreoiditis** oder dem **Morbus Basedow** vor
- **Thyreoglobulin-AK** stören die Bestimmung von Thyreoglobulin und verursachen falsch niedrige Werte! Ist gar kein Thyreoglobulin messbar, liegt evtl. eine Athyreose (Schilddrüse fehlt!) vor

1934 Frage:

Wie wird bei **Thyreoglobulin** die **Wiederfindung** durchgeführt?

Kommentar:

Nach der Thyreoglobulinmessung wird eine definierte Menge Thyreoglobulin zu der Probe dazugegeben und die Messung wiederholt. Entspricht der Messwert der ersten Messung plus der dazugegebenen Menge Thyreoglobulin, dann ist die **Wiederfindung** = 100 %.

23. Qualitätsmanagement

1935 Frage:

Wie ist der **Normbereich der Wiederfindung**?

Kommentar:

Die **Wiederfindung** liegt üblicherweise zwischen 70 und 130 % (100 ± 30 %).

1936 Frage:

Was machen Sie bei **zu niedrigen Wiederfindungswerten**? Was bei zu hohen?

Kommentar:

Bei einer **Wiederfindung** < 70 % sollten die **Theroglobulin-Antikörper** bestimmt werden. Wiederfindungswerte > 130 % sind per se erstmal unplausibel, denn das heißt ja, dass plötzlich mehr Thyreoglobulin vorhanden ist als zugegeben wurde. Vermutlich liegt ein Messfehler vor, daher sollte die Messung wiederholt werden. Evtl. macht es Sinn, die Messung verdünnt zu wiederholen, um einen High-Dose-Hook-Effekt auszuschließen.

23.2.8. Probenverschleppungen

1937 Frage:

Was sind **Probenverschleppungen**?

Kommentar:

· Unterschieden wird die **Reagenzienverschleppung** von der **Probenverschleppung**. Bei der Probenverschleppung wird ein Teil der Probe in das nächste Probengefäß *verschleppt*
· Bei Analysegeräten ist vor allem die Probenverschleppung ein Problem

1938 Frage:

Wann tritt die **Probenverschleppung** auf?

Kommentar:

Die **Probenverschleppung** ist vor allem ein Problem, wenn auf eine hochkonzentrierte eine niedrig konzentrierte oder negative Probe folgt. Folgt beispielsweise auf eine hoch positive HBsAg- oder HIV-Probe eine schwach positive oder grenzwertige Probe, muss an eine Probenverschleppung gedacht werden!

1939 Frage:

Wie sollte mit **Probenverschleppungen** in der Laborpraxis umgegangen werden?

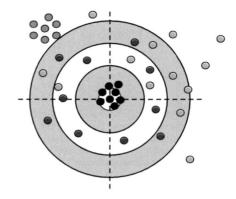

Abb. 23.1.: Präzision und **Richtigkeit**. Die schwarzen Punkte sind präzise und richtig, die roten präzise, aber falsch, die blauen im Mittel richtig, aber unpräzise (Streuung zu hoch) und die grünen unpräzise und falsch!

Kommentar:

· **Neue Geräte sollten auf Verschleppung untersucht werden**, indem Leerproben nach hoch positiven Proben getestet werden → diese müssen negativ sein!
· In der Routine sollte nach hoch positiven Proben überprüft werden, ob die nachfolgende Probe schwach positiv ist und wenn ja, diese Probe ggf. wiederholt werden! → Cave: unter Umständen wurde das Röhrchen kontaminiert. Die Wiederholung sollte daher aus einem anderen Aliquot bzw. dem Originalröhrchen erfolgen!

23.3. Vergleich zweier Messverfahren

23.3.1. Bland-Altman-Diagramm

Frage: **1940**

Was versteht man unter einem **Bland-Altman-Diagramm**?

Kommentar:

Das **Bland-Altman-Diagramm** ist ein besonderes Punktdiagramm. Es eignet sich sehr gut dafür, eine neue Messmethode mit einer Referenz- oder

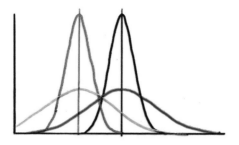

Abb. 23.2.: Präzision und **Richtigkeit.** Die schwarze Kurve ist präzise und richtig (schmalbasig und hoch), die rote Kurve präzise, aber falsch (schmalbasig, aber nach links verschoben), die blaue Kurve im Mittel richtig, aber unpräzise (breitbasig) und die grüne Kurve unpräzise (breitbasig) und falsch (verschoben)!

Vergleichsmethode (Goldstandard) zu vergleichen

1941   **Frage:**

Wie wird das **Bland-Altman-Diagramm** erstellt?

Kommentar:

In das **Bland-Altman-Diagramm** wird an der Y-Achse die Messwertdifferenz der beiden Testmethoden (Messwert Methode 1 minus Messwert Methode 2) aufgetragen und an der X-Achse der Mittelwert der beiden Methoden (siehe Abbildung Seite 426). Zusätzlich werden im Diagramm drei Linien eingezeichnet: der Mittelwert der Differenzen sowie der Mittelwert der Differenzen plus bzw. minus das 1,96-fache der Standardabweichung der Differenzen.

1942   **Frage:**

Was kann man aus dem **Bland-Altman-Diagramm** ablesen?

Kommentar:

· An der **Y-Achse** ist die Höhe der **Schwankungsbreite der Messwertdifferenz** zwischen Methode 1 und Methode 2 ersichtlich

· Erkennbar ist auch **systematischer Messfehler**, d.h. eine Methode misst systematisch höher oder tiefer (Mittelwert weicht von *null* ab)

· Erkennbar ist auch, ob die Abweichung der Methoden von der Messwerthöhe abhängig ist

23.4. Rili-BÄK

> **Merke:**
>
> Es lohnt sich die aktuell gültige **Rili-BÄK** und die Publikation *Häufig gestellte Fragen zur Rili-BÄK* aufmerksam durchzuarbeiten! Dieses Thema wird zunehmend bestimmend in der Labormedizin und kommt in fast jeder Facharztprüfung vor!

23.4.1. QMH

Frage: 1943

Was ist ein **Qualitätsmanagementhandbuch**?

Kommentar:

· Ein **Qualitätsmanagementhandbuch (kurz QMH)** ist die Basis, um ein Qualitätsmanagementsystem aufzubauen

· Es fasst die zentralen Anforderungen des jeweiligen QM-Systems zusammen und enthält Verweise auf die Verfahrensanweisungen

· Bei größeren Laboren kann auf separate Verfahrens- und Arbeitsanweisungen verwiesen werden

Frage: 1944

Wie erstellen Sie ein **Qualitätsmanagementhandbuch**?

Kommentar:

Die Voraussetzung für ein **QMH** ist das Aufstellen aller Geschäftsprozesse, einschließlich der Personal, Daten– und Informationssicherheit. Aus dieser Übersicht über das Unternehmen wird das QMH erstellt.

Frage: 1945

Welche Struktur bzw. welchen Inhalt muss das **Qualitätsmanagementhandbuch** haben?

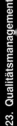

23. Qualitätsmanagement

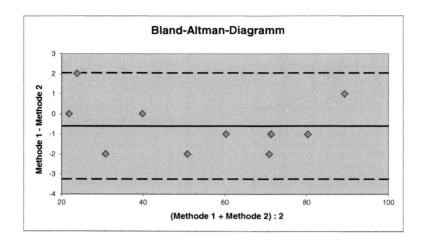

Bland-Altman-Diagramm

(Methode 1 + Methode 2) : 2 (x-axis)

Methode 1 - Methode 2 (y-axis)

Kommentar:

· Bei der Erstellung eines **QMHs** gibt es eigentlich keine vorgegebene Struktur. Bei einer Zertifizierung nach **DIN EN ISO 9001** kann man aus der Norm die Struktur ableiten:

· **Deckblatt:**
  - Geltungsbereich des QM-Systems
  - Inkraftsetzung durch Laborleitung

· **Inhaltsverzeichnis mit Gliederung des QMHs**

· **Führungsprozesse:**
  - Unternehmensübersicht mit Laborleitung, Rechtsform, Qualitätsmanagement, Qualitätspolitik
  - Personalwesen: Personalauswahlverfahren, beruflicher Werdegang, Tätigkeitsbeschreibung, Fort- und Weiterbildung, Mitarbeiterbewertung

· **Unterstützende Führungsprozesse:**
  - Dokumentationswesen mit Dokumentenlenkung, Dokumentenreview, Archivierung
  - Dynamische QM-Optimierung mit Beschwerde- und Fehlermanagement, QM-Optimierung mit internen und externen Audits, Vorbeugungs- und Korrekturmaßnahmen

  - Auditwesen mit Qualitätsaudits, Auditverfahren, Überwachung durch die Akkreditierungsstellen
  - Räumlichkeiten und Umgebungsbedingungen: Räumlichkeiten, Einrichtungen, Sicherheit (Müll, Zutritts-, Daten-, Gerätesicherheit)
  - Laboratoriumsausrüstung: Geräte (Neugeräte, Kalibrierung, Wartung), Reagenzien, Laborsystem, Computervalidierung, Systemsicherheit, Datenerfassung und -archivierung

· **Kernprozesse:**
  - Dienstleistungen und externe Tätigkeiten: Dienstleistungsvereinbarung, Vergabe an Auftragslaboratorien, Beratungsleistungen, Lieferungen (Reagenzien- und Lieferantenbewertungen), externe Leistungen (Fahrdienst, Reinigung)
  - Präanalytik: Materialvorbereitung und –versand, Auftragsformulare, Leistungsverzeichnis, Präanalytikfibel, Probentransport, Auftragsannahme, Notfallproben, Nachforderungen, Umgang mit nicht brauchbaren Proben, Probensortierung und –lagerung
  - Untersuchungsverfahren: Entwicklung bzw. Einführung neuer Verfahren, Ermittlung der Messunsicherheit, Referenzbereiche und

Entscheidungswerte, Dokumentation der Untersuchungsverfahren (Änderungen der Untersuchungs- und Revisionsverfahren, Standard Operating Procedure (SOP))
- Qualitätssicherung: interne und externe Qualitätskontrolle, alternatives Vorgehen, Vergleichbarkeit von Untersuchungen
- Postanalytik: technische und medizinische Validation, Befundberichte, Probenarchivierung und Nachforderungen
· **Unterstützende Prozesse**
· **Abkürzungsverzeichnis und Begriffserläuterung**
· **Anhang**

23.4.2. Qualitätssicherung und Qualitätskontrolle

1946 Prüfer:

Was ist notwendig zur **Qualitätssicherung**?

Antwort:

Interne und externe Qualitätssicherung (Ringversuche), Präzisionskontrolle, Richtigkeitskontrolle

1947 Prüfer:
+ Wann und wie oft werden **Kontrollen** durchgeführt?

Kommentar:

· Gemäß **Rili-BÄK** muss vor der Untersuchung von Patientenproben die erste Kontrollprobenmessung durchgeführt werden. Spätestens nach 16 Stunden die zweite, so dass innerhalb von 24 Stunden zwei Kontrollprobenmessungen erfolgt sind
· Notwendig sind **Kontrollprobenmessungen** auch **nach jedem Eingriff ins System**, also bei Neustart nach Geräteabschaltung, Kalibration, Reparatur oder Wartung untersuchungsrelevanter Geräteteile und Reagenzchargenwechsel
· **Kontrollproben müssen Zielwerte haben** und in zwei relevanten Konzentrationsbereichen liegen. Es ist zulässig, eine **Negativ- und eine Positivkontrolle** zu verwenden!

1948 Prüfer:

Wie werden **Kontrollmessungen dokumentiert**?

Kommentar:

· Schriftliche Dokumentation der **Kontrollprobenmessungen** nach Messverfahren und Arbeitsplatz getrennt mit zusätzlicher graphischer Darstellung der Kontrollwerte (**Chart review**)

· Die Dokumentation muss den Laborname, Arbeitsplatz, Datum und Uhrzeit, Analyt, Methode, Kontrollmesswert, Zielwert, relative und absolute Abweichung vom Zielwert, Hersteller, Charge, Freigabevermerke und die Unterschrift des Verantwortlichen (Laborleiter) enthalten

· Die Messergebnisse der Qualitätssicherung müssen 5 Jahre aufbewahrt werden!

1949 Prüfer:

Welche **Grenzen** gelten für die **Kontrollen**?

Kommentar:

· Nach der Messung wird das Kontrollergebnis beurteilt. In Teil B1 der Rili-BÄK sind Tabellen mit bestimmten Analyten enthalten. Für jeden Analyten ist die zulässige Abweichung des Einzelwertes bzw. des relativen quadratischen Mittelwerts (**QUAMM**) angegeben. Die zulässige Abweichung beim Ringversuch ist ebenfalls angegeben

· Wenn der Analyt nicht in diesen Tabellen enthalten ist, müssen mittels einer **Vorphase** die laborinternen Grenzen bestimmt werden

1950 Prüfer:

Welche Konsequenzen ergeben sich bei **Über- oder Unterschreiten der zulässigen Abweichungen des QUAMM**?

Kommentar:

Der **QUAMM** ist der **quadratische Mittelwert der Messabweichung**. Wenn Kontrollen die **Fehlergrenzen** nicht einhalten, muss die Methode gesperrt und nach der Ursache gesucht werden. Anhand der medizinischen Relevanz muss der Verantwortliche entscheiden, ob das Messverfahren wieder freigegeben wird.

1951 Prüfer:

Was sind **Ringversuche**?

427

23. Qualitätsmanagement

Kommentar:

· **Ringversuche** gehören zur externen Qualitätskontrolle und müssen einmal pro Quartal für die in Teil B1 genannten Parameter durchgeführt werden

· Die vorgegebene Fehlergrenze für Ringversuche darf nicht überschritten werden

1952 Prüfer:

Was ist bei der **laborinternen Präzisionskontrolle** zu beachten?

Antwort:

Notwendig in der Vorversuchsphase innerhalb des VK zu bleiben

1953 Prüfer:

Was ist mit der **internen Richtigkeitskontrolle**?

Antwort:

Messung jeder 4. Analyseserie, Normbereich und pathologischen Bereich abdecken.

1954 Frage:

Wie lange müssen **Ringversuche und Kontrollen** aufbewahrt werden?

Antwort:

· Ringversuche müssen mindestens 10 Jahre aufbewahrt werden

· Interne Richtigkeitskontrolle muss 5 Jahre aufgehoben werden (Rili-BÄK?)

1955 Prüfer:

Was passiert, wenn man im niedergelassenen Bereich **Ringversuche** nicht besteht?

Antwort:

Innerhalb eines Jahres (entspricht der Gültigkeit des Zertifikats) muss der Beweis erbracht werden, dass man doch den Ringversuch bestehen kann, sonst ist das Zertifikat weg.

23.4.3. Rili-BÄK

1956 Prüfer:

+ Was steht in den **Richtlinien der Bundesärztekammer zur Qualitätskontrolle**?

Kommentar:

· Gemeint ist wohl die **Rili-BÄK**, also Richtlinie der Bundesärztekammer zur Qualitätssicherung (laboratoriumsmedizinischer Untersuchungen) und nicht zur Qualitätskontrolle *Anm.: Das sollte man eigentlich schon unterscheiden!* Grundlage dafür ist eine gesetzliche Pflicht zur QS in medizinischen Laboratorien, die sich aus § 4a der **Medizinprodukte-Betreiberverordnung** ergibt

· Die **Rili-BÄK** hat inzwischen über 30 Seiten und besteht aus mehreren Teilen: **Teil A** beschreibt grundlegende Anforderungen (schriftlich festgelegte präanalytische Maßnahmen, räumliche Bedingungen, Gerätedokumentation) an die QS und das Etablieren eines Qualitätsmanagementsystems mit Erstellen von Arbeits- und Geräteanweisungen sowie Mitarbeiterschulungen

· In den speziellen Teilen **B1 bis B5** sind die Mindestanforderungen an die interne und externe QS festgelegt. Teil B1 regelt die quantitativen Laboruntersuchungen, B2 die qualitativen Laboruntersuchungen, B3 den direkten Nachweis und die Charakterisierung von Infektionserregern, B4 die Ejakulatuntersuchungen und B5 die molekulargenetischen und zytogenetischen Untersuchungen

Prüfer: **1957**

Was wissen Sie über **Qualitätskontrollen** und + die **Rili-BÄK**

Kommentar:

· Aktuell gibt es eine Neufassung der **Rili-BÄK**, veröffentlicht September 2014 im Ärzteblatt. Sie regelt die Qualitätssicherung laboratoriumsmedizinischer Untersuchungen in der Heilkunde. Grundlage dafür ist das Eichgesetz!

· Mit der **Rili-BÄK** sollen Einflussgrößen und Störgrößen in der Präanalytik minimiert werden, die fachgerechte Durchführung der Laboruntersuchung (mit Minimierung der Störeinflüsse) und korrekte Zuordnung und Dokumentation der Untersuchungsergebnisse und eines Befundberichts gewährleistet werden

· In **Teil A** werden grundlegende Anforderungen an die QS genannt, **Teil B1** regelt die quantitativen Untersuchungen, **Teil B2** die qualitativen Untersuchungen, **Teil B3** die direkten Erregernachweise (PCR, Bakteriologie), **Teil B4** die Ejakulatuntersuchungen, **Teil B5** die molekulargenetischen und zytogenetischen Laboruntersuchungen, **Teil C** und **Teil D** enthalten Regelungen zum Beirat und den Fachgruppen für die Rili-BÄK, **Teil E** die Anforderungen an die Ringversuche (E1 quantitative Verfahren, E2 qualitative Verfahren und E3 direkte Erregernachweise, E4 Ejakulatuntersuchungen, E5 molekular und zytogenetische Untersuchungen)

1958 **Prüfer:**

Welche **Abweichungen** werden durch die **Rili-BÄK** erlaubt?

Kommentar:

· Die erlaubten relativen Abweichungen bei **Ringversuchen** sind für viele quantitative Analyten im Teil B1 der Rili-BÄK festgelegt

· Für die **interne Qualitätskontrolle** gibt es ebenfalls für viele Analyten eine Angabe zur zulässigen relativen Abweichung des Einzelwertes bzw. des relativen quadratischen Mittelwertes

· Für Analyten, die in B1 nicht explizit aufgeführt sind, müssen die **laborinternen Fehlergrenzen** ermittelt werden. Die Fehlergrenzen errechnen sich aus den Kontrollprobenmessungen von 15 Tagen. Während der Ermittlung der laborinternen Grenzen gelten die Herstellergrenzen

---

1959
+

Prüfer:

Was ist bei den **Kontrollen gemäß Rili-BÄK** zu beachten?

Antwort:

Präzision und Richtigkeit (intern), Ringversuche (extern)

Kommentar:

· Die **externe Qualitätskontrolle** erfolgt vorrangig durch Ringversuche, die **interne Qualitätskontrolle** durch Kontrollprobenmessungen

· Bevor Patientenproben untersucht werden, erfolgt eine **Kontrollprobenmessung**. Innerhalb von 24 Stunden, aber spätestens nach 16 Stunden erfolgt eine zweite Kontrollprobenmessung

· Weitere Kontrollprobenmessungen erfolgen nach jedem Eingriff ins System, z. B. nach Neustart oder Geräteabschaltung, Kalibration, Reparatur oder Wartung untersuchungsrelevanter Geräteteile sowie Reagenzchargenwechsel

· Kontrollproben müssen Zielwerte haben, es werden **Kontrollen** in zwei relevanten Konzentrationsbereichen eingesetzt, z. B. durch eine Negativ- und eine Positivkontrolle

· Unterschieden wird zwischen quantitativen und qualitativen Analyten. Bei quantitativen Untersuchungen gilt Teil B1 und bei qualitativen gilt Teil B2

· Einerseits müssen die Herstellervorgaben (Zielwert, Zielbereich) eingehalten werden, andererseits gelten für die in der Rili-BÄK genannten Analyten ebenfalls diese Zielwerte. Es gilt immer die engere Grenze!

23.4.4. QM Mikrobiologie

Prüfer: 1960

Was wird in der **Mikrobiologie** überwacht?

Antwort:

Platten, Geräte, Reagenzien, Temperaturen (Brutschränke)

23.4.5. Liquordiagnostik

Frage: 1961

Welche **Liquorparameter sind Rili-BÄK-pflichtig**?

Kommentar:

Gesamtprotein, Albumin, Immunglobuline (IgG, IgM, IgA), Glukose, Lactat

Frage: 1962

Wer organisiert die **externen Qualitätskontrollen**?

Kommentar:

Von der Bundesärztekammer wurden die Referenzinstitutionen **INSTAND e.V.** und das Zentrale Referenzinstitut für Bioanalytik beauftragt, Ringversuche zur externen QS anzubieten.

Frage: 1963

Für welche Analyten gibt es **Ringversuche** und wie häufig?

23. Qualitätsmanagement

Kommentar:

· Liquorzytologie (2 mal pro Jahr)
· Oligoklonale Banden (2 mal pro Jahr)
· Antikörperindex von HSV und MRZ = Masern, Röteln, VZV (2 mal pro Jahr)
· Albumin, Immunglobuline (IgG, IgM, IgA) (4 mal pro Jahr)
· Glukose und Lactat (4 mal pro Jahr)

1964 Frage:
Für welche Analyten gibt es **kommerzielle Kontrollmaterialien?**

Kommentar:
Gesamtprotein, Immunglobuline (IgG, IgM, IgA), Glukose, Lactat, Oligoklonale Banden, Antikörperindex von Borrelien, HSV und MRZ (= Masern, Röteln, VZV), Beta-Trace-Protein, Liquorzytologie

1965 Frage:
Wie ist die Vorgehensweise, wenn keine **kommerziellen Liquorkontrollen** erhältlich sind?

Kommentar:
Wenn kommerziell keine Kontrollmaterialien erhältlich sind, bleibt die Herstellung eigener Kontrollen aus verdünnten Serumproben oder aus (gepooltem) Liquor. **Kalibratoren** dürfen *prinzipiell* **nicht als Kontrollen** verwendet werden.

23.5. GMP-Betrieb

23.5.1. Spenderproben

1966 Frage:
Was ist bei der Untersuchung von **Spenderproben** anders als bei **Routine-Patientenproben?**

Kommentar:
· Normalerweise unterscheiden sich Patienten und Spender nicht – die Ausnahme ist die Leichenblutuntersuchung von Totspendern
· An Assay und Labor werden aber gemäß Arzneimittelgesetz (AMG) und Good Manufacturing Practice (GMP) höhere Ansprüche gestellt

- Bei Spendertestungen dürfen nur Assays eingesetzt werden, die den durch das **Paul Ehrlich Institut (PEI)** definierten diagnostischen Ansprüchen genügen und durch das PEI für die Spenderdiagnostik freigegeben sind. Hierfür muss der Einsender die Tests beim PEI registrieren
- Das durchführende Labor wird vom Auftraggeber durch Audits und durch die Aufsichtsbehörde (Regierungspräsidium) durch GMP-Inspektionen überwacht
- Die Pflichten des Einsenders (Entnahmeeinrichtung) und des Labors werden in einem schriftlichen Verantwortungsabgrenzungsvertrag festgelegt
- Die Untersuchungsergebnisse bzw. Rohdaten müssen gemäß AMG und Gewebegesetz mit 15 Jahren (bei Blutprodukten) bzw. 30 Jahren (Gewebeproben) deutlich länger als Patientenrohdaten aufbewahrt werden

23.5.2. Qualifizierung

Frage: 1967
Was versteht man unter einer **Raum-** bzw. **Gerätequalifizierung?**

Kommentar:
· In einem **GMP-Labor** müssen Räume und Geräte qualifiziert sein. *Anm.: Vermutlich werden diese Anforderungen früher oder später auch Einzug in die Akkreditierung finden*

· Die **Gerätequalifizierung** sorgt für einen dokumentierten Nachweis, dass das Gerät für die vorgesehene Verwendung geeignet ist bzw. bei der **Raumqualifizierung**, dass der Raum für die vorgesehene Verwendung geeignet ist

· Die **Qualifizierung** lässt sich in eine retrospektive Qualifizierung von Geräten im praktischen Einsatz und eine prospektive Qualifizierung von neu anzuschaffenden Geräten unterscheiden

· Normalerweise sind in regelmäßigen Abständen **Requalifizierungen** notwendig

Frage: 1968
Kennen Sie die **vier Phasen der Qualifizierung?**

Kommentar:

Eine **Qualifizierung** besteht aus der Design Qualification (DQ), der Installation Qualification (IQ), der Operational Qualifikation (OQ) und der Performance Qualification (PQ)

1969 Frage:

Bitte erklären Sie die einzelnen **Qualifizierungsschritte** anhand der **Gerätequalifizierung** genauer.

Kommentar:

· Bei der **Design Qualification** wählt man das anzuschaffende Gerät aus. Für die Leistungsmerkmale werden Mindestanforderungen (Lastenheft) festgelegt und diese dann mit den tatsächlichen Leistungsmerkmalen der angebotenen Geräte (Pflichtenheft) abgeglichen. Daneben werden noch andere Faktoren wie der Preis oder die Benutzerfreundlichkeit beachtet. Nach der DQ kommt normalerweise die Anschaffung

· Die **Installation Qualification** ist die Phase von der Gerätelieferung und der -installation bis zur ersten Funktionsprüfung (*Einschalten*) durch den Techniker des Geräteherstellers

· Die **Operational Qualifikation** umfasst neben allgemeinen Funktionstests auch die Ersteinweisung von Labormitarbeitern und das Erstellen der Geräte-SOPs zur Bedienung, Kalibration und Wartung

· Bei der **Performance Qualification** wird gezeigt, dass das Gerät für den vorgesehenen Einsatzzweck tatsächlich geeignet ist, z. B. durch Messung von bekannten Proben (Ringversuchsproben, Standards etc.)

1970 Frage:

Was ist ein **GMP-reguliertes Umfeld**?

Kommentar:

· **GMP** steht für **Good Manufacturing Practice**, also die **gute Herstellungspraxis für Arzneimittel**. Labore, die Blutproben von Spendern untersuchen, z. B. von Knochenmark- oder Blutspendern, werden Teil des pharmazeutischen Herstellungsprozesses und fallen daher auch unter die gesetzlichen Regelungen wie das Arzneimittelgesetz (AMG)

· **Wichtig** ist vor allem ein GMP-gerechtes Qualitätsmanagement-System, u. a. durch ein Dokumentenmanagement, ein Abweichungsmangement, Qualifizierungen, Validierungen, Schulungen, ein Risikomangement und interne Audits

Frage: **1971**

Wie ist das **allgemeine Vorgehen** bei jedem Qualifizierungsschritt?

Kommentar:

· Das im GMP-Bereich übliche Vorgehen lautet: **Plan → Durchführung → Auswertung → Bericht**

· In dem **Plan** werden detailliert alle für den **Qualifizierungsschritt** notwendigen Aktionen festgelegt und die hierfür notwendigen Akzeptanzkriterien definiert. Nach der Durchführung werden die Ergebnisse ausgewertet, bewertet und in einem Bericht dokumentiert

Frage: **1972**

Warum ist bei einem kalibrierten Gerät zusätzlich eine **Qualifizierung** erforderlich?

Kommentar:

Bei der **Qualifizierung** wird der dokumentierte Nachweis erbracht, dass das Gerät geeignet ist, qualitätsrelevante Prozesse gemäß den gültigen Qualitäts- und Prüfvorschriften durchzuführen.

431

23. Qualitätsmanagement

24. Allgemeines

Inhalt

Randspalte: (+) = häufige Frage, (++) = sehr häufige Frage, (MB) = Frage aus einer Mikrobiologie-Prüfung.

24.1. Befundvalidation

1973   Frage:

Was versteht man unter einer **Konstellationskontrolle** oder **Befundmusterkontrolle**?

Kommentar:

· Bei der **Konstellations- oder Befundmusterkontrolle** werden Analyte, die aus den gleichen Proben gemessen wurden und physiologisch voneinander abhängen, auf *Plausibilität* geprüft

· Ein Beispiel für eine Befundmusterkontrolle ist die **Dreierregel**: Erythrozytenzahl (in nl) · 3 = Hämoglobin (in g/dl) · 3 = Hämatokrit (in %)

MB   ## 24.2. Medizingeschichte

1974   Prüfer:

Grundlegende Kenntnisse der **Medizingeschichte**

Antwort:

Behring, Pasteur, Henle´sche Postulate

Kommentar:

· **Emil von Behring** wurde 1894 geboren und wird als *Retter der Kinder* oder als *Retter der Soldaten* bezeichnet. 1891 entwickelte er das erste **Diphtherieheilserum** und bekam 1901 den Nobelpreis für Physiologie und Medizin

· **Louis Pasteur**, bekannt durch die *Pasteurisierung* von Lebensmitteln (z. B. der Milch), war ein Pionier der Impfstoffentwicklung. Er entwickelte einen Milzbrandimpfstoff für Tiere und **1885** einen **Tollwutimpfstoff** für Menschen. Das *Institut Pasteur* war das erste Forschungsinstitut für Medizinische Mikrobiologie

· Die **Henle-Koch-Postulate** wurden 1840 zuerst von Jakob Henle und dann 1882 von Robert Koch endgültig formuliert:
  1. Damit ein Erreger als Ursache einer Erkrankung angesehen werden kann, sollte er bei einer Infektion mikroskopisch nachweisbar sein
  2. Die von einem Kranken isolierten Mikroorganismen sollten außerhalb (z. B. in Bakterienkultur) des erkrankten Organismus anzüchtbar sein
  3. Die angezüchteten Organismen müssen bei Übertragung auf das Versuchstier zur Ausbildung der typischen Krankheit führen

Frage: 1975

Wer war **Theodor Bilharz**?

Kommentar:

Theodor Bilharz (1825–1862) war ein deutscher Tropenarzt aus Sigmaringen, der ab 1850 in Ägypten lebte. 1851 fand er bei einer Autopsie in Kairo in einer Darmvene einen kopulierenden Saugwurm. Gemeint sind die Pärchenegel, die die **Schistosomiasis** verursachen. 1856 wurde die Krankheit erstmals als Bilharzia haematobia, also Bilharziose bezeichnet. Er starb nach einer großen Karriere mit 37 Jahren in Kairo an Typhus.

24.3. Leitlinien

1976 **Frage:**
Wie werden **Leitlinien** klassifiziert?

Kommentar:
· **Leitlinien** der Mitgliedsgesellschaften der Arbeitsgemeinschaft der Wissenschaftlichen Medizinischen Fachgesellschaften e.V. (AWMF) werden in drei, auf die Entwicklungsmethodik bezogene Klassen eingeteilt:

S1 Leitlinien wurden von einer Expertengruppe im informellen Konsens erarbeitet (Ergebnis sind Empfehlungen)

S2 Leitlinien sind Ergebnis einer formalen Konsensfindung (S2k) und / oder einer formalen *Evidenz*-Recherche (S2e)

S3 Leitlinien haben alle Elemente einer systematischen Entwicklung (Logik-, Entscheidungs- und *outcome*-Analyse)

· **Nationale Versorgungsleitlinien** entsprechen methodisch der Klasse S3

1977 **Frage:**
Für was steht das K bei einer **S2K-Leitlinie**?

Kommentar:
· Laut AWMF[1] gibt es seit 2004 eine Unterteilung in die Klassen S2**e**, also **evidenz**-basiert und S2**k**, also **konsens**-basiert.

· Bei **S2k-Leitlinien** soll die Zusammensetzung der Leitliniengruppe repräsentativ für den Adressatenkreis sein und Vertreter der entsprechenden Fachgesellschaften oder Organisationen frühzeitig in die Leitlinienentwicklung eingebunden werden. Jede Empfehlung im Rahmen einer strukturierten Konsensfindung unter neutraler Moderation diskutiert und abgestimmt. Ziel ist die Lösung noch offener Entscheidungsprobleme, eine abschließende Bewertung der Empfehlungen und die Messung der Konsensstärke. Jede S2k-Leitlinie enthält einen Leitlinien-Report zum methodischen Vorgehen. Angabe von *Evidenz*- und *Empfehlungsgraden* sind nicht enthalten, da es eben keine Evidenzbasierten Leitlinien sind

---
[1] http://www.awmf.org: AWMF-Regelwerk

· Bei einer **S2e-Leitlinie** ist eine systematische Recherche, Auswahl und Bewertung wissenschaftlicher Belege (*Evidenz*) zu den relevanten klinischen Fragestellungen erforderlich. Vor einer eigenen Literaturrecherche wird zuerst systematisch nach Leitlinien zum gleichen Thema gesucht und geprüft, ob einzelne Empfehlungen daraus übernommen werden können. Wichtig sind bei der Suche nach **Evidenz**, dass systematische Methoden verwendet werden und dies dokumentiert wird. Dies umfasst die Suchstrategie mit Auflistung der verwendeten Suchbegriffe und Quellen (Fachzeitschriften, Kongressbeiträge, Datenbanken etc.). Dabei müssen explizit die Auswahlkriterien und Ausschlussgründe für die Evidenz dargelegt werden. Die Evidenz muss hinsichtlich ihrer methodischen Qualität bewertet und die Ergebnisse in einer Evidenz-Tabelle dargestellt werden. Die Ergebnis-Bewertung ergibt den **Evidenzgrad** (Stärke der Evidenz). Jede S2k-Leitlinie enthält einen Leitlinien-Report zum methodischen Vorgehen

24.4. Unfallverhütungsvorschriften und Arbeitsschutz

Prüfer: 1978
Wer gibt die **Unfallverhütungsvorschriften** heraus?

Kommentar:
· Für den Laborbereich ist es die Laborrichtlinie *Sicheres Arbeiten in Laboratorien – Grundlagen und Handlungshilfen* und wird von der Deutschen Gesetzlichen Unfallversicherung (DGUV) herausgegeben

· Daneben gibt es auch noch die Gefahrstoffverordnung u. a.

Prüfer: 1979
Was steht in der **Gefahrstoffverordnung**?

Kommentar:

Die **Gefahrstoffverordnung** beinhaltet die Gefährdungsbeurteilung und Substitutionsprüfung, Technische Schutzmaßnahmen (Arbeitsplatzgestaltung, Lüftung) und Prüfungen.

1980 **Frage:**

Was empfehlen Sie einem Arzt, der in seiner Praxis keine **Sicherheitskanülen** verwenden will, da diese zu umständlich und zu teuer seien?

Kommentar:

· **Sicherheitskanülen** müssen seit 2008 verwendet werden! Auch die **Technische Regel für Biologische Arbeitsstoffe (TRBA) 20/50** sieht seit 2006 verschärfte Sicherheitsanforderungen beim Umgang mit spitzen oder scharfen medizinischen Instrumenten vor!

· **Verstöße können teuer werden!** Das Landesarbeitsgericht Nürnberg hat einer Medizinischen Fachangestellten ein **Schmerzensgeld von 150.000 €** zugesprochen, da sie durch eine Nadelstichverletzung eine Hepatitis-C-Infektion (mit einer schweren rheumatoiden Arthritis als Komplikation der IFN-γ-Therapie) erworben hat. Der Praxisinhaber hat gegen die **Unfallverhütungsvorschriften** verstoßen, da er keine Sicherheitskanüle zur Verfügung stellte und muss daher laut Gericht (Urteil vom 09.06.2017, AZ: 7 Sa 231/16) für den Schaden haften!

24.5. Labormedizinumfeld

1981 **Prüfer:**

Wie sehen Sie die **Labormedizin** heute?

Kommentar:

· Aktuell ist das Umfeld in der Labormedizin sehr schwierig durch die fortschreitende Bildung von Großlaboratorien, Laborverbünden und den Aufkauf durch (ausländische) Investoren

· Stagnation und zunehmend begrenzte persönliche Möglichkeiten durch die Einführung der Niederlassungsbeschränkung (Bedarfsplanung) in der Labormedizin. Dadurch ist es nicht mehr möglich, neue Laboratorien aufzumachen oder sich in Kooperationen (MVZ) mit anderen Fachrichtungen niederzulassen

· Hauptproblem ist die Niederlassungsbeschränkung für den Laborarzt: In der Labormedizin gibt es sehr viele Medizinische Versorgungszentren (MVZ) – dort gehört der Kassensitz dem MVZ und nicht dem angestellten Facharzt! Bei Verlassen des MVZ bleibt daher der Kassensitz

zurück! Dies zerstört eigentlich den Grundgedanken des freien Arztes und mindert die Attraktivität der Fachrichtung immens!

Prüfer: 1982

Was denken Sie, wie man sich in dem **momentanen Laborumfeld** behaupten kann?

Kommentar:

· (Leider) nehmen die Konzentrationsprozesse weiter zu. Kleinere Labore gehören Laborverbünden an oder werden komplett aufgekauft. Die bestehenden Labore und Laborverbünde werden immer größer und marktbeherrschend. Krankenhauslabore werden oft verkauft und anschließend durch niedergelassene Labore betreut. Durch die Niederlassungsbeschränkung und die offizielle Überversorgung ist eine Niederlassung schwierig

· Kleine und mittlere Labore können nur in Konkurrenz mit *Laborketten* bestehen, wenn sie ein eigenes unverwechselbares Profil haben – Beispiele sind das Labor Volkmann mit der Autoimmundiagnostik, das Labor Enders mit der Infektionsserologie in der Schwangerschaft oder das Bernhard-Nocht-Institut für tropenmedizinische Erreger

· Zunehmend wichtiger wird es auch, die Einsender an sich zu binden. In Zeiten der Laborverbünde, in denen der Einsender u.U. nicht weiß, in welchem Labor des Verbunds seine Probe untersucht wird, können kleinere Labor als regionaler und direkter Ansprechpartner punkten!

· Problematisch ist der zunehmende Preisdruck in der Diagnostik durch hohe Rabattierungen im stationären Bereich und die seit langem angekündigte GOÄ-Reform mit mutmaßlicher Abwertung technischer Leistungen zugunsten der sprechenden Medizin. Parallel dazu steigt das Anspruchsverhalten der Einsender und Patienten und ist nur durch eine (kostspielige) weiter zunehmende Automatisierung zu befriedigen. Das wiederum können kleinere Ein-Mann-Labore nicht leisten!

24.6. Aufbewahrungsfristen für Befunde

Prüfer: 1983

Wie lange müssen Sie **Befunde** aufbewahren?

Antwort:

Anm. Prüfling: richtig geraten . . . 10 Jahre

Kommentar:

· Für **allgemeine Untersuchungsbefunde** gilt im medizinischen Bereich eine Aufbewahrungsfrist von **10 Jahren**. Da es aber eine Vielzahl von Fristen gibt, sollte in einem akkreditierten Labor eine SOP die **Mindestaufbewahrungsfristen** regeln
  - Interne Dokumente wie QMH, SOPs oder Organigramme 5 Jahre
  - externe und interne Qualitätskontrollen sowie Reagenziendokumentationen 5 Jahre
  - Rohdaten und Kalibrationsdaten 2 Jahre
  - Blutgruppen-Serologien 15 Jahre bzw. Antierythrozytäre AK unbegrenzt
  - Mikrobiologische Untersuchungsergebnisse 5 Jahre
  - Fersenblut-Filterpapierkarten (**Guthrie-Card**) für 3 Monate und werden danach vernichtet
· Im Bereich der **Spenderdiagnostik** müssen Rohdaten für 15 Jahre (Blutprodukte) bzw. 30 Jahre (Gewebeproben) aufbewahrt werden. Für eine lückenlose **Rückverfolgung** sind u. a. Kalibrationen, Kontrollen, Wartungsberichte, Testanleitungen und SOPs erforderlich. Dies wird in Audits, sogenannten GMP-Inspektionen, durch das zuständige Regierungspräsidium überprüft und ist im Arzneimittelgesetz (AMG) vorgegeben
· Eine Besonderheit gibt es für Untersuchungsergebnisse, die unter das **Gendiagnostikgesetz** fallen. Hier müssen die Daten ggf. nach 10 Jahren rückstandslos **vernichtet** werden

25. Musterprüfungen

Inhalt

25.1. Musterprüfung von 2013[1]

1984

Prüfer:
Patient mit **pathologischer Linksverschiebung**:
Was sind das für Zellen? Was veranlassen Sie?
Welche Differentialdiagnosen gibt es?

Antwort:
Myeloblasten, Promyelozyten, Metamyelozyten,
Myelozyten *Anm. Prüfling: Der Prüfer wollte auf
CML hinaus:* KM, Blutbild, Ausstrich

Kommentar:
· Bei der **pathologischen Linksverschiebung** treten die Vorstufen typischerweise bis zu den
Myeloblasten auf. Bei der typisch, bakteriellen
Linksverschiebung meist nur bis zu den Metamyelozyten! Siehe auch Seite 125
· Eine **chronische myeloische Leukämie (CML)**
wäre typisch. Denkbar sind aber auch viele andere hämatologisch-onkologische Erkrankungen
wie myeloproliferative Erkrankungen, akute
Leukämien, Knochenmarkinfiltrationen bei malignen Tumoren und Lymphomen sowie eine
extramedulläre Hämatopoese

1985

Prüfer:
Was erwarten Sie im **Blutbild** bei einer **CML**?

Antwort:
Im Blut: Leukozytose, Basophilie, Hb niedrig,
ggf. Thrombopenie. Im Knochenmark: Chromo-
somenanalyse → Philadelphia-Chromosom

---

[1]Geändert nach Protokoll: www.medi-learn.de/
pruefungsprotokolle/facharztpruefung/detailed.php?
ID=268.

1986

Prüfer:
Was ist das **Philadelphia-Chromosom**?

Antwort:
t9;22 → führt zu bcr/abl

1987

Prüfer:
Was ist das **bcr/abl**? Wie wird es bestimmt?

Antwort:
RT-PCR

1988

Prüfer:
Nach 3 Jahren Behandlung kommt es unter
Imatinib zum Rezidiv. Was nun?

Antwort:
Therapie absetzen, umsetzen, ggf. wieder se-
quenzieren.

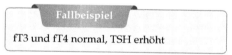

Fallbeispiel

fT3 und fT4 normal, TSH erhöht

1989

Prüfer:
Was ist das?

Antwort:
latente Hypothyreose

1990

Prüfer:
Differentialdiagnose?

Antwort:
Hashimoto → SD AK → MAK, TPO-, TG-, TRAK-
AK

1991

Prüfer:
Stellenwert, Unterschied zwischen MAK / TPO-
AK?

Kommentar:
· MAK und TPO-AK werden häufiger synonym
verwendet, das Zielantigen unterscheidet sich
jedoch

- **TPO-AK** sind Antikörper gegen **Thyreoperoxidase**, **MAK** sind Antikörper gegen **mikrosomales Schilddrüsenantigen**
- **MAK** richten sich gegen mehrere Proteine der mikrosomalen Fraktion und haben dadurch eine geringe Spezifität als die **TPO-AK** gegen die Thyreoperoxidase

1992 Prüfer:
Wie ist in der **Schwangerschaft** der **TSH-Zielwert**?

Antwort:
1,5 mU/l

Kommentar:
Angestrebt wird bereits bei Kinderwunsch sowie unter L-Thyroxin-Substitution ein **TSH-Grenzwert von 2,5 mU/l**. Ein isoliert erniedrigter TSH-Wert (normal hohe Schilddrüsenhormone fT3, fT4) wird in der Regel als unproblematisch angesehen. Bei nicht substituierten Schwangeren werden im Regelfall folgende Referenzwerte angegeben:
1. Trimenon: 0,1–2,5 mU/l
2. Trimenon: 0,2–3,0 mU/l
3. Trimenon: 0,3–3,0 mU/l

> **Fallbeispiel**
>
> Kind 7 Jahre: kaltschweißig, Übelkeit, Erbrechen, RR 150 / 105, erhöhtes Troponin I

1993 Prüfer:
Was hat es?

Antwort:
Bin nicht gleich drauf gekommen, habe gesagt, wenn nicht das Troponin erhöht wäre, würde ich an eine Meningitis denken, dann eben vielleicht Myokarditis... *Anm. Prüfling: nein, war es nicht*

1994 Prüfer:
Das Kind hat keinen Meningismus *Anm. Prüfling: zur Hilfe bekam ich dann* Adrenalin ist 50-fach erhöht, Noradrenalin normal.

Antwort:
Phäochromozytom

1995 Prüfer:
Vorgehen? Was abnehmen?

Antwort:
24-Stunden-Sammelurin, Plasma

1996 Prüfer:
Abbauweg von Katecholaminen?

Antwort:
Tyrosin, Noradrenalin, Adrenalin, Metanephrine, Vanillinmandelsäure

1997 Prüfer:
Was ist weiter zu tun?

Antwort:
Ultraschall zum Ausschluss Nebennierenmarktumor

1998 Prüfer:
Welche genetischen Veränderungen liegen bei **MEN Typ 2** vor?

Antwort:
RET-Protoonkogen

Kommentar:
MEN = multiple endokrine Neoplasie. MEN Typ 2 lässt sich in MEN 2A (Sipple-Syndrom) mit einem medullären Schilddrüsenkarzinom, einem Phäochromozytom und einer Hyperplasie der Nebenschilddrüse (primäre Hyperparathyreoidismus) und einem MEN 2B (William-Syndrom) ohne einen primären Hyperparathyreoidismus und einer Manifestation außerhalb der endokrinen Organe, z. B. Ganglioneurome einteilen.

1999 Prüfer:
Was liegt vor bei **normal hohem Adrenalin** und **erhöhtem Noradrenalin**?

Antwort:
Grenzstrangtumor

2000 Prüfer:
DD: Hyperaldosteronismus primär vs sekundär, was ist zu erwarten?

Antwort:
Aldosteron hoch, Renin erniedrigt / erhöht

2001 Prüfer:

Was ist die häufigste Ursache für einen **sekundären Hyperaldosteronismus**?

Antwort:

Nierenarterienstenose

2002 Prüfer:

Kennen Sie die neue **Schwangerschaftsrichtlinie Zucker**? Wie wird der 50 g oGTT durchgeführt?

Antwort:

Erst Nüchternglukose bestimmen, vorher 12 Stunden nüchtern, 3 Tage normale kohlenhydratreiche Kost, dann 50 g Glukose innerhalb von 10 Minuten trinken, nach 1 Stunde Glukosewert messen.

2003 Prüfer:

Was ist der Zielwert nach 1 Stunde?

Antwort:

Normal Blutzucker < 135 mg/dl. Wenn pathologisch, dann 75 g oGTT durchführen.

2004 Prüfer:

Was sind die **Grenzwerte** für den **75 g oGTT**?

Kommentar:

Grenzwerte bei dem oGTT 75 sind für den Nüchternblutzucker < 92 mg/dl, Blutzucker nach einer Stunde < 180 mg/dl und nach zwei Stunden < 153 mg/dl (s. auch S. 99). Bereits ein erhöhter Wert beweist einen Gestationsdiabetes!

2005 Prüfer:

Welche Antikoagulanzien sind in dem neuen Glukose-Blutentnahmebesteck (GlucoExact-Röhrchen)?

Antwort:

NaFluorid + Citrat

25.2. Musterprüfung von 1998 im Wortlaut

Anm. Prüfling: Prüfungsdauer 55 Minuten. Nur ein Prüfling an dem Tag, deshalb länger!?

2006 Prüfer:

In der Zeitung liest man in letzter Zeit viel über **einen Erreger von Durchfallerkrankungen**. Was fällt Ihnen dazu ein?

Antwort:
EHEC

2007 Prüfer:

Wie ist die **Pathogenese von EHEC bedingten Durchfällen**?

Antwort:

EHEC, Toxine: SLT1 und SLT2, Hämolyse, bei einem Teil der Patienten (hauptsächlich Kindern) HUS, Erwachsene TTP, Kinder auch hämorrhagische Colitis

2008 Prüfer:

Welche Diagnostik führen Sie bei **V. a. EHEC** durch?

Antwort:

· Die Sorbitol-Negativität ist kein sicheres Unterscheidungskriterium, da es auch sorbitol-positive, SLT-bildende Stämme gibt
Anm. Prüfling: das wollte er hören!

· Ein Toxin-Nachweis mittels ELISA ist nicht so gut (Spezifität und Sensitivität) wie die PCR, bei uns auch zum Screenen PCR von Kultur, pos. Befunde müssen reproduzierbar sein, zusätzlicher Nachweis von Pathogenitätsfaktoren hly und eaeA

> **Fallbeispiel**
>
> HIV-1-Westernblot: Positiv- und Negativkontrolle sowie ein Patientenblot. Der Patient hat eine deutlich positive isolierte gp120-Bande.

2009 Prüfer:

Wie interpretieren Sie einen **HIV-Blot mit einer isolierten gp120-Bande** und wie gehen Sie weiter vor?

Antwort:

Fraglicher Befund, da nur eine env-Bande positiv ist. Wiederholung in 2 Wochen mit neuem Serum. Befund an Arzt mit *fraglich*, keine Mitteilung an Patienten.

2010 Prüfer:

Welche **weitere HIV-Diagnostik** gibt es, wenn eine *sofortige Abklärung* erforderlich ist?

Antwort:

PCR

2011 Prüfer:

Weist die **HIV-PCR** DNA oder RNA nach?

Antwort:

In diesem Fall besser Provirus-Nachweis in Lymphozyten (sensitiver), also direkte Amplifikation von DNA (Das sensitivste Verfahren wäre eine Real-Time-PCR nach Ultrazentrifugation einer größeren Serum-Menge).

Kommentar:

In der Routinetestung ist heutzutage der Nachweis der viralen RNA mittels PCR oder TMA gebräuchlich. Der **Nachweis der proviralen integrierten DNA** ist aufwendig und damit den Forschungslaboren bzw. Nationales Referenzzentrum (NRZ) vorbehalten.

2012 Prüfer:

Welche **Quantifizierungsmöglichkeiten** gibt es bei der **HIV-PCR**?

Antwort:

Beispielsweise Roche-PCR mit genauer Beschreibung

2013 Prüfer:

Sagt Ihnen **bDNA-Assay** etwas?

Antwort:

Ach ja der Bäumchen Test …

Kommentar:

· bDNA steht für branched-DNA, also verzweigte DNA
· Es ist eine Methode zum quantitativen Nachweis von HIV, HCV, HBV mittels Signalamplifikation → Es ist keine Nukleinsäure amplifizierende Technik!
· Im Gegensatz zur PCR wird nicht die Nukleinsäure vor der Detektion amplifiziert, sondern stattdessen das Signal zur Detektion verstärkt. Die Signale gehen von einem verzweigten (*branched*) Hybridisierungskomplex aus, der aus der

Zielnukleinsäure sowie primären, sekundären und tertiären Sonden besteht

· Nachteilig sind die im Vergleich zur PCR höheren Nachweisgrenzen, so dass die Methode heute nicht mehr routinemäßig eingesetzt wird

> **Fallbeispiel**
>
> Westernblot des HIV-Folgeserums mit noch stärkerer Reaktion der gp120- und schwacher p55-Bande.

Prüfer: **2014**

Wie interpretieren Sie diesen Blot mit einer **gp120- und einer p55-Bande**?

Antwort:

Nach den Interpretationskriterien ist das positiv: 1 env- und 1 gag-Bande. Habe ich so noch nie gesehen. Die Serokonverter, die ich gesehen habe, sahen immer anders aus.

Prüfer: **2015**

Wie?

Antwort:

Bei fraglichen Blots oft schwache gp41 oder isolierte Reaktion mit p24 und / oder p55. Beim Folgeserum dann meist gp41 und mindestens 1 gag-Bande. Die pol-Banden kommen meist später.

Prüfer: **2016**

Der Patient war in der HIV-PCR deutlich positiv. Welche Erklärung haben Sie für den ungewöhnlichen WB-Befund?

Antwort:

?

Anm. Prüfling: Kommerzielle WBs haben wohl an Position gp120 häufig relativ viel gp41, das im Gel die gleiche Laufstrecke hat. Die Bande entspricht dann eigentlich gp41.

Prüfer: **2017**

Welche **Formen der Malaria** kennen Sie?

Antwort:

Malaria tropica (Plasmodium falciparum), Malaria tertiana (Plasmodium ovale und vivax) und Malaria quartana (Plasmodium malariae).

2018 Prüfer:

Welche Malaria würden Sie sich aussuchen, wenn Sie eine bekommen müssten?

Antwort:

Am ehesten die **Malaria quartana**, die ist nicht so fulminant wie die Malaria tropica und macht keine **Hypnozoiten** in der Leber (keine Reaktivierungsgefahr!) wie bei Malaria tertiana!

2019 Prüfer:

Welche **Malariatherapien** kennen Sie?

Antwort:

Mefloquin, Chloroquin

Kommentar:

Siehe Malariatherapie Seite 244!

2020 Prüfer:

Wie ist die Pathogenese von **ZNS-Komplikationen bei der Malaria tropica**?

Antwort:

Ausbildung von **Knobs** auf der Membran der befallenen Erythrozyten → Adhärenz an das Kapillarendothel → kapillare Stase und lokale Gewebshypoxie (besonders Gehirn betroffen)

2021 Prüfer:

Was sagt Ihnen der **tumor-necrosis-factor** in diesem Zusammenhang?

Antwort:

?

Kommentar:

Tumor-necrosis-factor engl. für Tumor-Nekrose-Faktor (TNF)-α! Er führt zu einer starken Entzündungsreaktion bis zum Schock.

2022 Prüfer:

Wie ist das bei **Resistenzen gegen Chloroquin**? Entstehen die Resistenzen in vielen Gebieten unabhängig voneinander oder gehen sie von einigen wenigen Stämmen bzw. Gebieten aus?

Antwort:

Wahrscheinlich letzteres!?

Anm. Prüfling: Prüfer bestätigt das

2023 Prüfer:

Was empfehlen Sie zur **CMV-Diagnostik bei Patienten nach Knochenmarktransplantation**?

Antwort:

· Bei immunkompetenten Patienten ist bei CMV-Reaktivierung oft ein IgM- und / oder ein IgG-Titeranstieg zu sehen. Serologie bei immunsupprimierten Patienten oft weniger hilfreich, aber im Rahmen des Gesamtbilds nützlich (hat der Patient überhaupt eine CMV?)

· Direktnachweis: Antigen-Nachweis oder PCR aus verschiedenen Materialien, PCR aus Serum bei einem CMV-Träger ohne Reaktivierung normalerweise negativ. Nachweis von early-Antigen mit monoklonalen Antikörpern in Lymphos und Granulozyten, Isolation der PBMC mittels Ficoll, Clonab, Nachweis von early-Antigen nach Anzüchtung von CMV aus verschiedenen Materialien (ENTA, BAL, Urin) in HFF (humanen Vorhautfibroblasten)

2024 Prüfer:

Wie ist die **Aussagekraft der verschiedenen Methoden** bei der **CMV-Reaktivierung**?

Antwort:

Bewertung der Gesamtsituation mit allen Laborbefunden und der Klinik. Die CMV-Diagnostik bei Transplantationspatienten ist schon ziemlich schwierig, zumal ja eine Transplantatabstoßung und eine CMV-Reaktivierung klinisch zunächst ziemlich ähnlich aussehen.

Anm.: Prüfer lächelt, will eigentlich aber etwas anderes hören.

Kommentar:

Wenn es klinisch relevant ist eine **CMV-Reaktivierung** auszuschließen, erfolgt dies im Regelfall mittels einer CMV-PCR aus EDTA-Blut. Bei geringen Kopienzahlen (100–1.000) ist häufig nicht klar, ob es sich um eine normale Hintergrundaktivität der persistierenden humanen Cytomegalieviren handelt. Hier helfen Verlaufskontrollen sowie ggf. eine Viruskultur oder der Nachweis des pp65-Antigens!

2025 Prüfer:

Welches **CMV-Antigen** wird nachgewiesen?

Antwort:

Ein early-Antigen, vielleicht auch ein immediate early Antigen

Anm. Prüfling: Prüfer fragt irgendwie weiter – ich weiß nicht, auf was er hinaus will? Ich sage etwas von pp65, bin der Meinung, dass das eine andere Bezeichnung für eines der early antigens ist. pp65 wollte er hören. Weist mich darauf hin, dass pp65 kein early Antigen ist, sondern irgendetwas anderes (habe ich nicht genau verstanden). Prüfer fasst nochmals kurz zusammen: Immunologischer Nachweis von pp65 und CMV-PCR am aussagekräftigsten beim CMV-Monitoring von transplantierten Patienten.

2026 Prüfer:

Welche **Impfungen** sind für **Kinder** empfohlen?

Antwort:

STIKO-Empfehlungen ausführlich aufgezählt.

2027 Prüfer:

Warum reicht eine **einzige Impfung gegen Masern**? Warum kann man durch Impfprogramme versuchen, die Masern auszurotten (im Gegensatz zu anderen Impfprogrammen)?

Antwort:

Das Masernvirus ändert sich nicht und es gibt nur 1 Serotyp. Der Mensch ist der einzige Wirt.

2028 Prüfer:

Ginge das bei der **Diphtherie** nicht auch?

Antwort:

Nein, Toxin ist phagenkodiert, Corynebacterium diptheriae kann es haben oder auch nicht. Immunität nicht gegen den Erreger, sondern gegen das Toxin.

2029 Prüfer:

Wann war die letzte **Influenza-Pandemie**?

Antwort:

1968, als Pandemie fällt mir dann noch die spanische Grippe von 1918 ein.

Kommentar:

2009/2010 trat eine Variante des Subtyps A H1N1 (A/California/7/2009) auf. Diese Variante wurde als die sogenannte **Schweinegrippe** bekannt. Weltweit wurden in 214 Ländern Infektionen mit H1N1 bestätigt. Mit insgesamt 18.449 Todesfällen war der Verlauf jedoch viel harmloser als bei der **Spanischen Grippe** mit geschätzten 50 Millionen Todesopfern. Dies war zu Beginn jedoch nicht abzusehen, weshalb es zu Pandemiewarnungen der WHO kam! Der *harmlose* Verlauf führte im Nachgang zu (unberechtigter) Kritik an den Gesundheitsbehörden, vor allem von Seiten der Impfgegner.

2030 Prüfer:

Wieso kam es **1968 zur Influenza-Pandemie**?

Antwort:

Eine Pandemie entsteht, wenn durch einen Antigenshift ein neuer Subtyp entsteht, das Besondere ist das segmentierte RNA-Genom bei Influenzaviren. Bei Infektionen von einem Wirt mit mehreren verschiedenen Subtypen kann es zum Reassortment kommen. Beispielsweise bei Schweinen, die mit Viren von Vögeln und Menschen infiziert sind bei entsprechend engem Zusammenleben, z. B. in Südostasien. Hämagglutinin und Neuraminidase sind entscheidend.

2031 Prüfer:

Wie sah der **Antigenshift bei der letzten Influenzapandemie** aus?

Anm. Prüfling: Weiß ich nicht, weiß nur das Prinzip. Laut Prüfer: H2N2 → H3N2

2032 Prüfer:

Was ist denn mit den **neuen Viren aus Hongkong**?

Antwort:

Ach das Vogel-Virus – **H5N1**. Das ist ein Subtyp, der bisher noch nie beim Menschen gefunden wurde. Es hat aber nur einzelne Erkrankungsfälle gegeben.

2033 Prüfer:

Ist das ein **neuer Subtyp**? Ist eine **Pandemie** zu erwarten?

Antwort:

Ja, eigentlich schon. Der Subtyp ist doch über Antigenshift definiert? Aber es muss ja nicht jeder neue Subtyp unbedingt gefährlich für den Menschen sein ...

2034 **Prüfer:**

In diesem Fall liegt **kein** Antigenshift vor, und eine Pandemie ist deshalb auch nicht zu erwarten!

2035 **Prüfer:**

Haben Sie einen **positiven Tine-Test?**

Antwort:

JA

2036 **Prüfer:**

Bei wie viel Prozent Ihrer Altersgruppe ist der **Tine-Test** positiv?

Antwort:

In der Altersgruppe wahrscheinlich ziemlich selten, unter meinen (älteren) Kollegen dürfte es anders aussehen.

2037 **Prüfer:**

Was bedeutet ein **positiver Tine-Test?**

Antwort:

Schon mal Kontakt mit Mycobacterium tuberculosis gehabt (andere Mykobakterien)? Eventuell subklinisch abgelaufene Infektion.

2038 **Prüfer:**

Wie ist das in meiner Altersgruppe?

Antwort:

Sie hatten früher eine BCG-Impfung.

2039 **Prüfer:**

Ich habe eine **Verschattung im linken Oberlappen**. Was bedeutet das? Habe ich noch **Tuberkulose?** Oder kann ich es noch mal erwarten?

Antwort:

Bedeutet, dass Sie mit dem Erreger fertig geworden sind. Gute zelluläre Abwehr.

2040 **Prüfer:**

Sind noch **Mykobakterien** da?

Antwort:

Wenn ja, dann zumindest gut unter Kontrolle.

2041 **Prüfer:**

Welche Patientengruppe bekommt eine **Tuberkulose?**

Antwort:

Bei uns heutzutage AIDS-Erkrankte, Alkoholiker, Personen in schlechtem Allgemeinzustand.

2042 **Prüfer:**

Wodurch kommt es zur Infektion / Reaktivierung in klassischen Situationen, z. B. Gefangenenlagern?

Antwort:

Schlechter AZ → schlechte Abwehr → hohe Menschendichte → starke Exposition

2043 **Prüfer:**

Beschreiben Sie den **Weg eines TBC-Bakteriums** im Lauf der Infektion!

Antwort:

Alveolen – von Makrophagen phagozytiert – können aber intrazellulär überleben – in Lymphknoten Präsentation durch Makrophagen – T-Zellaktivierung – Granulombildung – MIF (macrophageinhibitory-factor) – Abtötung im Makrophagen, z. B. durch toxische Stoffe, z. B. Sauerstoffmetaboliten.

Anm. Prüfling: Prüfer wollte eigentlich nur hören: Primäraffekt – Primärkomplex (Primäraffekt + lokale Lymphknoten) – evtl. lymphogene / hämatogene Aussaat – Miliartuberkulose

2044 **Prüfer:**

Was ist die **Miliartuberkulose?** Wie kommt es dazu?

Antwort:

Entsteht nach lymphogener / hämatogener Aussaat von Primärkomplexen aus *Überwindung* der ersten Lymphknotenstation.

2045 **Prüfer:**

Was ist eine **offene Tuberkulose?**

Antwort:
Kaverne mit Anschluss an einen Bronchus, Aushusten von Mycobacterium tuberculosis, hohe Infektionsgefahr

2046 Prüfer:
Was ist ein **Blutsturz**?

Antwort:
Ich nehme an, dass damit in diesem Zusammenhang das starke Aushusten von Blut gemeint ist

2047 Prüfer:
Wie sieht das **Blut** aus?

Anm. Prüfling: Weiß nicht, auf was er hinaus will!

2048 Prüfer:
Hellrotes oder dunkelrotes Blut beim **Blutsturz**?

Antwort:
Hellrotes, da arterielles Blut

Anm. Prüfling: Prüfer wollte darauf hinaus, dass sich die Patienten zu Tode husten und verbluten!

2049 Prüfer:
In welche Organe kann der Erreger bei einer **TBC-Generalisierung** streuen?

Antwort:
Nieren, Knochen, Gelenke, ZNS

2050 Prüfer:
Wie ist die **Therapie der TBC**?

Antwort:
Isoniazid, Pyrazinamid, Ethambutol und *Anm. Prüfling: fiel mir nicht ein!* Für 2 Monate, dann Pyrazinamid und Ethambutol als 2er Therapie für 4 Monate. *Anm. Prüfling: Rifampicin ist mir nicht eingefallen, war kein Problem*

Kommentar:
Siehe zur TBC-Therapie auch Seite 375.

2051 Prüfer:
Was für Impfstoffe gibt es für die **Polioimpfung**?

Antwort:
· **Oralen Impfstoff = Lebendvaccine** mit drei Serotypen – attenuiertes Virus nach entsprechender Zellkulturpassage – infiziert Zellen im Gastrointestinaltrakt – IgA-Immunität – Herdenimmunität. In ganz seltenen Fällen im Lauf der Darmpassage Remutation des Impfviruses zum Wildvirus, dadurch Impfpolio, v.a. bei immundefizienten Patienten oder in der Umgebung des Impflings

· **Parenteralen Impfstoff = Totimpfstoff** – keine Impfpolio möglich! Keine IgA-Immunität. Zur Zeit von STIKO noch orale Impfung empfohlen (wenn keine Kontraindikationen vorliegen). Entscheidung für Lebend- oder Totimpfstoff ist eine gesundheitspolitische Frage, die diskutiert wird

Kommentar:
Seit 1998 wird in Deutschland nur noch parenteral geimpft, in Endemiegebieten aber noch teilweise oral! **Seit 2016** gilt **Polio Typ 2** als eradiziert (s. S. 445), daher enthält der Impfstoff nur noch Typ 1 und 3!

!

2052 Prüfer:
Vor- und Nachteile der **Polio-Impfstoffe**?

Antwort:
Oraler Lebendimpfstoff. Vorteile: führt zu profunder Immunität (auch IgA, wichtig, da Wildvirus ja auch über die Schleimhäute und das lymphatische Gewebe des Magen-Darm-Trakts aufgenommen wird), gute Compliance, relativ preiswerte Herstellung. Nachteile: in seltenen Fällen Impfpolio, in warmen Ländern schlechtere Haltbarkeit als Totimpfstoff

2053 Prüfer:
Wie viele **Impfpoliofälle** gab es **pro Jahr in Deutschland**?

Antwort:
Vielleicht 1–2 Fälle pro Jahr.

Anm. Prüfer: Etwas mehr sind es schon, aber die Relationen stimmen . . .

2054 Prüfer:
Bis wann soll die **Polio** laut WHO-Programm ausgerottet sein?

Antwort:
Jahr 2000

Kommentar:
· Seit 1988 strebt die WHO die globale **Polioeradikation** an. Im Vergleich zu 1988 gelang 2004 eine weltweite Reduktion der Poliofälle um 99 %! Amerika gilt seit 1994, der Westpazifik seit 2000 und Europa seit 2002 als Poliofrei. In Deutschland gibt es seit 1990 keine autochthonen Fälle mehr. Die letzten Fälle durch importierte Polioviren traten 1992 auf. Problematisch sind Reimporte in eigentlich poliofreie Gebiete in der WHO Region Europa (z. B. Tadschikistan) aus Pakistan, Nigeria und Afghanistan. Die WHO strebte eine globale Polioeradikation bis 2018 an. **Stand 02/2019** [2] ist Polio immer noch in Afghanistan, Nigeria und Pakistan endemisch!

· Seit 2016 gilt **Polio Typ 2** als eradiziert! Der orale Polioimpfstoff (OPV) enthält daher seit April 2016 nur noch Polio Typ 1 und 3. Nur sehr wenige ausgewählte Labore weltweit dürfen Polio Typ 2 behalten, das ist wichtig für Labore, die Polio-Neutralisationtests durchführen und für die Impfstoffherstellung

2055 Prüfer:
Welche **Erreger** verursachen die **atypische Pneumonie**?

Antwort:
Chlamydia pneumoniae *Anm. Prüfling: ... während der Antwort unterbrochen durch den Prüfer*

2056 Prüfer:
Wie ist die **Diagnostik bei Chlamydia pneumoniae**?

Antwort:
Serologie bringt wegen der Durchseuchung meistens nichts, wenn dann bei Kindern. Man kann es machen und dann im Verlauf nach einem Titeranstieg schauen (passiert meistens nicht).

2057 Prüfer:
Was würden Sie anstatt der **Chlamydien-Serologie** vorschlagen?

---
[2] http://polioeradication.org/where-we-work/polio-endemic-countries/

Antwort:
PCR aus BAL (Materialgewinnung möglichst tief)

2058 Prüfer:
Wäre die **Chlamydien-PCR** bei Ihnen positiv?

Antwort:
Da bin ich mir nicht sicher. Serologisch bin ich positiv. Sie zielen auf die Aussagekraft eines positiven PCR-Befunds ab? Wie häufig die PCR aus welchem Material bei asymptomatischen Patienten positiv ist, weiß ich nicht. Kommt ja auf die methodischen Einzelheiten an (Primer, Zyklen, Extraktionsverfahren). Da die PCR ja (noch) nicht routinemäßig eingesetzt wird, ist das möglicherweise noch gar nicht validiert. Vielleicht könnte man ja auch die Bedingungen so wählen, dass eine sinnvolle Aussage über den Reaktivierungsstatus möglich wird. Z. B. sollte unsere CMV-PCR aus dem Serum von asymptomatischen CMV-Trägern negativ ausfallen.

Kommentar:
· Insbesondere bei humanen Herpesviren wird immer wieder diskutiert, welche Hintergrundaktivität bei Seropositiven noch normal ist und bei welcher Viruslast eine *relevante* **Reaktivierung** vorliegt. Eine Möglichkeit ist, die Nachweisgrenze oberhalb der Hintergrundaktivität einzustellen, die PCR also *unempfindlicher* zu machen

· Ein positiver Nachweis von **Chlamydia pneumoniae DNA** in der BAL ist beweisend für eine Chlamydien bedingte Pneumonie. **Chlamydia pneumoniae** ist der häufigste Erreger einer ambulant erworbenen (atypischen) Pneumonie!

2059 Prüfer:
Wie ist die **Chemotherapie bei HIV**?

Antwort:
Stoffgruppen, Wirkungsweise (mit ausführlicher Beschreibung), Kombinationen, z.Zt. Kombination von Reverse Transkriptase-Antagonisten + 1 Proteinasehemmer empfohlen

445

Kommentar:

Im Jahr 2016 leider deutlich komplexer. Aktuelle Informationen siehe aktuelle Leitlinien[3]: Grundsätzlich stehen heute zur Initialtherapie **Nukleosidanaloge Reverse-Transkriptase-Inhibitoren (NRTI)** und **Nukleotidanaloge Reverse-Transkriptase-Inhibitoren (NtRTI)**, **Nichtnukleosidische Reverse-Transkriptase-Inhibitoren (NNRTI)**, Ritonavir oder Cobicistat geboosterte **Proteaseinhibitoren (PI)** und **Integrase-Inhibitoren (INI)** zur Verfügung.

2060 **Prüfer:**

Welche **Resistenzbestimmungen werden bei HIV** durchgeführt?

Antwort:

Kann man phänotypisch oder genotypisch machen. Bei uns in der Routine nur noch genotypisch. Sequenzierung oder Restriktionsverdau nach PCR. Enzyme werden so gewählt, dass Schnittstellen gerade an den Stellen der häufigsten Mutationen liegen. Neue, unerwartete Mutationen können so aber übersehen werden.

Kommentar:

· Bei der **HIV-1-Resistenztestung** werden die entsprechenden Gene für die Angriffsorte der antiviralen Medikamente sequenziert:
  - **Protease / Reverse Transkriptase:** NRTI, NNRTI, PI
  - **Integrase:** INI
  - **Env-V3:** Korezeptor-Antagonisten / Tropismusbestimmung
  - **Env-gp41:** Fusions-Inhibitoren
· Für die Sequenzierung ist methodenabhängig eine Viruslast von > 500–2.000 Kopien/ml notwendig

2061 **Prüfer:**

Was für eine Erkrankung ist der **Zoster**?

Antwort:

Reaktivierung von VZV. Primärinfektion sind die Windpocken. Persistenz in Spinalganglien

2062 **Prüfer:**

Kann man mehrfach einen **Zoster** haben?

---

[3] Deutsch-Österreichische Leitlinien zur antiretroviralen Therapie der HIV-Infektion, AWMF-Register-Nr.: 055-001

Antwort:

Ja, Viruspersistenz lebenslang, wiederholte Reaktivierung möglich, z. B. bei Immunsuppression

Prüfer: **2063**

Gibt es eine **VZV-Impfung**?

Antwort:

Attenuierter Lebendimpfstoff. Indikationen z. B. bei immundefizienten Kindern oder vor einer geplanten Schwangerschaft bei seronegativen Frauen

Prüfer: **2064**

In der **USA** wird die **VZV-Impfung** stark propagiert. Was halten Sie davon?

Antwort:

Eigentlich ist es keine Routineimpfung. Risiken: Remutation (vgl. Polio) und Zosterentwicklung

Kommentar:

Veraltet: die Windpockenimpfung wird seit 2004 von der STIKO empfohlen (Mumps-Masern-Röteln-Windpockenimpfung). Remutationen scheinen kein wahrnehmbares Problem zu sein. Durch die Impfung sind in Deutschland nur noch 1–2 % der Schwangeren seronegativ. **Windpockenkontakte** sind daher inzwischen nur noch selten ein Problem in der Schwangerschaft – Immunglobulingaben sind nur selten notwendig!

Prüfer: **2065**

Welche **bakteriellen Erreger** verursachen nach Infektion eine **Myolyse**?

Antwort:

Mir fallen da **A-Streptokokken** ein, wenn Sie das meinen *Anm.: Prüfer nickt*. Vor einiger Zeit gab es in England mal mehrere Fälle. Die A-Streptokokken sind dann als Killerbakterien berühmt geworden. Es gibt aber auch noch andere Erreger.

Prüfer: **2066**

Ist das eine häufige Erkrankung?

Antwort:

Nein, sehr selten. Auch im Vergleich zum ubiquitären Vorkommen der A-Streptokokken

2067 Prüfer:

Gibt es bei diesen Stämmen durch z. B. Serotypisierung eine Unterscheidungsmöglichkeit gegenüber *harmloseren* A-Streptokokken?

Antwort:

Sie meinen über Antigenitätsunterschiede bei den M-Proteinen?

2068 Prüfer:

Ja, welche gibt es zum Beispiel?

Antwort:

Ist mir nicht bekannt, aber ich bin kein Streptokokkenspezialist.

Anm. Prüfling: War wohl diesbezüglich nichts bekannt – laut RKI gibt es aber eine Korrelation!

2069 Prüfer:

Wie ist die **Therapie bei A-Streptokokken?**

Antwort:

Penicillin

2070 Prüfer:

Gibt es **Penicillin-Resistenzen** bei **A-Streptokokken?**

Antwort:

Nein

2071 Prüfer:

Gibt es Resistenzen in anderen Ländern?

Antwort:

Ist mir für A-Streptokokken nicht bekannt. Bei Pneumokokken gibt es ja z. B. in Spanien oder Ungarn einige Penicillin resistente Stämme.

2072 Prüfer:

Wie ist das bei **Staphylococcus aureus?** Therapie?

Antwort:

Bei uns zu etwa 80 % Penicillin resistent. Wenn antibakterielle Therapie, dann mit Oxacillin oder Derivat, z. B. Staphylex

2073 Prüfer:

Warum ist **Staphylococcus aureus Penicillin resistent?**

Antwort:

β-Lactamasen

2074 Prüfer:

Was sind β-**Lactamasen** für Enzyme? Gibt es da mehrere? Irgendwelche Verwandtschaften?

Antwort:

Ja, da gibt es leider sehr viele, z. B. Klassifikationen nach Ambler, Klasse A–D und genotypische. Früher andere Klassifikationen: Unterscheidung chromosomal – plasmid kodiert, welche Antibiotika als Substrate, welche Inhibitoren etc.

Anm. Prüfling: Prüfer war zufrieden und bricht ab.

2075 Prüfer:

Was bedeutet ein **positives HBeAg bei einer Frau**, die gerade ein Kind bekommen hat?

Antwort:

Hohe Infektiosität der Mutter, Kind muss gleich aktiv und passiv immunisiert werden.

2076 Prüfer:

Was ist das **HBeAg?**

Antwort:

Teil vom Core (exakter: Protein, das vom gleichen Gen wie das HBc kodiert wird, etwas unterschiedliche Prozessierung)

2077 Prüfer:

Was ist die **Bedeutung des HBs-Antigens?**

Antwort:

HBsAg ist der *klassische* Virulenzmarker. HBeAg ist im Vergleich dazu viel seltener nachweisbar, nur bei frischer, hochflorider Hepatitis-B-Infektion mit sehr hohen Virustitern. Auf HBsAg wird z. B. beim Blutspender-Screening oder bei der Schwangerschaftsvorsorge untersucht. Ein Patient mit positivem HBsAg-Nachweis gilt als infektiös (Nachweisgrenzen: HBeAg $> 10^8$ Viruspartikel pro ml, HBsAg $> 10^7$, Hybridisierung $> 10^5$ bis 10^6, PCR 10^3 bis 10^4)

Kommentar:

Gute molekularbiologische Verfahren (PCR, TMA) haben heute eine Nachweisgrenze im Bereich 10[1]. Beispielsweise hat der *Hologics Aptima HBV Quant Assay* einen linearen Messbereich von 10 IU/ml bis 1 Milliarde IU/ml und eine Nachweisgrenze von < 6 IU/ml!

2078 Prüfer:

Wie wird ein **HBV-Impfstoff** hergestellt?

Antwort:

Rekombinant

2079 Prüfer:

In welcher Spezies erfolgt die Expression?

Antwort:

In Escherichia coli oder Saccharomyces cerevisiae.

Kommentar:

Saccharomyces cerevisiae ist die (Back-) Hefe!

2080 Prüfer:

Wie ist der **Genomaufbau und die Replikation von HBV**?

Antwort:

Zirkuläres Genom aus einem vollständigen und einem unvollständigen DNA-Strang. Vollständiger Strang hat Minus-Polarität – davon Transkription zu RNA – reverse Transkription zu DNA (langer Strang) – Synthese von komplementärem kurzem (unvollständigem) DNA-Strang

2081 Prüfer:

Offene Leserahmen?

Antwort:

Schluck, S-Gen kodiert für Envelope, C für Core, dann gibt es noch das ominöse X, von dem man noch nicht genau weiß, was es macht

2082 Prüfer:

Noch was?

Antwort:

?

2083 Prüfer:

Sie haben doch gerade die Replikation beschrieben, was brauchen denn Viren mit so einem komplizierten Replikationszyklus?

Antwort:

?

Anm. Prüfling: wäre gewesen: RNA-abhängige DNA-Polymerase von P-Gen kodiert. Wie man sieht, macht es auch nichts, wenn man mal etwas ziemlich Naheliegendes / Hergeleitetes nicht weiß.

2084 Prüfer:

Was ist das **Hepatitis-A-Virus**?

Antwort:

Picorna – kleines unbehülltes RNA-Virus, fäkal-orale Übertragung

2085 Prüfer:

Was ist das Hepatitis-E-Virus?

Antwort:

Calicivirus

2086 Prüfer:

Was ist das **Hepatitis-G-Virus**?

Antwort:

Ist am nächsten am Hepatitis-C-Virus dran, also Flavivirus.

26. Diagnostik nach Leitsymptomen

Inhalt

! **Diagnostik** nach alphabetisch sortierten Leitsymptomen, auch als Nachschlagewerk zur gezielten, wirtschaftlichen und effizienten **Diagnostik nach Leitsymptomen.**

26.1. Allergie – Atherosklerose

2087 Frage:
Welche Untersuchung führen Sie bei der Anforderung **Allergie** durch?

Kommentar:
Großes Blutbild (BB) (Eosinophilie?), Gesamt-IgE-AK und spezifische IgE-AK. Ggf. zuerst Mischungen wie **Inhalationsallergene** (z. B. bei Phadia **SX1**: Lieschgras, Roggen, Birke, Beifuß, Hausstaubmilbe, Katzen- u. Hundeschuppen, Cladosporium herbarum) oder **Nahrungsmittel** (z. B. **fx5**: Hühner- und Milcheiweiß, Kabeljau,

Weizenmehl, Erdnuss, Sojabohne) und anschließende Differenzierung.

2088 Frage:
Welche Untersuchung führen Sie bei der Anforderung **Anaphylaxie** durch?

Kommentar:
Eine **Anaphylaxie** ist eine Typ-I-Allergie – also IgE-vermittelt! Die Bestimmung von **Histamin** ist aus gefrorenem EDTA-Plasma möglich, präanalytisch aber problematisch! Einfacher ist die Bestimmung der **Mastzelltryptase**. Bei einer **Histaminintoleranz** (Leitsymptome Flush, Übelkeit, Kopfschmerzen, Hitzegefühl, Atemnot und Diarrhö sowie Ekzeme der Haut, Rhinitis, Urtikariaschübe, Hypertonie, Colitis und Asthma beschrieben) Bestimmung des Abbauenzyms des Histamins der **Diaminooxidase (DAO)** und ggf. der Histamin-N-Methyltransferase (baut nur intrazelluläres Histamin ab).

2089 Frage:
Welche Untersuchung führen Sie bei der Anforderung **Angst vor Gravidität F45.2** durch?

Kommentar:
β-**HCG**, um zu klären, ob eine Schwangerschaft vorliegt! Bei negativem β-HCG Beschwerdeabhängig ggf. eine Hormondiagnostik und klinisch Ausschluss einer intraabdominiellen Raumforderung (Sonographie).

2090 Frage:
Welche Untersuchung führen Sie bei der Anforderung **Anorexie** durch?

Kommentar:
· **Anorexie-Patienten** haben viele unspezifische Labor-Veränderungen, die hilfreich sein können, um den Schweregrad der Störung einzuschätzen

· **Besonders gefährlich** sind rasch auftretende **Elektrolytveränderungen** (Hypokaliämie) durch gleichzeitiges Erbrechen und Einnahme von Diuretika oder Laxantien. Häufig sind Störungen der Blutbildung im Knochenmark (Anämie, Leukopenie mit relativer Lymphozytose), ein Anstieg von Organ-Enzymen (Transaminasen, Speichel-Amylase) und hormonelle Veränderungen (Amenorrhö, s.a. Blutungsstörungen S. 451)

- **Organwerte:** Leberwerte (GPT, GOT, AP, Bilirubin), Ausschluss Rhabdomyolyse und Myokardschaden (CK, CK-MB, Troponin), Nierenwerte (Creatinin, Cystatin C, Harnstoff), Blutbild (Hb, Thrombozyten, Lymphozyten)
- **Hormone:** Leptin, Adiponektin-Leptin-Ratio, Hypogonadotroper Hypogonadismus, Hypercortisolämie, TSH, Neuropeptid Y
- **Ernährungszustand:** Gesamteiweiß, Albumin, Glukose, Präalbumin, Zink, Ferritin, Vitamin D und B12, Homocystein, Lipoprotein (a), Mitochondrienparameter, Histaminose (DAO, Histamin)
- **Elektrolyte:** K, Na, Cl, Mg, Phosphat
- **Stuhldiagnostik:** α-1-Antitrypsin-Mangel, sIgA, Calprotectin, Pankreas-Elastase, Histamin. Evtl. Spezialdiagnostik wie **Mikrobiom** bei Hungerzustand und Zonulin

2091 Frage:
Welche Untersuchung führen Sie bei der Anforderung **Arthralgien** durch?

Kommentar:
Rheuma-Screening mit ANA, RF, Anti-CCP-AK, CRP, BSG. Wechselnde Arthralgien kommen auch im Frühstadium einer **Borreliose** vor. Von den Arthralgien abzugrenzen ist die **Arthritis** mit Erguss, Rötung, Überwärmung.

2092 Frage:
Welche Untersuchung führen Sie bei der Anforderung **Arthritis** durch?

Kommentar:
· **Postinfektiöse reaktive Arthritis:** Yersinien- und Campylobacter-AK, Salmonellen, Chlamydien, ASL-Titer (vorausgegangene Streptokokkeninfektion?)
· Zeckenstich? Lyme-Arthritis (typisch Kniegelenk): **Borrelien-Serologie**

· **Auslandsaufenthalt und Insektenstiche:** Dengue-Virus, Chikungunya, Zika-Virus
· sonstige: Parvovirus B19, Hepatitis B u. C
· **akute Arthritis:** CRP, BSG, ggf. Erregerdiagnostik (PCR) aus Gelenkpunktat

Frage:　　　　　　　　　　　　　　　2093
Welche Untersuchung führen Sie bei der Anforderung **Atherosklerose** durch?

Kommentar:
Siehe zur Atherosklerose auch S. 122.
- Cholesterin, HDL- und LDL-Cholesterin sowie Triglyceride
- Lipoprotein (a)
- high sensitive CRP
- Homocystein
- evtl. Fibrinogen

26.2. bakterielle Entzündung – Bulimie

Frage:　　　　　　　　　　　　　　　2094
Welche Untersuchung führen Sie bei der Anforderung **bakterielle Entzündung** durch?

Kommentar:
· **Basisdiagnostik** mit Differentialblutbild (Linksverschiebung? Leukozytose?) und Entzündungsmarkern (CRP, BSG, IL-6)
· **Blutkulturen** (aerob und anaerob) bei Fieber oder V. a. Sepsis
· zur Antibiosesteuerung ggf. auch **PCT**

Frage:　　　　　　　　　　　　　　　2095
Welche Untersuchung führen Sie bei der Anforderung **Balanitis** durch?

Kommentar:
Eine **Balanitis** (Entzündung der Eichel evtl. mit der Vorhaut) wird verursacht durch mangelhafte oder zu intensive Reinigung, Allergien oder **Infektionen**, wie z. B. durch Hautpilze, Viren (HSV oder HPV) und bakterielle Erreger (Gonokokken, Syphilis oder Chlamydien). DD auch **Morbus Reiter** (Trias: Arthritis, Urethritis und Konjunktivitis). **Diagnostik:** Erregernachweis aus Abstrich (HSV, HPV), Serologien aus Blut, z. B. LSR und Chlamydien-AK.

2096 Frage:
Welche Untersuchung führen Sie bei der Anforderung **Bauchschmerzen** durch?

Kommentar:
Zöliakie-Diagnostik (wichtigster Parameter Transglutaminase IgA-AK – *cave*: falsch negativ beim IgA-Mangelsyndrom), **Ausschluss Laktoseintoleranz** (Laktosebelastungstest, genetische Untersuchung), Ausschluss einer **entzündlichen Darmerkrankung** (Lactoferrin, Calprotectin).

2097 Frage:
Welche Untersuchung führen Sie bei der Anforderung **Morbus Basedow** durch?

Kommentar:
TSH, freie Schilddrüsenhormone (fT3, fT4) und **TSH-Rezeptor-Antikörper (TRAK)**.

2098 Frage:
Welche Untersuchung führen Sie bei der Anforderung **Blutungsstörungen** durch?

Kommentar:
Hormonprofil zum Ausschluss einer **Hyperandrogenämie** / PCOS (LH, FSH, Testosteron, SHBG, freier Androgenindex, Estradiol), Ausschluss einer **Hyperprolaktinämie** (Prolaktin), Ausschluss einer (latenten) **Hypothyreose** (TSH Zielwert < 2,5 mU/l) und v.a. bei Amenorrhö auch β-HCG.

2099 Frage:
Welche Untersuchung führen Sie bei der Anforderung **Borreliose** durch?

Kommentar:
Borrelien-Serologie, d.h. primär Bestimmung der IgG- und IgM-Antikörper (z. B. **ELISA**), bei positiven Befunden Spezifitätssicherung mittels **IgG- und IgM-Immunoblot**. Die Borrelien-PCR (direkter Erregernachweis) ist aus Blut und Liquor nicht sensitiv genug – möglich ist ein Erregernachweis aus einer Hautbiopsie (Erythema migrans) oder aus Gelenkpunktat (Synovialflüssigkeit) bei Lyme-Arthritis.

Frage: **2100**
Welche Untersuchung führen Sie bei der Anforderung **Bulimie** durch?

Kommentar:
· Meist sind die endokrinen und metabolischen Veränderungen schwächer ausgeprägt als bei der Anorexie (s. auch S. 449)
· **Elektrolyte** (K, Na, Mg, Cl, Phosphat), Urin-pH-Wert (hoch!), **Hormonstatus** (Aldosteron, Cortisol, Serotonin), Amylase, Gesamteiweiß, Blutbild
· Bei **Adipositas** zusätzlich Insulin nüchtern, Insulin und Blutzucker nach oGTT, Cortisol (erhöht), SHBG und Testosteron, Adiponektin und Risikomarker (CRP, Homocystein, Harnsäure)

26.3. Diabetes – Durchfall

Frage: **2101**
Welche Untersuchung führen Sie bei der Anforderung **Diabetes mellitus** durch?

Kommentar:
Nüchternglukose und **Insulin** (ggf. HOMA-Index), **HbA1c**, oGTT. Glukose im Urin (Urinteststreifen) ist günstig und einfach bei schlechter Sensitivität und Spezifität (Stichwort *Nierenschwelle* s. S. 98.)

Frage: **2102**
Welche Untersuchung führen Sie bei der Anforderung **Durchfall** durch?

Kommentar:
Siehe S. 451, Diarrhö.

Frage: **2103**
Welche Untersuchung führen Sie bei der Anforderung **Diarrhö akut / chronisch** durch?

Kommentar:
· **akute Diarrhö** häufig durch Lebensmittelvergiftungen (bakterielle Toxine), Infektionen, Medikamente (Laxantien), Antibiotika, Clostridium difficile assoziiert oder viral. Meist selbstlimitierender milder Verlauf, Diagnostik nicht zwingend notwendig!
  - **Virusdiagnostik aus Stuhl:** Rotavirus- und Adenovirus-Antigen sowie Norovirus-RNA und ggf. Astrovirus-Antigen

- **Bakteriologische Stuhlkultur:** häufig sind Campylobacter und Salmonellen

· **Chronische Diarrhö** (> 2 Wochen) durch Darminfektionen wie Yersinien, Amöben und Lamblien. Bei AIDS häufig Kryptosporidien, CMV und atypische Mykobakterien. Denkbar sind auch HIV-bedingte Enteropathien, Malabsorptionen, chronisch entzündliche Darmerkrankungen und was exotisches wie z. B. Isosora belli
  - Stuhluntersuchung auf Bakterien, Viren (Adeno-, Noro- und Rotavirus), Parasiten (Giardia lamblia)
  - Ausschluss einheimischer Sprue (Zöliakie) mittels IgA-Gewebstransglutaminase-AK
  - Antibiotika induzierte **pseudomembranöse Colitis** → Clostridium difficile Toxin-A und -B im Stuhl
  - chronisch entzündliche Darmerkrankungen: **Calprotectin**, **Lactoferrin** ggf. PMN-Elastase
  - Pankreas-Elastase zum Ausschluss einer exokrinen Pankreasinsuffizienz

26.4. Endokarditis – Exanthem

2104 Frage:
Welche Untersuchung führen Sie bei der Anforderung **Endokarditis** durch?

Kommentar:
· **Bakterielle Endokarditis:** (s. auch S. 358)
  - (hoch) **akute Endokarditis:** S. aureus, Streptokokken, Enterokokken
  - Subakute Endokarditis = **Endokarditis lenta:** Viridans-Streptokokken (Streptococcus sanguinis), S. equinus (früher S. bovis), S. mutans

· **Virale Endokarditis:** (sehr) selten! Viren verursachen eher eine Perimyokarditis (s. S. 460)

· **Mykotische Endokarditis** → Pilze wie Candida albicans und Aspergillus

2105 Frage:
Welche Untersuchung führen Sie bei der Anforderung **Endokrinologie** durch?

Kommentar:
Diagnostik nach klinischen Angaben und Alter[1]:

- **Haarausfall** (Alopezie): Blutentnahme 3.–7. Zyklustag mit TSH, Ferritin, Testosteron, Androstendion, DHEAS, Dihydrotestosteron, SHBG
- **Hyperandrogenämie** (Akne, Hirsutismus): Blutentnahme 3.–7. Zyklustag mit Testosteron, Androstendion, DHEAS, Dihydrotestosteron, SHBG
- **Frühgravidität:** hCG, Progesteron
- unerfüllter Kinderwunsch s. S. 457
- **Schilddrüse:** TSH, fT3, fT4 und ggf. TAK, TPO-AK, TRAK (s. S. 147, Abschnitt *Schilddrüse*)
- ggf. Menopausenstatus (FSH, Estradiol)

2106 Frage:
Welche Untersuchung führen Sie bei der Anforderung **Enzephalitis** durch?

Kommentar:
· Bei der **Sommergrippe** Enteroviren aus Liquor und ggf. aus Stuhl (PCR, Anzucht)
· **HSV**-bedingte Meningo-Enzephalitis: spezifischer HSV-AK-Index (HSV-Antikörperindex Serum / Liquor) sowie HSV-DNA im Liquor → **Notfall:** HSV-Infektion hat therapeutische Konsequenzen (Aciclovir)! !
· bei **Immunsupprimierten** auch CMV (Antikörperindex Serum / Liquor und CMV-DNA im Liquor)
· **Basis-Liquorstatus** mit Zellzahl und Blut-Liquor-Schranke

2107 Frage:
Welche Untersuchung führen Sie bei der Anforderung **Exanthem** durch?

Kommentar:
Ursachen: Infektionen, Allergie, Sonne / Medikamente:

- typischer **Sternenhimmel** bei Windpocken (VZV): gleichzeitiges Vorkommen von Pusteln, Krusten und abgeheilter Effloreszenzen
- besonders bei Kontakt zu Kindergartenkindern sind **Ringelröteln** (Parvovirus B19) mit *girlandenförmigem* Exanthem häufig

---

[1]Gynäkologische Endokrinologie, M. Ludwig, Optimist Verlag

- bei ungeimpften auch **Masern** und **Röteln**
- einzelne oder gruppierte Bläschen → **Enteroviren** (Hand-Mund-Fuß, Diagnostik: PCR aus Stuhl, Abstrich oder Liquor), HSV (Lippen oder genital) oder Herpes Zoster (häufig thorakal → *Gürtelrose*)
- kurzes Fieber und Exanthem (3-Tagesfieber) → **HHV-6** und **HHV-7**
- bei **Reiseanamnese** sind auch vektorübertragene Erreger (Dengue, Zika, Chikungunya u.a.) wichtig – in Deutschland die **Borrelien** mit dem **Erythema migrans**
- Allergie oder Kontaktallergie?
- Sonnenbrand oder phototoxische Reaktion, z. B. bei Doxycyclineinnahme
- bei unklaren Exanthemen immer **Syphilis** ausschließen (**LSR**)!

26.5. Fazialisparese

2108 Frage:
Welche Untersuchung führen Sie bei der Anforderung **Fazialisparese** durch?

Kommentar:
Ursachen der zentralen Fazialisparese sind Schlaganfälle oder Hirntumore. Bei 70 % der **peripheren Fazialisparesen** findet sich keine Ursache (idiopathische Fazialisparese) – vermutet werden hier HSV-Reaktivierungen, VZV-Reaktivierungen (Zoster oticus) und vor allem bei Kindern die Neuroborreliose. Diagnostik:
- **VZV:** IgG-, IgM- und IgA-Antikörper im Blut, VZV-DNA im Liquor und der spezifische VZV-Antikörperindex (Serum / Liquor)
- **Neuroborreliose:** Borrelienserologie inklusive Immunoblots sowie spezifischer Borrelien-Antikörperindex (Serum / Liquor)

2109 Frage:
Welche Untersuchung führen Sie bei der Anforderung **Fieber** durch?

Kommentar:
· Bei **Auslandsaufenthalt** → Malariaausschluss! Ggf. Dengue-, Chikungunya- und Zika-Virus-Diagnostik
· **Zyklischer Fieberverlauf ohne Entzündungswerte:** z. B. Familiäres Mittelmeerfieber

· Fieber und erhöhtes CRP mit respiratorischer Symptomatik im Januar bis April → V.a. Influenza! (DD: Rhinoviren, RSV)
· Fieber unbekannter Ursache (s. auch S. 453, FUO)

Frage: 2110
Welche Untersuchung führen Sie bei der Anforderung **Fieber unbekannter Ursache (FUO)** durch?

Kommentar:
Fever Of Unknown Origin (FUO) liegt bei einer Temperatur > 38,3 °C über mehr als 3 Wochen und ohne erkennbare Ursache vor! Man kann dabei 4 Typen unterscheiden:
- Das **klassische FUO** dauert länger als 3 Wochen und wird durch Infektionen, Malignome, rheumatische Erkrankungen, Kollagenosen und Vaskulitiden verursacht
- Das **nosokomiale FUO** tritt nach der Krankenhausaufnahme durch eine Sepsis, Sinusitis, Clostridium difficile Infektion, eine Lungenembolie oder durch Medikamente auf
- Ein **neutropenisches FUO** liegt bei weniger als 500 /µl neutrophilen Granulozyten vor. Ursache ist eine bakterielle oder virale Infektion, z. B. mit Herpesviren oder eine Pilzinfektion mit Aspergillus oder Candida
- Ein **FUO bei HIV** kann bei der akuten HIV-Krankheit auftreten und später im Rahmen einer Infektion. Häufige Ursachen sind neben Infektionen mit CMV, Pneumocystis jiroveci oder Mycobacterium avium-intracellulare auch das Kaposi-Sarkom oder Lymphome

26.6. Gedeihstörung – Gicht

Frage: 2111
Welche Untersuchung führen Sie bei der Anforderung **Gedeihstörung** durch?

Kommentar:
Zöliakie-Diagnostik (Transglutaminase IgA-AK), TSH, Ferritin, BB

Frage: 2112
Welche Untersuchung führen Sie bei der Anforderung **Gerinnungsdiagnostik** durch?

Kommentar:
- **Basisdiagnostik:** Quick und PTT als globale Gerinnungssuchtests
- **Erweiterte Diagnostik:** Faktor XIII Aktivität, Faktor VIII und IX, PFA, CRP, vWF (Aktivität und Antigen) → s.a. Hämatomneigung S. 454
- **Material:** 1 Serum, 1 gefrorenes Citrat-Plasma (Quick, PTT, Faktoren) und 2 Citrat-Vollblut-Röhrchen (Raumtemperatur für PFA. Achtung: PFA-Bestimmung ist maximal 4 Stunden nach Blutentnahme möglich!)

2113 Frage:
Welche Untersuchung führen Sie bei der Anforderung **Gerinnungssystem** durch?

Kommentar:
Globale Gerinnungssuchtests, Faktoren, Thrombozytenfunktion → Diagnostik nach klinischen Leitsymptomen!

2114 Frage:
Welche Untersuchung führen Sie bei der Anforderung **Geschlechtskrankheiten** durch?

Kommentar:
HIV (Suchtest ≥ 6 Wochen nach Kontakt sicher, HIV-RNA ≥ 2 Wochen nach Kontakt relativ sicher), Lues-Suchreaktion, Hepatitis B (Anti-HBc-AK, HBsAg bei geimpften Anti-HBs-AK, bei kürzlichem Kontakt ggf. HBV-DNA) und Hepatitis C (HCV-AK bei kürzlichem Kontakt ggf. HCV-RNA), Chlamydia trachomatis und Gonokokken (NAT aus Urin oder Abstrich). Zum Ausschluss Herpes genitalis auch HSV-Serologie.

2115 Frage:
Welche Untersuchung führen Sie bei der Anforderung **Gicht** durch?

Kommentar:
Harnsäure im Serum!

26.7. Haarausfall – Hypertonie

2116 Frage:
Welche Untersuchung führen Sie bei der Anforderung **Haarausfall** durch?

Kommentar:
Androgene (Testosteron, SHBG, Androstendion, DHEAS, DHT), Estradiol, Selen, Zink, TSH und Ferritin.

2117 Frage:
Welche Untersuchung führen Sie bei der Anforderung **habituelle Aborte** durch?

Kommentar:
- Bei **habituellen Aborten**, d.h. ab der dritten spontanen Fehlgeburt unklarer Ursache, sollte eine **Thrombophiliediagnostik** erfolgen:
  - Protein S- und Protein C-Aktivität
  - AT-Aktivität
  - APC-Resistenz
  - Prothrombin-Mutation
  - Lupus Antikoagulans, Cardiolipin- und β-2-Glykoprotein-Antikörper
  - Homocystein-Spiegel
- Bei auffälligen Befunden erfolgt ggf. eine erweiterte Diagnostik (s. S. 173)

2118 Frage:
Welche Untersuchung führen Sie bei der Anforderung **Hämatomneigung** durch?

Kommentar:
- Quick, PTT, Faktor XIII Aktivität, Faktor VIII und IX, PFA, CRP, vWF (Aktivität und Antigen)
- **Erklärung:** Quick und PTT als globale Gerinnungssuchtests, Faktor XIII ist notwendig für die Fibrinvernetzung und wird durch Quick und PTT nicht erfasst, Faktor VIII und Faktor IX zum Ausschluss einer Hämophilie A bzw. B, PFA zum Ausschluss einer Thrombozytenfunktionsstörung, CRP zum Ausschluss einer Entzündung, vWF zum Ausschluss eines von-Willebrand-Jürgens-Syndroms. **Faktor VIII und vWF** sind als APP bei einer Entzündung erhöht und können bei erhöhtem CRP fälschlicherweise *normal* ausfallen. Auch die PTT (wegen Faktor VIII) kann falsch-normal ausfallen
- **Präanalytik:** Idealerweise Blutentnahme im Labor, da PFA-Bestimmung zeitkritisch! Maximal 4 Stunden nach Blutentnahme möglich
- **Material:** 1-mal Serum, 3-mal gefrorenes Citrat-Plasma (Quick, PTT, Faktoren) und 2-mal Citrat-Vollblut (Raumtemperatur für PFA)

2119 Frage:
Welche Untersuchung führen Sie bei der Anforderung **Hashimoto-Thyreoiditis** durch?

Kommentar:
Basis-Schilddrüsendiagnostik (TSH, fT3 und fT4) sowie **Schilddrüsenautoantikörper** (TPO-AK und TAK).

2120 Frage:
Welche Untersuchung führen Sie bei der Anforderung **Hepatitis** durch?

Kommentar:
· **Basisdiagnostik:** γ-GT, GPT und GOT
· **Virushepatitis:** Hepatitis A, B, C, und E sowie EBV und CMV
· **Bakterielle/parasitäre Hepatitis:** Brucellen und Exoten (Malaria)
· **Autoimmunhepatitis:** Autoantikörper wie ANA, SMA, SLA-AK, LKM-AK, pANCA und AMA (s. auch S. 290)
· **Andere nichtinfektiöse Ursachen:** Alkoholabusus (MCV, γ-GT, CDT), Hämochromatose (Ferritin bei normalem CRP, ggf. genetische Analyse), Morbus Wilson (Coeruloplasmin, Kupfer im 24-Stunden-Sammelurin)

2121 Frage:
Welche Untersuchung führen Sie bei der Anforderung **hepatotrope Erreger** durch?

Kommentar:
Vorrangig **Hepatitis-Viren**, also Hepatitis A, B, C, und E (HEV vor allem bei Schwangeren und immunsupprimierten Patienten), aber auch EBV und CMV (seltener: Enteroviren, HSV und ggf. Bakterien wie Brucellen, Leptospiren u. a.). Siehe auch **Leitsymptom Hepatitis** S. 455.

2122 Frage:
Welche Untersuchung führen Sie bei der Anforderung **Herz** durch?

Kommentar:
Elektrolyte (Kalium!), bei V. a. Myokardinfarkt / Angina pectoris die **Herzenzyme** (Troponin, CK-MB, LDH) und bei V. a. Herzinsuffizienz das **NT-proBNP**.

Frage: **2123**
Welche Untersuchung führen Sie bei der Anforderung **akuter Husten (< 2 Wochen)** durch?

Kommentar:
Die häufigste Ursache für **akuten Husten** sind Infekte der oberen Atemwege durch **Adeno- oder Rhinoviren** (sehr häufig), **Influenzaviren** (häufig Januar bis April), **Parinfluenzaviren**, RSV (Kleinkinder!) und **Enteroviren** (*Sommergrippe*). Normalerweise ist die Infektion nach zwei Wochen selbstlimitierend, aber Übergang in Bronchitis mit mehrwöchigem Husten möglich! → Erregernachweis (PCR) aus Rachenabstrich, Sputum etc. v.a. bei Risikopersonen, evtl. kombiniert mit Entzündungswerten (BB, CRP, BSG)[2].

Frage: **2124**
Welche Untersuchung führen Sie bei der Anforderung **chronischer Husten (> 8 Wochen)** durch?

Kommentar:
Häufig nicht-infektiöse Ursachen wie Rauchen (Chronic Obstructive Pulmonary Disease (COPD), Bronchialkarzinom, Asthma, Gastroösophagealer Reflux, Herzinsuffizienz, Medikamente etc. Ausschluss infektiöser Ursachen: **Tuberkulose** (Erregernachweis aus Sputum, ergänzend evtl. IGRA-Test), ggf. **Pertussis** (anfangs PCR aus Rachenabstrich, später Serologie), **Eosinophile Bronchitis** (Nachweis von > 3 % Eosinophilen im Sputum).

Frage: **2125**
Welche Untersuchung führen Sie bei der Anforderung **Hydrops fetalis** durch?

Kommentar:
· Ausschluss einer **Parvovirus-B19-Infektion** (Ringelröteln). Bestimmung der IgG- und IgM-AK und zur weiteren Diagnostik ggf. Immunoblot, Avidität und Viruslast
· Ausschluss einer Rhesusinkompatibilität (**Antikörpersuchtest**) und Ausschluss einer feto-maternalen-Transfusion (fetale Erythrozyten im mütterlichen Blut)

---

[2]Holzinger F et al.: Clinical practice guideline: The diagnosis and treatment of acute cough in adults. Dtsch Arztebl Int 2014; 111: 356–63

2126 Frage:
Welche Untersuchung führen Sie bei der Anforderung **Hyperandrogenämie** durch?

Kommentar:
Abklärung der Androgene bei Androgenisierungserscheinungen (z. B. Akne, Hirsutismus oder Alopezie), bei Zyklusstörungen oder unerfülltem Kinderwunsch. Blutentnahme am 3.–5. Zyklustag: Testosteron und Dihydrotestosteron, SHBG, Androstendion und DHEAS.

2127 Frage:
Welche Untersuchung führen Sie bei der Anforderung **Hyperthyreose** durch?

Kommentar:
Diagnostik: TSH, fT3 und fT4 sowie Schilddrüsenautoantikörper TRAK (s. auch S. 147, Schilddrüsendiagnostik).

2128 Frage:
Welche Untersuchung führen Sie bei der Anforderung **Hypertonie** durch?

Kommentar:
· **Basisuntersuchungen** (s. auch S. 101):
  - im Blut: Hb, Nüchternglukose, Gesamtcholesterin, LDL- und HDL-Cholesterin, Triglyceride, K, Na, Harnsäure, Creatinin mit GFR
  - im Urin: Sediment, Gesamteiweiß (Teststreifen), Mikroalbuminurie

· **Bei Auffälligkeiten:**
  - HbA1c, K und Na im Urin und bei positiven Urin-Teststreifen quantitative Proteinbestimmung im Urin

· **Endokrine Hypertonien:**
  - **Hyperaldosteronismus (Conn-Syndrom):** Aldosteron, Renin, Aldosteron-Renin-Quotient (Serum oder EDTA-Plasma, gefroren!)
  - **Hypercortisolismus (Morbus Cushing)**, Mitternachts-Cortisol (Speichel-Salivette), Cortisol im 24-Stunden-Sammelurin, Dexamethason-Hemmtest
  - **Phäochromozytom**, Paragangliom: Metanephrine (Methode der Wahl) aus gefrorenem EDTA-Plasma, Katecholamine aus angesäuertem 24-Stunden-Sammelurin

26.8. Infektion – Immunität

Frage: 2129
Welche Untersuchung führen Sie bei der Anforderung **Infektion / Entzündung** durch?

Kommentar:
Diagnostik nach klinischer Symptomatik (Ziel ist ein direkter Erregernachweis, z. B. aus Blutkultur, Abstrich, Urin)! **Basislabordiagnostik:** Blutbild mit manueller Differenzierung (Linksverschiebung?), Entzündungswerte (BSG, CRP, PCT, IL-6), ggf. eine Serumeiweißelektrophorese.

Frage: 2130
Welche Untersuchung führen Sie bei der Anforderung **Immunstatus bei Kinderwunsch** durch?

Kommentar:
Im Rahmen der **Empfängnisregelung** Überprüfung des **Röteln- und Varizellenimmunstatus**. Ebenfalls sinnvoll ist die **Überprüfung der Pertussis-Immunität** mit ggf. Auffrischimpfung zum Schutz des Neugeborenen. Bei besonderer Gefährdung, z. B. durch Haushaltskontaktpersonen (Hepatitis B) oder berufliche Gefährdung (Lehrerinnen, Erzieherinnen, Kinderkrankenschwestern) weitere Diagnostik.

Frage: 2131
Welche Untersuchung führen Sie bei der Anforderung **Immunstatus bei Schwangeren** durch?

Kommentar:
Röteln nur, wenn nicht zwei Impfungen dokumentiert sind, CMV und Toxoplasmose als IGEL-Leistungen (s. auch S. 306). Windpocken-AK (**Varizellen**) bereits im Rahmen der Empfängnisregelung bei Kinderwunsch – bei fehlender Immunität Impfung vor der Schwangerschaft!

Frage: 2132
Welche Untersuchung führen Sie bei der Anforderung **Immunstatus bei Erzieherinnen** durch?

Anm.: Die Bundesländer haben hierzu eigene Empfehlungen, der Kommentar orientiert sich an Baden-Württemberg: Regierungspräsidien, Fachgruppe Mutterschutz, Merkblatt Werdende Mütter bei der vorschulischen Tagesbetreuung von Kindern bzw. Werdende Mütter in der Kinder- und Jugendarbeit sowie im Angestelltenverhältnis an Schulen

Kommentar:

· Für den **Immunstatus** reicht im Regelfall die Bestimmung der IgG-Antikörper (s. auch S. 309)
· **Röteln** und **Ringelröteln** – bei fehlender Immunität Beschäftigungsverbot bis zur 20. SSW
· **Varizellen** (Windpocken), Masern, Mumps – bei fehlender Immunität Beschäftigungsverbot für die ganze Schwangerschaft
· **CMV** – bei fehlender Immunität erfolgt ein Beschäftigungsverbot bei der Betreuung von Kindern bis zum vollendeten 3. Lebensjahr, bei Kindern ab 3 Jahren sollte ein engerer Kontakt (Wickeln!) vermieden werden!
· **Pertussis** (Keuchhusten) – beim Auftreten in der Betreuungseinrichtung erfolgt ein befristetes Beschäftigungsverbot bis 3 Wochen nach Auftreten des letzten Erkrankungsfalls
· **Hepatitis B** – bei fehlender Immunität Beschäftigungsverbot bei Tätigkeiten in Behindertenkindergärten. Blutkontakte (z. B. Versorgung von Verletzungen) durch Tragen von Handschuhen vermeiden. Eine **Impfung** ist laut Hepatitis-B-Leitlinie in der Schwangerschaft **möglich**, da es ein Totimpfstoff ist

2133 Frage:

Welche Untersuchung führen Sie bei der Anforderung **Immunstatus bei Lehrerinnen** durch?

Kommentar:

· Für den **Immunstatus** reicht im Regelfall die Bestimmung der IgG-Antikörper (s. auch S. 309)
· **Röteln** und **Ringelröteln** – bei fehlender Immunität Beschäftigungsverbot bis zur 20. SSW bei Betreuung von Kindern bis 18 Jahre (Röteln) bzw. bis zum vollendeten 10. Lebensjahr bei Ringelröteln
· **Varizellen** (Windpocken) – bei fehlender Immunität Beschäftigungsverbot während der ganzen Schwangerschaft beim beruflichen Umgang mit Kindern bis 10 Jahre, bei älteren Kindern nur bei Auftreten von Erkrankungen in der Einrichtung
· **Masern** und **Mumps** – bei nicht ausreichender Immunität erfolgt bei Auftreten von Erkrankungen in dieser Einrichtung ein Beschäftigungsverbot

26.9. kardiotrope Erreger – Krebs

Frage: 2134

Welche Untersuchung führen Sie bei der Anforderung **kardiotrope Erreger** durch?

Kommentar:

Enteroviren, Influenza-A- und -B-Viren, Parvovirus B19 (seltener: CMV, Adenovirus, Borrelien, Mykoplasmen). Antikörpernachweise aus Blut, bei Enteroviren Erregernachweis ggf. aus Stuhl und falls vorhanden, Erregernachweise (NAT) aus Myokardbiopsie.

Frage: 2135

Welche Untersuchung führen Sie bei der Anforderung **Kinderwunsch (unerfüllt)** durch?

Kommentar:

Bei **unerfülltem Kinderwunsch** Bestimmung von TSH (Ausschluss Hypothyreose), AMH (Abschätzen der funktionellen Ovarialreserve), FSH und LH, Testosteron, Androstendion, DHEAS und Prolaktin am 3.–5. Zyklustag. Bei stabilem regelmäßigem Zyklus evtl. primär nur Estradiol, FSH und TSH. Serologie s. S. 456.

Frage: 2136

Welche Untersuchung führen Sie bei der Anforderung **Kopfschmerzen** durch?

Kommentar:

· Im Vordergrund stehen neurologische und radiologische Untersuchungen. Befundabhängig ergänzend folgende Labordiagnostik[3]:
· **Blutuntersuchungen**:
  - Arteriitis temporalis: BSG, CRP
  - Herpes Zoster: VZV-Antikörper
  - Hypothyreose: TSH, fT3, fT4
· **Liquor**:
  - Ausschluss Blutung: Xanthochromie, Siderophagen, Eisen
  - Meningitis: BLS, Liquorstatus und -kulturen, Erreger-PCRs (z. B. HSV, VZV, Enteroviren)
  - bei atypische Zellen V. a. Meningeosis carcinomatosa / lymphomatosa

---

[3]Diagnostik und apparative Zusatzuntersuchungen bei Kopfschmerzen, AWMF-Registernummer 030/110

2137 Frage:
Welche Untersuchung führen Sie bei der Anforderung **Krebs** durch?

Kommentar:
· Die (ungezielte) Bestimmung von **Tumormarkern** ist schwierig. Am ehesten ist PSA als Screening-Parameter etabliert (s. auch S. 142). Ansonsten dienen Tumormarker als Verlaufs- und Erfolgsparameter bei bekannten Tumorerkrankungen

· Etablierte **Tumormarker** sind:
  - **Blase:** NMP 22, Tissue Polypetid Antigen (TPA)
  - **Dickdarm:** CEA, Carbohydrate-Antigen (CA) 19-9
  - **Dünndarm:** Serotonin, HIES
  - **Haut:** S-100, Sialinsäure
  - **Hoden:** AFP, β-HCG, PLAP
  - **Hypophyse:** Prolaktin, STH
  - **Kopf-Hals:** Squamous Cell Carcinoma Antigen (SCC), CEA, TPA
  - **Kehlkopf:** SCC, CEA
  - **Leukämien, Multiples Myelom:** freie Leichtketten (kappa und lambda), β-2-Mikroglobulin, Paraproteine, Thymidinkinase und ggf. Vitamin B12
  - **Lunge:** NSE, CEA, Zytokeratin-19-Fragmente (CYFRA) 21-1, TPA, Parathormon
  - **Magen:** CA 19-9, CA 72-4, CA 50, Gastrin
  - **Mamma:** CA 15-3, CEA, HER2-neu
  - **Nebenniere:** Renin, Aldosteron, Katecholamine
  - **Niere:** TPA, CEA, Neopterin
  - **Ovar:** CA 72-4, CA 125
  - **Ösophagus:** SCC, CYFRA 21-1
  - **Pankreas:** CA 19-9, CEA
  - **Prostata:** PSA, Prostataphosphatase (PAP)
  - **Schilddrüse:** Calcitonin, Thyreoglobulin, Carcinoembryonales Antigen (CEA)
  - **Uterus und Zervix:** SCC, CEA

26.10. Leber – Liquorstatus

2138 Frage:
Welche Untersuchung führen Sie bei der Anforderung **Leberwerte** durch?

Kommentar:
Die Basisdiagnostik besteht aus der Bestimmung der **Transaminasen** (GOT, GPT) und der γ-GT (ggf. auch der GLDH). Zum Ausschluss einer Cholestase die **AP** und das **Bilirubin**. Weitere Leberparameter wie Quick-Wert, AP, CHE ergänzen je nach Symptomen die Diagnostik (s. Leberwerte S. 86.)

2139 Frage:
Welche Untersuchung führen Sie bei der Anforderung **Leistungsknick / Adynamie** durch?

Kommentar:
BB, Serumeiweißelektrophorese, TSH, Ferritin und Leberwerte. Infektiologisch EBV- und CMV-Serologie, ggf. auch ein HIV-Test. *Anm.: Beim V. a. chronisches Fatigue Syndrom werden diverse Infektionen und Erreger diskutiert, bisher aber ohne wissenschaftlichen Beweis. Verdächtigt werden häufig EBV oder auch die Borrelien.*

2140 Frage:
Welche Untersuchung führen Sie bei der Anforderung **Lipidstoffwechselstörung** durch?

Kommentar:
· Basisdiagnostik (Nüchternblutentnahme): Triglyceride, Cholesterin, LDL- und HDL-Cholesterin, Glukose
· Erweiterte Diagnostik: Lipoprotein-Ultrazentrifugation und Elektrophorese, Chylomikronen, Apolipoprotein AI /B und CII, ggf. LPL und LCAT, ggf. molekulargenetische Untersuchungen (Apolipoprotein E und B)

2141 Frage:
Welche Untersuchung führen Sie bei der Anforderung **Liquorstatus** durch?

Kommentar:
· Visuelle Beurteilung: Farbe (blutig?)
· Zellzahl und Zelldifferenzierung
· Gesamtprotein, Lactat, Glukose (im Liquor und Blut!)
· Blut-Liquor-Schranke (Oligoklonale Banden) und Reiber-Diagramme
· ggf. Liquorkulturen (Bakteriologie), Erreger-PCRs aus Liquor (HSV, VZV)

· Ggf. spezifische Antikörperindices (Antikörper im Serum und Liquor) von z. B. HSV, Borrelien, CMV

2142 Frage:
Welche Untersuchung führen Sie bei der Anforderung **Lupus erythematodes** durch?

Kommentar:
s. S. 462: Systemischer Lupus Erythematodes

2143 Frage:
Welche Untersuchung führen Sie bei der Anforderung **lymphotrope Erreger** durch?

Kommentar:
CMV, EBV, Toxoplasma gondii, Lues und ggf. andere STDs wie HIV oder Chlamydien, Röteln, M. tuberculosis (Erregernachweis) u. a.

26.11. Malaria – Müdigkeit

2144 Frage:
Welche Untersuchung führen Sie bei der Anforderung **Malaria** durch?

Kommentar:
Die **Malariadiagnostik** besteht aus einem Dicken Tropfen und einem Blutausstrich. Ergänzend evtl. ein Schnelltest und eine Plasmodien-PCR zur sicheren Speziesbestimmung.

2145 Frage:
Welche Untersuchung führen Sie bei der Anforderung **Mastozytose** durch?

Kommentar:
Die Labordiagnostik spielt eine untergeordnete Rolle. Vorgehen bei V. a. **Mastozytose** laut Horny et al.[4]: **Serum-Tryptase**, dermatologische Untersuchung (kutane Mastozytose?), histologische / immunhistochemische Untersuchung des Knochenmarks (Mastzellinfiltraten also > 15 Mastzellen), **Mutationsanalyse → Punktmutation in Codon 816 des KIT-Gens** im Knochenmark oder Blut (*Anm.: genetische Untersuchung, daher Einverständniserklärung erforderlich!*)

---

[4]Die Mastozytose – Eine Erkrankung der hämopoetischen Stammzelle; Dtsch Arztebl 2008; 105(40): 686-92; DOI: 10.3238/arztebl.2008.0686

Frage: 2146
Welche Untersuchung führen Sie bei der Anforderung **Meningitis** durch?

Kommentar:
· Häufige bakterielle Erreger sind **Meningokokken** (Neisseria meningitidis), Pneumokokken, Staphylokokken und H. influenzae. Seltener auch E. coli, Proteus, Pseudomonas, Klebsiellen, Listerien, Streptococcus agalactiae

· **Diagnostik:** Im **Liquor** granulozytäre Pleozytose mit **gram-positiven Kokken** (Pneumokken) oder **gram-negativen intrazellulären Diplokokken** (Meningokokken), Antigennachweis als Schnelltest, PCR und Kultur (auch Blutkultur). Ergänzend Blutbild, Entzündungswerte CRP und PCT als Ausdruck einer schweren bakteriellen Entzündung

· Bei **bakteriellen Meningitiden** ist das Lactat bis zum 10-fachen der Norm erhöht. Virale Infektionen haben normwertige Lactatwerte. Die Entscheidungsgrenze zwischen viralen und bakteriellen Meningitiden liegt bei etwa 5 mmol/l

· **Virale Meningitis:** klarer, farbloser Liquor, nur max. mehrere 100 lymphozytäre Zellen pro μl, Lactat < 3,5 mmol/l, normaler Albumin-Quotient und Eiweiß, normale Schrankenfunktion bis mäßige Schrankenstörung

· **Bakterielle Meningitis:** trüber, weißlicher Liquor mehr als 1.000 granulozytäre Zellen pro μl, Lactat > 3,5 mmol/l, Albumin-Quotient sehr hoch, Eiweiß > 120 mg/dl

Frage: 2147
Welche Untersuchung führen Sie bei der Anforderung **Menopause** durch?

Kommentar:
In der **Menopause** findet sich ein **erhöhtes FSH** bei **erniedrigtem Estradiol**. Bei noch vorhandenem Kinderwunsch eignet sich zur Bestimmung der funktionellen Ovarialreserve die **AMH-Messung**.

Frage: 2148
Welche Untersuchung führen Sie bei der Anforderung **Mikrozephalie** durch?

Kommentar:
Häufigste **infektiöse Ursache der Mikrozephalie** ist in Deutschland die **konnatale CMV-Infektion**. Weltweit und bei Reisen in Endemiegebieten spielt auch das **Zika-Virus** eine wichtige Rolle. Diagnostik bei der Mutter CMV-Serologie und beim Neugeborenen CMV-DNA im Urin und CMV-IgM-AK im Blut. Bei Reiseanamnese ggf. Zika-Virus-Serologie und Zika-Virus-RNA im Blut und Urin (nur bei Symptomen).

2149 Frage:
Welche Untersuchung führen Sie bei der Anforderung **Myokarditis** durch?

Kommentar:
· In Europa wird bis zu jede zweite **Myokarditis** durch **Enteroviren**, vor allem Coxsackie-B1–B5, auch Coxsackie-A- und ECHO-Viren verursacht
· Seltener durch Parvovirus B19, Adenoviren, Influenzaviren und Mumpsviren
· Diagnostik: Eine **Enterovirus-Serologie** ist nicht ausreichend sensitiv und spezifisch. Es sollte ein direkter Erregernachweis angestrebt werden. Wenn das Myokard nicht zugänglich ist (Biopsie geplant?), am ehesten aus einer Stuhluntersuchung. Ggf. auch andere Virus-Serologien, also Adenovirus, Parvovirus B19, HHV-6, CMV, Influenzavirus und EBV

2150 Frage:
Welche Untersuchung führen Sie bei der Anforderung **Müdigkeit und Blässe** durch?

Kommentar:
Basisdiagnostik: Differentialblutbild, CRP, Ferritin, Leberwerte (GPT, LDH, γ-GT, AP), Nierenwerte (Creatinin, Urinstatus, Gesamteiweiß in Urin)
- Abhängig vom Blutbild bei Hämolyse auch Bilirubin und Haptoglobin, bei Makrozytose auch Vitamin B12 und Folsäure
- Müdigkeit durch Infektionen, wie z. B. HIV oder HCV, auch postinfektiös nach Virusinfektionen wie EBV
- Endokrinologie: TSH, Cortisol, Testosteron / Estradiol, Vitamin D, Ausschluss Diabetes mellitus (Nüchternblutzucker, HbA1c)
- Ausschluss Zöliakie mittels Anti-Transglutaminase-IgA-AK

- Weiterführende Diagnostik ggf. mit Drogenscreening und Umweltgiften (Schwermetalle und Pestizide)

26.12. Niere – Neuroborreliose

Frage: 2151
Welche Untersuchung führen Sie bei der Anforderung **Niere** durch?

Kommentar:
Elektrolyte (Na, K, Phosphat, Ca), Creatinin und Harnstoff ggf. Cystatin C, 1,25-Dihydroxy-Vitamin-D, Urin-Status und Gesamteiweiß in Urin.

Frage: 2152
Welche Untersuchung führen Sie bei der Anforderung **neurotrope Erreger** durch?

Kommentar:
· **Viren:** HSV und VZV, FSME, Enteroviren, bei Immunsuppression auch CMV und EBV
· **Bakterien:** Borrelien, Syphilis, Meningokokken

Frage: 2153
Welche Untersuchung führen Sie bei der Anforderung **Neuroborreliose** durch?

Kommentar:
Bei V. a. eine **Neuroborreliose** werden die Borrelien-IgG- und IgM-Antikörper im Serum und Liquor gemessen und mit Hilfe der Blut-Liquor-Schranke wird der spezifische Antikörperindex (AI) berechnet. Ein erhöhter AI spricht zusammen mit einer erhöhten Liquorzellzahl und einer Schrankenstörung für eine Neuroborreliose – eine Borrelien-PCR ist wenig hilfreich, da sie in Blut und Liquor meist negativ ist.

26.13. Obstipation – Osteoporose

Frage: 2154
Welche Untersuchung führen Sie bei der Anforderung **Obstipation** durch?

Kommentar:

Bei **Obstipation** sind primär eine sorgfältige Anamnese und klinische Untersuchungen wichtig. Ergänzende Labordiagnostik wäre ein Blutbild, CRP, Elektrolyte, Nüchternblutzucker und TSH. Weitere Diagnostik nach Anamnese.

2155 **Frage:**

Welche Untersuchung führen Sie bei der Anforderung **Osteoporose** durch?

Kommentar:

· **Basislabor bei V. a. Osteoporose:** Calcium und Gesamteiweiß, Phosphat, AP, γ-GT, Cortisol, CRP, ggf. auch BSG, Elpho, Vitamin D, TSH
· die **ICTP** (Kollagen Typ I C-Telo-Peptid) Konzentration im Serum korreliert mit einem erhöhten Knochenabbau!

26.14. Pankreatitis – Pubertas praecox

2156 **Frage:**

Welche Untersuchung führen Sie bei der Anforderung **Pankreatitis** durch?

Kommentar:

Bestimmung der **pankreasspezifischen Lipase** und **Elastase**, ggf. auch **α-Amylase**. Zum Ausschluss Choledochusobstruktion ggf. auch γ-GT, AP, LAP und direktes Bilirubin (s. auch S. 93). *Anm.: Die Amylase ist nicht pankreasspezifisch. Die Speicheldrüsen-Amylase hat einen Anteil von etwa 60 %! Cave Makroamylase.*

2157 **Frage:**

Welche Untersuchung führen Sie bei der Anforderung **Polyzystisches Ovarialsyndrom (PCOS)** durch?

Kommentar:

· Testosteron, Androstendion (mäßig erhöht, da Androgene aus Ovar)
· SHBG (erniedrigt)
· Freier Androgenindex (erhöht) = Gesamttestosteron / SHBG
· LH, FSH, LH- / FSH-Quotient (Quotient oft erhöht)
· Estradiol (normal)

· DHEAS (in 30 % der Fälle erhöht = Androgene der Nebenniere)

2158 **Frage:**

Welche Untersuchung führen Sie bei der Anforderung **ambulant erworbene Pneumonie** durch?

Kommentar:

Häufigste Ursache der ambulant erworbenen Pneumonie ist **Chlamydia pneumoniae**, Goldstandard ist der direkte Erregernachweis (PCR) aus BAL, Sputum oder Rachenabstrich, da hohe Seroprävalenz von AK (s. auch S. 384)

2159 **Frage:**

Welche Untersuchung führen Sie bei der Anforderung **nosokomiale Pneumonie** durch?

Kommentar:

Nosokomiale Pneumonien werden häufig durch typische Hospitalkeime wie Klebsiellen (Klebsiella pneumoniae), Staphylokokken oder Pseudomonas verursacht. Bei der Therapie müssen Resistenzen (MRSA, ESBL etc.) bedacht werden (s. auch S. 384).

2160 **Frage:**

Welche Untersuchung führen Sie bei der Anforderung **pneumotrophe Erreger** durch?

Kommentar:

Influenza-A- und Influenza-B-Viren, Parainfluenza 1 / 2 / 3, Adenoviren, RSV, Enteroviren, humane Metapneumoviren, Rhinoviren

2161 **Frage:**

Welche Untersuchung führen Sie bei der Anforderung **atypische Erreger einer Pneumonie** durch?

Kommentar:

Mykoplasmen, Chlamydia pneumoniae, Legionellen (Antigennachweis im Urin!), Influenza-A- und Influenza-B-Viren (seltener: Coxiella burnetii, Chlamydia psittaci u. a.).

2162 **Frage:**

Welche Untersuchung führen Sie bei der Anforderung **Polyhydramnion** durch?

Kommentar:
STORCH-Serologie mit den häufigsten Infektionen **S**yphilis, **T**oxoplasmose, **O**thers (Parvovirus B19), **R**öteln, **C**MV, **H**SV.

2163 Frage:
Welche Untersuchung führen Sie bei der Anforderung **Pubertas praecox** durch?

Kommentar:
· Basales LH, FSH, Estradiol, Testosteron, fT4, TSH
· **Spezialdiagnostik** je nach Verdachtsdiagnose[5]:
  - GnRH-Test als Gold-Standard, auch zur Unterscheidung der zentralen Pubertas praecox (Stimulierter LH- / FSH-Quotient > 1, LH-Anstieg ≥ 5 mIU/ml) und der **Pseudopubertas praecox** (stimulierter LH- / FSH-Quotient < 1)
  - Bei V. a. Erkrankung der NNR: 17-Hydroxy-Progesteron, DHEAS, Androstendion (ggf. weitere Steroide)
  - Ausschluss Tumor: β-hCG, AFP

26.15. Reaktive Arthritis – Rheuma

2164 Frage:
Welche Untersuchung führen Sie bei der Anforderung **reaktive Arthritis** durch?

Kommentar:
Die **reaktive Arthritis** ist eine postinfektiöse Arthritis! D.h. eine Arthritis nach Infektion, z. B. mit Campylobacter, Yersinien oder Salmonellen. Ein Erregernachweis ist meist nicht zielführend. Ggf. Serologie als Ausschlussdiagnostik. Positive Antikörper sind wegen starker Durchseuchung und Kreuzreaktionen nicht beweisend.

2165 Frage:
Welche Untersuchung führen Sie bei der Anforderung **respiratorische Viren** durch?

Kommentar:
Influenza, Rhinoviren, RSV, humanes Metapneumovirus, ggf. Adenovirus bei Immunsupprimierten, auch CMV.

---

[5]siehe AWMF-Leitlinie Nr. 027/026 *Pubertas praecox*

2166 Frage:
Welche Untersuchung führen Sie bei der Anforderung **Rheuma** durch?

Kommentar:
Basisrheumascreening mit ANA, RF, Anti-CCP-AK, CRP und BSG. Bei positiven ANAs weitere Differenzierung der AAK mittels ENA.

26.16. Schilddrüse – Systemischer Lupus Erythematodes

2167 Frage:
Welche Untersuchung führen Sie bei der Anforderung **Schilddrüse** durch?

Kommentar:
Basisdiagnostik TSH, bei Auffälligkeiten freie Schilddrüsenhormone (fT3 und fT4). Schilddrüsenautoantikörper (TPO-AK und MAK) bei V. a. Hashimoto-Thyreoiditis und TRAK zum Ausschluss eines M. Basedow.

2168 Frage:
Welche Untersuchung führen Sie bei der Anforderung **STD** durch?

Kommentar:
STD = Sexuell übertragbare Erkrankungen, siehe **Geschlechtskrankheiten** S. 454.

2169 Frage:
Welche Untersuchung führen Sie bei der Anforderung **Systemischer Lupus Erythematodes** durch?

Kommentar:
Diagnosestellung meist nach **Klassifikationskriterien des ACR**:
  - Auto-immunologische Befunde: Anti-dsDNA-AK oder Anti-SM-AK oder Anti-Phospholipid-AK, z. B. Anti-Cardiolipin-IgG- oder -IgM-AK, Lupus-Antikoagulans, falsch positiver VDRL-Test länger als 6 Monate
  - hochtitrige ANAs
  - Nephritis: Zylinder oder Proteinurie > 500 mg/Tag
  - Blutbild: Anämie, Leukopenie oder Thrombopenie

26.17. Thrombose

2170 **Frage:**
Welche Untersuchung führen Sie bei der Anforderung **Thrombophiliediagnostik** durch?

Kommentar:
Siehe Thrombophiliediagnostik S. 173.

26.18. Urethritis – Uveitis

2171 **Frage:**
Welche Untersuchung führen Sie bei der Anforderung **Urethritis** durch?

Kommentar:
· **Erreger-PCRs aus einem Harnröhrenabstrich:** Mycoplasma hominis, Ureaplasma urealyticum, Chlamydia trachomatis, Neisseria gonorrhoeae
· Bei der Trias: Arthritis, Urethritis und Konjunktivitis an **Morbus Reiter** denken
· Ausschluss Lues mittels LSR aus Blut oder bei Ulcus auch Abstrich (Treponema-pallidum-PCR). *Anm.: Bei positiver Lues immer auch HIV testen!*

2172 **Frage:**
Welche Untersuchung führen Sie bei der Anforderung **Uveitis** durch?

Kommentar:
Etwa 50 % der Patienten mit einer (akuten vorderen) Uveitis sind **HLA-B27** positiv (oft mit Systemerkrankungen wie Morbus Bechterew, Morbus Reiter, entzündlichen Darmerkrankungen und Psoriasis-Arthritis). Daneben gibt es die virale Uveitis durch CMV, HSV und VZV (Herpes Zoster) und die bakterielle Uveitis durch Tuberkulose oder Lues.

26.19. Veganer – (periventrikuläre) Verkalkungen

2173 **Frage:**
Welche Untersuchung führen Sie bei der Anforderung **Veganer** durch?

Kommentar:
Bei rein **veganer Ernährung** kann bei kritischen Nährstoffen ein Mangel vorliegen. Dazu gehören neben Eisen und Calcium auch Jod, Omega-3-Fettsäuren, Zink und vor allem Vitamin B12. Vitamin B12 muss als essentielles Vitamin künstlich zugeführt werden, die anderen Nährstoffe können auch durch nicht-tierische Nahrung gedeckt werden.

2174 **Frage:**
Welche Untersuchung führen Sie bei der Anforderung **periventrikuläre Verkalkungen** durch?

Kommentar:
· **Periventrikuläre Verkalkungen** können ein Befund im pränatalen Ultraschall sein → häufigste infektiöse Ursache ist eine CMV- oder Toxoplasmose-Infektion
· **Diagnostik:** CMV-IgG- und -IgM-AK, Toxoplasmose IgG- und IgM-AK bei positiven Befunden, weiterführende Diagnostik mit Aviditätsbestimmungen, Immunoblot und ggf. Erregernachweis aus Fruchtwasser

26.20. Zika-Virus – Zyklusstörungen

2175 **Frage:**
Welche Untersuchung führen Sie bei der Anforderung **Zika-Virus** durch?

Kommentar:

Bei Paaren mit Kinderwunsch (und Reiseanamnese) **Zika-Virus-Serologie** (IgG- und IgM-AK) zum Ausschluss einer stattgefundenen Infektion 3–4 Wochen nach Reiserückkehr. Bei Schwangeren mit auffälliger Pränataldiagnostik (Mikrozephalie) oder bei akuter Erkrankung (Symptome: Fieber, Exanthem, Gelenkschmerzen) erfolgt ein Zika-Erregernachweis (PCR) aus EDTA-Blut, Urin und ggf. Fruchtwasser.

2176 **Frage:**
Welche Untersuchung führen Sie bei der Anforderung **Zöliakie** durch?

Kommentar:

Wichtigster Parameter der **Zöliakie-Diagnostik** sind die **Anti-Transglutaminase-IgA-AK** – cave: falsch negative Ergebnisse beim IgA-Mangelsyndrom! Ergänzend können die Transglutaminase-IgG-AK und die Endomysium-IgG- und -IgA-AK bestimmt werden. Die (desaminierten) Anti-Gliadin-AK spielen eine untergeordnete Rolle.

2177   Frage:

Welche Untersuchung führen Sie bei der Anforderung **Zyklusstörungen** durch?

Kommentar:

Blutungsstörungen s. S. 451.

27. Verwendete und weiterführende Literatur

Leitlinien:

Aktuelle Leitlinien sind unter www.leitlinien.de oder www.awmf.org zu finden.

Online-Medien:

Roche Lerncenter: www.roche.de/diagnostics/lerncenter

DocCheck Flexikon: http://flexikon.doccheck.com

Laborlexikon (ISSN 1860-966X): www.laborlexikon.de

Arzneimittelsicherheit in Schwangerschaft und Stillzeit: www.embryotox.de

Berufsverband Deutscher Laborärzte (BDL) e.V.: www.bdlev.de/labormedizin/

HIV-Informationen: www.hivandmore.de/

HIV-Leitfaden, M. Hartmann, Heidelberg: www.hivleitfaden.de

Medizinische Immunologie, Uni Leipzig, Institut für klinische Virologie: http://ikit.uniklinikum-leipzig.de/immunologie.site,postext,humanmedizin,a_id,278.html

Die freie Enzyklopädie: www.wikipedia.de

Bücher:

DGPI Handbuch, 6. Aufl., Infektionen bei Kindern und Jugendlichen

Praktische Liquordiagnostik in Frage und Antwort, K. Zimmermann

HIV-Buch 2014/15, Ch. Hoffmann, J. Rockstroh: www.hivbuch.de

Innere Medizin, 2012, G. Herold und Mitarbeiter

Kurzlehrbuch Medizinische Mikrobiologie und Infektiologie, U. Groß, 3. Auflage, Thieme Verlag

Basiswissen Medizinische Mikrobiologie und Infektiologie, K. Miksits, H. Hahn, 2004

Klinische Chemie und Hämatologie für den Einstieg Broschiert, J. Hallbach, 2006

Taschenlehrbuch Klinische Chemie und Hämatologie, Klaus Dörner, 8. Auflage, 2013

Pränatale Infektionen: Übertragungswege, Komplikationen, Therapie, 2011, M. Enders, G. Enders

Labor und Diagnose – Indikation und Bewertung von Laborbefunden für die medizinische Diagnostik, 8. Auflage 2012

Skripte:

Portal des Bildungsganges Medizinisches Labor: Skripte zu Bilirubin, Proteine, KH, Enzyme, Lipide, Creatinin, Cystatin-C, Harnstoff, Ammoniak, Wasserhaushalt, Elektrolyte: https://repetitionkc.wordpress.com/ und https://bmavier.wordpress.com/

Kompendium Klinische Chemie, S. Schauseil, D. Kuschak: www.labor-duesseldorf.de/20/klinische_chemie.pdf

Praktikumsbuch Uni Saarland: www.uniklinikum-saarland.de/fileadmin/UKS/Einrichtungen/Kliniken_und_Institute/Zentrallabor/Studenten/Praktikumsbuch.PDF

Uniklinikum Düsseldorf, Hämatologie-Skript: www.uniklinik-duesseldorf.de/fileadmin/Datenpool/einrichtungen/zentralinstitut_fuer_klinische_chemie_und_laboratoriumsdiagnostik_id71/dateien/script_anaemie.pdf

Uniklinikum Düsseldorf, Serumenzyme: www.uniklinik-duesseldorf.de/fileadmin/Datenpool/einrichtungen/zentralinstitut_fuer_klinische_chemie_und_laboratoriumsdiagnostik_id71/dateien/serumenzyme_ab_ws0910.ppt

Medizinische Laboratorien Düsseldorf, Mikrobiologie: www.labor-duesseldorf.de/20/mikrobiologie.pdf

Uniklinikum Schleswig-Holstein, Transfusionsmedizin: www.uksh.de/uksh_media/Dateien_Kliniken_Institute+/Diagnostikzentrum/Transfusionsmedizin/Dokumente/Vorlesungsskript.pdf

Weitere Quellen:

Labor Enders, Phäochromozytom- und Autoimmun-Diagnostik: www.labor-enders.de

W. Kerner, J. Brückel. Definition, Klassifikation und Diagnostik des Diabetes Mellitus, Diabetologie 2012; 7: S84–S87

Diagnose des Harnwegsinfekts – Eine systematische Übersicht, Deutsches Ärzteblatt 28.05.2010, G. Schmiemann: www.aerzteblatt.de/archiv/75307

Fetale Anämie — Diagnostik, Therapie und Management Geburtsh Frauenheilk 2012; 72: R2–12

FRAUENARZT 55 (2014) Nr. 9, Prä- und perinatale Infektionen, Immunstatusbestimmung, Infektionsscreening und Interventionsmöglichkeiten vor und in der Schwangerschaft, M. Enders et. al.

Monoklonale Antikörper: Herstellungsweise monoklonaler Antikörper in verschiedenen Tiermodellen: Vor- und Nachteile zu polyklonalen Antikörpern, 2009, J. Rachlejewa, BOD8 Hochschule München

Bundesgesundheitsbl 2013, 56:1706–1728, Liste der vom RKI geprüften und anerkannten Desinfektionsmittel und –verfahren, 31.08.2013

Alpha-1-Antitrypsin-Mangel – eine versteckte Ursache der COPD: Überblick über Pathogenese, Diagnostik, Klinik und Therapie, A. Biedermann, 2006: www.aerzteblatt.de/archiv/51957

DOI 10.1055/s-0031-1283764, Diabetologie 2011; 6 Suppl 2: S107–110, Definition, Klassifikation und Diagnostik des DM

Hämatologie Heute, Ulm, M. Bommer, 19.05.2013, Differentialdiagnose der Anämie beim Erwachsenen: www.haematologie-heute.de/app/download/5779230964/Bommer.pdf

Kompakte Übersicht Fettstoffwechsel: www.deutscher-Apolipoproteintheker-verlag.de/uploads/tx_crondavtitel/datei-datei/9783769259117_p.pdf

Gefrorenes Frischplasma CPD (UKGM), 10516a/97-1 www.ukgm.de/ugm_2/deu/umr_tra/PDF/GFI-FFP-2011-Mai.pdf

Bayerisches Ärzteblatt: Neue Impfstoffe in der Reisemedizin, Th. Löscher, M. Hölscher, 3/2001: www.blaek.de/presse/aerzteblatt/2001/ACF56.pdf

Differentialdiagnostik autoimmuner ZNS-Erkrankungen, paraneoplastische Syndrome und Neuromyelitis optica, J. Aldag, EUROIMMUN AG www.inflammatio.de/fileadmin/user_upload/inflammatio/Online_Fortbildungen/Vortraege2014/2014_10_29_Differentialdiagnostik_autoimmuner_ZNS_Erkrankungen_Teil1_paraneoplastische_Syndrome_und_Neuromyelitis.pdf

Ch. Niederhauser et. al., Hepatitis-B-Virus: Sicherheit von labilen Blutprodukten: www.sulm.ch/pipette_magazin/files/pipette/2011-06/pipette_6_2011-020_C-Niederhauser_Hepatitis-B-Virus.pdf

URO-NEWS 6/2008, Syphilis auf dem Vormarsch, Moderne Diagnostik und aktuelle Therapie, P. Nenoff: http://mykologie-experten.de/uploads/news/2008_07_01/syphilis_uronews_artikel_nenoff_2008.pdf

MDI Laboratorien GmbH, Laborinformation Stuhldiagnostik: www.medlab-dill.de/download/download-1398845736.pdf

UNI Wien, Institut für Hygiene, Identifizierung von Mikroorganismen: www.univie.ac.at/hygiene-aktuell/ue4.pdf

Mattner F. et. al.: Prävention der Ausbreitung von multiresistenten gramnegativen Erregern, 2012, Dtsch Arztebl International, P39-45: www.aerzteblatt.de/int/article.asp?id=118933

Bundesgesundheitsbl 2014, 57:696–732, Empfehlungen zur Prävention und Kontrolle von MRSA in medizinischen und pflegerischen Einrichtungen Empfehlung der Kommission für Krankenhaushygiene und Infektionsprävention beim RKI

Vergleich von Methoden zur Bestimmung der minimalen Hemmkonzentration und Schlussfolgerungen zur Weiterentwicklung der Methoden: www.egms.de/static/de/journals/dgkh/2007-2/dgkh000067.shtml

Labor Limbach, Laborinformation VRE im Krankenhaus: www.labor-limbach.de/Vancomycinresistent.434.0.html

Pädiatrie up2date 2009, 1, 35-47, Erkrankungen durch A-Streptokokken, H. Scholz: www.klinik-hygiene.de/tl_files/files/content/pdf/Infektionskrankheiten02/SCH/Scharlach\%205A-Streptokokken-Infektionen2009.pdf

Stichwortverzeichnis

Stichwortverzeichnis

Stichwortverzeichnis

A. Bisher bei irm-books erschienene Bücher

Labormedizin – in Frage und Antwort (2019), ISBN: 978-3-748191476

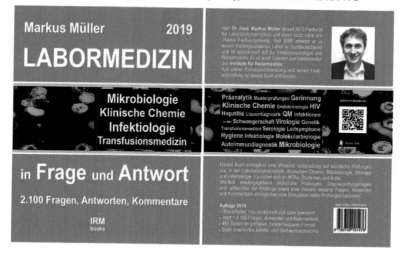

Labormedizin – In Frage und Antwort (2017), ISBN: 978-3-743163881

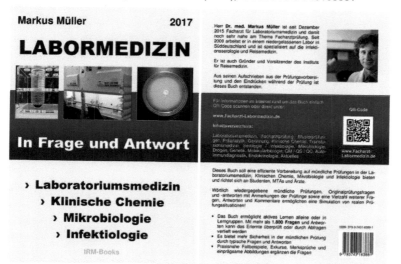